青果物のおいしさの科学

監修
山野 善正

NTS

序　文

　野菜と果物は人類誕生の時から食していたはずであるが，定着の元となった穀類の栽培に伴って始まったのではないかと推測する。実際，わが日本においても三内丸山遺跡から，DNA解析によりにいくつかの種類の植物（ヒョウタン，リョウトク，エゴマ，シソ，ゴボウ，クリ）が栽培されていたことが証明されている。

　安達巌（「日本食物文化の起源」，自由国民社）によれば，弥生時代には，杏，梨，桃，クルミ，生姜，蓮，アサつき，ネギなどが，外国（中国，西アジア，インド，中央アジアその他）から移入されたという。その後も種々の植物性食材の移入が継続され，国土にあった方法で品種改良と栽培をしてきた結果，今や世界で最も種類の多い青果物を食しているといっても過言ではないであろう。温帯に位置し，水に恵まれたわが国では，この傾向が持続されており，万葉時代でも，たとえば，光源氏のモデルの一人といわれる光孝天皇は

　　　君がため　春の野に出でて　若菜摘む
　　　わがころも手に　雪は降りつつ

と歌っているが，歌にも野菜が出現している。これは恐らくワーズワースやサッフォーの詩には出てこないと思われる。

　筆者がアメリカミズーリ大学に滞在していた時，もうすでにごく一般的であったスーパーマーケットにおいてちょっと変わったキュウリと白菜の芯を見つけた。なんと，それはズッキーニとチコリであったのである。当時，まだ日本には市場になかったのである。帰国後，数年のうちにマーケットで見られるようになり，古来から，どんどん移入するこの傾向が継続していると感動した次第である。

　青果物は，繊維，ビタミン，メタル，機能性成分等栄養上はもちろん，おいしさに大いに寄与する。特に日本人は，青果物を生食することも多く，味，匂いはもちろん，多くのオノマトペの存在に証明されるように，テクスチャーは重要な要素である。

　日本人は，おいしい青果物の提供に努めてきたが，種類も多く，不揃いであるため，おいしさの公正な評価には工夫を要する。本書では，無数に存在する青果物のおいしさに関する研究のなかから，できるだけ多くの研究を紹介しているつもりであるが，完全に網羅できていない可能性があることおよび研究内容の視点はまちまちで統一が取れていないことをお断りする。

　末筆ながら，発刊に際し，ご協力いただいた各執筆者およびエヌ・ティー・エス社の出版責任者周藤氏に特に深く感謝申し上げる。

　異常に暑い夏のある日
　　　　一般社団法人おいしさの科学研究所　理事長／香川大学名誉教授　　山野　善正

監修者・執筆者一覧（敬称略）

監修者

山野　善正　　一般社団法人おいしさの科学研究所　理事長／香川大学名誉教授

執筆者（掲載順）

山野　善正　　一般社団法人おいしさの科学研究所　理事長／香川大学名誉教授
稲熊　隆博　　女子栄養大学　客員教授
阿部　一博　　大阪府立大学名誉教授
塩﨑　修志　　大阪公立大学　大学院農学研究科　准教授
井上　博道　　国立研究開発法人農業・食品産業技術総合研究機構　果樹茶業研究部門
　　　　　　　グループ長補佐
市野　真理子　デザイナーフーズ株式会社　代表取締役社長
服部　玄　　　デザイナーフーズ株式会社　研究開発室　室長
青木　泰士　　株式会社アタゴ　セールス＋サービス部　係長
飯島　陽子　　工学院大学　先進工学部　教授
池崎　秀和　　株式会社インテリジェントセンサーテクノロジー　代表取締役社長
鈴木　隆一　　OISSY株式会社　代表取締役社長
光田　恵　　　大同大学　建築学部　教授
大西　正展　　三栄源エフ・エフ・アイ株式会社　事業推進部　専任次長
阿部　仁　　　大学共同利用機関法人高エネルギー加速器研究機構　物質構造科学研究所
　　　　　　　准教授／茨城大学　大学院理工学研究科　准教授
関　隼人　　　国立研究開発法人農業・食品産業技術総合研究機構　農業機械研究部門
　　　　　　　研究員
長谷川　有貴　埼玉大学　大学院理工学研究科　准教授
峯木　眞知子　東京家政大学　大学院タマゴのおいしさ研究所　特命教授
野田　博行　　山形大学　大学院理工学研究科　准教授
幕田　武広　　マクタアメニティ株式会社　代表取締役
吉満　友野　　一般社団法人おいしさの科学研究所　主任研究員
上西　良廣　　九州大学　大学院農学研究院　助教
久寿居　大　　NECソリューションイノベータ株式会社　イノベーションラボラトリ
　　　　　　　シニアプロフェッショナル
由比　進　　　岩手大学　農学部附属寒冷フィールドサイエンス教育研究センター
　　　　　　　嘱託教授

執－1

石橋　ちなみ	大阪公立大学　生活科学部　講師	
杉山　寿美	県立広島大学　地域創生学部　教授	
松井　徳光	武庫川女子大学　食物栄養科学部　教授	
鮫島　由香	羽衣国際大学　人間生活学部　講師	
湯浅　正洋	神戸大学　大学院人間発達環境学研究科　助教	
中村　絵美	羽衣国際大学　人間生活学部　教授	
曽我　綾香	神奈川県農業技術センター　生産環境部品質機能研究課　課長	
木村　成介	京都産業大学　生命科学部　教授	
堀江　秀樹	(元)東京都農林総合研究センター　食品技術センター　主任研究員	
衛藤　英男	静岡大学名誉教授	
渡邊　浩幸	高知県立大学　健康栄養学部　教授／学部長	
竹井　悠一郎	高知県立大学　健康栄養学部　准教授	
竹本　和仁	高知県立大学　健康栄養学部　助教	
元木　悟	明治大学　農学部　専任教授／農場長	
椿　信一	秋田県花き種苗センター　シニアエキスパート	
小巻　克巳	東北地域農林水産・食品ハイテク研究会　農林水産省産学連携支援コーディネーター	
林　一也	東京家政学院大学　人間栄養学部　教授	
綿貫　仁美	東京家政学院大学　人間栄養学部　助教	
中津　沙弥香	広島県立総合技術研究所　食品工業技術センター食品加工研究部　副部長	
柴田　賢哉	広島県立総合技術研究所　食品工業技術センター技術支援部　次長／技術支援部長	
立山　千草	新潟県立大学　人間生活学部　教授	
五十嵐　喜治	山形大学名誉教授／山形大学　アグリフードシステム先端研究センター　客員教授	
梅本　真美	千里金蘭大学　栄養学部　准教授	
李　潤珠	玉川大学　農学部　講師	
森川　敏生	近畿大学　薬学総合研究所　教授	
田中　福代	国立研究開発法人農業・食品産業技術総合研究機構　高度分析研究センター　主任研究員	
立木　美保	国立研究開発法人農業・食品産業技術総合研究機構　果樹茶業研究部門　上級研究員	
神崎　真哉	近畿大学　農学部　教授	
福田　文夫	岡山大学　学術研究院環境生命自然科学学域　教授	
河井　崇	岡山大学　学術研究院環境生命自然科学学域　准教授	

濵田　宏子	国立研究開発法人農業・食品産業技術総合研究機構　果樹茶業研究部門　主任研究員	
笁田　幸治	京都府立大学　大学院生命環境科学研究科	
板井　章浩	京都府立大学　大学院生命環境科学研究科　教授	
大坂　隆志	広島県立総合技術研究所　食品工業技術センター食品加工研究部　主任研究員	
重田　有仁	広島県立総合技術研究所　食品工業技術センター食品加工研究部　部長	
神尾　真司	岐阜県中山間農業研究所　所長	
川口　真規子	神戸松蔭女子学院大学　人間科学部　准教授	
菊地　香	日本大学　生物資源科学部　准教授	
平良　英三	琉球大学　農学部　教授	
安藤　聡	愛知淑徳大学　食健康科学部　教授	
西本　登志	奈良県農業研究開発センター　研究開発部大和野菜研究センター　所長	
髙橋　秀子	(元)修紅短期大学　食物栄養学科　教授	
佐藤　吉朗	東京家政大学　栄養学部　教授	
谷口　亜樹子	東京農業大学　農学部　教授	
菅原　哲也	山形県工業技術センター　庄内試験場特産技術部　特産技術部長	
池ヶ谷　篤	農林環境専門職大学　短期大学部　講師	
原田　陽	地方独立行政法人北海道立総合研究機構　森林研究本部林産試験場企業支援部　部長	
坂本　裕一	公益財団法人岩手生物工学研究センター　生物資源研究部　主席研究員	
宮澤　紀子	女子栄養大学　栄養学部　准教授	
菅野　友美	愛知淑徳大学　食健康科学部　教授	
加瀬谷　泰介	公益財団法人東洋食品研究所　事業推進部	
増野　和彦	長野県林業総合センター　特産部　技師	
安積　良仁	ホクト株式会社　開発研究本部開発研究部開発研究課　係長	
上田　光宏	大阪公立大学　大学院農学研究科　准教授	
楠田　瑞穂	大阪公立大学　大学院農学研究科　客員研究員	
山根　京子	岐阜大学　応用生物科学部　准教授	
後藤　昌弘	神戸女子大学　家政学部　教授	
吉岡　博美	吉岡食品工業株式会社　代表取締役社長	
伊藤　和子	栃木県産業技術センター　食品技術部　主任研究員	
江藤　信一	久留米工業大学　工学部　教授 / 学科長	
折笠　貴寛	岩手大学　農学部　准教授	
跡部　昌彦	跡部技術士事務所　代表	
高橋　克嘉	宮崎県食品開発センター　食品開発部　特別研究員 / 副部長	

永井　毅	山形大学　大学院農学研究科　教授	
恩田　匠	山梨県産業技術センター　企画連携推進部　主幹研究員/部長	
岩田　建	鎌倉女子大学　家政学部　教授	
宮尾　茂雄	東京家政大学　大学院人間生活学総合研究科　客員教授	
福田　史織	武庫川女子大学　食物栄養科学部　助手	
竹本　尚未	武庫川女子大学　食物栄養科学部　非常勤講師	
田中　孝国	小山工業高等専門学校　物質工学科　准教授	
福留　奈美	東京聖栄大学　健康栄養学部　教授	
森　真理	東京慈恵会医科大学　臨床検査医学講座　非常勤講師／NPO法人世界健康フロンティア研究会　代表理事	
青木　秀敏	一般社団法人農林水産物光処理研究所　代表理事	
濵崎　貞弘	奈良県農業研究開発センター　果樹・薬草研究センター　所長	

目次

第1編

青果物のおいしさとその評価法

第1章 青果物のおいしさとは

第1節 野菜を知って，おいしく食べる　　　　　　　　　　　稲熊　隆博
1. 日本人の野菜の3つのこだわり …………………………………… 002
2. 日本人の野菜の3つの誤解 ………………………………………… 004
3. 野菜をおいしく摂取する方法 ……………………………………… 006

第2節 果実の品質特性と味覚成分　　　　　　　阿部　一博／塩﨑　修志
1. 果実の品質特性 ……………………………………………………… 015
2. 果実の味覚成分と有害成分 ………………………………………… 018

第3節 おいしい果物を作るための土壌と肥料　　　　　　　井上　博道
1. はじめに ……………………………………………………………… 022
2. 土壌物理性 …………………………………………………………… 022
3. 土壌化学性 …………………………………………………………… 023
4. 土壌生物性 …………………………………………………………… 028
5. 主要果樹の土壌感応性 ……………………………………………… 028

第2章 野菜の中身評価とおいしさ　　　　　　　　市野　真理子／服部　玄
1. はじめに ……………………………………………………………… 030
2. データベース登録数 ………………………………………………… 030
3. 旬と野菜の成分について …………………………………………… 030
4. カット野菜製造時および冷凍時の中身成分の変化 ……………… 043
5. おわりに ……………………………………………………………… 045

第3章 化学分析

第1節 糖度計による果実類の甘味測定　　　　　　　　　　青木　泰士
1. はじめに ……………………………………………………………… 046
2. 屈折計とは …………………………………………………………… 046

第2節 青果物の香気分析　　　　　　　　　　　　　　　　飯島　陽子
1. はじめに ……………………………………………………………… 050
2. 青果物における香気生成 …………………………………………… 050

3. 香気成分の捕集・抽出法 ……………………………………………… 051
　　　4. 香気成分の検出・解析 …………………………………………………… 054
　　　5. さいごに ………………………………………………………………… 057

第4章　味覚センサ

　第1節　味覚センサによる青果物のおいしさの見える化　　　池崎　秀和
　　　1. はじめに ………………………………………………………………… 058
　　　2. 味覚センサの概要 ……………………………………………………… 058
　　　3. 青果物の味の見える化 ………………………………………………… 059
　　　4. 栽培条件の違いによる味の差 ………………………………………… 062
　　　5. 貯蔵方法の違いによる味の差 ………………………………………… 062
　　　6. 加工方法の違いによる味の差 ………………………………………… 063
　　　7. 青果物の高機能化 ……………………………………………………… 064
　　　8. 青果物の未利用部分の活用 …………………………………………… 065
　　　9. 青果物の風味の見える化の課題と展望 ……………………………… 065

　第2節　アンペロメトリック分析とAIによる果実の甘味測定　　　鈴木　隆一
　　　1. はじめに ………………………………………………………………… 067
　　　2. 電気化学とアンペロメトリック ……………………………………… 067
　　　3. AI解析 …………………………………………………………………… 070
　　　4. 果実の分析事例 ………………………………………………………… 071
　　　5. あとがき ………………………………………………………………… 072

第5章　青果物の香気成分と感覚特性

　第1節　香気成分のにおい感覚特性　　　光田　恵
　　　1. 飲食物の香気成分とにおい感覚のメカニズム ……………………… 074
　　　2. におい感覚に影響する香気成分の閾値 ……………………………… 074
　　　3. 香気成分が味覚に与える影響 ………………………………………… 077

　第2節　香りの多面的分析と青果物のおいしさ　　　大西　正展
　　　1. はじめに ………………………………………………………………… 080
　　　2. 漂う香り「発散香気」の捕集と分析 ………………………………… 082
　　　3. 口中香気とその分析手法 ……………………………………………… 084
　　　4. 加熱調理による香りの変化 …………………………………………… 085
　　　5. 香りの濃度変化を分析する手法 ……………………………………… 087
　　　6. おわりに ………………………………………………………………… 088

第6章　非破壊センサ

　第1節　放射光を利用したXAFSによる食品科学　　　阿部　仁
　　　1. はじめに ………………………………………………………………… 090
　　　2. XAFSの概要 …………………………………………………………… 090
　　　3. XAFSの食品科学への適用例 ………………………………………… 094
　　　4. まとめ …………………………………………………………………… 099

第2節 近赤外ハイパースペクトルイメージング（NIR-HSI）を用いた果実糖度分布推定方法　　関　隼人

1. はじめに …… 101
2. ニホンナシの糖度分布推定 …… 102
3. 白イチゴの糖度分布推定 …… 104
4. おわりに …… 109

第3節 植物生体電位を用いた収穫後果実の熟度評価　　長谷川　有貴

1. はじめに …… 110
2. 収穫後果実の植物生体電位測定 …… 110
3. 日数経過による収穫後果実の熟度変化と植物生体電位応答との関係 …… 111

第7章　物理的測定　　山野　善正

1. はじめに …… 113
2. 力学的手法 …… 113
3. その他の手法 …… 114

第8章　食品組織学　　峯木　眞知子

1. 食品組織学 …… 116
2. 食品組織学的手法 …… 116
3. 野菜の組織構造 …… 123

第9章　画像処理

第1節　青果物のおいしさ見える化システム　　野田　博行

1. はじめに …… 126
2. デジタル画像のRGBヒストグラムから何がわかるか …… 126
3. データの取得と解析 …… 126
4. 青果物の味の指標 …… 128
5. おいしさ見える化システムについて …… 128
6. おいしさの見える化事例 …… 129
7. おわりに …… 133

第2節　AI・IoTを活用した農産物の味覚解析システム　　幕田　武広

1. はじめに …… 134
2. 背　景 …… 134
3. 開発の目的 …… 135
4. 想定する実施スキーム …… 135
5. おわりに …… 138

第10章　官能評価

第1節　分析型官能評価と倫理的配慮　　吉満　友野

1. 官能評価の役割 …… 139
2. 分析型官能評価 …… 139

3．官能評価とヘルシンキ宣言 …………………………………… 142
　　　4．まとめ ………………………………………………………… 144
　第2節　嗜好型官能評価　　　　　　　　　　　　　　　　　上西　良廣
　　　1．嗜好型官能評価の目的 ………………………………………… 145
　　　2．青果物の嗜好型官能評価の特徴 ……………………………… 145
　　　3．焼き芋を対象とした嗜好型官能評価の研究事例 …………… 146
　　　4．イチゴを対象とした嗜好型官能評価の研究事例 …………… 149
　　　5．おわりに ……………………………………………………… 153

第11章　ICTを活用した高級果樹の個別品質管理技術　　　久寿居　大
　　　1．はじめに ……………………………………………………… 154
　　　2．関連研究 ……………………………………………………… 155
　　　3．課題および提案システム …………………………………… 155
　　　4．検証方法 ……………………………………………………… 157
　　　5．検証実験 ……………………………………………………… 162
　　　6．実験結果 ……………………………………………………… 163
　　　7．考　察 ………………………………………………………… 164
　　　8．まとめ ………………………………………………………… 166

第2編

野菜のおいしさ

　第1章　葉物野菜
　　第1節　ハクサイ（白菜）　　　　　　　　　　　　　　　　由比　進
　　　　………………………………………………………………… 168
　　第2節　キャベツ　　　　　　　　　　　　　　石橋　ちなみ／杉山　寿美
　　　1．はじめに ……………………………………………………… 171
　　　2．キャベツの嗜好成分 ………………………………………… 171
　　　3．キャベツの調理特性 ………………………………………… 171
　　　4．異なる調理法におけるキャベツの加熱調理特性 …………… 172
　　　5．料理におけるキャベツの調理特性と嗜好性 ………………… 175
　　第3節　レタス　　　　　　　　　　　　　　　　松井　徳光／鮫島　由香
　　　1．レタスの歴史 ………………………………………………… 179
　　　2．レタスの種類 ………………………………………………… 179
　　　3．レタスの栄養素と機能性 …………………………………… 179
　　　4．レタスの栽培法 ……………………………………………… 183
　　　5．レタスを用いた料理 ………………………………………… 184
　　　6．レタスの洗い方 ……………………………………………… 184
　　　7．レタスの保存法 ……………………………………………… 184

第4節　タマネギのおいしさ　　　　　　　　　　　　　　　湯浅　正洋／中村　絵美

1. タマネギについて …………………………………………………… 185
2. タマネギのおいしさに関わる要因 ………………………………… 185
3. タマネギの調理・加工 ……………………………………………… 188
4. タマネギの種類と特徴 ……………………………………………… 189

第5節　ホウレンソウ　　　　　　　　　　　　　　　　　　　曽我　綾香

1. 来歴と利用 …………………………………………………………… 191
2. 食味を構成する成分 ………………………………………………… 192
3. 品種・栽培条件と品質 ……………………………………………… 193

第6節　京野菜　ミズナ：伝統の味わい　　　　　　　　　　木村　成介

1. 京野菜　ミズナ ……………………………………………………… 195
2. ミズナの起源と歴史 ………………………………………………… 195
3. ミズナの栄養とおいしさ …………………………………………… 197
4. ミズナの利用法 ……………………………………………………… 200
5. ミズナの栽培と産地 ………………………………………………… 200
6. 京から世界へ ………………………………………………………… 201

第7節　コマツナ　　　　　　　　　　　　　　　　　　　　　堀江　秀樹

1. はじめに ……………………………………………………………… 202
2. グルコシノレート …………………………………………………… 202
3. 硝酸イオン …………………………………………………………… 203
4. 栽培環境と品質 ……………………………………………………… 203
5. 成分と食味の関係 …………………………………………………… 204
6. 品質保持 ……………………………………………………………… 205
7. まとめと展望 ………………………………………………………… 205

第8節　野菜スプラウト　　　　　　　　　　　　　　　　　　衛藤　英男

1. はじめに ……………………………………………………………… 207
2. 野菜スプラウトとは ………………………………………………… 207
3. スプラウトのおいしさ ……………………………………………… 207
4. スプラウトの機能性成分 …………………………………………… 207
5. 野菜スプラウトの今後 ……………………………………………… 210
6. まとめ ………………………………………………………………… 210

第9節　ニラ　　　　　　　　　　　　　　渡邊　浩幸／竹井　悠一郎／竹本　和仁

1. ニラの栽培 …………………………………………………………… 211
2. ニラの成長 …………………………………………………………… 211
3. ニラのおいしさ ……………………………………………………… 212
4. ニラのうま味成分 …………………………………………………… 214
5. ニラの品質改良 ……………………………………………………… 215
6. ニラの機能性 ………………………………………………………… 215

第2章　根菜類

第1節　ニンジン　　　　　　　　　　　　　　　　　　　　　元木　悟

1. ニンジンの起源と歴史 ……………………………………………… 219

2. ニンジンの生理生態的特性と生産 ………………………………… 219
　　3. ニンジンのおいしさとその評価 ……………………………………… 220
　　4. ニンジンの種類とその特性 …………………………………………… 222
　第2節　ダイコン　　　　　　　　　　　　　　　　　　　椿　信一
　　1. はじめに …………………………………………………………………… 224
　　2. ダイコンの味を特徴づける成分であるイソチオシアネート ……… 224
　　3. ダイコンの用途を左右する乾物率 …………………………………… 225
　　4. 根部の部位と成分，味の違い ………………………………………… 226
　　5. 用途別のおいしい食べ方 ……………………………………………… 226
　第3節　サツマイモ　　　　　　　　　　　　　　　　　　小巻　克巳
　　1. サツマイモのおいしさとは …………………………………………… 229
　　2. 味（甘味） ………………………………………………………………… 229
　　3. 食　感 ……………………………………………………………………… 232
　　4. 香　り ……………………………………………………………………… 233
　　5. おわりに …………………………………………………………………… 234
　第4節　ジャガイモ　　　　　　　　　　　　　　　林　一也／綿貫　仁美
　　1. はじめに …………………………………………………………………… 234
　　2. 糖　質 ……………………………………………………………………… 235
　　3. タンパク質 ………………………………………………………………… 237
　　4. 香　り ……………………………………………………………………… 238
　　5. その他 ……………………………………………………………………… 238
　第5節　ゴボウ─酵素処理での軟化に伴う酸味の抑制─
　　　　　　　　　　　　　　　　　　　　　　　　中津　沙弥香／柴田　賢哉
　　1. 酵素処理による軟らかいゴボウ ……………………………………… 241
　　2. 軟化に伴い出てくる酸味 ……………………………………………… 241
　　3. 酸味の原因と軟化の関係 ……………………………………………… 242
　　4. 軟らかさと呈味性（酸味抑制）を両立させる方法の確立 ………… 245
　第6節　サトイモのもったり感　　　　　　　　　　　　　山野　善正
　　1. はじめに …………………………………………………………………… 247
　　2. もったり感の評価 ……………………………………………………… 248

第3章　花・葉・茎

　第1節　食用ギク　　　　　　　　　　　　　　　　立山　千草／五十嵐　喜治
　　1. はじめに …………………………………………………………………… 249
　　2. 食用ギクの呈味性 ……………………………………………………… 249
　　3. おわりに …………………………………………………………………… 253
　第2節　ナバナ（菜花）　　　　　　　　　　　　　　　　　由比　進
　　　　　　　　………………………………………………………………… 256
　第3節　カリフラワー・ミニカリフラワー　　　　　　　　由比　進
　　　　　　　　………………………………………………………………… 259

第4節 ブロッコリー　　　　　　　　　　　　　　　　　　　梅本　真美
1. 指定野菜に認定 ……………………………………………………… 261
2. 野菜指定産地制度をめぐる現状と課題 …………………………… 262
3. 指定野菜および特定野菜の出荷量と保証 ………………………… 263
4. ブロッコリーの作付面積や収穫量と産出額 ……………………… 263
5. 野菜のうま味とは …………………………………………………… 265
6. ブロッコリーの栄養価 ……………………………………………… 266
7. 野菜の発がん予防機能 ……………………………………………… 266
8. ブロッコリーの品質保持に対する貯蔵の効果について ………… 267

第5節 アスパラガス　　　　　　　　　　　　　　　　　　　元木　悟
1. アスパラガスの起源と歴史 ………………………………………… 268
2. アスパラガスの生理生態と生産 …………………………………… 269
3. アスパラガスの種類および日本における流通 …………………… 269
4. アスパラガスのおいしさとその評価 ……………………………… 270
5. 若茎の収穫後の品質変化 …………………………………………… 272

第6節 モヤシ　　　　　　　　　　　　　　　　　　　　　　李　潤珠
1. 緒　言 ………………………………………………………………… 275
2. 調理モヤシの加熱による品質変化 ………………………………… 276
3. 調理モヤシの凍結による品質変化 ………………………………… 278
4. まとめ ………………………………………………………………… 281

第7節 食用素材としての花部の機能性　　　　　　　　　　森川　敏生
1. はじめに ……………………………………………………………… 283
2. 茶　花 ………………………………………………………………… 283
3. デイジーフラワー，エバーラスティングフラワー ……………… 285
4. 菊花，雪蓮花，雪菊花 ……………………………………………… 285
5. まとめ ………………………………………………………………… 287

第3編

果実，果菜のおいしさ

第1章　果　実

第1節 リンゴ　　　　　　　　　　　　　　　　　　田中　福代／立木　美保
1. はじめに ……………………………………………………………… 290
2. 食　感 ………………………………………………………………… 290
3. 香　り ………………………………………………………………… 293
4. みつ入りリンゴの歴史と'ふじ' …………………………………… 297
5. おわりに ……………………………………………………………… 298

第2節 カキ　　　　　　　　　　　　　　　　　　　　　　　神崎　真哉
1. 甘渋性 ………………………………………………………………… 299
2. 果実特性 ……………………………………………………………… 301

3. 機能性成分 …………………………………………………………………… 302
第3節　モ　モ　　　　　　　　　　　　　　　　　　　　　　　福田　文夫／河井　崇
　1. はじめに ……………………………………………………………………… 303
　2. 品種開発と果実の特性 ……………………………………………………… 303
　3. おいしさの指標 ……………………………………………………………… 305
　4. 樹上での果実熟度の推定と収穫熟度の制御 ……………………………… 306
　5. おいしさや果実品質に関係する樹内要因 ………………………………… 307
第4節　カンキツ類　　　　　　　　　　　　　　　　　　　　　　　　濱田　宏子
　1. はじめに ……………………………………………………………………… 310
　2. 育種の歴史と品種の多様化 ………………………………………………… 310
　3. 糖度，酸度 …………………………………………………………………… 311
　4. 苦　み ………………………………………………………………………… 312
　5. 香　り ………………………………………………………………………… 313
　6. その他の成分 ………………………………………………………………… 313
　7. おわりに ……………………………………………………………………… 316
第5節　ブドウ　　　　　　　　　　　　　　　　　　　　　　　笹田　幸治／板井　章浩
　1. 日本におけるブドウの変遷 ………………………………………………… 317
　2. 日本におけるブドウの育種 ………………………………………………… 318
　3. ブドウ果粒の成熟と食味の変化 …………………………………………… 320
第6節　ナシのおいしさ―味，匂い，そしてテクスチャー　　　　　　　山野　善正
　1. はじめに ……………………………………………………………………… 324
　2. 味　覚 ………………………………………………………………………… 324
　3. 匂い(香り) …………………………………………………………………… 325
　4. テクスチャー ………………………………………………………………… 325
　5. まとめ ………………………………………………………………………… 326
第7節　レモン　　　　　　　　　　　　　　　　　　中津　沙弥香／大坂　隆志／重田　有仁
　1. 広島のレモン ………………………………………………………………… 326
　2. 加工原料としての特性 ……………………………………………………… 326
　3. 皮ごとおいしく食べられるレモン加工技術の開発 ……………………… 327
　4. 液体浸潤の効果－テクスチャーに及ぼす影響 …………………………… 329
　5. 液体浸潤の効果－ヒトが感じる苦味に及ぼす影響 ……………………… 331
　6. イエローベル ………………………………………………………………… 331
第8節　ク　リ　　　　　　　　　　　　　　　　　　　　　　　　　　神尾　真司
　1. クリの利用方法 ……………………………………………………………… 334
　2. 用途に応じたクリの品質 …………………………………………………… 335
　3. 近年育成された品種の特徴 ………………………………………………… 336
第9節　バナナ　　　　　　　　　　　　　　　　　　　　　　　　　　川口　真規子
　1. バナナの輸入と国内における消費 ………………………………………… 339
　2. バナナの品種と栽培方法 …………………………………………………… 339
　3. バナナの収穫と追熟 ………………………………………………………… 341
　4. バナナのおいしさと栄養に関わる成分 …………………………………… 341
　5. 異なる標高で栽培されたバナナの味の違いと嗜好性 …………………… 342

6. バナナに含まれる機能性成分と健康への寄与 ……………………………… 343
　　7. 機能性表示食品としてのバナナ ……………………………………………… 343
　第10節 パインアップルの品質評価
　　　　　―食味官能試験による加工用と生食用のパインアップルの品質評価
　　　　　　　　　　　　　　　　　　　　　　　　　　　　菊地　香／平良　英三
　　1. はじめに ………………………………………………………………………… 344
　　2. 研究方法および調査方法 ……………………………………………………… 345
　　3. 生食用パインアップルの食味官能試験による評価 ………………………… 346
　　4. パインアップル缶詰の食味官能試験 ………………………………………… 352
　　5. おわりに ………………………………………………………………………… 355

第2章　果　菜

　第1節　トマト　　　　　　　　　　　　　　　　　　　　　　　　安藤　聡
　　1. はじめに ………………………………………………………………………… 358
　　2. トマトのおいしさに関連する呈味成分 ……………………………………… 358
　　3. 主要呈味関連成分の分析 ……………………………………………………… 360
　　4. 呈味成分以外の品質指標について …………………………………………… 361
　第2節　キュウリ　　　　　　　　　　　　　　　　　　　　　　　堀江　秀樹
　　1. キュウリとは …………………………………………………………………… 363
　　2. キュウリのおいしさと評価法 ………………………………………………… 363
　　3. 貯蔵による品質変化 …………………………………………………………… 368
　　4. まとめと展望 …………………………………………………………………… 369
　第3節　ナ　ス　　　　　　　　　　　　　　　　　　　　　　　　西本　登志
　　1. はじめに ………………………………………………………………………… 370
　　2. 渋　味 …………………………………………………………………………… 370
　　3. ぬめり感 ………………………………………………………………………… 371
　　4. グアニル酸 ……………………………………………………………………… 371
　　5. 品種固有のおいしさや調理特性に着目した研究 …………………………… 371
　第4節　カボチャ　　　　　　　　　　　　　　　　　　　　　　　髙橋　秀子
　　1. ニホンカボチャ，セイヨウカボチャ，ペポカボチャ ……………………… 377
　　2. 食品成分 ………………………………………………………………………… 377
　　3. ニホンカボチャとセイヨウカボチャの食味の比較 ………………………… 377
　　4. ニホンカボチャ ………………………………………………………………… 378
　　5. セイヨウカボチャ ……………………………………………………………… 379
　　6. カボチャ果実の成熟と貯蔵 …………………………………………………… 380
　　7. 調　理 …………………………………………………………………………… 381
　　8. まとめ …………………………………………………………………………… 381
　第5節　ピーマンをおいしく食べる　　　　　　　　　　　　　　　佐藤　吉朗
　　1. 緒　言 …………………………………………………………………………… 382
　　2. 実験方法 ………………………………………………………………………… 383
　　3. 実験結果および考察 …………………………………………………………… 386

第6節 エンドウとインゲンマメ　　　　　　　　　　　　　　　　　谷口　亜樹子
 1．はじめに ……………………………………………………………… 392
 2．エンドウ ……………………………………………………………… 392
 3．インゲンマメ ………………………………………………………… 395

第7節 沖縄県産ゴーヤの健康への影響とおいしさの比較　　　　　山野　善正
 1．はじめに ……………………………………………………………… 398
 2．試験1．ゴーヤの摂取の健康への影響 …………………………… 398
 3．試験2．味覚センサによるゴーヤの部位と系統による味の分析 … 400

第8節 メロン　　　　　　　　　　　　　　　　　　　　　　　　菅原　哲也
 1．はじめに ……………………………………………………………… 404
 2．メロン果実のメタボローム解析 …………………………………… 404
 3．メロン果芯エキスの調製および成分特性 ………………………… 409

第9節 イチゴ　　　　　　　　　　　　　　　　　　　　　　　　池ヶ谷　篤
 1．はじめに ……………………………………………………………… 411
 2．日本のイチゴ栽培の変遷 …………………………………………… 411
 3．イチゴの構造とテクスチャー ……………………………………… 412
 4．イチゴの香り ………………………………………………………… 412
 5．イチゴの糖と有機酸 ………………………………………………… 414
 6．イチゴの色 …………………………………………………………… 414
 7．イチゴの加工 ………………………………………………………… 415
 8．イチゴの品種 ………………………………………………………… 415
 9．海外のイチゴ ………………………………………………………… 415
 10．おわりに …………………………………………………………… 417

第4編

その他の野菜のおいしさ

第1章　きのこ

第1節 きのこの栽培と嗜好性　　　　　　　　　　　　　　　　　　原田　陽
 1．はじめに ……………………………………………………………… 420
 2．きのこの嗜好性 ……………………………………………………… 420
 3．おわりに ……………………………………………………………… 427

第2節 おいしいシイタケを作るための栽培方法と育種技術の開発
　　　　　　　　　　　　　　　　　　　　　　　　　　　　　　　　坂本　裕一
 1．はじめに ……………………………………………………………… 428
 2．シイタケの概要 ……………………………………………………… 428
 3．シイタケのおいしさに関わる要素 ………………………………… 429
 4．シイタケの栽培，加工方法 ………………………………………… 431
 5．シイタケの育種手法 ………………………………………………… 431
 6．今後の展望 …………………………………………………………… 432

第3節 バイリング，エリンギ　　　　　　　　　　　　　　　　　宮澤　紀子
1. 原産地と命名の経緯 …………………………………………………… 434
2. おいしさを構成する要素 ……………………………………………… 435

第4節 マイタケ類　　　　　　　　　　　　　　　　　　　　　　菅野　友美
1. マイタケ類の種類と栄養機能成分 …………………………………… 439
2. マイタケ類の二次機能(嗜好特性)と調理加工への活用 …………… 439
3. マイタケ類の機能性と調理加工への活用 …………………………… 442

第5節 マッシュルーム　　　　　　　　　　　　　　　　　　　加瀬谷　泰介
1. マッシュルームとは …………………………………………………… 445
2. マッシュルームの成熟に伴う呈味成分の変化 ……………………… 446
3. 熟度別の呈味成分 ……………………………………………………… 448
4. まとめ …………………………………………………………………… 450

第6節 「ナメコの味の見える化」による流通・保存技術の改良
　　　　　　　　　　　　　　　　　　　　　　　　　　　　　　　増野　和彦
1. はじめに ………………………………………………………………… 452
2. おいしいナメコ生産と味分析による数値評価 ……………………… 452
3. ナメコの商品形態 ……………………………………………………… 452
4. ナメコの特徴 …………………………………………………………… 453
5. 水洗いと味分析 ………………………………………………………… 454
6. 冷蔵と味分析 …………………………………………………………… 455
7. おわりに ………………………………………………………………… 455

第7節 ヒラタケ　　　　　　　　　　　　　　　　　　　　　　安積　良仁
1. はじめに ………………………………………………………………… 456
2. 呈味性について ………………………………………………………… 456
3. テクスチャー …………………………………………………………… 458
4. 官能評価による嗜好性評価 …………………………………………… 458
5. 加工品へのきのこ添加が嗜好性や各種成分量に及ぼす影響 ……… 458
6. 調理が嗜好性や各種成分量に及ぼす影響 …………………………… 459
7. 品質劣化と鮮度保持 …………………………………………………… 459

第8節 マツタケ，バカマツタケ　　　　　　　　　　　上田　光宏／楠田　瑞穂
1. マツタケ，バカマツタケとは ………………………………………… 461
2. マツタケの歴史 ………………………………………………………… 461
3. マツタケの栄養(100gあたりの栄養) ………………………………… 462
4. マツタケの香り ………………………………………………………… 462
5. マツタケのおいしさ …………………………………………………… 463

第2章 香辛野菜

第1節 ワサビのおいしさ　　　　　　　　　　　　　　　　　　山根　京子
1. はじめに ………………………………………………………………… 465
2. 進化と歴史 ……………………………………………………………… 465
3. 品種と特性 ……………………………………………………………… 466
4. 全国わさび品評会 ……………………………………………………… 467

- 5. 辛味成分 …… 467
- 6. 香り成分 …… 468
- 7. 機能性 …… 468
- 8. ワサビの味と食文化の関係 …… 469

第2節 ショウガ　　　　　　　　　　　　　　　　　　　　後藤　昌弘

- 1. 歴　史 …… 471
- 2. 品種と分類 …… 471
- 3. 栽培，貯蔵 …… 472
- 4. ショウガのおいしさと機能，品質 …… 472
- 5. 調理，加工での利用 …… 475
- 6. まとめ …… 476

第3節 トウガラシ　　　　　　　　　　　　　　　　吉岡　博美／伊藤　和子

- 1. トウガラシの品種による味・香りの違いについて …… 477
- 2. トウガラシの加工条件による味・香りの変化について …… 478
- 3. 味・香りの測定により検討したトウガラシの最適な焙煎条件 …… 478
- 4. トウガラシのうま味成分 …… 482

第5編

果実・果菜の加工品のおいしさ

第1章　果　汁

第1節 オレンジジュースにおける視覚的・味覚的評価と好みの味質の視覚化について　　　　江藤　信一

- 1. はじめに …… 486
- 2. オレンジジュースについて …… 486
- 3. 今回用いたアルゴリズムについて …… 487
- 4. 実証実験 …… 489
- 5. 結果および考察 …… 489
- 6. 最後に …… 493

第2節 減圧マイクロ波濃縮法によるトマトピューレの高付加価値化　　　　折笠　貴寛

- 1. はじめに …… 494
- 2. 減圧マイクロ波濃縮トマトピューレの品質 …… 495
- 3. 後加熱処理によるVMW濃縮トマトピューレの品質向上 …… 496
- 4. おわりに …… 499

第3節 レモン飲料　　　　　　　　　　　　　　　　　　　　跡部　昌彦

- 1. はじめに …… 500
- 2. レモン飲料の味・香り成分 …… 500
- 3. レモン果汁の製法 …… 501
- 4. レモン飲料の製法 …… 503

  5．レモン飲料の表示 …………………………………………………… 504
  6．レモン飲料の官能評価事例 ………………………………………… 505
  7．おわりに ……………………………………………………………… 507
 第4節　柚子胡椒　　　　　　　　　　　　　　　　　　　　高橋　克嘉
  1．はじめに ……………………………………………………………… 508
  2．機器分析データを用いた柚子胡椒等の分類 ……………………… 509
  3．柚子胡椒の保存方法の違いによる品質の変化 …………………… 512
  4．まとめ ………………………………………………………………… 514
 第5節　バナナジャム　　　　　　　　　　　　　　　　　　永井　毅
  1．バナナの生産・流通・消費 ………………………………………… 514
  2．ジャム類の分類と近年の消費傾向 ………………………………… 515
  3．完熟バナナジャムの製造 …………………………………………… 516
  4．完熟バナナジャムの物理化学的特性 ……………………………… 517
  5．完熟バナナジャムの栄養成分・機能性成分 ……………………… 518
  6．完熟バナナジャムの機能性 ………………………………………… 519

第2章　発酵食品
 第1節　日本ワイン　　　　　　　　　　　　　　　　　　　恩田　匠
  1．はじめに ……………………………………………………………… 522
  2．日本ワイン …………………………………………………………… 522
  3．白ワイン ……………………………………………………………… 524
  4．赤ワイン ……………………………………………………………… 526
  5．ロゼワイン …………………………………………………………… 528
  6．オレンジワイン ……………………………………………………… 528
  7．スパークリングワイン ……………………………………………… 528
  8．おわりに ……………………………………………………………… 529
 第2節　キムチ　　　　　　　　　　　　　　　　　　　　　岩田　建
  1．キムチとは …………………………………………………………… 531
  2．キムチの生産と消費 ………………………………………………… 531
  3．キムチのおいしさ …………………………………………………… 532
  4．市販キムチの分類 …………………………………………………… 532
  5．謝　辞 ………………………………………………………………… 533
 第3節　漬　物　　　　　　　　　　　　　　　　　　　　　宮尾　茂雄
  1．漬物の歴史 …………………………………………………………… 534
  2．漬物の種類 …………………………………………………………… 536
  3．発酵漬物 ……………………………………………………………… 540
  4．主な発酵漬物 ………………………………………………………… 542
 第4節　発酵豆腐　　　　松井　徳光／鮫島　由香／福田　史織／竹本　尚未
  1．世界の大豆発酵食品・発酵豆腐の種類と分布 …………………… 545
  2．各国の発酵豆腐 ……………………………………………………… 545
  3．新規な発酵豆腐の開発 ……………………………………………… 551

第3章　干　物

第1節　かんぴょう　　　　　田中　孝国
1. かんぴょうとは ……………………………………………………… 555
2. かんぴょうの栄養価と味 …………………………………………… 555
3. かんぴょうの戻し，保存 …………………………………………… 557
4. かんぴょうを用いた料理 …………………………………………… 558
5. おわりに ……………………………………………………………… 560

第2節　乾燥シイタケ　　　　　福留　奈美
1. 乾燥シイタケとその成分 …………………………………………… 561
2. 乾燥シイタケの生産量 ……………………………………………… 561
3. 乾燥シイタケの戻し汁とだし ……………………………………… 562
4. 乾燥シイタケの利用法 ……………………………………………… 563

第3節　高野豆腐　　　　　森　真理
1. 高野豆腐とは ………………………………………………………… 565
2. おいしく食べる方法 ………………………………………………… 568
3. ダイズの栄養価と健康効果について ……………………………… 568
4. 今後の展望 …………………………………………………………… 569

第4節　切り干し大根　　　　　青木　秀敏
1. ダイコンと切り干し大根 …………………………………………… 570
2. 切り干し大根の製造方法 …………………………………………… 571
3. 切り干し大根の乾燥特性 …………………………………………… 573
4. 水戻し特性 …………………………………………………………… 576
5. 煮熟特性 ……………………………………………………………… 578
6. 保存特性 ……………………………………………………………… 579
7. 調理上の利点 ………………………………………………………… 580

第5節　干し柿のおいしさ　　　　　濵崎　貞弘
1. 干し柿とは …………………………………………………………… 581
2. 干し柿の種類 ………………………………………………………… 582
3. 干し柿用の品種とその特徴－果肉の肉質について ……………… 582
4. 干し柿の糖成分 ……………………………………………………… 583
5. 干し柿のおいしさに関わるその他の要素について ……………… 584

※本書に記載されている会社名，製品名，サービス名は各社の登録商標または商標です。
　なお，必ずしも商標表示(Ⓡ，TM)を付記していません。

第 1 編

青果物のおいしさとその評価法

第1編　青果物のおいしさとその評価法

第1章　青果物のおいしさとは

第1節
野菜を知って，おいしく食べる

1．日本人の野菜の3つのこだわり

　通常，日本人が使っている「野菜」は中国語では「雑草」という意味であり，日本人が使っている野菜の意味で使用する場合は「蔬菜」と表現される。人間は「雑草」をおいしく食べるために「蔬菜」にしてきた。育種技術を考え，遺伝子の多様性を利用して品種改良を行い，栽培方法によって，おいしい野菜を再現したり，また調理することで灰汁を取ったりして，食べられるようにした野草が「野菜」である（図1）[1]。野菜を英語で表現すると「vegetable」である。「Vegatable」のvegetoはラテン語で「活気づける」という意味である。実際，野菜を摂取することで体が「元気になる」。野菜には人間を元気にするビタミンやミネラル，食物繊維が含まれている（図2）[2]。そのことを知ってか知らないか，は別として，日本人は野菜にこだわりを持ち続けてきた。有名な話として，昭和9年，植物学の巨匠バビロフ博士が北海道から鹿児島まで調査され，日本には素晴らしい育種・品種改良の歴史がある。日本の勤勉な農民が生み出した育種上の傑作が「サクラジマダイコン」と「ウンシュウミカン」である。なぜなら，こんなに大きな大根は世界中探してもどこにもないし，このような小粒の甘いミカンもないといった。バビロフ博士が京都を離れるときに，ウンシュウミカンの苗をもって，「サクラジマダイコン，サクラジマダイコン」と叫んだといわれて，最後の別れの挨拶となった[3]。このように，日本人は昔から野菜へのこだわりを持っていたようで，その点を少し掘り下げてみたい（図3）[1]。

　まずは1つ目の野菜のこだわりが「色」である。即ち，日本人は野菜を「色」で分類し，緑

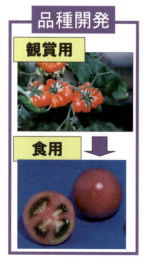 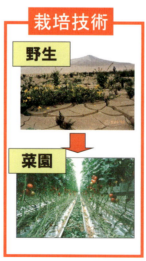 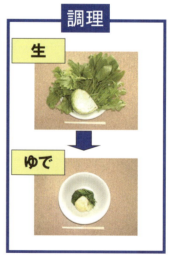

図1　野菜とは，人間が食べられるようにした野草[1]

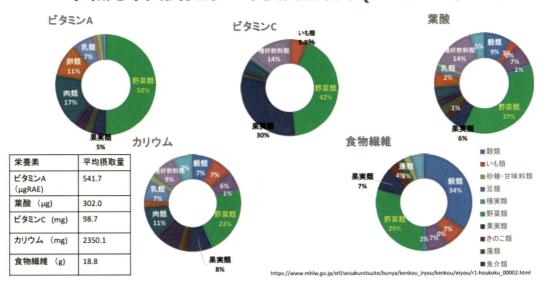

図2 野菜の摂取理由[2]

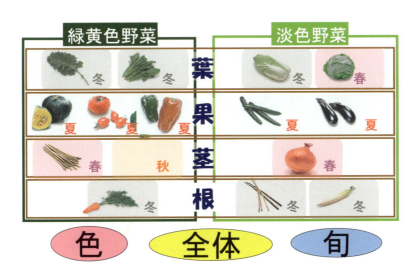

図3 日本人の野菜への3つのこだわり（色，全体，旬）[1]

黄色野菜と淡色野菜としたことである．最近，海外でも野菜の色にはこだわってきている．たとえば，米国ではUSDA(United States Department of Agriculture)が提案する食事バランスガイドであるMyPyramidのなかで，野菜を豆類と「Dark Green Vegetable」，「Orange Vegetable」，「Starchy Vegetables」「Other Vegetable」に分け，それぞれの摂取を推奨し

ている[4]。しかし，まだ見かけの色だけで，しっかりとした定義が存在するわけでもない。最近ではMyPyramidからMyPlate[5]に変わったが，野菜の分類は「Orange Vegetable」にRedが入った程度でMyPyramidと変わっていない。ただ，MyPlateでは穀物，野菜，果物，タンパク質を4つの皿に分類し，野菜は40％，果物は10％の摂取，併せて「食事の半分は野菜や果物にしましょう。」と表現している。一方，日本では昔から野菜を緑黄色野菜と淡色野菜に分類している。厚生労働省では「原則として，可食部100g当たりカロテン含量が600μg以上のもの，合わせてトマト，ピーマンなど一部の野菜については，カロテン含量が600μg未満であるが摂取量及び頻度等を勘案のうえ，栄養指導上緑黄色野菜とする」と定めている[6]。この分類に基づき2020年版日本食品標準成分表ではこれまでの経過を踏まえて緑黄色野菜をあげている。このように野菜を「色」で分類し，定義を設けている国は，日本しかない。ちなみに緑黄色野菜の英語がないために「carotene rich vegetable」と訳している。

2つ目の野菜のこだわりは，野菜を「葉，果，茎，根」と部位別を分類して，食していることである。考えてみれば，摂取時期は変わるかもしれないが，野菜のすべての部位を食している[7]。

3つ目の野菜のこだわりは，野菜を「旬」で食していることである。フキノトウを食して，春を感じるように，季節を味わっている。

このように，日本人は野菜を摂取することで野菜の「色」や「部位」，「旬」から自然のおいしさや季節感を味わい，野菜を食する文化や食生活を創造してきている。ゆえに日本は野菜と切っても切り離せない国となっている。

2. 日本人の野菜の3つの誤解

もし，日本人が前述したように正確に野菜の3つのこだわりを理解していれば，厚生労働省が推奨している数値（健康日本21，一日の野菜摂取量350g以上，緑黄色野菜120g以上）[8]は，すでに達成しているはずであるが，現状，野菜の摂取量はあまり変化がない（図4）[2]。さらには，アメリカ人の野菜摂取量のほうが多いともいわれている（図5）[9]。ただ達成していない理由として，野菜の摂取の3つの誤解によると考える。そこで，野菜をどのように誤解しているか，について考えたいと思う。

まず，1つ目の野菜の誤解は「色」である。日本人に「野菜の何色ですか？」と尋ねると，

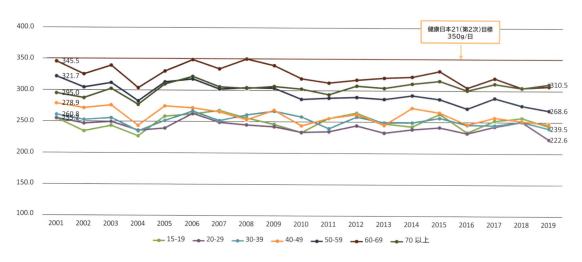

図4　年齢階級別にみた，平均野菜摂取量（g/日）の年次推移[2]
60歳以上では，若い世代にくらべて野菜をたくさん摂っている。20歳以上の平均摂取量は1日280.5gである

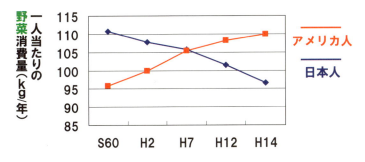

図5 アメリカと日本の野菜摂取量の推移[9]
アメリカ人の野菜の摂取量は日本人より多い

ほとんどの方が「緑」と答える。フランス人はどう答えるか，日本人とフランス人への聞き取り調査がある[10)11)]。調査結果では，フランス人は「カラフル」と答えている。「緑」の成分はクロロフィルであり，通常健常者であれば問題となる副作用はないが，過剰摂取すると副作用が生じる[12)13)]。たとえば，胃の不快感，腹痛や下痢や吐き気，皮膚のかゆみなどの症状である。また，野菜の食感は，日本人では「シャキシャキ」であるのに対して，フランス人では「ドロドロ」と答える。どちらのほうが野菜のおいしさを出すことができるのであろうか。「緑」や「シャキシャキ」は野菜の鮮度を表している。それに対して「カラフル」や「ドロドロ」は野菜を料理した時の言葉である。昔の日本人は野菜を生では食していない。野菜を炒めたり，煮物に調理した時に，「シャキシャキ」は鮮度感を残す努力をしたときの表現かもしれない。日本人の野菜料理への取り組みの奥深さを感じる。野菜をしっかり摂取していくためには，調理，加工が重要な課題である。

2つ目の野菜の誤解は，「甘い野菜はおいしい」である。「野菜は好きですか」と聞くと8から9割の方が「好きです」と答える。そして，「野菜はおいしいですか」と聞くと，ほとんどの方が無口になる。最近マスコミなどでよく耳にするのは「この野菜，甘くておいしい」である。日本の野菜のおいしさは，「甘さ」ということになる。そのため，品種改良は「甘さ」に重点が置かれている。典型的な例がトマトであり，酸味のあるトマトから桃太郎種の持つ甘味トマトに変わり，ビタミンCが40 mgから15 mgに減少している[14)]。本当にそれでよいのだろうか。だしの世界を考えると，日本では昆布のだし「グルタミン酸」と鰹節のだし「イノシン酸」，干しシイタケのだし「グアニル酸」，お酒の「コハク酸」などを利用してだしを作るが，フランスをはじめとするEUでは，トマトを含む野菜（グルタミン酸）と肉・魚（イノシン酸）などでおいしさを作る（図6）[15)]。

3つ目の野菜の誤解は，「生がよい」である。野菜を摂取する場合，「一番良い方法は？」と質問すると，大抵の人は，野菜を生で摂取したほうがいいと答える。言い換えると，「生野菜のサラダ」ということになる。なぜ生がいいか，をお聞きすると，「ビタミンが壊れるから」，「シャキシャキ感がなくなるから」と答えられる。仮にサラダで摂取したとすると，次の日の排せつ物を見ればわかる。野菜が十分に破砕されていなければ，野菜の栄養成分を吸収したとは，言えない。野菜を含む植物の細胞組織は，細胞壁に囲まれ強固である。少々噛んだぐらいでは細胞壁は壊れない。よく噛まなければ野菜の細胞組織は壊れない（図7）。そのため，野菜の良さを十分に味わったことにはならない。

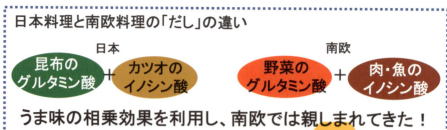

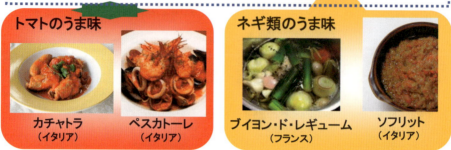

図6　野菜はいい「だし」が出る[15]

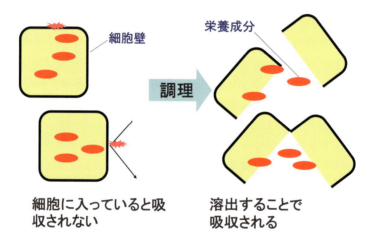

図7　植物の固い細胞壁を壊すから野菜の栄養成分が吸収できる

3. 野菜をおいしく摂取する方法

ファミリーレストランに行くとサラダバーといわれる場所がある。小さな小鉢がおいてあり，ドレッシングも選べる。ミニトマトやカットトマトがあればいいが，キャベツの千切だけかもしれない。小鉢に野菜を入れても，重量にして30gより少ない。厚生労働省が一日の野菜摂取量を健康日本21では目標値350g以上といっているが，そうすると計算上野菜の小鉢を12杯以上のお代わりが必要である。12杯以上のお代わりは，恥ずかしくそんなに食べられない。それではどのようして野菜を摂取するか，日本人の3つの誤解を解きながら，野菜摂取を考える。

第1の提案　品種を考える

「野菜を購入するときに品種を確認しましたか」とお聞きすると，ほとんどの方は産地や価格ぐらいで，品種を聞いてもそれがよいのか，よくないのかわからないということである。野

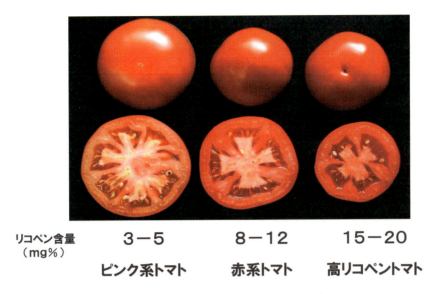

図8 品種比較（ピンク系と赤系トマト）[16]

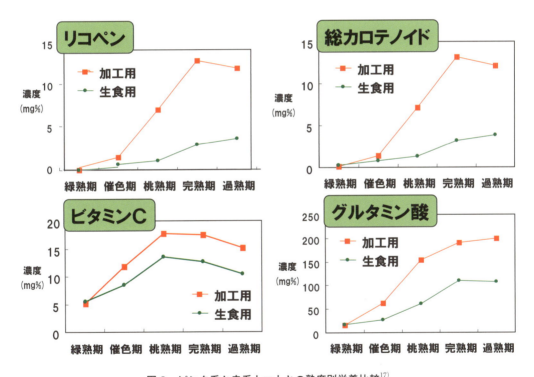

図9 ピンク系と赤系トマトとの熟度別栄養比較[17]

　菜には，重要な栄養成分が含まれているので，トマトを例にして簡単に選び方を示す。日本には，赤系とピンク系の2種類のトマトが生産されている（図8）[16]。熟度別の栄養成分やおいしさ成分について図9[17]に，グルタミン酸が多いといわれるサンマルツアーノトマトを図10[18]に示す。赤系トマトのほうがうま味成分のグルタミン酸含量が高い。料理には，赤系トマトである。1つトマトを手にとって皮の厚さを感じてみるとよい。ミニトマトのように皮が厚いよ

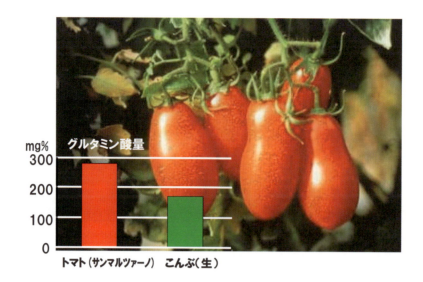

図10　イタリアのサンマルツアーノ種（有支柱栽培）[18]
イタリアの加工用トマトは，無支柱栽培が基本だが，サンマルツァーノ種に限っては有支柱栽培が行われる

うなら赤系である。赤系は皮の層が厚く，ピンク系は皮は薄い。皮が厚いと日持ちがする。

イタリアではトマトの良し悪しは料理で判断されるが，日本ではサラダに使用可能かも重要な判断になる。そのような理由から日本ではピンク系トマトが主流であるが，イタリアでは赤系トマトである。ちなみに，ミニトマトは赤系であり，皮が硬く口の中に皮が残る。トマトを使って，料理をおいしくしたければ，ミニトマトを選ぶ方法もあるが，缶詰トマトを使ってみるのも1つの方法である。

第2の提案　旬を考える

最近は，年中同じ野菜が販売されている。しかし，本来野菜には旬があり，旬の野菜は栄養成分が高く，おいしいといわれる（図11）[19]。旬（5月）と旬以外（11月）では，トマトのβ-カロテン含量が7月の最高値である540 μgから11月には半分になっている[14]。表1に示したが，ホウレンソウの旬は冬であるが，旬の時期の栄養成分が高い[14]。日本食品標準成分表は一食品一成分が基本であるが，ホウレンソウは夏と冬でダブル表記されている[20]。購入時に旬かどうかの確認も重要である。

1. **それぞれの地域で**
2. **最も適した時期に**
3. **無理なく作れ**
4. **食べごろに**
5. **新鮮な状態で収穫するので**
6. **栄養分がいっぱい**
7. **おいしい野菜**
8. **安全で**
9. **自然環境にやさしく**
10. **人にやさしい**

図11　旬の野菜　10か条[19]

表1　季節によるホウレンソウのビタミン・ミネラル含有量[14]

	夏	冬
カルシウム	30 mg	41 mg
鉄	1.8 mg	1.1 mg
ナトリウム	33 mg	15 mg
カリウム	733 mg	927 mg
ビタミンC	20 mg	60 mg

（可食部100 gあたり）

第3の提案　完熟を考える

　完熟時は栄養成分が高くなる。植物は動くことができないので子孫の種子を動物に運んでもらう必要がある。そのため，種子を作っているときには食べられないように，言い換えれば，おいしくないように，そして，完熟になって，動物に種子を運んでもらうために，おいしくなる。例えば，ピーマンを食する時は一般には緑で食している。しかし，緑ではまだ未熟である。緑で食する理由は，日本人の野菜の誤解の1つである「野菜は緑」によるのでは，と考える。本当は緑で収穫したほうが，早く収穫可能であり，収穫量は多くなる。ピーマンは完熟すると赤くなる（図12）[16]。そして，栄養成分も多くなる（図13）[21]。

第4の提案　色合いを考える

　日本食には，五味五色五法の考えがあり（図14）[22]，おいしく食べても健康を維持すること

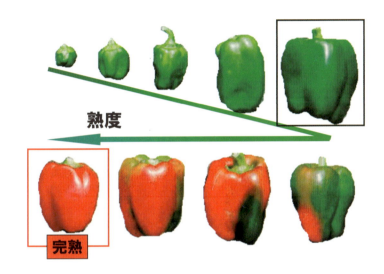

図12　ピーマンは完熟になると赤くなる[16]

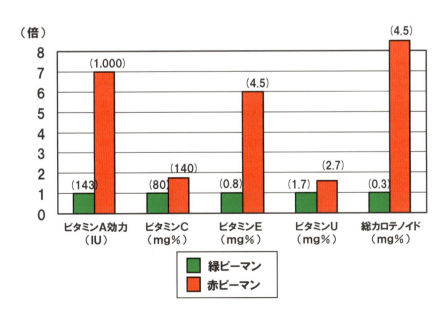

図13　緑（未熟）と赤（完熟）のピーマンの栄養比較[21]

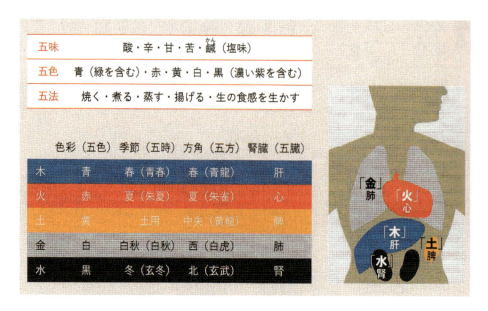

図14　和食の考え：五味五色五法[22]
東洋の思想：陰陽五行（木火土金水）

も考えられていた。そのなかに，色合いを楽しむことが含まれている。たとえば，マグロの刺身（図15）である。一般には，5つの色が揃うとおいしく感じるといわれる。マグロの赤，ダイコンの白，オオバの緑，ワサビの黄緑色，そして皿の黒で5つの色が揃う。さらに，いろんなマグロの部位が加わることで，ますますおいしさが強調される。マグロを除けば，すべて野菜であり，野菜だけでも十分に食欲をそそる盛り付けができると考える。

第5の提案　調理(加熱,破砕)を考える(鍋料理)

いろいろな野菜が入る鍋料理という野菜の摂取方法はどうだろうか。寒い冬に家族揃って鍋料理で野菜をおいしく食べる。鍋料理にすることで，生野菜の大きな体積が約3割になる（図16）。鍋料理にすることで多くの野菜を食べることができる。そして，野菜を煮ることで，野菜本来のおいしさ成分が煮汁に出てくる。野菜を煮たり，焼いたりすることで，野菜の細胞が壊れ，おいしさ成分が細胞外に出てくる（図17）。生サラダでは，細胞が壊れないので（よく噛まないので）おいしさ成分が出てこない（図7）。

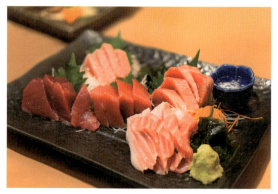

iStock.com/kuremo

図15　日本色：5色の盛り合わせ

第6の提案　素材を組み合わせて調理を考える(朝食)

朝食を想定して「トマト」「パン」「オリーブオイル」の組み合わせで火を使わず食事をする。すなわち，オリーブオイルをドレッシングにして，生トマトとパンを食べる。反対に，パンをパスタや米に変え，加熱し調理して食べる。この結果を比較したのが図18と図19である[23]。生で食べると野菜の栄養成分リコペンは，オリーブオイルがあっても吸収が認められない。その理由は，野菜の細胞内にあるリコペ

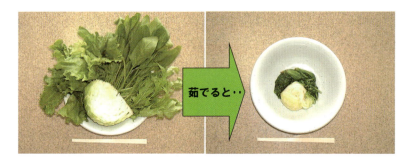

生野菜 350g　　　　　ゆでた野菜 350g

図16 生野菜は茹でることで，体積が減少する

・野菜を茹でることで，体積が減少する
・野菜の硬い細胞壁が，茹でることで柔らかくなる
・ゆでることで有害な物質（灰汁）を除去

生野菜を鍋料理で摂ると‥

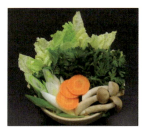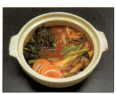

生野菜350g　　　　　生野菜350gを使った鍋

鍋料理は、野菜でおいしくなる！

図17 鍋料理も，野菜でいい「だし」を出してくれる

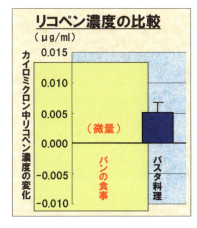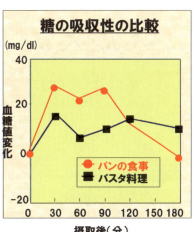

図18 パンの食事（朝食）とパスタ料理[23]

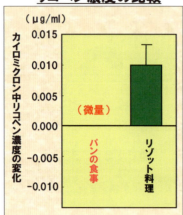
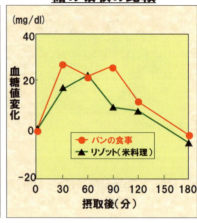

図19　パンの食事（朝食）とリゾット料理[23]

ンは，細胞外のオリーブオイルの影響を受けないためである。反対に，野菜の役割である糖分の吸収を阻止することができず，食後血糖値の上昇を許してしまう結果となった。やはり，野菜は加熱したほうが，野菜の役割を発揮してくれることになる。

第7の提案　野菜の調味料を考える

　野菜の調味料といえば，ウスターソースやとんかつソースなどであり，トマトケチャップがあげられる。ウスターソースは歴史的に見て，余った野菜を発酵させた時に出る野菜汁を使っている。とんかつソースは，それら野菜を煮込んだもので，それらを磨砕してソースの原料にしている。そのため，野菜の繊維が多く含まれている。ただ最近のソースの一部は，野菜の繊維ではなく，澱粉でとろみを加えたりしているものもある。トマトケチャップはトマト以外にもタマネギ，ニンニク，酢，香辛料を使った調味料であり，何にかけてもおいしくなる。チキンライスとチャーハンを比較してみた。チャーハンは，少し大きめの野菜のカットを入れ，もちろんトマトやトマトケチャップを使っていないので，リコペンの吸収はない。結果を図20に示す[23]。この結果から，野菜が食べられない

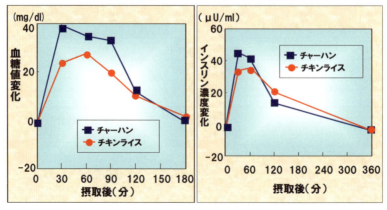

図20　チャーハンとチキンライス[23]

なら，野菜の調味料も利用するとよいと考える。

第8の提案　ライフステージを考える

野菜の摂取量を年代別で見ると，60歳以上では，若い世代に比べて野菜をたくさん摂っている（図4）。ただし，60歳以上では歯が悪くなり，野菜をかむことが難しく，歯の間に野菜がはさまってしまう。特に，入れ歯では痛みも生じてきて，野菜を食べるのが嫌になるようである。「年を取ると子供に戻る」といわれるが，食べ物もそのようである。年齢を考えて野菜を摂取するためには工夫が必要である。例えば，野菜をピューレ状態にして，野菜スープや野菜コロッケにするなどの工夫が大事である。

第9の提案　毎日摂ることを考える

当たり前の提案であるが，「毎日野菜摂取することを考える」ことである。例えば，生サラダではなく，調理した野菜を毎日摂ることである。毎日トマトジュースを一日2本飲用することで6日間で血液中のリコペンは約2倍，4週間で約4倍に増加する。同様にβ-カロテンも含まれているので，β-カロテンも増加する（図21）[24]。野菜の栄養成分が吸収されている証拠である。反対に野菜を摂らないと血液中のリコペンは9日で半減する（図22）[25]。野菜摂取は体の調子を整えるといわれるが，体の調子が悪くなってからでは遅い。できる限り，毎日野菜

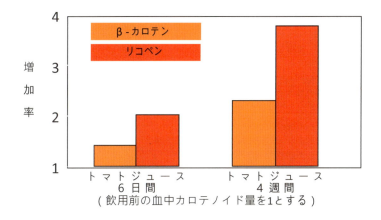

図21　継続的な野菜の摂取で血中カロテノイドが増加する[24]

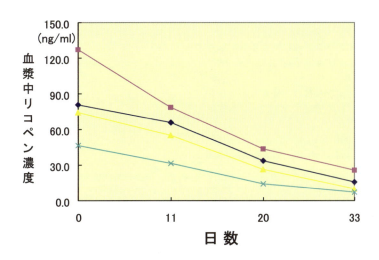

図22　トマト（加工品）を摂取しなければ血液中のリコペン濃度は減少する[25]
トマト（加工品）を摂取しなければ，血漿中のリコペン濃度は約9日で半分の濃度に減ってしまう

を摂取する努力は必要である。前述の8の提案を含めて，毎日野菜を摂取する方法を考えることは重要である。

　野菜料理の1つに「コントルソ」がある。日本語では「付け野菜」，「添え野菜」と訳される。料理を頼んだ時に横についてくる野菜のことである。もちろん，メインの料理は重要であるが，「コントルソ」も食べてもらいたい。なぜなら，「おいしい料理を食べました。これらの野菜も食べて，体調をコントロールしてください」という料理である。

文　献

1) 稲熊隆博：野菜とは，*Clinical and Functional Nutriology*, **3** (1), 52 (2011).
2) https://www.maff.go.jp/j/seisan/ryutu/yasai/attach/pdf/2ibent-29.pdf (2024.08.22 参照).
3) NHK取材班：日本の条件7 食糧2 一粒の種子が世界を変える，日本放送出版協会 (1982).
4) USDA Dietary Gaidelines for Amricans, Appendix E-3.2 Realigning Vegetable Subgroups: Food-PatternModelingAnalysis.
5) https://www.myplate.gov/eat-healthy/what-is-myplate (2024.09.04 参照).
6) 厚生労働省：「五訂日本食品標準成分表」の取扱いの留意点について(平成13年6月28日).
7) 野口忠(編著)：栄養・生化学辞典，朝倉書店 (2002).
8) 21世紀における国民健康づくり運動(健康日本21)厚生省保健医療局長 健医発第612号(平成12年3月31日).
9) 農林水産省：食糧需給表，FAO「Food Balance Sheet」供給純食料ベースの比較 (2004).
10) 畑江敬子ほか，日本とフランスにおけるおいしさの評価基準の比較，日本家政学会誌, **47**, 997-1007 (1996).
11) 畑江敬子ほか，官能検査に基づく日本人とフランス人女性における食物の嗜好性の比較，日本家政学会誌, **50**, 155 (1999).
12) T. Negishi, H. Rai and H. Hayatsu: Antigenotoxic activity of natural chlorophylls, *Mutat. Res.*, **376** (1-2), 97 (1997).
13) J. de Vogel, D. S. M. L. Jonker-Termont, M. B. Katan and R. van der Meer: Natural chlorophyll but not chlorophyllin prevents heme-induced cytotoxic and hyperproliferative effects in rat colon, *J. Nutr.*, **135** (8), 1995 (2005).
14) 辻村卓(編著)：野菜のビタミンとミネラル，女子栄養大学出版部 (2003).
15) 稲熊隆博：日本食品工学会，秋季講演会 (2018).
16) 稲熊隆博：第2回緑黄色野菜と栄養, *Clinical and Functional Nutriology*, **3** (2), 108 (2011).
17) 石黒幸雄，稲熊隆博，坂本秀樹：続：野菜の色には理由がある，毎日新聞社 (1999).
18) 石黒幸雄：トマト革命，草思社 (2001).
19) https://www.alic.go.jp/koho/kikaku03_000320.html (2024.08.22 参照).
20) 文部科学省：日本食品標準成分表2020年版(八訂).
21) 稲熊隆博：野菜の色と健康(3)効果的な野菜の摂取方法，加工方法，食品と容器, **51** (7), 404 (2010).
22) 稲熊隆博：野菜は色で食べる！5色野菜健康法，一個人, **183**, 48 (2015).
23) 稲熊隆博：トマト摂取における血糖値等への調理の影響，日本応用糖質科学会大会要旨集 (2007).
24) 坂本秀樹，大嶋俊二，小嶋文博，石黒幸雄，小川睦美，福場博保：ニンジンおよびトマトジュースの連続摂取による血清中カロテノイド，レチノール濃度の変化，日本栄養・食糧学会誌, **50** (1), 21 (1997).
25) S. Oshima, H. Sakamoto, Y. Ishiguro and J. Terao: Accumulation and Clearance of Capsanthin in Blood Plasma after the Ingestion of Paprika Juice in Men, *J. Nutr.*, **127**, 1475 (1997).

〈稲熊　隆博〉

第 2 節
果実の品質特性と味覚成分

1. 果実の品質特性
1.1 果実の食品学的特性

　果実は野菜や芋類ならびに穀類などとともに植物性食品として重要な物であり，我々の日常の食生活では欠かすことができない食品である。

　果実は食物として，下記に示す機能を有しており，我々の生命維持や食の嗜好性に深く関与している。
- 一次機能（栄養成分の供給源としての機能）
　　一般成分：水分，炭水化物，タンパク質，
　　　　　　　脂質，無機質など
　　微量成分：ビタミンなど
- 二次機能（嗜好性に関連する機能）
　　色素成分：クロロフィル，アントシアン，
　　　　　　　カロテノイドなど
　　呈味成分：甘味成分-糖，酸味成分-有機
　　　　　　　酸，うま味成分-アミノ酸など
　　香気成分：テルペン，アルコール，エステ
　　　　　　　ル，有機酸，含硫化合物など
　　物理特性：テクスチャー，歯ざわり，肉質
　　　　　　　など
- 三次機能（生体調節機能）
　　生理活性物質・抗変異原性・血圧調節機能
　　など

　多くの果実は水分含量が 90％以上であり，生食されることが多いので水分の供給源として重要である。

　果実は嗜好品としての役割が強いので，二次機能が重要である。特に外観の品質に影響する色素成分や食味に深く関与する呈味成分と香気成分が重要な成分である。

　三色食品群は，食品に含まれる栄養成分の働きから，食品を赤色と黄色ならびに緑色の3つの群に分類し，単純な分類なので初歩的な栄養指導に利用されている。

- 赤色群：筋肉や骨をつくる作用を有するタンパク質が主な栄養素含有
　　魚介類・肉類・乳類・卵類・豆類など
- 黄色群：体温やエネルギー源となる糖質と脂質を多く含有
　　穀類・油脂類・芋類・砂糖など
- 緑色群：身体の機能を調節するビタミンや無機質成分を多く含有
　　野菜類・果実類・藻類・きのこ類

　赤色群や黄色群は食生活上欠かすことができない食品群であるが，摂取量が過多となると体調管理上は問題が生じることがある。一方，緑色群が少ない場合にも栄養学的には問題が生じる場合があるので，厚生労働省や農林水産省が策定した食事バランスガイドでは，野菜類と果実類を中心とした緑色群の摂取量を増やすことを推奨している。

　同一果実であっても生産者や流通・加工業者ならびに摂食者によって品質特性の評価規準に相違がみられるが，果実は食品の二次機能である嗜好性が重要な品質要因なので，甘味・酸味・苦味が重要な品質特性である。

1.2 果実の品種と食品学的特性

　果実は嗜好品であり，消費者は品目や品種による食品学的特性や自身の嗜好性を把握しており，品種が異なる果実の食品学的特性は購入時の重要な選択枝となっている。

　図1（ブドウ類41品種—独自の交配種を含む）と図2（カンキツ類83品種—独自の交配種を含む）は，大阪府農林技術センター（現大阪府立環境農林水産総合研究所）が，1985年当時に遺伝資源として維持栽培管理していた果実である。

　筆者は全ての果実を試食して，食味特性などを記録し，その後の講演や講義の資料として活用した。

　ブドウには，早生・中生・晩生の品種があるが，収穫した時の果皮色で並べた。左上が最も緑色が濃く，右下が最も赤紫色が濃い品種であ

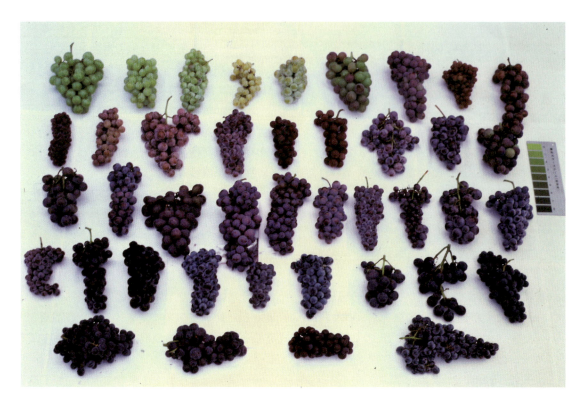

図1 遺伝資源維持栽培されていたブドウ類

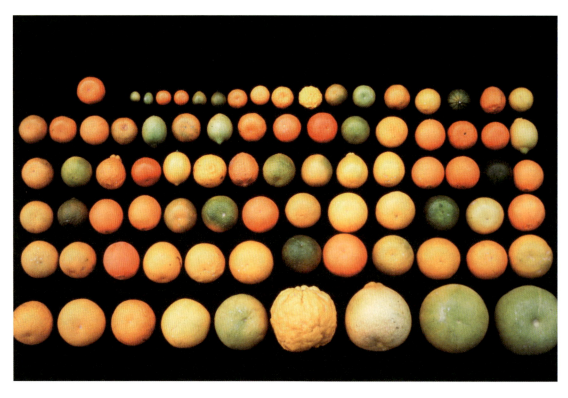

図2 遺伝資源維持栽培されていたカンキツ類

り，最上段左端が'マスカット・オブ・アレキサンドリア'で，その下が'デラウエア'で，その下が'巨峰'である．

　異なる品種のブドウに共通する甘味成分はグルコース(ブドウ糖)で，酸味成分は酒石酸である．果皮の主な赤色色素成分はマルビジン系アントシアニン類であり，赤ワインの品質に大きな影響を及ぼす．また，近年ではスチルベン系ポリフェノールのレスベラトロールが強い抗酸化能を有するので，生理活性物質として注目されている．

　筆者が行った若年層のブドウの嗜好性に関する研究(延べ1062名，市販ブドウ18品種)では，甘味が最も重要な要因であり，'巨峰'や'ヒスイ'に対する嗜好性が高いことを明らかにしている．

　カンキツ類にも，早生・中生・晩生の品種があるが，最上段左端に一般的なサイズである'杉山温州ミカン'を置き，続いてキンカン6品種を並べ，最下段右端の'平戸文旦'まで，大きさの順で並べた．

　図3は図2の果実の縦断面と横断面であるが，横断面では各果実ともに10個前後のじょう嚢が並んでおり，各じょう嚢には果汁を含む砂じょうが満たされているカンキツ類特有の同じ構造である．なお，横断面では異なる品種別の果実に存在する種子の数も推測できる．

　品種が異なってもカンキツ類に共通の酸味成分はクエン酸であり，甘味成分はスクロースとフルクトースならびにグルコースであるが，含有比率は品種によって異なる．香気成分は，テルペノイド化合物であるリモネンが主なもので

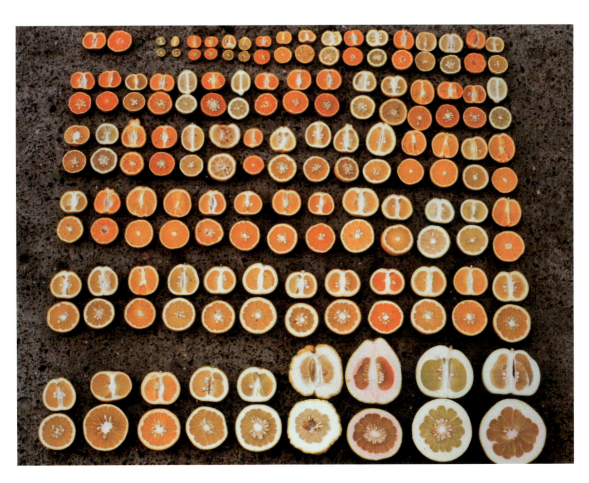

図3　図2の果実の縦断面と横断面

あり，他の香気成分が含まれていることで品種の特性となっている。

また，カンキツ類には，ヘスペリジンやフラボノイドならびにカロテノイドなどの生理活性物質が含まれており，近年は注目されている。

ブドウ（果房・果粒・果梗・果柄など）やカンキツ類（じょう嚢や砂じょうなど）は，サイズや品種が異なっても植物学的器官は同じ構造であり，基本的な食品学的特性もほぼ同じである。

1.3　果実の成熟と追熟
1.3.1　栄養成長と生殖成長

植物の成長は，植物個体の生命維持に必要な器官である根や茎ならびに葉などが成長する栄養成長と次世代を残すために必要な器官である花芽形成・開花・受粉・結実・肥大・着色などの生殖成長がある。

成熟した果実を収穫して，食品として活用するので，人間は植物の次世代を残すための生命活動の恩恵にあずかっていることになる。

1.3.2　収穫後の追熟生理

果実は，樹上における生長と成熟の過程で，糖の蓄積，酸の減少，色素の分解と生成，果肉の軟化，香気の生成などが進行して，完熟状態になる。しかし，流通過程での品質劣化と貯蔵することを考慮して，未熟期後半から完熟期前半に収穫することが多い。

果実には，非追熟型果実（非クライマクテリック型果実）と収穫後にエチレン生成や呼吸量の一時的増加がみられて成熟する追熟型果実（クライマクテリック型果実）がある。

非追熟型果実は，ブドウやカンキツ類ならびにブラックベリーなどであり，収穫後に生理・化学的な品質が低下する方向にのみ進む。

追熟型果実は，収穫後に成熟するのでその時期が食味上は最も良い状態であり，キウイフルーツやセイヨウナシならびにバナナなどである。

なお，カンキツ類は収穫後に貯蔵することで酸含量が減少する減酸が起きるので，食味上は良い状態となる品種もある。

1.4　果実の品質表示

消費者が購入した工業製品や加工食品に対して，それぞれJIS（日本工業規格）もしくはJAS（日本農林規格）などによって品質保証がなされている。加工食品の場合は，原材料を分析することや添加した物質が判明しており，製品の含有成分の表示が容易であるため，品質表示が進んでいる。

しかし，果実は品種や栽培条件あるいは収穫後の管理条件によって含有成分や食味に差異が生じる。同一圃場で栽培しても個体が異なると果実の含有成分が異なることが前提となっている。つまり，それぞれの果実を分析することなく，それらの化学成分含量を明示することはほとんど不可能である。最近では果実に対する規格化も従来の秀・優・良などの規準，サイズ，等・階級表示以外にもおいしさ，化学成分含量，安全性，食用適性などが求められている。これは，消費者が果実を購入する場合の選択の幅を広げるのみならず，生産者サイドからみれば，他の産地との区別化が進み，マーケットでの取り引きが有利に行えることにつながる。

最近は果実に音波や電波あるいは光などを照射し，その反射もしくは透過状況から果実の化学成分の含量を推測できる非破壊品質評価法の研究が進み，一部果実では含有成分の評価方法として実用化されており，果実別の化学成分含量の明示も可能になりつつある。

2.　果実の味覚成分と有害成分
2.1　甘味成分

葉などの葉緑体での光合成で生成された炭水化物は，カンキツ類とカキではショ糖となって転流するが，リンゴ・ナシ・モモはソルビトールが転流糖であり，果実に転流したこれらの糖は果実細胞内の酵素の働きでグルコースやフルクトースあるいはショ糖に代謝変換される。

果実に含まれる糖分の中で強い甘味をもつのは，単糖類と少糖類などであるが，2糖類であるショ糖(甘味度100)が甘味成分の中心である果実と主な甘み成分がグルコース(ブドウ糖，甘味度64～74)あるいはフルクトース(果糖，甘味度115～173)である果実がある。

　カンキツ類(ウンシュウミカン，ナツミカン，オレンジなど)とモモでは全糖含量の55～60％がショ糖であり，その他の糖として，グルコースとフルクトースを含む。

　リンゴ，ビワ，サクランボ，ナシ，カキなどでは，フルクトースの含量が多く，それについでグルコース含量が多く，ショ糖含量は少ない。

　ブドウでは，グルコースが最も多く，それについでフルクトース含量が多いが，ショ糖含量は非常に少ない。

　単糖や少糖類がグリコシド結合して多糖類になるが，果実に含有される多糖類としてデンプン，細胞壁の構成成分であるセルロースやヘミセルロース，細胞間隙に存在するペクチン質などがあるが，これらは果実の成熟によって含量や性質に変化が生じて，果肉の硬度やテクスチャーに影響を及ぼす。

　果実ではペクチンが特徴的な成分の1つであり，加工過程にペクチンと酸ならびに糖が存在するとジャムやマーマレードなどの加工食品となる。

　バナナの未熟果実では，果肉重量の20～30％がデンプンであるが，樹上での成熟や収穫後の追熟が進行するに伴ってデンプン含量は1～2％に減少して，可溶性糖含量が多くなり，甘味が増す。

　糖類のほかにアミノ酸でも，グリシン，アラニン，セリン，テアニン，ベタインなどが甘味を呈するが，果実の甘みに対する寄与は低い。

　高糖度の果実を生産するためには，整枝や剪定などによって葉に十分な光を当てて光合成を盛んにするとともに摘花や摘果などによって着果量を制限して葉果比(1果あたりの葉数)を適切にすること(多くの果実では20～40)で果実への糖の転流を高める必要がある。

　果実の糖含量は，果実肥大後期から成熟期にかけての樹体成分の影響を受ける。この時期に水分ストレスを与えて樹体の水分含量を抑制すると果実の糖含量が多くなるので，ウンシュウミカンでは，土壌中の水分含量を制御しやすいマルチ栽培，屋根掛け栽培，高畝栽培，根域制限栽培，コンテナ栽培などによって高糖含量の果実生産が行われている。リンゴでは，矮性台木を使った栽培によって光合成の同化産物が果実に転流されるために糖含量が多くなる。

　暖地での栽培は，糖含量が高くなる傾向であるが，リンゴやナシの暖地栽培では果実のショ糖含量が少なくなるなどの糖組成にも差異が生じる。

2.2　酸味成分
2.2.1　酸含量

　酸味は食品の水素イオンを知覚することによって感じる味で，酸味をもつ物質には無機の酸と有機酸があるが，果実の酸味成分は有機酸である。

　また，ある種の有機酸は酸味成分であるとともに，香気を示すものもあり，果実に風味を与えている。果実には多量の有機酸が含まれており，糖や香気成分などとのバランスによって特有の風味を形成している。また，カンキツ類などの果実の有機酸は含量が多いので，その酸味を利用して種々の加工品・調理品にも利用されている。

　果実に含有される有機酸として，クエン酸(爽快な酸味)，リンゴ酸(微かに苦味のある爽快な酸味)，酒石酸(少し渋みのある酸味)，コハク酸，フマール酸，アスコルビン酸などがあるが，これらは遊離の状態，塩基と塩を形成，アルコールとエステルを形成，あるいはシュウ酸カルシウムのように不溶性となって存在する場合などさまざまであるが，果実では特殊なものを除けば2％以下の含有量である。

　有機酸は呼吸エネルギーの重要な供給源であ

り，糖が呼吸代謝されると生成する二酸化炭素と消費される酸素の比（呼吸商，CO_2/O_2）は1であるが，有機酸が代謝されると1.33になるので，果実内において有機酸が呼吸代謝に使われているかどうかは呼吸商を測定することでわかる．

果実に含まれる主な有機酸を下記に示す．
- リンゴ酸が主で，クエン酸を含む：リンゴ，モモ，ナシ，サクランボ，アンズ，ウメ，ビワ，バナナなど
- クエン酸が主で，リンゴ酸などを含む：ウンシュウミカン，レモン，パイナップル，イチジク，ザクロなど
- 酒石酸が主で，リンゴ酸などを含む：ブドウなど

ウンシュウミカン・レモン・グレープフルーツの有機酸は大部分がクエン酸（80～90％）で，リンゴ酸は5％程度であり，これらは果汁に含有されている．

ビワとバナナのリンゴ酸の割合は，90％以上である．ブルーベリーでは，キナ酸がほかの有機酸より多いこともある特殊な果実である．

一般的には，果実の有機酸は果実形成の早い時期に形成され，一時的に含有量が最も多くなり，成熟に従ってその含有量が低下する傾向があり，それと同時に酸含量の組成が変化することもある．

ウメでは，緑熟果ではリンゴ酸＞クエン酸であるが，黄熟果では，クエン酸＞リンゴ酸であり，緑熟果を使った梅干しの酸味はリンゴ酸による．ブドウでは，未熟な果実ではリンゴ酸＞酒石酸であるが，成熟に伴ってこれらは急激に減少し，収穫適熟果では酒石酸＞リンゴ酸となる．

2.2.2 糖酸比

糖含量と酸含量はそれぞれが甘味と酸味を呈するので，果実の食味上重要な役割を果たしている．一般的には糖含量が多い果実は好まれるが，酸含量はその果実に適当な量が存在することで風味が増す．

そこで糖酸比（糖含量/酸含量）によって，風味に対する酸の役割が示されている．

糖酸比を求める場合には，酸含量は滴定酸含量を使用し，糖含量として糖度（ブリックス屈折計での測定値）が代用されることが多いが，糖度の値は実際の糖含量測定値より1～2％多く示される．

ウンシュウミカンでは，糖度が12％以上，酸含量が0.8～1.2％，糖酸比が10～15が好ましいとされる．

リンゴは，糖度11％以上が好まれるが，酸含量は品種によって異なり，それぞれの酸含量が品種の特徴として，消費者に受け入れられている．しかし，酸含量が0.2％以下になると味がぼけたようになるので，リンゴ果実では適度の酸含量は必要である．

ニホンナシのように酸含量が非常に少ないものがあり，生食では美味であるが，ジュースなどの加工品にすると好まれない．

2.3 渋味と苦味成分

果実が着果し，肥大途中の未熟な果実では動物などに食されることを防ぐために，渋味成分や苦味成分を多量に含有している．しかし，食品上，果実は嗜好性の高い食品であるので，可食状態の果実では渋味や苦味を呈する成分が含まれていることは少ない．

2.3.1 苦味成分

茶（カテキン・カフェイン），コーヒー（クロロゲン酸），ココア（テオブロミン），チーズ（苦味ペプチド），キュウリ・ニガウリ（ククルビタシン），ビール（ホップ）などでは苦味がそれらの食品の特性となっており，弱い苦味（ほろ苦さ）を好ましい味とみなす野菜として，フキノトウ，ニガウリ，ウドなどがあるが，一般的には果実において苦味は避けられる味である．

しかし，カンキツ類に含まれるナリンギン（ポリフェノール）とリモニン（テルペノイド）が

呈する苦味は，グレープフルーツやカンキツ類の果皮を使ったマーマレードの味の特徴となっている。

2.3.2 渋味成分

2.3.2.1 渋味成分

渋味は，舌の粘膜タンパク質が凝固することによって引き起こされる食味上の感覚である。

茶（カテキン）やコーヒー（クロロゲン酸）のように特有の渋みを示し，渋味がその食品を特徴付けている嗜好飲料はあるが，強い渋味を示す果実を食することはない。

一般の食品では，タンニン，鉄や銅などの金属，変敗した脂肪などが渋味を呈するが，果実では，渋ガキ（カキタンニン，シブオール）とクリ（エラグ酸）に渋味成分が含まれている。

渋ガキの渋味成分は水溶性のプロアントシアニジンポリマーが本体であり，口中粘膜や唾液中のタンパク質との結合力が強いために収斂性の渋味を感じさせる。

2.3.2.2 脱渋方法

渋味成分が可溶性である渋ガキでは収穫後の脱渋を経て，可食状態になる。

脱渋操作の過程で，果実中のアセトアルデヒドが，プロアントシアニジンポリマーを凝集させて不溶性の巨大分子に導くことで渋味を感じさせなくなる。

産業的に主流となっている脱渋方法を下記に示す。

- 炭酸ガスによるCTSD法：一定の温度条件下で高濃度の炭酸ガス処理を短時間施す方法。大量の果実の処理が可能・比較的取り扱いやすい・脱渋後の果実の日持ちが良い，などの利点があり，和歌山県と奈良県で適用。
- アルコールによる方法：古くは酒樽を使った方法で，日本酒や焼酎などのアルコール飲料を果実に振りかける方法。脱渋後の果実風味が優れる・処理中に果色が進むなどの利点があるが脱渋後の軟化が進む・日持ちが悪いなどのデメリットもある。新潟県，福島県，山形県で適用。

家庭などで行われる小規模な脱渋方法として，温湯処理，冷凍処理，乾燥処理（干しガキ，正月の飾り）などがあり，アルコールを用いた樹上脱渋法の研究も進んでいる。

2.4 毒性物質など

野菜はさまざまな部位を利用し，さまざまな熟度で収穫して食用とするので，食品上は好ましくない味を有する野菜があり，調理や加工工程で除去する必要があるが，通常，果実では生殖器官である成熟した果実を食用とするので，「あく」やえぐ味は少ない。

2.4.1 あくとえぐ味

「あく」とは，好ましくない色，えぐ味，渋味，苦味の原因となる物質を総称しており，「あく」は風味を損なうだけでなく，有害作用を有するものもある。「あく」としては，無機塩，有機塩，有機酸，タンニン，サポニン，アルカロイド，配糖体，テルペンなどがある。無機塩の含有量が1.5％以上になると「あく」を強く感じ，カリウム塩が多いと特に不快味を感じる。ホウレンソウやタケノコの主要な有機酸はシュウ酸であるが，「あく」の一種ともなっている。

果実が未熟なときはこれらの成分を含むが，成熟する過程で含量が少なくなるので，食味上の問題は少ない。

えぐ味は，Ca, Mg, K, アルカロイド，シュウ酸などが食品に含まれることによって引き起こされる味で，ゴボウ，サトイモ，タケノコなどのえぐ味は，渋味と苦味の混合味である。

一般には好まれない味でもあり，野菜であるタケノコやサトイモでは，調理時に除去する必要があるが，果実は成熟後に食するので食味上での問題は少ない。

2.4.2 毒性物質

有害物質は，食品の安全上は必ず除去される

べき物質である。

食品に含まれる毒性の強い物質として，フグのテトロドトキシン，毒きのこのムスカリンとファロトキシンがある。

野菜では，ソラニンは，ジャガイモの芽の部分に多く含まれ，皮にも含まれている。中毒症状は20～40 mg%になると現れ，喉の灼熱感，嘔吐や下痢が中毒症状である。硝酸塩ならびに亜硝酸塩は，ホウレンソウ，レタス，セロリー，ハツカダイコン，キャベツ，シュンギクなどに多く含まれており，硝酸塩は果実を漬物にしたり，唾液中の口内細菌や納豆菌などによって還元されて，亜硝酸塩になる。硝酸塩や亜硝酸塩は，ニトロソアミンと結合して，発ガン性を有するジメチルニトロソアミンになる。

果実に含有される毒性物質として，青酸配糖体がある。

これは，ウメ，アンズ，アーモンドなどの未熟果実や種子にふくまれているアミグダリンというシアン配糖体であり，毒性を示す。生で多食すると，嘔吐，麻痺，消化不良などの中毒を起こす。

体内に入ると酵素エムルシンで加水分解されて，ベンズアルデヒド，グルコース，青酸が生成するためで，青酸はシトクロームオキシダーゼなどの細胞原形質の酵素を阻害し細胞呼吸を抑制する。

文 献
1) 緒方邦安(編)：青果保蔵汎論，建帛社 (1977).
2) 岩田隆他：食品加工学，理工学社 (1996).
3) 堀内昭作(編)：日本ブドウ学，養賢堂 (1996).
4) 茶珍和雄(編)：園芸作物保蔵論，建帛社 (2016).
5) 長澤治子(編)：食べ物と健康，医歯薬出版 (2019).
6) 阿部一博(監修)：青果物の鮮度評価・保持技術，エス・ティー・エス (2019).
7) S. Shiozaki et al.: *Am. J. Enol. Vitic.*, 64 (1), 163 (2013).

〈阿部　一博／塩﨑　修志〉

第3節
おいしい果物を作るための土壌と肥料

1. はじめに

おいしい果物を作るためには，品種，気象条件，栽培管理等が重要であるが，栽培管理の中でも土壌管理，肥培管理はおいしい果物を安定して生産する上で重要である。なお，ここでは果物のうち主要果樹(ミカン，リンゴ，ブドウ，ナシ，モモ，カキ，クリ)を中心に，おいしい果実を生産するうえで必要な土壌と肥料のことについて，これまでの知見をもとに説明する。

土壌については物理性，化学性，生物性の3つの性質について考える必要があり，そのうち物理性と化学性については，主要果樹において土壌診断基準が定められている[1]（表1）。この基準には，まず樹種ごとの主要根群域(養水分吸収の主役となる細根が70～80％以上分布する範囲)の深さ，根域(90％以上の根がある範囲)の深さ，地下水位が示されており，健全な樹体生育と果実生産を行ううえで必要な根域の範囲を示している。この範囲の中で根系発達をするために必要な条件として，物理性の基準を根域全体に，化学性の基準を主要根群域に示している。

2. 土壌物理性

主要果樹の土壌診断基準のなかで，土壌物理性の基準値が示されている最初の項目はち密度であり，土壌の硬さのことである。診断基準では単位がmmの数値で示されているが，これは山中式硬度計という土壌の硬さを測定するための道具による測定値であり，20～22 mm以上になると根伸長が抑制される。ち密度は低すぎると樹体そのものを支える基盤としての硬度が足りていないことを示しているので，低すぎても問題である。しかしながら，樹があるため深耕できない樹園地においては，ち密度が低す

ぎることはほとんどないため、それぞれの樹種において根伸長が可能な硬度の上限値が基準として示されている。

つぎに三相分布、すなわち気相（土壌空気の部分），液相（土壌水の部分），固相（固体部分）の容積割合について説明する。根域を耕すことが難しい果樹においては特に気相率、すなわち空気の割合が重要で、一定の水分状態での気相率（圃場容水量での気相率）を粗孔隙率といい、診断基準の1つとなっている。主要果樹ではおおむね15〜20％以上の粗孔隙率が必要で、それよりも低いと根が呼吸困難となり、根機能が低下するため果実生産、さらには樹体生育にまで影響が出てくる。

3つ目は透水性、土壌中での水の通りやすさである。基準は（飽和）透水係数で示されており、これは水で飽和された土壌（三相分布において気相が水で満たされた状態）における水の通過する速度で示している。10^{-4}(cm/秒)とあるのは、1秒間に0.0001 cmの速度で水が流れることであり、3.6(mm/h)と同じである。1時間当たり3.6 mmの降雨があっても水が同じ速度で流れるため圃場に水がたまらないと考えることができる。透水性の低い土壌では降雨により容易に水が溜まりやすく、降水量によっては湛水状態になることが予想される。透水性が低いと湛水後も水が抜けにくく、樹種によっては2〜3日で樹が枯死することになる。そのほか、物理性として重要な項目には保水性（有効水分量）などがあるが、測定が難しく基準作成に必要なデータが十分でなかったことから基準値の設定は見送られ、現時点においても果樹の生育に対する保水性の診断基準はない。

物理性のなかで果実のおいしさに最も影響するのは水の動態、土壌水分（液相率）の変化である。ミカンやモモでは収穫前の降雨により樹体の吸水量が増えると、果実は肥大するものの糖度は低下する。果実中の糖度が水により薄まるからである。そのほかブドウやナシでは果実肥大期間中の土壌の乾湿の変化により裂果が起きやすく、生産量が低下する。これらを防ぐためには土壌の水分状態をできるだけ均一に保つ必要があり、排水性と保水性を適正に保つ必要があることから、粗孔隙率や透水係数はおいしい果実を生産するためにも重要な基準となっている。なおカンキツでは、土壌表面にマルチを敷設し、さらに土壌中の横方向からの水の流入を防ぐためのシートを埋設したうえで灌水を制御し、土壌を乾燥気味に保持する栽培方法（シールディング・マルチ栽培（NARO S.マルチ））が実施されており、土壌の水分制御を行うことにより高糖度で高品質な果実を生産している。

3. 土壌化学性

化学性については、土壌pH、塩基飽和度、Ca/Mg、Mg/K、有効態リン酸、腐植が基準値として示されているが、pHと腐植以外は肥料と直接的に関係のある項目であることから、土壌pHの後に植物の必須元素と合わせて説明する。

3.1 土壌pH

化学性においてまず基本となるのが土壌pHである。主要果樹は弱酸性（pHが6.0前後）が適正pHであるものが多く、適正範囲から外れた条件で栽培すると生育不良や元素の欠乏・過剰の危険性が高まる。

3.2 窒素

窒素は作物生育にとって最も重要な元素の1つである。施肥管理においても最も重要な肥料成分であり、適切な施肥が求められる。主要な窒素肥料として尿素と硫安があり、果樹を栽培している畑条件（好気的環境）では、窒素肥料中の窒素成分は速やかにアンモニウムイオン（アンモニウム態窒素）となり、その後、微生物の働きにより硝酸イオン（硝酸態窒素）へと変化する。硝酸イオンは陰イオンであるのに対し、土壌はマイナスに帯電しているので、土壌中では留まることはできず、降水等によって容易に地

表1 主要果樹の土壌診断基準[1]

項目(単位)		樹種 土壌区分*	ミカン I	ミカン II	ミカン III	リンゴ I	リンゴ II	リンゴ III	ブドウ I	ブドウ II	ブドウ III
	主要根群域の深さ (cm <)		30		40	30			30		40
	根域の深さ (cm <)		60		80	60			50		60
	地下水位 (cm <)		100		100	100			80		80
根域全体	ち密度 (mm >)		20		21	22			20		
	粗孔隙 (% <)		15	20	10	15			12		
	透水係数 (cm/秒 <)		10^{-4}	10^{-4}	10^{-3}	10^{-3}			10^{-4}		
主要根群域	pH(H$_2$O)			5.5〜6.5			5.5〜6.0			6.0〜7.0	
	塩基飽和度 (%)		50〜80	40〜80	60〜80	50〜80			70〜100	60〜80	
	Ca/Mg (当量比)		4〜8	5〜9	3〜5	4〜8			3〜6	4〜6	4〜8
	Mg/K (当量比)		2〜6	2〜6	2〜6	2<			2<		
	有効態リン酸** (mg/100g <)		20	5	20	10			10		
	腐植 (% <)		2	−	1	−			2	−	1

*土壌区分 Ⅰ：褐色森林土，赤黄色土，低地土など，Ⅱ：黒ボク土，Ⅲ：未熟土のほか土性がS，LS(粘土，シルト，砂のうち，砂の
**有効態リン酸はトルオーグ法　***クリでは砂質土壌での栽培がほとんどなく，基準がない

下水へ溶脱する。硝酸態窒素になる前のアンモニウムイオンは陽イオンなので，土壌中の粘土や有機物の表面に吸着されるものの，そのまま保持されることは難しく，動植物(微生物を含む)に利用されることにより減少し，通常の園地環境下では適正量を施肥した場合，窒素肥料が2〜3ヵ月後まで土壌中に保持されていることは考えにくい。そのため，窒素肥料は必要な時期を狙って施肥する必要がある。

土壌中には無機態窒素だけでなく，有機態窒素も含まれており，通常の園地環境下では後者の方が多い。有機態窒素には，葉や枝の有機物残渣，投入される有機物資材(堆肥等)，それに長い間土壌中で保持されている腐植等が挙げられ，土壌中では，有機態窒素の一部が無機化し植物に利用される。

果樹にとって窒素は新梢や葉を作る養分であり樹体生育の要である。窒素が少ないと新梢や葉を作れないために果実生産が難しくなるが，窒素が多すぎると新梢が過繁茂し，葉で作られた光合成産物が新梢等の生産に使われるため，果実への分配が減り，果実の肥大不足，糖度不足を引き起こし，生産に影響が出る。このため，果樹にとって窒素は少なすぎても多すぎても生産性に影響が出る元素である。さらに近年では肥大期間中の高温により，果実の着色不良(ブドウやリンゴの果皮の赤や黒の色がつきにくい)が問題となっているが，窒素施肥量が多いことで着色不良を引き起こしていることも多い。窒素施肥量は各県の施肥基準に沿ったものであっても，それとは別に有機物(牛ふん堆肥等)を土壌改良として施用している場合，有機物中に含まれる窒素が過剰となり，着色不良を引き起こす要因となっている。その場合には着色不良だけでなく糖度低下も起きることが多く，見た目だけでなく食味にも影響する。

3.3　リン

リンは植物にとって必須多量元素の1つであり，果樹生育にとっても欠かせないものではあるが，通常の園地環境下においては施肥の有無は生産性に影響しない。リンは土壌中ではリン酸イオンの形で吸着保持されており，通常の降雨で溶脱するようなことは少ない。また，果樹

	ナシ			モモ			カキ			クリ***		
	I	II	III	I	II	III	I	II	III	I	II	III
	40			30			40		60	40		
	70			60			60		80	60		
	100			100			80	100	100	100		
	20			20				20		22		
	10（主要根群域15）		15	15		18	15	20	10	15	20	
	10^{-4}			$2×10^{-4}$		$5×10^{-4}$		10^{-4}		10^{-4}		
		5.5〜6.5	6.0〜7.0		5.5〜6.0		5.5〜6.8	5.5〜6.2	6.0〜6.8	5.0〜5.5		
	50〜70	40〜60	60〜70		50〜70		50〜80	40〜70	60〜80	35〜50		
	6〜6.5	6〜7	6＞		4〜8		4〜80	5〜8	2.5〜5	4〜7		
		2＜			1.5〜3.0			2＜		2〜5		
	20	10	20		10		10	5	10	5	2	
		-		3	-	1	2	-	1	2	-	

割合が85％以上）のもの

にとっての年間必要量は窒素の1/5程度であるのに対し，化成肥料を主体に施肥している園地では，窒素と同等程度のリンが施肥されているため，毎年必要以上に過剰施肥されることとなり，土壌に蓄積していく。そのような園地は，樹園地の大半を占めており，数年〜十年以上，リン施肥をしなくても欠乏症が出ることはない。ある程度，根系発達した樹体においては多くの場合，根に菌根菌が共生しており，必要に応じて土壌中のリンを樹体の方へ供給することもリン欠乏症が出ない一因となっているものと考えられる。

一方，土壌に過剰蓄積しても樹体にはリンの過剰害は発生しないため，何十年も前からリンの土壌蓄積が問題視されてはいるが，樹体生育や生産性への問題がないためにリン施肥をやめることはなく，現在まで続いている。このため，蓄積園ではリンを施肥しても果実品質の向上や収量の増加は見込めない。

3.4 カリウム

カリウムは植物の必須多量元素の1つで，前述の窒素，リンと合わせて3要素といわれている重要な元素である。カリウムは果樹にとって窒素と同程度の量が必要な元素であり，窒素と同量程度施肥されることが多い。肥料中のカリウムは，土壌中ではカリウムイオン，すなわち陽イオンで存在しており，マイナスに帯電している土壌中の粘土表面等に吸着される。そのため，窒素に比べ溶脱の影響を受けにくい。窒素の場合，溶脱によるロスを見越して果樹に必要な量よりも多く施肥されることから，化成肥料として窒素と同量含まれているカリウムは，必要量以上に施肥されることが多く，溶脱しにくいため結果的に土壌に蓄積していく。リンほどではないものの，樹園地土壌では植物に利用されやすい形のカリウム（交換性カリウム）が過剰に蓄積している場合が多い。

カリウムについてもリンと同様，基本的には樹体に過剰害が出ることはないことから，土壌に蓄積しても積極的に改善されることは少ない。ただし，土壌中の交換性カリウムが過剰だと他の元素の吸収にも影響することから，土壌中の塩基バランスを保つことが求められる。

第1章　青果物のおいしさとは

カリウムについては，葉中のカリウム濃度が高いとモモの糖度が低くなる傾向があることが報告されている[2]。カリウム過剰でなぜ糖度が低下するのか，その直接的な原因は不明である。前述のように，カリウムは窒素と同量程度施肥されることが多いため，窒素が過剰気味に施肥されているところでは，カリウムも必要以上に施肥されることが考えられる。窒素過剰になると，前述のように新梢の過繁茂を引き起こし，光合成産物が無駄に使われることによって果実への光合成産物の分配，すなわち糖の蓄積が抑制されることから，葉中のカリウム濃度が高いことは，窒素多施肥に起因しているものと想定すると，糖度低下の説明がつく。

3.5 カルシウム

カルシウムは植物の必須多量元素の1つで，果樹にとっては窒素よりも多く必要な元素である。カルシウムは細胞壁の構成成分の1つで，欠乏すると若木では葉や新梢の生長が抑制され，成木では果実生産に影響する。リンゴの場合はビターピット，ニホンナシやモモではみつ症を引き起こす要因と考えられており，発生すると食味が低下する。果実生産をしている樹でカルシウムが欠乏した場合，土壌へカルシウム肥料を施用してもすぐに効果は現れず，葉面散布のようにカルシウム溶液を幼果に直接散布するほうが効果的である。これは，カルシウムが樹体内では移動性が低く，土壌（根）にカルシウム肥料を与えるよりも，直接カルシウム溶液を果実に散布するほうが，果実のカルシウム濃度を高めやすいからである。樹体にとっては窒素よりもカルシウムの必要量が多いのにもかかわらず，多くの園地では，肥料として毎年のようにカルシウムを施用しないのは，土壌中には植物にとって吸収されやすいカルシウム（交換性カルシウム）が多く存在するからである。ここで例として日本国内のブドウ主産地の土壌表層に含まれる交換性塩基（カルシウム，マグネシウム，カリウム）の量を比較した図を見ると，

中央値ではカリウムに比べカルシウムが10倍程度，土壌中に存在していることがわかる（図1）。カルシウムについても，カリウム，リンと同様，基本的には樹体に過剰害が出ることはない。しかしながら，土壌中に過剰な交換性カルシウムが蓄積している時は，土壌pHが高いことが想定される。果樹ではそれぞれ適正な土壌pHがあることが知られており，適正pHよりも高くなると，土壌中の微量元素を吸収できなくなることで，微量要素欠乏を引き起こす原因となる。そのため，カルシウムを施用する際には土壌pHを考慮する必要があり，土壌pHが高めであるがカルシウム肥料を施用する必要がある場合には，土壌pHを高めない肥料（例えば，硫酸カルシウム：石こう）を使用することが望ましい。

3.6 マグネシウム

マグネシウムは植物の必須多量元素の1つで，果樹ではリンと同程度の量が必要とされている。マグネシウムは葉緑素の構成成分の1つで，不足すると葉に欠乏症状がみられる。葉緑素の構成成分であるので，不足すると光合成能

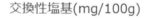
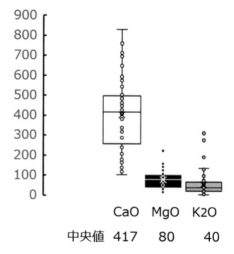

図1 日本国内主産地でのブドウ園表層の交換性塩基の比較
60園地の表層土壌（0〜10 cm）の分析結果による

力の低下にもつながり，果実の糖度低下の要因となりうる。マグネシウムもカルシウムと同様，土壌中に交換性マグネシウムが多く存在することから，毎年のように施肥する必要はない。

3.7 塩基バランス

土壌中の粘土や有機物の表面に吸着しているカリウムイオン，カルシウムイオン，マグネシウムイオンは交換性塩基（陽イオン）と呼ばれる。塩基の比率を塩基バランスといい，カルシウム/マグネシウム比とマグネシウム/カリウム比は主要果樹では土壌中での適正範囲が示されている重要な指標である。カリウム，カルシウム，マグネシウムのなかで，果樹において最もよく見られる欠乏症はマグネシウム欠乏であるが，欠乏症が確認された場合にはマグネシウム肥料を施肥すればいいというわけでなく，塩基バランスを考えながら施用する必要がある。マグネシウム欠乏の場合，土壌中では交換性カリウムが多くなっていることが多く，その場合にはカリウムの施肥量を削減しつつ，必要に応じてマグネシウム肥料，あるいはカルシウム/マグネシウム比のバランスを崩さないように苦土石灰を施用する，ということが行われる。塩基バランスを考慮しながら施肥を行うためには土壌中の各種必須元素の量を把握しておく必要があり，そのためには定期的な土壌分析が必要となる。果樹においては，特に問題がなければ土壌診断は3～5年に1度行えばいい。

3.8 必須微量元素

植物にとって必要な微量元素は，鉄，マンガン，ホウ素，亜鉛，銅，モリブデン，ニッケルの8種である。鉄は葉緑素の生成を助ける元素で，欠乏すると葉緑素を生成できなくなることから果実生産の減少のみならず，樹体生育の抑制につながる。マンガンも鉄と同様，葉緑素の生成に関与し，鉄，マンガンともに，樹体内のいろいろな代謝，呼吸に関与する元素である。

樹園地土壌中のマンガンは土壌pHによって可給態（植物に吸収可能な状態）の量が変化し，それぞれの樹種における適正pHより低いとマンガン過剰のリスクが高まり，適正pHより高いとマンガン欠乏のリスクが高まる。ここではクリ園での土壌pHとクリ幼木の葉のマンガン濃度との関係を示す（図2）。クリの場合，土壌の適正pHは5.0～5.5であるが，土壌pHが高くなるほど土壌中のマンガンの可給性が低くなるため葉中のマンガン濃度も低下する。クリではマンガン濃度の欠乏域が明らかにされていないが，高pH土壌ではマンガン欠乏が発生し，生育不良となり，場合によっては枯死することが確認されている。

ホウ素は植物では細胞壁を構成する元素であり，果樹では果実に欠乏症状が現れることが多く，果樹農家では施肥時に窒素，リン，カリウムの3要素だけでなく，そこにホウ素が含まれる果樹用の化成肥料を用いられていることが多い。ただし，ホウ素はその適正範囲が狭く，欠乏症だけでなく過剰症もしばしば発生する。そのため，土壌からの供給量を考えることなく，習慣的にホウ素を肥料として施用するのは好ましくない。

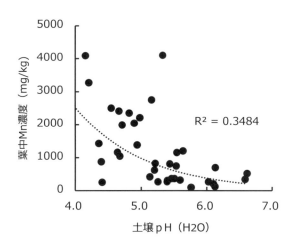

図2 クリ園土壌のpHとクリ幼木の葉中マンガン濃度との関係
37園地の土壌（0～60 cm）と植栽されたクリ幼木の葉分析による

表2 主要果樹の土壌感応性[1]

項　目	ミカン	リンゴ	ブドウ
耐湿性	弱	中	強
耐干性	強	やや弱	やや強
土壌物理性に対する要求度	空気の要求度大	水分および空気の要求度大	水分および空気の要求度大
根の深さ	カラタチ台：浅根性，ユズ台：深根性	深根性	アメリカ系：浅根性，ヨーロッパ系：深根性
土壌条件	透水性，通気性がよく，粘土分を含んだ土壌が適	有機質に富む埴壌土が適	透水性，通気性の良いやや粘質土が適
土壌の反応	酸性に対してかなり強い	微酸性ないし中性を好む	石灰飽和度の高い土壌に適し，栄養生理的に石灰要求度が高い
肥料に対する感応性	吸肥力が弱く，肥効が低い	窒素過多の害が出やすい	窒素に敏感に反応し，過剰吸収の害が出やすい

3.9 腐植

　土壌有機物のうち新鮮な植物遺体（粗大有機物）や微生物を除いたものが腐植で，土壌に腐植が多いほど土色は黒くなる。腐植があると土壌の団粒構造を発達させることで，孔隙を増やし，保水性や透水性を高めることにもつながるので，腐植を増やすことは推奨されており，土壌診断基準（表1）にも腐植の基準値が示されている。なお，土壌区分Ⅱ（黒ボク土）では腐植の基準がないのは，黒ボク土自体が腐植に富んだ土壌であるためである。腐植が多い黒ボク土の土色は黒く，その名前の由来にもなっている。腐植を増やすためには有機物施用が必要であるが，家畜ふん堆肥の多量施用は養分過多を引き起こす。そのため，肥料成分の少ない有機物資材を長期間（数年〜数十年）かけて土壌に混和することで，腐植を増やすことができるが，耕すことが容易でない樹園地では長期間の有機物施用は難しい。樹園地では有機物施用の代わりに，園地内に草を生育させる栽培方法（草生栽培）で，土壌への有機物補給を行っていることも多い。

4. 土壌生物性

　土壌生物性については，特に微生物相の診断が主要になってくるが，現状では線虫や野菜の萎凋や立ち枯れ，根腐れを引き起こすフザリウム等の診断技術があるものの，果樹に対しての生物性診断は行われていない。生物性については，微生物の多様性を維持することによって特定の土壌病害を引き起こす微生物の優先度を抑制することが必要なことであり，果樹にとって良好な水分状態（排水性，保水性）と適度な有機物および栄養状態を保つことで微生物の多様性が維持されるものと考えられている。そのため，土壌微生物性は土壌物理性と化学性に連動するものであり，現状では良好な物理性および化学性を維持することが結果的に良好な微生物相の維持に役立つものと考えられる。

5. 主要果樹の土壌感応性

　土壌物理性，化学性，肥料について，各項目と樹体生育，果実生産への影響について述べてきたが，各項目はそれぞれ相互に関係している項目でもあるので，樹体生育や生産，果実品質を考える場合には，肥料も含めて土壌環境全体

ナシ	モモ	カキ	クリ
中	弱	強	弱
弱	中〜やや強	弱	強
水分および空気の要求度大	空気の要求度大	水分の要求度大	空気の要求度大
深根性	中くらい土性により浅根性になりやすい	深根性	中くらい
有機質に富む深い壌土あるいは砂壌土が適	砂質土が最適，排水不良地は不適	有機質に富む土層の深い土壌が適，地下水流があっても生育可能	有機質に乏しい土壌，排水不良土，保水性の小さい土壌は不適
微酸性が適	酸性に強い	酸性にかなり強い	酸性に強い
肥料に鈍感，地力窒素への依存度が高い	吸肥力が強い，窒素過多を忌む	肥料にやや鈍感，窒素過多に注意	窒素に対する反応は敏感，リンには鈍感

を総合的に考える必要がある。その際，各樹種ではどのような土壌条件が好ましいかを知る必要があり，それを示したのが主要果樹の土壌感応性(表2)[1]である。特に，新たに果樹を植える予定の場合，植栽予定地の土壌がその樹にとって好適であるかどうかを判断し，必要に応じて土壌改良するとともに，もし土壌改良が困難であれば樹種の選択を変更する，あるいは植栽を断念することも考えなければならない。以前から水田転換園の果樹栽培では生産性や果実品質の低下，あるいは生育不良や枯死といった問題が発生している。湛水条件になる水田を，多くの果樹が好む通気性と透水性の良好な圃場へと変えるには多くの労力が必要であるが，転換が十分できていない園地が数多く存在する。各樹種にとって生育・生産性ともに良好となる土壌環境を整え，適切な肥培管理ができれば，おいしい果実を安定して生産することに結び付く。

文 献
1) 農林水産省果樹試験場(編)：果樹園土壌の現状と診断基準 (1985).
2) 高野和夫，木村剛，山本章吾，森次真一，岡本五郎：'清水白桃'樹の窒素およびカリウム栄養状態と果実糖度との関係，園芸学研究，6 (4), 515 (2007).

〈井上 博道〉

第2章 野菜の中身評価とおいしさ

1. はじめに

　おいしくて品質の良い青果物の摂取が健康増進に寄与することは論を俟たないが，現在，市場に流通している青果物の多くはおいしさや栄養価といった品質面での評価ではなく，形や大きさなど見た目によって値付けされている。青果物は農業技術の向上と品種改良により，季節を問わず1年を通じて流通が可能となっている一方で，青果物が持つ「旬」の意味が薄れてしまっている。青果物の栄養成分は1年を通じて決して一定ではないことは明らかである[1]。青果物を「食べる意義」，すなわち医食同源といった考え方からも野菜の中身を評価する重要性が高まってきている。昨今の機能性表示食品の認可が増えていることからも青果物に対する機能性を明らかにすることも求められている。

　当社では，20年以上にわたり青果物の栄養成分を評価する方法を「野菜の健康診断」と名付けて，「抗酸化力(1,1-Diphenyl-2-picrylhydrazyl free radical(DPPH)法)」「Brix糖度」「ビタミンC含量」「硝酸イオン含量」の4項目を分析し，40,000検体以上（2023年11月末時点）の青果物の分析ビッグデータを取得している。

2. データベース登録数

　青果物データベース（野菜の健康診断）の一部の青果物についての登録数を示す（2023年11月末日時点）（表1）。

3. 旬と野菜の成分について

　旬の定義として，広辞苑では「魚介，野菜，果物などがよくとれて味の最もよい時」とあり，農林水産省の広報誌では「私たちが住んでいるそれぞれの地域の自然の中で，最も適した時期に太陽と大地の恵みを受け育ったもの」とされている[2]。このように旬に育った野菜は，自然の恵みを享受したおいしい野菜だといえる。「抗酸化力（DPPH法）」「Brix糖度」「ビタミンC含量」「硝酸イオン含量」の4項目の分析値を16品目（キャベツ，キュウリ，ダイコン，タマネギ，トマト，ナス，ニンジン，ハクサイ，ピーマン，ホウレンソウ，レタス，コマツナ，ミズナ，グリーンリーフ，サニーレタス，ロメインレタス）において，最も高かった月と低かった月およびそれぞれの値の比を表2に示す。

　Brix糖度（高値／低値の比）においては1.1〜

表1　青果物データベース（野菜の健康診断）の登録数
（2023年11月末日時点）

No.	品目	初回登録年月	登録検体数
1	ホウレンソウ	2003年8月	2,074
2	コマツナ	2005年7月	2,717
3	ミズナ	2005年8月	1,436
4	キャベツ	2002年2月	2,628
5	ハクサイ	2005年11月	1,265
6	ダイコン	2005年2月	2,276
7	トマト	2004年10月	4,238
8	ピーマン	2005年6月	1,313
9	ナス	2005年7月	1,200
10	キュウリ	2005年11月	551
11	ニンジン	2005年7月	2,091
12	タマネギ	2006年10月	1,228
13	サニーレタス	2007年11月	526
14	グリーンリーフ	2008年3月	600
15	ロメインレタス	2006年2月	1,014
16	レタス	2004年10月	2,095
17	その他	2001年3月	15,607
合計			42,859

表2 統計処理をした16品目における高値と低値を示した月とその値の比

No.		Brix糖度 月(高) 月(低) 比(高/低)	抗酸化力 月(高) 月(低) 比(高/低)	ビタミンC含量 月(高) 月(低) 比(高/低)	硝酸イオン含量 月(低) 月(高) 比(低/高)
1	ホウレンソウ	1月 7月 2.2	1月 7月 3.8	1月 8月 4.0	1月 8月 0.3
2	コマツナ	1月 10月 1.9	1月 10月 1.9	1月 10月 1.5	1月 9月 0.5
3	キャベツ	2月 8月 1.7	2月 9月 2.3	1月 10月 1.3	3月 11月 0.3
4	ミズナ	1月 10月 1.3	1月 6月 1.3	1月 10月 1.3	4月 8月 0.7
5	ハクサイ	1月 7月 1.4	1月 7月 1.4	1月 3月 1.2	2月 8月 0.6
6	ダイコン	2月 7月 1.2	8月 3月 1.8	1月 4月 1.2	8月 4月 0.6
7	トマト	4月 12月 1.2	8月 12月 1.6	9月 1月 1.4	6月 12月 0.3
8	ピーマン	8月 1月 1.1	10月 7月 2.2	10月 12月 1.3	10月 12月 0.5
9	ナス	12月 6月 1.1	11月 6月 1.3	10月 4月 1.2	10月 3月 0.7
10	キュウリ	8月 1月 1.2	1月 5月 1.2	8月 1月 1.5	8月 2月 0.3
11	ニンジン	12月 4月 1.1	4月 11月 1.9	8月 4月 1.4	9月 11月 0.4
12	タマネギ	11月 6月 1.2	2月 8月 1.6	4月 10月 1.2	8月 10月 0.5
13	サニーレタス	1月 7月 1.6	9月 2月 2.4	1月 7月 1.4	7月 2月 0.6
14	グリーンリーフ	2月 8月 1.6	9月 12月 1.6	4月 11月 1.4	7月 2月 0.3
15	ロメインレタス	1月 7月 1.5	9月 12月 1.4	3月 7月 1.7	7月 3月 0.5
16	レタス	2月 7月 1.4	1月 10月 1.2	4月 3月 1.2	5月 1月 0.7

2.2倍，抗酸化力（高値/低値の比）においては1.2～3.8倍，ビタミンC含量（高値/低値の比）においては1.2～4.0倍，硝酸イオン含量（低値/高値の比）においては0.7～0.3倍となっている。Brix糖度においてはホウレンソウ（2.2倍），コマツナ（1.9倍），キャベツ（1.7倍）の順で大きな差を示している。抗酸化力においては，ホウレンソウ（3.8倍），サニーレタス（2.4倍），キャベツ（2.3倍）の順で大きな差を示している。ビタミンC含量については，ホウレンソウ（4.0倍），ロメインレタス（1.7倍），コマツナ（1.5倍）の順で大きな差を示している。また，硝酸イオン含量については，ホウレンソウ，キャベツ，トマト，キュウリ，グリーンリーフにおいて0.3倍の値となる。このように，差が大きな項目が多い品目はホウレンソウ，コマツナ，キャベツであり，差が小さな項目が多い品目は，ナス，ニンジン，タマネギ，レタスとなる。

3.1 アカザ科の野菜：貯蔵性の低い，露地野菜の傾向

ホウレンソウの月次推移グラフを示す（図1）。当社ではこの月次推移グラフを「旬のカーブ」と称しているが，月ごとにより各分析の平均値が異なっている。

ホウレンソウはアカザ科の野菜で冬が旬の野菜と言われているが，それを表すとおり，冬期にBrix糖度，抗酸化力，ビタミンC含量が高値を示し，夏期は逆の動きを示す。同様に硝酸イオン含量においては冬期に低値を示し，夏期は高値を示す。このことから，旬といわれる時期と分析値は相関（硝酸イオンは逆相関）を示した。

3.2 アブラナ科の野菜
3.2.1 貯蔵性の低いタイプの傾向 1

コマツナにおける旬のカーブを示す（図2）。コマツナはアブラナ科の野菜であり，ホウレンソウと同じく冬が旬の野菜と言われているが，こちらも冬期にBrix糖度，抗酸化力，ビタミ

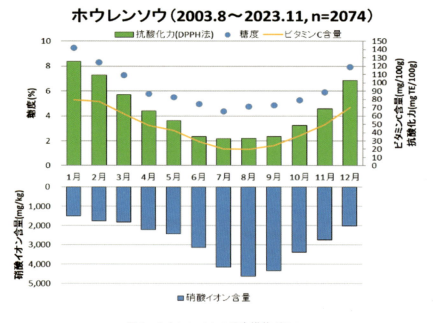

図1　ホウレンソウの月次推移グラフ

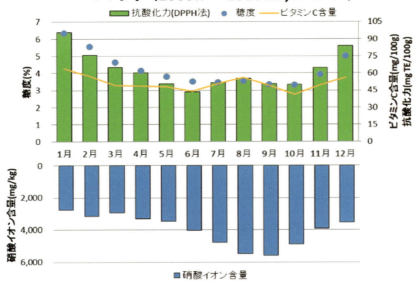

図2　コマツナの月次推移グラフ

ンC含量が高値を示し，夏期は逆の動きを示す。

抗酸化力の大きな違いについてコマツナを用いて研究を進めたところ，夏期よりも冬期のほうがアスコルビン酸（ビタミンC）以外の成分の寄与が大きくなり，冬期には特有の成分（ポリフェノールなど）の増加が示唆された[3]。

3.2.2　貯蔵性の低いタイプの傾向　2

ミズナにおける旬のカーブを示す（図3）。ミズナは冬が旬のアブラナ科の野菜であり，こちらも概ね冬期にBrix糖度，抗酸化力，ビタミンC含量が高値を示し，夏期は逆の動きを示す傾向がある。しかしながら，全体的に高値と低値の比が小さい傾向（1.3倍程度）である。アブラナ科の葉物野菜ではあるが，近年は露地栽培から施設栽培が多いことによる影響の可能性が考えられる。

3.2.3　貯蔵性の高いタイプの傾向　1

キャベツにおける旬のカーブを示す（図4）。キャベツはアブラナ科の野菜であり，概ね冬期にBrix糖度，抗酸化力，ビタミンC含量が高値を示し，夏期は逆の動きを示す（硝酸イオン含量においては晩冬〜早春に低値を示し，秋は高値を示す）。しかしながら，ホウレンソウ，コマツナはBrix糖度，抗酸化力，ビタミンC含量が同じ月に高値になる傾向があるのに対し，キャベツは少しばらける結果となった。アブラナ科の野菜ではあるものの，結球タイプであることが貯蔵性の高さに繋がり，貯蔵中に成分変化が生じ，旬のカーブが見えづらくなっている可能性が推察される。

3.2.4　貯蔵性の高いタイプの傾向　2

ハクサイにおける旬のカーブを示す（図5）。ハクサイは冬が旬のアブラナ科の野菜であり，こちらも概ね冬期にBrix糖度，抗酸化力，ビタミンC含量が高値を示し，夏期は逆の動きを示す。一方でホウレンソウやコマツナとは異なり，全体的に高値と低値の比が小さな傾向にあり，ビタミンC含量においては3月に低値を示すなど，全体的に差も小さく，Brix糖度を除くと旬のカーブがスムースでない印象があ

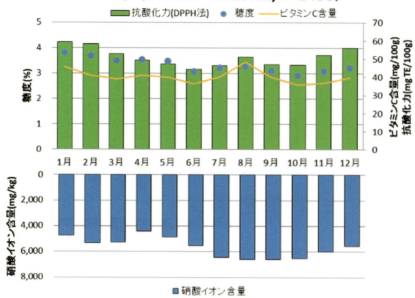

図3 ミズナの月次推移グラフ

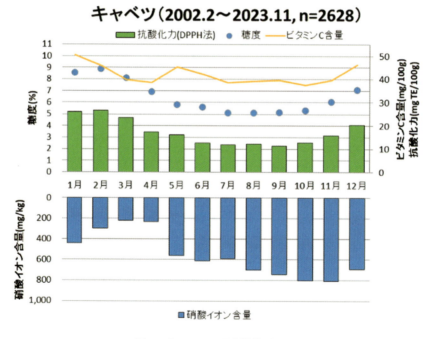

図4 キャベツの月次推移グラフ

る。同じアブラナ科の露地野菜ではあるが，キャベツ同様に結球野菜として保存性があるため，保存中の成分変化による影響も考えられる。

3.2.5 貯蔵性の高いタイプの傾向　3

ダイコンにおける旬のカーブを示す（図6）。ダイコンはキャベツやコマツナと同じく冬が旬

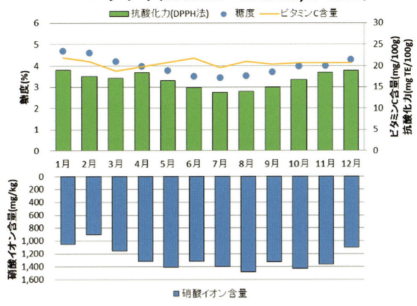

図5　ハクサイの月次推移グラフ

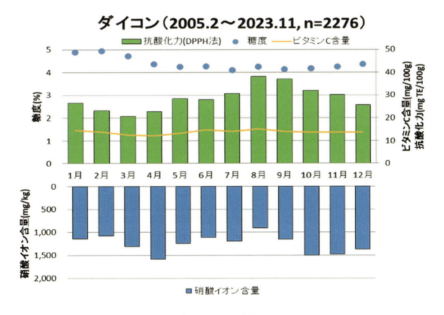

図6　ダイコンの月次推移グラフ

のアブラナ科の野菜であるが，各分析値の増減が異なっている。Brix糖度は2月が高値となるが，抗酸化力は8月が高値となり，硝酸イオン含量は低値となっている。このように，抗酸化力と硝酸イオンは他の野菜と同様に逆相関の関係がみられるが，Brix糖度の動きが異なっている。ダイコンにおける抗酸化成分として有名なイソチオシアネートがあるが，これは窒素を含む含窒化合物であり，硫酸イオンやアミノ酸を元に植物体内にて産生される[4]。またイソ

第2章　野菜の中身評価とおいしさ　　035

チオシアネートは辛味成分の1つであり，冬季より夏季の大根が辛いといわれる。硝酸イオンを原料とするアミノ酸が利用されているイソチオシアネートが主な抗酸化成分だと考えられるダイコンについてはこのような逆相関の関係があるといえる。

3.3 果菜類
3.3.1 ナス科およびウリ科の野菜の傾向　1

トマトの旬のカーブを示す（図7）。トマトはナス科の野菜で夏のイメージが強いが，原産地は南米のアンデスといわれており，トマトの栽培に適した温度は昼間が25℃から30℃，夜は10℃から15℃で，強い日光と大きな昼夜温度差を好む果菜類である。ホウレンソウやアブラナ科の野菜とは異なり，全体的に晩夏～初秋にピークが来ているように見受けられる。高値は4月（Brix糖度），8月（抗酸化力），9月（ビタミンC含量）と異なっているが，低値は12月（Brix糖度，抗酸化力），1月（ビタミンC含量）と傾向が一致している。ただ，高値と低値の比に大きな差はなく，1.2～1.6程度となっている。硝酸イオン含量はそもそも低い値ではあるが，それでも夏期に低値となっているのは夏期に旬を迎えているためと推測される。

3.3.2 ナス科およびウリ科の野菜の傾向　2

ナス科であるピーマンの旬のカーブを示す（図8）。前述したナス科の果菜類としてトマトは全体的に晩夏～初秋にピークが来ていたが，ピーマンも同様に10月頃にピークが来ている点は一致している。一方で夏期（7～8月）に落ち込みが見られており，ピークが2つ（5月頃および10月頃）あるのが興味深い。実際に抗酸化力が高まっている時期に，硝酸イオン含量が低くなっているが，これまで前述してきた野菜と同様の傾向がある。トマトと異なり，ピーマンは未熟果として食されているため，特に高温期は熟度が回りやすいこともあり，着果から収穫まで，より一層短い時間となっていることが考えられる。また抗酸化力は未熟よりも熟していくに従い抗酸化力が高くなる傾向がある。

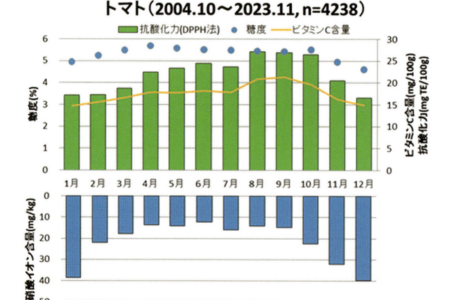

図7　トマトの月次推移グラフ

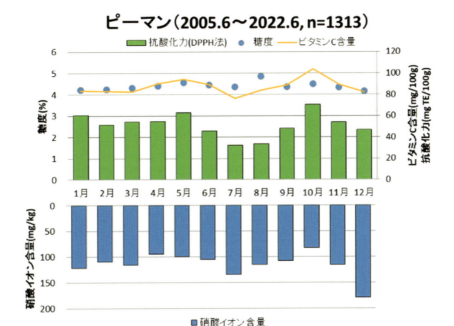

図8 ピーマンの月次推移グラフ

ピーマンは未熟な状態で食する野菜の1つであるため，熟した果実よりも低値になる傾向がある。

3.3.3 ナス科およびウリ科の野菜の傾向 3

ナス科であるナスの旬のカーブを示す（図9）。ナスもピーマンと同様にピークが2回（11月頃および2月頃）のように見受けられる。ただ，トマトのように明確に夏期にピークが来ているわけではない。冬季のナスは，施設を加温しながらコントロールされて栽培されているため，旬のカーブが描きづらい傾向にあると考えられる。

3.3.4 ナス科およびウリ科の野菜の傾向 4

ウリ科であるキュウリの旬のカーブを示す（図10）。キュウリは8月に，Brix糖度およびビタミンC含量の高値を示し，硝酸イオン含量が低値を示す。キュウリは水分が多い野菜であるため，抗酸化力は非常に低値であり，検出下限値となることも多い。トマトと同じく，高値と低値の比に大きな差はなく，1.2～1.5程度となっており，前述したナスと同様の傾向である。

3.4 貯蔵性の高い野菜
3.4.1 ニンジンとタマネギの共通点 1

セリ科であるニンジンの旬のカーブを示す（図11）。前述してきた野菜と比べても非常に複雑で法則性を見出すのが困難であり，これまで見られていた抗酸化力と硝酸イオン含量の逆相関についてもほぼ見られないが，抗酸化力が低値（11月）のときに硝酸イオンが高値となっているところだけが認められる。ニンジンは保存性の高い野菜であるため，旬のカーブが明確になる3条件「露地物」「葉物」「保存が効きづらいもの」のうち，栽培方法の「露地物」だけが一致しているものの，他の条件が満たされないことによると思われる。また夏期と冬期では大きく産地が異なることも理由の1つとしてあげられる。

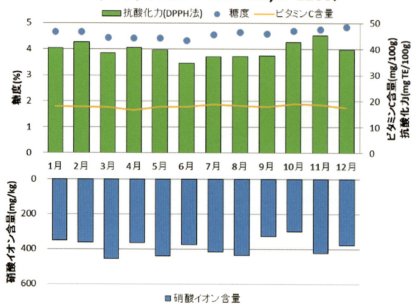

図9　ナスの月次推移グラフ

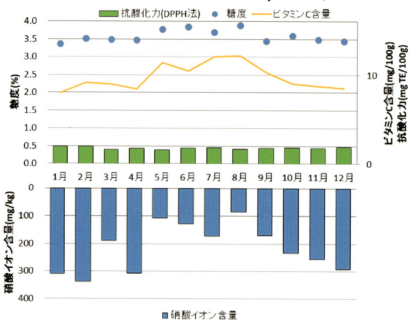

図10　キュウリの月次推移グラフ

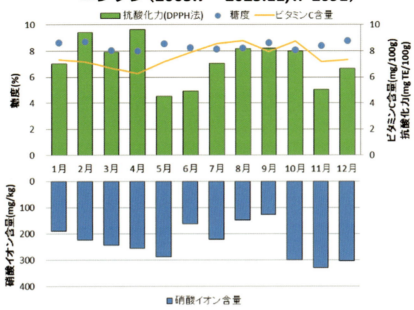

図11　ニンジンの月次推移グラフ

3.4.2　ニンジンとタマネギの共通点　2

　ユリ科であるタマネギの旬のカーブを示す（図12）。前述してきた野菜と比べても非常に複雑で，ニンジンと同じく法則性を見出すのが困難であり，これまで見られていた抗酸化力と硝酸イオン含量の逆相関についてもほぼ見られない。タマネギも比較的保存性の高い野菜であるため，旬のカーブが明確となる3条件「露地物」「葉物」「保存が効きづらいもの」のうち，「露地物」だけが一致している。ニンジンとタマネギの共通項は，保存性の高い野菜は収穫から食される間に成分がさまざまに変化していることが考えられる。

3.5　レタス類：非結球タイプと結球タイプの違い

3.5.1　非結球タイプ　1

　キク科の野菜であるレタス類には大きく分けて2タイプあり，非結球タイプと結球タイプとなる。非結球タイプはグリーンリーフやサニーレタスのように葉が広がって生育するもの，結球タイプは一般的な丸いレタスやロメインレタスのように葉が丸まりながら成長点を隠すように成長するものである。

　キク科の非結球タイプのサニーレタスの旬のカーブを示す（図13）。Brix糖度とビタミンC含量は1月に高値となり，抗酸化力は9月が高値，硝酸イオン含量は7月に低値となるように，冬と夏で傾向が分かれている。植物体内にてブドウ糖を原料に産生されるのがビタミンCであり，両分析値にて傾向が一致する。また，抗酸化力と硝酸イオン含量についての逆相関は，硝酸イオンからアミノ酸に，その後含窒性抗酸化成分に代謝されるためである。一方で，Brix糖度/ビタミンC含量と抗酸化力/硝酸イオン含量の関係性においては，開花時期と関連があるように推測する。レタス類のトウ立ち時期，いわゆる開花時期は，播種以降に訪れる高温期といわれており，ホウレンソウやアブラナ科植物でも，開花時期（春）の手前に抗酸化力が高値になる傾向がある。サニーレタスにおいて

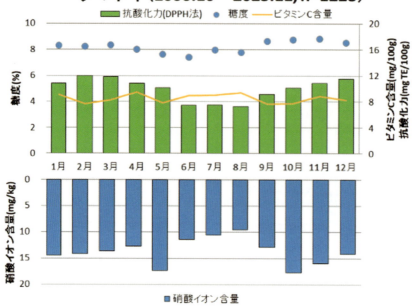

図12　タマネギの月次推移グラフ

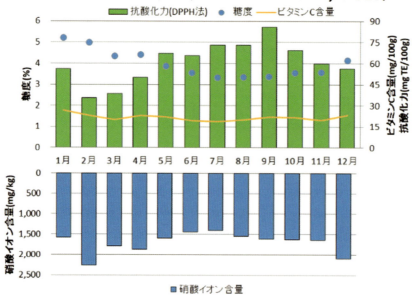

図13　サニーレタスの月次推移グラフ

も同様に開花時期に抗酸化力が高値になる可能性が考えられる。また，サニーレタスの特徴である紫色成分は，ポリフェノールの1種であるアントシアニン（シアニジン-3-マロニルグルコシド）であり，抗酸化活性を持つ成分として知られているが[5]，このアントシアニンの蓄積に

は紫外線が重要だということも知られている[6]。気象庁発表の月別のUVインデックス(紫外線の強さを指標化したもの)は7, 8月がピークとなっており, サニーレタスの抗酸化力のピークと概ね重なっている[7]。このことから, 紫外線などの環境要因がサニーレタスの中身品質に影響を与えているということが十分に考えられる。

3.5.2　非結球タイプ　2

キク科の非結球タイプであるグリーンリーフの旬のカーブを示す(図14)。Brix糖度は2月, ビタミンC含量は4月に高値となり, 抗酸化力は9月が高値, 硝酸イオン含量は7月に低値となるように, サニーレタスと同様に冬と夏で傾向が分かれている。Brix糖度/ビタミンC含量と抗酸化力/硝酸イオン含量において挙動が異なることについては, サニーレタスと同じく, 開花時期による影響であると考えられる。Brix糖度が冬期に高値を示すのは, 低温による凍結から植物体を守るために糖度を高める性質からである。このため, Brix糖度と相関するビタミンC含量については冬期に高まりやすい一方で, 抗酸化力が高まる夏期にも一時的に高まっているのは大変興味深い野菜である。

3.5.3　結球タイプ　1

キク科の結球タイプであるロメインレタスの旬のカーブを示す(図15)。Brix糖度は1月とビタミンC含量は3月に高値となり, 抗酸化力は9月が高値, 硝酸イオン含量は7月に低値となるように, サニーレタス, グリーンリーフと同様な傾向を示しており, 冬と夏で傾向が分かれている。Brix糖度/ビタミンC含量と抗酸化力/硝酸イオン含量がセットになっており, それぞれにて挙動が異なることについては, サニーレタス, グリーンリーフと同じく, 開花時期による影響であると考えられる。

3.5.4　結球タイプ　2

キク科の結球タイプであるレタス(結球タイプ)の旬のカーブを示す(図16)。Brix糖度は2月とビタミンC含量は4月に高値となり, 抗

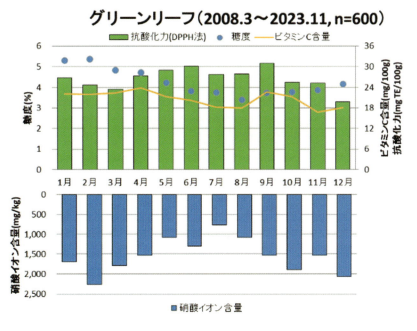

図14　グリーンリーフの月次推移グラフ

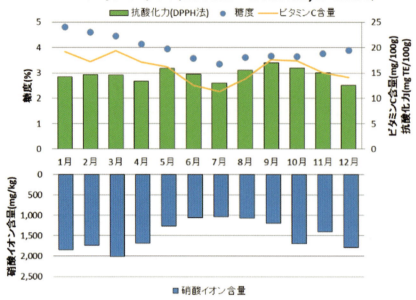

図15　ロメインレタスの月次推移グラフ

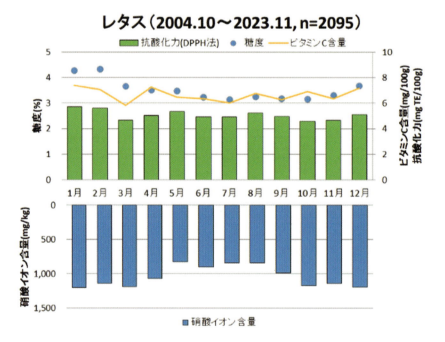

図16　レタスの月次推移グラフ

酸化力は1月が高値，硝酸イオン含量は5月に低値となるように，サニーレタスやグリーンリーフとは異なる傾向となっている。レタス（結球タイプ）は，結球タイプであることから比較的トウ立ちしづらくキャベツやハクサイと同様に貯蔵性が高いためと推測される。このようにレタス類のなかでも非結球タイプと結球タイプで傾向が分かれる傾向がある。

4. カット野菜製造時および冷凍時の中身成分の変化

食の簡便化に伴い，カット野菜の需要が高まっている。青果物データベースの活用の一例として，キャベツのカット製品について紹介する。

日本食品標準成分表（八訂）におけるキャベツ（野菜類/（キャベツ類）/キャベツ/結球葉/生）においては，100 g 当たり食物繊維総量 1.8 g，カリウム 190 mg，カルシウム 42 mg などのミネラルを含んでいる。また，ビタミンC含量も 38 mg と多く含まれている[8]。キャベツをカットした場合，その含量はどのように変化するのか，1年を通じて加工・業務用の原料キャベツ（原体）とカットしたキャベツのビタミンC含量の比較測定を行った（キャベツ原体：$n=2〜4$/各月，総数 $n=28$/カットキャベツ：$n=2〜6$/各月，総数 $n=53$）。その結果，カットキャベツのビタミンC含量は，年間を通して原料キャベツの7割以上を保っていることが明らかになった（図17）。また，Brix 糖度（図18）および抗酸化力も同様に，年間を通じて原料キャベツの7割以上の値となった（図19）。

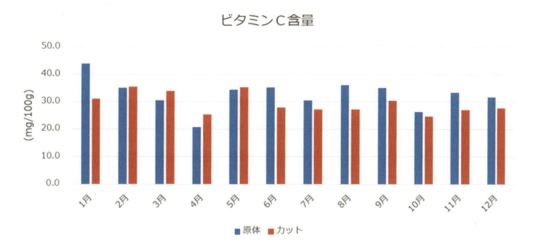

図17　原料キャベツ，カットキャベツのビタミンC含量の月別変化

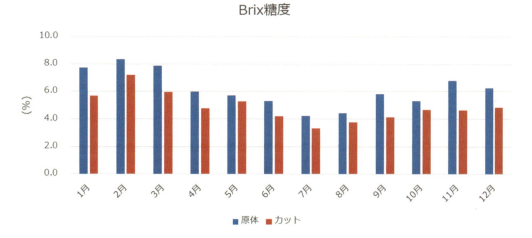

図18　原料キャベツ，カットキャベツの Brix 糖度の月別変化

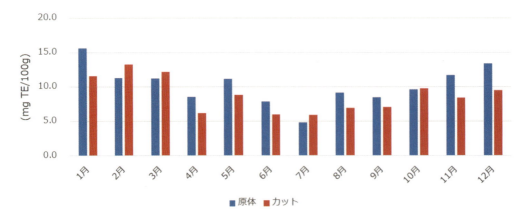

図19 原料キャベツ，カットキャベツの抗酸化力の月別変化

　一般的にカット野菜は栄養価が低いといわれる傾向があるが，実際には7割以上の成分を保持していることがわかった。また，一般家庭の調理においても同様に栄養の減少が考えられることから，カットによる栄養減少よりも旬の野菜が持つ栄養素による差も大きいといえる。

　カット野菜と同様に，冷凍野菜も急速に普及している。一方で，カット野菜と同じく冷凍野菜も栄養が少ないイメージを持たれており，冷凍野菜よりも生鮮野菜をあえて使用する消費者も少なくない。冷凍野菜は旬の時期に加工をしていることが多い。当社は旬の時期とそうではない時期において，値の差が非常に大きいことを明らかにしており，旬の時期に冷凍加工した野菜が，旬でない時期の生鮮野菜と比較してみた。日本食品標準成分表（八訂）に記載のあるホウレンソウにおける生と冷凍のデータを用いて，代表的な栄養素として水溶性ビタミン類の変化を調査した（表3）。

　主な水溶性ビタミン5種における生の含量を100％としたときの冷凍の含量は54％～67％の範囲となっている。水溶性ビタミンは加工工程により流出しやすく，脂溶性ビタミンよりも残存しづらい成分であるため，比較に用いた。平均すると59.6％となり前述したカット野菜の残存率と近い値を示している。一方で，当社のデータでは，ホウレンソウにおいて，ビタミンC含量については高値と低値の差は4倍を示している（表2）。高値の1月は79.4 mg/100 g，低値の8月は19.9 mg/100 gであった。1月に冷凍したものは残存率59.6％とした場合，1月に冷凍加工したホウレンソウは47.3 mg/100 gとなり，8月の生鮮ホウレンソウよりも2.4倍高い値となる。

　このことから，冷凍による成分減少を懸念することよりも，旬の時期に採れた野菜をすぐに冷凍加工を施した青果物を摂ることは，意味のあるところである。

表3 ホウレンソウにおける生と冷凍における水溶性ビタミンにおける比較（相対値）

品　目	食品成分				
	ビタミンB₁	ビタミンB₂	ナイアシン	葉酸	ビタミンC
ホウレンソウ/葉/生	100％	100％	100％	100％	100％
ホウレンソウ/葉/冷凍	55％	65％	67％	57％	54％

5. おわりに

この青果物データベースから見出された各青果物の旬のカーブ(「野菜の健康診断」における月次推移グラフ)は,明確に示す品目(例えば,ホウレンソウ,コマツナ,ミズナなど葉菜類)と明確には示さない品目(例えば,キュウリ,ニンジン,タマネギなどの果菜類,根菜類)の存在が確認された。このことから,旬のカーブを示す条件として,「露地物」「葉物」「保存が効きづらいもの」という3つの条件を見出すことができた。

一方で,レタス類(レタス,サニーレタス,グリーンリーフ,ロメインレタス)はこの3条件に合致するものの,ホウレンソウなどの葉菜類とは異なる旬のカーブであることも明らかになった。「露地物」「葉物」「保存が効きづらいもの」という3つの条件に合致するホウレンソウなどの葉菜類は,硝酸イオン含量が夏場に高く,冬場に低くなる傾向にあり,Brix糖度とビタミンC含量および抗酸化力が相関し,硝酸イオン含量が逆相関している(図1〜3等)。これに対し,レタス類は,硝酸イオン含量が夏季に低く,冬季に高くなる傾向にあり,Brix糖度とビタミンC含量および硝酸イオン含量が相関し,抗酸化力が逆相関している(図13〜16)。このことから,①Brix糖度とビタミンC含量が相関,②抗酸化力と硝酸イオン含量が逆相関,という共通点が認められる。前述のとおり,①については,植物体内にてビタミンCがブドウ糖より合成されるため,ブドウ糖の合成(もしくは蓄積)によるビタミンCの合成の活性化,もしくはビタミンCが必要とされるタイミングでブドウ糖の合成(もしくは蓄積)が行われるという相互関係にあることが考えられる。また,②については,硝酸イオンがアミノ酸に生合成され,その後に含窒性抗酸化成分に生合成されるという相互関係にあることが考えられる。①と②が共通して起こるということが,いわば旬のカーブであると考えられる。

ただし,①と②が同じ季節に起こるか,異なる季節に起こるかは青果物それぞれで異なっており,サニーレタスの項で記載したとおり考察が難しいところであるが,レタス類のトウ立ち時期,いわゆる開花時期は,播種以降に訪れる高温期といわれており,ホウレンソウやアブラナ科植物でも,開花時期(春)の手前に抗酸化力が高値になる傾向があるなど,開花時期による影響が考えられる。また,サニーレタスのように,紫外線の増加などの環境的要因にも大きく影響を受けている可能性もあるため,旬のカーブは多くの要因による影響を受けながら発生しているものと考えられる。

文　献
1) 丹羽真清:おいしいものは体にいい,FB出版 (2010).
2) 農林水産省広報誌, aff13年8月号.
3) A. Takei et al.: *The Horticulture Journal*, **89** (3), 251 (2020).
4) 理化学研究所:植物が硫黄栄養をリサイクルする経路を解明 (2021年5月25日), https://www.riken.jp/press/2021/20210525_2/index.html#note2 (2024.07.26参照).
5) 澤井祐典ほか:九州沖縄農業研究センター報告, **61**, 23 (2014).
6) 庄子和博ほか:植物環境工学, **22** (2), 107 (2010).
7) 気象庁:紫外線のデータ集(日最大UVインデックス(解析値)の年間推移グラフ)2023年,地点名東京.
8) 日本食品標準成分表(八訂)増補 (2023).

〈市野　真理子／服部　玄〉

第3章 化学分析

第1節
糖度計による果実類の甘味測定

1. はじめに

一般的に，果物や野菜で糖度○○%と表示されている場合，大きく分けると，果汁を絞って測定する「屈折率測定」による手法と，果汁を絞らずに皮の外から測定する「近赤外分光法」による2つの手法がある。近赤外線分光法による測定値は，屈折率測定の数値が基準とされている。まずは「屈折率測定」による糖度測定について記す。

2. 屈折計とは

コップの中に水を入れ，その中に箸を入れると箸が曲がって見える。次に濃い砂糖水で同じことをすると，水の場合より更に曲がって見える（図1）。これが「光の屈折」という現象であり，屈折計とはこの原理（溶液の濃度が高くなると，その屈折率も比例的に上昇する）を応用した測定器である。

2.1 屈折率とは

大気圧での空気の屈折率を1とし，空気からある媒質 χ に光が進むとき，その界面に対する入射角 α の正弦と屈折角 β の正弦との比を，その媒質の屈折率という。屈折率は光の波長と温度で変化するので，図2のように表記される。

たとえば，D線における20℃の水の屈折率は=1.33299となり，一般的には n_D=1.33299と表わす。真空を1とした場合の屈折率を絶対屈折率と呼ぶが，一般的にはほとんど使用されない。

2.2 Brix(%)（ブリックス）について

一般的に糖度を測定する際は，表1のように，屈折率をBrix(%)に換算しており，このBrixの値が「糖度」として世の中に認知されている。

Brix(%)とは，水溶液100g中に溶解しているショ糖のg数を目盛ったものであり，図3の左のような糖液を測定する場合は，Brix値と実際の濃度は合致する。ところが，ほとんどの食品は糖だけでなく，塩類，タンパク質など多くの成分が溶け込んでいる。たとえば，図3

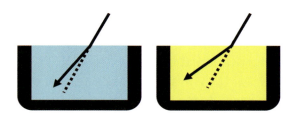

図1　屈折のイメージ

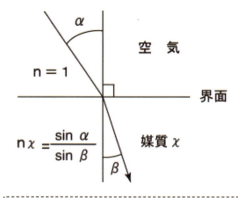

図2　屈折率の定義

表1 屈折率とBrix（％）の関係（20℃換算）

%	n_D^{20}	%	n_D^{20}	%	n_D^{20}	%	n_D^{20}	%	n_D^{20}
0	1.33299	20	1.36384	40	1.39986	60	1.44193	80	1.49071
1	1.33442	21	1.36551	41	1.40181	61	1.44420	81	1.49333
2	1.33586	22	1.36720	42	1.40378	62	1.44650	82	1.49597
3	1.33732	23	1.36889	43	1.40576	63	1.44881	83	1.49862
4	1.33879	24	1.37060	44	1.40776	64	1.45113	84	1.50129
5	1.34026	25	1.37233	45	1.40978	65	1.45348	85	1.50398
6	1.34175	26	1.37406	46	1.41181	66	1.45584	86	1.5067
7	1.34325	27	1.37582	47	1.41385	67	1.45822	87	1.5094
8	1.34477	28	1.37758	48	1.41592	68	1.46061	88	1.5122
9	1.34629	29	1.37936	49	1.41799	69	1.46303	89	1.5149
10	1.34782	30	1.38115	50	1.42009	70	1.46546	90	1.5177
11	1.34937	31	1.38296	51	1.42220	71	1.46790	91	1.5205
12	1.35093	32	1.38478	52	1.42432	72	1.47037	92	1.5234
13	1.35250	33	1.38661	53	1.42647	73	1.47285	93	1.5262
14	1.35408	34	1.38846	54	1.42863	74	1.47535	94	1.5291
15	1.35568	35	1.39032	55	1.43080	75	1.47787	95	1.5320
16	1.35729	36	1.39220	56	1.43299	76	1.48040		
17	1.35891	37	1.39409	57	1.43520	77	1.48295		
18	1.36054	38	1.39600	58	1.43743	78	1.48552		
19	1.36218	39	1.39792	59	1.43967	79	1.48811		

Brix0～85％はICUMUSA（国際砂糖分析統一委員会）による。
Brix85～95％はアタゴ製アッベ屈折計において長年使用してきた目盛で，ICUMUSAが1994年，参考に発表した表とほぼ一致している。

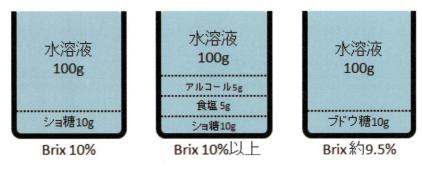

図3 Brix値の例

の真ん中のような水溶液は，糖は10gしか溶けていなくとも，それ以外の物質が溶けているので，Brix10％の溶液よりも屈折率が高くなり，Brixも10％より高くなります。Brixとは溶液中の全ての「可溶性固形分」の合算値となり，実用的な濃度目盛として利用されている。

それでは，図3の真ん中の場合，Brixは20％になるのかというと，そうではない。あくまでもBrixとは，屈折率をショ糖のg数に換算しているものであり，1g溶けた時の屈折率の上がり方は物質によって異なる。たとえば，図3右の溶液は，感覚的に「糖度10％」

表 2　Brix 温度換算値

温度(℃)	\\ ショ糖濃度測定値（質量分率）																		
	0	5	10	15	20	25	30	35	40	45	50	55	60	65	70	75	80	85
15	-0.29	-0.30	-0.32	-0.33	-0.34	-0.35	-0.36	-0.37	-0.37	-0.38	-0.38	-0.38	-0.38	-0.38	-0.38	-0.38	-0.37	-0.37
16	-0.24	-0.25	-0.26	-0.27	-0.28	-0.28	-0.29	-0.30	-0.30	-0.30	-0.31	-0.31	-0.31	-0.31	-0.31	-0.30	-0.30	-0.30
17	-0.18	-0.19	-0.20	-0.20	-0.21	-0.21	-0.22	-0.22	-0.23	-0.23	-0.23	-0.23	-0.23	-0.23	-0.23	-0.23	-0.23	-0.22
18	-0.12	-0.13	-0.13	-0.14	-0.14	-0.14	-0.15	-0.15	-0.15	-0.15	-0.15	-0.15	-0.15	-0.15	-0.15	-0.15	-0.15	-0.15
19	-0.06	-0.06	-0.07	-0.07	-0.07	-0.07	-0.07	-0.08	-0.08	-0.08	-0.08	-0.08	-0.08	-0.08	-0.08	-0.08	-0.08	-0.07
20	0.00	0.00	0.00	0.00	0.00	0.00	0.00	0.00	0.00	0.00	0.00	0.00	0.00	0.00	0.00	0.00	0.00	0.00
21	+0.06	+0.07	+0.07	+0.07	+0.07	+0.07	+0.08	+0.08	+0.08	+0.08	+0.08	+0.08	+0.08	+0.08	+0.08	+0.08	+0.08	+0.07
22	+0.13	+0.14	+0.14	+0.14	+0.15	+0.15	+0.15	+0.15	+0.16	+0.16	+0.16	+0.16	+0.16	+0.16	+0.15	+0.15	+0.15	+0.15
23	+0.20	+0.21	+0.21	+0.22	+0.22	+0.23	+0.23	+0.23	+0.23	+0.24	+0.24	+0.24	+0.24	+0.23	+0.23	+0.23	+0.23	+0.22
24	+0.27	+0.28	+0.29	+0.29	+0.30	+0.30	+0.31	+0.31	+0.31	+0.32	+0.32	+0.32	+0.32	+0.31	+0.31	+0.31	+0.30	+0.30
25	+0.34	+0.35	+0.36	+0.37	+0.38	+0.38	+0.39	+0.39	+0.40	+0.40	+0.40	+0.40	+0.40	+0.39	+0.39	+0.38	+0.38	+0.37
26	+0.42	+0.43	+0.44	+0.45	+0.46	+0.46	+0.47	+0.47	+0.48	+0.48	+0.48	+0.48	+0.48	+0.47	+0.47	+0.46	+0.46	+0.45
27	+0.50	+0.51	+0.52	+0.53	+0.54	+0.55	+0.55	+0.56	+0.56	+0.56	+0.56	+0.56	+0.56	+0.55	+0.55	+0.54	+0.53	+0.52
28	+0.58	+059	+0.60	+0.61	+0.62	+0.63	+0.64	+0.64	+0.64	+0.65	+0.65	+0.64	+0.64	+0.63	+0.63	+0.62	+0.61	+0.60
29	+0.66	+0.67	+0.68	+0.70	+0.71	+0.71	+0.72	+0.73	+0.73	+0.73	+0.73	+0.73	+0.72	+0.72	+0.71	+0.70	+0.69	+0.67
30	+0.74	+076	+0.77	+0.78	+0.79	+0.80	+0.81	+0.81	+0.82	+0.82	+0.81	+0.81	+0.80	+0.80	+0.79	+0.78	+0.76	+0.75
31	+0.83	+0.84	+0.85	+0.87	+0.88	+0.89	+0.89	+0.90	+0.90	+0.90	+0.90	+0.89	+0.89	+0.88	+0.87	+0.86	+0.84	+0.82
32	+0.92	+0.93	+0.94	+0.96	+0.97	+0.98	+0.98	+0.99	+0.99	+0.99	+0.99	+0.98	+0.97	+0.96	+0.95	+0.93	+0.92	+0.90
33	+1.01	+1.02	+1.03	+1.05	+1.06	+1.07	+1.07	+1.08	+1.08	+1.08	+1.07	+1.07	+1.06	+1.04	+1.03	+1.01	+1.00	+0.98
34	+1.10	+1.11	+1.13	+1.14	+1.15	+1.16	+1.16	+1.17	+1.17	+1.16	+1.16	+1.15	+1.14	+1.13	+1.11	+1.09	+1.07	+1.05
35	+1.19	+1.21	+1.22	+1.23	+1.24	+1.25	+1.25	+1.26	+1.26	+1.25	+1.25	+1.24	+1.23	+1.21	+1.19	+1.17	+1.15	+1.13
36	+1.29	+1.30	+1.31	+1.33	+1.34	+1.34	+1.35	+1.35	+1.35	+1.34	+1.34	+1.33	+1.31	+1.29	+1.28	+1.25	+1.23	+1.20
37	+1.39	+1.40	+1.41	+1.42	+1.43	+1.44	+1.44	+1.44	+1.44	+1.43	+1.43	+1.41	+1.40	+1.38	+1.36	+1.33	+1.31	+1.28
38	+1.49	+1.50	+1.51	+1.52	+1.53	+1.53	+1.54	+1.54	+1.53	+1.53	+1.52	+1.52	+1.48	+1.46	+1.44	+1.42	+1.39	+1.36
39	+1.59	+1.60	+1.61	+1.62	+1.63	+1.63	+1.63	+1.63	+1.63	+1.62	+1.61	+1.59	+1.57	+1.55	+1.52	+1.50	+1.47	+1.43
40	+1.69	+1.70	+1.71	+1.72	+1.73	+1.73	+1.73	+1.73	+1.72	+1.71	+1.70	+1.68	+1.66	+1.63	+1.61	+1.58	+1.54	+1.51

と思ってしまうが，実際の Brix は約 9.5 ％になる。これは単純にショ糖とブドウ糖の物性の違いによるものである。

2.3 温度補正について

屈折率は，同じ液体でも下記のように温度によって変化する。
- 温度が上がる→膨張する（その際質量は変化しない）→密度が下がる→屈折率が下がる

そのため，屈折計で糖度を正確に測定するには，屈折率に加えて温度を測定し，表2のような温度換算を行う必要がある。

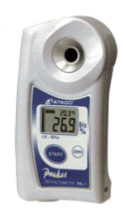

図4　デジタル糖度計（㈱アタゴ PAL-1）

2.4 実際の糖度測定

今まで，屈折率，Brix，温度の関係について記したが，実際のデジタル糖度計（図4）には表1・表2のデータが内蔵されており，屈折率と温度を測定し，温度表示部に表示された温度での変化を内蔵コンピュータで自動補正し，常に20℃で測定した場合と同じ値を表示する（試料の温度が5～100℃の場合）。

また，屈折率測定の原理での糖度計には，図5のようなアナログのタイプもある（測定面に液体やペーストを乗せて，右端部分から覗き，図5の目盛を読み取り測定する。図6）。

このアナログ糖度計には，バイメタル（熱膨張率の異なる2種の金属板をはり合わせたもの）が内蔵されており，温度が上がると目盛を押し上げ，温度が下がると目盛を押し下げる方向に力がはたらく。

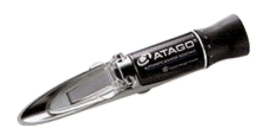

図5　アナログ糖度計（㈱アタゴ MASTER-53a）

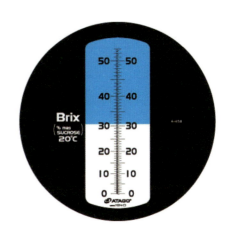

2.5 青果物業界での「糖度」とは

Brix について，さまざま前述したが，青果物をブランディングする際に用いられる「糖度○○％」という表記は Brix 値のことである。クロマトグラフィなどで細かい成分分析を行って，糖分のみを仕分けているわけではない。実際，ニンニクの Brix は 40 ％にもなり，ニンニク販売会社も「糖度40度のニンニク！」と銘打って販売しており，糖分以外の栄養成分が多

図6　アナログ糖度計目盛

く含まれていることを意味している。なかには，イチゴ農家で「ポリフェノールが通常の○○倍」，トマト農家で「高リコピントマト」などのブランディングもされているが，これらは，自社で成分分析している場合もあるかもしれないが，食品分析センターに都度依頼している場合が多い。細かい成分分析を行うには，大

掛かりな機器・試薬のランニングコストが掛かるが，屈折計による糖度測定は，簡易的においしさを数値化できるという点で，個人農家でも広く用いられている。

2.6 Brixと水分量について

干し芋やドライフルーツの業界でも糖度計は用いられている。

水分量が少なくなれば，それだけ可溶性固形分の割合が増えるので，Brixは高くなる。近年，高糖度干し芋のブランド化がされているが，ここでも糖度＝糖の量という意味合いではなく，いかにうまみが凝縮されているかの指標となる。

また，焼き芋の場合Brixは40～50％程だが，生のサツマイモの場合10～20％となる。これは，サツマイモ中のデンプンは火を通す前は可溶性ではないため，屈折計で検出できないからである。熱が加わりデンプンが糊化すると周囲の水分に溶けた状態となり，Brixが上昇する。

〈青木　泰士〉

第2節
青果物の香気分析

1. はじめに

消費者が青果物を選ぶ際，香りの強さや質を通じて鮮度や熟度（果実）を判断することが多い。そのため，香りはおいしさの予測において色とともに重要なファクターであるといえる。多くの食品の香りは，さまざまな香気特性を持つ揮発性成分（香気成分）のミクスチャーによって形成されており，各香気成分の組成の違いが風味やおいしさの違いに関与している。青果物も例外ではなく，その香気組成は複雑である。さらに，加工食品と大きく異なる点は，青果物は細胞レベルで"生きている"点であり，香気分析，特に抽出の過程におけるサンプリング時に二次的に引き起こされる酵素活性の影響などをどのように捉えるかによって，データプロファイルが異なり，解釈も異なってくることが多々ある。そのため，青果物の香気分析では「青果物のどのような状態での香気を分析したいのか？」といった対象目的をあらかじめ設定したうえで，分析に臨む必要がある。本節では，青果物の香気捕集・抽出に重きを置き，香気分析について紹介したい。

2. 青果物における香気生成

青果物の香気成分には，あらかじめサンプルの成長過程で分泌細胞など特殊な細胞によって生成され，細胞に付随した器官で蓄積されていたり，表面から能動的に香気を放散する場合と，細胞の粉砕によって二次的に生成されるものがある[1)2)]。表1に青果物から見出される主な香気成分を示す。たとえば，すでに香気成分が分泌され器官に蓄積されている場合，いかに効率よく抽出するか？を考慮すればよい。このような香気成分として，リモネンなどのテルペン類やオイゲノールなどのフェニルプロパノイド類があり，主にハーブやカンキツ系青果物の

表1　青果物から見出された香気成分類とその特徴

成分群	由　来	蓄積/二次的生成	香りの特徴と多く含まれる青果物
脂肪族アルコール・アルデヒド類・酸	脂質・脂肪酸	二次的生成	"青葉"の香り。多くの野菜を切断した際に生成。きのこ類の主要香気成分である1-オクテン-3-オールも同様。
脂肪族エステル・ラクトン類	アミノ酸，脂肪酸	蓄積・二次的生成	バラ科フルーツ・メロンなどフルーティな香り。エチレン受容で生成が増大する。ラクトン類は，モモの甘い香気として有名。
テルペン類	ゲラニル二リン酸 ファルネシル二リン酸	蓄積	モノテルペン類のにおいが強い。柑橘類，ハーブなどその種類や量は多い。分泌細胞に付随した油胞に含まれている。
フェノール系香気成分	フェニルアラニン	蓄積	2-フェニルエタノールはフローラルな香りで果実に含まれる。オイゲノールなどのフェニルプロパノイド類はハーブに含まれる。
ピラジン類・ヒドロキシフラノン類	アミノ酸・糖	蓄積	メトキシピラジン類は，土臭く閾値の低い香り（ゴボウ・ピーマン）。フラネオールなどのヒドロキシフラノン類は，イチゴやパイナップルの甘い好ましい香り。
スルフィド類	アリインなどの含硫アミノ酸	二次的生成	ネギ属野菜（ニンニク・玉ねぎなど）の共通成分。一般に閾値が低い。アリインなどの含硫アミノ酸に対して細胞破壊によりアリイナーゼが働き生成。
イソチオシアネート類	グルコシノレート（配糖体）	二次的生成	アブラナ科野菜で生成。アリルイソチオシアネートは，ワサビのツンとした香辛成分である。グルコシノレートを前駆体とし，細胞破壊によりミロシナーゼが働き生成。

香りにあてはまる。またゴボウの土臭いにおいであるメトキシピラジン類もゴボウ繊維内に存在していると考えられる。さらにリンゴやモモなどの果実は，果実の成熟に伴いエステル系の香りが増大するが，果皮表面からも放散される。

一方，細胞の破壊によって二次的に生成する香気成分としては，多価不飽和脂肪酸からのリポキシゲナーゼおよび開裂酵素の働きで生成する炭素数6や9のアルデヒドやアルコール類，アブラナ科野菜独特のグルコシノレート類を基質とし，細胞粉砕時のミロシナーゼによって生成するイソチオシアネート類などがあげられる。これらの成分は，細胞の破壊によって経時的に増加するため，ホモジナイズなどサンプル前処理がその量に影響を与える可能性もある。そのため，これらの酵素活性をどのように考慮するかを判断し，サンプルの前処理をしなければならない。

3. 香気成分の捕集・抽出法

青果物の香気成分を捕集，抽出する方法として，溶媒を使わない固相抽出と溶媒を用いた抽出法に分類される。香気成分の香りは，その揮発のしやすさから，沸点の低い気相に立ち上がりやすい香りを"トップノート"，余韻として残る香りを"ベースノート"，その中間の香りを"ミドルノート"という。溶媒を用いない固相抽出は，トップノートに関わる香気成分を捕集するのに適しており，一方で溶媒を用いた香気抽出では，ベースノートを呈する香気成分まで抽出が可能である。香気成分の捕集・抽出法について，その方法と応用について図1にまとめた。

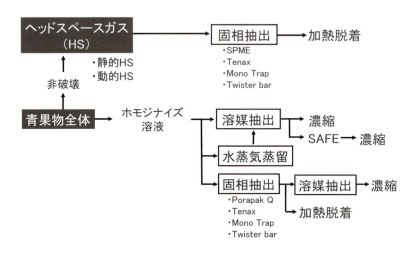

図1　青果物の香気捕集法

3.1　HS（ヘッドスペースガス）直接導入法

　最もシンプルな香気捕集法は，密閉容器内にサンプルを入れ，そのヘッドスペースガス（気相部分）をガスタイトシリンジで直接採取し，GC（ガスクロマトグラフィ）に直接注入する方法である。本方法は簡易であるものの，採取できる量が限られており，濃縮ができないので微量成分の検出が困難なことがある。また，ガスボリュームが大きいのでクロマトグラム前半においてシャープな成分ピークとしての検出が難しかったり，データの再現性が他の方法に比べ劣っている場合もある。そのため，GC注入口にコールドトラップ部を設置し，濃縮後，急激に加熱する手法でGCに導入する方法（パージ＆トラップ法）もある。

　ヘッドスペースガス捕集法には，密閉容器内にサンプルを放置し，その際のガスを捕集する静的ヘッドスペースガス捕集法と空気や窒素などのガスを流し込むことで対流を作り，容器出口部分に捕集剤を設け，香気成分を捕集する動的ヘッドスペースガス法がある（図2）。動的ヘッドスペースガス法の方が短時間で多くの香気成分を捕集できる。香気成分を多く捕集および濃縮したい場合は，次に述べる固相抽出を活用する。

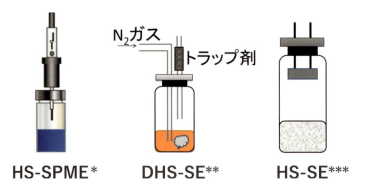

図2　ヘッドスペースガス香気捕集法
＊ヘッドスペースガス-固相マイクロ抽出法，＊＊ダイナミックヘッドスペースガス-固相抽出法，＊＊＊ヘッドスペースガス-固相抽出法

3.2 固相抽出[3]

　固相抽出とは，シリカ系高分子のポリジメチルシロキサン（PDMS）やポーラスポリマーであるTenaxなど，香気成分が吸着しやすい吸着材を用いる方法である。気相中の香気成分を直接吸着させることができることから，溶媒フリーで抽出できる利点があり，また捕集中に吸着材を取り換えることで，香気成分を経時的に連続的な捕集をすることも可能である。そのなかでもヘッドスペースガス-固相マイクロ抽出（HS-SPME）法は，最も簡便でポピュラーな方法である。シリンジのニードル先端に吸着材が付属されたファイバーをサンプルの入った容器の気相部に装着，ファイバーを暴露させて一定時間香気成分を吸着させる。その後，GC注入口に暴露し加熱脱着させることにより香気成分をGCカラムに導入する。捕集対象成分の化学構造に応じてファイバーの種類を取り換えることができ，応用性も高い。特にジビニルベンゼン・カルボキセン・ポリジメチルシロキサンの3層（DVB/CAR/PDMS）からなるファイバーは，その対象香気成分範囲が広く，青果物の香気成分捕集剤として報告が多い。また，HS-SPMEと同様に吸着材暴露系の捕集剤としては，モノリスシリカを素材とするMonoTrap（ジーエルサイエンス社）やガラス製マグネット撹拌子の表面にPDMSがコーティングされたTwister（ゲステル社）などがある。これらの捕集剤は，液体の中でも使用可能であることから，汎用性は高い。いずれもSPMEと同様にGC（ガスクロマトグラフィ）注入口で加熱脱着によりGCカラムへの導入が可能である点にメリットがある。青果物が発する香気成分には，エチレンやジメチルスルフィド，酢酸エチルなど，低沸点香気成分も多いため，溶媒フリーである固相抽出-加熱脱着法は，このような低沸点香気成分の明確な検出を可能とする。

　しかし注意すべき点は，このような固相抽出は，吸着材における化合物による吸着特異性が避けられないことである。そのため，特定の成分をターゲットとし，サンプル間でその量的違いを測定するのは可能であるが，同一クロマトグラム上で異なる成分間での量的違いを示すことは不可能である。吸着特異性の違いによりクロマトグラム上のピークの大きさの違いが必ずしも絶対量的な違いを反映しているわけではないからである。そのため，クロマトグラム上の成分ピークのプロファイルがそのままサンプル中の香気組成プロファイルを表していないということを認識しておくべきである。実際には，各香気成分標準品を用いたそれぞれの検量線を作成し，定量を行う必要がある。

3.3 溶媒抽出法

　香気成分は脂溶性成分であるので，ジエチルエーテルやアセトンなどの有機溶媒に溶けやすい。その性質を利用して，古くから有機溶媒を用いた香気抽出が行われている。溶媒を用いた抽出の場合，最終的に香気成分の濃縮工程があるため，沸点の低いジエチルエーテル（沸点：34.6℃）やジクロロメタン（沸点：40℃）などが香気成分の抽出に用いられてきた。沸点の高い有機溶媒を使用すると，その溶媒留去のために，低沸点香気成分もともに留去されてしまうからである。そのような香気成分のロスを防ぐために，溶媒濃縮は溶媒の沸点より数℃高い湯浴を用いた常圧溶媒留去や，やや減圧に（600 Torr程度）に調節したロータリーエバポレーターを用いて溶媒を留去する。

　青果物にはクロロフィルやカロテノイドなど不揮発性脂溶性成分を含むことも多い。そういった場合，そのまま溶媒を留去すると最後にこれらの不揮発性成分が濃縮を妨げたり，分析の際，GC注入口の汚染や注入口の熱の影響で二次的分解による他の成分の生成を起こす。そのため，不揮発性成分はあらかじめ除去する必要がある。揮発性成分と不揮発性成分を分画する方法として，SAFE（Solvent assisted Flavor Evaporation）法[4]が知られる（図3）。まず，サ

ンプルを直接有機溶媒に浸漬やホモジナイズし，その抽出液を用いる。その抽出液を高真空ポンプで真空にした装置内に滴下すると，香気成分は溶媒とともに蒸留され，液体窒素で冷却したトラップ管の中に捕集されるのである。一方，不揮発性成分は滴下後，真下のトラップ管に捕集され，最終的に不揮発性画分と揮発性画分に分けることができる。SAFE を用いることで，さまざまな香気成分の効率的な抽出が可能となった。

溶媒抽出法では，トップノートからベースノートに関与する香気成分まで幅広い成分の抽出が可能である。しかし，GC クロマトグラム上において低沸点成分は溶媒ピークと重なり見えにくかったり，GC-MS（ガスクロマトグラフィ-質量分析計）では，イオン源保護のため溶媒溶出部分はデータを取得しないことが多く，低沸点香気成分の情報は除かれてしまうことが多い。よって，低沸点香気成分を分析したい場合は，ヘッドスペースガス法か固相抽出を用いるのが一般的である。

3.4　香気抽出における塩析効果

一般に NaCl などの塩を溶液に溶かし，塩濃度を高めると香気成分が溶けにくくなり，気相や有機溶媒に移行しやすいことが知られている。そのため，香気抽出において，前処理に塩析を行うことが多い。また，ホモジナイズ時に塩を加え高濃度にすることで，処理中の酵素活性の阻害も可能となる。

図4に，シイタケの香気捕集における塩析効果について示す。粉砕サンプルを用いてHS-SPME 法による香気成分を分析する際に，塩析をしないものと塩析をしたものを比較した。塩析をすることにより，メタンチオール，1,2,3-トリチオラン，1,2,4,5-テトラチアンなどの成分の生成が抑制されたことから，これらの含硫化合物生成に関わる酵素活性が抑制されたことがわかった。

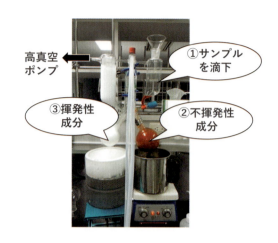

図3　SAFE 法による不揮発性成分と香気成分の分画

4. 香気成分の検出・解析

香気成分は揮発性成分であることから，成分分離には GC がよく用いられ，構造情報を得ることが可能な質量分析計に接続した GC-MS が一般的に汎用されている。MS では，検出された各成分の MS スペクトルが得られるため，ノンターゲットな成分分析に適する。一方，対象とする成分がすでにわかっているのであれば，定量目的として FID（水素炎イオン検出器）が用いられることもある。一般に質量分析計に比べ，FID の方が量的なダイナミックレンジが大きく，より幅広い範囲での定量が可能である。

4.1　香気成分組成に基づくサンプルの違いの可視化

多サンプル間の違いを可視化する方法として，成分データマトリクスを用いた多変量解析が有用な手法である。その手法を図5に示す[5]。まず多様なサンプルを同一条件でGC-MS や GC-FID で分析を行う。この際，内部標準添加を行い，データが標準化できるようにする。各サンプルで検出され得た成分 ID とそのピーク強度（成分ピーク面積を内部標準比や％など標準化されたもの）からなるマトリクス表を作成する。この表を用いて主成分分析

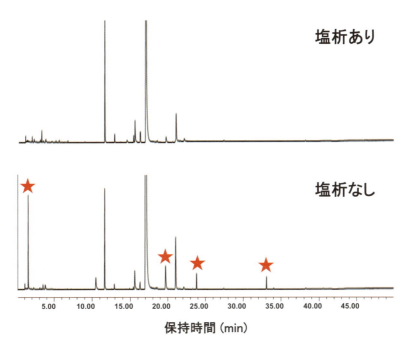

図4　生シイタケの香気抽出における塩析の影響（トータルイオンクロマトグラム）
★は，塩析なしで増加した含硫化合物

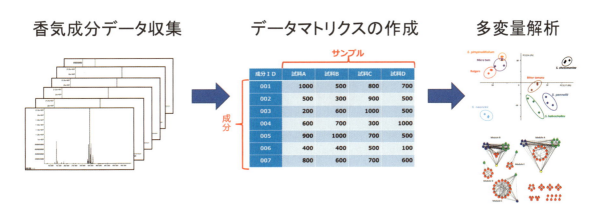

図5　香気成分のデータに基づくサンプルの違いの可視化

（PCA）などの多変量解析を行い，サンプルの成分組成による違いの可視化（PCAスコアプロット）が可能である．さらに，PCAローディングプロットにより，そのサンプル間の違いに寄与する成分のスクリーニングも可能となる．2サンプル間の比較であれば，OPLS-DAなどにより判別も可能である．このようにサンプル間の違いに基づく香気成分が見出されれば，その香気成分のばらつきはサンプルによってどう異なるのか，その量的な違いが官能（風味の感じ方）に影響があるのか？　など，より深堀りした議論と進めることができる．

例として，モモ果実における打撲傷害がモモの香気に与える影響を調べた（図6）．9個の果実を用いて，同一果実の打撲傷害のない通常果肉と打撲傷害のある果肉を分け，凍結粉砕後，香気成分をHS-SPME法で分析を行い，打撲傷害の有無で香気組成が異なるかどうかを調べ

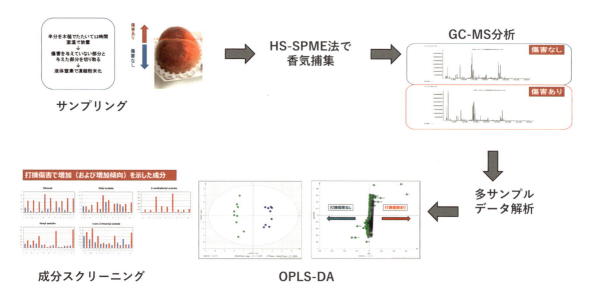

図6 モモの打撲傷害が香気組成に与える影響

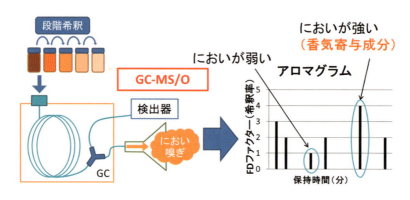

図7 GC-O と AEDA 法によるアロマグラム

た。各サンプルから香気成分を同一条件でGC-MS分析を行い，データを収集した。その後，内部標準ピークによる標準化，成分とサンプルに基づくデータマトリクスを作成し，OPLS-DA を行い，打撲傷害あり/なしの判別を行った。OPLS-DA では，あらかじめサンプルの情報を付与したうえで X 軸上のプラスとマイナス間で判別することができる。まず，打撲傷害あり/なしで判別ができるかを確認後，S-プロットにより撲傷害あり/なしにより変動のあった成分をスクリーニングできた（図6）。

4.2 香気寄与成分の GC-Olfactometry(GC-O)による確認

GC では揮発性成分が検出されるが，揮発性成分すべてが必ずしも香気寄与成分であるとは限らない。なぜなら，各揮発性成分には最低限ヒトが感じられる濃度として"閾値"があり，その閾値は，化合物によって ppt〜ppm まで非常に大きく異なる。すなわち，GC 上で成分ピークが大きいからといって，必ずしも香りが強い成分であるとは限らない。検出された揮発性成分のうち，どの成分が香気寄与度が大きいかを調べる方法として，GC カラム出口におい

て，検出器と並列で試験者が"においかぎ"を確認する方法として，GC-O が知られている。さらに GC へのサンプル負荷量を数倍ずつ段階的に希釈しつつ GC-O を行うことで，アロマグラムを作成し，香気寄与度の高い成分を見出す手法がある（Aroma Extract Dilution Analysis：AEDA 法）[6]（図7）。本手法を用いることで，官能的なサンプルの香りの違いがどの成分の量的違いによるものか？　という疑問を明らかにすることができる。

5. さいごに

青果物の鮮度や熟度などの状態の把握や消費者の好みを知るうえで，香りのプロファイルや強さは重要なファクターの1つである。そのため，その根拠となる香気組成データの取得の意義は大きい。現在，香気分析や解析においては多くの部分が自動化され，ユーザーフレンドリーな解析に対する進歩は大きく，"それなり"にデータの取得や解析は容易である。しかしながら，そもそも最適なサンプリング，香気捕集・抽出が行われなければ，意義のある真の香気寄与が高い成分が検出されないまま議論が進む危険性もある。また，青果物のような生鮮食材は，植物としての二次代謝産物（テルペン類やフラボノイド，アルカロイド，含硫黄化合物など）がそれぞれに特徴的に含まれている。これらの成分は食材としての魅力を醸し出すものの，香りのサンプリングに影響もある成分群でもある。このように，青果物の香気分析を行う際は，対象サンプルからの適切な香気抽出が最も肝であるということをあらためて強調したい。

文　献
1) Y. Iijima : *Metabolites*, 4, 699 (2014).
2) 阿部一博（編）：青果物の鮮度評価・保持技術，エヌ・ティー・エス，41-47 (2019).
3) C. Bicchi et al. : *J. Chromatogr. A.*, 1184, 220 (2008).
4) C. Barba et al. : *LWT-Food Science and Technology*, 85, 334 (2017).
5) Y. Iijima et al.: *Biosci. Biotech. Biochem.*, 80, 2401 (2016).
6) W. Grosch : *Flavour Fragr. J.*, 9, 147 (1994).

〈飯島　陽子〉

第1編　青果物のおいしさとその評価法

第4章　味覚センサ

第1節
味覚センサによる青果物のおいしさの見える化

1. はじめに

　味覚センサ（図1）は，九州大学高等研究院の都甲潔特別主幹教授との30年以上にわたる共同研究の成果であり，「世界初の味覚センサ技術による食品業界のイノベーション」として，2023年2月に都甲教授との経済産業大臣賞（技術経営・イノベーション大賞）の共同受賞につながった。味覚センサの進展は，ひとえに味覚センサを利用する食品および医薬品業界のプロフェッショナル，研究者からのフィードバックが貴重な示唆につながり，新たな味覚情報のビジネス展開へと広がっている。味覚センサ技術の進歩とともに延べ700台が研究機関や食品メーカー，医薬品メーカーおよび流通小売などに導入され，食品業界と医薬品業界でビジネス活用されるようになってきた[1)-4)]。測定対象は，飲料，酒類，食肉や食肉加工品，ペットフード，食品容器の溶け出し等，口に入れるもの全てである。医薬では，小児製剤や嚥下障害の高齢者向け製剤で飲みやすい製剤設計に活用されるようになってきた。本報告では，青果物における味の見える化について味覚センサのユーザーの研究成果をまとめた。

2. 味覚センサの概要

　味覚は非常に複雑であり，化学分析の結果だけで味覚を評価することは非常に困難である。そこで都甲らは，味は人間が感じるものであることから，人間の味覚の仕組みを模倣した味覚センサを開発することにした。生体の場合，舌にある味覚細胞の表面に味物質が吸着すると，細胞膜に電位変化が生じる。味細胞の表面は脂質膜で覆われており，この脂質膜が味覚に重要な役割を果たしていると考え，味覚センサの材料に利用した。この人工脂質膜の組成を最適化

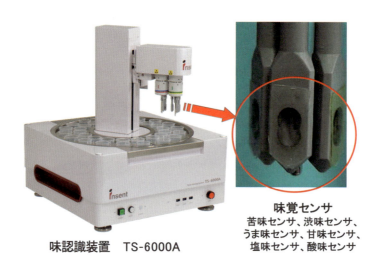

図1　味認識装置 TS-6000A

することで，基本味(苦味，うま味，甘味，酸味，塩味，渋味)のそれぞれに特異的に応答する人工脂質膜の開発に成功した[5]。さらに，後味を測定することで，基本味の質の違いを評価することができる。脂質膜に吸着した味物質が脂質膜から剥離する速度を測定することで，キレや後味の良さを評価することができる。生体が嫌う苦味や渋味はキレがあった方が良い。うま味など人間が好む味は後味に余韻がある方が良い。これらの基本味に特異的に応答するセンサを用いて，味覚の単位を定義した(表1)。センサ開発からビジネス活用についての解説は参考文献[6]を参考されたい。

青果物の味覚センサによる例を図2に示す。味香り戦略研究所のレポート[7]では下記の評価をしている。

高地栽培のバナナは低地栽培に比べて，甘味や酸味が強く，苦味からくる複雑さや渋味が少ないためクリアな味わいであると考えられる。それに対して，低地栽培のバナナは甘みが控えめで複雑さや渋味が強い傾向になった。

このように味覚センサにより味の特徴が数値化され，グラフで明確にわかる。重要なのは，どちらかが良いとかを言っているわけではない。好みは，地域，性別，年齢や食べる条件で大きく変わるからである。

つぎに農産物の風味の数値化のニーズを図3に示す。生産者から消費者までの流れ，基盤を支える研究機関まで全般にわたっている。これらを考えて，本報告では，青果物自体の測定例はもとより，栽培条件，貯蔵方法，加工方法およびプロモーションについて述べる。最近のトレンドとして，高機能化と未利用部分の活用について述べる。これらは味覚センサのユーザーによる研究の成果である。研究の内容は，官能検査，化学分析と味覚センサの関連を仔細に調べられた結果である(図4)。味覚センサはあくまで，官能検査のツールである。ただし，青果物は個体差が大きく十分なN数も必要であり，官能検査も大変な作業となる。それを助けるツールである。

3. 青果物の味の見える化

ジェトロでは，HPに味覚センサでの国内と海外の味の差を報告している[8]。ここでは海外の消費者ニーズを把握することが重要と考え

表1 味覚センサで定量化されている味覚項目

	名　称	味の特徴	有効な食品	センサ名
先味	酸味	クエン酸，酒石酸，酢酸が呈する味	ビール，コーヒー	酸味センサ
	塩味	食塩のような無機塩由来の味，コーヒーや日本酒等では有機酸塩	醤油，スープ，めんつゆ	塩味センサ
	苦味 (苦味雑味)	苦味物質由来。低濃度では奥行き感，複雑さ，コク，雑味，隠し味	豆腐，日本酒，スープ	苦味センサ
	渋味 (渋味刺戟)	渋味物質由来で，低濃度では刺激味	果実	渋味センサ
	うま味	アミノ酸，核酸由来のダシ味	スープ，めんつゆ，肉	うま味センサ
	甘味	ショ糖，グルコースや糖アルコール	清涼飲料，菓子	甘味センサ
後味	苦味	一般食品に見られる苦味，キレ	ビール，コーヒー	苦味センサ
	渋味	カテキン，タンニン等が呈する味	ワイン，お茶	渋味センサ
	うま味 (うま味コク)	うま味の余韻，コク	スープ，めんつゆ，肉	うま味センサ

(データ提供：味香り戦略研究所)

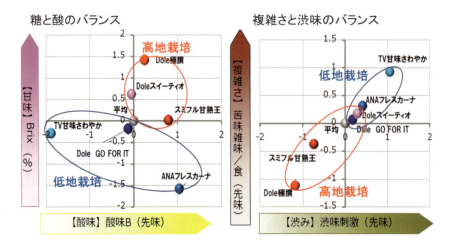

図2 味覚センサによるバナナの測定例 高地栽培と低地栽培の特徴の違い
（データ提供：味香り戦略研究所）

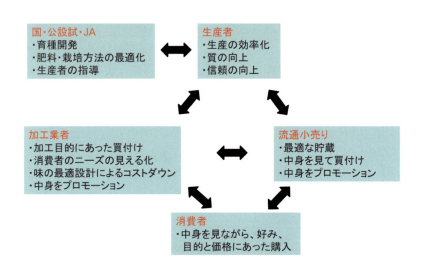

図3 農産物の風味の数値化のニーズ 強い農業，打って出る農業による地域活性化

て，味覚センサと在住している外国人で食品業界関係者へのインタビュー調査が示されている。そのなかに，カンキツ系果実の結果が示されている[9]。ここでは数値化された結果をグラフに示している。国内では，イヨカン，カワチバンカン，キヨミオレンジ，トサブンタンとヒュウガナツの味の特徴が示されており，世界では，日本に対して，米国，オーストラリアとチリの比較がされている。下記に，その内容の一部を紹介する。

米国のオレンジの特徴は酸味が弱いことであ

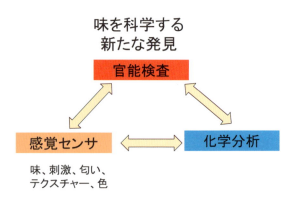

図4 感覚センサの位置づけ

る。甘さは日本の柑橘類果実とほぼ同程度である。相対的に酸味が弱いことから、国産に比べ甘さを強く感じる味わいであると考えられる。グレープフルーツは国産と比べて酸味が強い。甘さは日本に比べて弱いことから、オレンジとは逆に酸味が特徴的な味わいとなっていることがみてとれる。

野菜、果実ときのこ類で味覚センサでの研究が報告されている[7),10)-19)]。以下にトマトの例を示す。

仲田らは、市販トマトジュースの評価について、味覚センサの結果より、官能検査でのコク感について、重回帰分析で高い相関があったことを報告している[10)]。図5に結果を示す。ここでは、AE1とAN0の2種類の味覚センサで推定が行われ、12種類のトマトジュースに対して0.9の高い相関が得られている。ここで、AE1は渋味センサであり、AN0は苦味センサであり、トマトのコク感には、微量の渋味物質や苦味物質が効いていると考える。

和島らは味覚センサ分析によるトマト果実の食味評価の検討について、下記のような報告をしている[11)]。

本研究では、トマト果実の食味において、官能評価に準ずる新しい評価法として、味覚センサ分析による評価の検討を行った。栽培法、生産地、収穫時期の異なるトマト果実について、成分分析、味覚センサ分析、官能評価による食味マップを作成し、果実分布を比較した。その結果、果実分布の相関は味覚センサ分析(vs. 官能評価)の方が成分分析(vs. 官能評価)よりも高く、味覚センサ分析によるトマト果実の食味評価の可能性が示唆された。食味マップ上のトマト果実の分布は、成分分析よりも味覚センサ分析の方が、官能評価との相関が高いことが明らかとなり、味覚センサ分析によるトマトの食味評価の可能性が示唆された。果実が著しく硬い高糖度トマトの食味評価においては、味覚セ

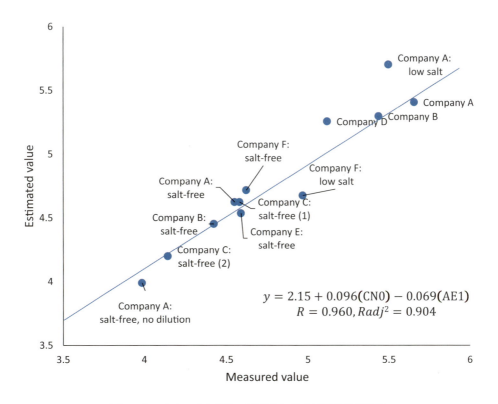

図5 トマトのコクに関して味覚センサの重回帰分析結果

$$y = 2.15 + 0.096(CN0) - 0.069(AE1)$$
$$R = 0.960, R_{adj}^2 = 0.904$$

ンサ分析の他に，硬さなどのテクスチャも分析する必要がある。人の感性に迫る食味評価の確立には，味，匂い，テクスチャなど全てを加味した食味評価法を検討する必要がある。

林らは，トマトに関して味覚センサのデータの標準化技術と，味覚センサの出力と官能検査の相関について報告している[12]。

一般に，一度に多くの食品サンプルの味を官能検査で評価することや，異なる時期の検査で得られた評価データを実用的に十分な精度で比較することは困難である。前者の問題を解決するアプローチとして，味覚センサシステムの利用が有効である。味覚センサ測定のために同一の標準食品サンプルを準備することが通常不可能であった。本研究では，トマトジュースの酸味，甘味，うま味の強度評価において，味覚センサデータを標準化する方法を開発した。酸味はクエン酸，甘味はショ糖，うま味はグルタミン酸ナトリウムを標準液とした。味覚強度は，味物質の20％の差に対応する味覚強度のずれを1単位とする尺度上の値として表される。このスケールに基づき，トマトジュースの酸味，甘味，うま味の強さは，それぞれ8段階，10段階，3段階に分類された。味覚センサの酸味と甘味の強さは，官能評価の結果とよく一致した。うま味に関する官能評価スコアの差は小さく，味覚センサの出力を支持するものであった。標準化手法の有効性が確認された。

上記の標準化技術は，世界で味覚センサのデータの互換性を保つための重要な技術である。味覚センサでは微細な差を評価する場合，実際の食品をコントロールとして一点校正を行っている。青果物の場合は，ジュース化したサンプルを冷凍保存している。コントロールが違うとデータの互換性が保てない。世界で味覚センサのデータが共通の物差しとして使われるための重要な技術である。

4. 栽培条件の違いによる味の差

従来は，栽培条件は主として育成を高めコスト軽減が主であったが，それだけなく，味の良さも求められるようになってきた。それで差別化され，高価格化につながる。ここではきのこ類の2件の例を紹介する。

増野らは，「おいしさ」に着目したきのこ栽培技術の開発きのこ栽培技術の開発で下記のように報告している[20]。

おいしいきのこの生産技術開発の第一歩として，味の数値化の可能性を検討した。その結果は以下のとおりである。①味認識装置により系統間差，培地組成別，栽培形態別，収穫時期別，栄養材添加量別の観点からナメコ子実体の味の数値化を試みたところ，うま味，うま味コク，苦味雑味，苦味，渋味，渋味刺激が検出可能なことを確認した。これにより，ナメコの味の客観的評価手法として味認識装置が利用できることが示唆された。②食味官能評価により培地組成別，収穫時期別の観点からナメコ子実体の味の数値評価を試みたところ，外観，えぐみ，舌触り，食感，うま味が生産条件による味の差を検出しやすい調査項目であることが示唆された。

冨川らは，シイタケ菌床栽培におけるモウソウチクの栽培原料としての評価で，下記のように報告している[21]。

モウソウチクを使用して，竹チップがシイタケ菌床栽培の原料として使用可能であるかを検討した。味覚項目ごとに通常栽培した子実体の分析値に対する竹チップを使用した場合を相対的に評価した。2015年伐採，2016年伐採ともに竹チップを使用した栽培は甘味が顕著に増加した。また，竹チップ使用ではうま味が若干増加し，うま味こく，苦味雑味および渋味刺激が若干減少する傾向を認めた。

5. 貯蔵方法の違いによる味の差

青果物は鮮度が重要であり，たとえばレタスはシャキシャキ感を保つために朝取れをその日のうちに加工販売がされるようになってきている。ここでは，ニンジンとキャベツの長期貯蔵

で味の改善の例を示す。

細野らは，温湿度環境が長期貯蔵での野菜の鮮度に及ぼす影響について下記のように報告している[22]。

一般的な直膨式冷蔵庫と低温高湿度環境の維持が可能なブライン式冷蔵庫に野菜を数ヵ月間貯蔵し，鮮度指標として設定した外観，水分含有量，栄養成分含有量および味認識装置による呈味の経時的変化を評価することで，温湿度環境が長期貯蔵での野菜の鮮度に及ぼす影響を検証した。その結果，ブライン式冷蔵庫に貯蔵したニンジンにおいては，萎凋や変色等の外観劣化が著しく抑制され，貯蔵90日程度で味認識装置による苦味および渋味が著しく増加した直膨式冷蔵庫との有意差を示した。

鈴木らは，雪下キャベツの特性評価および試作品の開発について，下記のように報告している[23]。

福島県のキャベツは年間5,450tの収穫量があるが，そのなかでも積雪量が多い会津地域などでは，冬期間の雪を利用して雪下（ゆきした）キャベツが生産されている。雪下キャベツは雪中で栽培・貯蔵することにより，慣行栽培に比べて甘みが増し，味が向上するといわれている。貯蔵キャベツの味覚について，味覚センサを用いて測定した結果，貯蔵前と比較すると，雪室貯蔵キャベツは渋味（後味）や苦味（先味）がやや少なく，うま味コクがやや増加した結果となった。一方冷蔵キャベツでは苦味（先味）が大幅に増加する結果が得られた。約1ヵ月貯蔵したキャベツを観察すると，雪室区は外葉も緑色で新鮮であったが，冷蔵区では外葉が腐敗し結球部分も軟化していた。これらの結果から，雪室貯蔵は外見的にも商品性を維持する効果が高く，硝酸イオンの減少により苦味・渋味を抑制するため，甘味を特徴とする雪下キャベツの生産に有効な方法であることが確認できた。

6. 加工方法の違いによる味の差

森山らは，懸濁結晶法による凍結濃縮装置の検証について，下記のように報告している[24]。

これまでに開発してきた懸濁結晶法による凍結濃縮装置で得られた濃縮果汁と，実証的に調製された加熱濃縮果汁との比較を行うことにした。ウンシュウミカン，ブンタン，ユズの各果汁を入手し，加熱濃縮または凍結濃縮をそれぞれ行った。原液果汁，濃縮過程の果汁，最終的に得られた濃縮果汁を採取し，主要な果汁成分である遊離糖，有機酸，総アスコルビン酸を分析することにより，濃縮過程の成分組成変化を調べた。これら主要成分の分析に加えて，味認識装置を用いて濃縮還元果汁の呈する味の特性も評価した。その結果，加熱濃縮は搾汁後の酵素失活処理の有無が成分組成の安定的な濃縮に影響するのに対し，凍結濃縮は影響しないことがわかった。また加熱濃縮は濃縮還元果汁の味が原液とは異なるのに対し，凍結濃縮はほぼ同じ味のバランスになることも明らかになった。懸濁結晶法の凍結濃縮装置は小規模の搾汁工場に適した装置であると考えた。味認識装置を用いた分析によると，加熱濃縮は濃縮還元果汁の味が原液とは異なるのに対し，凍結濃縮はほぼ同じ味のバランスになることもわかった。県内の搾汁工場だけでなく，地方の6次産業化といわれるレベルの搾汁工場では，搾汁後の酵素失活は行わず，そのまま冷凍保管しておくのが一般的である。こうした工場では，酵素失活の有無が影響せず，原液と同じ濃縮還元果汁が得られる凍結濃縮の方が加熱濃縮よりも有用であると考える。

また，深美らは，梨加工品の品種間の食味比較と調理加工への応用について，下記のように報告している[25]。

大分県日田地方で栽培され，収穫時期を異にする4種類のワナシ，幸水，新高，新興，豊里について，品種別に好ましい調理加工法を探求することを目的に，これら品種加工品，すなわちジュース，ペースト，スライス甘煮およびブロック甘煮の食味の違いを味覚官能検査および味覚センサを用いて分析した。味覚官能検査お

および味覚センサの結果から，新高はジュース，ペーストおよびブロック甘煮に適しており，4品種のうちでは調理加工に最も適していることが明らかとなった．豊里は新高に次いでジュースやペーストに適していることがわかった．幸水はスライス甘煮に適し，新興はブロック甘煮に適しており，いずれも形状のないペーストやジュースには適していないことが明らかとなった．味覚センサの苦味雑味は少量の場合，コクや隠し味を示すとされている．官能検査および味覚センサの結果を総合すると，ジュース，ペーストに最も適しているものは新高であると考えられた．味覚官能検査の方が味覚センサに比べ，同一の検体に対する評価結果のバラツキが大きく，味覚を感じる感覚に個人差が見られる結果となった．生鮮果実として消費するうえでは極めて期間が限定される梨であるが，今回の結果は適切な調理加工を施すことにより年間を通しておいしく利活用できる可能性を明らかにした．今後，これらの結果を踏まえ，各品種の特性を活かした新規調理加工品の開発が期待される．

7. 青果物の高機能化

従来はおいしいが一番で，それに高機能化があると高付加価値といわれていた．ところが超少子高齢化社会になると，体に良くて，かつ，おいしいことが求められるようになった．体に良い青果物について，加工法を工夫して食べやすくした例が報告されている[26)-29)]．

原らは，家庭で作成可能な低カリウムオレンジジュースの開発について，下記のように報告している[30)]．

これまでにも低カリウムジュースは販売されていたが，家庭で低カリウムジュースを作成する手段は普及していない．低カリウムジュース100 mL 当たりクエン酸約 0.1 g，50％ブドウ糖 0.1 mL を加え味覚センサで解析したところ，オレンジジュース原液に近い味覚分布の低カリウムジュースができあがった．上記は家庭でも再現可能な手段であり，他の種類の飲料やスープ等への応用も期待できる．

安武らは規格外野菜を原材料として開発した新規機能性食品の官能評価および味認識装置による味評価について，下記のように報告している[31)]．

野菜を含む生鮮食品の価格の高騰が，これらの購入を阻む最も大きな要因であるとされており，さらに年間所得600万円以上の家庭に比較して，200万円未満の家庭では男性の野菜摂取量が低値である．我々が開発した規格外野菜を原材料とした新規機能性食品を材料として調整したスープの味は，官能評価・嗜好調査および味認識装置により，甘味に特徴があるはっきりとした味であり，市販食品と比較して遜色ない味を有していることが客観的データとして示され，日常の食生活に応用可能であることが示された．近い将来，本機能性食品が安価に販売されることによって，国民の野菜摂取量改善および規格外野菜の廃棄量減少の一助になることを期待する．

安武らは，高オレイン酸含有大豆から開発した新規豆腐の官能評価および味認識装置による味評価について，下記のように報告している[32)]．

我々が開発した高オレイン酸豆腐の味について，官能評価と味認識装置を用いて評価を行った成果として，高オレイン酸豆腐の味は，甘味，うま味およびコクの点数が高く特徴的であった．さらに，官能評価の平均値と味認識装置における各味項目の評価には関連性がみられ，両者の結果はほとんど一致した．以上より，高オレイン酸豆腐は，通常の豆腐と比較して遜色ない味を有していることが客観的データとして示され，日常の食生活に応用可能であると考えられた．

今後，体によい機能性をもつ青果物の探索や育種が行われると考えるが，その際に有効成分が苦味や渋味を伴った場合，最適な加工方法によりマスキングすることが必要となる．味覚セ

ンサは，医薬品業界では苦味の抑制の評価に使われているので参考にしていただきたい[3]。

8. 青果物の未利用部分の活用

食品ロスは，世界的な問題である。農林水産省で，令和5年度食品ロス削減総合対策事業にて，食品ロスを改善する各種の技術や仕組みをHPに公開している[33]。そのなかで，下記に味覚センサも取り上げられ，一部を下記に示す。今まで廃棄していた食品原料の味を数値化し，複数の食品原料のブレンド比率を最適化することで，おいしいと感じる味を作り出すことが可能となり，廃棄していた食品原料を減らすことができる。三本珈琲社では，余ったコーヒー豆を味覚センサでブレンドし，新しい商品を開発した。廃棄費用がかからなくなっただけでなく，得た利益を使って流通小売の賞味期限切れの商品を買い取ってフードバンクに提供している。自社の食品ロスの取り組みを流通小売に和を広げるという革新的な取り組みを行っている。

青果物は，加工前に捨てられて未利用となっている部分も多く，その有効利用についての例を示す。

湯浅らは，新タマネギ葉の呈味特性と有効利用法に関する研究について，下記のように報告されている[34]。

新タマネギの葉は通常，出荷前に切り取られて廃棄処分されている。筆者らは，これまでに，新タマネギ葉は小ネギに近い呈味を持つことや，小ネギと同等以上の抗酸化能を示すことを明らかにしてきた。新タマネギ葉の味覚センサの応答は，小ネギと比べ，苦味雑味および苦味が低値を，うま味，塩味，渋味刺激およびうま味コクが高値を示した。グルコース，フルクトースおよびスクロース含量には，両者間で違いはみられなかった。官能評価では，茹でた新タマネギ葉は小ネギと比べて色がやや悪いと評価されたが，食感や味に関する項目や総合評価に差は認められなかった。

羽石らは，味覚センサおよび官能評価によるブレッドフルーツの味の特性について，下記のように報告している[35]。

ブレッドフルーツ（BF）は主に熱帯地域で栽培されているデンプンを主成分とする伝統的な食料資源であるが，限られた収穫期や生BFの保存性の低さから，多くが廃棄されている。

味覚センサで分析した結果，苦味の後味と塩味が生および蒸BFで有意に高かった。分析型官能評価において，苦味は3つの試料間で有意差が見られ，BFは苦味が強いことが明らかとなった。嗜好型官能評価では蒸BFの香りが小麦粉に比べ有意に好まれた。生および蒸BFにはスクロースおよびTPが多く含まれ，TP含有量と味覚センサによる苦味の後味には非常に強い相関性がみられた。

以上の結果より，BFは苦味や塩味に特徴があり，スクロース含有量が高いことから，調理の際，調味料を減らし，健康的な食材としての利用価値が高まることが明らかとなった。

9. 青果物の風味の見える化の課題と展望

野田らは味覚センサで測定したコマツナおよびホウレンソウの味覚値に及ぼす硝酸イオン含量の影響について，下記のような報告をしている[36]。

コマツナおよびホウレンソウの味覚値に及ぼす硝酸イオン含量の影響を糖度（Brix値）計と味覚センサを用いて調べた。その結果，硝酸イオン含量は味覚センサの塩味，苦味雑味および苦味に対しては正の相関を示した。また，硝酸イオン水溶液の味覚値から，塩味は硝酸イオンそのものを計測している可能性が高いこと，また，苦味雑味と苦味は，硝酸イオン含量と比例して増大する苦味成分を検出していることが考えられた。以上のことから，コマツナおよびホウレンソウの硝酸イオン含量は苦味などまずいと評価される呈味に対しては正の効果，また，おいしいと評価される甘味に対しては負の効果を及ぼすことがわかった。

葉物野菜には硝酸イオンが数100〜数1,000 ppMが含まれており，味覚センサのうち，塩味センサ，苦味センサと渋味センサは高い応答を示している。現在，サンプルの硝酸イオンを除去する簡易な前処理方法を検討中であり，味覚センサ自体の硝酸イオンに対する低感度化を計画している。

統計によると，「幸せを感じる」のは「食べ物がおいしいと感じるとき」で，性別や世代に関係なく76％で1位となっている[37]。一方，高齢者向けの食事サービスの味については，43％の人が「不満」と回答しており[38]，外食，中食や加工食品への期待は大きい。一方，人類史上初の2つのことが起きている。1つは，西欧だけでなく，世界中が豊かになってきている点である。もう1つは，世界中が少子高齢化社会になってきている点である。これは全く新しいニーズであり，食品業界にとってもチャンスである。ただし，国によって味の好みが大きく異なるため，相手の好みを理解して，味を修正することに，味覚センサは使える。そのためにも，世界共通の「味のものさし」を提供することで，お互いの感覚の違いを理解し合い，おいしいものを食べて笑顔になれる世の中に貢献していく。

文 献

1) 都甲潔（監修）：Biochemical Sensors: Mimicking Gustatory and Olfactory Senses, Pan Stanford Publishing (2013).
2) 都甲潔：ハイブリッド・レシピ，飛鳥新社 (2009).
3) 都甲潔（監修）：食品・医薬品のおいしさと安全・安心の確保技術，シーエムシー出版 (2012).
4) 都甲潔（監修）：おいしさの科学とフードテック最前線，シーエムシー出版 (2020).
5) Y. Kobayashi and H. Ikezaki, : Chapter 1 Advanced Taste Sensor Based on Artificial Lipid Membrane, In "Biochemical Sensors: Mimicking Gustatory and Olfactory Senses," ed. by K. Toko, Jenny Stanford Publishing, Singapore, 5-44 (2013).
6) 池崎秀和：解説「味の見える化」で世界を結ぶユーザーに導かれ一緒に歩んだ味覚センサの技術開発とビジネス活用，日本食品工学会誌，429-441 (2023).
7) 味香り戦略研究所レポート，20234-101 (2023).
8) https://www.jetro.go.jp/world/reports/2014/63ed6342c5f90c4a.html (2024/7/1)
9) https://www.jetro.go.jp/ext_images/_Reports/63ed6342c5f90c4a/mikaku_kannkitukeikajitu.pdf (2024/7/1)
10) 仲田真知子：市販トマトジュースの評価，日本官能評価学会誌，12, 1 (2008).
11) 和島孝浩ほか：味覚センサ分析によるトマト果実の食味評価の検討，美味技術学会誌，11 (2), 5 (2012).
12) H. Nobuyuki et al.: Standardization of tomato juice tastes using a taste sensor approach, *Biosci. Biotechnol. Biochem.* 84 (12), 2569 (2020).
13) 曽我綾香ほか：ナス新品種'サラダ紫'の果実品質特性，神奈川県農業技術センター研究報告，151, 9 (2009).
14) O. Benjamin et al.: Electronic Tongue as an Objective Evaluation Method for Taste Profile of Pomegranate Juice in Comparison with Sensory Panel and Chemical Analysis, *Food Anal. Methods*, 9, 1726 (2016).
15) 藤井沙代子ほか：味認識装置によるサトウキビ由来砂糖製品の評価，日本食品科学工学会論文誌，66 (7), 238 (2019).
16) 伊藤和子ほか：県産トウガラシのおいしさの見える化に向けた前処理法・測定条件の確立，栃木県産業技術センター研究報告，19, 19 (2022).
17) C. Phat et. al: Evaluation of umami taste in mushroom extracts by chemical analysis, sensory evaluation, and an electronic tongue system, *Food Chemistry*, 192, 1068 (2016).
18) 冨永美穂子ほか：長崎県（対馬）産乾し椎茸だしの呈味成分の特徴，日本家政学会第68回大会，ID: P-012 (2016).
19) https://www.pref.okayama.jp/uploaded/life/502548_3749740_misc.pdf (2024/7/1)
20) 増野和彦ほか：「美味しさ」に着目したきのこ栽培技術の開発，長野県林業総合センター研究報告，34, 81 (2020).
21) 冨川康之ほか：シイタケ菌床栽培におけるモウソウチクの栽培原料としての評価，島根県中山間地域研究センター研究報告，14, 39 (2018).
22) 細野隼章ほか：温湿度環境が長期貯蔵での野菜の鮮度に及ぼす影響，日本冷凍空調学会論文集，40 (1), 35 (2023).
23) 鈴木英二ほか：雪下キャベツの特性評価および試作品の開発，日本食品科学工学会学会誌，69 (8), 369 (2022).
24) 森山洋憲ほか：懸濁結晶法による凍結濃縮装置の検証，高知県工業技術センター研究報告，49, 1 (2018).
25) 深美聡子ほか：梨加工品の品種間の食味比較と調

理加工への応用, 別府大学研究ノート, 53, 149 (2012).
26) 松本雄一ほか：キクイモ塊茎焙煎茶の浸出温度および時間が水色, 味およびイヌリン含量に及ぼす影響, 美味技術学会誌, 20 (1), 18 (2021).
27) 駒場あすかほか：キクイモ塊茎粉末で置換した食パンの物性, 貯蔵性および嗜好性, 美味技術学会誌, 21 (2), 95 (2022).
28) 我如古菜月ほか：果実浸漬酢の酸味抑制効果の検討, 美味技術学会誌, 11 (2), 15 (2012).
29) 市ノ木山浩道ほか：'新姫' および 'カラマンダリン' の搾汁時における果皮の有無が果汁のフラボノイド含量ならびに香味の質に及ぼす影響, 園芸学研究, 14 (3), 283 (2015).
30) 原和弘ほか：家庭で作成可能な低カリウムオレンジジュースの開発—味覚センサーを用いて改良—, 透析会誌, 52 (11), 625 (2019).
31) 安武健一郎ほか：規格外野菜を原材料として開発した新規機能性食品の官能評価および味認識装置による味評価, 西九州大学健康福祉学部紀要, 44, 10 (2014).
32) 安武健一郎ほか：高オレイン酸含有大豆から開発した新規豆腐の官能評価および味認識装置による味評価, 西九州大学健康福祉学部紀要, 44, 1 (2014).
33) https://www.maff.go.jp/j/shokusan/recycle/syoku_loss/161227_8.html (2024/7/1)
34) 湯浅正洋ほか：新タマネギ葉の呈味特性と有効利用法に関する研究, 日本調理科学会 2019 年大会研究発表要旨集, ID: 2B-9 (2019).
35) 羽石悠里ほか：味覚センサー及び官能評価によるブレッドフルーツの味の特性, 日本調理科学会 2021 年大会研究発表要旨集, ID: 2A-5 (2021).
36) 野田博行ほか：味覚センサーで測定したコマツナおよびホウレンソウの味覚値に及ぼす硝酸イオン含量の影響, 科学・技術研究, 4 (2), 177 (2015).
37) 次世代高齢者研究報告書, 公益財団法人ハイライフ研究所, 20-21 (2017).
38) 平成 25 年度農林水産省委託調査 高齢者向け食品・食事提供サービス等実態調査事業報告書 (2014).

〈池崎　秀和〉

第 2 節
アンペロメトリック分析と AI による果実の甘味測定

1. はじめに

まだ味覚センサの研究を本格的に始める前に「味覚センサだとなかなか甘味を計測できない」という課題を指摘されたことがあった。甘味があるかどうかは、人の味の感じ方に大きな影響を与える。たとえばコーヒーは甘味とは無縁の飲料に感じられるが、実はおいしいコーヒーには甘味が隠し味で含まれていることがある。隠し味として含まれることで、味に立体感が出て、よりおいしいと感じるのだ。

甘味を計測するためにはどうしたら良いのか。この問題を解決するためには、アンペロメトリックセンサと AI（ニューラルネットワーク）を用いるのが良いのではないかと筆者は考えている。

今回はその公開されている範囲でその技術内容と果実を対象とした分析事例を紹介させていただきたい。

2. 電気化学とアンペロメトリック

電気化学を用いた測定法は現在さまざまな場面で使われている。たとえば家庭用の都市ガス・プロパンガス警報器として使われるガスセンサもガス分子がセンサと酸化反応を起こしてイオンと電子が発生されて検出するので、電気化学センサである。医療用途では糖尿病患者や予備軍のための血糖センサで電気化学を用いた分析法が使われている。

電気化学を用いた測定法は、電位差を測定する方法と酸化還元反応が起こった時に流れる電流を測定する方法の 2 つに大きく分けられる。細かく分類していくと色々あるのだが、本題ではないため、興味のある方は電気化学の本をお読みいただきたい。ここでは単純化して、電位差を測定する方法をポテンショメトリック、酸

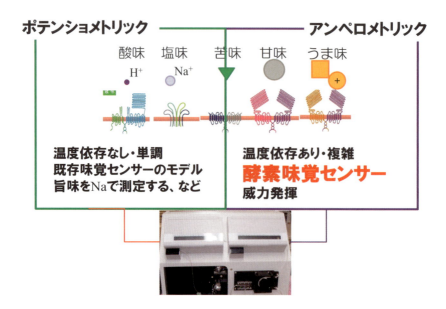

図1　味覚センサーレオの特徴

化還元反応が起こって流れる電流を測定する方法をアンペロメトリックと呼ぶ。測定法が異なるので，得意分野が異なっており，ポテンショメトリックはイオンなど電荷チャージがあるターゲットをセンシングするのが得意である。それに対して，アンペロメトリックは原理的にも明らかなように，酸化還元反応が起きるターゲットのセンシングに適している。先ほど説明したガスセンサや血糖センサも酸化還元反応で生じた電流を計測しているので，アンペロメトリックである。ポテンショメトリックのガスセンサもないことはないのだが，ガラス電極のインピーダンスが高いなどさまざまな問題があるため，アンペロメトリックが主流になっている。また，糖はポテンショメトリックで計測するのが難しいため，これもアンペロメトリックである。このように市場として大きい部分をアンペロメトリックの電気化学センサが占めているといえる。ここで基本5味に目を向けると，塩味や酸味はナトリウムイオンや水素イオンなどイオン成分が大きな影響を与えているためポテンショメトリックが適している。それに対して，甘味やうま味はターゲットが糖分やアミノ酸・核酸などであり，酵素反応を用いれば電気

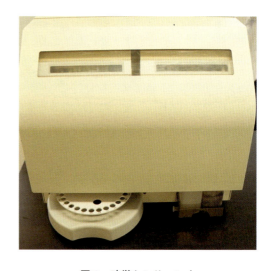

図2　味覚センサーレオ

分解して酸化還元反応を起こすターゲットであるから，アンペロメトリックに向いている。なお，苦味は多岐にわたっていてかつ分子構造も共通点がなく苦味物質次第で得意なセンサが異なるので，ポテンショメトリックとアンペロメトリック両方のセンサが必要だと考えている（図1）。

味覚センサーレオ（図2）は得意なセンサにそれぞれの味を検出してもらうというコンセプト

甘味物質：糖（スクロース、グルコースなど）

sucrose	enzyme (invertase/mutarotase/ glucose oxidase/ peroxidase)	sucrose + H_2O $\xrightarrow{INV}$ D-fructose + α-D-glucose α-D-glucose $\xrightarrow{MUT}$ β-D-glucose β-D-glucose + O_2 $\xrightarrow{GOD}$ D-gluconolactone + H_2O_2 H_2O_2 $\xrightarrow{HRP}$ H_2O
glucose	enzyme (glucose oxidase/ peroxidase)	β-D-glucose + O_2 $\xrightarrow{GOD}$ D-gluconolactone + H_2O_2 H_2O_2 $\xrightarrow{HRP}$ H_2O

うま味物質：アミノ酸（L-グルタミン酸など）

glutamate	enzyme (glutamate oxidase/ peroxidase)	L-glutamate + H_2O + O_2 $\xrightarrow{GluOx}$ α-ketoglutarate + NH_3 + H_2O_2 H_2O_2 $\xrightarrow{HRP}$ H_2O

酸化還元反応で流れるe^-を電流値として計測（アンペロメトリック）

図3　酸化還元反応例

で生まれた機械である．左側の部分にポテンショメトリックのセンサが入っており，右側の部分にアンペロメトリックのセンサが使われている．

　アンペロメトリックセンサで，どのようにセンシングしているのか，最もわかりやすい例ということで，甘味成分の代表としてグルコース／スクロースと旨味成分の代表としてグルタミン酸ナトリウムを例に説明してみよう．代表的な酸化還元反応を図3にまとめた．その酵素反応を用いて甘味を計測する方法である．酵素電極を用いることで，糖が酵素反応により電気分解され，その酸化還元反応の過程で生じる電子量を電流値として計測するのである．グルタミン酸ナトリウムなどの旨味成分も実は酵素電極を用いることで電気分解可能なので，アンペロメトリックで計測可能だ．ほかにも酵素センサとして検出可能な主なターゲットを表1にまとめた．このように多くのターゲットを検出可能なアンペロメトリックセンサであるが，技術的に難しい点がたくさんある．そのなかでも特に大きな課題を2つ紹介しよう．まず酵素を電極上に固定化することがあげられる．電極上へ

表1　酵素センサの主なターゲット

ターゲット	酵素
スクロース	グルコースオキシダーゼ インベルターゼ
グルコース	グルコースオキシダーゼ
マルトース	グルコアミラーゼ
ガラクトース	ガラクトースオキシダーゼ
アルパラギン	アスパラギナーゼ
グルタミン	グルタミナーゼ
グルタミン酸	グルタミン酸デヒドロゲナーゼ
イノシン酸	イノシン酸デヒドロゲナーゼ

の共有結合による固定化や電極上への非共有結合による固定化，電極材料中への混入といったことのほかに高分子薄膜中に酵素を包括固定化して電子ワイヤーの機能を持たせるなどの手法が考えられる．

　次に，固体電極と酵素間の電子移動がスムーズにいかないことがあげられる．これはターゲットと酵素間の酸化還元反応が起きている中心が内部に埋もれているためであり，拡散可能な低分子のメディエーターを電極内に保持さ

せるなどの対策が必要になる。塩味や酸味といったイオンをターゲットとする場合には、わざわざアンペロメトリックセンサを使うことはなく、電位変化を計測するポテンショメトリックセンサで分析する。

全ての味物質を計測するのは難しいが、食塩や砂糖など、直接計測したほうがよい呈味成分があるため、ポテンショメトリックとアンペロメトリック双方の特徴を活かして、味覚を検出していく。人工甘味料や苦味成分に関しては、選択性が高いセンサを作るよりも選択性が低いセンサを交ぜてニューラルネットワークも用いて解析を行うことで、センシングを行う。

3. AI解析

どんなにセンサを開発しても、全ての味物質を計測できないという課題は残る。それを解決するために使っているのが昨今流行しているAIの1種であるニューラルネットワーク解析である。ニューラルネットワークは、人間の脳機能を模倣した情報処理モデル(図4)であり、非線形データに対応可能で、パターン認識やデータマイニングなどの分野で応用されている解析手法である。学習させることにより、モデルを自動形成しネットワークを構築するのである。しかしながら、今までの一般的なニューラルネットワークであるシグモイド関数で近似するBPNN(Back Propagation Neural Network)では、学習量が充実しないとよい精度の情報をアウトプットできないという課題があった。

この問題を解決するために、慶應義塾大学での研究で提案されたガウス関数で近似する基底最適化RBFN(Radial Basis Function Neural Network)[1)-3)]という手法が開発された。図5に最適化プロセスの概念図を示す。最適化プロセスによって、データの確率密度分布に応じて基底を自動的に最適化する。AIの大きな課題といえば、overfitting(過学習)であるが、それを防ぐことができる技術となっている。Overfittingとはわかりやすくいうと、訓練データに最適化されすぎていて、未知のデータに対して適合できずに精度が低くなるということである。

人間でも1度先入観を持つとなかなかそれを捨てることが難しいということがあると思うのだが、まさにAIでも同じ問題があり、しかも頻繁に起こっている。新しく開発された方法を用いれば、これらの課題を解決して、味覚推定精度の大幅な向上が確認されている。表2の誤差判定は、LOO-CV(Leave-One-Out of Cross Validation)法という方法を用いている。

LOO-CV法での誤差とは、データセットから1つのサンプルを一時的に除外し、残ってい

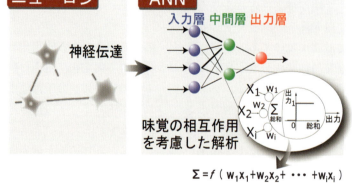

図4 ニューラルネットワーク

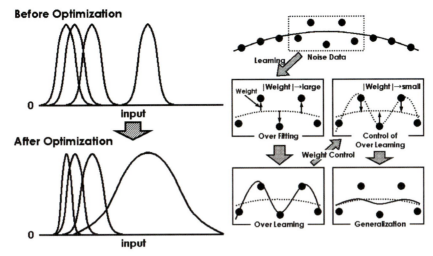

Reprinted with permission from Anal. Chem. 2005, 77, 24, 7908-7915. Copyright 2005 American Chemical Society.

図5 Overfitting を防ぐ RBFN

表2 推定手法の誤差比較（%）

提案法：
RBFNN
Radial
Basis
Function
Neural
Network

	提案法	既存法
塩味	5.9	16.2
酸味	7.2	19.6
甘味	12.4	41.9
うま味	5.6	15.0
苦味	3.9	20.2
平均	7.0	22.6

既存法：
重回帰分析

るサンプルから構築されたモデルから，除外されたサンプルの予測値と真値の差を比較していったことで作成されている。

4. 果実の分析事例

では，実際にどのような分析結果が味覚センサーレオで出てくるかを解説しよう。図6はみかんと揉みみかんの甘味・酸味比較である。揉みみかんは，手の内に収めて50回揉んだみかんである。揉みみかんは通常のみかんより甘味が0.2ポイント以上高く，酸味が0.2ポイント以上低くなった。人が違いを感じられる差（有意差）は0.20ポイント以上なので，差がついたといえる。これは，みかんを揉むことで，みかんの細胞が傷を受け，その傷を修復すると

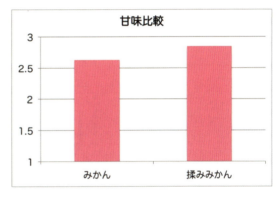
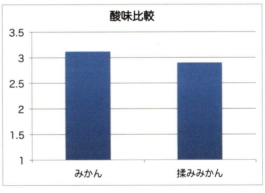

図6 みかん/揉みみかんの甘味・酸味比較

きに，「クエン酸」という酸味を持つ物質が消費されるからだと考えられる。このため，クエン酸の量が減って酸味が下がるため，相対的に甘味が上がると推測される。

つまり，揉むだけではなくお手玉のようにポンポンと投げたり，みかんでキャッチボールを行うのでも，同様に甘くすることができると思われる。ただし，あまりに衝撃を与えてしまうと食感が損なわれおいしくなくなるので，注意が必要である。

次にガリガリ君の梨味がどこまで梨を再現できたのかを検証するという企画で実施した味チャートの分析結果を図7に示す。

味として非常に似ていることがわかると思う。基本5味（甘味・うま味・苦味・酸味・塩味）の中で，有意差があるのは酸味のみ。95%以上の人がわかる数値で，果物の梨のほうが酸っぱくなっている。

最後に果物そのものではないが，果物味がするという観点からかき氷のシロップの味の違いについて解説したい。イチゴ味，メロン味，ブルーハワイ味のかき氷シロップの分析結果が図8だ。ご覧のとおり，イチゴ／メロン／ブルーハワイでほぼ味の差がない！ これは，香料で味を分けており，味はほぼ変わらないことを示している。

5. あとがき

最後に話が少し脱線するのだが，個人的に主張したいことでもあり，かつ興味を持つ方も多いだろうと信じて，日本人の味覚について書かせてもらいたい。

筆者は食の仕事に携わるようになってから15年以上経過するが，日本人の味覚は本当に

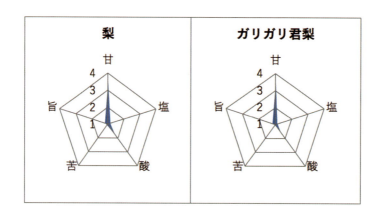

図7　梨とガリガリ君梨の味チャート比較

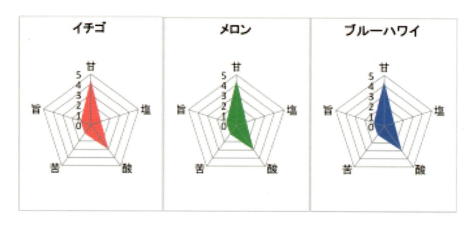

図8　かき氷のシロップの味覚分析結果比較

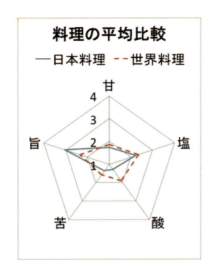
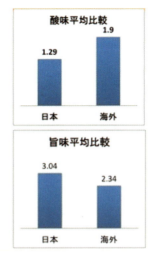

図9 日本料理と世界料理の比較

凄いと思うようになり,『日本人の味覚は世界一』（廣済堂新書）という本まで出版させていただいた。日本人の味覚のすごさはひと言でいえばうま味の感受性。図9のとおり，味覚センサーレオで調査した結果，日本料理を平均比較で見ると，海外料理に比べてうま味が非常に強いのだ。外国に行って「物足りない，日本の食が懐かしい」と思われる正体は「うま味」なのだ。では，なぜうま味をそこまで感じる食文化になったかというと，海に囲まれている島国という日本の地理的要因が関係している。そもそも1000万人以上の人口の国・地域に成長するためには，動物性タンパク質を取ることが必須で，肉と魚を食べて人口が増えるのだが，魚というのは，肉に比べて収穫量のバラツキが激しいため，日本以外の他の地域では肉の代替品というポジションに甘んじていた。ところが，日本は江戸時代に2000万～3000万ぐらいの人口の動物性タンパク質をほとんど魚で賄うことができた。動物性タンパク質を魚介類で取っているうちに鰹だしとか昆布だしといった出汁の文化が非常に発達していった。これが日本食にうま味が多い理由である。

うま味ブームであることを考えると，日本人は味覚の分野で先端を走っているといえると思う。

文　献
1) S. Ishihara et al.: *Anal. Chem.*, **77**, 7908 (2005).
2) D. Citterio and K. Suzuki: *Anal. Chem.*, **80**, 3965 (2008).
3) 池田睦：知能と情報, **21**, 392 (2009).

〈鈴木　隆一〉

第5章 青果物の香気成分と感覚特性

第1節
香気成分のにおい感覚特性

1. 飲食物の香気成分とにおい感覚のメカニズム

　香気成分が鼻から入ると，鼻の奥にある嗅上皮に運ばれる。嗅上皮には，香気成分をキャッチする嗅覚受容体があり，その情報が電気信号として嗅神経から嗅球，脳へと伝わり，においが感じられる。飲食物のにおい感覚について，香気成分が嗅覚受容体にキャッチされるまでの経路は2つある。1つ目は，その飲食物を口に運んだときに，飲食物が鼻に近づくため，鼻先から飲食物の香気が鼻腔に入り，嗅覚受容体でキャッチされ，その情報が脳へ伝わっていく経路である。2つ目は，飲食物を口に入れたときに，体内で口と喉，鼻がつながっているため，咀嚼した飲食物が喉から胃へ運ばれると，香りが喉から鼻に上がる。このときに，喉の奥から鼻へ抜ける空気の流れにのって香気が運ばれ，嗅覚受容体でキャッチされ，その情報が脳に伝わる経路である。この香りは，味とも一体となって認識されるため，おいしさと密接に関係している。前者はオルソネーザル，後者はレトロネーザルと呼ばれている。

2. におい感覚に影響する香気成分の閾値
2.1 特定悪臭物質を例にしたにおい感覚と閾値の関係

　生活環境中に香気成分が存在していても，その香気成分が人の鼻腔内に入り，嗅覚受容体にキャッチされ，その情報が電気信号として脳へと伝わらなければ，においは感じられない。におおうという感覚が生じるために，1つには人の香気成分に対する感度が重要になってくる。香気成分に対する感度は，閾値（いきち：においを検知できる最低濃度）が関係している。日本には屋外環境のにおいを対象とした悪臭防止法という法律があるが，規制の対象として22の特定悪臭物質が指定されている。22種類の特定悪臭物質の閾値は表1に示すとおりである。閾値にはppbからpptレベルのものも少なくなく，物質間の差も大きい。特定悪臭物質という括りでみても物質間の閾値の差が大きく，最も閾値が高いアンモニア（1.5 ppm）と最も低いトリメチルアミン（0.000032 ppm）では約47,000倍の差がある。

　このような各物質における人の感度の違いが，対象とするにおいの感覚にどのように関係するのであろうか。通常，あるものや環境のにおいは，複数のにおい物質により構成されている。例えば，アンモニア10 ppmとメチルメルカプタン0.005 ppmで構成された複合臭があったとしよう。複合臭が無臭空気で10倍に希釈されると，アンモニアは1 ppmとなり，閾値が1.5 ppmであるためにおいが感じられなくなる。一方，メチルメルカプタンは0.0005 ppmとなるが，閾値が0.00007 ppmであるため，10倍に希釈されてもにおいが感じられる。このような例では，当初はそれぞれの物質のにおいが混合された複合臭として感じられているが，複合臭が無臭空気で10倍に希釈されたときに，アンモニアは閾値以下になり，メチルメルカプタンのにおいだけが感じられるようになるのである。アンモニアは「し尿のようなにおい」とされ，メチルメルカプタンは「腐ったタマネギのようなにおい」とされる[2]。複合臭を構成し

ている物質濃度とそれぞれの閾値からにおいの質は，当初，「し尿のようなにおい」と「腐ったタマネギのようなにおい」が混ざった不快臭に感じられているが，希釈後は「腐ったタマネギのようなにおい」に感じられるようになると推察される。すなわち，閾値の異なるにおい物質からなる複合臭が希釈されると，においの質が変わって感じられることがあるのである。

2.2 レモンの香気成分と閾値

レモンの香気成分の閾値を測定した例を紹介しよう[3]。レモン精油の香気成分構成を参考[4]にD-リモネン，ノナノール，ペリルアルデヒド，シトラール，ノナナール，酢酸ゲラニル，ゲラン酸，ゲラニオールの8種類を選定し，各香料を試料採取用袋内で気化させて香気試料とした。各香気試料の閾値は，ガスクロマトグラフ質量分析計を用いて測定した試料採取用袋内で気化させた各香気試料の濃度と，三点比較式臭袋法で測定した臭気濃度から求めた(式(1))。

香気成分の閾値＝香気試料濃度／香気成分
　　　　　　　の臭気濃度　　　　　　(1)

三点比較式臭袋法[2)5)]とは，3Lのポリエステル製バック(におい袋)の中で，一定の希釈倍数に希釈した試料をパネル選定試験に合格したパネルが嗅いでにおいの有無を判定する方法である。三点比較とあるとおり，無臭の袋2つと，有臭の袋1つの計3つの袋から1つの有臭の袋を選び出すものである。パネルは6名以上で構成される。悪臭防止法および日本建築学会環境基準で，臭気指数および臭気濃度の測定において三点比較式臭袋法が採用されている。生活環境のにおいには低濃度であっても不快に感じられることがあり，低濃度臭気の測定を必要とする場合がある。臭気濃度は，その臭気を無臭の清浄な空気で希釈したとき，ちょうどにおわなくなったときの希釈倍数で表されるものであるため，脱臭効率や必要換気量を求めるときには有効である。臭気濃度は，10(ちょうど10倍に

表1　特定悪臭物質の閾値[1]

種類	特定悪臭物質	閾値(ppm)
1	アンモニア	1.5
2	メチルメルカプタン	0.00007
3	硫化水素	0.00041
4	硫化メチル	0.003
5	二硫化メチル	0.0022
6	トリメチルアミン	0.000032
7	アセトアルデヒド	0.0015
8	プロピオンアルデヒド	0.001
9	ノルマルブチルアルデヒド	0.00067
10	イソブチルアルデヒド	0.00035
11	ノルマルバレルアルデヒド	0.00041
12	イソバレルアルデヒド	0.0001
13	イソブタノール	0.011
14	酢酸エチル	0.87
15	メチルイソブチルケトン	0.17
16	トルエン	0.33
17	スチレン	0.035
18	o-キシレン	0.38
18	m-キシレン	0.041
18	p-キシレン	0.058
19	プロピオン酸	0.0057
20	ノルマル酪酸	0.00019
21	ノルマル吉草酸	0.000037
22	イソ吉草酸	0.000078

無臭空気で希釈したときに，におわなくなる臭気)以下の測定は困難であることから，日本建築学会環境基準では，臭気濃度10以下の試料の場合には，測定対象の臭気試料を一旦濃縮(常温吸着／加熱脱着法)する必要があるとしている。日本建築学会環境基準の嗅覚測定法マニュアルによると，臭気試料を濃縮するかどうかの目安は6段階臭気強度評価で2未満とされている。臭気指数と臭気濃度の関係は式(2)で表される。臭気濃度と臭気指数の関係は，臭気濃度10のとき臭気指数10，臭気濃度100のと

き臭気指数 20, 臭気濃度 1000 のとき臭気指数 30 となる。臭気対策として必要換気量などを求める必要がある室内の臭気に対しては，臭気濃度が用いられるが，悪臭防止法では，規制基準に対応するため，臭気濃度より人間の感覚量に対応した臭気指数が用いられている。

$$臭気指数 = 10 \times \log(臭気濃度) \quad (2)$$

ところで，三点比較式臭袋法のパネルは，パネル選定試験に合格した 6 名以上で構成されるが，パネルが，嗅覚の減退（通常よりにおいを弱く感じる状態），嗅覚の脱失（まったくにおいがわからない，においを嗅ぎ分けることができない状態），嗅盲（特定のにおいがわからない，嗅ぐことができない状態），あるいは逆に嗅覚の過敏などの異常があると，においの有無の判定ができない。そのため，T&T オルファクトメーター試薬を用いた嗅覚検査を事前に行い，合格した人がパネルとして採用される。試薬には，表 2 の 5 基準臭が用いられ，試験方法としては，5 本のにおい紙の中から，においの付いた 2 本のにおい紙を選び出す 5-2 法が用いられている。

レモン精油の香気成分の閾値測定においても，パネル選定試験に合格した大学生 18 名をパネルとして採用した。閾値が高かった 3 名と閾値の低かった 3 名を除いた 12 名の平均から各香気成分の臭気濃度を求め，香気試料濃度を臭気濃度で割って各香気成分の閾値を求めた。各香気成分の嗅覚閾値は，D-リモネンが 0.0013 ppm であり，シトラールが 0.0000038 ppm であった。また，ノナノールが 0.0000031 ppm，ペリルアルデヒドが 0.0000012 ppm，ノナナールが 0.0000004 ppm，酢酸ゲラニルが 0.00012 ppm，ゲラン酸が 0.00016 ppm，ゲラニオールが 0.0000032 ppm であった[3]。

表 2　パネル選定試験に用いられる 5 基準臭

	基準臭	においの質
A	β-フェニルエチルアルコール	花の香り
B	メチルシクロペンテノロン	焦げ臭
C	イソ吉草酸	腐敗臭
D	γ-ウンデカラクトン	果実の香り
E	スカトール	糞臭，かび臭い

2.3　レモンとオレンジの香りを特徴づける香気成分

カンキツ系の香気として，レモンおよびオレンジの香りが代表的である。レモンの生産地は，温帯南部から熱帯圏内で，主に地中海沿岸諸国やアルゼンチン，アメリカなどである。国内では，瀬戸内海沿岸の広島県や愛媛県が主要生産地である。オレンジの主要な生産地は，温帯から亜熱帯にかけて広がっており，温暖で日照時間が豊富な気候がオレンジの生育に適している。主にスペイン，イタリアなどの地中海沿岸諸国，ブラジル，アルゼンチンなどの南米，中国，インドなどアジアの地域などである。

レモンとオレンジは，いずれもミカン科の植物で，果実の皮に多く含まれる D-リモネンが主要な香気成分である。D-リモネンの香気は，甘酸っぱく爽やかで，食品用香料としてだけでなく，洗剤，化粧品，芳香剤など香粧品香料としても使用されている。この D-リモネンは，レモンとオレンジの香気成分構成で大半を占めるといわれている。

レモン精油の香気成分では，約 63 % が D-リモネン，シトラール（ゲラニアールとネラールの混合物）は 2〜3 % 程度とされる例もある[4]。D-リモネンの閾値は 0.0013 ppm，シトラールの閾値は 0.0000038 ppm[3]で，シトラールは D-リモネンの約 340 分の 1 の濃さでにおいが感じられる。レモンの香気成分のうち，閾値を測定した D-リモネン，シトラール，ノナノール，ペリルアルデヒド，ノナナール，酢酸

ゲラニル，ゲラン酸，ゲラニオールの8種類で100％となるように換算して香気成分構成を図に示すと，図1のようになる。一方，D-リモネンとシトラールの濃度を閾値で割って閾希釈倍数を算出し，レモンの香りへの寄与率を求めると，図2のようになる。レモンの香気成分のなかで，最も含有率が高いD-リモネンは，レモンの香りへの寄与率では5.4％と低い。一方，含有率が低いシトラールのレモンの香りへの寄与率は66.5％と高い。このことから，D-リモネンは香気成分の含有率としては高いが，人のにおい感覚としては感じられにくく，微量香気成分のシトラールがレモンの香りに大きな影響を与えていることが把握できる。

オレンジの香気成分構成においても，レモンと同様にD-リモネンの含有率は高いが，レモンとオレンジでにおい感覚が異なるのは，香気成分の含有率だけでなく，各香気成分の閾値が影響するためである。レモンに含まれる約2～3％のシトラールの閾値が低く，レモンの香りに大きく影響しているのと同様に，オレンジに約1％含まれるシネンサールの閾値が，D-リモネンの約1000分の1の濃度で香りを感じることができるほど低く，オレンジの香りに大きく影響している。シトラールやシネンサールは，微量であっても，香りに与える影響が大きく，それぞれレモンの香り，オレンジの香りを特徴づける香気成分なのである。

3. 香気成分が味覚に与える影響

3.1 オルソネーザルとしての香気成分の提示と味覚への影響評価の方法

鼻から吸い込んだ香気成分が，味覚に及ぼす影響について検討を行った。プラスチックカップの淵に1.5 cmの長さに切ったにおい紙を両面テープで貼り付け，におい紙にマイクロシリンジを用いて香料を付けた。そのカップに，水30 mLを注ぎ入れたものをパネルに提示した。におい紙に付ける香料は，香りの強さが表3の6段階臭気強度尺度で3になるように調整し

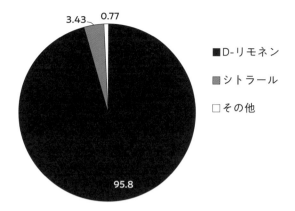

図1　レモン精油における香気成分の含有率
(注)閾値を測定した8成分で100％とした。その他はD-リモネン，シトラール以外の6成分

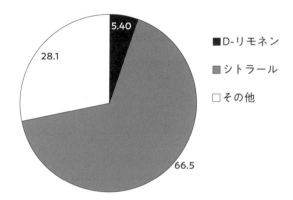

図2　各香気成分の閾値に基づくレモンの香りの構成
(注)閾値を測定した8種類で100％とした。その他はD-リモネン，シトラール以外の6成分

表3　6段階臭気強度尺度

0	無臭
1	やっと感知できるにおい
2	何のにおいであるかがわかる弱いにおい
3	楽に感知できるにおい
4	強いにおい
5	強烈なにおい

た。香料としては，レモン精油，D-リモネン，シトラールの3種類を用いた。

パネルに，プラスチックカップを手で持たせ，におい紙側が鼻に近くなるようにして水を飲んだときのにおい感覚と味感覚を評価させ

た。パネルは，パネル選定試験に合格した大学生20名を採用した。評価項目は，表4に示す「おいしい－まずい」，カンキツの特徴である爽やかさが感じられるかどうかの「さわやか－くどい」と表5の基本五味に関係する「甘い」「塩からい」「すっぱい」「にがい」とした。

3.2 レモンの香気成分をオルソネーザルとして使用した場合の味覚への影響

図3に，「おいしい－まずい」「さわやか－くどい」の評価の平均値を示す。レモン精油をにおい紙に付けた試料では，おいしさが0.7ポイント上昇し，さわやかさは約1ポイント上昇したが，D-リモネンでは，おいしさが約1ポイント低下した。シトラールではレモン精油ほどではないが，おいしさ，さわやかさともに上昇した。おいしさに関係すると思われる基本五味に関係する評価項目の結果を図4に示す。レモン精油とシトラールでは，甘い，すっぱいが上昇しており，甘味，酸味がおいしさの向上につながったと考えられる。一方，D-リモネンでは，苦いが上昇しており，苦味がおいしさの評価を低下させたことが推察される。レモンの香気成分では，シトラールはレモン精油と同様の評価結果となったが，D-リモネンでは異なる評価結果となっており，レモン精油のようなおいしさ向上効果は得られなかった。レモン

表4 おいしさ・さわやかさの評価

	非常に	やや	どちらでもない	やや	非常に
おいしい					まずい
さわやか					くどい

表5 基本五味に関係する評価

	思わない	やや思う	思う
甘い			
すっぱい			
塩からい			
にがい			

の香気成分の構成と各香気成分の閾値から，レモンの香りを特徴づけているのはシトラールといえるが，本実験結果からもレモン精油とシトラールのにおいの質，特徴が類似していることが把握された。

また，レモン精油の香りをオルソネーザルとして用いた場合でも，柑橘の香りの特徴であるさわやかさを感じさせるだけでなく，おいしさにも影響を与えることが明らかになった。この

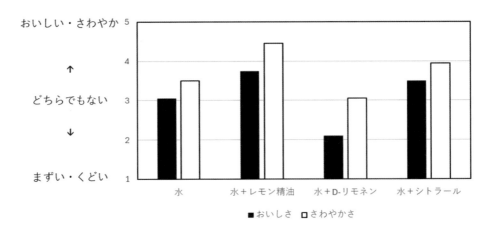

図3 レモンの香気成分によるおいしさおよびさわやかさの評価

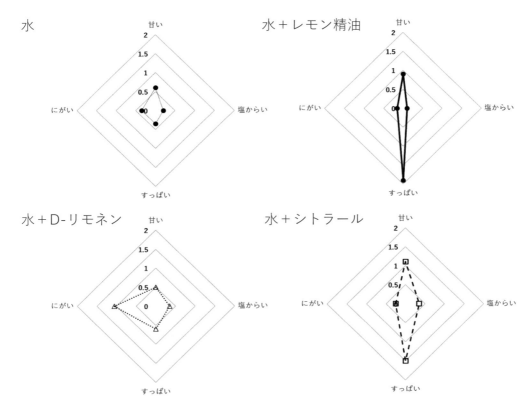

図4 レモンの香気成分による基本五味に関係する項目の評価

ことから，水そのものに甘さを加えることなく，レモンの香りだけで甘味を感じさせ，おいしさを引き出せる可能性が示唆された。

謝　辞

本実験を実施するにあたりご助言をいただいた山本健先生(当時，大同大学客員教授)，実験にご協力いただいた石川あゆみ氏(当時，大同大学4年生)，ならびに被験者の皆様に感謝申し上げます。

文　献

1) 永田好男，竹内教文：三点比較式臭袋法による臭気物質の閾値測定結果，日本環境衛生センター所報，**17**, 77 (1990).
2) におい かおり環境協会(編集)：六訂版ハンドブック悪臭防止法，ぎょうせい (2018).
3) 廣瀬正幸，棚村壽三，山本健，光田恵：レモンの香気成分の嗅覚閾値の検討，第39回人間－生活環境系シンポジウム，20 (2015).
4) 吉村奈津枝：レモン精油の香気成分，香料，**260**, 89 (2013).
5) 日本建築学会：日本建築学会環境基準室内の臭気に関する嗅覚測定法マニュアル (2010).

〈光田　恵〉

第2節
香りの多面的分析と青果物のおいしさ

1. はじめに
1.1 香りからみた「おいしさ」を規定する3つの要因

　食品のおいしさは，広義には食品固有の色や味，香り，食感などの外的刺激要因である知覚的要因，ヒトの心理的・生理的要因，製品情報などの認知要因の3つに大別されるが[1]，本節でテーマとしている香りの分析面からみた青果物の「おいしさ」は，食品を口に入れたときに香りと味によって形成される風味に対象を絞っている。風味の感じ方においてもヒトの有する心理的・生理的要因の影響を受けることから「おいしさ」を客観的に規定することは難しいが，「不味いものとは？」と尋ねられれば，塩辛い，甘すぎる，腐敗している，酸化劣化している，など具体的なイメージをあげることができる。前2者は味覚のアンバランスによるものであり，後2者は嗅覚におけるアンバランスによるものといえる。例えば，腐敗臭の香気成分として知られるインドール(indole)は，高濃度では馬糞臭とも表現されて異臭とされるが，低濃度ではジャスミンの花や茶の特徴香となっている。靴下臭として嫌われることの多いイソ吉草酸(isovaleric acid)も低濃度でバニラ香と合わせると典型的なチョコレートの香りとなるように，不味いものとしてあげられる匂いも常に不味さの要因となるわけではなく，適切なバランスで処方されればおいしい香りの要素にもなる。このように味覚や嗅覚においてバランスが崩れたものを不味い，と考えると，逆においしさは，味覚や嗅覚を主とした五感に受ける刺激がバランスのとれている状態，と規定できるかもしれない。

　青果物の香りから見たおいしさを規定する2番目の要因としては，素材のもつ特徴香を備えて不快臭がないことが挙げられる。ヘイデン種マンゴーのトロピカルな特徴香である4-メチル-4-スルファニルペンタン-2-オン(4-methyl-4-sulfanylpentan-2-one)[2]，バナナの甘いフルーツ香を構成している酢酸イソアミル(isoamyl acetate)[3]，キュウリに微量に含まれてウリ様の香りを呈する2,6-ノナジエナール((E,Z)-2,6-nonadienal)[4]など，青果物はそれぞれ特徴香気成分(character impact odorants)を有している。特に果物類などは香りが付加されていなければそれらの果汁は酸糖液と変わらず何を食べたかも判別できないように，味に香りが加わることにより食べたときのイメージが形成される。さらに，ヒトは快感よりも不快さを強く意識する傾向にあることから[5]，素材が不快臭を含まないことは特徴香を備えていること以上に官能では重要であるかもしれない。そのままの水道水よりも浄水器を通したほうがおいしいと感じるのは，味覚や嗅覚を刺激しておいしいと感じさせる成分が浄水に含まれているためではなく，ヒトの官能で塩素臭などの不快として引っ掛かる要素が除かれているためにおいしいと感じるのである。

　青果物のおいしさを規定する3番目の要因は，まだ検証が不十分なところはあるが香りや味に厚みのあることだと考えられる。例えば，バナナの特徴香である酢酸イソアミルのほか数種類の成分のみで処方した香料で賦香すればバナナっぽくはなるものの，おいしくなるとは限らず，薄っぺらな感じを与えてケミカル臭がしてしまう場合が多い。酢酸イソアミルの香りが突出するため，と解釈すれば本節におけるおいしさの第1要素のバランスの崩れとも考えられるが，それ以上に，少数の嗅覚受容体しか刺激を受けていないことが官能における物足りなさ，薄っぺらな印象を与えているものと考えられる。香りは鼻腔内の嗅覚受容体(odorant receptor)で検知されて，嗅上皮にある嗅神経細胞(olfactory sensory neuron)を経て嗅球の糸球体(glomerulus)へとその信号が伝達される[6)-9)]。ヒトの嗅覚受容体は約400種類といわ

れ，それぞれの香気成分に対して通常，複数種類の嗅覚受容体が異なる強度で反応し，さまざまな香気成分を含む香りに対する嗅覚受容体の応答が総合されて糸球体に収束し，糸球体が受容した信号強度に応じて発火する。Hofmannらは，混合物においては個々の匂い成分の個性は失われて混合物に特有の匂いの知覚が生み出されていることを示しつつ，その知覚発現の規則性については明らかにできていない現状を示している[10]。

バナナの香りをおいしく感じているとき，意識表面には酢酸イソアミルなどバナナの特徴香気成分が強く出ているものの，他にも多くの嗅覚受容体が刺激を受けて多くの糸球体が発火していることにより香りに厚みを感じておいしいと感じられるものと考えられる。

以上のように，香りの分析が対象とする青果物のおいしさを3つの要素で規定すれば，「バランスが取れていて，素材の特徴香気成分を含みつつ異臭成分が検知されず，味嗅覚が多くの刺激を受けている状態」であると考えられる。

1.2　おいしさにおける香気分析の役割

おいしさを前項のように規定するとき，香りを分析することの意義は大きく分けて，素材に含まれる特徴香気成分を解き明かすことと，嗅覚が検知している香りの組成とバランスを解明すること，の2つに分類されると考えられる。

青果物には通常，数百種類の香気成分が含まれているが，そのうち香りを持つ成分のなかにはガスクロマトグラフィ質量分析法(Gas Chromatography/Mass Spectrometry，GC/MS)による検出も困難なほど嗅覚閾値(odor threshold)の低い成分も多い。香気成分の研究者らは長年，特定匂い成分の検出によりおいしさを解明しようと，ヒトの嗅覚を検出器として香気成分を検出する匂い嗅ぎガスクロマトグラフィ分析法(Gas Chromatography/Olfactometry，GC/O)や高精度の検出器を持つガスクロマトグラフィー飛行時間型質量分析法(Gas Chromatography/Time-of-Flight Mass Spectrometry，GC/ToFMS)などを駆使して，おいしい香りの秘密を解き明かすような鍵成分(key compounds)を追求している。対象の青果物からはこれまで見出されていなかった新規な香気成分や，特徴的な香りをもつ品種に含まれる香気成分についての研究は香気分析の主要なテーマとしてこれまで長く取り組まれてきた[11]-[14]。一方で，分析機器の精度向上に伴い新規な香気成分が数多く報告されているものの，その成分がその後，他の文献には取り上げられない場合が多いとする調査結果も報告されている[15]。確かに，新たに香気成分が見出されてもおいしさの解明という課題の解決に至らないことにはもどかしさも感じるが，青果物に含まれるおいしさの構成要素の解明は香りの分析において重要な役割の1つである。

香りの分析が担うもう1つの役割は，青果物のおいしさを再構築できるように，おいしいと感じているときの香りのプロファイルを解明することにある。同じ香気成分を含む桃でも，店頭から漂う香り，ジューサーで粉砕しているときの香り，口に入れて食べているときの香り，に含まれている香気成分のプロファイルはそれぞれに異なっている。ナイフで切る，圧し潰す，など物理的変形の与え方や，ミルクや油脂などの添加により素材から放出される香りのバランスは異なってくる。また，加熱加工などを行えば，新たな香気成分の生成や含まれていた香気成分の分解など，香気成分自体にも変化が生じる。ある特定の場面においておいしいという感情を惹起させるに至った香りに含まれる香気成分とそのバランスを解明することが青果物のおいしさにおける香気分析の2つ目の役割といえる。

筆者の勤める三栄源エフ・エフ・アイ(株)は食品添加物メーカーだが，その香料部門ではさまざまなおいしい場面の香りの分析により得られた結果を香料開発に活用している。その経験も踏まえて，青果物のおいしい香りをどのよう

に取り出し，分析により得た知見から何をおいしさの特徴として取り上げてきたかについて，次項以降，ご紹介する。

2. 漂う香り「発散香気」の捕集と分析
2.1 ブドウ
2.1.1 ブドウの花の発散香気

ここでは，ブドウ品種マスカット・ベリーA（Muscat Bailey A [*V. labrusca* (Bailey) × *V. vinifera* (Muscat Hamburg)]）の花の香りを例として，気中に発散して漂う香りである発散香気の分析例について述べる[16]。ブドウの花は花弁を持たないため目立たないが，6月頃に開花すると甘い香りがあたりに漂う。気中に発散した香りの成分濃度は低く気体からの溶剤抽出では捕集の効率が低いため，通常は固相吸着により香気成分を捕集する。本研究では開花したブドウの花房に樹上で匂い袋を被せて花房周辺の気体を流速 0.5 L/min でポンプにより吸引し，気中の香気成分を Solid-Phase Microextraction（SPME）ファイバー（PDMS/DVB, 65 μm, Supelco）と Tenax® TA（60/80 メッシュ, Gerstel）を用いて 60 分間捕集した[17)18)]（図1）。Tenax® TA を用いて捕集した香気成分は溶剤に溶出することにより繰返し分析に供することができる一方，SPME により捕集した香気成分は GC/MS に直接注入するため，1度の分析によりサンプルは消失するが，溶出や濃縮の操作を経ないため香気成分バランスを正確に反映したデータが得られることが期待できる。

GC/MS 分析により検出された成分には，リモネン（limonene）や γ-ターピネン（γ-terpinene）など，揮発性の高いテルペン類が多くを占めるほか，オクタナール（octanal）やデカナール（decanal）などフルーティなアルデヒド類が検出された。

2.1.2 花の発散香気の匂い嗅ぎ分析（GC/O）

ブドウの花の甘い香りに寄与する成分を解明するために Tenax® TA により捕集した香気成分から溶出したサンプルを用いて GC/O 分析に供した。フローラル香のリナロール（linalool）やゲラニオール（geraniol），メタリックな香調の *trans*-4,5-エポキシ-(*E*)-2-デセナール（*trans*-4,5-epoxy-(*E*)-2-decenal），スパイシーな 4-ビニルグアイアコール（4-vinylguaiacol）のほか，ジャスミン様のフローラル香成分で，メチル ジヒドロジャスモネート（methyl dihydrojasmonate，以下，MDJ）とメチル エピジャスモネート（methyl *epi*-jasmonate）と推定される成分が検出された。これら2成分はブドウの

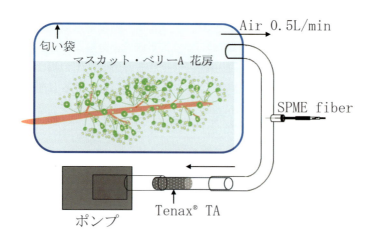

図1　ブドウの花の発散香気の捕集方法

花の特徴的な甘い香りを形作るうえで鍵成分（key compounds）であると考えられたが，ブドウからの検出例は本研究が初めてだったことからGC/Oとは別の分析手法による確認を試みた。

2.1.3　1D/2D GC/MSシステムによる微量成分の構造確認

本研究で検出したMDJは，GC/MSによるscan分析では検出することができなかったため，Gerstel社の1D/2D GC/MSシステムによる選択イオン検出法（Selected Ion Monitoring: SIM）による検出を試みた。花の抽出物に含まれるピークの特徴イオン（m/z: 83, 153, 156）の比率が標準品と一致し，花の抽出物にスパイクした標準品のピークが，花に含まれる成分とピークが重なったことから，ブドウの花の抽出物にMDJが含まれることが確認された。

2.1.4　ブドウの花と果実の香りに含まれる鍵成分

マスカット・ベリーAの花房は，n-ヘキサン中に浸漬することにより花の内生香気成分の抽出を行った。得られたn-ヘキサン抽出液は，Solvent Assisted Flavor Evaporation（SAFE）装置[19]で処理することによりワックス類などの低揮発性成分を除いた後，濃縮することにより検液を得た。果実の香りについては，ジューサーで粉砕した後にジクロロメタンを加えて撹拌することにより香気成分を抽出した。ジクロロメタンの抽出液を濃縮して得た検液をGC/MS，GC/Oの分析に供した。

果実と花の内生香気のGC/O分析結果を図2に示した。マスカット・ベリーAは，その果実がイチゴのような甘い香りのすることが特徴であるが，これを支持するように果実のGC/O分析では綿菓子様香気として知られる2,5-ジメチル-4-ヒドロキシ-3(2H)-フラノン（2,5-dimethyl-4-hydroxy-3(2H)-furanone，以降2,5-DMHF）やグレープジュースに多いブドウ香成分として知られるアントラニル酸メチル（methyl anthranilate）などが主要な香気成分として検出された。マスカット・ベリーAの花の香りからはこれらのブドウの特徴的な香気成分は検出されなかったが，一方，MDJやメチルepi-ジャスモネートは花の香りのみに含まれていた。

この研究で見出したMDJは花の香りに極微量にしか含まれていないにもかかわらず，香りへの寄与は大きな鍵成分である。この研究ではGC/O分析でも果実からMDJは検出されなかったが，筆者らはフルーツ風味飲料に添加することにより果汁感をアップさせる効果を見出しており，例えば，グレープ風味飲料に0.0001 ppmという極微量でもMDJを添加することによりブドウの果皮感や果汁感が引き立てられる[20]。

2.2　レモンを例としたさまざまな発散香気

柑橘類の香りは外果皮であるフラベドとその内側の白い内果皮アルベドにその大部分が含まれ果肉の香りは少ない。レモンの発散香気も果皮部分を傷つけることにより発散されるが，レモンを輪切りにしたり絞ったりするときの発散香気にはそれぞれ特徴があり，それぞれの香りのバランスをおいしいと感じる場面がある。レモンの輪切り，すりおろし，南半球搾り，通常の手搾りによる発生香気の特徴を解明するために，箱の中でそれぞれの操作を行い発散した香気を固相吸着して分析に供した[21]。レモンを輪切りにしたときの発散香気には酢酸ヘキシル（hexyl acetate）が多く含まれ瑞々しい香りの特徴に寄与しているものと考えられた。レモンをおろし器ですりおろしているときの香りは爽やかな青さを呈しており，ヘキサナールや(Z)-3-ヘキセナールなどがその特徴香気成分と考えられた。果皮を下にして絞る南半球搾りの発散香気にはノナナール（nonanal）が多くゴツゴツとした果皮感を呈する一方，通常の手搾りでは果汁感が強くシトラール（citral）の寄与が大

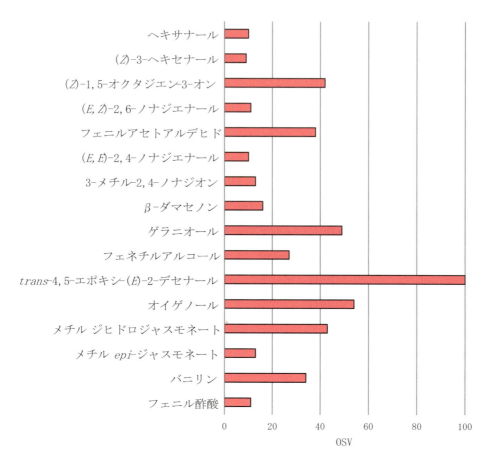

図2 ブドウの花の発散香気抽出物のGC/O分析結果

きいものと考えられた。

このように同じレモンの発散香気でも発生させる方法により、香りの特徴は大きく異なってくる。おいしさにおける香気分析の役割の1つは本節1.2で述べたように、おいしいと感じているときの香りのプロファイルを解明することにあるが、そのためにはおいしい場面をそのまま再現した香りを実験室で発生させて、プロファイルを変えないように効率的に捕集することが重要となる。

3. 口中香気とその分析手法

香りと味により形成される風味は青果物を食べているときのおいしさの中核的な役割を担っている。香りは鼻腔内の嗅覚受容体において検知される知覚であるが、先のMDJが香気成分でありながら果汁感をアップするように、香りが味のように感じられる場合も多い。食べているときに口腔内で発生する香気を口中香気(レトロネイザルアロマとも、retronasal aroma)というが、口中香気と味は風味として混然となっているためヒトの官能で両者を識別することは難しい。そのため、口中香気の分析は機器分析による場合が多く、RAS(retronasal aroma simulator)のように咀嚼活動を模擬した装置を用いて再現した口中香気を機器分析することにより研究がすすめられてきた[22)-24)]。RASは底面に撹拌羽を備えた1Lの保温ジョッキで、イチゴなどの食品を撹拌羽で粉砕することにより口中の咀嚼を模しており、粉砕中に気中に発散される香気成分がヒトの口中香を再現できるように装置動作や香気捕集の諸条件を調整

している（図3）。

　一般的に内生香気と発散香気，口中香気ではそれぞれに含まれる香気成分のバランスは異なっている。表1は，DB Wax カラム（60 m×0.25 µm, Agilent）を装着した GC/MS 分析による各香気成分の保持指標（retention index: R.I.）を用いてイチゴの主要香気成分を揮発性の高い成分（高），中間の成分（中），低い成分（低）にグループ分けし，各香気が含む成分バランスを概念的に表したものである。内生香気には香気成分の揮発性には関わらず，含有比率と同じ割合で香気成分が含まれるのに対して，発散香気と口中香気では揮発性の高い香気成分の割合が高いことを示している。発散香気は，口中香気と比較すると揮散性の高い香気成分主体で構成されるのに対して，口中香気では食品を咀嚼することにより揮散性の低い成分もある程度含まれることが特徴である。三栄源エフ・エフ・アイ（株）ではイチゴなど果物類の口中香気の分析結果を基に調合した RAS フレーバーシリーズを開発しているが，これらの香料は瓶香でのトップノートは控えめであるにもかかわらず，飲料ベース等に添加することにより果物の風味を感じることができることから，味に効く香料，果物を食べた時のような香料と評されている[25)-27)]。咀嚼という活動があるとはいえ口腔内で発生する香気成分は極低濃度だと思われる

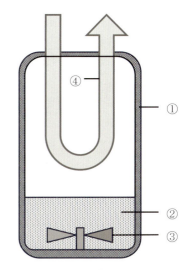

①恒温ジョッキで液温を加温（36℃）
②緩衝液による唾液代替
③攪拌羽による食品の粉砕で咀嚼を模擬
④窒素気流下に発散した香気を捕集

図3　RAS の装置概略図

が，ラクトン類など閾値の低い香気成分は咀嚼活動により口腔内で発散して鼻腔内の嗅覚受容体まで届くことにより風味としては大きな影響を与えており，口中香気の分析は青果物のおいしさを探求するうえで重要なテーマである。

4. 加熱調理による香りの変化

　青果物のなかでも野菜類は煮込んだり炒めた

表1　香気に含まれる香気成分のバランス

揮散性	イチゴにおける主な香気成分（香調）	香気成分バランス		
		発散香気	口中香気	内生香気
高	酪酸メチル、酪酸エチル、ヘキサナール（フルーティ），(E)-2-ヘキサナール（グリーン）			
中	カプロン酸エチル、カプリル酸エチル（フルーティ），リナロール（フローラル），酢酸，カプロン酸（酸臭）			
低	HDMF（糖香），(E)-ネロリドール（フローラル），γ-デカラクトン，γ-ドデカラクトン（練乳香），バニリン（バニラ香）			

り，調理することにより特有の風味を料理に与えることから調理前後の香りの変化は重要な研究テーマである。筆者らは加熱前後のトマトの香りを比較することによりトマトの調理香の解明を行った[28]。トマトは調理前後や時間経過により香りの変化が大きく，また，サンプルの個体差も大きいことから，分析サンプルとしては一群のトマトをフレッシュトマトとボイルドトマトに分けて分析を行った。8個の桃太郎トマトをブレンダーで粉砕し，700 gを用いてエーテル抽出を行いフレッシュトマトの検液を調製し，残りの粉砕物を80℃で30分間加熱した後に得たエーテル抽出液をボイルドトマトの検液として両者をGC/O分析で比較した。GC/Oの希釈分析では，香りの強さに成分量を加味して香りの量として数値化したチャームバリュー（charm value）は[29]，いずれの検液においても綿菓子様香気の2,5-DMHFが最も大きい値を示したことからこれを100として各香気成分のチャームバリューを標準化した（図4）。加熱調理することにより，甘い肉様のメチオノール（methionol），クスリ様でスパイシーなグアイアコール（guaiacol），熟したベリー香のラズベリーケトン（raspberry ketone）など，フレッシュトマトには見られなかった成分を含めて，香りに寄与する成分が増えることにより厚みのある調理香となっていることがわかった。

オニオンもさまざまな料理に活用される青果物である。オニオンの調理香の解明にあたっては，北海道産オニオンを約5 mm角のみじん切りにしたものを生オニオンのサンプルとし，これに植物油脂を加えてきつね色に色づくまで

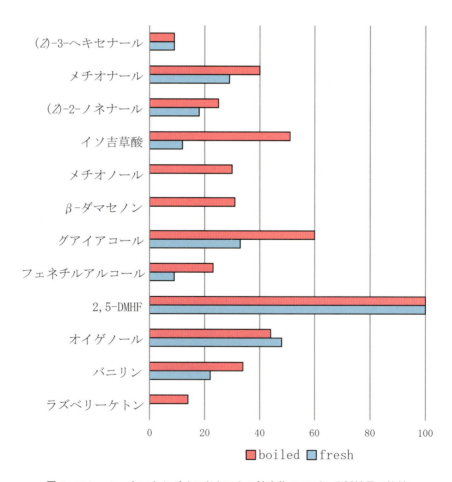

図4 フレッシュトマトとボイルドトマトの抽出物のGC/O分析結果の比較

じっくりと炒めたものを炒めたオニオンのサンプルとして，それぞれの香気成分をエーテルで抽出した。SAFE を用いて抽出液から揮発性成分を回収して濃縮したものを検液としてGC/MS, GC/O 分析に供した。生オニオンからはガス様の硫黄臭をもつジイソプロピルジスルフィド（diisopropyl disulfide）などのジスルフィド類やトリスルフィド類，催涙性もあるチオプロパナール-S-オキシド（propanal-S-oxide）などが特徴香として検出されたのに対し，炒めたオニオンでは 2,5-DMHF が甘いロースト香に寄与し，醤油様の香気をもつメチオナール，コンソメ様の 3-メルカプト-2-メチルペンタノール，油脂感のある (E,E)-2,4-デカジエナール（(E,E)-2,4-decadienal）などによりオニオンの調理感を呈しているものと考えられた[30]。

5. 香りの濃度変化を分析する手法

ミント味のチューイングガムを用いた Taylor らの研究において，ミント感に寄与する香気成分メントン（menthone）の口中香気濃度が高く維持されていても濃度が一定だとヒトはミント感を感じなくなることが報告されている[31]。ヒトは香りの濃度よりも濃度変化を検知する傾向があると考えられることから，発散香気の濃度変化を捉えることはおいしさの解明に取り組むうえで重要なテーマである。

GC/MS や GC などの分析装置は香気成分の同定能力は高いものの，分析に必要な濃度のサンプルを得るために一定の香気捕集時間が必要となり，その測定値は捕集時間内の平均濃度となってしまう。そのため，短時間の濃度変化を分析するためには，大気圧化学イオン化質量分析法（Atmospheric Pressure Chemical Ionization/Mass Spectrometry: APCI/MS）[32)33)] やプロトン移動反応質量分析法（Proton Transfer Reaction/Mass Spectrometry: PTR/MS）[34)35)] といった，分離カラムを持たない直接導入タイプの質量分析法が有効な分析ツールとなる。

筆者らは PTR/MS を用いてニガウリの花の開花に伴って発散される香りのバランスの変化を明らかにした[36]。開花が予想される花の先に PTR/MS の導入管を固定して発散香気を分析する一方で，花の開花状況をビデオカメラで撮影することにより発散香気のバランスと開花タイミングを照合できるようにした。事前に香気成分を分析することにより主要な香気成分として検出した 2-アミノベンズアルデヒド（2-aminobenzaldehyde, m/z 122），アントラニル酸メチル（methyl anthranilate, m/z 152），インドール（indole, m/z 118），それぞれの特徴イオンを PTR/MS でモニターした。PTR/MS による分析の結果から，ニガウリの花は蕾が開きはじめるタイミングで発散香気量が最大となるが，その開花直後ではインドールの香りが強く，その後，2-アミノベンズアルデヒドの比率が増えていくことがわかった（図 5）。本研究では蕾の段階で 5-フルオロインドールを吸収させた花から，2-アミノ-5-フルオロベンズアルデヒドが検出されたことから，生合成経路においてインドールは 2-アミノベンズアルデヒドの前駆体であり，開花のタイミングで生合成経路が活性化することにより増加したインドールから 2-アミノベンズアルデヒドが生成されるに従って香気成分バランスが変化したとの推測も得ている。

上記のような花だけでなく，青果物も触ると酵素の働きにより静置状態とは異なる香りを発するものも多く，PTR/MS や APCI/MS のような装置は，ありのままの発散香気を分析するうえで有効なツールとなり得る。ただし，PTR/MS で濃度変化をモニターするには 10 ppb 程度の濃度は必要と考えられること，検出器が四重極型質量分析計（QMS）であることからモニターするイオンの種類を増やすとスキャン時間が長くなり短時間の変化を捕捉できなくなる，などの装置特性から，食べているときの口中香気などを解明する場合には測定対象のイオンを絞るなどの工夫が必要となる。口中

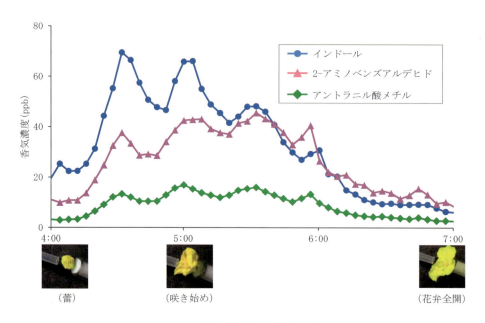

図5　ニガウリの花の開花状況と発散香気バランス

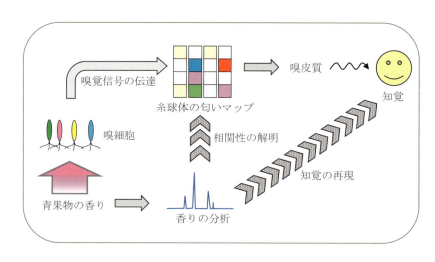

図6　青果物のおいしさにおける香りの分析の目指す役割

香気の網羅的な分析などを行う場合には，検出器の分解能や質量精度の高いPTR/ToFMSのほうが，より適していると考えられる。

6. おわりに

本節においては青果物のおいしさの解明を目的とした多面的な香気分析の実例として，おいしいと感じるさまざまな場面において発生している香りを実験室的にどのように再現し，この香気成分をどのように捕集して分析してきたか，についてご紹介してきた。

本節1.で述べたように香り成分を検知した鼻腔内の嗅覚受容体から発せられた信号は嗅球の糸球体へと伝達された後，大脳皮質の嗅覚野で他の五感に受けた刺激や記憶などとともに複雑な処理を経ておいしさなどの知覚情報へと変換される（図6）。同じ個人であっても嗅覚に受けた一定の刺激が多様な知覚情報へと変換され

るがゆえにヒトはさまざまなパターンのおいしさを楽しむことができているのだと考えられるが，一方で，知覚情報であるおいしさを香気分析のみによって解明することは不可能であることを示唆している。香気分析にでき得ることは，あるおいしい場面の香りに反応した各嗅覚受容体から発せられた信号が集約される糸球体の発火パターンである匂いマップを分析結果から推定することであり，その推定を基に調合した香料によりおいしい場面の香りを再現することが，おいしさにおいて香気分析の目指すべきところであると考える。

文献

1) 相良泰行：冷凍，**79**, 923, 37 (2004).
2) M. Steinhaus et al.: *J. Agric. Food Chem.*, **64**, 4312 (2016).
3) M. J. Jordán et al.: *Proc. Fla. Sate. Hort.*, **114**, 153 (2001).
4) R. F. McFeeters et al.: *J. Agric. Food Chem.*, **49**, 4203 (2001).
5) 満倉靖恵：「フキハラ」の正体，ディスカバー・トゥエンティワン，35-40 (2022).
6) 森憲作：日老医誌，141-144 (2002).
7) 東原和成：化学と生物，**45**, 8, 564 (2007).
8) 坂野仁：応用物理，**83**, 1, 18 (2014).
9) 石井健太郎：におい・かおり環境協会誌，**46**, 4, 270 (2015).
10) T. Hofmann et al.: *Angew. Chem. Int. Ed.*, **53**, 7124 (2014).
11) P. Schieberle and T. Hofmann: *J. Agric. Food Chem.*, **45**, 227 (1997).
12) A. Buttner and P. Schieberle: *J. Agric. Food Chem.*, **47**, 5189 (1999).
13) F. Gasperi et al.: *Molecules*, **20**, 2, 2445 (2015).
14) R. J. Cannon and C-T. Robert: *J. Food Drug Anal.*, **26**, 2, 445 (2018).
15) D. Ulrich et al.: *J. Agric. Food Chem.*, **66**, 13, 3291 (2018).
16) 幸野将司ほか：第59回TEAC要旨集，225-227 (2015).
17) C. L. Arthur and J. Pawliszyn: *Anal. Chem.*, **62**, 2145 (1990).
18) P. Eisert and J. Pawliszyn: *Anal. Chem.*, **69**, 3140 (1997).
19) W. Engel et al.: *Eur. Food Res. Technol.*, **209**, 237 (1999).
20) 大西正展ほか：特許第6734037号，特許第7041707号．
21) 柴原伸哉，澤井秀幸：FFIジャーナル，**229** (1), 57 (2004).
22) D. Roberts and T. E. Acree: *J. Agric. Food Chem.*, **43**, 2179 (1995).
23) K. D. Deibler et al.: *Flavour Frag. J.*, **19**, 518 (2004).
24) K. D. Deibler et al.: *J. Agric. Food Chem.*, **49**, 1388 (2001).
25) FFIジャーナル，**209**, 2, 172 (2004).
26) 東栄美，三宅一之：FFIジャーナル，**215**, 3, 338 (2010).
27) 安東宣英，三宅一之：FFIジャーナル，**216**, 2, 174 (2011).
28) 大西正展，岩渕久克：第49回TEAC要旨集，89-91 (2005).
29) T. E. Acree: *Anal. Chem. News Features*, **69**, 170A (1997).
30) 山本孝，池田誠司：FFIジャーナル，**215**, 2, 230 (2010).
31) Taylor et al., ed. by P. Schieberle and K-H. Engel: *Frontiers of Flavour Science*, 9th, 271-274, Deutsche Forschungsanstalt für Lebensmittelchemie (2000).
32) R. S. T. Linforth et al.: *Food Chem.*, **65**, 77 (1999).
33) A. J. Taylor et al.: *J. Agric. Food Chem.*, **50**, 5406 (2002).
34) W. Lindinger et al.: *J. Mass Spectrom. Ion Process.*, **148**, L1 (1995).
35) W. Lindinger et al.: *J. Mass Spectrom. Ion Process.*, **173**, 191 (1998).
36) 石田晴香ほか：第58回TEAC要旨集，1-3 (2014).

〈大西　正展〉

第6章 非破壊センサ

第1節
放射光を利用したXAFSによる食品科学

1. はじめに

本節では放射光X線を用いた青果物の非破壊化学状態分析について述べる。X線は、いわゆるレントゲン撮影など、基礎科学分野だけでなく広く社会生活の中で使われている。X線の発生方法はいくつかあるが、ここで紹介する実験手法は、放射光と呼ばれる大型研究施設を用いて発生させる輝度の高いX線を利用したものである。放射光は量子ビームの1つであり、ほかには電子、陽電子、中性子、ミュオン、などの量子ビームがある。

放射光X線を利用した実験手法といっても、たとえば、X線回折(X-ray Diffraction: XRD)、タンパク質結晶構造解析(Protein Crystallography)、蛍光X線分析(X-ray Fluorescence Analysis: XRF)、X線光電子分光(X-ray Photoelectron Spectroscopy: XPS)、小角X線散乱(Small Angle X-ray Scattering: SAXS)、X線吸収分光法(X-ray Absorption Spectroscopy: XAS)、などさまざまな手法がある。ここではXASの1つであるXAFSについて紹介する。

XAFSはX-ray Absorption Fine Structureの略であり、直訳すればX線吸収微細構造と訳される、X線吸収分光法(XAS)である。歴史的経緯もあり、慣習として、軟X線領域ではXAS、硬X線領域ではXAFSと呼ぶことが多いが、本質的には同一の手法である。測定に用いるX線の発生源としては、XRD測定やいわゆるレントゲン撮影に用いる単色のX線管が身近であるが、強力な白色X線を要する実験には放射光が適している。放射光は、大型実験施設を利用し、ほぼ光速まで加速された電子の軌道を磁場で曲げることで発生する、紫外光からX線までのさまざまな光を含む強力な光である。この強力な放射光X線を利用し、物質によるX線の吸収量を測定する手法がXAFSである。

元素は、それぞれ吸収するX線のエネルギーが異なるため、XAFSスペクトルの測定によって、物質が含む元素、その元素の化学状態、周囲との結合状態などの情報が元素選択的に得られる。すなわち、XAFSスペクトルから化合物の同定が可能であり、XAFSは元素選択的な非破壊化学状態分析手法として利用できる。

2. XAFSの概要

XAFSスペクトルは、X線を物質に照射し、その吸収量を入射X線の光子エネルギー(Photon Energy)の関数として測定するものである。放射光施設で発せられる大強度の白色X線を、Si(111)面などを用いた2結晶分光器によって単色化し、分光器の角度を変えることでエネルギー掃引し、スペクトルを得る(図1)。このような測定をする実験場所をビームラインと呼ぶが、高エネルギー加速器研究機構(KEK)物質構造科学研究所(IMSS)の放射光実験施設、Photon Factory(PF)にあるXAFSビームラインBL-9Aのようすを図2に示す。PFの放射光リングは楕円であるが、その直径はおよそ80 mあり、BL-9Aの長さは光源からおよそ25 mある。ビームラインには、2結晶分光器、集光ミラー等の光学系が設置され、目的のビー

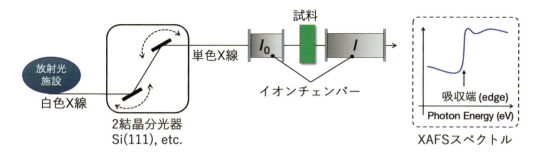

図1 放射光施設でのXAFS測定のセットアップ概略
大強度の白色X線を2結晶分光器で単色化し，分光器の角度を変えることでエネルギー掃引してスペクトルを得る

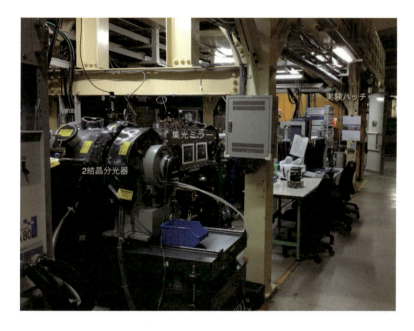

図2 Photon FactoryのXAFSビームラインBL-9Aのようす
X線はビームラインのパイプの中を，2結晶分光器やいくつかの光学素子を介して写真の左側から右奥に向かって導かれる。右奥のオレンジ色のものは実験ハッチと呼ばれ，この中にイオンチェンバー等が設置されている

ムが実験ハッチ内に導かれる設計となっている。

X線の吸収係数は，X線のエネルギーが高くなるにつれて緩やかに減少する。これは，エネルギーの高いX線ほど物質により深く侵入する，あるいは透過しやすいことと対応している。ある元素のXAFSスペクトルの測定のために入射X線のエネルギーを掃引していくと，あるエネルギーのところで吸収係数が大きな値に跳ね上がり，スペクトルが急に立ち上がる。ここがその元素がX線を吸収し始めるところ

であり，X線吸収端あるいは単に吸収端(edge, エッジ)と呼ぶ。

吸収端エネルギーは元素に固有の値であり，測定元素が決まればXAFSスペクトルの測定エネルギー領域が定まる。逆に，吸収端エネルギーを見れば，それがどの元素かがわかる。例えば，Fe, Co, Ni, CuのK吸収端エネルギーは順に7111.2, 7709.5, 8331.7, 8980.3, eVなどと言われ[1]，$3d$遷移金属の隣り合う元素の吸収端エネルギーの差は数百eVである。

XAFSは便宜的に2つの領域に分けて呼ば

れることがある。XAFSのうち，X線吸収端近傍の領域をXANES（X-ray Absorption Near Edge Structure）と言い，日本語では「ぜーんず」と発音することが多い。吸収端近傍（Near Edge）というのも曖昧な言い方になるが，吸収端から数十eVないし百eV程度までを指すことが多い。これよりも高エネルギー側を含めたものをEXAFS（Extended X-ray Absorption Fine Structure）と言い，日本語では「いくさふす，いぐざふす」などと発音することが多い。

「吸収端エネルギーは元素に固有の値」と書いたが，その元素の価数や化学状態によって吸収端エネルギーは高エネルギー側あるいは低エネルギー側へと若干シフトする。このエネルギーシフトから価数や化学状態を調べることができる。この際のシフト量はおおむね数eV程度であり，元素の違いによる差（数百eVなど）に比べればはるかに小さく，吸収端エネルギーは元素に固有の値，という原則は揺るがない。例として，金属銅Cuと酸化銅CuOのXANESスペクトルを図3に示す。元素としては銅であり，いずれも~8980 eV付近に吸収端がある。よく見ると，この2つの吸収端エネルギーには差があり，その差は~4.5 eVである。これが酸化によるエネルギーシフトということになる。一般に，価数が高いほど（酸化しているほど）高エネルギー側にシフトする。

また，スペクトル全体の形状も異なっている。金属銅Cuには，例えば~8992, 9000 eVに2つのほぼ同じ強度のピークを示しているのに対し，酸化銅CuOでは~8996 eVの1つの大きなピークが見られる。このようにXANESスペクトルでは物質ごとに異なる特徴的なピークが観測されるが，これは物質ごとに電子状態等が異なっていることに由来している。言い換えると，XANESスペクトルの形状は物質に固有のものと言え，赤外スペクトルの指紋領域のようなものと思っても良い。

以上のようなXANESスペクトルの性質か

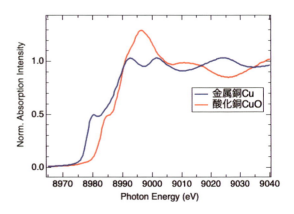

図3　金属銅Cuと酸化銅CuOのXANESスペクトル

ら，吸収端エネルギーのシフトとスペクトル形状の特徴に基づき，未知試料の物質の同定が可能である。後に述べる2つの研究例も，このようなXANESスペクトルの性質を利用したものである。

EXAFSは，目的元素について，その原子と周囲の原子との原子間距離や配位数などの局所構造を調べるために用いられる。物質の構造情報が得られる手法として一番利用されているのはXRDであろうが，XRDとEXAFS，それぞれの実験手法の特徴を把握して利用する必要がある。一言で言えば，結晶ならX線回折，そうでない場合にはEXAFS，となる。詳細はそれぞれの入門書や専門書を参照されたい。

EXAFSの概要の解説のため，少し数式を導入する。吸収係数$\mu(E)$は，試料への入射X線強度I_0と試料を透過した透過X線強度Iを測定し，$\mu(E)=\ln(I_0/I)$として得られる。見かけ上I_0が分母の方が感覚的に掴みやすければ，$\mu(E)=-\ln(I/I_0)$と表しても良い。これを横軸に入射X線エネルギーを取ってプロットしたものが吸収スペクトルの生データとなる。吸収スペクトルには，仮想的な孤立した吸収原子の"純粋な"吸収成分と，周囲に原子が存在することによる変調成分（振動成分）とが含まれている。吸収原子の周囲に存在する原子は散乱原子と呼ばれ，散乱の量子論の描像で理解されている。この理解に立つと，EXAFSスペクトルの

横軸を，入射X線エネルギーから，吸収端をゼロとした光電子の波数kで表現したものに変換することができる。このように表現されたものはEXAFS関数$\chi(k)$（読み方は「かいけー」）と呼ばれる。これに適当な波数，例えばk^2で重み付けした$k^2\chi(k)$や，k^3で重み付けした$k^3\chi(k)$もEXAFS関数と呼ばれる。重み付けのないものを指しているのか，重み付けをしたものを指しているのかは議論の文脈による。なお，英語では，振動構造が見えることからEXAFS oscillationと呼ぶのが普通で，EXAFS functionとはあまり言わない。

EXAFSの理論的背景の詳細にはここでは踏み込まないが，EXAFS関数を表現する式は

$$\chi(k) = S_0^2 \sum_j \frac{N_j}{kR_j^2} F_j(k) \exp\left(-2\sigma_j^2 k^2\right) \sin\left(2kR_j + 2\delta_{A,1}(k) + \phi_j(k)\right) \quad (1)$$

の形で知られている。ここで，jは距離も考慮した原子の種類，S_0^2 is intrinsic loss factor，N_jは配位数，R_jは距離，$F_j(k)$は散乱因子，σ_j^2はDebye-Waller因子，δおよびϕは位相シフトと呼ばれるものである。測定したEXAFSスペクトルをこの式に基づいて解析し，原子間距離や配位数などの局所構造情報が得られる。

$\chi(k)$にsin関数の部分があり，ここに原子間距離R_jが含まれることから想像されるように，EXAFS関数をフーリエ変換すると，動径分布関数のようなものが得られる。動径分布関数の"ようなもの"と書いたのは，本来の原子間距離R_jから位相シフトの分だけずれた位置にピークを持つものとなるからである。つまり，ピーク位置の読み値は原子間距離と一致せず，位相シフトの分だけずれている。ずれてはいるが，吸収原子からどのくらいの距離に周辺原子が存在しているか，局所構造の概要が見て取れるため，便利である。なお，位相シフトによるずれの大きさは元素によるため，定量的に議論するためにはきちんとした解析が必要である。ここまでに述べた解析の一般的な流れを図4に

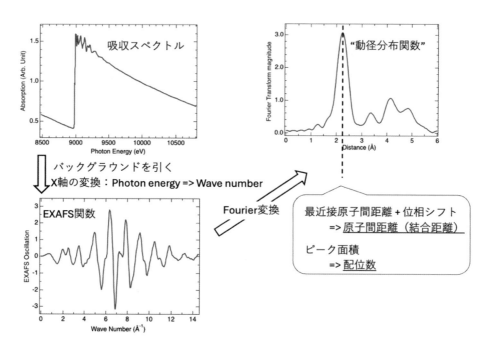

図4　EXAFS解析の流れ
吸収スペクトルからEXAFS関数を抽出し，フーリエ変換する。これに対してフィッティングすることで原子間距離や配位数が定量的に得られる

示す。ここでは解析の詳細まで踏み込まないが，実際の解析では何らかのモデルを立ててフィッティングし，原子間距離，配位数などの局所構造情報が得られる。さまざまな測定手法の図説等[2)3)]にも解析の概要が書かれているが，XAFSを専門に扱った書籍が詳しい[4)-8)]。

3. XAFSの食品科学への適用例
3.1 ホウレンソウ

XAFSの食品科学への適用例の1つ目として，ホウレンソウを取り上げる。この研究例は，ホウレンソウに含まれるCaがどのような化学状態・化合物であるかをXAFSで調べ，その人体吸収率を議論したものである[9)]。

日本を含む高齢化社会では骨粗鬆症対策が喫緊の課題であり，成長期の充分な骨量の獲得が重要である。骨形成に必須であるカルシウム(Ca)が牛乳に多く含まれることは広く知られている。一方，ホウレンソウも可食部100g当たり100mg以上のCaを含み，含有量は牛乳と遜色ない[10)]。ところが，Caの人体吸収率は，牛乳では30％ほどと言われているのに対し，ホウレンソウでは5％ほどと，大きな差がある[11)12)]。Ca摂取を考える際，その含有量だけでなく，人体吸収率を考慮することが必要である。さまざまな食品のCaの人体吸収率は，それぞれのCaの化学状態，化合物に依存すると考えられる。骨粗鬆症予防としてCaの効率的な吸収を実現するには，Ca吸収率の高い食品，低い食品それぞれにおけるCaの化学状態，化合物の特徴を解明することが必要である。食品中のCa含有量は，伝統的な化学定量分析で調べることができる。しかし，通常それは破壊分析であり，どのような化学状態，化合物で食品に存在していたかを解明することは困難である。そこで，ここで紹介した，放射光を用いた元素選択的な測定手法であるXAFSを用いて，食品中のCaの非破壊化学状態分析を行った。

ホウレンソウからのCa吸収率が低い理由として，ホウレンソウに含まれるCaが難溶性のシュウ酸Caであるためではないか，と約30年前の論文で予想された[11)]。しかし，その直接的な証拠は長い間示されてこなかった。そこで，ホウレンソウに含まれるCaの化学状態分析をXAFSによって行い，その実態を明らかにしたいと考えた。

XAFS測定は，筆者の所属機関である高エネルギー加速器研究機構物質構造科学研究所にある放射光実験施設(KEK-PF)のビームラインBL-9Aにて行った。得られたXAFSスペクトルを図5に示す。実線がホウレンソウの

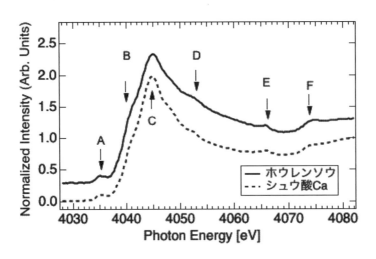

図5　ホウレンソウのCa，標準試料のシュウ酸CaのXANESスペクトル
スペクトルの特徴が一致していることがわかる

Ca，破線がシュウ酸Caである。スペクトルにA-Fで示した特徴的な構造が一致し，ホウレンソウのCaが確かにシュウ酸Caとして含まれていることを初めて直接明らかにした。シュウ酸Caは難容性であり，人体にとって吸収困難と想像される。

ホウレンソウに含まれるCaが難容性のシュウ酸Caであると定量的に明らかにでき，難容性であるがゆえに人体にとって吸収困難であろうことも推定される。しかし，過去に報告されている約5%という人体吸収率は，シュウ酸Caの場合に妥当な値であろうか。このことを化学平衡の観点からできるだけ定量的に考察したい。

シュウ酸Caの溶解度積は~$2.7×10^{-9}$であり，水溶液の濃度としてはおよそ0.05 mmol/Lとなる。この数字を見ても，難容性であり，吸収しにくそうだということが想像できる。ここからは，消化過程，特に食事をした際の胃の状況を判定量的に設定し，考察していきたい。

胃には常時20～40 mLの胃酸があり，その酸性度pHは四分位範囲(75パーセンタイルから25パーセンタイルまでの範囲)で1.4～2.1と報告がある[13)-16)]。ここでは計算上，その中央を取って胃酸の量30 mL，そのpH=1.7としておく。食事を摂るとそのpHは5～6程度に跳ね上がり，その後徐々に初期の値(pH=1.7)に戻っていく[13)-15)]。食事中にはおよそ800 mLの胃酸が出るとされている[13)]。

この状況を想定し，具体的にシュウ酸Caの溶解度を見積もる。シュウ酸Caの溶解度積をK_{sp}，シュウ酸Caのモル溶解度をs，シュウ酸の2段階の酸解離定数をそれぞれK_{a1}，K_{a2}とすると，次のように書ける。

$$K_{sp} = [Ca^{2+}][C_2O_4^{2-}] \quad (2)$$
$$s = [H_2C_2O_4] + [HC_2O_4^-] + [C_2O_4^{2-}] \quad (3)$$
$$K_{a1} = [H^+][HC_2O_4^-]/[H_2C_2O_4] \quad (4)$$
$$K_{a2} = [H^+][C_2O_4^{2-}]/[HC_2O_4^-] \quad (5)$$

これらの式(3)～(5)より，次式が得られる。

$$[C_2O_4^{2-}] = K_{a1}\cdot K_{a2}\cdot s/([H^+]^2 + K_{a1}[H^+] + K_{a1}\cdot K_{a2}) \quad (6)$$

また式(2)，(5)よりsについて

$$s = \{K_{sp}([H^+]^2 + K_{a1}[H^+] + K_{a1}\cdot K_{a2})/K_{a1}\cdot K_{a2}\}^{1/2} \quad (7)$$

が得られる。この式(7)からシュウ酸Caの溶解度のpH依存性が具体的に計算できる。いくつかの値を表1に書き出す。

仮に90 gのホウレンソウを一食とすると，この中にはCaとして122 mg含まれていることになる[10)]。純粋なCaとしての122 mgは，シュウ酸Caとしては390 mg (3.04 mmol)に相当する。この量のホウレンソウが胃に入った時，pH=1.7の胃酸が30 mLあることを想定しているが，ここには$3.19×10^{-2}$ mmolのシュウ酸Caが溶解できる。これは含有量3.04 mmolの1.05 %である。さらに食事を続けた状況として，簡単のため，平均pH=3の胃酸が800 mL出ると考える。ここには0.171 mmolのシュウ酸Caが溶解することができ，これは含有量3.04 mmolの5.61 %に相当する。この2つの合計として，含有量の6.66 %が溶解する，と見積もることができる。

ここで見積もった値は，報告されている人体吸収率5.1 %[10)]とよく一致する。すなわち，シュウ酸Caは中性の水には難容性であるが，酸性の水にはわずかではあるが溶解でき，胃酸の酸性度と量を考慮した化学平衡式を解けば，~5 %

表1 シュウ酸Caの溶解度のpH依存性

pH	溶解度[mmol/L]
1	3.31
1.5	1.41
1.7	1.06
2	0.691
2.5	0.371
3	0.210

という人体吸収率をほぼ定量的に説明できることがわかった[9]。

言い換えれば、化合物の溶解度は人体吸収率を考察する際の重要な要素である。ここでの考察から、ホウレンソウをレモンや白ワイン、ワインビネガーなどの酸性の液体と一緒に食することで、シュウ酸Caとして含有されるほうれん草中のCaを吸収しやすくなる、と考えることができる。

以上のように、XAFSを用いてほうれん草中のCaの化学状態分析を非破壊で行い、Caの人体吸収率について議論できることがわかった。ここに示したのは人体吸収率の低いほうれん草についてであるが、小松菜やケール等の葉野菜、大豆や豆乳等についてもXAFSによる分析を進めている。

3.2 ブロッコリースプラウト

2つ目の例として、発芽野菜の1つであるブロッコリースプラウトを取り上げる。ブロッコリースプラウトに、Ca水溶液を与えた際に、Caがブロッコリースプラウトの子葉に蓄積していることを見出したものである。また、そのCaの化学状態は、2価のCaイオン(Ca^{2+})であり、水和錯体となっていることを明らかにしたものである[17]。

発芽野菜は子葉が開いた頃に収穫されるものであり、消費量は増加している。健康志向や持続可能な食品の需要が高まるなかで、ビタミンやミネラル、抗酸化成分などの栄養価が高く[18)-20)]、手軽に摂取できることも人気の一因と考えられる。日本ではスプラウトと呼ばれることが多いが、対応する英語はmicrogreensと考えるのが妥当と思われる。例えば、ブロッコリースプラウトはbroccoli microgreensとなる。厳密にはsproutsとmicrogreensは定義が異なっていたり、栽培方法等によって呼び分けていたりすることもあるため注意が必要である。論文[17]ではbroccoli microgreensとしたが、ここでは日本で広く認知されている呼称としてブロッコリースプラウトと記す。

ブロッコリースプラウトは最も有名な発芽野菜の1つで[21)22)]、栄養面からも注目されている。例えば、ブロッコリースプラウトは、重量当たりで、成熟したブロッコリーよりも多くのスルフォラファングルコシノレート(sulforaphane glucosinolates)を含む[23)24)]。ミロシナーゼ(myrosinase)はスルフォラファングルコシノレートを、抗酸化成分であるスルフォラファンに変化させる。

ブロッコリースプラウトはさまざまな観点から研究が行われているが、ブロッコリースプラウトにカルシウムを与えると重量が増え、細胞老化を遅らせると報告されている[25]。このKouらの論文では、ブロッコリースプラウトに塩化カルシウム($CaCl_2$)水溶液を噴霧し、水のみで生育したものと比較している。$CaCl_2$水溶液の濃度は1, 10, 20 mMの3つを用い、10 mMが最も良い結果を与えたとしている。10 mMを噴霧したブロッコリースプラウトは、重量が50%以上増え、Ca含有量も3倍になったとしている。

この研究結果からもわかるように、発芽野菜にCaを与えて生育することによって、効率的なCa摂取源としての機能性食品を作り出せる可能性がある。そのためには、与えたCaが本当に蓄えられているか、そのCaが食品中でどのような化学状態・化合物になっているか、を明らかにする必要がある。Caが植物の信号伝達において重要な役割を果たしていることはよく知られているが[26)27)]、ここで発芽野菜に与えているCa濃度は遥かに高い。安全性の観点から、いかなる金属種、化学種であっても、その化学状態・化合物を同定し、化学的特徴を明らかにしておく必要があるだろう。言うまでもなく、Caは骨や歯の形成に欠かせない、ヒトにとって最も重要な元素の1つである。ホウレンソウの例でも述べたように、乳製品や野菜類からのCa摂取は幅広く研究されている[11)12)28)]。Ca摂取量の不足は骨粗鬆症のリスクを高める

ことから[29]，日々の食事からCaを摂取することは欠かせない。

ここでは，ブロッコリースプラウトにCaCl$_2$水溶液を与えた際のCaの蓄積およびその化学状態について，蛍光X線分析（XRF）およびXAFSを用いた研究例について紹介する。

ブロッコリースプラウトはスーパーマーケット等で一般的に売られているものを購入し，10 mM CaCl$_2$水溶液を与えた。水溶液の量が減らないように継ぎ足しながら，3日間生育した。同様に，対照実験として純水を与えたものを準備した。

これらのブロッコリースプラウトを，放射光を用いたXRFおよびXAFS測定に用いた。測定の際，外部から付着した不純物を洗い流すために純水ですすぎ，子葉部分をサンプルホルダーにセットした。XRFおよびXAFS測定は，高エネルギー加速器研究機構物質構造科学研究所の放射光実験施設（KEK-PF）にあるBL-15A1で行った。BL-15A1では，放射光X線はサンプル位置で20 μm×20 μmに集光されていて，このセミマイクロビームを用いて二次元イメージングが可能である。図6に示すように，シリコンドリフト検出器（SDD: Silicon Drift Detector）を用いた蛍光収量法で，Ca K吸収端での蛍光X線強度を二次元画像としてマッピングした。ステップ幅20 μmで縦方向，横方向にそれぞれ100ステップとして，2 mm×2 mmの二次元画像を得た。さらに，この二次元画像の中で興味ある場所についてCaのXANESスペクトルを同じくSDDを用いた蛍光収量法で測定した。比較に用いる標準試料のスペクトルは，KEK-PF BL-9Aにて，Lytle検出器またはSDDを用いた蛍光収量法で測定した。

得られたブロッコリースプラウトの子葉に含まれるCaからの蛍光X線（Ca $K\alpha$）の二次元マッピングを図7に示す。入射X線（励起光）のエネルギーは4045 eVで，これはCa XANESスペクトルのピークトップ付近である。図7

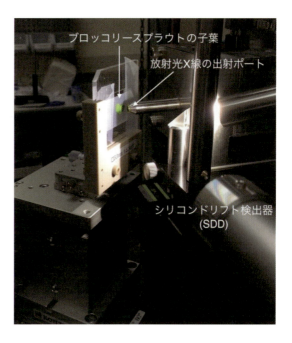

図6　KEK-PF BL15A1でのセミマイクロビームを用いたXRF，XAFS測定のセットアップ
実際の測定ではSDDは試料に近づける

(a), (b)は10 mM CaCl$_2$水溶液を与えたブロッコリースプラウトから得られたもので，明るい領域やスポット状の輝点が明瞭に観察された。これらの明るい領域や輝点はブロッコリースプラウトの子葉において，Caが濃縮して存在していることを示している。すなわち，与えたCaCl$_2$水溶液からCaが何らかの形でブロッコリースプラウトに取り込まれ，それが子葉まで吸い上げられ，凝集し，Caの濃縮した領域が形成されたことがわかる。なお，ここには示していないが，純水のみを与えたブロッコリースプラウトにはこのような明るい領域は観察されず，Caが濃縮した領域の存在は認められなかった。

次に，ブロッコリースプラウトの子葉に見られた明るい領域（Caの蛍光X線強度の強い領域）のCaがどのような化学状態・化合物であるか調べるため，Ca K吸収端のXANESスペクトルを測定した。得られた結果を図8に示す。ブロッコリースプラウトの子葉の明るい領域を測定したスペクトルを赤線で示し，比較の

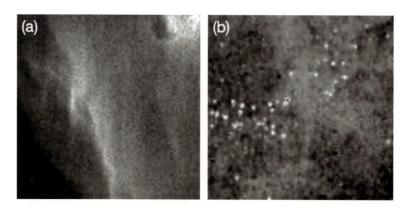

図7 ブロッコリースプラウトの子葉に蓄積されたCaからの蛍光X線（Ca Kα）の二次元マッピング
明るい部分がCaの濃い領域。(a), (b)いずれも2mm×2mmの領域

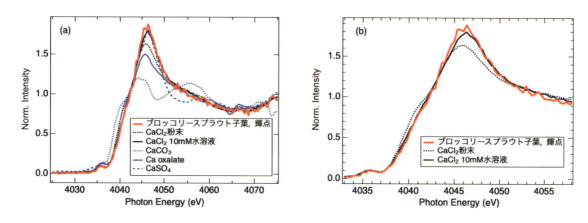

図8 (a) Ca K 吸収端の XANES スペクトル
ブロッコリースプラウトの子葉に見られた明るい領域と、標準試料のスペクトルをプロットしたもの。(b)標準試料のXANESスペクトルとして(a)に示したものから、ブロッコリースプラウトのスペクトルとは明らかに異なるものを除き拡大表示したもの

ための標準試料のスペクトルは黒線または青線で示した。具体的には、黒の点線は $CaCl_2$ 粉末、黒の実線は 10 mM $CaCl_2$ 水溶液、青の点線は炭酸カルシウム $CaCO_3$ 粉末、青の実線はシュウ酸カルシウム $Ca(COO)_2$ 粉末、青の破線は硫酸カルシウム $CaSO_4$ 粉末である。図8(a)を一見して明らかなように、青で示した $CaCO_3$, $Ca(COO)_2$, $CaSO_4$ は、ブロッコリースプラウトの子葉の明るい領域で得られたスペクトルとは大きく異なる。すなわち、ブロッコリースプラウトの子葉に蓄積したCaはこれらの化合物にはなっていない、と言える。より詳細に比較するため、$CaCl_2$ 粉末、10 mM $CaCl_2$ 水溶液のスペクトルとブロッコリースプラウトの子葉の明るい領域で得られたスペクトルを、改めて拡大して図8(b)に示す。この図から、10 mM $CaCl_2$ 水溶液のスペクトルが、ブロッコリースプラウトの子葉の明るい領域で得られたスペクトルと全体にわたってよく一致していることがわかる。一方、$CaCl_2$ 粉末のスペクトルは4041 eV付近に肩構造を示しているが、このような特徴はブロッコリースプラウトの子葉の明るい領域のスペクトルには見られない。したがって、ブロッコリースプラウトの子葉に濃縮したCaは、10 mM $CaCl_2$ 水溶液のCaと同種のものであると言える。

$CaCl_2$は水溶液中では溶解し，Ca^{2+}とCl^-のイオンになる．これらのイオンは水分子に配位，あるいは包囲されることになる．具体的には，Ca^{2+}イオンは水分子に溶媒和され，2価のCa水和錯体$[Ca(II)(H_2O)_n]^{2+}$の化学状態で水溶液中に溶解していることになる．結局，ブロッコリースプラウトの子葉で観察されたCaが濃縮した領域では，そのCaは2価のCa水和錯体$[Ca(II)(H_2O)_n]^{2+}$として存在している，と結論できる．Ca水和錯体$[Ca(II)(H_2O)_n]^{2+}$は可溶性のCa塩の水溶液では最も一般的な化学状態であり[30)-32)]，妥当な結論と言える．

このように，ブロッコリースプラウトがCa水溶液からCaイオンを取り込み，子葉まで吸い上げ，Ca水和錯体$[Ca(II)(H_2O)_n]^{2+}$の状態で蓄積することがわかった．ブロッコリースプラウトあるいは植物は，一般論としては，Caなどの金属種を水和錯体の状態でも，固体の状態でも蓄積し得るであろう．しかし，固体状態よりもCa水和錯体$[Ca(II)(H_2O)_n]^{2+}$の化学状態の方が，植物にとって吸収しやすく蓄積しやすいと考えるのが妥当である．さらに言えば，ヒトにとっても，固体のCa塩よりもCa水和錯体$[Ca(II)(H_2O)_n]^{2+}$の状態の方が，Ca摂取に適していると思われる．

4. まとめ

非破壊化学状態分析の手法の1つである，放射光X線を用いたXAFSを，食品科学に適用した研究例を紹介した．伝統的な化学状態分析の手法は，一般に，破壊分析であることが多い．量子ビームを用いる分析手法は，非破壊分析が可能である場合が多い．量子ビームと呼ばれるものはいくつかあるが，ここで紹介した放射光の場合，特に硬X線の場合，その透過能の高さから内部の情報を非破壊で得ることが可能になる．放射光X線を利用する実験手法は数多くあり，ここで網羅できるものではなく，筆者の専門とするXAFSに限ってその概要を紹介した．

XAFSの特徴の1つは元素選択的に情報が得られることである．得られる情報として化学状態に注目した例を紹介したが，本節でも述べたようにXAFSは，XANES領域からの化学状態分析だけでなく，EXAFS領域を用いた局所構造解析が可能な手法であり，分野を問わず広く用いられている．筆者が関わった局所構造解析の例から，磁性薄膜，アンモニア合成触媒，金属接合材料などをあげておく[33)-37)]．

筆者はこれまでにいくつかの野菜類等のXAFS実験を行った．本節では元素としてCaに注目し，ホウレンソウ含有Caの非破壊化学状態分析，ブロッコリースプラウトが蓄積したCaの2Dマッピングおよび非破壊化学状態分析について紹介した．XAFSを用いて食品含有Caの化学状態分析を行い，各食品のCaの人体吸収率と併せて考察することにより，人体が吸収しやすいCaの化学状態，化合物を明らかにすることを目指している．得られた結果から，Ca摂取の機能性食品開発の推進，骨粗鬆症発症リスクの低減，健康寿命の長い社会の実現に貢献したいと考えている．Caのほかにも，FeやZnなど，人体において何らかの機能を担っている金属種について食品からの摂取を考える際，食品に含有された元素の化学状態・化合物を理解することは，摂取効率だけでなく安全性の観点からも重要である．さまざまな食品におけるいろいろな元素の非破壊化学状態分析を展開し，「XAFSによる食品科学」という新たな学術領域の開拓を目指したい．筆者は食品科学については完全な素人であり，読者の皆様からの提言をいただければありがたく思う．

謝 辞

本節で紹介した研究の遂行には，科学研究費補助金（挑戦的萌芽研究）16K13731，ロッテ財団奨励研究助成を受けた．また放射光実験はPF-PAC課題番号2013PF-01，2015G515，2017G603，2021PF-Q001のもとで行った．

文　献

1) 野村昌治：XAFS実験ステーション利用の手引き，高エネルギー加速器研究機構 (2001). https://pfxafs.kek.jp/wp-content/uploads/bldata/xafs_handbook.pdf (2024.07.29 参照).

2) The Surface Science Society of Japan (editors: M. Kiguchi, H. Abe, T. Kondo, T. Masuda, K. Nakatsuji and T. Shimada): Compendium of Surface and Interface Analysis, Springer (2018).

3) 日本表面真空学会 編（編集委員：近藤剛弘，阿部仁，板倉明子，木口学，久保敦，笹川薫，島田透，中辻寛，本間芳和，増田卓也，松井文彦）：図説 表面分析ハンドブック，朝倉書店 (2021).

4) 日本XAFS研究会 編（編集委員：太田俊明，朝倉清高，阿部仁，稲田康宏，横山利彦）：XAFSの基礎と応用，講談社 (2017).

5) 石井忠男：EXAFSの基礎，裳華房 (1994).

6) G. Bunker: Introduction to XAFS, Cambridge University Press (2011).

7) S. Calvin: XAFS for Everyone, CRC Press (2013).

8) Y. Iwasawa, K. Asakura and M. Tada (eds.): XAFS Techniques for Catalysts, Nanomaterials, and Surfaces, Springer (2017).

9) H. Abe: Direct evidence of calcium oxalate formation in spinach, *Chem. Lett.*, **43**, 1841 (2014).

10) C. M. Weaver and K. L. Plawecki: Diertary calcium: adequacy of a vegetarian diet, *Am. J. Clin. Nutr.*, **59**, 1238S (1994).

11) R. P. Heaney, C. M. Weaver and R. R. Recker: Calcium absorbability from spinach, *Am. J. Clin. Nutr.*, **47**, 707 (1988).

12) R. P. Heaney and C. M. Weaver: Oxalate: effect on calcium absorbability, *Am. J. Clin. Nutr.*, **50**, 830 (1989).

13) J.-R. Malagelada, G. F. Longstreth, W. H. J. Summerskill and V. L. W. Go: *Gastroenterology*, **70**, 203 (1976).

14) L. Ovesen, F. Bendtsen, U. Tage-Jensen, N. T. Pedersen, B. R. Gram and S. J. Rune: *Gastroenterology*, **90**, 958 (1986).

15) J. B. Dressman, R. R. Berardi, L. C. Dermentzoglou, T. L. Russel, S. P. Schmaltz, J. L. Barnett and K. M. Jarvenpaa: *Pharm. Res.*, **7**, 756 (1990).

16) L. Kalantzi, K. Goumas, V. Kalioras, B. Abrahamsson, J. B. Dressman and C. Reppas: *Pharm. Res.*, **23**, 165 (2006).

17) H. Abe and H. Oshita: Broccoli microgreens treated with CaCl$_2$ solution absorb calcium atoms and accumulate them as Ca(II) hydrated ions, *Radiat. Phys. Chem.*, **198**, 110260 (2022).

18) D. A. Kopsell, C. E. Sams, T. C. Barickman and R. C. Morrow, Sprouting broccoli accumulate higher concentrations of nutritionally important metabolites under narrow-band light-emitting diode lighting, *J. Am. Soc. Hortic. Sci.*, **139**, 469 (2014).

19) Z. Xiao, G. E. Lester, Y. Luo and Q. Wang: Assessment of vitamin and carotenoid concentrations of emerging food products: edible microgreens, *J. Agric. Food Chem.*, **60**, 7644 (2012).

20) L. Tan, H. Nuffer, J. Feng, S. H. Kwan, H. Chen, X. Tong and L. Kong: Antioxidant properties and sensory evaluation of microgreens from commercial and local farms, *Food Sci. Hum. Wellness*, **9**, 45 (2020).

21) J. W. Fahey, Y. Zhang and P. Talalay: Broccoli sprouts: an exceptionally rich source of inducers of enzymes that protect against chemical carcinogens, *Proc. Natl. Acad. Sci. Unit. States Am.*, **94**, 10367 (1997).

22) J. Sun, L. Kou, P. Geng, H. Huang, T. Yang, Y. Luo and P. Chen: Metabolomic assessment reveals an elevated level of glucosinolate content in CaCl$_2$ treated broccoli microgreens, *J. Agric. Food Chem.*, **63**, 1863 (2015).

23) X. Lv, G. Meng, W. Li, D. Fan, X. Wang, C. A. Espinoza-Pinochet and C.L. Cespedes-Acuña: Sulforaphane and its antioxidative effects in broccoli seeds and sprouts of different cultivars, *Food Chem.*, **316**, 126216 (2020).

24) I. Mewis, M. Schreiner, C. N. Nguyen, A. Krumbein, C. Ulrichs, M. Lohse and R. Zrenner: Uv-b irradiation changes specifically the secondary metabolite profile in broccoli sprouts: induced signaling overlaps with defense response to biotic stressors, *Plant Cell Physiol.*, **53**, 1546 (2012).

25) L. Kou, T. Yang, Y. Luo, X. Liu, L. Huang and E. Codling: Pre-harvest calcium application increases biomass and delays senescence of broccoli microgreens, *Postharvest Biol. Technol.*, **87**, 70 (2014).

26) R. E. Williamson and C. C. Ashley: Free Ca^{2+} and cytoplasmic streaming in the alga chara, *Nature*, **296**, 647 (1982).

27) J. Kudla, O. Batistič and K. Hashimoto: Calcium signals: the lead currency of plant information processing, *Plant Cell*, **22**, 541 (2010).

28) J. Morris, K. M. Hawthorne, T. Hotze, S. A. Abrams and K. D. Hirschi: Nutritional impact of elevated calcium transport activity in carrots, *Proc. Natl. Acad. Sci. Unit. States Am.*, **105**, 1431 (2008).

29) A. Caroli, A. Poli, D. Ricotta, G. Banfi and D. Cocchi: Invited review: dairy intake and bone health: a viewpoint from the state of the art, *J. Dairy Sci.*, **94**, 5249 (2011).

30) M. M. Probst, T. Radnai, K. Heinzinger, P. Bopp

31) H. Ohtaki and T. Radnai: Structure and dynamics of hydrated ions, *Chem. Rev.*, **93**, 1157 (1993).
and B. M. Rode: Molecular dynamics and x-ray investigation of an aqueous calcium chloride solution, *J. Phys. Chem.*, **89**, 753 (1985).
32) F. Jalilehvand, D. Spångberg, P. Lindqvist-Reis, K. Hermansson, I. Persson and M. Sandström: Hydration of the calcium ion. an EXAFS, large-angle x-ray scattering, and molecular dynamics simulation study, *J. Am. Chem. Soc.*, **123**, 431 (2001).
33) H. Abe, M. Sakamaki and K. Amemiya: Structures of Fe Magnetic Ultrathin Films on Cu (001) Before and After CO Adsorption Revealed by EXAFS, *J. Phys. Soc. Jpn.*, **83**, 084603 (2014).
34) K. Fujiwara, Y. Kato, H. Abe, S. Noguchi, J. Shiogai, Y. Niwa, H. Kumigashira, Y. Motome and A. Tsukazaki: Berry curvature contributions of kagome-lattice fragments in amorphous Fe-Sn thin films, *Nat. Comm.*, **14**, 3399 (2023).
35) H. Abe, Y. Niwa, M. Kitano, Y. Inoue, M. Sasase, T. Nakao, T. Tada, T. Yokoyama, M. Hara and H. Hosono, Anchoring Bond between Ru and N Atoms of Ru/Ca2NH Catalyst: Crucial for the High Ammonia Synthesis Activity, *J. Phys. Chem. C*, **121**, 20900 (2017).
36) Y. Gong, J. Wu, M. Kitano, J. Wang, T.-N. Ye, J. Li, Y. Kobayashi, K. Kishida, H. Abe, Y. Niwa, H. Yang, T. Tada and H. Hosono: Ternary intermetallic LaCoSi as a catalyst for N_2 activation, *Nat. Catal.*, **1**, 178 (2018).
37) H. Abe, M. Onoi and A. Kimura: Anomalous Cu phase observed at HIP bonded Fe-Cu interface, *J. Chem. Phys.*, **157**, 234707 (2022).

〈阿部　仁〉

第 2 節
近赤外ハイパースペクトルイメージング(NIR-HSI)を用いた果実糖度分布推定方法

1. はじめに

糖度は主に Brix 値として表され，青果物とりわけ果物のおいしさを評価するうえで重要な要素である「甘さ」を示す指標としてよく用いられる。糖度(Brix 値)は光の屈折率から果汁中の糖，有機酸，遊離アミノ酸などを含む可溶性固形物量を測定しているため，糖含量を直接測定しているわけではない。しかし，果実には糖が多く含まれており，糖含量と糖度には一定の相関があるため，Brix 値が糖含量の評価方法としてよく用いられる。屈折糖度計は，サンプルを破壊して得られる搾汁液を利用して評価するために，果実 1 果ごとに品質は異なるにもかかわらず代表値を採用せざるを得ないケースがほとんどである。また，果実中に含まれる糖などの成分は部位により含有量の偏り(分布)が存在するため果実品質に影響を及ぼすが，成分の分布状況を評価する手段は確立されていない。

近赤外分光法(NIRS: Near-Infrared Spectroscopy)は，近赤外光(800〜2500 nm)を照射した時に現れる OH や CH などの分子振動の吸光情報を含むスペクトルデータをケモメトリクスにより解析することで，化学成分の定性・定量評価が可能であり，果物の非破壊糖度センサーにも応用されている。近赤外ハイパースペクトルイメージング(NIR-HSI: NIR-hyperspectral imaging)は，NIRS を空間的に拡張することで，目的の成分の空間的な分布を非破壊的に画像として取得できる強力な品質評価の方法である。通常の画像の各ピクセルには，赤(R)，緑(G)，青(B)の 3 つの情報が格納されているが，ハイパースペクトルデータの各ピクセルには 100 点以上のスペクトル情報が格納されている。この膨大な情報を十分に活用する

NIR-HSIにより，青果物をそのまま非破壊でかつ個体内の品質のバラつきまで評価可能となることが期待できる。

本節では，このNIR-HSIについて，ニホンナシの糖度分布推定方法の開発，多変量解析と画像処理を組み合わせた白イチゴ果肉部の果実糖度分布推定方法の開発について紹介する。

2. ニホンナシの糖度分布推定
2.1 試料

栃木県産ニホンナシ，品種「にっこり」を試料とした。この品種は貯蔵性に優れるため，冷蔵貯蔵によって長期間の出荷が可能である。そのため，最大で32日まで20℃で貯蔵した試料を測定した。なお，20℃で貯蔵したのは試料の品質変化を大きくしてばらつきを持たせるためである。

2.2 データの測定

測定に用いたプッシュブルーム式の近赤外ハイパースペクトラルイメージング装置（JFEテクノリサーチ社製，測定波長範囲900～1700 nm）は，透過型グレーティング分光器（N17E，Specim社），InGaAs検出器（XEVA-1898，Xenics社，波長軸256画素，空間軸：320画素），レンズ（HF35HA-1，富士フィルム㈱，F1.6，焦点距離35 mm）から構成されている。照明はハロゲン光源を用いてライン集光してサンプルに照射した。試料は果実軸に沿って10 mmの果実切片を作成した。モータ駆動のスライドテーブルによってラインスキャン測定することで試料の各ピクセルにおける波長ごとのサンプル強度値 $I_\lambda(i,j)$ を得た（図1）。このデータを解析のために暗電流値 $D_\lambda(i)$，標準白色板（硫酸バリウム）の測定値 $W_\lambda(i)$ を用いて式(1)，(2)により見かけの反射率 $R_\lambda(i,j)$ および吸光度 $A_\lambda(i,j)$ に変換した。

$$R_\lambda(i,j) = \frac{I_\lambda(i,j) - D_\lambda(i)}{W_\lambda(i) - D_\lambda(i)} \tag{1}$$

$$A_\lambda(i,j) = \log_{10}\frac{1}{R_\lambda(i,j)} \tag{2}$$

糖度推定モデル作成のために図2のように，試料切片の断面に，樹脂製の位置決めゲージ（開口部15 mm角の格子）を果実断面に左右がほぼ対称となるように設置し格子上に区切られたデータを測定した。格子の開口部には約35×35画素分の果実断面部が含まれる。その格

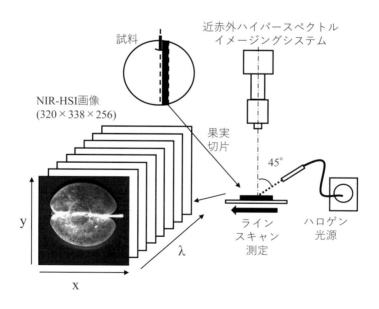

図1　ニホンナシ試料の近赤外ハイパースペクトルデータの測定方法の概要

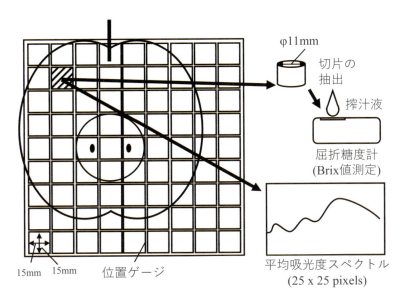

図2 糖度推定モデル作成のための糖度測定方法と吸光度スペクトルの測定方法

子中央部に25×25画素(約11×11 mm)の測定部を設け，この測定部の平均吸光度スペクトルを算出した。そして，その測定部中央からコルクボーラー(内径φ11 mm)で果実切片をくり抜き，押し潰しながら搾汁し，その搾汁液の糖度をデジタル屈折糖度計で測定した。平均吸光度スペクトルとそれに対応する糖度から構成されるデータセットを作成して解析した。

2.3 糖度推定モデルの作成

図3は，格子から抽出した吸光度の平均スペクトルである。解析の前処理として，Savitky-Golayの2次微分処理を行った(図4)。データセットはトレーニングセットとテストセットに分割してPLSR (Partial Least Squares Regression，部分最小二乗回帰)により推定モデルを作成した。このモデルの潜在変数の数はトレーニングセットにおける交差検証(Cross-validation)により決定した。そのモデルをテストセットに適用・推定して得られた推定精度は，決定係数(R^2)が0.73，二乗平均平方誤差(RMSEP)は0.68 Brix%であった(図5)。

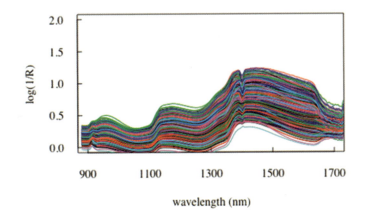

図3 平均吸光度スペクトル

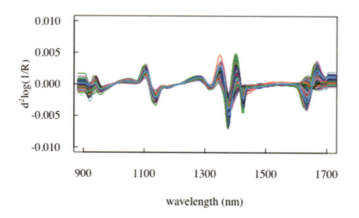

図4 平均吸光度スペクトルの2次微分スペクトル

2.4 糖度イメージングと糖度分布の評価

測定されたハイパースペクトルデータには，試料断面以外のデータを含むため画像処理により背景処理を行った。続いて，各ピクセルのスペクトルデータについて，糖度推定モデルを適用して得られた各ピクセルの糖度推定値をヒートマップ表示して糖度分布を可視化した。図6に示した(a)，(b)，(c)はそれぞれ試料A，試料B，試料Cの果実断面の可視画像，糖度分布イメージング画像，推定糖度のヒストグラムである。試料Aの推定した画素ごとの糖度の平均値は12.9 Brix%，標準偏差は2.9，同様に試料Bの糖度の平均値は10.3 Brix%，標準偏差は2.6，試料Cの糖度の平均値は12.6 Brix%，標準偏差は2.5であった。試料Cは試料Aと比較すると平均値付近の強度がより高く，標準偏差も2.5と小さいため，部位による糖度の偏りが少ない試料であることがヒストグラムから読み取れる。各ピクセルの推定値をヒストグラム化し平均値や標準偏差などの統計値を算出することで試料間の差が比較可能となった。このようにNIR-HSIによりニホンナシの糖度分布を可視化し統計的な比較も可能となった。

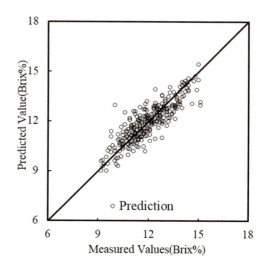

図5 PLSRによる糖度推定モデルの推定精度（テストセットにおける予測値と実測値の関係）

3. 白イチゴの糖度分布推定
3.1 試料

栃木県産の果皮が白いイチゴ品種「栃木iW1号」を試料とした。イチゴは通常成熟が進むと果皮が赤色に着色するが，この果皮の白いイチゴは，成熟しても果皮が白いままであるため熟度判断が難しい。

3.2 データ測定

図7に測定の概要を示した。測定に用いたプッシュブルーム式の近赤外ハイパースペクト

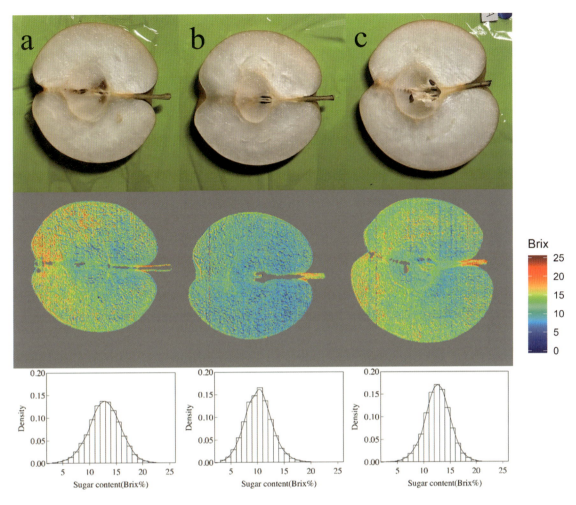

図6 近赤外ハイパースペクトイメージング（NIR-HSI）の糖度分布可視化の例
上段：可視画像　中段：糖度分布可視化画像　下段：糖度分布のヒストグラム

ラルイメージング装置（Compovision，住友電気工業㈱，測定波長範囲913〜2519 nm）は，近赤外光を受光できる分光器と二次元受光素子（256画素（波長）×320画素（位置））とレンズから構成されている。測定値のS/N比の低い範囲を除き波長範囲913〜2166 nmのスペクトルデータを解析することとした。光源は4台のハロゲンランプをチューブ型の拡散光ライトガイドを用いて2方向から入射角45°で照射できるように調整した。試料はスライドテーブルを用いてラインスキャン測定した。試料の測定は30 fps，リファレンスとしての標準白色板（硫酸バリウム）は200 fpsで測定した。また，光源をオフにしてレンズをキャップで覆い，暗電流値を測定した。収集されたスペクトル画像は，式(1)を用いて，相対反射率に変換した。測定した果実は果頂部と果底部に分割し，その果実切片の搾汁液を屈折糖度計で用いてBrix値を測定した。

3.3 多変量解析と画像処理によるデータ前処理

図8に解析の前処理の概要を示した。解析の前処理として，スペクトル処理と閾値処理を組み合わせてハイパースペクトルデータから果実面のデータを抽出するための果実表面全体の

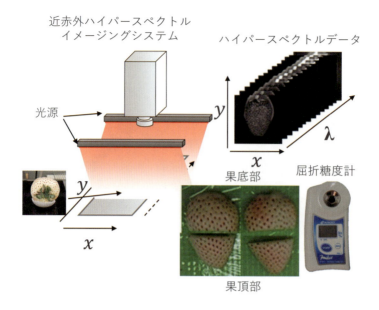

図7 果皮の白いイチゴのハイパースペクトルデータの測定と糖度の測定方法

ROI（Region of Interest）マスクを作成した。このROIの中にはそう果が含まれており、果実表面のROI中のスペクトルを平均化するとそう果部がノイズとなってしまうため、PCA（Principal Component Analysis，主成分分析）と画像処理の組み合わせによるアルゴリズムにより果肉表面から新たなROIとして果肉部、そう果部を作成することとした。まず果実表面

のROIに含まれるスペクトルについて、Savitzky-Golayによる平滑化処理とSNV（Standard Normal Variate）処理を行いPCAによりPC1ローディングを得た。PCAの前処理にはAutoscalingを用いた。このPC1ローディングをハイパースペクトルデータに適用することで得られるPC1画像について2値化（大津の方法）することで果実表面から果肉部とそう果部

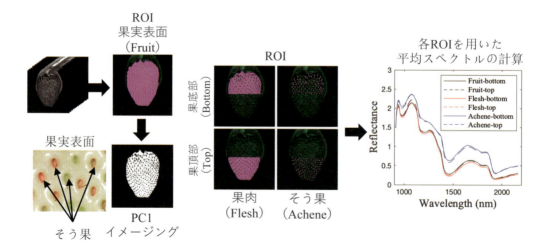

図8 主成分分析（PCA）と画像処理によるスペクトル情報を活用した果実表面から果肉とそう果を分離するアルゴリズムの概要

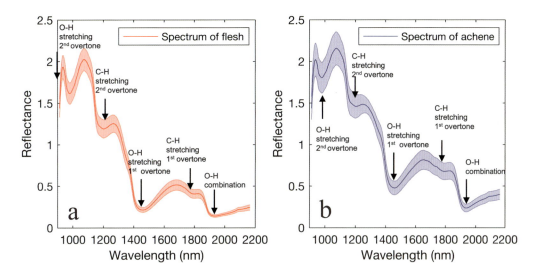

図 9 (a) 果肉 ROI，(b) そう果 ROI から計算した平均反射率スペクトル（スペクトル範囲は平均±標準偏差）

表 1 糖度推定モデル最適化のための網羅的探索結果

スペクトル前処理	ROI	選択変数	潜在変数	RMSECV	RMSEC	RMSEP	R^2_C	R^2_P
SNV + 2nd derivative	Achene	49	4	1.095	1.029	1.043	0.494	0.477
2nd derivative	Achene	75	5	1.068	0.997	1.038	0.525	0.482
Raw	Achene	100	11	0.906	0.825	0.904	0.674	0.607
SNV	Achene	31	9	0.776	0.727	0.799	0.747	0.693
2nd derivative	Flesh	145	4	0.739	0.703	0.742	0.764	0.735
2nd derivative	Fruit	157	4	0.731	0.694	0.728	0.770	0.745
SNV	Flesh	37	8	0.572	0.537	0.714	0.862	0.755
SNV + 2nd derivative	Fruit	88	4	0.680	0.649	0.692	0.799	0.769
SNV + 2nd derivative	Flesh	34	5	0.691	0.645	0.683	0.801	0.775
SNV	Fruit	60	9	0.630	0.579	0.632	0.839	0.808
Raw	Fruit	26	9	0.600	0.566	0.633	0.847	0.808
Raw	Flesh	35	8	0.558	0.530	0.576	0.866	0.841

を分割することに成功した．さらに画像処理により果頂部と果底部に分割して，各 ROI マスクを用いて平均スペクトルを算出した．図 9 (a) は各サンプルの果肉の ROI から計算した平均スペクトル，図 9 (b) 右はそう果の ROI から計算した平均スペクトルである．果肉およびそう果のどちらの平均スペクトルでも 970 nm，1420 nm と 1900 nm 付近では OH の吸収，1165 nm と 1780 nm 付近では CH の吸収がスペクトルにピークとして現れている．これらの吸収は水分や糖分に関連するものである．しかしながらそれらの吸収の大きさはそれぞれ異なっていることから，イチゴで平均スペクトルを計算する際にそう果を除去することの有効性が示された．

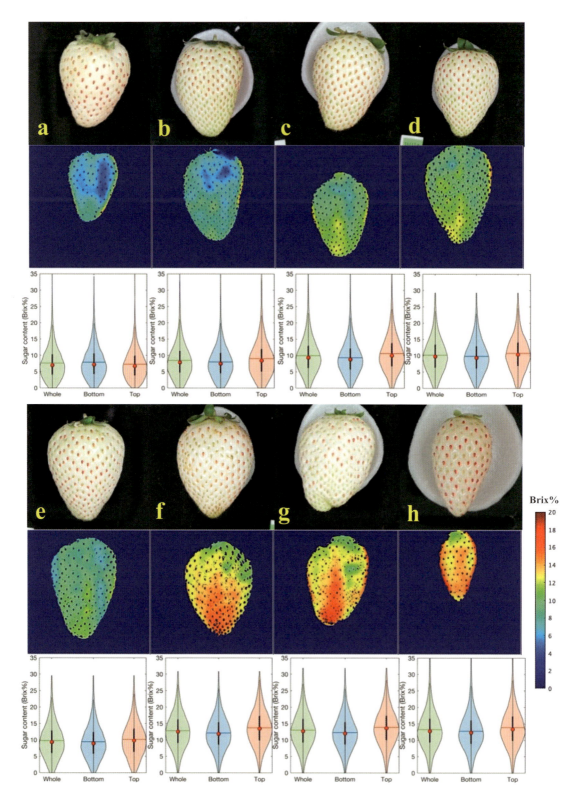

図10 果皮が白いイチゴのPLSR糖度推定モデルによるBrix値の推定ヒートマップ画像とバイオリンプロット
バイオリンプロットは，各ROI（果肉全体，果肉下部，果肉上部）のピクセルBrix値の分布を表す．代表的なサンプルを表示するため，サンプルは糖度の低いものから高いものまで選択し，(a)～(h)の順に並べた

3.4 糖度推定モデル

各ROI(果実表面,果肉,そう果)の平均スペクトルと糖度から構成されるデータセットを作成した。データセットはトレーニングセットとテストセットに分割して,トレーニングセットで糖度推定モデルを作成した。この糖度推定モデルの作成には重要な波長を選択してモデルを構築できるCARS-PLSR(Competitive Adaptive Reweighted Sampling Partial Least Squares Regression)を用いた。また,モデルの最適化を図るため,スペクトル前処理として,SNVおよび2次微分処理およびその組み合わせ,各ROIについて網羅的解析を行った。結果は表1に示した。そう果のROIから抽出したスペクトルから構築したモデルはテストセットにモデル適用時の決定係数(R^2_p)の値が低く,RMSEPも高く誤差が大きいことから,そう果のROIに含まれるスペクトル情報は糖の蓄積に関係しないことが考えられた。一方,そう果を取り除いた果肉のROIのスペクトル情報を使い,スペクトル処理なしで作成したモデルがテストセットに適用した時の決定係数(R^2_p)は0.841,RMSEPは0.576ともっとも優れた推定精度を示したことから,本アルゴリズムの有効性が示せた。

3.5 糖度分布の可視化

図10は,作成した糖度推定モデルを各ピクセルのスペクトルデータに適用して,果肉ROIマスクを用いて得られたBrix値のヒートマップ画像と,果実全体,果底部,果頂部における各ピクセルのBrix値の分布を示すバイオリンプロットである。代表的なサンプルを表示するため,糖度の低いものから高いものまで幅広く含むようにサンプルを選択し,アルファベット順に並べた。果肉のROIマスクを使用することで,ヒートマップとバイオリンプロットは,果実表面の評価に不要なそう果のピクセルの情報を取り除くことができた。このヒートマップ画像では,Brix値の大きさと分布を評価できる。同時に,バイオリンプロットはサンプル間およびサンプルの果実部位ごとのBrix値の違いを統計的に評価することが可能である。本提案手法で用いたNIR-HSIの波長(913～2166 nm)は,アントシアニンなどの色素情報に依存しないため,赤イチゴにも適用できるロバストな手法である。

4. おわりに

本節では,青果物とりわけ果物の糖度分布を非破壊的に推定する近赤外ハイパースペクトルイメージング技術について紹介した。農産物の品質評価の本質はおいしさを測ることであり,さらには非破壊で測定きることが望まれる。おいしさは農産物そのものの複合的な品質と人間の官能との関係によるが,どちらも現状の評価手法ではサンプルを破壊しなければ測定ができない。しかし,非破壊的に農産物の化学成分,物理特性などの複数の品質パラメータを測定することができれば,1個体ごとの品質評価値と官能評価値を紐付けて解析することが可能となる。また,経験則で語られることの多い品質パラメータ間の関係の把握にも資することができる。本技術が選別や生産現場での品質評価技術として実用化されていくことが期待される。

文　献

1) 関隼人,柏嵜勝:農業食料工学会誌, 83 (4), 282 (2021). DOI: https://doi.org/10.11357/jsamfe.83.4_282
2) H. Seki et al.: *Foods*, 12 (5), 931 (2023). DOI: https://doi.org/10.3390/foods12050931

〈関　隼人〉

第3節
植物生体電位を用いた収穫後果実の熟度評価

1. はじめに

植物生体電位とは，光合成，呼吸などの生理活動や受粉などの生殖活動によって植物細胞内外に生じるイオン濃度差に起因した電位差のことである。植物生理学の分野では，ガラス微小電極を用いて1つの植物細胞の内と外との電位差を測定することで，呼吸や光照射によるイオンチャネル，イオンポンプの活性，つまり生理活性の変化に応じた応答を捉えられることが報告されている[1)-3)]。

ガラス微小電極を用いた細胞膜電位測定では，細胞一つひとつのイオン濃度変化を見ることができるため，非常に敏感な応答が得られるが，植物体を非破壊で測定することは難しい。一方，植物生体電位は，表面に導電性電極を貼り付けたり，針型電極を挿入したりするなどすれば表面電位として測定可能で，細胞膜電位に比べて応答の敏感さや電位応答の大きさは下がるものの，細胞膜電位と同様に生理活性の変化に応じた応答を捉えることができ，特に光電反応と呼ばれる光照射に対する応答の大きさと光合成速度との間に相関性があることが報告されている[4)-7)]。

果実の植物生体電位に関する研究は多くないが，電気インピーダンス法を用いた青果物の非破壊内部品質判定を目的とした研究は国内外で行われており[8)-10)]，果実の持つ電気的な特性が熟度と関連があることは明らかで，果実の植物生体電位にも熟度と関連した応答が見られる可能性がある。

果実には，収穫後に熟度の変化が少ない非クライマクテリック型果実と，収穫後に追熟と呼ばれる過程で熟度が増すクライマクテリック型果実があり，クライマクテリック型果実の非破壊での熟度評価は，流通，保存，販売など青果物が店頭に並ぶまでの過程で非常に重要である。これまでに我々は，植物生体電位による収穫後果実の熟度評価を目指し，収穫後のカボチャ，リンゴ，アボカドなどのクライマクテリック型果実の表面に導電性電極を貼り付けて植物生体電位を測定し，熟度との関係性について研究してきた。この節では，カボチャを対象とした研究成果を紹介する[11)]。

2. 収穫後果実の植物生体電位測定

植物生体電位測定系の概略図を図1に示す。実験は，恒温恒湿チャンバー内で行い，湿度は35％RH程度に保ち，温度は測定対象や測定目的によって変更し，カボチャを対象とした実験では30℃とした。植物生体電位では，光照射に反応する光電反応がよく知られており，収穫後の果実も光合成を行っている[12)]だけでなく，果実によってはアントシアニンなどの色素を有することから，光照射および光遮断に対する応答が得られると考え，測定対象果実上部に設置したLED光源（シーシーエス製：ISL-350X302-RFGB，赤色（660 nm）：緑色（525 nm）：青色（475 nm）＝3：1：1，光合成有効光量子束密度 90 μmol/m^2/s）によって30分間の光照射，遮断を3周期繰り返し与えたときの植物生体電位応答を高入力インピーダンス対応のデジタルマルチメータ（エーディーシー製：7451A）で測定し，その応答値の差の個体ごとの平均値と標準偏差を算出して熟度評価の

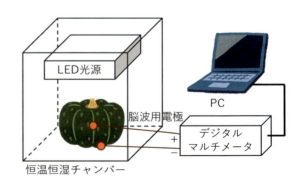

図1 収穫後果実の植物生体電位測定系の概略図

パラメータとして用いることとした。

カボチャの植物生体電位を測定する電極には，脳波測定用に医療目的で市販されている皿型電極（日本光電工業製：NE-113A）と導電性ペーストを用い，果頂部に貼付した電極を基準電極としてデジタルマルチメータのマイナス側に，果皮中央部に貼付した電極をプラス側に接続して電極間の電位差を測定した。

図2に示すように，カボチャに対して光の照射（ON），遮断（OFF）を与えた時，植物生体電位は，他の高等植物で見られる応答と同じように光電反応を示したことから，光照射および光遮断時に見られる応答をそれぞれ評価パラメータ V_{on}，V_{off} と定義して熟度との関係について検討した。

3. 日数経過による収穫後果実の熟度変化と植物生体電位応答との関係

クライマクテリック型果実では，収穫後，日数経過によって果肉に含まれる栄養素や水分量が変化し，重量が減少する。カボチャでは，追熟によって質量の減少とともにデンプンの糖化による全糖含量の増加や β-カロテン含量の増加が起こり，食味も向上することが知られている[13)14)]。そのため，ここでは重量の変化と植物生体電位応答から得た評価パラメータの変化を比較し，熟度との関係を考察した。

まず，図3に6個体のカボチャの約30日間の重量変化を示す。図から，個体差はあるものの，すべての個体で重量が減少しており，追熟が進行していると考えられる。重量減少率は，約3.5～7.5％であった。次に，図3に示した6個体のうち，例として「1」の個体における植物生体電位応答から評価パラメータを算出し，1週間ごとの変化をグラフ化した図を図4に示す。この図から，V_{on}，V_{off} ともに日数経過とともに小さくなる傾向が見られ，追熟による果実の変化を植物生体電位応答によって評価できる可能性が示された。このような傾向は，他の個体のカボチャでもみられたが，アボカドやリ

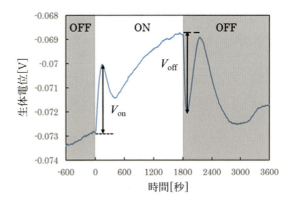

図2　光照射および光遮断に対するカボチャの植物生体電位応答例と評価パラメータの定義[11)]

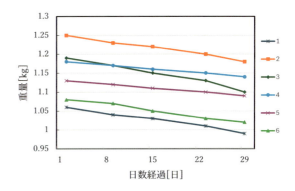

図3　日数経過によるカボチャ（6個体）の重量変化[11)]

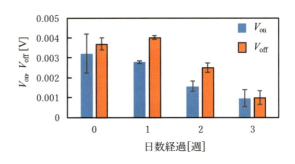

図4　日数経過によるカボチャ（図3「1」の個体）の植物生体電位応答 V_{on}，V_{off} の変化例[11)]

ンゴなど，他の果実ではこの結果とは逆に，日数経過とともに V_{on}，V_{off} が大きくなる傾向が見られるものもあり，果実の種類によって植物生体電位応答にみられる傾向は異なることがわかっている。

現時点では，果実の追熟を示す成分分析結果との比較などの検討が不十分であるが，今後，成分分析結果，硬度測定結果との関係や電気インピーダンス測定など，他の指標との関連について検討を進めるとともに，果実の種類によって傾向が異なる要因についても明らかにすることで，植物生体電位応答による非破壊での収穫後果実の熟度評価の実現を目指していく．

文　献

1) 岡本尚：生物物理, **15** (3), 13 (1975).
2) 田沢仁，新免輝男：膜, **6** (4), 240 (1981).
3) 大川和秋：膜, **18** (1), 3 (1993).
4) K. Ando et al.: *IEICE Trans. Electron.*, E91-C (12), 1905 (2008).
5) 安藤毅 et al.: 電気学会論文誌 E, **131** (9), 337 (2011).
6) Y. Hasegawa et al.: *Sens. Mater.*, **26** (7), 461 (2014).
7) F. Murohashi et al.: *Int. J. Biosen. Bioelectron.*, **4** (6), 281 (2018).
8) 加藤宏郎：農業機械学会誌, **51** (5), 55 (1989).
9) T. Watanabe et al.: *J. Food eng.*, **221**, 29 (2018).
10) J. Juansah et al.: *Int. J. Eng. Technol.*, **12** (4), 1 (2012).
11) 石田亮太ほか：電気学会論文誌 E, **138** (9), 423 (2018).
12) 園池公毅：光合成研究, **22** (2), 70 (2012).
13) 近雅代，榛葉良之助：日本家政学会誌, **39** (10), 1059 (1988).
14) 長尾明宣ほか：園藝學會雜誌, **60** (1), 175 (1991).

〈長谷川　有貴〉

第1編　青果物のおいしさとその評価法

第7章　物理的測定

1. はじめに

一般に食品，食材のテクスチャーを評価する場合，テクスチャー知覚の各段階に基づいて，それぞれ適した手法を考えるのが妥当である。特に日本におけるテクスチャーの表現用語は，硬い，やわらかい，などの形容詞のほかにオノマトペ（この場合擬音語が格段に多いことに留意する必要がある）がある。

まず，実際に喫食する前に外観や色を観察する。外観は感覚的に評価するとして，色はいわゆる色差計で数値化する。口中に含んでからの噛み応えなどは，液体系であれば粘度計を用いるし，固体系であれば，市販のクリープメータを使用する。微細構造を観察するには，光学顕微鏡や，電子顕微鏡を活用する。また粒子の大きさを見たい時は粒度分布計や画像解析を用いることもできる。咀嚼時の音を測定してテクスチャーを判断する方法も用いられる。

2. 力学的手法

力学的手法の場合，食品も基本的に物体であるのでレオロジーの考え方が適用される。レオロジーについてはそれこそ無数の成書があるが，静的・動的粘弾性について森高により簡単に，わかりやすく整理されているのでそれを参考されたい[1]。かつては建築材等の強度試験機として用いられた圧縮・引張試験機を食品用に改良したいわゆる，レオメータ，クリープメータ，テンシプレッサーなどと呼ばれる機器を用いる。2回圧縮する場合は，古典的ではあるが今も有効なセズニアクのテクスチャープロファイルが汎用される（表1）。この場合，1回目の圧縮でプランジャーを離す際に現れるマイナス側の面積を付着性と考えるが，たとえば麺類の表面特性として考えるならば，プランジャーを麺の表面を滑らせて摩擦力を測定してつるつる等の指標とすることもできる（図1）。ただし，青果物の場合，これを適用した例はほとんど無

表1　セズニアクのテクスチヤープロファイル[2)3)]

	1次特性	2次特性	一般用語
力学的特性	硬　さ 凝集性 粘　性 弾　性 付着性	脆さ 咀嚼性 ガム性	soft → firm → hard cruumbly → crunchy → brittle tender → chewy → tough short → mealy → pasty → gummy thin → viscous plastic → elastic sticky → tacky → gooey
幾何学的特性	粒子径と形 粒子形と方向性		gritty, grainy, coarse など fibrous, cellular, crystalline など
その他の特性	水分含量 脂肪含量	油　状 グリース状	dry → moist → wet → watey oily greasy

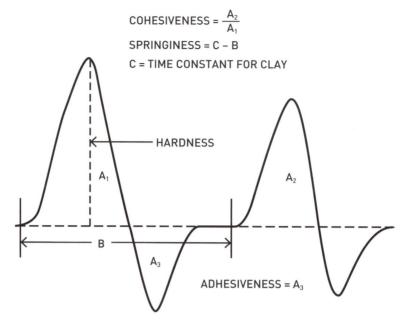

図1　圧縮試験によるテクスチャー曲線[2)4)]

いと考えられる。

1回圧縮の場合は，単なる硬さを見るだけでなく，得られた曲線がギザギザとなった場合は，その数が組織に不均一さの指標と考えてよい（3編1章6節「ナシのおいしさ」）。

サトイモのもったり感の場合，2回圧縮から得られた特性の主成分分析から，もったり感に相当する特性値を編み出した（2編2章6節「サトイモのもったり感」）。

葉物野菜の硬さや，サクサク感をみたい場合は，試料のばらつきを考慮して，何枚も重ねてそれに，数枚の歯型をプランジャーとして測定するとうまくいく場合がある（図2）。実際，沖縄県で食されるニガナやヨモギに適用して成功したことがある。

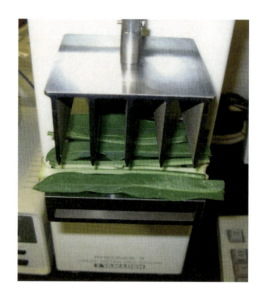

図2　葉物野菜測定用プランジャー

3. その他の手法

3.1　ジューシーさの測定

特殊な例として，果物のジューシーさを求めたいときは，個体差をできるだけ解消するべく，サンプリングを工夫して，一定の力で押しつぶし，絞り出された液の量を測るなどという方法が考えられる。

3.2　食品の硬さの非破壊的な手法としての音響法[5)]

小林らは，指数関数的に変化するSweep信号をイヤホンを通じて試料に入力された音波をマイクロフォンで測定し，Sweep信号の逆フィ

ルタとの畳み込み積分によって得られた試料のインパルス応答のフーリエ変換データから硬さに相当する指標を求める方法を提唱している。実際アボカドの熟度判定に使用した例を示している。

3.3 歯根膜による機械受容および骨導音，気導音に着目したスナック菓子のテクスチャー測定[6]

中本らは荷重，振動，音を同時に計測するシステムを開発した。荷重と振動は，人の歯を模した磁気式食感センサで測り，音は工業用マイクロフォンを用いている。

8種類のスナック菓子(グラノーラ，プレッツェル，ポテトチップス，おかき，芋けんぴ，せんべい，サブレ，あられ)に対し，得られたデータをガウス過程回帰により解析し，食感強度を求めた。一方10名による官能検査の平均値との関係を推定した。サクサクとザクザクに対し，両方の値に良い相関がみられた。

文 献

1) 森高初恵(著)，山野善正，大越ひろ(編)：食品テクスチャーの測定とおいしさ評価，エヌ・ティー・エス，9-20 (2021).
2) A. S. Szesniak and D. H. Kleyn: *Food Technol.*, **17**, 74 (1963).
3) 山野善正：進化するテクスチャー研究，エヌ・ティー・エス，3 (2011).
4) 山野善正，大越ひろ(監)：食品テクスチャーの測定とおいしさ評価，エヌ・ティー・エス，106 (2021).
5) A. Kobayashi et al.: IEEE 12th Global Conference on Consumer Electronics (GCCE), 240-242 (2023).
6) H. Nakamoto Y. Nagahata and F. Kobayashi: A Magnetic Food Texture Senser and Comparison of the measurement Data of Chicken Nuggets, *Sensors*, **21** (10), 3310 (2021).

〈山野　善正〉

第8章 食品組織学

1. 食品組織学

　食品組織学とは、食品の組織構造を明らかにし、調理や加工の時に、物理的、化学的、生物学的要因によって、どのような構造変化をするのかを追究する分野である[1]。その構造変化は、おいしさの物理的要因であるテクスチャー（食感、触感）と深く関連している。物理的特性のみならず、組織化学的染色法、X線分析および共焦点レーザー顕微鏡などを使用すれば、構造内の成分の様態や局在性を知ることができる。つまり、食品組織学による科学的な情報は食品の官能検査の情報を裏付けるものとなるので、食品のおいしさを解析する学問分野になる。星野が在籍していた東北大学機能形態学講座では、食品組織学は「でき得る限り食品の品質および旨さと組織との関連性について追求する分野」であり、食品の組織は「顕微鏡下で美麗なものは美味しく、汚いものは不味いという傾向がある」としている。

　食品組織学が対象とする素材は畜産物、水産物、農産物と幅広い。組織の中の栄養素、うま味成分、香気成分などは食品の構成成分として存在しているので、調理・加工された食品を観察したい場合には素材である食品の組織構造を把握しておく必要がある。食品組織学では、調理・加工品の他、ゲル状食品、乳化物や気泡混合系食品も範疇にしている[2]。たとえば、寒天・ゼラチン、ホイップクリーム、マヨネーズ、エスプーマ、ソーセージやハンバーグも含まれる。すべてを観察できる手法はないので、何を見たいのかを明確にして、手法を選択し、組み合わせる。

2. 食品組織学的手法

　一般に使用するのは、光学顕微鏡および電子顕微鏡での観察がある。これらの手法は、観察するまでの試料調製に時間がかかり、技術も必要であった。これらの技術や使用する機械および顕微鏡は改善・改良され、短縮化・簡便化できるようになってきている。電子顕微鏡では、試料を試料調製しないで直接観察できる低真空SEMが開発された。しかし、それでも鮮明な画像を撮影するには工夫が必要である。

　調理・加工品は素材からの変化が大きいので、マクロな状態での情報も重要である。調理・加工品の表面や断面の写真を撮る、あるいはスキャナーで画像を取り込むなどもしておく。現在はデジタルマイクロスコープを用いると、三次構造でもとらえることができる。また、デジタルカメラの精度も高くなり、「顕微鏡モード」を使用すればかなり詳細な表面構造が捉えられる。

2.1　光学顕微鏡（パラフィン標本，凍結（クリオスタット標本）

　光学顕微鏡の標本には、パラフィンや樹脂標本、凍結標本がある。

　パラフィン標本の試料作製では、試料採取→固定→脱水・脱脂→透徹→パラフィンに包埋→薄切→染色→封入の順で行われる（図1）。この過程では脱脂されるので、脂質は観察することはできない。標本作製には時間がかかるが、1μm程度の切片も可能なので、シャープな像が得られる。

2.1.1 パラフィン標本

2.1.1.1 固 定

固定とは生体や生物試料についてその構造観察するために永久的に生命現象を任意の状態で停止させる処理をいう。自己分解や腐敗による劣化から試料を保護し，外形や内部構造物質の組成などを可能な限り元の状態に続けて保存することを目的とする。変性後凝固させ，分子間に架橋構造を作る。水に溶けないようにする。その方法には化学薬品による化学固定や水の凍結による処理をする物理的固定がある。通常は固定液に浸漬する浸漬固定が多く，水にいれて変形する場合は，蒸気固定などもある。固定された試料は標本として保存される。また，固定後はその後に行われる顕微鏡観察に必要な包埋・薄切・染色などの操作を容易にする。代表的な単純固定液には，10％中性緩衝ホルマリン，10％ホルマリン・カルシウム液があり，複合固定液としてはFAA固定，カルノア固定，ブアン固定[1]などがある。

2.1.1.2 包 埋

薄切するために固定した試料を包埋する。包埋にはパラフィン包埋，ゼラチン包埋，樹脂包埋などがある。

2.1.1.3 染 色

染色前には，パラフィンや樹脂を除去する。染色後，脱水系列処理を経て，封入剤で封入する。これらの染色法は，パラフィン標本，樹脂標本，凍結標本でも同じである。

一般に用いられる染色として，ヘマトキシリン・エオジン（Hematoxylin and eosin: HE）染色があり，この染色は塩基性色素のヘマトキシリンで核質を青く染め，その後酸性色素のエオシンでタンパク質を赤く染める染色である。トルイジン青染色なども一般染色として使用しやすい。

組織化学染色として，多糖類を染めるPAS染色，膠原繊維・細胞質・筋繊維・核を染めるマッソン・トリクローム染色，デンプンやタン

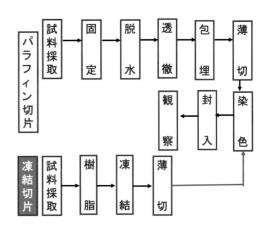

図1 光学顕微鏡の組織標本作製過程

パク質を染めるヨード染色などがある。植物染色によく用いられる染色法では，HE染色の他，サフラニン-ヘマトキシリン染色があり，主に木質部（クチクラ層）[1]を赤く染める。ルテニウム赤染色ではムコ多糖類，ペクチン，細胞膜，染色体，核を染める。脂肪染色としては，Sudan黒染色やOil red染色などがある。染色の濃淡は，観察したい部位に応じて染色時間を検討する。染色が薄い場合には，切片の厚さを考慮する。観察する目的に応じて，染色法が異なる。植物性食品（タマネギ）と動物性食品（ベーコン）をパラフィン標本にして，トルイジン青，エオジン染色との違いを示す（図2）。トルイジン青染色では，タマネギは細胞壁がよく染色されるがタンパク質染色でもあるエオジンでは染色されない。逆にベーコンはエオジンでは筋線維が濃く赤く染まるが，トルイジン青染色では染まらないで観察できない。このような染色の違いを用いて，組織構造の中のタンパク質や多糖類の局材を可視化できる。たとえば，ハンバーグを観察すると，チオニンPAS・エオジンの二重染色により，タマネギやパン粉の混合状態，大きさや肉の対する割合を知ることができる（図3）。脂肪を観察したい時には，次の凍結標本を用いる。パラフィン標本の長所は，永久切片として保存できるところであり，数年以上経ても観察できる。

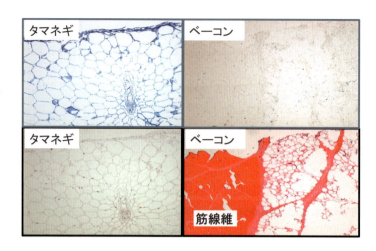

図2 植物性食品と動物性食品の染色の違い
青く,あるいは赤く見える所は,染色で染め出されたところでタマネギでは細胞壁が,ベーコンでは筋線維をはじめタンパク質部分が染まっている(東北大学機能形態学講座提供)

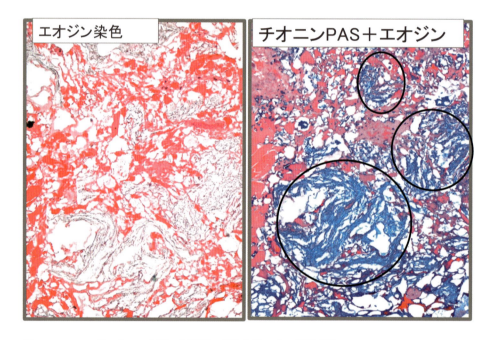

図3 ハンバーグのタンパク質・多糖類2重染色法による組織構造(東北大学機能形態学講座提供)
左:赤(濃い部分)がひき肉の部分,植物性食品は薄く染まっていない
右:多糖類:青く繊維状に染まった部分はタマネギ,パン粉など(○部分) 肉:赤く均一に染まった部分

2.1.2 凍結標本(cryostat, coldmicrotome)

　脂質の存在を観察するには,凍結標本を用いる。凍結標本では,未固定あるいは固定した試料を凍結し,クリオスタットで切片を作り染色する方法である。クリオスタットで薄切するためには凍結包埋剤(コンパウンド)を用いる。それには試料台の接着剤でCMC(カルボキシメチルセルロース)などがある。未固定の試料を直接包埋して凍結し,すぐに薄切できる。凍結の仕方によっては組織形態の違いが生じるので,ディープフリーザーなどを利用して急速凍

結できる環境を整えることが大事である。凍結にはドライアイス・エタノールや液体窒素なども利用できる。通常はクリスタット内部設定温度を－15℃付近に設定するが，試料に応じて，切れやすい温度を用いる。脂肪や糖分が多い試料は設定温度を下げる。温度を下げ過ぎると，切片が割れやすい。

また，薄切された切片をスライドグラスに取るときに，大きな標本やはがれやすい標本では，粘着フィルム（川本法）を使用する。粘着フィルムは試料の表面に接着させてからクリオスタットの刃で切る。フィルムに大きな形状の標本が得られ，フィルムに付いたままの状態で染色することもでき，そのままスライドグラスに張り付ければ，観察もできる。たとえば，切片にするのが難しいコメ，パン，ニンジン，茹で卵などは未固定でも大きな切片がとれる（図4）。また，米粒および飯粒はパラフィン標本にするのが難しい。しかし，特に飯粒はクリオスタット切片では容易に薄切できる。

また，脂質も染め出せるので，タンパク質染色・脂質染色[2]の二重染色を用いれば，同切片内に，タンパク質・脂質の様態[3]を知ることができる（図5）。

この染色法を用いて，ここではプリンの赤い脂肪滴と基質となるタンパク質の青い連続層を染め分けている。右のとろけるプリンは脂肪が多く，タンパク質が細いので，やわらかい食感と考えられる。左のプリンは均質な脂肪球とやや太いタンパク質が全体に均質に分布しており，なめらかな食感と思われる。また，モデル実験で動物性クリームを用いたプリンと植物性クリームを用いたプリンの構造を比較した結果，脂肪球の融合像や分布には違いがみられた。同時に画像処理により，脂肪球の大きさや脂肪球の割合を調べ，食材の違いや含有量を組織構造より推定した。

凍結（クリオスタット）標本の試料作製は，試料採取→樹脂に埋め込み凍結→クリオスタットで薄切→染色→封入できるので，パラフィン切片より試料調製が短時間で済む。

2.2 透過型電子顕微鏡（TEM），走査型電子顕微鏡（高真空 SEM，低真空 SEM）

電子顕微鏡には大きく透過型電子顕微鏡と走査型電子顕微鏡がある。電子顕微鏡では，組織

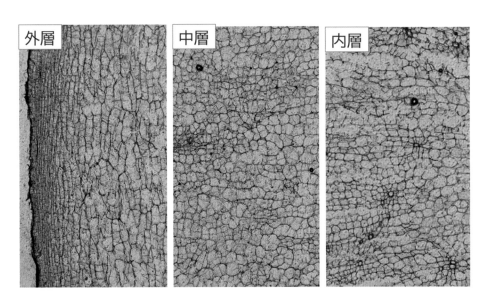

図4 クリオスタット標本によるニンジン（生・断面）の組織構造
クリオスタット切片 10 μm，トルイジン青染色，川本法によるフィルム使用

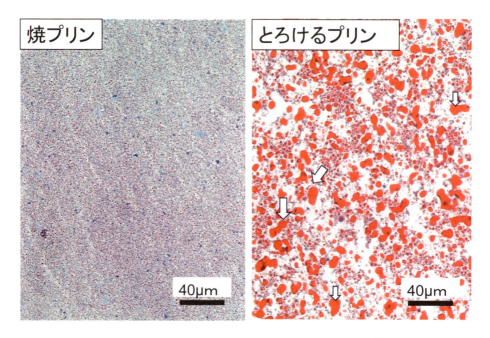

図5 市販プリン2種のタンパク質・脂質の二重染色像[3]
赤い球体：脂肪球　矢印：大きな接合した赤い脂肪球　薄い青い連続層：タンパク質
チオニン・シッフ(タンパク質)・オイルレッド(脂肪)染色[2]

の電子線の吸収度によってコントラストをつめる。

透過型電子顕微鏡(TEM)では，試料の内部を何万倍というミクロな観察ができる。試料の大きさは1 mm³程度に切り出す。それを固定後エポキシ樹脂などに包埋し，超薄切片を得，電子染色を施して観察する。固定剤のオスミウム剤[4]は，膜系統の脂質の二重結合部にオスミウムが結合し，還元されてコントラストが得られるが，より一層電子線の吸収度を高めるために，重金属を結合させる。この操作が電子染色である。しかし，透過型電子顕微鏡は高額で設置場所も広く必要であり，時間と技術を要する。

走査型電子顕微鏡(SEM)では，試料の表面を立体的に観察できる。真空中に試料を入れ，電子線を照射する。そのために，観察試料は①固体，②収縮や変形がなく，③電子線照射に対して安定であること，④導電性があること，⑤観察したい構造が試料表面に出ていること[5]が必要である。⑤の点から，試料の切り出し方に

は，十分に注意する。試料の割断した面を観察できれば，内部構造も観察できる。SEMの観察では，水分含量の多い食品は，固定・脱水・乾燥・コーティングが必要である。固定をすれば，脂肪様物質は白く表面に構造が見えないので，拡大すれば見分けることができる。水分量の少ない試料では，そのままの状態でも観察は可能であるが，チャージアップが起こりやすいので，金(Au)や白金(Pt)などを試料表面にコーティングして観察する。走査型電子顕微鏡の画像は，高倍率にしてピントを合わせれば，そのまま低倍にしてもピントが合う。対物レンズを変え，倍率ごとにピントを合わせる光学顕微鏡より操作が楽である。

近年開発された低真空SEMは，試料内の真空度を数Pa～数百Paまで保持できるので，ある程度の水分や脂肪分を含んだ食品でも観察できる。また，導電性のない試料も帯電を抑制して観察できることから，固定を省いてそのまま観察することが可能である。しかし，含水量の多い食品では，観察中に水分蒸発による試料の

変形が起こることもある。

　低真空SEMは，他の顕微鏡に比較すると安価であり，場所も取らず，簡単にしかも比較的大きな試料も観察できることから，多くの方に使用されている。たとえば，ジャガイモをそのままの状態で試料台に取り付けて観察すると，細胞壁とデンプン粒（図6A矢印）が観察できる。しかし，茹でたジャガイモを観察すると，デンプンは膨潤・糊化して細胞を満たしてデンプンの形状は見えにくい。試料をグルタルアルデヒド液で固定するとやや鮮明になるが，乾燥により細胞の収縮像が見える（図6B）。同試料をパラフィン標本にしてPAS染色したものを観察すると，デンプンが青く染まり，細胞内を充満している。このため，低真空SEMの使用だけでなく，光学顕微鏡像を併用すると，成分の同定がしやすく，理解しやすくなる。もう一例で，アーモンド粉末を使用したお菓子（フィナンシェ）を固定後低真空SEMで観察すると，連続層の中に包まれたアーモンドの細胞壁が見える（図7左）。同様の試料でパラフィン標本，PAS染色の光学顕微鏡像を比較すると（図7右），アーモンド粉末の細胞壁が局在して連続層に加わっていて観察しやすい。パラフィン標本が難しい場合には，試料をクリオスタットで厚く切って観察しても良いし，実物をカミソリで薄く切って染色液に浸し，観察するのもSEM像を理解するのに参考になる。

2.2.1　固　定

　一般には，グルタルアルデヒド（前固定）と四酸化オスミウム液（後固定）に浸漬する二重固定

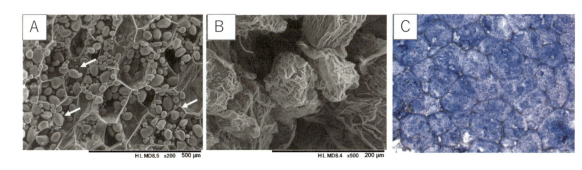

図6　生と茹で加熱のジャガイモの組織構造
A：ジャガイモ（生）　B：ジャガイモ（茹で加熱20分）
C：Bのパラフィン切片，PAS染色（多糖類が濃く染まる）

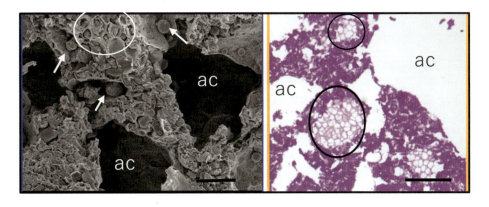

図7　フィナンシェの組織構造
左：グルタルアルデヒド・オスミウム酸の二重固定，高真空SEMで観察　矢印：脂肪球
右：パラフィン切片，PAS染色　〇：アーモンドの細胞壁部分　ac：気泡（空気の部分）

第8章　食品組織学

法[6]が多く用いられる。アルデヒド基はアミノ基を架橋することでタンパク質を固定し，四酸化オスミウムは生体膜のリン脂質をよく固定する。筆者は 2.5 % グルタルアルデヒド液と 1 % 四酸化オスミウム液を使用することが多い。薄め液およびグルタルアルデヒド液の洗浄には，リン酸緩衝液（pH 7.4）を用いている。リン酸緩衝液は古くなると，結晶を生じ，試料にその結晶が付着して観察を邪魔するので，冷凍保存するか，新しいものを使用する。また，四酸化オスミウム酸は高額なので，脂質が少ない試料では，グルタルアルデヒド液で固定するだけでもある程度観察できる。脱水はエチルアルコール系列の 70 %，90 %，95 %，100 % を用いる。

電子顕微鏡の原理や構造観察法は本文では紙面上削除した。また，染色においても，専門書を見て目的に合った染色法を試みてほしい。

2.2.2 イオン液体法

低真空 SEM では，固定をせずに観察できることを利点としている。しかし，観察目的が明確でないと，観察した像が何であるかが同定できないし，理解しにくい。また，電子顕微鏡の試料作製に用いられる試薬は有機溶媒であることが多く，使用後の廃液などに問題が生じる。そこで，開発されたのがイオン液体法である。イオン液体の特徴は，蒸気圧がほとんどなく，イオン導電性を有し，難燃性である[7]。SEM 観察の導電性付与剤としての応用に加え，脱水・乾燥処理なしに形態変化を抑制して含水試料に観察するための前処理溶液としても利用されている[7)8]。筆者は，イオン液体自体には試料を固定する効果がないので，調理や加工に伴うやわらかい試料には，グルタルアルデヒドなどの固定を施して観察している。しかし，今後はこの利用も必要になる。

2.2.3 元素分析（エネルギー分散型 X 線分析装置：EDX）

電子顕微鏡に組み合わせることで，試料の組成や元素分析が可能になる。これを使用することで，観察できたものが異物なのか，人工像なのかも判定できる。ここでは，ヤマトイモの針状結晶を元素分析で測定を行った。マッピングすることで，観察された針状物質がカルシウムを多く含んでいることがわかる（図 8）。針状結晶はシュウ酸カルシウムであり，いろいろな野菜に存在し，苦味などの刺激的な味を感じさせる。そのため，針状結晶が少ない方あるいは束状ではない構造の方が刺激は少なくおいしく食べられる。水に浸漬するあるいは茹でるなどは，それを減少させるための調理法である。調理操作の違いによる針状結晶の量や形状を観察すれば，調理操作の効果を知ることができる。

元素分析は有効な方法であるが，食品に結晶物が見えることは少ないので，使用できる範囲が限られている。筆者は，野菜に食塩が浸透する速度を元素分析により Na の解析をしたこと

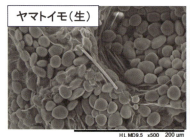 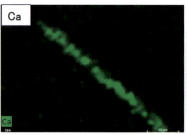 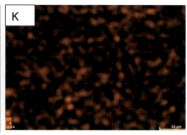

図 8　ヤマトイモ（生）の針状結晶とその元素分析
低真空 SEM でそのまま観察，中央が針状結晶（シュウ酸カルシウム）
元素分析により，針状に Ca が検出され，K は検出されない

がある。目的を明確にし，ご利用いただきたい。

3. 野菜の組織構造

植物の可食部は，植物の芽，茎，葉，根などのように栄養に関係する器官と花，果実，種子などのように生殖に関係する器官に分けられ，いずれも表皮組織系，維管束系，基本組織系からなっている。動物細胞と異なる点は，細胞壁がある[9]ことであり，細胞壁の薄さは植物組織が柔らかいことにつながり，生食できることに関与している。野菜類は一般に水分が多く，タンパク質，デンプン，脂質が少なく，低エネルギー食品である。つまり，組織内には，空の細胞によって構成されている[1]。しかし，ビタミン類，ミネラル，食物繊維が多く，その給源であり，栄養的に重要な食物である[9]。

植物性素材の組織観察に，星野は固定後の脱水，透徹，パラフィン浸漬の操作に動物性素材よりも時間をかけることを薦めている[1]。それぞれの生の組織構造は古くから観察されてきているが，調理・加工の食品の組織構造は意外と観察例が少ない。

田村は野菜類の調理操作に伴うテクスチャーの変化には，細胞壁の構造変化が大きいとし，細胞壁を構成する多糖類の加熱による構造変化とテクスチャーに深い関係があることを報告している[10,11]。具体的には，貯蔵による変化，煮熟による変化，冷凍野菜における予備加熱の影響，ニンジン，ニンジンの炒め処理による変化，アスパラガスやカボチャの冷凍条件の影響[12]，などについて，透過型電子顕微鏡を用いたミクロな構造までも観察している。さらに超薄切片の細胞壁の電子顕微鏡観察ではセルロースを染色する手だてがないため細胞壁の微細構造が不明瞭なので，急速凍結ディープエッチング法を適用している。

また，渕上は細胞壁の最外層の主成分であり，細胞壁を接着する役割のペクチン質に着目し，その構造を急速凍結ディープエッチング法で観察している[13]。また，高圧力下で冷凍した野菜などの微細構造はクライオSEMで観察し，テクスチャーとの関連を結び付けている[14]。

冨岡ら[15]は，'男爵薯'と'メークイン'を試料に生と水煮の構造を光学顕微鏡で観察して，デンプン粒の大きさを測定し，両イモの食感の差異はイモの細胞壁の厚さに由来する可能性を指摘している。ジャガイモは，部位により，デンプンの量が異なるので，同様の部位を試料として比較観察することが必要である。松本ら[16]は，マメ類について水浸漬豆と水煮豆の組織構造を比較観察している。水煮によりマメの細胞膜は膨潤し，細胞間に隙を生じ，タンパク質および多糖類の流出物がみられる。また，マメのタンパク粒はいずれも膨化し，タンパク粒の大きいダイズのみ粒形を残しているが，他のマメでは融合して粒形を失い細胞質との区別が明らかでないと報告している。このため，生マメでは種類による構造の違いがみられるが，水煮にすると，アズキ・エンドウ・ソラマメの構造は類似しており，マメ類の水煮した構造をラッカセイ，ダイズ，アズキ系の3種に分類して紹介している。

このように組織構造の観察は食感と関連し，おいしさに影響する。ここでは，アスパラガス（図9）とヒヨコマメ（図10）の水煮による構造変化について紹介する。

グリーンアスパラガスの横断面を見ると，表皮は立体的で大きく[1]，皮層部の内側には，菅束外形成層がありそれらの細胞は小形であり，その内側に維管束が美しく散在している。柔細胞は，中心部に向かって大きくなる。これを水から2分間加熱すると，表皮の最外層は接着し，菅束外形成層は加熱膨潤してやや大きくなる。維管束部は，中央部分が融合し，周りの細胞と細胞壁の違いで盛り上がって見え，美しい形ではなくなる。生の細胞壁は多層に見えたが，加熱膨潤・融合して太くゆがんでいるようにみえる。生に比較してやわらかいと考えられる。

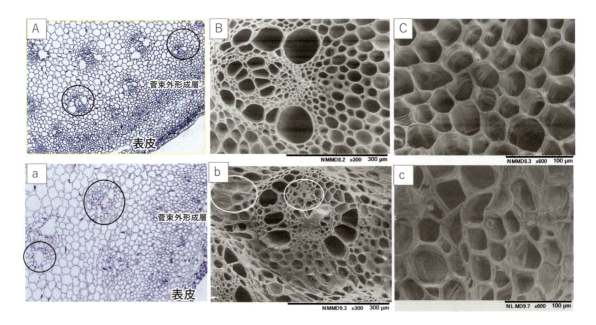

図9　アスパラガスの生（ABC）と茹で2分加熱（abc）横断面の組織構造
A, a：皮層部，クリオスタット切片10μm，トルイジンブルー染色，黒丸は維管束部
B, b：維管束　C, c：細胞壁　BC, bc：低真空SEM　白丸は加熱により融合した部分

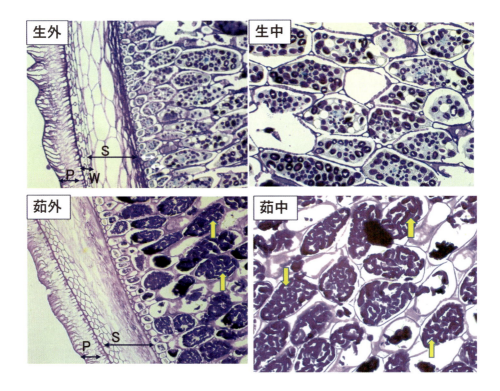

図10　ヒヨコマメ（水浸漬・茹で）の光学顕微鏡像（PAS染色）
生外・生中：ヒヨコマメ水浸漬の外層部，中層部　細胞内のデンプンは濃い青の楕円球
茹外・茹中：ヒヨコマメ（水浸漬後茹で加熱20分）の外層部・中層部
パラフィン切片，↑：デンプン粒が糊化膨潤して，細胞内を満たしている。表皮のP：柵状組織　S：海綿状組織　W：時計皿細胞

ヒヨコマメ（水浸漬：生と水浸漬後茹で20分）の横断面を見ると，加熱により種皮の柵状組織（P）[1]は幅が狭くなり，生で見えた時計皿細胞（W）の形状は不明瞭である。筆者が観察したソラマメの煮豆では，時計皿細胞が重曹液で軟化し，表皮より外れやすくなっているのが観察されている[17]。皮層の中の海綿状組織（S）の外側は細く小さくなり，内側の海綿状細胞は軟化して不明瞭である。表皮に接着していた小形の胚乳細胞は加熱で大きくなり，境界の細胞壁は膨潤して皮と胚乳細胞が分離されやすくなっている。子葉細胞は加熱により，膨潤してやや大きく，細胞内には濃い楕円球のデンプンが糊化・膨潤して，細胞内に充密している。また，細胞壁は加熱で太くなっている。空胞だった細胞内に，デンプンが糊化・膨潤して，合一して濃い不定形のかたまりになって細胞外に流出したものが見られる。

なお，このようなデンプン粒子の形状はSEMでは細胞のなめらかな表面に覆われて観察されない。

このような各食材の特徴がわかれば，調理過程や調理操作の違いなどによる条件の違いによる食感の違いも推察できる。情報が可視化できることは，理解がしやすいので，テクスチャー測定だけではなく，構造観察を行うことを薦める。また，得られた画像を用いて，画像計測を行い，データを数値化できれば，さらに考察は深まる。

また，現在では，従来からの顕微鏡技術以外に，X線CTや3Dフードプリンター，共焦点レーザー顕微鏡などがあり，目的に応じて利用できる。

文 献
1) 星野忠彦：食品組織学, 32, 37-42, 109-111, 226, 238, 光生館（1998）.
2) 長縄貴直ほか：ミルクサイエンス, 51 (1), 33 (2002).
3) 峯木眞知子ほか：日本家政学会誌, 57 (8), 523 (2006).
4) 朴杓充：よくわかる電子顕微鏡技術, 5, 41, 朝倉書店（2000）.
5) 日立ハイテク資料より.
6) S. Kuwabata et al.: *Chem. Lett.*, 35, 600 (2006).
7) K. Kawai et al.: *Langmuir*, 27, 7353 (2011).
8) K. Nimura et al.: *SI News*, 5, 23 (2014).
9) 田村咲江：食品・調理・加工の組織学, 監修田村咲江, 学窓社, 49-81 (1999).
10) 田村咲江：日本調理科学誌, 28 (4), 274 (1995).
11) 田村咲江：日本家政学会誌, 45 (9), 773 (1994).
12) 田村咲江・山本奈美：日本食生活学会誌, 18 (1), 56 (2007).
13) 渕上倫子：日本調理科学会, 40 (1), 1 (2007).
14) 渕上倫子：日本調理科学会誌, 46 (2), 65 (2013).
15) 冨岡佳奈絵ほか：修紅短大紀要, 30, 21 (2009).
16) 松本エミ子ほか：日本家政学ジャーナル, 17, 331 (1966).
17) 松本エミ子, 峯木眞知子：日本家政学会誌, 36 (8), 609 (1985).

〈峯木　眞知子〉

第9章　画像処理

第1節
青果物のおいしさ見える化システム

1. はじめに

筆者らは，青果物の可視画像を赤(R)，緑(G)，青(B)に分解したRGBヒストグラムから，平均値と標準偏差を抽出し，その情報を元にした非破壊による青果物のおいしさ見える化システムの開発に成功した[1)-13)]。これまでに，おいしさの見える化システムには12種類の野菜と6種類の果物が実装されている。本節では，青果物のおいしさの見える化システムの詳細について以下に述べる。

2. デジタル画像のRGBヒストグラムから何がわかるか

図1に，例として桜の緑葉の画像とRGBヒストグラムを示す。左からBRGの順に右(反射光強度が大)にシフトすることがわかる。これは，BとRは葉緑素の吸収域にあたり，Gは吸収が少なく反射する割合が多いので肉眼ではG，すなわち，緑として視認される。RGBヒストグラムからは，それぞれのヒストグラムの平均値(横軸の色の平均反射強度)と標準偏差(色の反射強度分布の幅)が抽出できる。このデータを基に，おいしさ見える化システムのアルゴリズムは構築されている。

図2に，RGBに対応する，野菜に含まれる各種色素の吸収波長域を示す。上述のとおり葉緑素(クロロフィル)の吸収はBとRの波長域，カロテノイドはBとGの波長域，アントシアニンはGの波長域にある。本システムは，野菜の色が味と密接に関係することを利用している。

3. データの取得と解析
3.1 画像の取得

野菜12種類は，市販品と契約農家で栽培さ

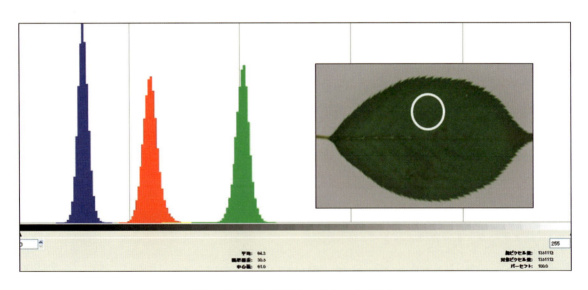

図1　桜の緑葉の画像とRGBヒストグラム

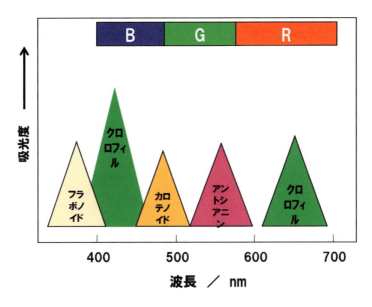

図2 RGBに対応する各種色素の吸収波長域

れた30〜40検体を，1年かけて北海道から九州までの産地から収集し，また果物6種類（イチゴは果物に含める）は，主要産地の市販品と国内の農家で栽培された30〜40検体を収集し，測定試料として用いた。野菜と果物の可視画像は，汎用のデジタルカメラ（ニコンクールピクスS9400）を用い，黒のスポンジ板上に試料を配置して撮影した。RGBの平均値と標準偏差は，見える化システムに搭載の画像処理ソフトにより取得した。

3.2 試料の調製

トマト，ミニトマトおよびキュウリを除く野菜は電子レンジで1分ほど加熱したのち，フードプロセッサーで粉砕し，絞り汁をBrix値と硝酸イオン含量の測定に供した。トマト，ミニトマト，キュウリおよび果物はそのままフードプロセッサーで粉砕し，絞り汁をBrix値，硝酸イオン含量，酸度および導電率の測定に供した。さらに，トマトおよびミニトマトを除く野菜と果物の粉砕物に2倍量，トマトおよびミニトマトの粉砕物に4倍量の脱イオン水を加え，ミキサーで撹拌して味覚測定用試料を調製した。トマトおよびアスパラガスの味覚測定用試料をpH 2.2クエン酸ナトリウム緩衝溶液で20倍希釈したものをグルタミン酸とアスパラギン酸定量用試料とした。

3.3 味の分析

味覚は，インテリジェントセンサーテクノロジー㈱製SA-402B型味覚センサを用い，酸味と塩味，うま味，苦味雑味，渋味刺激の5先味，うま味コクと苦味，渋味の3後味を測定した。多数回測定における誤差を避けるため，最初の試料を基準試料としてすべての測定の第一試料として用い，データを規格化した。

硝酸イオン濃度はHORIBA製B-741型硝酸イオンメータ，Brix値はATAGO製PAL-1型ポケット糖度計を用い測定した。

グルタミン酸（Glu）とアスパラギン酸含量は日本分光製LC-2000型高速液体クロマトグラフシステム（HPLC）を用い，アミノ酸標準液を用い定量した。

3.4 RGBデータと味データの統計解析

RGBデータと味データはエクセル統計2012を用い，Brix値，グルタミン酸含量および味覚データを目的変数，RGBデータと硝酸イオ

ン含量(肥料の吸収と関係)を説明変数として重回帰分析した。得られた重回帰式のうち，相関係数0.6以上，かつ，F検定により5%以下で有意である回帰式をアルゴリズムとして採用した。

4. 青果物の味の指標

本おいしさ見える化システムでは，甘味の指標としてBrixを採用した。酸味の指標としては，酸度と味覚センサで測定した酸味が挙げられる。しかしながら，酸度と酸味が必ずしも正相関するとは限らない事例が観察されていることから[12]，本おいしさ見える化システムでは，実際に感じられる酸味に近い，味覚センサで得られた酸味値を酸味の指標として採用することにした。

うま味における，トマトのグルタミン酸，アスパラガスのアスパラギン酸を除き，塩味，うま味(うま味コク)，苦味(苦味雑味)および渋味(渋味刺激)は，味覚センサで得られた味覚値を採用した。

表1に，本おいしさ見える化システムに実装した各種青果物の味の評価指標を示す。

5. おいしさ見える化システムについて

おいしさ見える化の原理は，まず，野菜や果物の可視画像を赤(R)，緑(G)，青(B)に分解したRGBヒストグラムから平均値と標準偏差を抽出する。つぎに，糖度(Brix値)や味覚センサで測定した味覚値(先味の酸味，塩味，うま味，苦味雑味，渋味刺激および後味のうま味コク，苦味，渋味)，グルタミン酸(Glu)やアスパラギン酸(Asp)含量等の味要素とRGBの平均値，標準偏差，硝酸イオン含量との相関係数を求める。このうち，相関係数の高い(0.6以上)味要素の回帰式をアルゴリズムとしてクラウド上に実装し，計測した画像データと照合することによりおいしさの見える化を実現している。

現在実装しているおいしさ見える化システムの概念を図3に示す[4)-13)]。まず，タブレットPCやスマートフォンにおいしさ見える化アプリをダウンロードし，内臓カメラを用い，黒いスポンジ板に配置した野菜を撮影する。次に，

表1 青果物の味の指標

味の指標	野菜・果物
甘味(Brix)	トマト，ミニトマト，コマツナ，ホウレンソウ，キュウリ，ブロッコリー，レタス，キャベツ，ハクサイ，ニンジン，カブ，イチゴ・とちおとめ，サクランボ・佐藤錦，巨峰，シャインマスカット，リンゴ・フジ，ウンシュウミカン
酸味	トマト，ミニトマト，キュウリ，レタス，キャベツ，イチゴ・とちおとめ，サクランボ・佐藤錦，巨峰，シャインマスカット，リンゴ・フジ，ウンシュウミカン
塩味	トマト，ミニトマト，コマツナ，ホウレンソウ，キュウリ，ブロッコリー，レタス，キャベツ，アスパラガス，ハクサイ，ニンジン，カブ，イチゴ・とちおとめ，サクランボ・佐藤錦，巨峰，リンゴ・フジ，ウンシュウミカン
うま味 / うま味コク(うま味)	ミニトマト，(コマツナ)，ホウレンソウ，キュウリ，(ブロッコリー)，レタス，キャベツ，カブ，イチゴ・とちおとめ，シャインマスカット，ウンシュウミカン
うま味 / グルタミン酸	トマト
うま味 / アスパラギン酸	アスパラガス
苦味(苦味雑味)〈渋味〉【渋味刺激】	(トマト)，(ミニトマト)，コマツナ，ホウレンソウ，〈キュウリ〉，(ブロッコリー)，(アスパラガス)，レタス，ハクサイ，(ニンジン)，(イチゴ・とちおとめ)，〈巨峰〉，【シャインマスカット】，(リンゴ・フジ)，(ウンシュウミカン)

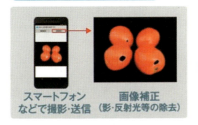
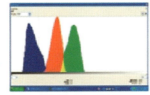

図3 野菜のおいしさ見える化システム

野菜の画像を選択し，背景を取り除いたのちクラウド上の計算式で解析すると，ただちに，おいしさのコメントや味のレーダーチャートとともにBrix値，偏差値が表示される。

既存の近赤外分光法による糖度測定（一部酸味）とは異なり，温度依存性がほとんどなく，一度の測定で苦味やうま味など多種類の味要素を一度に見える化でき，かつ，モバイル端末1つで多品目の農産物に対応できるのが特長である。

6. おいしさの見える化事例

以下に，いくつかの野菜のおいしさの見える化事例を紹介する。

表2に，重回帰分析により得られたミニトマトの5味(Brix値，酸味値，うま味コク値，塩味値，苦味雑味値)の相関係数，決定係数およびp値を示す。いずれの相関係数も0.6以上で，1%以下で有意であった。

図4には，ミニトマトの各種味データを偏差値換算して表示したレーダーチャートとミニトマトの画像を示す。高糖度ミニトマト(給水制御)は，やや色が濃く，甘味が強く，酸味が弱いと表示される。一般的なミニトマトは，やや色が薄く，高糖度ミニトマトに比べ，甘味が弱く，酸味が強いと表示される。

表3に，重回帰分析により得られた，ホウレンソウの4味(Brix値，うま味コク値，塩味

表2 ミニトマトの相関係数，決定係数およびp値

	Brix	酸　味	うま味コク	苦味雑味	塩　味
相関係数	0.753	0.784	0.681	0.757	0.899
決定係数	0.567	0.615	0.464	0.574	0.808
回帰式のp値	<0.01	<0.001	<0.001	<0.001	<0.001

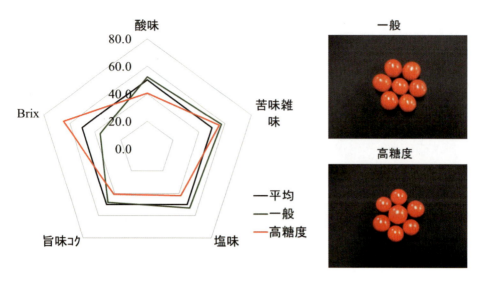

図4 ミニトマト味データの偏差値表示

表3 ホウレンソウの相関係数，決定係数およびp値

	Brix	うま味コク	苦 味	塩 味
相関係数	0.748	0.606	0.707	0.978
決定係数	0.559	0.367	0.500	0.956
回帰式のp値	<0.001	<0.05	<0.001	<0.001

値，苦味値）の相関係数，決定係数およびp値を示す．いずれの相関係数も0.6以上で，5％以下で有意であった．

図5には，ホウレンソウの各種味データを偏差値換算して表示したレーダーチャートとホウレンソウの画像を示す．冬収穫のものは，光沢があり，濃い緑色を示し，Brixが高く，苦味が弱いと表示される．また，夏収穫のものは，冬収穫のものに比べ，光沢が無く，薄い緑色を示し，Brixが低く，苦味が強いと表示される．ホウレンソウのおいしさも，季節的な影響を強く受けることが伺える．

表4に，重回帰分析により得られたレタスの5味（Brix値，酸味値，うま味コク値，塩味値，苦味値）の相関係数，決定係数およびp値を示す．いずれの相関係数も0.6以上で，5％以下で有意であった．

図6には，レタスの各種味データを偏差値換算して表示したレーダーチャートとレタスの画像を示す．レタスの場合，表面の色からおいしさを判断するのは困難であったので，断面の色を指標に評価した．甘味優勢のものは，葉の詰まりが少なく，濃い緑色を示し，Brix値が高く，苦味が弱いと表示される．また，苦味優勢のものは，甘味優勢のものに比べ，薄い緑色を示し，Brix値が低く，苦味が強いと表示される．

表5に，重回帰分析により得られた，シャインマスカットの3味（Brix値，うま味コク値，酸味値）の相関係数，決定係数およびp値を示す．いずれの相関係数も0.7以上で，0.1％以下で有意であった．

図7に，シャインマスカットの各種味データを偏差値換算して表示したレーダーチャートとシャインマスカットの画像を示す．甘味が強いものは，黄緑色を示し，Brix値が高く，か

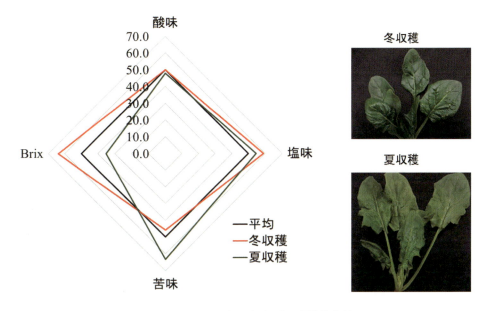

図5　ホウレンソウの味データの偏差値表示

表4　レタスの相関係数，決定係数および p 値

	Brix	酸　味	うま味コク	苦　味	塩　味
相関係数	0.604	0.616	0.835	0.716	0.797
決定係数	0.365	0.380	0.697	0.513	0.635
回帰式の p 値	<0.05	<0.05	<0.001	<0.01	<0.001

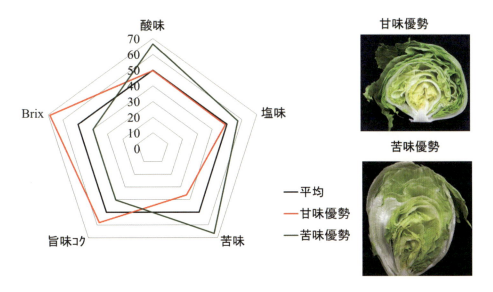

図6　レタスの味データの偏差値表示

第9章　画像処理

表5 シャインマスカットの相関係数，決定係数およびp値

	Brix	酸 味	うま味コク
相関係数	0.817	0.788	0.736
決定係数	0.668	0.621	0.542
回帰式のp値	<0.001	<0.001	<0.001

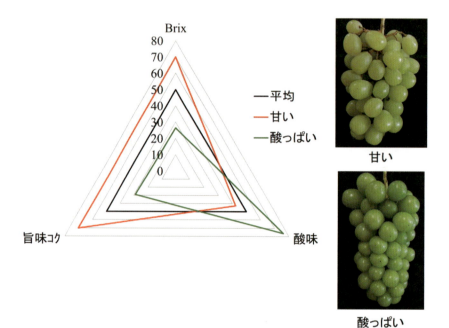

図7 シャインマスカットの味データの偏差値表示

つ，うま味が強く，酸味と渋味が弱いことがわかる。また，酸味が強いものは，甘味が強いものに比べ，緑色を示し，Brix値が低いことがわかる。

表6に，重回帰分析により得られた，ウンシュウミカンの4味(Brix値，うま味コク値，酸味値，苦味雑味値)の相関係数，決定係数およびp値を示す。いずれの相関係数も0.6以上で，5％以下で有意であった。

図8に，ウンシュウミカンの各種味データを偏差値換算して表示したレーダーチャートとウンシュウミカンの画像を示す。図8から，甘味が強いものは，濃橙色を示し，Brix値が高く，かつ，酸味が強く，苦味雑味が弱いことがわかる。また，酸味が強いものは，甘味が強いものに比べ，橙色を示し，Brix値が低く，酸

表6 ウンシュウミカンの相関係数，決定係数およびp値

	Brix	酸 味	うま味コク	苦味雑味
相関係数	0.812	0.690	0.707	0.653
決定係数	0.659	0.476	0.500	0.426
回帰式のp値	<0.001	<0.01	<0.01	<0.05

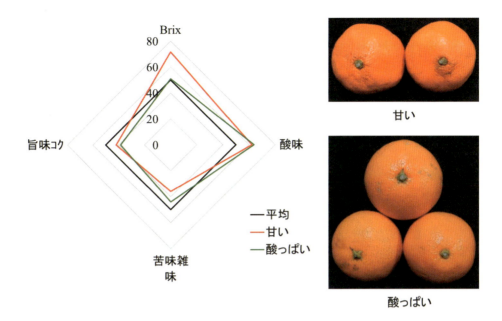

図8 ウンシュウミカンの味データの偏差値表示

味が強いことがわかる。

以上，3種の野菜と2種の果物のおいしさの見える化事例を紹介した。これ以外の青果物もそれぞれの味の特徴と合致するような味指標を採用し実装している。

7. おわりに

本節では，農産物画像のAI解析によるおいしさの見える化について，青果物に対する味の指標，解析，実装について紹介した。

本おいしさ見える化システムにおける判定の成否は，青果物の味の基礎データとRGBデータおよび硝酸イオン含量から求めた回帰式（偏差値換算表示）がいかに正確な予測値を算出するかにかかっている。味の振れ幅が大きいものは，相関係数が高いため予測精度が比較的高い。しかし，味の振れ幅が小さいものでは，観測値と予測値の相関係数が低くなり予測精度がやや落ちるという課題がある。ただし，非破壊で，簡便に青果物のおいしさを判定する手法が無いことから，厳密な数値を求めないかぎり，実用上は問題ないと考えている。

謝　辞

本研究は，マクタアメニティ㈱（代表取締役社長 幕田武広）が中核企業となり，経済産業省「異分野連携新事業開拓計画」および「商業・サービス競争力支援事業」の支援により行われたものである。ここに記して，謝意を表します。

文　献

1) 農産物判定システム，特許第5386753号.
2) 農産物判定システム，特許第6238216号.
3) 農産物判定システム，特許第6362570号.
4) http://makuta-amenity.com/iot/（2024.07.30参照）.
5) 野田博行：農耕と園芸，6, 33 (2018).
6) 野田博行：野菜情報，10, 38 (2018).
7) 野田博行：産学官連携ジャーナル，14, 4 (2018).
8) 野田博行：臨床栄養，2, 146 (2019).
9) 幕田武広：JATAFFジャーナル，7 (9), 30 (2019).
10) 野田博行，幕田武広：調理食品と技術，26 (1), 37 (2020).
11) 野田博行：データ分析の進め方及びAI・機械学習導入の指南，情報機構，315-325 (2020).
12) 野田博行：人工知能を用いた五感・認知機能の可視化とメカニズム解明，技術情報協会，86-93 (2021).
13) 野田博行：おいしさの見える化マニュアル，エヌ・ティー・エス，119-128 (2023).

〈野田　博行〉

第2節
AI・IoTを活用した農産物の味覚解析システム

1. はじめに

「非破壊」で「簡便」かつ「低コスト」に、野菜・果物・茶葉等農産物の食味や品質を可視化する技術開発を行っている。農業生産者や流通事業者・需要者やリテール等がスマートフォン・タブレット端末(以下スマホ等)で野菜や果実の撮影画像を、クラウドに設定した人工知能(以下AI)にデータ送信すると、その「食味」を推定し、瞬時にグラフなどで味覚情報を「見える化」する情報化システム(図1)の開発を目的にした。

本技術開発は、解析対象4品目(トマト・ミニトマト・ホウレンソウ・コマツナ)の試作モデルを、2013年補正「中小企業・中小事業者ものづくり・商業・サービス革新事業」(中小企業庁)、クラウド対応型の実用化研究を、2016年および2017年度「商業・サービス競争力強化支援事業」(経済産業省)の補助を受け行ったものである。それら事業において共同研究または委託研究先であり本件発明者の1人でもある山形大学の野田博行氏が、本技術の原理や味の指標・実装等については、本章前節「青果物のおいしさ見える化システム」での記載に譲り、本節では表題の通りシステムの運用やその社会背景について述べる。

2. 背景
2.1 社会課題への対応

「画像解析による野菜等の「おいしさの見える化」技術の構築」〜ICTの活用による非破壊・低コスト・利便性を備えた農産物品質情報化システムの開発と事業化〜以上が前項で述べた経済産業省事業のタイトルおよび副題である。本技術開発にはその効果について大きな期待が寄せられ、第31回中小企業優秀技術・新

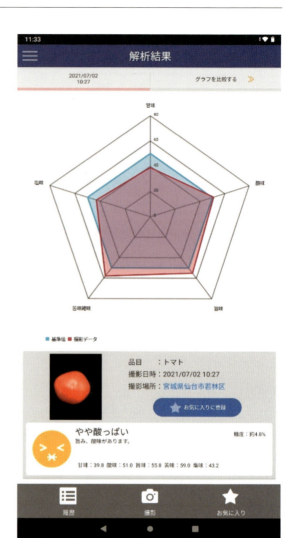

図1 解析後スマホ等に返送された解析画像例

製品賞(りそな中小企業振興財団・日刊工業新聞社)ソフトウエア部門優秀賞、第19回東北ニュービジネス表彰制度(東北ニュービジネス協議会)アントレプレナー大賞、第5回めぶきビジネスアワード(めぶきHD)特別賞、CEATECアワード2023(同運営委員会)アドバンステクノロジー部門準グランプリ、東北地方発明表彰東北経済産業局長賞等を受賞した。また多くのメディアからの報道もされた。

背景には我が国農業の直面している問題があり、それらは形こそ違え途上国等を中心として海外でも社会的な課題とされている。それらに

対するソリューションであるというご評価をいただいている。

2.2 AI・IOT活用によるスマート農業

日本の農業はその流通も含めて生産性が低く，国際競争力も劣るとされる。それにより，一般的に低収入であり新規就農者が限定的で，農業従事者の高齢化が進んでいる。農業は国民生活に不可欠な食料を提供するとともに，地域の経済やコミュニティ，国土の保全等の多面的機能も有しており，産業面のみならず社会的にも重要な役割を有している。一方で基幹的農業従事者は減少の一途をたどり，2015年から2020年までで22％減少している（令和3年農業・食料・農業白書「変化する我が国の農業構造」）。また，その平均年齢も2023年は68.7歳（2020年農林業センサスからの推定値）であり，産業としての脆弱性を露わにしている。

同様に全国荒廃農地（耕作に供しておらず，耕作の放棄により通常の農作業では作物の栽培が客観的に不可能になっている農地）面積は28.2万ha（2021年11月1日農林水産省プレスリリース）に及んでいる。

農林水産省「食料・農業・農村基本計画」等，農業振興のための施策は「農業収益性の向上」を図り，他産業に遜色のない収入等の確保が農業事業者および関連産業ひいては社会課題の解決に寄与するものと考えている。情報やデータ技術を利用して生産システムと運営の効率化を図ることを「スマート農業」と称されているが，本開発においても近年普及の著しいスマホ等での撮影画像から，撮影画像の食味等を可視化し，かつ時間・場所や栽培方法に加え販売情報等も同期化する等，「スマート農業」のテクノロジーとして，農業・食品産業および前述の社会課題の解決にも寄与することを目指している。

3. 開発の目的

従来の野菜・果物等生鮮農産物の流通では，主に青果市場を介して等級・階級と需給バランスにより販売価格が決まる。一般に，見た目の「形」や「色つや」という『等級』，「大きさ」や「重さ」という『階級』でランク付けされる（出荷規格）が，これは，大量生産・大量消費・大量廃棄を基調とする，大量流通からの要請による側面が強い。「食味」や「成分」に特徴がある野菜を作っても，それらが品質の指標となっていないため，価格には反映されにくい状況にある。

そこで，需要者が食生活の向上の見地から満足かつ納得して，比較的高価格でも購入し生産者の収益性の向上を図ることができる「食味」等の価値の見える化が達成できる事象を開発の目的とした。冒頭に述べた「非破壊」「簡便」「低コスト」が達成の条件になる（図2）。

4. 想定する実施スキーム

本解析機能をクラウドに置き，通信環境のもと，位置の遠近を問わず「見える化」を実施する概念図を（図3）に示した。AIは広義にとらえアルゴリズムだけではなく画像やデータ管理，サプライチェーン間の情報の紐づけ等も行う領域とした。本図はあくまで概念であり，利用する業態や目的等において数々のカスタマイズも想定しており，例えば収穫場所でのドローン空撮画像の解析も実証段階に進んでいる。

本技術については，開発開始時での想定からは考えられないほどの，多様なニーズが出現している。本技術の開発について事業認定を行い開発資金の一部を拠出した経済産業省や農業政策の担当官庁である農林水産省のほか，地域経済や振興の見地から財務省や，日本の科学技術を海外に紹介する目的で総理府，途上国支援で外務省等からもコンタクトがあり，Society5.0やDXなどへの注目度や期待度と相まって本技術も多方面から注視されるようになった。農業および食品流通・加工・消費の各段での活用が計画されている。それらの一部を図4として概念図で示す。

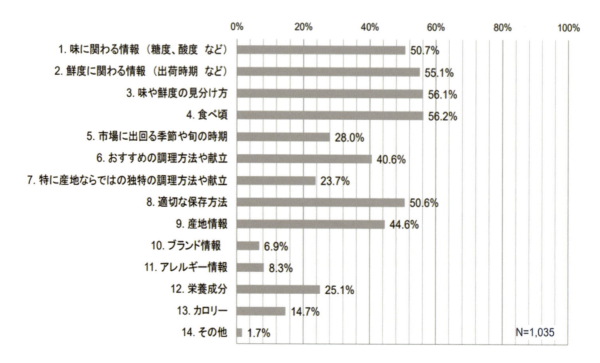

図2　野菜や果物の商品に関して知りたい情報

出展：農林水産省「平成26年度クラウド活用型食品トレーサビリティシステム委託事業実施報告書」

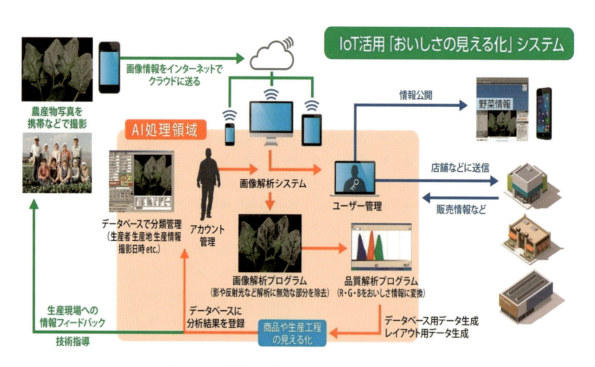

図3　IoTを活用した「おいしさの見える化」システム

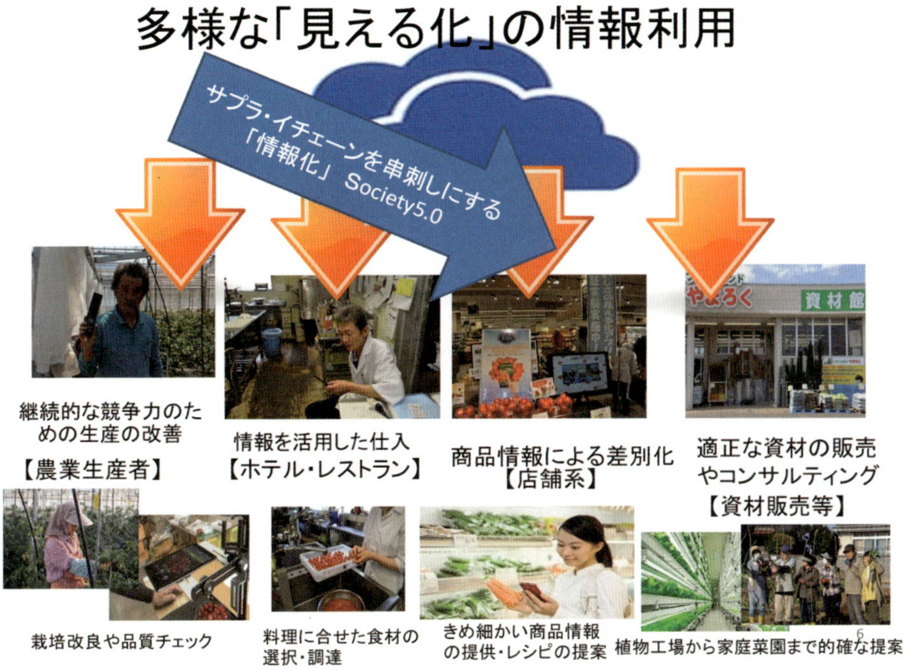

多様な「見える化」の情報利用

サプライチェーンを串刺しにする「情報化」Society5.0

- 継続的な競争力のための生産の改善【農業生産者】
- 情報を活用した仕入【ホテル・レストラン】
- 商品情報による差別化【店舗系】
- 適正な資材の販売やコンサルティング【資材販売等】

- 栽培改良や品質チェック
- 料理に合せた食材の選択・調達
- きめ細かい商品情報の提供・レシピの提案
- 植物工場から家庭菜園まで的確な提案

図4　サプライチェーンを情報化するSociety5.0

しかし，それらは現行の商習慣や既得権と相反することも多く，調整を行いながら各ステークホルダーと各用途に即した情報化や使い勝手などのカスタマイズを行っている。

また，本格的な利用以前に概念実証（Proof of Concept: PoC）も行われており経済紙等でも報道されている。それ以外の事例もあるが実施者との守秘義務契約（NDA: Non-Disclosure Agreement）上の制約もあり個別の実例紹介は避けるが，DXの特性である，場所も時間も国境も問わない事例として，国際協力事業団（以下JICA）の調査事業として，デジタル大国かつ農業大国であるインドでの事例を紹介する。

当社では，2021年9月より，キャスレーHD社インド法人を通じて"インド農村部におけるアグリテック（AI・IoT・モバイル端末を活用した農産物のおいしさの見える化，流通トレーサビリティ，マーケティングのプラットフォーム化，発酵技術や先端的農業技術を活用した生産とサーキュラー化等）の実験"を行い，以下の事実・社会課題を発見した。

2022年からの実地調査では，キャスレーHD社の保有するマーケティングプラットフォーム「Reward Eagle」と当社の保有する「農産物のおいしさの見える化」「アグリSCM」技術を融合したアグリテック・プラットフォーム「Deidara」を新たに構築し，その活用可能性を調査し2023年3月報告書をJICAに提出した。今後は普及実証事業に移行する予定である。

本事業では，日本の先進技術を活用してインド農村の社会課題を解決し，SDGs（持続可能な開発目標）「1. 貧困撲滅」と「2. 飢餓・栄養」へ貢献するとともに，JICAがこれまで取り組んできた作物多様化などのプロジェクトへの結実も目指す。

開発途上国における当社事業の拡大と社会課題の解決によって，新たなSDGsビジネスモデルの創出にも挑戦していく。これらの課題はインドにとどまらず「グローバルサウス」等に共通する課題であり，簡易なモバイル操作により農産物の商品価値を明確にして「フェアトレード」を実現できるシステムとして新興国・途上

国支援の観点からも注目されている．

5. おわりに

本技術では，生産から需要・消費に至る各シーンで「ニーズ・オリエンテッド」を考慮しながら，すでに広く普及しているスマホ等で用いて「使用頻度にかかわる課金」いわゆるサブスクリプション(subscription)サービスとして運用を行い，利用者の先行投資や導入のリスクを抑制している．

また，「おいしさ」の推定にとどまらない，機能性等を含めた食品産業・医療領域での利用も本技術および派生技術の活用が検討されている．知財戦略の観点からも，特許庁，発明協会等から評価を得て，日本弁理士協会事業等での講演機会も多い．

本技術が農業および関連産業の振興や派生する社会課題の解決に，多少なりとも貢献できれば幸いであり，追加開発やカスタマイズ・ローカライズに努めている．

文献

1) 財務局調査による「先端技術(IoT，AI等)の活用状況」について，
https://warp.da.ndl.go.jp/info:ndljp/pid/12213409/www.mof.go.jp/about_mof/zaimu/kannai/201803/sentangizyutuzirei091.pdf（2024.07.30 参照）．
2) 中小企業白書・小規模企業白書 2020 年㊤，第2章付加価値の獲得に向けた適正な価格設定 2-2-5 マクタアメニティ株式会社．
3) 政府海外広報サイト，日本の技術，Highlighting JAPAN（2021 年 Vol. 5），
https://www.gov-online.go.jp/eng/publicity/book/hlj/html/202105/202105_10_en.html（2024.07.30 参照）．
4) DX旋風 食農にも，日本農業新聞（2021 年 9 月 17 日）．
5) AI画像解析を活用した荒茶の品質推定技術を開発，㈱伊藤園プレスリリース（2022 年 2 月 9 日），日経産業新聞（2022 年 4 月 25 日）．
https://www.itoen.co.jp/news/article/26985/（2024.07.30 参照）．
6) 可視光で野菜の味がわかる画像味覚解析システム，生産・流通・消費をサポートするsociety5.0の成功例，CEATEC JAPAN2022 CEATECEXPRESS，
https://exp.ceatec.com/related/ceatecnews_vol36/（2024.07.30 参照）．
7) 戦略的に知財を権利化し技術分野を幅広い分野で活用，特許庁広報誌「とっきょ」（2023 年 3 月 6 日），
https://www.jpo.go.jp/news/koho/kohoshi/vol56/02_page1.html（2024.07.30 参照）．
8) インドでAI農業支援，日刊工業新聞（2023 年 5 月 5 日）．
9) マクタアメニティ株式会社ホームページ，
http://makuta-amenity.com/iot/（2024.07.30 参照）．

〈幕田　武広〉

第1編　青果物のおいしさとその評価法

第10章　官能評価

第1節
分析型官能評価と倫理的配慮

1. 官能評価の役割

　官能評価は，人の五感を用いて物の特性や感覚を測定する方法である[1]。この評価を担う集団はパネルと呼ばれ，そのメンバーはパネリストとされる。パネリストは試料の観察，嗅覚，味覚を通じて感じたことを設問に対して言葉や数字で答える。得られたデータは統計的に解析され，製品開発，研究開発，市場調査，品質管理など多岐にわたる分野で活用されており[2]，青果物でも利用されている[3]（表1）。

　官能評価には，主に分析型官能評価と嗜好型官能評価の2つの手法がある。分析型官能評価は，訓練された専門家が製品の感覚的特性を客観的に評価することを目的としており，味やにおい，テクスチャーなどを科学的に分析する。この手法は，品種開発，新製品の開発，製造条件の最適化，品質改善の基準設定などに利用されている。

　一方，嗜好型官能評価は消費者の好みや受け入れ度を測ることを目的とし，一般消費者を対象に行われる。これにより，市場での製品のポジショニングや改善点を把握し，市場調査や消費者調査を通じて新商品戦略の構築に役立てられる。

　これらの官能評価方法は，商品開発と研究開発の連携を強化し，消費者に魅力的な製品を提供するための重要な手段となる。青果物をはじめとする食品の開発において，官能評価は製品の品質と市場競争力を高めるために不可欠な技術として位置付けられている。そして，本節ではこれらの手法のうち，分析型官能評価の方法と，研究目的で実施する際の倫理的配慮について紹介する。

2. 分析型官能評価
2.1　分析型パネルの選抜と訓練

　分析型パネルの選抜と訓練については，対象物の特性を正確に測定するために高い識別能力と再現性を持つ評価者の集団を形成することが重要になる。選抜プロセスでは，候補者の感覚感度を評価し，感度が高い人物を選出する[4]。このプロセスには，味覚や嗅覚の識別能力テストが含まれ，適切な候補者はその後の訓練フェーズに進むことができる。

　訓練の段階では，選抜されたパネリストが対象となる試料について正確な評価ができるように，特定の味覚や嗅覚を識別する能力を高めるためのセッションが行われる。これには，さまざまな濃度の呈味水溶液や食品サンプルを使用し，パネリストが味や香りを識別し，その特性を言語で正確に表現できるようにする訓練が含まれる。また，実際の評価環境を模倣した演習

表1　2021〜2023年の文献における官能評価を実施した青果物の種数

分　類	葉物野菜	根菜	果実	果菜	きのこ	香辛料野菜	合計
種　数	6	8	17	6	1	2	40

Google Scholarで"官能評価"と検索した結果から調査した

も行われ，パネリストの評価技術を向上させる。

選抜と訓練のプロセスは，それぞれの評価目的や試料の特性によって異なり，パネリストがどのようにして最も一貫性のある結果を提供できるかを確実にするためにカスタマイズされる。例えば，一部のパネリストは特定の食品カテゴリーにおいて高い識別力を持つかもしれないが，他のカテゴリーではその能力が低い可能性があるため，それぞれの評価タスクに最適なパネリストを選定することが求められる。

このように，分析型パネルの選抜と訓練は高度に専門化されたプロセスであり，評価の正確性と再現性を確保するために，厳格な基準と綿密な訓練が不可欠となる。パネリストとして選ばれるためには，特定の感覚に対する高い感度と，その感覚を評価できる言語的な表現力が求められる。そして，これらのスキルは訓練によって向上させることが可能である。

2.2　評価方法
2.2.1　評価方法の種類

分析型官能評価ではさまざまな方法が用いられ，「識別試験法」「順位法」「時系列評価法」「QDA法」「評点法」などがある[5)-8)]。

2.2.2　識別試験法

パネリストが試料間の差を識別する能力があるか判断するために実施する。

・2点試験法(Paired Comparison Test)

2種類の試料(XとY)をパネルに提示し，特定の質問項目に基づいて試料間の違いを判断する。試料に機器測定等に基づく明確な違いがある場合，この方法を用いてパネルの識別能力を評価することができる。品質管理においては，識別できる一定レベルの能力が求められるため，繰り返し試行を通じて個々の正答率を確認する必要がある。

・3点試験法(Triangle Test)

この試験では，2つの同じ試料と1つの異なる試料の計3つを提示し，どれが異なるかを識別させる。この方法により，パネルの識別能力や試料間の差異を確認する。正答する確率は1/3となり，結果は二項検定を用いて評価する。

・1対2点試験法(Duo-Trio Test)

この方法では，パネルに事前に標準試料として2種類のうちの一方を提示し，次に試料XとYを1つずつ提示して標準試料と同じかを判断させる。この繰り返しにより，パネルの識別能力を評価する。この方法においても二項検定を用いて評価する。

・識別試験の応用

これらの識別試験は，食品や飲料の味や香り成分に対する識別能力を評価するために広く用いられる。特定の特性の小さな差を識別するために適しており，試料の提示順はランダムにして実施される。これにより，パネリストを選抜することで，より正確なデータを提供することが可能となる。

2.2.3　順位法

順位法は，複数の試料を比較し，特定の評価項目を順位付けする官能評価手法である。この方法では，感覚的強度を基に順位をつけるが，具体的なスケールは用いない。順位法は，特に多数の試料を効率的に評価する場合に有用であり，感覚疲労や化学物質間の相互作用の問題により，一度の評価セッションにおいては通常5試料程度に限定される。

この方法の主な利点は，簡潔で直感的に多くの試料を比較できることである。順位法では，試料の提示順をランダムにすることが推奨され，これにより試料の提示順によるバイアスを最小限に抑えることができる。

また，順位法の結果からは，試料の特性を反映する順位と，パネリストの評価から得られる順位の関係を順位相関係数で評価することができる。この相関係数にはケンドールの順位相関係数とスピアマンの順位相関係数があり，それぞれが異なる観点から統計的な有意性を提供する。

2.2.4 時間強度曲線法（Time Intensity，TI法）

TI法は感覚の強度が時間とともにどのように変化するかを記録し，評価する方法である。特に，味覚や嗅覚などの感覚が時間経過とともに変化する場合に有効である。この方法では，感覚の強さを連続的に記録し，そのデータから特定のパラメータを計算して感覚の特性を把握する。評価は，スケールのない線尺度を使用し，パネリストがリアルタイムで感覚強度をカーソル移動によって示す。図1はある試料の各感覚属性に対するTIモデルの例であり，苦味が最も強く感じ，次に塩味，歯応えとなる。これらの感覚は，一度に1つずつ測定する。図2はパネリストごとの結果であり，最大値の感覚強度が等しくなるようにする。

このデータ処理では，測定時刻ごとに全パネリストのデータの平均を取り，グラフにしてさまざまなパラメータ（最大強度，到達時間，継続時間など）を求める。TI法は，一度に1つの感覚属性しか評価できないため，複数の属性を持つ試料を評価するには時間がかかるという欠点がある。

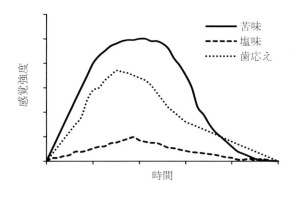

図1　ある試料の各感覚属性に対するTIモデルの例

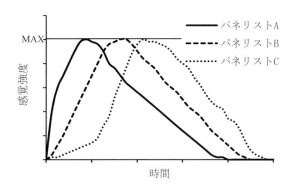

図2　各パネリストのある試料に対するTIモデルの例

2.2.5 質的経時変化測定法（Temporal Dominance of Sensations，TDS法）

TDS法は，TI法のように感覚の強度のみを追うのではなく，試料が提示された瞬間から複数の感覚がどのように時間とともに変化するかを測定する方法である。この手法では，試料を味わう間に感じる複数の感覚属性について，どの属性がその時点で支配的であるかをパネリストが判断する。試料の提示時間全体で，感じた感覚の強さや質の変化をパネリストが連続的に評価し，最も印象的な感覚を報告することにより，時間とともに変化する感覚の優位比率を計算する。

データ処理では，全パネリストのデータを基に，各時点で最も支配的だった感覚の割合を求め，これを図に表示する。図3の棒グラフは，時間ごとにある感覚属性を選択した人数割合であり，それを曲線化したものがTDS曲線となる。この結果から，感覚の時系列的な変化を詳細に捉え，試料の感覚的特性を全体的に評価することができる。TDS法は，同時に発生する複数の感覚を効率的に捉えることができ，TI法と比較して感覚の相互作用の影響を受けにくいという利点がある。

2.2.6 QDA法（Quantitative Descriptive Analysis）

QDA法は，製品の感覚的特性を定量的に評価するための記述型官能評価手法である。この方法は，訓練されたパネリストを用い，各パネリストが独立して試料の特性を定量化する。評価には，両端にアンカーがついた線尺度を使用し，これにより特性の強度を測定する。QDA

法の特徴は，パネリストが個別に強度を評価し，その結果を統計的手法を用いて分析する点にある。

QDA法のプロセスは，はじめにパネルリーダーが試料の違いを強調するために言葉を導き出し，それを基にパネリストが試料から感じ取る特性を言葉で表現する。つづいて，これらの言葉の意味をパネリスト間で共有し統一することで，言葉を集約し，共通理解のもとに評価が可能な特性表現用語を決定する。その後，選ばれた特性用語を用いて具体的な試料を使って強度評価の練習を行い，パネリスト間での評価のばらつきが見られる場合は，その特性の定義を再確認し，評価尺度の調整を行う。

最終的に，すべての試料に対して線尺度を使用して特性を定量化し，得られたデータは t 検定や ANOVA，多重比較法，主成分分析などの統計手法を適用して解析する。このようにQDA法は，製品の特性を体系的に分析し，それぞれの特性の強度を明確に定量化するために設計されている。

2.2.7 評点法

評点法は官能評価において広く用いられる方法で，食品の感覚的属性を定量的に評価するための効果的な手法である。この方法は，特定の感覚属性（例えば味，香り，食感など）に対して数値や言語的指標を用いて評価を行う。評点法には「カテゴリー尺度」と「グラフ尺度」という2つの主要な形式があり，それぞれが異なる評価のニーズに応じて使用される。

カテゴリー尺度は，事前に定義された複数の評価点（例えば5点尺度，7点尺度など）を用いる方法である。各評価点には具体的な言語的指標が割り当てられており，パネリストは試料がその指標にどの程度合致するかを判断する。この尺度は順序尺度の性質を持ち，試料の特性を相対的に順位付けすることが可能である。

グラフ尺度では，評価者が尺度上の任意の点にマークを置くことで，その距離から試料を評

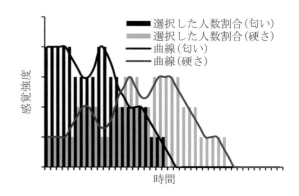

図3　ある試料の各感覚属性に対するTDSモデルの例

価する（図4）。この方法はパネリストにより高い柔軟性を提供し，試料の感覚的強度をより詳細に表現することができる。カテゴリー尺度と異なり，グラフ尺度は試料間の微妙な差異を捉える能力が高く，複雑な感覚プロファイルを有する試料の評価に適している。

評点法は比較的シンプルな実施形式により，食品科学の研究だけでなく，品質管理や製品開発などの商業的応用においても重要な役割を果たしている。

3. 官能評価とヘルシンキ宣言

研究目的で官能評価を実施し，その結果を学会誌に投稿する場合，近年ではヘルシンキ宣言[10]に則って実施することが求められる場合がある。表2は学会誌の投稿規程で，官能評価とヘルシンキ宣言について記載されているものを抜粋したものである。

このヘルシンキ宣言とは，1964年にフィンランドのヘルシンキで開催された第18回世界医師会総会で採択された，人間を対象とする医学研究の倫理的原則を定めた文書である。その後，複数回の改訂を経ており，この宣言は，特

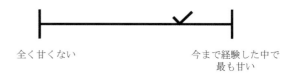

図4　グラフ尺度の例

表2 食品関連学会誌のヘルシンキ宣言に関する規定（抜粋）

学会名	規定の有無	内容（該当する規定分を抜粋）
日本味と匂学会	○	人を対象とする実験に対する遵守義務の記載について，動物実験においては動物実験指針に基づいて所定の動物実験委員会の規定に則って行われたものであること，また人を対象とする実験ではヘルシンキ宣言に則り所属機関の倫理委員会などの委員会の承認を受けたものであること，被験者にはインフォームド・コンセントを得ていること，などを論文に簡潔に記載する。必要な場合は被験者の同意書の提出を求めることがある。
日本栄養・食糧学会	○	ヒトを対象にした研究は，世界医師会総会（World Medical Assembly）にて承認されたヘルシンキ宣言（1964年承認，2013年修正）の精神に則るとともに，「人を対象とする医学系研究に関する倫理指針」（平成26年文部科学省・厚生労働省告示第3号，平成27年4月1日より施行，ただし第20の規定（モニタリング・監査に関する規定）については平成27年10月1日より施行）に従って行われなければならない。これに該当する投稿論文中では倫理審査委員会等で承認された旨を明記しなければならない。
日本家政学会	○	ヒトを対象にした研究は，世界医師会（World Medical Association）総会にて承認されたヘルシンキ宣言（1964年承認，2013年修正）の精神に則り，「人を対象とする生命科学・医学系研究に関する倫理指針」及び「人を対象とする生命科学・医学系研究に関する倫理指針ガイダンス」等を遵守して行われたもので，著者の所属する機関における倫理審査委員会等の審査で承認されたものとし，その旨を論文中に明記しなければならない。ただし所属機関で審査を受けられないものについては，「日本家政学会誌投稿論文の倫理的観点に基づく審査に関する内規」に従う。
日本官能評価学会	○	人を対象とする研究では，世界医師会（World Medical Association）総会にて承認されたヘルシンキ宣言の精神に則り，著者の所属機関における倫理審査委員会等の承認を受けたものであること，研究協力者には文書によるインフォームド・コンセントを得ていることとする。
日本食品科学工学会	○	ヒトを対象とした論文は，世界医師総会において承認されたヘルシンキ宣言（1964年承認，2013年修正）の精神に則って行われた研究でなければならない。また動物を用いた研究は「実験動物の飼養及び保管並びに苦痛の軽減に関する基準（平成18年4月28日環境省告示第88号）」を遵守して行われたものでなければならない。なお，これに該当する投稿論文では倫理審査委員会等で承認された旨を本文中に明記しなければならない。
日本農芸化学会	△	ヒトを対象とした論文は，世界医師会（World Medical Association）において承認されたヘルシンキ宣言（1964年承認，1989年修正）の精神に則って行われた研究であること。

定できる人間由来の試料およびデータの研究を含む，人間を対象とする医学研究の倫理的原則を示している。

ヘルシンキ宣言では，被験者の健康，福利，権利を守ることが第一の責務であることが強調されている。研究の目的の重要性が被験者のリスクや負担を上回る場合にのみ研究を実施することが求められている。また，研究は被験者のプライバシーや個人情報の保護，インフォームド・コンセントの取得が必須であり，これにより被験者の権利を守ることが強調されている。そして，研究倫理委員会の承認が必要であり，研究計画書は研究開始前に倫理委員会の承認を得る必要がある。進行中の研究は倫理委員会によってモニターされるべきで，被験者が研究の目的や方法，予想されるリスクと利益について十分に説明を受け，自発的に同意することが求められる。ヘルシンキ宣言に基づいた研究は，被験者の権利保護を最優先にし，エビデンスに基づく科学的なアプローチを促進し，この倫理

「イチゴの官能検査」への協力についての同意書

一般社団法人おいしさの科学研究所
理事長　山野　善正　殿

私は、下記試験・研究への参加にあたり、説明を受けた内容について十分理解しましたので、本試験・研究のパネル参加者となることに同意いたします。

試験内容

試験名：イチゴの官能検査
実施日：令和6年1月5日

以上

署名日付：令和　　年　　月　　日

参加者の署名(自署) ＿＿＿＿＿＿＿＿＿＿＿＿＿＿＿＿

図5　同意書

的指針を遵守することにより，研究の質が向上し，信頼性の高い情報が共有されることが期待される。

官能評価においても，ヘルシンキ宣言の倫理的原則を遵守することが求められる場合があり(表2)。特に，パネリスト(被験者)のインフォームド・コンセントを適切に取得し，個人情報の保護に努めることが重要となる。当研究所で官能評価を実施する場合には，官能評価の実施内容を説明のうえ，図5のような同意書を記入してもらう。

4. まとめ

本稿では，官能評価の役割と分析型官能評価の手法，ならびにヘルシンキ宣言に基づく倫理的配慮について紹介した。官能評価は製品の感覚特性を科学的に評価するための重要な手法であり，製品開発や品質管理において不可欠な役割を果たしている。特に，分析型官能評価は訓練された専門家による詳細な評価を可能にし，製品の特性を客観的に分析するために利用されている。

また，官能評価の結果を学会誌に投稿する際には，倫理的配慮が求められることがある。ヘルシンキ宣言は，人間を対象とする研究の倫理的原則を定めており，被験者の権利保護を最優先にしている。研究開始前には倫理審査委員会の承認を得ることが必要になる場合もあり，被験者のインフォームド・コンセントを適切に取得し，個人情報を保護することが求められる。

文　献

1）　山口静子：化学と生物，**50** (7), 518 (2012).
2）　上田玲子：日本調理学会誌，**47** (1), 56 (2014).
3）　山口静子：日本醸造協会誌，**103** (3), 163 (2008).
4）　早川文代：日本家政学会誌，**64** (1), 39 (2013).
5）　戸田準：日本食品工業学会誌，**41** (3), 228 (1994).
6）　國枝里美：化学と生物，**50** (10), 742 (2012).
7）　市原茂：人間工学, 51 (4), 234 (2015).
8）　今村美穂：化学と生物，**50** (11), 818 (2012).
9）　國枝里美：におい・かおり環境学会誌，**45** (5), 332 (2014).
10)　World medical association: WMA Declaration of Helsinki - Ethical Principles for Medical Research Involving Human Subjects-, (2013).

〈吉満　友野〉

第2節
嗜好型官能評価

1. 嗜好型官能評価の目的

　嗜好型官能評価（Ⅱ型官能評価）は，一般消費者を代表するパネリストが試料を五感（視覚，聴覚，味覚，嗅覚，触覚）で評価するものであり，既存商品や開発途上の商品の市場把握を目的として実施する。嗜好型官能評価は，好き嫌いといった主観的評価を行うためパネリストの訓練を必要とせず，一般消費者が対象となる。嗜好型官能評価に用いられるパネリストの集団を嗜好型パネルという。嗜好型パネルは，調査対象となる母集団を代表するように，年齢や性別等の属性を考慮したうえで選定を行う。

　青果物の嗜好型官能評価は，基本的には一般的な嗜好型官能評価と同様の手順・方法を踏襲するが[1)-3)]，その実施にあたっては青果物固有の特質を考慮しなければならない。そこで本稿では，青果物を対象とした嗜好型官能評価を行う際に特に留意すべき点を述べた後，焼き芋とイチゴを対象とした研究事例を紹介する。

2. 青果物の嗜好型官能評価の特徴

　青果物の嗜好型官能評価は，対象商品を試食したうえで嗜好性評価を行うのが一般的である。また，商品開発の参考とするために，嗜好性評価の項目に加えて，性別・年齢等の基本属性や対象品目の日頃の消費行動に関する質問項目（購入頻度や価格帯，対象品目の好き嫌い等）も設定する。

　青果物の嗜好型官能評価を実施する際には，青果物固有の特質を考慮しなければならない。本稿では具体的に，①試食用サンプルの準備方法，②嗜好型官能評価結果と機器測定値との連携，について説明する。また，嗜好型官能評価の調査方法には，大きく分けて会場テスト（CLT: Central Location Test）とホームユーステスト（HUT: Home-use Test）があるが[4)]，「①試食用サンプルの準備方法」について留意点が大きく異なるため，調査方法別に整理を行う。なお，本稿では同一品目の複数品種を用いた嗜好型官能評価を行う場合を想定して説明する。

2.1 青果物の試食用サンプルの準備方法

　試食用サンプル（以下，試料）を準備する際には，青果物固有の特質，具体的に商品的特質を考慮しなければならない。青果物の商品的特質としては，腐りやすく潰れやすい，収穫から時間が経過するにつれて品質が変化するが，変化の仕方は輸送や保存の方法によっても異なる，大きさや重量等が不揃いである，同じ産地や生産者でも品質にばらつきがある等であり，工業的に製造された加工食品とは大きく異なる。そのため，青果物の試料を準備するにあたって，調達条件，品質保持の方法，供試方法の3点に留意する必要がある。

2.1.1 調達条件

　青果物は，同一品種であっても産地や生産者によって品質が異なる。そのため，複数の品種を用いる場合であっても，同一の生産者または加工業者から調達することで，試料の条件をできる限り統一する必要がある。さらに，対象品目の特性に応じて，品種間で栽培方法や収穫日，加工方法，貯蔵方法など可能な範囲で条件を統一することが望ましい。

2.1.2 品質保持の方法

　試料の品質を保持するため，生産者や加工業者から青果物を調達し嗜好型官能評価を実施するまでの間，適切な方法（冷凍，冷蔵保存など）で保存しなければならない。調査方法別に見ると，CLTの場合は必要に応じて冷凍庫または冷蔵庫をレンタルして会場に設置する必要がある。供試直前まで調査者が品質を管理できるため，HUTと比較すると品質保持が容易である。一方，HUTの場合，輸送中の腐敗や傷みを最小限に抑えるため，適切な発送方法（温度

帯や包装資材など)を十分に検討する必要がある。輸送中の温度を把握するため，データロガーを同封するのも有効である。また，調査対象者が受け取った後の保管方法(冷凍，冷蔵保存など)を指示書に明記する必要がある。

2.1.3 供試方法

青果物は，特段の加工を加えることなくそのまま食するものから，カットや加熱調理を必要とするもの，他の食材や調味料を用いて調理するのが一般的であるものなどさまざまである。したがって，家庭内および飲食店などにおける最終的な消費場面を想定したうえで供試方法を決定し，嗜好型官能評価を実施することが重要である。加工の内容としては，加工方法(カット，皮むき，加熱調理等)や調味料(塩，ドレッシング等)の追加などが考えられるが，この他にも必要に応じて調理あるいは提供時の試料の温度にも留意する。

調査方法別に見ると，CLTの場合は調査者が供試方法を統一することが容易であるが，家庭などにおける実際の消費場面とは異なるシチュエーションでの官能評価となる。一方，HUTは，特に試料の加工をともなう場合には，調査者がサンプルの供試方法を完全に統一することは困難である。そのため，評価にあたって供試方法を厳密に指示書に記す必要がある。

さらに，青果物は部位によって品質が異なるものが少なくない。そのため，1つの試料をカットした上で複数人に供試する場合は，試食部分によって味が異なる可能性があり，試食部分を統一するなどの調整が必要である。

2.2 嗜好型官能評価結果と機器測定値との連携

上記2.1で説明したように青果物は同一品種内であっても個体間で品質が異なる。そのため，個体間の特徴を客観的なデータとして把握し，各個人の評価結果と紐づけて分析を行うのが望ましい。機器測定としては，①糖度や酸度，硬度等の分析装置による簡易測定，②味覚センサ，などが有効である。

機器測定値の使用方法として，①品質を可能な範囲で統一することを目的として，数値が著しく高いまたは低い試料の除外[5]や，②調査目的に即して数値が高い試料と低い試料の分類などがあげられる。

3. 焼き芋を対象とした嗜好型官能評価の研究事例[6)7)]

3.1 調査方法

本調査はサツマイモ加工品である焼き芋を対象に，統計データからサツマイモの輸出拡大が期待できる国を選定し，日本産焼き芋3品種に対する嗜好型官能評価をもとに各国の嗜好性の特徴を把握することを目的として実施した。調査は，2019年5月にシンガポール，2020年2月にタイ(バンコク)の現地で会場テスト(CLT)を実施した。

サツマイモにはさまざまな肉色や肉質，食感の品種があり，本調査ではこれらの特徴が異なる品種として，べにはるか，ふくむらさき，ベニアズマを選定した。各品種の特徴は表1のとおりである。

調査協力者は，現地の調査会社を通じて

表1 供試したサツマイモ品種の特徴

		べにはるか	ふくむらさき	ベニアズマ
肉色		黄色	紫色	黄色
焼き芋加工時	肉質	粘質	中〜やや粘質	粉質
	食感	ねっとり系	しっとり系	ほくほく系

クォータ法(性別と20代から50代の年代による均等割付)によって募集した。シンガポールは67名，タイ(バンコク居住者)は66名を対象として実施した。嗜好型官能評価およびアンケート調査は，調査会社が用意した会場で実施し，タブレットでの回答を依頼した。調査項目は，基本属性や焼き芋の喫食・購買状況(好き嫌いの程度，喫食頻度，購入時の重視項目等)，試食した3品種の焼き芋の官能評価値(甘み，色，香り，味，食感，全体評価)とした。甘みは甘さに関するリッカート尺度を使った5段階評価(とても甘い5点～甘くない1点)を用い，それ以外の項目は心理的な嗜好性を測るため9段階評価(非常に好き9点～非常に嫌い1点)を用いた。回答者はまず，基本属性と焼き芋の喫食および購買に関する設問に回答し，次に，提供したサンプルの色と香りを評価した。最後に焼き芋を4回に分けて試食し，甘み，味，食感，全体評価の各項目を評価した。なお，サンプルに関する情報(生産国や品種，品種特性など)は一切提供しなかった。

3.2 試料の準備方法
3.2.1 調達条件

焼き芋の品質のばらつきをできる限り小さくするため，2019年1月に日本の焼き芋の加工業者に委託し，両国分の3品種を同じ方法で焼き芋に加工して冷凍保管した。

3.2.2 品質保持の方法

冷凍状態を維持したまま船便または航空便で現地の調査会社宛に発送し，嗜好型官能評価の前日に冷蔵庫に入れて解凍することとした。しかし，タイでは通関手続きに想定外に日数を要し調査当日に現物が届かなかったため，保冷状態を維持して日本から直接輸送した焼き芋を調査に使用した。

3.2.3 供試方法

常温の焼き芋を，調査直前に両端を除外したうえで1.5 cm程度の幅で7等分に輪切りにした。中心部は糖度測定用，残りの6切れを評価用とした。一枚の皿に一切れずつ皮付きの状態で3品種をのせて提供した。

3.3 機器測定

本調査では，機器測定値を糖度が著しく高いまたは低い試料を除外するために使用した。具体的に，供試した焼き芋の糖度と回答者の回答結果をひもづけるため，嗜好型官能評価終了後，個体別に糖度(Brix値(%))を測定した。糖度測定には，アタゴ社のポケット糖度計「PAL-J」を使用した。機器測定の結果，シンガポールのべにはるかで糖度が極端に低いサンプルが存在したため(Brix値25.47)，このサンプルに対する評価結果は除外して分析を行った。

3.4 分析結果
3.4.1 国ごとの嗜好型官能評価

表2は，焼き芋の糖度と嗜好型官能評価の結果を示している。糖度について，平均値はどちらの国でも3品種の中でべにはるかの糖度が最も高く，次いでふくむらさき，ベニアズマとなっていた。

嗜好型官能評価の甘みに関しては，シンガポールでは糖度が最も高いべにはるかを最も甘いと評価し，糖度が最も低いベニアズマとは甘さの評価に有意差が見られた。タイでも糖度が最も高いべにはるかを最も甘いとしており，他の2品種と有意差が見られた。また，好き嫌いを評価した全体評価を見ると，国や品種によって数値にやや違いはあるものの，シンガポールのベニアズマ以外は全体評価が9段階中で6点を超えており，総じて日本産焼き芋の嗜好性は高いといえる。

国ごとに品種別の評価を見ると，シンガポールではどの項目でもべにはるかの数値が最も高く，色，味，食感では品種間で有意差が見られた。また，全体評価は，べにはるかとふくむらさきがベニアズマよりも有意に高い結果となっ

表2 シンガポールとタイの嗜好型官能評価結果

		糖 度	甘 み	色	香 り	味	食 感	全体評価
シンガポール	べにはるか	34.1	4.00 a	6.44 b	6.70	7.05 a	6.64 a	6.95 a
	ふくむらさき	33.0	3.63 a	5.16 a	6.18	6.60 ab	6.40 a	6.48 a
	ベニアズマ	22.6	2.85 b	5.99 b	6.58	5.99 b	5.46 b	5.75 b
タイ	べにはるか	36.2	4.06 b	6.20	6.27	6.36	6.06	6.02 b
	ふくむらさき	33.1	3.17 a	6.56	6.59	6.64	6.74	6.89 a
	ベニアズマ	26.1	3.30 a	6.17	6.77	6.56	6.30	6.56 ab

(1)甘みは5段階、それ以外の項目は9段階の評価結果の平均評価得点を算出。シンガポールのべにはるかは$n=61$，ふくむらきとベニアズマは$n=67$，タイはそれぞれ$n=66$。
(2)クラスカルウォリス検定を適用し，その後Bonferroni調整によって群間の大小を確認した。異なるアルファベット間には有意水準5％で有意差があることを示している。

た。一方，タイでは色，味，食感，全体評価に関してはふくむらさきの数値が最も高く，個別の項目では有意差は見られなかったものの，全体評価はふくむらさきがべにはるかよりも有意に高い結果となった。

3.4.2 糖度と嗜好型官能評価との関係

このような両国の違いをさらに検討するため，糖度と嗜好型官能評価の各項目の相関，および嗜好型官能評価のうち甘みとその他の項目の相関を確認した（表3）。糖度と甘みについては，両国とも相関係数はあまり高くはないものの有意な結果となった。また，シンガポールでは糖度と味，食感，全体評価が有意な結果となったが，タイでは甘み以外に有意な項目はなかった。甘みと他の項目の相関については，シンガポールでは糖度と同様に味，食感，全体評価との関係が有意であった。一方，タイでは味のみ有意であったが相関係数は小さかった。

以上の表2と表3の結果からは，どちらの国でも消費者が感じる甘みと実際の糖度には関連があると考えられ，ほぼ同様に甘みを感じたうえで好き嫌いの評価を行っていると推測できる。そして，シンガポールでは糖度が高く甘みをより感じた場合に味や全体の評価が高くなる傾向があり，そのため糖度の高いべにはるかやふくむらさきを，ベニアズマよりも好む結果になっていた。一方，タイでは糖度や感じる甘さは全体評価などに影響しておらず，べにはるかと比べて甘みを感じなかったふくむらさきやベニアズマの方が好まれる傾向が見られた。つまり，シンガポールとタイでは焼き芋に対する嗜好性は異なっていると考えられる。

表3 糖度と嗜好型官能評価の相関

		甘 み	色	香 り	味	食 感	全体評価
糖度との相関	シンガポール	0.331 ***	−0.054	−0.012	0.247 ***	0.207 ***	0.219 ***
	タイ	0.368 ***	0.052	−0.064	0.055	0.112	0.042
甘みとの相関	シンガポール		0.114	0.107	0.448 ***	0.325 ***	0.337 ***
	タイ		0.078	0.055	0.153 **	0.077	0.059

(1)シンガポールは$n=195$，タイは$n=198$である。3品種に対する評価結果のデータをまとめて分析した。
(2)スピアマンの順位相関係数を算出。*** は1％水準，** は5％水準で有意な結果である。

3.5 考察

以上の分析から，シンガポールおよびタイにおいては，日本産焼き芋の嗜好性は総じて高いことを両国の共通点として見出すことができた。ただし，この2ヵ国では以下の相違点も見られた。

シンガポールでは糖度が高く甘みをより感じる品種，すなわち，べにはるかやふくむらさきがベニアズマより好まれる傾向が見られた。タイでも甘み自体はシンガポールと同様に感じていると考えられるが，甘みをより感じる品種の評価が必ずしも高くなるわけではなく，ふくむらさきやベニアズマが好まれる傾向が見られた。このように，同じ東南アジアに位置するシンガポールとタイでも焼き芋に対する嗜好性は異なっており，シンガポールではべにはるかとふくむらさき，タイではふくむらさきの受容性が高いと考えられる。

また，本研究では機器測定データ（糖度）を，試料の外れ値を除外するために使用するのに加え，「甘みの程度」および「好ましさ」の主観的評価データと組み合わせた分析を行った。すなわち，対象農産物を評価する際の主要な指標（焼き芋の場合は甘み）について，それをどのように感じるものを好ましいと感じ，それは客観的な指標（機器測定値）ではどう表現されるのかを把握した。これは，対象品種に対する嗜好性の特徴をより詳細に把握できるだけでなく，対象国消費者の味覚や嗜好性の理解を深め，輸出に際してどのような品種や加工方法を採用するべきかを検討するうえでも有効であると考えられる。

なお，本研究で行った調査は，協力者を募集する形であったため，サンプルが実際よりもサツマイモあるいは焼き芋に対して好意的な消費者に偏っている可能性は否定できない。現地で継続的に市場を拡大するためには，好意的でない消費者も含めた調査・分析も必要である。また，機器測定データとして糖度を用いたが，それ以外の指標も今後検討していく必要がある。

4. イチゴを対象とした嗜好型官能評価の研究事例[8]

4.1 調査方法

本調査はイチゴを対象に，各個人の食品全般に対する味覚意識（味の濃さの好み）に注目し，味覚意識と対象農産物の嗜好性評価との関係を明らかにすることを目的として実施した。本調査によって，各個人の味覚意識に応じて嗜好される農産物の特徴を提示することができる。

調査は，2021年3月上旬にホームユーステスト（HUT）を実施した。可視-近赤外分光法による非破壊計測が可能な個数に限度があるため，糖度測定を4日間連続で実施し，毎日夕方に調査対象者に発送した。当初は会場テストの実施を検討したが，新型コロナウイルス感染症の感染拡大状況を考慮し，ホームユーステストを実施した。本調査では，特徴が異なるイチゴ3品種を選定した（表4）。また，糖度測定により高糖度と低糖度に分類し，合計6種類のイチゴを供試した。

表4 供試したイチゴ品種の特徴

	品種A	品種B	品種C
果皮	非常に硬く鮮赤色	非常に硬く赤色	やや硬く鮮赤色
果肉	淡紅色	淡桃色	鮮紅色
形状	比較的整った円錐形	果形はやや長め	やや大きめの長円錐形
糖度と酸度	糖度は高い。酸度は中程度。	糖度が高く，酸味とのバランスも良い。	糖度が高い。酸度は中程度。

調査協力者は，調査会社を通じて募集した。対象は首都圏（東京都，神奈川県，千葉県，埼玉県）在住で，家事を主に担当している20～60代の女性と，その同居家族（2名まで）で，家事担当の女性は年代が均等になるように割り付けた。回答者は345名である。調査項目は，基本属性，野菜や果物の喫食頻度と好き嫌い，料理頻度に加え，回答者自身の味の濃さの好み（甘味と酸味）に関するリッカート尺度を使った7段階評価（非常に濃い7点～非常に薄い1点），試食した6種類のイチゴの総合的な好ましさに関する9段階評価（非常に好き9点～非常に嫌い1点），各イチゴの今後の購買意向，購入上限価格等である。なお，調査にあたって，サンプルに関する情報（品種特性や産地など）は一切提供しなかった。試食評価する6種類のサンプルの順番はランダマイズし，web上で回答を依頼した。

分析にあたって，回答者を味覚意識（食品全般に対する甘味と酸味の濃さの好み）に関する設問にもとづいて分類した。具体的には，甘味と酸味のそれぞれに関して，非常に濃い，かなり濃い，少し濃いと回答した人を「濃い」，ふつうと回答した人を「ふつう」，非常に薄い，かなり薄い，少し薄いと回答した人を「薄い」と分類した。さらに，味覚意識に関して詳細に分析するため，甘味と酸味の濃さの好みに関する回答結果を組み合わせた分類も行った。具体的には，甘味が「薄い」かつ酸味が「濃い」人を「甘味薄いかつ酸味濃い」，甘味が「濃い」かつ酸味が「薄い」人を「甘味濃いかつ酸味薄い」，両方とも「濃い」人を「両方とも濃い」とした。両方とも「薄い」人は13名とわずかであったため，分析対象から除外した。

4.2 試料の準備方法
4.2.1 調達条件

品種特性が調査結果に影響を及ぼす可能性を考慮し，茨城県内の同一生産者から調査日の4日間に継続して入手可能な3品種を調達した。非破壊計測の前日にイチゴの収穫を依頼し，測定および発送作業を行う当日の朝に受け取った。

4.2.2 品質保持の方法

品種別と糖度別に合計6種類のイチゴを梱包し，非破壊計測を実施した当日中に調査対象世帯に冷蔵便で発送した。その際，イチゴの損傷をできる限り抑えるために包装資材に工夫を凝らした。その結果，1種類では劣化試料が約10粒生じたが，残りの5種類では劣化試料を1～4粒に抑えることができた。調査対象者には，可能な限り試料が届いた当日中に評価をするように指示書で依頼した。

4.2.3 供試方法

イチゴは調理せず，かつ何もつけずに喫食することが多い。そのため，何もつけずにそのまま試食するように依頼した。そのまま試食するため，対象世帯における試食時の状態を揃えることが容易であった。なお，本調査におけるアンケートでも，普段のイチゴの喫食方法について，「何もかけずにそのまま食べる」が該当する人の割合は96％と圧倒的に高い結果であった。

4.3 機器測定

本調査では，機器測定値を高糖度と低糖度のグループ分けに使用した。具体的に，一粒ずつ可視-近赤外分光法によってスペクトルを測定（㈱クボタの「フルーツセレクター」（型式K-BA100R））し，事前に構築した糖度予測式に代入して糖度予測値を求めた。各品種1920粒の中から上位/下位360粒ずつを選定し，高糖度/低糖度の2水準を用意した。**表5**は，供試したイチゴのBrix予測値を表している。なお，機器測定に関する一連の作業は，農研機構食品研究部門の研究者が担当した。

表5　供試したイチゴのBrix予測値（％）

品種	高糖度 n	高糖度 平均	高糖度 標準偏差	低糖度 n	低糖度 平均	低糖度 標準偏差	検定
A	343	11.9	1.0	345	8.0	0.7	***
B	345	14.6	1.6	344	9.5	0.9	***
C	345	11.1	1.0	343	7.8	0.7	***

(1)試験区分ごとに345粒用意したが，一部でBrix予測値データを取得できなかった。
(2)同一品種の糖度間でMann-WhitneyのU検定を実施した。***は1％水準で有意であることを示す。

4.4　分析結果

4.4.1　味覚意識と食物の好き嫌いとの関係

まず，味覚意識にもとづいて分類した各群の基本的な特徴を把握する。表6は，味覚意識と食物の好き嫌いの関係を分析した結果である。甘味，酸味ともに濃い味を好む群の方が，それぞれ甘味がする食物，酸味がする食物の評価得点が高い結果となった。また，「甘味×酸味」において，「甘味薄いかつ酸味濃い」群は甘味がする食物の評価得点が有意に低いが，酸味がする食物の評価得点は高い傾向にあり，「甘味濃いかつ酸味薄い」群は酸味がする食物の評価得点が有意に低いが，甘味がする食物の評価得点は高い傾向にある結果となった。以上の結果から，甘味と酸味に関して濃い味を好む群は，薄い味またはふつうの味を好む群と比較して，各味がする食物を好む傾向にあるといえる。つまり，甘味と酸味の濃さの好みと，各味がする食物の好き嫌いには関連があると考えられる。

4.4.2　味覚意識と嗜好型官能評価との関係

表7は味覚意識と嗜好性評価の関係を表している。表7の結果から，味覚意識が「甘味ふつう」「甘味濃い」「酸味薄い」「酸味ふつう」「甘味濃いかつ酸味薄い」という甘味がふつうから濃い，あるいは酸味がふつうから薄いのを好む群では，全ての品種で高糖度の方が評価が高い結果となった。

一方，「酸味濃い」「甘味薄いかつ酸味濃い」という酸味が濃いのを好む群と，「甘味薄い」

表6　味覚意識と食物の好き嫌いの関係

味覚意識（味の濃さの好み）			食物の好き嫌い 甘味がする食物	食物の好き嫌い 酸味がする食物
甘　味	薄い	($n=62$)	4.31 a	4.85 a
	ふつう	($n=114$)	5.00 b	4.40 ab
	濃い	($n=169$)	6.02 c	4.25 b
酸　味	薄い	($n=113$)	5.54	3.34 a
	ふつう	($n=133$)	5.29	4.41 b
	濃い	($n=99$)	5.31	5.64 c
甘味×酸味	甘味薄いかつ酸味濃い	($n=26$)	4.58 a	6.00 a
	甘味濃いかつ酸味薄い	($n=68$)	6.01 b	3.12 b
	両方とも濃い	($n=49$)	5.94 b	5.49 a

(1)7段階の評価結果（非常に好き7点〜非常に嫌い1点）の平均評価得点を算出した。クラスカルウォリス検定を適用し，その後Bonferroni調整によって群間の大小を比較した。異なるアルファベット間には有意水準5％で有意差があることを示している。

表7 味覚意識と嗜好性評価の結果（同一品種内で糖度間比較）

味覚意識 （味の濃さの好み）		品種A				品種B				品種C			
		高糖度	低糖度	検定	人数	高糖度	低糖度	検定	人数	高糖度	低糖度	検定	人数
甘　味	薄い	6.6 ± 1.6	5.7 ± 1.7	***	62	6.1 ± 1.8	5.8 ± 1.6		60	5.7 ± 1.8	5.7 ± 1.4		62
	ふつう	6.5 ± 1.4	5.3 ± 1.4	***	113	6.2 ± 1.7	5.6 ± 1.2	***	111	5.8 ± 1.6	5.2 ± 1.3	***	113
	濃い	6.7 ± 1.5	5.5 ± 1.7	***	168	6.7 ± 1.9	6.1 ± 1.5	***	161	6.2 ± 1.7	5.4 ± 1.4	***	166
酸　味	薄い	6.8 ± 1.3	5.4 ± 1.6	***	113	6.8 ± 1.7	6.0 ± 1.5	***	111	6.2 ± 1.6	5.5 ± 1.4	***	113
	ふつう	6.6 ± 1.5	5.4 ± 1.5	***	132	6.5 ± 1.8	5.6 ± 1.4	***	127	6.0 ± 1.7	5.3 ± 1.4	***	131
	濃い	6.5 ± 1.7	5.5 ± 1.8	***	98	5.9 ± 1.9	6.2 ± 1.4		94	5.8 ± 1.8	5.5 ± 1.4		97
甘味× 酸味	甘味薄いかつ酸味濃い	6.7 ± 1.7	5.8 ± 1.8	**	26	6.0 ± 2.0	5.8 ± 1.8		24	5.3 ± 1.9	5.6 ± 1.4		26
	甘味濃いかつ酸味薄い	6.9 ± 1.3	5.4 ± 1.7	***	68	7.1 ± 1.7	6.0 ± 1.6	***	66	6.4 ± 1.6	5.5 ± 1.4	***	68
	両方とも濃い	6.6 ± 1.8	5.6 ± 1.9	***	48	6.2 ± 1.9	6.6 ± 1.4		46	5.9 ± 1.7	5.5 ± 1.5		47

(1) 表中の数値は，「総合的な好ましさ」（「非常に好き」9点～「非常に嫌い」1点の9段階尺度）の平均±標準偏差である．ウィルコクソン符号順位検定を実施した結果，*** は1％，** は5％水準で有意であることを示す．
(2) 回答者の手元に届いたサンプルに腐敗等の品質劣化があった場合には試食評価の対象から除外したため，品種によって回答者数が異なる．

という甘味が薄いのを好む群，両方とも濃いのを好む群では，品種Aのみ糖度間で違いが見られた．

なお，回答者が甘味の強さを判別できているかを把握するため，味覚意識別に，同一品種の高糖度と低糖度のイチゴに対する甘味の強さの評価結果を比較した（表8）．その結果，全ての群で高糖度の方が有意に高い結果となり，対象者が甘味の強さを判別できていることを確認できた．

4.5 考　察

以上のように，味覚意識が「甘味濃い」や「甘味濃いかつ酸味薄い」などの濃い甘味を好む消費者は，どの品種でも低糖度よりも高糖度を好むこと，また，味覚意識が「酸味濃い」や「甘味薄いかつ酸味濃い」などの濃い酸味を好む消費者は，糖度間で嗜好性評価に違いが見られない品種が存在することが明らかになった．したがって，甘味や酸味の濃さの好みに関する味覚意識とイチゴの嗜好性との間には関連があり，味覚意識はイチゴの嗜好性評価に違いをもたらす要因の1つであると考えられる．また，分析結果を踏まえると，濃い甘味を好む消費者に対しては，パッケージや店頭のPOPなどで糖度を表示する，あるいは高糖度のイチゴに

表8 味覚意識と甘味の強さの評価結果（同一品種内で糖度間比較）

味覚意識 （味の濃さの好み）		品種A			品種B			品種C		
		高糖度	低糖度	検定	高糖度	低糖度	検定	高糖度	低糖度	検定
甘　味	薄い	6.7 ± 1.9	4.8 ± 1.8	***	7.3 ± 1.3	5.3 ± 1.8	***	6.2 ± 1.7	4.6 ± 1.5	***
	ふつう	6.4 ± 1.3	4.6 ± 1.7	***	7.2 ± 1.4	5.2 ± 1.5	***	6.1 ± 1.6	4.6 ± 1.5	***
	濃い	6.5 ± 1.5	4.8 ± 1.9	***	7.4 ± 1.4	5.6 ± 1.8	***	6.2 ± 1.8	4.6 ± 1.7	***
酸　味	薄い	6.4 ± 1.6	4.7 ± 1.8	***	7.3 ± 1.5	5.4 ± 1.8	***	6.1 ± 1.8	4.6 ± 1.6	***
	ふつう	6.5 ± 1.5	4.7 ± 1.6	***	7.3 ± 1.2	5.1 ± 1.6	***	6.3 ± 1.6	4.5 ± 1.6	***
	濃い	6.7 ± 1.5	4.9 ± 1.9	***	7.3 ± 1.5	5.9 ± 1.6	***	6.1 ± 1.8	4.8 ± 1.6	***
甘味×酸味	甘味薄いかつ酸味濃い	6.8 ± 1.9	5.0 ± 1.8	***	7.5 ± 1.3	5.8 ± 1.6	***	6.0 ± 1.8	4.8 ± 1.5	***
	甘味濃いかつ酸味薄い	6.4 ± 1.6	4.7 ± 2.0	***	7.6 ± 1.5	5.5 ± 2.1	***	6.2 ± 2.0	4.6 ± 1.7	***
	両方とも濃い	6.7 ± 1.5	5.0 ± 2.0	***	7.4 ± 1.6	6.2 ± 1.5	***	6.1 ± 1.7	4.9 ± 1.7	***

(1) 各回答者数は表7と同じ．表中の数値は，試食したイチゴの「甘味の強さ」（「非常に強い」9点～「非常に弱い」1点の9段階）の平均±標準偏差である．ウィルコクソン符号順位検定を実施した結果，*** は1％水準で有意であることを示す．

「甘味が強いイチゴが好きな人におすすめ」等と表示することで購入を促進するとともに，喫食後の高評価にもつながることが期待できる。

一方で，分析結果からは，高糖度であることが必ずしも高い嗜好性評価につながらない消費者がいることも明らかとなった。すなわち，濃い酸味を好む消費者に対しては，糖度表示など「甘いこと」を強調するだけでは十分に購入が促進されない可能性が指摘できる。ただし，このような消費者に対して有効な表示等の販売方法については，本研究では検討できていない。

さらに，味覚意識と糖度別の嗜好性評価の関係については，品種によってもやや異なる傾向が見られ，このことからは品種特性を考慮した販売戦略が有効である可能性が指摘できる。そのため今後は継続的な調査を行い，味覚意識から見た品種特性の違いを検証していく必要がある。

5. おわりに

本稿では，青果物の嗜好型官能評価の特徴を整理したうえで，焼き芋とイチゴを対象とした研究事例を紹介した。青果物の中でも露地野菜や果実は，一年間のうち収穫期にしか収穫できないことに加え，果実の場合は貯蔵が難しく食べ頃の期間が限定的である。そのため，これらを対象とした嗜好型官能評価を実施する場合は，特に計画的に調査設計を行う必要がある。

謝 辞

本稿は日本学術振興会科研費（課題番号 JP21K14932）の研究成果に基づくものである。

文 献

1) 髙橋正二郎：嗜好型官能評価のポイントと商品開発への応用，技術情報協会企画編集『ヒトの感性に訴える製品開発とその評価（上）』，技術情報協会，116-131（2018）．
2) 髙橋正二郎：嗜好型官能評価の解析，寺田千春企画編集『官能評価活用ノウハウ・感覚の定量化・数値化手法』，技術情報協会：75-82（2014）．
3) 日本官能評価学会：官能評価士テキスト，建帛社（2009）．
4) 中野優子：セントラルロケーションテストとホームユーステスト，日本食品科学工学会誌，68（2），92（2021）．
5) 後藤一寿，沖智之，早川文代，池羽田晶文，上平安紘，佐藤広顕：外国人嗜好性調査手順と嗜好性データベースの公開―輸出を目指す国産モモを活用した試行，農研機構研究報告 食農ビジネス推進センター，2, 1（2018）．
6) 上西良廣，ルハタイオパットプウォンケオ，山本淳子，西中未央，河野恵伸：国産農産物の海外における消費者評価―シンガポールとタイにおける焼き芋の嗜好型官能評価をもとに，フードシステム研究，27（4），189（2021）．
7) 上西良廣，ルハタイオパットプウォンケオ：輸出に向けた嗜好型官能評価による製品テスト―シンガポール人の焼き芋に対する評価―，関東東海北陸農業経営研究，110, 15（2020）．
8) 上西良廣，山本淳子，中野優子，蔦瑞樹，池羽田晶文，早川文代，風見由香利：消費者の味覚意識と嗜好性評価の関係に関する分析―イチゴのホームユーステストをもとに，フードシステム研究，28（4），262（2022）．

〈上西　良廣〉

第1編　青果物のおいしさとその評価法

第11章　ICTを活用した高級果樹の個別品質管理技術

1. はじめに

　高級果樹の栽培では，手間をかけることによる高品質化により，販売価格を高く維持してきた。一方，労働生産性を犠牲にした手作業が必要とされており，規模拡大が進まず，また，農家数の減少や高齢化等の生産基盤の弱体化により生産量が減少し国内外の需要に対応できていない状況となっている[1]。

　高級果樹の販売においては，高品質な作物を栽培するだけではなく，その作物の品質を保証し，消費者が安心して購入できるようにすることが重要である。その高級果樹のブランド産地としての立場を確立し定着させるためには高い精度での品質保証が市場・実需者から求められる。しかし，品質保証のためにかかる生産者の工数はできるだけ少なくする必要がある。

　品質を保証するためには，出荷前に品質を測定し基準を満たすことを，農作業の手間を最小限に抑えつつ，確認する必要がある。外観の色や傷などは非破壊で検査できるが，糖度や酸度などは破壊して検査しなければならないものもある。破壊して検査する場合には，一部をサンプルとして取り出して検査することになる。品質の検査は出荷前の一度だけではなく，複数回行うことが望ましい。栽培途中の段階で成長が遅すぎたり早すぎたりしても対策を打つことが可能な場合があるからである。また，栽培途中段階で検査することで，収穫時期を調整することが可能になり，熟しきる前に果実を収穫してしまったり，収穫が遅れて果実が傷み始めたりといった事態を避けることが可能になる。また，品質検査や栽培方法，農薬使用等の履歴情報は，消費者に届けることができれば，品質保証の点で消費者の安心感を高め，高級果樹のブランドとしての価値を高められる。

　果樹の栽培管理のために，これまでにPDCA(Plan/Do/Check/Action)ベースの栽培管理方式(学習塾モデル)を開発し，ミカン産地での栽培管理で効果を検証してきた[2]。学習塾モデルでは，対象作物の出荷時の重要属性(例えば，糖度，酸度，サイズ等)ごとに栽培途中時点での目標値と実測値との差分を縮小する作業を行うことを生産者に推奨する。ミカンのように1本の樹に多くの実を生らせて収穫するタイプでは，収穫までにいくつかの実をサンプリングし破壊検査して糖度や酸度を測定することが可能である。ミカンなどの場合は，いくつかの実のサンプリング結果を圃場全体の代表値として扱うことが多く，品質のばらつきは大きくなる。しかし，高級果樹の場合は，最終的に出荷する果実そのものに対して，傷をつけたり形が悪くなったりしないように品質測定を行い，果実を個別に品質管理する必要がある。また，消費者が安心して購入できるように栽培の履歴情報を届けられることが重要である。学習塾モデルでは，品質を保証し消費者が安心して購入できるように個別に品質管理を行おうとすると，管理のための工数が増大し，生産者の利益が少なくなってしまうという問題があった。

　本研究では，学習塾モデルを拡張した個別指導塾モデルを提案する。このモデルでは作物に個別管理のためのタグを付与し，栽培時の実測値に基づいて個別にブランド品として出荷できるように品質を管理する。また，出荷時にもタグを付与したまま流通ルートに乗せることで，

消費者がタグを通じて情報を得られ安心して購入できるようにする。また，工数増加の大きな要因である品質測定と記録において，入力ミスが発生しないように端末のユーザインタフェースを工夫し，工数の増加を抑えるようにする。実験では個別管理のためのタグはICタグを使用した。実験で使用したICタグは1つ200～300円程度であるが，実ビジネスに適用する際には二次元バーコードを印刷し防水処理を行ったタグでも代用可能である。提案システムを利用することで低品質の作物が出荷されてしまうリスクをなくせることを検証し，システムを利用する場合としない場合とで増加する工数コストを評価する。

2. 関連研究

ICタグを農業に活用した先行研究には，菅原[3]，北村ら[4]，周木ら[5]，南石ら[6)7]などがある。また，菅原ら[8]は10の代表的な生産履歴管理システムの機能比較を行っており，そのほとんどは農産物の生産から流通・販売までのトレーサビリティの機能を持つ。南石ら[6]はRFIDを用いて農作業を認識し，農作業を自動で記録するシステムを試作，検証している。

農産物の流通過程では，ロットの分割や統合が行われることが多く，例えば菅原[3]は分割・統合の前後にロットのIDを記録してロット間の関連付けを行うことで，農産物の追跡・遡及を可能にしている。さらに，南石ら[7]では農作業の内容，場所，状況をRFID，GPS，映像を用いて記録し，農作業の再現・疑似体験を可能とすることで農業技術・技能伝承を支援することが示されている。また，北村ら[4]には，ICタグを利用した情報提供では，消費者は農作物の生産情報やレシピ情報に関心を持つことが示されている。これらの先行研究に対して，本研究で提案するシステムでは，個別に生育情報を管理して高品質な果実を栽培する，低品質で出荷されてしまうリスクをなくす，生育情報の共有により指導員が生産者を指導しやすくするといった効果を主な目的としている。

3. 課題および提案システム

高級果樹の品質を保証するための課題は以下のように整理できる。
- サンプリングではなく，最終的に出荷する果実そのものの品質を管理する必要がある。
- 生産者が作物の品質を高く維持するため，その対策を検討できる。
- 消費者が安心して購入できる。
- 品質を保証するために必要な工数増加を抑える。

課題を解決するため，以下の方針でシステムを設計する。
- 最終的に出荷する果実そのものに個別管理用のタグを設置し，個別に品質管理できるようにする（果実に傷をつけたり形が悪くなったりしないように品質測定する方法は作物の種類に応じて工夫する必要がある）。
- 生産者が作物の品質を高く維持するための対策を検討できるようにするため，測定した品質の変化，作物の成長度合いを時系列で記録し，圃場以外でも閲覧可能にする。対策を検討するために有用な情報も合わせて提示する。
- 消費者が安心して購入できるようにするため，作物の情報を消費者まで届けられるようにする。作物の情報としては，糖度などの作物品質，栽培方法や使用した農薬の履歴の他にも産地や生産者の情報も含まれる。
- 品質を保証するために必要な工数増加を抑える。工数の増加は，主に作物の品質の変化，成長度合いを時系列で記録することに関わる。記録においては，入力を簡単にする他に入力ミスが発生しないようにすることが重要である。入力が間違っていると品質管理に問題が発生するため，入力ミスがないように確認すること，入力ミスがあった場合は修正することが必要で，そのために多くの工数が必要となる。

これまでに開発，検証した学習塾モデルでは，対象作物の出荷時の重要属性ごとに「成長予測曲線」を準備する[2]。成長予測曲線とは，出荷時の予想属性値から時期をさかのぼり「あるべき姿としての」栽培の途中の経過値をプロットしたものである。成長予測曲線は，通常は，県の試験場や普及センター，JAが保有する過去データを基に作成する。学習塾モデルでは，図1に示すように，ある時点での実測値を成長予測曲線の値と比較して差がある場合，そのことを指摘し，差分を縮小する作業を行うことを生産者に推奨することを繰り返して管理する。さらに，成長予測曲線を参照することで，未来の成長状況の推測も可能である。学習塾モデルでは，生育途中の実測値データは営農指導員による生産者の指導にも活用される。実測値データは模擬試験の結果に対応し，目標点数（成長予測曲線）との差に応じて指導方法も変わる。

　高級果樹では個別の果実が求められる品質基準を満たす必要がある。例えばブランド作物では糖度や酸度などの項目で満たすべき品質基準が設定されている。学習塾モデルでは，サンプリングしたいくつかの果実の測定データで全体を代表させる。そのため，個別の果実が要求される品質基準を満たすかどうかは保証されず，また，消費者が安心して購入できるようにするための仕組みが用意されていなかった。

　本研究では，作物に個別管理用のタグを付与して個別に実測値や栽培履歴を管理し，出荷時にもタグを付与したまま流通ルートに乗せるようにした個別指導塾モデルを提案する。個別指導塾モデルに基づいて栽培管理を進めることにより，出荷段階から流通までの品質保証の体制構築が可能になる。また，タグを通じて消費者に情報提供できるので消費者が安心して購入できるようになる。学習塾モデルおよび個別指導塾モデルでは，果実が生徒に対応し，成績や模擬試験結果は例えば糖度等の栽培上の急所となる重要管理点の測定データに対応する。学習塾モデルは生徒全体に同じ授業を行うことに相当し，個別指導塾モデルは生徒ごとに個別指導を行うことに相当する。生徒に応じて指導の仕方を変え，模擬試験結果を塾と生徒だけでなく生徒の家族や学校といった関係者にも共有する。これは農業法人内や指導員に測定データを共有することに対応する。生徒の成績の伸びに応じて異なる指導を行ったり志望校を変更したりするように，指導員にも相談しながら，栽培上の急所となる重要管理点を可視化する。それにより，個別にコントロールしてブランド品として出荷可能な閾値を超えるようにする。

　個別指導塾モデルの実現システムは以下のように設計した。品質の低い作物が誤って出荷されてしまうことを防ぐために，果実ごとにタグを設置し，開花日から収穫日までの間に3〜4

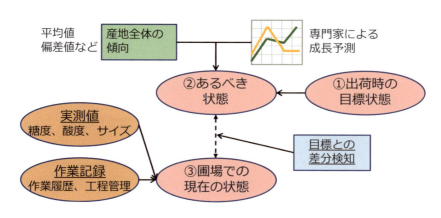

図1　学習塾モデルの概念図

回タグ単位で重要管理点である品質（例えば糖度など）を計測する。測定データに基づいて個別に品質管理を行うことにより，作物ごとの生理障害の発生予測や収穫の最適時期を自動判定する。収穫時には，果実はタグを付けたまま出荷可能とする。これらにかかる生産者の負担を減らすために，品質管理のためのクラウドシステムとデータの入力端末を開発する。システムの構成図を図2に示す。

果実ごとにタグを付与し，栽培から出荷・流通までの過程における作物の品質をタグ単位で計測し，タグと関連付けて品質管理クラウド上に蓄積する。生産者の作業追加負担を最小に抑えるため，作物の品質測定は，ノーミス入力検査端末を用いて行う。ノーミス入力検査端末では，検査端末の入力インタフェースから目視による数字読み取りと人手文字・数値入力を極力排除する。また，過去データに基づいて作物の成長予測曲線をあらかじめ作成しておき，成長予測曲線のデータを品質管理クラウドに登録しておく。ノーミス入力検査端末からタグと関連付けたデータが品質管理クラウド上に登録されると，システムは成長予測曲線に基づいて生理障害の発生予測や収穫の最適時期を自動判定し，生産者にアドバイスを提示する。

4. 検証方法
4.1 対象作物と検証方法

高級ブドウであるシャインマスカットを対象として検証を行う。シャインマスカットは，種なしで皮ごと食べられる良食味の品種であり，全国各地で栽培が急増している。現在，消費需要が好調のため高単価で販売されているが，今後，生産者と流通量の増加が見込まれ，それに伴う品質格差が顕在化してくることが懸念されている。高品質な果実を安定して出荷することが必要であり，高い精度での品質保証が市場・実需者から求められる。しかし，同品種は緑色系ブドウであることから，ピオーネや巨峰のような成熟に伴う外観上（果皮色など）の変化が少

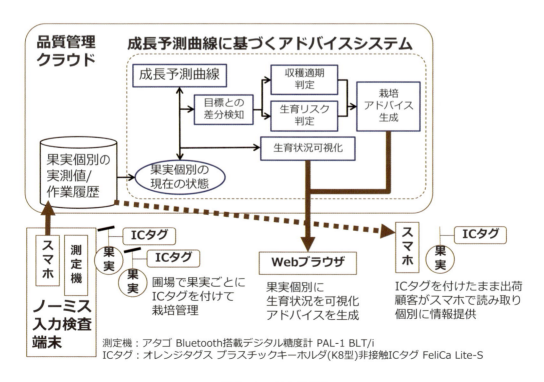

図2　システム構成図

なく収穫適期が把握しにくい。

　従来は，生育中に生産者が糖度チェックを房単位で1回～複数回行い，日付と糖度値を果実袋に記入しておき，その記録を基に収穫時期を経験で判断し出荷してきた。しかし，ごくまれに，糖度が低い品質不良のものが出荷されてしまう事態が発生することが問題となっている。それは産地ブランドを著しく毀損することにつながりかねない。また，かすり症に代表される生理障害の発生は外観イメージを損ねるため，高価格帯商品の割合低下につながりやすいといった問題があった。

　シャインマスカットでは，糖度測定のために果粒を抜き取ると房型が崩れてしまうため，図3のようにあらかじめ糖度測定用に房ごとに目印4果粒を残すこととした。シャインマスカットは出荷袋に入れて箱詰めしてから集荷するため，最終の糖度確認まで生産者が行う必要がある。

　ノーミス入力検査端末，品質管理クラウド，成長予測曲線に基づくアドバイスシステムを，シャインマスカットを対象として以下に述べるように実装した。生産者の労働時間の増加と，低糖度の房を見逃すリスク，提案システム導入効果の見積もりを実験によって検証する。

4.2　ノーミス入力検査端末

　品質保証の仕組みを実現し，普及させるためには，検査端末の使い勝手を良くして生産者の作業追加負担を最小に抑えることが必要である。本研究では図4に示すように，ノーミス入力検査端末は，スマートフォンとBluetooth付きの糖度計との組み合わせとして実装した。入力インタフェースはスマートフォンのブラウザ上で動作するWebシステムとして開発した。入力ミスがないことの確認と，入力ミスがあった場合の修正に多くの工数が必要となるため，そもそも入力ミスが発生しないように以下の4点の特徴を持たせた。
・音声ガイダンスとタッチ操作

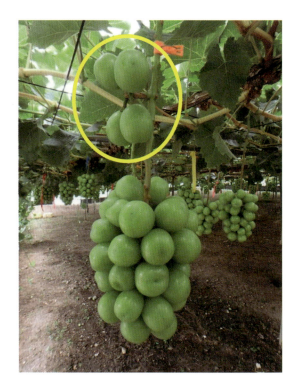

図3　糖度測定用の目印果粒

・1画面1操作に限定
・生育データの入力に特化
・目視による数字読み取りと人手による文字・数値入力を極力排除

　利用者はこのシステムを次の順で操作する。
(1) Bluetooth付きの糖度計で糖度を測定
(2) Bluetooth通信で糖度計からスマートフォンにデータを読み取り
(3) スマートフォンをタグに近づけてタグのID情報を読み取り（二次元バーコードの場合はスマートフォンのカメラで情報を読み取り）
(4) 必要なら音声メモを録音
(5) 必要なら写真を撮影
(6) ID情報とデータ（糖度，音声メモ，写真）をまとめてスマートフォンからクラウドにアップロード

　(4)と(5)の手順は省略可能なので，ブドウ一房ごとの最小の手順は，糖度計からデータを読み取り，タグの情報を読み取り，まとめてアップロードするというシンプルなものになる。非

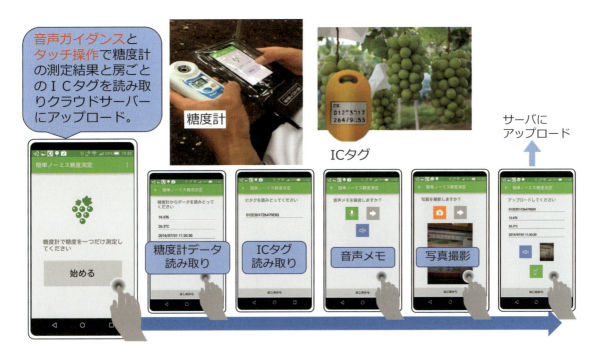

図4 ノーミス入力検査端末

破壊糖度計は実用上の精度に達しておらず，実験時にはBluetooth付きの非破壊糖度計は存在しなかったため，利用しなかった。

4.3 品質管理クラウド

品質管理クラウドでは，図5に示すようにノーミス入力検査端末を通じて入力されるデータを記録する。品質管理クラウドに蓄積されたデータは，Webブラウザを通じてPC，タブレット，スマートフォンから閲覧可能である。データを閲覧する際には，複数のブドウの房のデータを一覧で表示させることが可能である。農作業履歴として農作業を行った日時や使用した農薬情報をまとめて入力することができる。また，ブドウの房ごとに時系列データとして表示させることも可能である。その際には，次に述べる成長予測曲線に基づくアドバイスを提示させることができる。

生産者はデータを入力し，提示されるアドバイスを見て今後の栽培方針を検討する。生産者は今後の栽培方針に迷ったときには指導員に相談することができる。品質管理クラウドに蓄積されるデータを，生産者だけでなく指導員にも共有して閲覧可能にすることで，いつどんな農作業を行ってブドウの糖度がどう変化したかというデータに基づいて指導員から指導を受けやすくなる。生産者はノーミス入力検査端末から気づいたことを音声メモや写真で記録し品質管理クラウドで共有することで，さらに指導員に質問したり指導を受けたりしやすくなる。生産者がまだ栽培に熟練していない場合には，指導員の側が気にかけて積極的に指導することや，栽培状況に対して早めに手を打つように注意喚起を行うこともある。また，指導員の側で生育情報を集計し，産地全体での生育状況の平均値や例年との比較といった情報を揃えて，栽培方針検討の材料として産地の生産者全員に伝えることができる。

4.4 成長予測曲線に基づくアドバイスシステム

個別指導塾モデルでは，対象作物の出荷時の

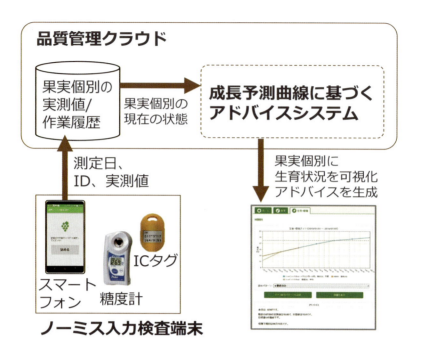

図5　品質管理クラウド

重要属性(例えば,糖度,酸度,サイズ)ごとに「成長予測曲線」を準備する。シャインマスカットの場合は糖度の成長予測曲線を準備した。図6に示すように,タグを付けた果実ごとにある時点での実測値を成長予測曲線の値と比較する。差がある場合はそのことを指摘し,差分を縮小する作業を行うことを生産者に推奨することを繰り返して管理する。

香川県農業試験場府中果樹研究所は,全国でもいち早くシャインマスカットの試験研究を行ってきたことから,大量の生育データを保有している。それに基づいて成長予測曲線を作成した。成長予測曲線は,満開日からの経過日数とその時期の標準的な糖度のグラフである。標準的な糖度は過去の測定データから天候不順の年などを除いてブランド品として出荷された房の平均値とした。糖度の時系列データはノーミス入力検査端末を通じて入力され品質管理クラウドに蓄積される。糖度の時系列データと,成長予測曲線との差分から,図7が示すように,生育の早晩,収穫適期(収穫予想日)の判定,

「かすり症」のリスクのアドバイス表現が作成され,生産者に提示される。このアドバイス表現は熟練の指導員が作成した。満開日からの経過日数とその時期の標準的な糖度との差分を状況として,どういう状況ならば生産者にどのようなアドバイス・指導をするかという視点で作成した。

かすり症は粒にシミができて見た目が悪くなる症状で,養分不足,カルシウム不足,日照不足等の複数の原因が考えられる。かすり症を防ぐための対策としては,摘房や摘粒によって樹全体の着果負担量を減らす,カルシウムの葉面散布,着色袋(青や緑)をつける,光反射シートで光合成を促進させる等の対策がある。提示されるアドバイスは標準的なものであり,樹体や畑の状態を含めての最終的な判断は生産者が行うか指導員に相談する必要がある。例えば,満開後日数がまだ少なく糖度が目標よりも10%以上低い場合には(図7の「対策必要」の部分),「低糖度・かすり症・収穫遅延が想定されます。原因として,大房・着房過多・日照不

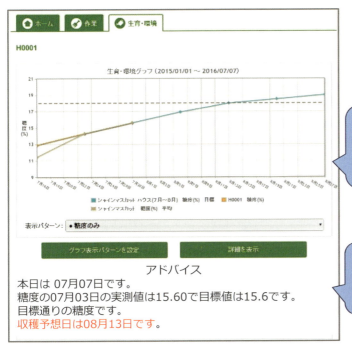

図6 生育状況可視化とアドバイス提示

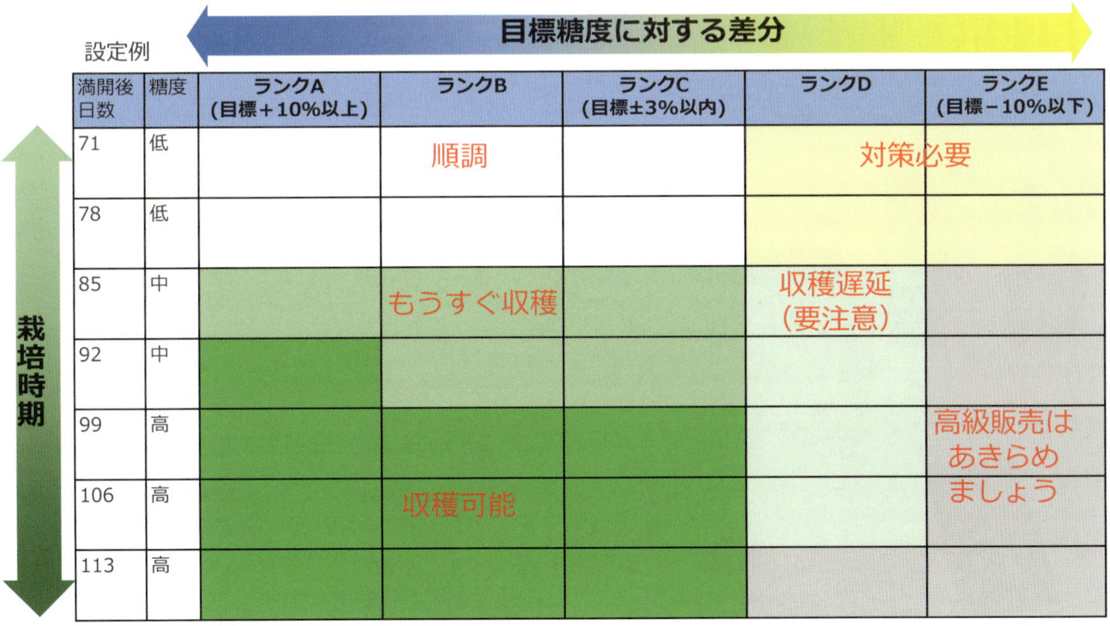

図7 成長予測曲線に基づくアドバイス生成

足・養分不足・カルシウム不足などが考えられます。対策として，摘房を検討しましょう」といったアドバイスが生産者に提示される。収穫時期が近づき，糖度が目標より低い場合には（図7の「高級販売はあきらめましょう」の部分），「摘粒によって房を小さくしましょう」や

第11章　ICTを活用した高級果樹の個別品質管理技術　　161

「収穫を遅らせましょう。ただしかすり症が出る可能性があります」といったアドバイスが提示される。アドバイス表現は品質管理クラウドで管理されるので、栽培期間中に指導員が追加修正することが可能である。例えば、降雨量の多い年度は糖度が低い場合のアドバイスに「水分が多いのかもしれません。糖度を上げるためにかん水を控えることやマルチ敷設を検討しましょう」と追加することもできる。現時点では非破壊糖度計でも粒を房につけたままでは測定ができないので、糖度に基づいてシステムからのアドバイスを受けるのは4回程度が上限となる。

5. 検証実験

以下の検証を目的として実験を実施した。
(1) 開発したシステムを利用することで増加する生産者の労働時間
(2) 開発したシステムを利用することで減少させられる低糖度房を見逃すリスク
(3) 本システムを利用することによる付加的な効果

実験は、香川県農業試験場府中果樹研究所の実証圃場で実施した。無加温ハウスとトンネル栽培の作型ごとに、栽培指導指針に基づいた適切な樹体生育、適切な房の形の果房100房ずつ合計200房を選択してICタグを付与した。

糖度測定はノーミス入力検査端末を用いて、満開後71日から4回(生育中3回、出荷時1回)行った。このシステムにより、糖度の時系列の変化をクラウドに蓄積し、成長予測曲線のデータに基づいて、生育の早晩、収穫適期の判定、「かすり症」のリスクのアドバイス表現を生産者に表示し、房ごとの生育診断を行った。

収穫後は、香川県産シャインマスカットの基準糖度を満たす房にICタグを付与したまま出荷し、香川県内の小売業者にて実際に試行販売を行った。試行販売時には、図8に示すように、消費者が自分のスマートフォンをICタグにかざすことでシャインマスカットに関するさ

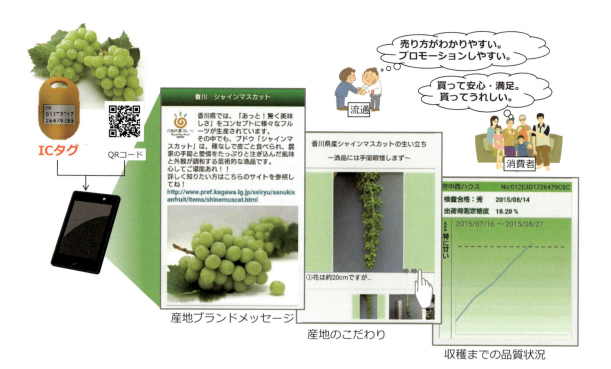

図8 ICタグによる情報提供

表1 提案方式で増加する労働時間

主な作業項目	労働時間(秒/房)	測定房数	実施回数	合計時間(分)
目印-ジベレリン処理	15	100	1	25
目印-4粒の整形	10	100	1	16.7
袋掛け	0	100	1	0
糖度測定	0	100	4	0
総合計				41.7

表2 低糖度房を見逃すリスク

実験対象	200房
出荷対象	179房（100%）
基準糖度	156房（87.2%）
低糖度	23房（12.8%）
出荷不能（不整形, 病気）	21房

まざまな情報を閲覧可能にした。

本システムを利用することによる付加的な効果に関して，ヒアリングを実施した。生産者と技術指導者に関しては，農業後継者の技術講習会で品質管理クラウドシステムとノーミス入力検査端末を実演し，生産者30名程度に意見を聞くアンケートを実施した。試行出荷販売時には卸売業関係者3名へのヒアリングを行い，小売流通関係者に依頼して消費者へのヒアリングを実施した。

6. 実験結果

表1に提案方式で増加する労働時間を示す。労働時間が増加する可能性のある作業はジベレリン処理，目印4粒の整形，房への袋掛け，糖度測定である。これらの作業は提案方式でも従来の栽培方法でも実施する。目印4粒がない場合でも房全体のジベレリン処理と整形処理は必要であり，目印4粒へのジベレリン処理と目印4粒の整形処理はそれぞれ一房につき平均で15秒と10秒増加する。袋掛けに関しては，目印4粒を避けて袋掛けすることになるが，時間としてはほぼ変わらないので増加分は0とした。糖度測定に関しては，従来の栽培方法では糖度を測定した際に袋に数字を書き込んでいた。提案方式では，糖度計からスマートフォンにデータ読み取り，スマートフォンでICタグの読み取り，スマートフォンからクラウドにアップロードという手間のため，平均30秒増加する。従来の栽培方法でも果房が入れられている袋を手で伸ばして糖度値と日付を記載する作業は30秒ほどかかっており，この作業がなくなるため，差し引きで時間の増加分は0とした。提案方式では通信の待ち時間を含み，通信環境が改善すれば従来よりも数秒時間を短縮できる可能性がある。糖度測定は4回実施し，それ以外は1回ずつ実施することになる。100房に対する労働時間の増加は合計41.7分となる。

今回の実験では糖度測定を4回実施した。光合成から作られる糖の量が同じならば糖度測定用の粒は少ない方が果実の糖度が上がることになる。糖度測定は少ない方が望ましいが，栽培状況を把握し問題があれば生産者が早めに手を打てるようにするために，最低限何回の糖度測定が必要かは今後検証の必要がある。

また，今回の実験では，ハウスとトンネルの場合の合計200房のうち，病気や不整形のために出荷できない房が21房，糖度が基準より低いために出荷できない房が23房あった。従来の栽培方法では，見た目だけで判断して179房を出荷してしまう可能性があり，低糖度房を見逃すリスクは12.8%（23/179）であった（表2）。今回実証した方式ではこのリスクを0%にでき，低糖度房の出荷リスクを12.8%改善できたと言える。

ICタグ利用による効果の検証に関しては，ICタグを付与したままサンプル出荷を行い，関係者にヒアリング，アンケートを実施した。関係者とは，ブドウの生産者と技術指導者，卸売業関係者と小売流通関係者，消費者である。試行販売を行ったときには，自分のスマートフォンをICタグにかざすことで，産地のブランドメッセージや栽培途中の写真，栽培途中の糖度の変化などのさまざまな情報を閲覧可能にした。

生産者と技術指導者に関しては，農業後継者の技術講習会で品質管理クラウドシステムとノーミス入力検査端末を実演し，アンケートを実施した。農業後継者は日常的にスマートフォンを使用する若い世代が多く，この取り組みに関心が高かった。意見として，「ICTという取り組みが斬新」，「直販が多いと使い道がたくさんある」などの肯定的な意見の一方で，「高価格の果実でないとコストが負担になる」などがあった。タグから閲覧させたい情報として，生産者情報，房の情報(品種名，糖度，産地)，おいしい食べ方のススメ，栽培・農薬履歴などが挙がった。また，スマホによる操作はやや難しいとの意見が多く，簡単操作に向けて今後さらなる改良が必要である。

卸売業関係者へのヒアリングでは，糖度保証したタグ付きブドウの流通に否定的な意見もあった。現行の流通システムでは，仲卸が目利きにより果実品質を判断し，品質を揃えて出荷していることから，「品質・量が揃うまでストックせざるを得ないため，収穫日表示は困る」，「開示したい情報と開示したくない情報の整理が必要」などの意見があった。しかし，タグを利用した収穫予想や計画出荷には肯定的であり，農家の栽培ツールとしての使用を検討してほしいとのことであった。

小売流通関係者と消費者に関しては，試行出荷販売時にタグ付きブドウの趣旨を説明しアンケートへの回答をお願いした。小売流通関係者と消費者には，タグによる糖度保証システムに肯定的な意見が多かった。タグの最終活用者は一般消費者までとの回答が多く，タグは価格アップの価値があるとの回答が多かった。肯定的な意見として，「一房ずつにタグが付いているので，安心感・売り易さに繋がる」，「他の商品との差別化ができる」，「味を評価するものとして知名度が上がれば，青果物流通業界の革命に繋がるのでは」，「若い人は(スマホ操作を好むため)シャインマスカットを買ってもらうためのきっかけになる」などがある一方，「タグをつける意味を具体的に示してほしい」や「タグに高級感がほしい」との意見もあった。

7. 考 察

提案システムによる効果を検討する。従来の栽培方法での年間の総労働時間をL，提案システムを利用することで増加した労働時間をA，栽培する果実の全個数をX，基準を満たさず出荷できない果実の個数をY，果実の出荷単価をSとする。出荷果実数は，$(X-Y)$個となり，出荷金額は，$(X-Y)S$円となる。提案システムを利用した場合の労働単価は，$(X-Y)S/(L+A)$円となる。生産者は提案システムを利用することで，労働単価と増加した労働時間の積である，$(X-Y)SA/(L+A)$円の費用が余分にかかることになる。従来は基準を満たさず出荷できていなかったが，提案システムを利用することで品質が向上し出荷できるようになった果実が出荷果実数のW%含まれているとする。提案システムによる出荷額の増加分は，$(X-Y)SW/100$円となり，余分にかかった費用との差分$(X-Y)S\{W/100-A/(L+A)\}$円が増益となる。

ハウスとトンネルの合計200房のうち，出荷可能な房$X-Y$は156房であった。平成28年度の香川県の指標では，シャインマスカット栽培の年間労働時間はハウスの場合で10a当たり440時間(26,400分)，トンネルの場合で319時間(19,140分)である。10a当たりの栽培量は3,000房が基準となっているので，100房当たりの労働時間はハウスの場合で880分，トンネ

ルの場合で638分となる。ハウスの場合の増加率は4.5％(41.7/921.7)，トンネルの場合の増加率は6.1％(41.7/679.7)となる。従来の栽培方法での年間の総労働時間Lはハウスの場合で880分，トンネルの場合で638分なので合計1,518分である。提案システムを利用することによる労働時間の増加分Aは41.7＋41.7の83.4分である。果実の出荷単価をS円とし，従来は基準を満たさず出荷できていなかったが，提案システムを利用することで品質が向上し出荷できるようになった果実が出荷果実数のW％含まれているとすると，増益分(X-Y)S{W/100-A/(L+A)}は156*S*(W/100-0.052)円となる。

シャインマスカットの出荷単価を5,000円とすると，200房栽培した場合の出荷額は78万円となる。仮にWを10％と見積もると提案システムを利用したことによる増益分は37,440円の見込みとなる。10a当たりの基準3,000房栽培した場合は出荷額が1,170万円，増益分が561,600円となる。Wが5.2％(全てハウスの場合は4.5％，全てトンネルの場合は6.1％)の場合に増益分が0円となり，それ以下の場合は労働時間増加コストが上回る。また，増益分がマイナスとなったとしても，低糖度房の出荷リスクを0にできる効果が得られる。Wが5.2％とは，実証実験の場合だと出荷果実数156房のうち8房が提案システムを利用したことで品質が向上して出荷可能という意味になる。生産者の熟練度や気象条件によってもWの値は変動するが，その検証は今後の課題である。また，栽培データや気象データを毎年蓄積することにより，Wの値は改善されることが期待できる。

今回の実験では，目印果粒と本体上部房との糖度差は4回の糖度測定においてほぼ一定であった[9]が，実用性を確認するためには数年のデータ蓄積が必要である。また，今回は，糖度測定果粒(目印果粒)の設置を小単位(1樹当たり約70房)で行った結果，品質に及ぼす影響は認められなかったが，大きい単位(目印果粒房を増加した場合)の実証では，着果負担により増糖の遅れ，低糖度，かすり症の発生などが懸念される。そのため，目印果粒数の検討(今回は4果粒で試験したが，3果粒でも十分な可能性の検討)を行う必要があると思われる。

今回の実験では低糖度房の出荷リスクの低減とそのために必要な工数増加についての評価を行った。さらにシステムの構成要素であるノーミス入力検査端末，品質管理クラウド，成長予測曲線に基づくアドバイスシステムのそれぞれに関しての有効性の評価は今後の課題である。ノーミス入力検査端末に関しては，どの程度ミスを防げるのか，データの入力順が最適かの評価が今後の課題である。品質管理クラウドに関しては農作業履歴をまとめて入力する方法についてまだ工夫の余地がある。成長予測曲線に基づくアドバイスシステムに関しては，アドバイスがある場合とない場合での品質の差異の評価，および品質の向上による出荷可能な房の増分の評価が今後の課題である。

房にタグを付与したまま出荷し，消費者が自分のスマートフォンをタグにかざすことでシャインマスカットに関するさまざまな情報を閲覧可能にしたことは，高級販売の武器としてマーケティングに活用できる。ただし，消費者が求める情報と中卸や市場関係者が求める情報とは異なり，どんな情報を閲覧可能にするかは今後の検討課題である。

本研究とは別に，産地ごとに蓄積される農業知識を産地内で共有し，技能を継承することにも取り組んでいる[10)11)]。この取り組みにおいて，産地全体の作物品質を向上させ，また，新規就農者が栽培技術を早期習得できるようにして経営の安定化と地域定着を促進することを目指した。この取り組みでは，熟練者の高度な農業技術をデータ化して，初中級者や新規就農者が技術習得に活用できるシステムを開発した。このシステムは，具体的な作物や木の状態を画像として提示する。その画像に対して何に注目すべきか，どこを対象に作業をすればよいか，どの画像が適切かを回答するという農業技術の

学習システムとなっている。この学習教材を作成するために，生育途中の状態を記録しておくこと，どういう状態でどういう作業を行ったらどう変化したかを記録しておくことが非常に重要である。記録することは手間がかかるため疎かになりがちである。本研究で開発したシステムでは生育状況の記録を共有し，生産者が指導員の指導を受けやすくなるというメリットを提示する。それにより，生産者が生育状況を記録するモチベーションを高める効果が期待できる。

8. まとめ

高級果樹の栽培では，作物の品質を高めるだけでなく，その品質を保証し消費者が安心して購入できるようにすることが重要であるが，そのために増加する工数は抑える必要がある。この課題を解決するためのシステムを設計し，高級果樹としてシャインマスカットを対象に検証実験を行った。

検証実験では，低糖度の房が出荷されてしまうリスクを低減でき，従来と比べて増加する工数は4.5％に抑えられることを確認した。また，試行出荷販売を行い，小売り流通関係者と消費者にアンケートを行うことで，安心して販売・購入できるという意見を得た。消費者に開示する情報と開示しない情報の整理，生育途中の計測データを利用した指導員による生産者への指導効率化などは今後の課題である。

謝　辞

本研究は，農林水産省「革新的技術開発・緊急展開事業(うち地域戦略プロジェクト)個別・FS型」における「ICTを活用した超高級ブドウの房毎の品質管理技術の開発」において，香川県農業試験場府中果樹研究所とNECソリューションイノベータ㈱が連携して遂行した研究成果が含まれます。関係各位の皆様に深謝いたします。

文　献

1) 農林水産省：果樹農業に関する現状と課題について (2019)，https://www.maff.go.jp/j/council/seisaku/kazyu/r01_1_kajyu/attach/pdf/index-19.pdf, (2024.07.30参照).
2) 島津秀雄, 神谷俊之, 久寿居大ほか：人工知能学会誌, 30 (2), 167 (2015).
3) 菅原幸治：農業および園芸, 81 (10), 1125 (2006).
4) 北村豊, 杉山純一, 佐竹隆顕：農業情報研究, 16 (3), 91 (2007).
5) 周木翔, 大木榮二郎：情報処理学会全国大会講演論文集, 75 (4), 755 (2013).
6) 南石晃明, 菅原幸治, 深津時広：農業情報研究, 16 (3), 132 (2007).
7) 南石晃明, 藤井吉隆, 江添俊明：農業情報研究, 22 (4), 201 (2013).
8) 菅原幸治, 南石晃明：農業経営研究, 48 (1), 113 (2010).
9) 福田哲生, 水谷亮介, 真鍋徹郎ほか：園学雑, 16 (1), 61 (2017).
10) 神成淳司, 久寿居大, 工藤正博ほか：人工知能学会誌, 30 (2), 174 (2015).
11) 久寿居大, 島津秀雄, 神成淳司：農業情報研究, 32 (1), 26 (2023).

〈久寿居　大〉

第 2 編
野菜のおいしさ

第1章 葉物野菜

第1節
ハクサイ（白菜）

　ハクサイの故郷は中国内陸部で、結球しない菜っ葉とカブとの自然交雑から長い年月を経て結球性の高いハクサイが進化したといわれている[1]。原産地である中国には多彩な品種が存在し、1 kg以下の結球レタスに似たものから10 kg近いものまである。結球の形には、中国の北方群に見られる長円頭型・筍型・半結球型、日本の「普通のハクサイ」である山東群に見られる円頭型・茸型・砲弾型・半結球型・不結球型、中国の南方群に見られる球形の包被型（図1）、さらには逆三角形、円筒形（葉巻型）、頭部肥大型など、さまざまな品種が存在する。

　日本国内において品種登録（注：農水省による品種の知的所有権保護制度）[2]されているハクサイの品種数は30点と意外に少ないが、実用品種の大部分が品種登録されずに利用されている。1959年に発行が始まった『蔬菜の新品種』は2023年までに21巻が発行されている[3]が、この間に掲載されたハクサイ品種は350点を越える。また、同書に掲載されていない品種も少なからずあることから、明治初期にハクサイが日本へ導入されて以降これまでに育成された品種数は400～500点に及ぶと推定される。このように、日本には数多くのハクサイ品種が存在するが、その大部分は中国の山東半島起源の品種が元になった、比較的特性の類似したものである。一方で、これら大多数の品種とは大きく異なる性質を持つ品種もごく少数存在する。例えば、'タケノコハクサイ（筍白菜）'と称される品種は縦長の葉が筒状に巻くように細長く結球する。また、'緑塔'、'紹菜'、'中国…'などの名称が付けられている品種もある。これらは主に中国北方群の品種を用いて育成されたもので、毛茸（注：もうじょうとも読む、葉面の細かい毛）が多く、長い冬の間ずっと利用するために貯蔵性が高く葉質の硬い品種が多い。また、日本のハクサイと比べると葉柄部分も含め濃厚な味を持つ（注：葉柄とは葉の軸の部分。ハクサイは白く幅広な葉柄を主に食べる野菜といわれることもある。しばしば「茎」と呼ばれるが、正確には茎ではなく「葉」の一部）。北方系の品種に対して、中国南方や台湾など温暖な地域で成立した「南方群（捲心あるいは巻心）」と称される品種群がある。これらを用いて育成された品種は、栽培期間の短い極早生性を持ち、普通のハクサイでは難しい高温期の栽培に適している。多くは小型で丸く結球し、包被（注：結球する葉1枚1枚が大きく、球の頭を包み込むようになること）する結球型や葉質から、しばしばレタスと見間違えられ

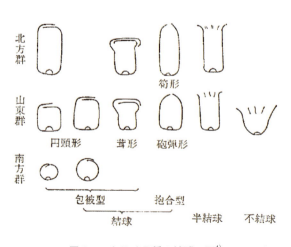

図1　ハクサイ品種の結球の形[4]

る。葉面に毛茸がないため生でも舌触りが良く，水分の多いみずみずしい淡泊な食感で，普通のハクサイの用途に加えてサラダにも適する。ところで，台湾の故宮博物館には有名な「翠玉白菜」彫刻があるが，日本で見慣れたハクサイとはずいぶん違う形をしている。日本のハクサイの範疇には収まらない多様なハクサイが中国に存在する事実の一端が伺える彫刻である。

ハクサイ，キャベツ，レタスなどの結球する野菜類は，多数の葉が玉を形作って内部に光が当たらなくなることにより，球内の緑色が抜ける。これは「自己軟白（じこなんぱく）」と呼ばれる性質で，球内部の葉がモヤシ化（軟白）されて軟らかく風味優れた収穫物が得られる。従来は，「白菜」の名が示すごとく自己軟白によって球内が白く仕上がるものが高品質といわれていた。1961（昭36）年に育成されたハクサイF_1品種'新理想'は，当初は病気にかかりにくくて作りやすい特性で売り出された[5]。栽培が続けられるうちに食味の良さが評判になり，また球内が従来のものより濃い黄色であることも注目されるようになった。1987（昭62）年，天候不順に見舞われてハクサイが大不作となったため，やむを得ず半分に切って販売された。また，同時代に世帯人数減が進んだこともあって，ハクサイはカット販売される機会が増えていった。その結果，断面が鮮黄色で見栄えの良い'新理想'のような「黄心系（おうしんけい）」と呼ばれる品種が人気になっていく[6]。'新理想'によって引き起こされたハクサイ品種の黄心化はすさまじく，1991年には過半数を超え，2003年以降はほぼすべてが黄心系となり，「黄心でなければハクサイに非ず」の様相を呈している（図2）。断面の鮮やかな黄心ハクサイには目を奪われるが，芦澤（2003）は「黄心＝美味といえるかどうか疑問無きにしも非ずで，自己軟白性の高い本来のハクサイが想い出されるのは天の邪鬼であろうか？」と疑問を投げかけている[7]。とはいえ，'新理想'は，ハクサイにおいて初めて品種名を明記して販売された品種と考えられ，発表後60年を経た現在も少数ながら栽培されている。ハクサイの色に関しては，変わり種ともいえる品種'オレンジクイン'がある[8]。この品種は，ハクサイの重要病害である根こぶ病にかからないハクサイ品種（CR品種）を育成するために，ヨーロッパ系カブと交配した中から偶然に見出されたという。縦割りした直後は濃い黄色であるが，光に当たると間もなくオレンジに近い独特な色合いに変化する。ほかにも，少数ながら紫に着色する品種や葉が濃緑色の品種も育成されているが，普及には至っていない。

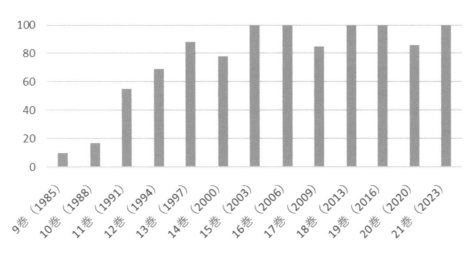

図2　1985～2023年の間に発表されたハクサイ品種に占める黄心系品種の割合
（単位％，『蔬菜の新品種』第9巻～第21巻より作図）

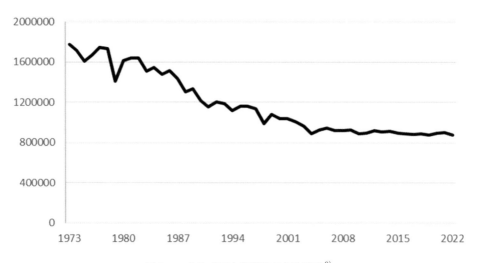

図3 ハクサイ国内収穫量の年次変化[9]
(単位トン,農水省作物統計調査より作図)

　ここまで述べてきたように,ハクサイの品質(主に球内色)や食味について品種改良の面からいろいろな試みが行われてきた。しかしながら,前述のように日本のハクサイは中国山東半島起源のごく限られた品種群に由来しており,食味・おいしさに関して決して十分な多様性を持つとはいえない。また,元々淡泊さが持ち味のハクサイなので,食味への要求もそれほど高くなく(どの品種もそこそこおいしい?),現在の品種でほぼ満足されているともいえる。ハクサイの収穫量は50年で半減(図3),消費も漸減し続けている。オレンジ,ミニ,捲心型,緑塔型,紹菜型,紫系などの新品種も登場したが,いずれもヒット商品にはなっていない[6]。ハクサイ原産地である中国のさまざまな品種や,コマツナ・ミズナ・カブ・チンゲンサイ・タアサイなどハクサイと同じ種(学名 *Brassica rapa* L.)に含まれて容易に交配できる各種の葉菜類も活用し,さらなる品種改良を進め,おいしい調理・消費手段の創作・開発と相まってハクサイがさらに愛される野菜となっていくことを願っている。

文　献
1) 李家文:中国の白菜,篠原捨喜・志村嗣生(共訳),養賢堂(1993).
2) 農林水産省,品種登録ホームページ,https://www.hinshu2.maff.go.jp/ (2024.05.31参照).
3) 園芸植物育種研究所(編):蔬菜の新品種 第1巻(1959)～第21巻(2023)誠文堂新光社.
4) 芦澤正和:ハクサイ,野菜園芸ハンドブック,養賢堂,865 (1982).
5) 日本農林社:ハクサイ「新理想」,蔬菜の新品種 第3巻,誠文堂新光社(1964).
6) 渡辺穎悦:ハクサイ,蔬菜の新品種 第20巻,誠文堂新光社,174-177 (2020).
7) 芦澤正和:ハクサイ,蔬菜の新品種 第15巻,誠文堂新光社,10 (2003).
8) タキイ種苗:ハクサイ「オレンジクイン」,蔬菜の新品種 第11巻,誠文堂新光社,123 (1991).
9) 農林水産省,作物統計調査 作況調査(野菜),https://www.e-stat.go.jp/stat-search/files?page=1&layout=datalist&toukei=00500215&tstat=000001013427&cycle=0&tclass1=000001032286&tclass2=000001037845&cycle_facet=tclass1%3Atclass2&tclass3val=0 (2024.05.31参照).

〈由比　進〉

第2節
キャベツ

1. はじめに

キャベツは野菜のなかで最も購入量が多く[1]，年間を通じて市場に出回っている。結球するキャベツには，普通のキャベツ(white cabbage)，赤キャベツ(紫キャベツ：red cabbage)，チリメンキャベツ(savoy cabbage)の3つがあるが[2]，本節では，普通のキャベツ(以下，キャベツ)について述べる。

キャベツは季節によって全国の適地で栽培され，品種の特性によって春系と寒玉系に大別される(図1)。春系キャベツは巻きがゆるく球の内部は緑色であり，葉はやわらかくて水分量が多い。寒玉系キャベツは球がよく締まり球の内部は白色で，葉がしっかりしている。寒玉系キャベツは加工適性(歩留まり，作業性)が高いため，キャベツの需要の約半数を占める加工・業務用にも広く用いられている[3]。また，キャベツは播種から収穫までの期間(成熟度)により早生・中生・晩生に分けられるが，早生性の高い品種ほど春系に似て葉がやわらかい傾向にある[4]。一般にキャベツの特性は春系・寒玉系で大別されるが，品種，成熟度，栽培期間，収穫時期などによっても大きく異なる[4,5]。

2. キャベツの嗜好成分

キャベツの嗜好性について，生のキャベツには「テクスチャー」，加熱したキャベツには「テクスチャー」と「味」が重要とされる[6]。キャベツはアクの成分がほとんどなく，うま味と甘味が強い。遊離アミノ酸は，グルタミンが最も多く，アスパラギン，アスパラギン酸，グルタミン酸など，多くのアミノ酸を含んでいる。糖類の成分組成はショ糖0.3％，果糖1.8％，ブドウ糖1.9％で，甘味をかすかに示すのはこのためである[2,7]。キャベツの甘味について，蒸し加熱したキャベツは生キャベツと比較して甘いとされる[8]。これは，加熱により糖量が増えるのではなく，軟化したキャベツから滲出されるエキスにより甘味を感じやすくなるためと考えられており，蒸し加熱したニンジン，カブでも同様の報告がなされている[9,10]。キャベツの香気成分について，生キャベツは硫黄化合物，イソチオシアネートが主な成分である。加熱調理したキャベツの香気成分のジメチルスルフィドはS-メチル-L-システインスルホキシドの分解によって生成される[11]。

3. キャベツの調理特性

キャベツは生食ではサラダや和え物，漬物など，加熱では炒め物，煮込み，煮物など幅広い

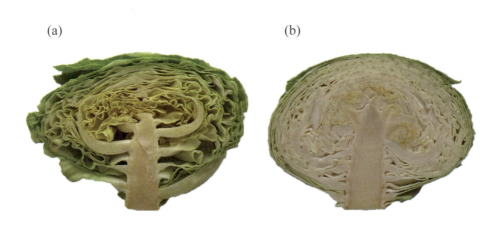

図1 キャベツ断面の比較
(a)春系キャベツ　(b)寒玉系キャベツ

料理に用いられ，多様な味わいや食感を楽しむことのできる野菜である。また，キャベツはアクの成分がほとんどなく，くせがないためスープやだしなどの煮汁や，他の食材との調和もよい。一方で，春系キャベツ，寒玉系キャベツは調理特性が異なることから，それぞれの特性を生かした調理法が施される。

サラダや和え物などの生食では，一般に春系キャベツが向くとされる。春系キャベツは葉がやわらかくみずみずしいため，葉をそのまま，あるいは大きめに切って独特のパリッとやわらかい食感を楽しむ。寒玉系キャベツも生食されるが，葉が硬いため，千切りなどにすると歯ざわりがよく食べやすい。生の野菜が硬さを有するのは，細胞壁を構成するセルロース，ヘミセルロース，ペクチン質などにより強固な壁が形成され，ペクチン質を主成分とする中葉組織で細胞どうしが接着されているためであり[12]，生の野菜の硬さにはこれらの成分が影響する。春系キャベツや早生キャベツは，寒玉系キャベツと比べてペクチン質やセルロース，ヘミセルロースなどが少ないことが報告されており[13)-15)]，キャベツの葉のやわらかさに影響していると考えられる。また，春系キャベツの水分量は寒玉系キャベツよりも2～3％ほど高く[5]，春系キャベツのみずみずしさは水分量のわずかな違いによるものと考えられる。

ロールキャベツやポトフのような煮込み料理には，比較的組織が崩れにくい寒玉系キャベツが適する。寒玉系キャベツは長く加熱するとやわらかくなるものの，キャベツの食感はある程度残る。一方，春系キャベツは寒玉系キャベツと比べて加熱による離水が多く，加熱するほどキャベツの歯ざわりが失われてしまう。加熱による野菜の軟化時にはペクチン質の分解，低分子化が生じ，細胞壁は脆弱化，細胞どうしは中葉組織で分離することで，ペクチン質が溶出する[12]。一方で，野菜の軟化の難易にはペクチン質の組成も関係しており，エステル化度の高いペクチンが多い野菜は軟化しやすく，エステル化度の低いペクチンが多い野菜は軟化しにくく煮崩れしにくい[16]。寒玉系キャベツが煮崩れしにくく煮込み料理に適した品種である一方で，春系キャベツが加熱にあまり向かないとされるのは，ペクチン質の組成も影響しているかもしれない。しかし，キャベツの品種，成熟度とペクチン質や加熱調理特性の関係を調べた知見は十分でなく，今後の研究の発展が望まれる。

4. 異なる調理法におけるキャベツの加熱調理特性

野菜の加熱時には軟化と硬化が生じ，軟化と硬化の兼ね合いで最終的な硬さが決定する。キャベツの加熱調理時においても同様であり，65℃前後の低温ブランチング[17]，70℃の蒸し加熱[8]で硬化が認められている。加熱によるテクスチャーの変化にはペクチン質が関与しており，軟化はペクチン質のグリコシド結合のβ-脱離による分解，硬化はペクチンメチルエステラーゼの作用とCa^{2+}などの二価陽イオンの結合に起因するペクチン質の不溶化よって生じる。

本節では，異なる加熱温度，昇温速度で蒸し・茹で調理したキャベツのテクスチャー，糖量を測定した筆者らの研究[18]を紹介する。キャベツは，長さ5 cm，幅5 mmに切さいしたキャベツ（寒玉）を試料とし，蒸し加熱（スチームコンベクションオーブン：ACO-060GS，（株）AIHO），茹で加熱（ラジエントヒーター：FG-6000NR，エムエフジー（株））を行った。加熱は，加熱温度（65℃，80℃，95℃）と昇温速度（昇温速度：速，遅※常温から庫内あるいは水温を5分，13分でそれぞれ到達）を変え，加熱時間は18分とした。

4.1 蒸しキャベツ，茹でキャベツのテクスチャー

蒸しキャベツ，茹でキャベツのテクスチャー（図2）は，キャベツ片6枚を重ね，キャベツの長さ方向に対して垂直にカミソリ刃を降下させ

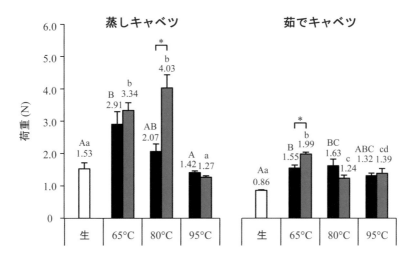

図2 蒸しキャベツ・茹でキャベツの最大剪断荷重（硬さ）
■：昇温速度 速　■：昇温速度 遅
A〜C，a〜d：同じ調理法間において異なるアルファベット間で有意差あり（$p<0.05$）
＊：異なる昇温速度の間で有意差あり（$p<0.05$）

て測定した。蒸しキャベツの最大剪断荷重（硬さ）は，昇温速度にかかわらず65℃で95℃よりも有意に大きかった。また，80℃では昇温が遅いキャベツが速いキャベツよりも有意に大きく，昇温が遅いキャベツで硬化の程度が高いことが示された。一方，茹でキャベツでは，昇温が速いキャベツは65℃，80℃，95℃で最大剪断荷重に差は認められず，昇温が遅いキャベツは65℃で95℃よりも有意に大きかった。このことから，65℃から80℃の間で硬化が生じていること，昇温の遅い蒸し加熱で硬化が顕著であることが示された。蒸しキャベツと茹でキャベツの結果の差は，蒸し加熱の水蒸気は水よりも水分子の密度が小さいために加熱が緩やかとなった一方，茹でキャベツはキャベツ内部が速やかに温度上昇し，硬化の程度が低かったためと考えられる。

4.2 蒸しキャベツ，茹でキャベツの糖量

蒸しキャベツ，茹でキャベツの糖量（図3）は，全糖量および搾汁中糖量を測定した。搾汁中糖量とは，キャベツを食した際に感じる甘味を想定した糖量であり，キャベツをフードプロセッサーで5秒間切さい後，さらし布を用いて得た汁を用いた。蒸しキャベツの全糖量は，いずれの加熱温度でも生キャベツと有意な差は認められず維持されていた。一方，茹でキャベツの全糖量は，加熱温度および昇温速度にかかわらず，生キャベツよりも有意に減少し，加熱温度が高くなるほど減少量が大きかった。特に，昇温速度が速いキャベツで減少量が大きく，糖が水中へ溶出したと推察された。搾汁中糖量は，蒸しキャベツでは，すべての条件で生キャベツよりも多く，昇温速度が速いキャベツでは加熱温度による差はみられなかった。一方，茹でキャベツでは，生キャベツと比べると65℃では増加，80℃，95℃では減少し，蒸しキャベツとは異なっていた。茹でキャベツの搾汁中糖量が，蒸しキャベツのように増加しなかった点については，全糖量の減少が大きいためと考えられた。

4.3 蒸しキャベツの官能評価

官能評価は，昇温が速い蒸しキャベツ4種類（65℃，80℃，95℃，これらを混合したもの）で行った（図4）。評価項目は，テクスチャー（硬さ，好ましさ）と甘味（飲み込むまでの甘味の強さ）とし，テクスチャーは−2〜+2の5段階，

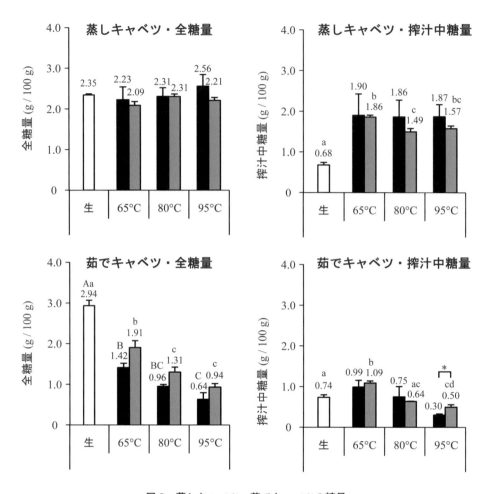

図3 蒸しキャベツ・茹でキャベツの糖量
■：昇温速度 速　■：昇温速度 遅
A〜C, a〜d：同じ調理法間において異なるアルファベット間で有意差あり（$p<0.05$）
＊：異なる昇温速度の間で有意差あり（$p<0.05$）

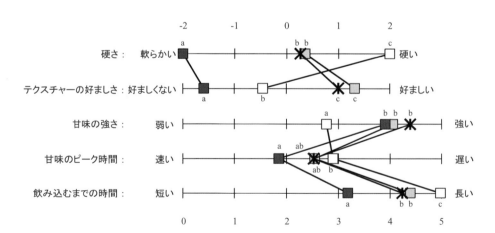

図4 蒸しキャベツの官能評価
□：65℃　■：80℃　■：95℃　＊：65℃，80℃，95℃の混合
a〜c：異なるアルファベット間で有意差あり（$p<0.05$）

甘味は飲み込むまでの時間経過に沿って評価させた。すなわち，パネルには最初にすべての試料を試食させ，飲み込むまでに最も時間がかかる試料を横軸で5，最も甘味の強い試料を縦軸で5とする評価基準を指示した。その後，再度すべての試料を試食し，飲み込むまでの時間経過に沿って，甘味の強さの変化を線で記録させた。それぞれの試料の線の終点の横軸を飲み込むまでの時間，ピーク点の縦軸を甘味の強さ，横軸を甘味のピーク時間として読み取った。

蒸しキャベツは，65℃で硬く，95℃でやわらかいとされ，これらのテクスチャーは，80℃よりも有意に好まれなかった。この結果は，テクスチャー測定の結果において（図2），最大剪断荷重が65℃のキャベツで大きく，95℃のキャベツで小さいことと一致していた。また，飲み込むまでの時間は65℃のキャベツで長く，95℃で短かった。甘味の強さ，甘味のピーク時間は，65℃のキャベツで弱く，遅いとされ，95℃のキャベツで強く，速いとされた。また，65℃，80℃，95℃を混合したキャベツは，80℃のキャベツとほぼ同じ評価であり，硬さ，甘味のピーク時間，飲み込むまでの時間は，65℃と95℃のキャベツの中間の評価であり，テクスチャーは好ましく，甘味は強いとされた。

4.4　まとめ

蒸しキャベツでは，65℃，80℃で最大剪断荷重の増加（硬化）がみられ，加熱温度の違いがテクスチャーへ大きく影響した。一方，いずれの加熱温度も全糖量は維持されており，搾汁中糖量は生キャベツよりも多かったことから，蒸し加熱はキャベツの甘味を生かす調理法と考えられた。茹でキャベツの最大剪断荷重は，加熱温度による影響は少なく，蒸し加熱と比べて軟化しやすいことが示唆された。一方，茹でキャベツの全糖量は大きく減少し，加熱温度が高いほど顕著であった。茹でキャベツの官能評価は行っていないものの，蒸しキャベツと比べて全糖量および搾汁中糖量は少なかったことから，

キャベツの甘味は少ないと推察された。以上より，キャベツの蒸し加熱，茹で加熱による調理特性は大きく異なり，キャベツの嗜好性にも影響することが示唆された。

5. 料理におけるキャベツの調理特性と嗜好性

本項では，キャベツの代表的な料理である広島お好み焼きについて，キャベツの加熱調理と嗜好性との関連性を検討した筆者らの研究[18]を紹介する。

5.1　広島お好み焼きとキャベツ

広島地方を中心に多く食されているお好み焼き（以下，広島お好み焼き）は，小麦粉生地の上にキャベツ，もやし，豚肉，中華麺，卵などが重ねられた多層構造を特徴とする[19)-21)]。なかでもキャベツは広島お好み焼き1枚当たり150g使用されており[19)]，そのおいしさに大きく影響すると考えられる。一方で，広島お好み焼きのキャベツは，その調理過程において，鉄板上で上下が二度返される（図5）。すなわち，一度目の返しにおいて，小麦粉生地に覆われた状態で蒸し加熱が開始され，二度目の返しで再び小麦粉生地の上となり，仕上げられる。この返しを伴う調理過程において，鉄板からの距離が近くなったり遠くなったりするキャベツと常に中ほどに位置するキャベツが存在し，すなわち，加熱の程度の異なるキャベツが存在すると推察される。そこで，広島お好み焼きのキャベツのテクスチャーおよび糖量の測定と官能評価を行い，キャベツの嗜好性を検討した。

5.2　広島お好み焼きの調理過程における温度履歴

広島お好み焼きの材料は，キャベツ（寒玉），もやし，豚バラ肉，卵，薄力粉，中華麺，ソースを用いた。図5に，広島お好み焼きの調理過程におけるキャベツ（上層，中層，下層）の温度履歴を示した。キャベツは上から順に上層，中層，下層に区分し，それぞれの温度を測定し

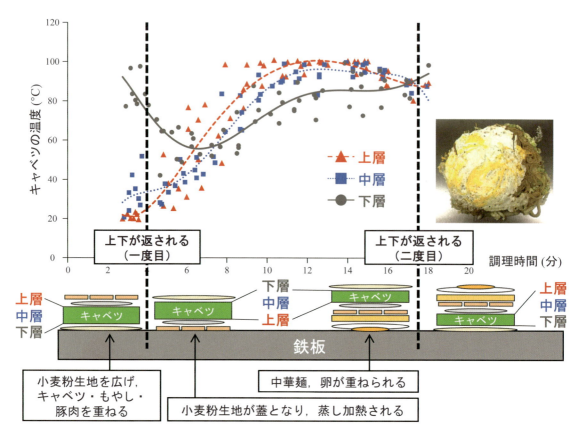

図5 広島お好み焼きの調理方法と調理過程におけるキャベツの温度履歴

た。下層のキャベツは，調理開始時は鉄板に最も近くなるため高温となったが，上下を返されると鉄板から最も離れるために温度低下し，その後は緩やかに上昇した。上層のキャベツは，調理開始時は低温であるものの，上下を返されると速やかに温度上昇し，中層のキャベツは，時間経過に伴って緩やかに温度上昇した。以上より，広島お好み焼きのキャベツには，加熱の程度の異なるキャベツが存在することを確認した。

5.3 広島お好み焼きのキャベツのテクスチャー

キャベツのテクスチャーは，蒸し・茹でキャベツと同様（4.1参照），キャベツ片6枚を重ね，キャベツの長さ方向に対して垂直にカミソリ刃を降下させて測定した。生のキャベツを測定した場合，カミソリ刃の降下に伴ってキャベツが数枚ごとに剪断され，複数の凸凹のピークが認められた（図6(a)）。一方，広島お好み焼きのキャベツはいずれも右に偏った1つのピークとなり，加熱されたキャベツ片が大きくなることによって，より多くの枚数が一度に剪断されていた。上層のキャベツ片は中層，下層のキャベツ片よりもピークが小さく，中層のキャベツ片は左の膨らみが小さい剪断波形であった。また，最大剪断荷重（硬さ）を求めたところ，上層のキャベツ片は中層，下層のキャベツ片よりも有意に小さく，剪断されやすいことが示された（図6(b)）。

5.4 広島お好み焼きのキャベツの糖量

キャベツの糖量は，全糖量および搾汁中糖量（4.2参照）を測定した（図7）。全糖量は，上

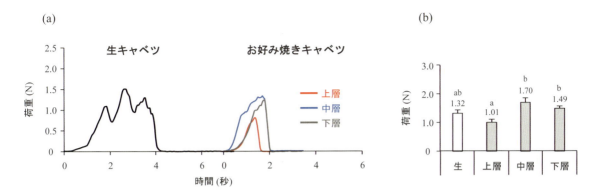

図6 広島お好み焼きのキャベツのテクスチャー
(a)剪断波形　(b)最大剪断荷重(硬さ)
a, b：異なるアルファベット間で有意差あり($p<0.05$)

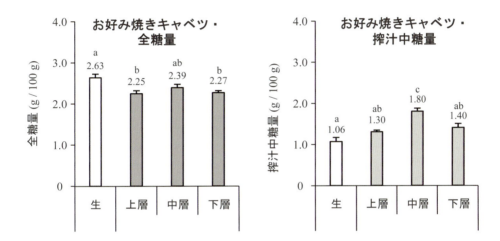

図7 広島お好み焼きのキャベツの糖量
a〜c：異なるアルファベット間で有意差あり($p<0.05$)

層，下層のキャベツでは生キャベツと比較して有意に減少したが，減少率は上層で14.8％，下層で14.0％であり，多くが維持されていた。搾汁中糖量は，上層，中層，下層のいずれも生キャベツより多く，中層のキャベツで有意であった。お好み焼きのキャベツの全糖量はほぼ維持され，搾汁中糖量が生キャベツよりも増加した結果は，加熱による軟化によって圧搾が容易となり，糖が滲出しやすくなったためと推察された。

5.5　広島お好み焼きのキャベツの官能評価

官能評価は，お好み焼きのキャベツ4種類（上層，中層，下層，これらを混合したもの）で行った(図8)。評価は蒸しキャベツと同様(**4.3**参照)とした。お好み焼きのキャベツは，上層のキャベツが中層，下層と比べて軟らかく，好ましくないテクスチャーであるとされ，中層が最も硬いとされた。この結果は，テクスチャー測定の結果において(図6(b))，上層のキャベツの最大剪断荷重が，中層，下層のキャベツよりも小さいことと一致していた。さらに，上層のキャベツは，キャベツを飲み込むまでの時間が，中層，下層と比べて短いとされたが，甘味(強さ，ピーク時間)に差はみられなかった。また，上層，中層，下層を混合したキャベツは，

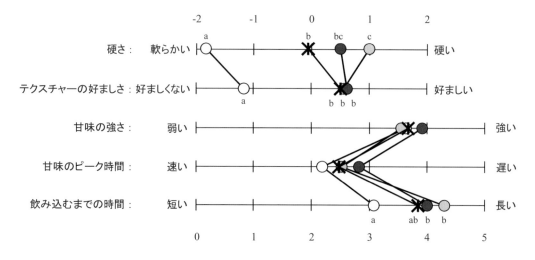

図8 広島お好み焼きのキャベツの官能評価
○：上層 ●：中層 ●：下層 ＊：上層，中層，下層の混合
a～c：異なるアルファベット間で有意差あり（$p<0.05$）

上層よりも硬く，中層や下層よりも軟らかいとされ，中層，下層と同様に好ましいテクスチャーであるとされた。

5.6 まとめ

お好み焼きのキャベツでは，上層と中層でテクスチャーが異なるものの，甘味（強さ，ピーク時間）に有意な差は認められなかった。しかし，搾汁中糖量（図7）に上層，下層と中層で差があることから，加熱の程度とテクスチャー，搾汁中糖量は相互に関係していると考えられる。すなわち，1枚のお好み焼き中にテクスチャーや搾汁中糖量が異なるキャベツが存在することが確認され，広島お好み焼きのキャベツの嗜好性に影響すると考えられた。

文　献

1) 独立行政法人農畜産業振興機構 指定野菜の生産・流通・消費動向, https://www.alic.go.jp/y-kanri/yagyomu03_000001_00248.html（2024.05.02）
2) 杉田浩一，平宏和，田島眞，安井明美（編）：新版 日本食品大事典, 医歯薬出版, 206-207（2017）.
3) 小林茂典：農林水産政策研究, **11**, 1（2006）.
4) 町田剛史，松崎康宏，大木浩：千葉県農林総合研究センター, **10**, 71（2018）.
5) 髙井雄一郎：野菜情報, **49**, 18（2009）.
6) 杉山法子，鈴野弘子，三好恵真子：日本調理科学会誌, **26**, 315（1993）.
7) 文部科学省：日本食品標準成分表（八訂）増補2023年 炭水化物成分表編（2023）.
8) 井奥加奈，高瀬珠未，西窪玲衣，岸田恵津：食生活研究, **37**, 18（2017）.
9) 堀江秀樹，平本理恵：日本調理科学会誌, **42**, 194（2009）.
10) 山本真子，井奥加奈，岸田恵津：日本調理科学会誌, **54**, 49（2021）.
11) 髙宮和彦：野菜の科学, 朝倉書店, 174（1993）.
12) 田村咲江：日本調理科学会誌, **28**, 274（1995）.
13) C. Viriyarattanasak et al.：ACS Food Sci. Technol., **3**, 799（2023）.
14) K. Elkner and R. Kosson：J. Fruit Ornamental Plant Res., **69**, 165（2008）.
15) J. Herranz et al.：J. Food Sci., **46**, 1927（1981）.
16) 渕上倫子：日本調理科学会誌, **40**, 1（2007）.
17) L. Ni et al.：J. Food Eng., **70**, 546（2005）.
18) 石橋ちなみ，檀上沙梨，長谷川桃子，吉田充史，杉山寿美：日本調理科学会誌, **53**, 89（2020）.
19) 一般財団法人お好み焼アカデミー：広島お好み焼完全マスター本, ザメディアジョン, 30-68（2014）.
20) オタフクソース（株）：OCOLOGY Ⅲ, 広島中央印刷, 49-54（2008）.
21) 成瀬宇平：47 都道府県・こなもの文化百科, 丸善, 210-211（2012）.

〈石橋　ちなみ／杉山　寿美〉

第3節
レタス

1. レタスの歴史

レタスの原産地は地中海沿岸から西アジアで，古代エジプト時代には，すでに栽培されていたと考えられている。日本には中国から伝わり，結球しないレタスが奈良時代には栽培され，江戸時代末期に丸いレタスが欧米から渡来したといわれている。日本で本格的に栽培が始まったのは明治時代以降で，第二次世界大戦以降，洋風料理の広がりとともに，サラダの主役になった。

2. レタスの種類

レタスやキャベツは葉の部分を食用とする野菜で，葉菜類に分類されている。

レタスには，結球性の「バークレー」などの「玉レタス」（レタス）や非結球性の「サラダ菜」，「リーフレタス」，「サニーレタス」，「サンチェ」「コスレタス」などがある。玉レタスは水分が多くパリパリとした食感で，生のサラダに適している（図1）。

「サラダ菜」はゆるい結球性のレタスで，葉は緑色で光沢があり，厚めで柔らかく，ソフトな歯ごたえで，ほのかな甘味がある（図2）。

「リーフレタス」は「グリーンレタス」や「グリーンカール」とも呼ばれ，葉が緑色でカールしており，少し苦味がある（図3）。

「サニーレタス」は結球しないレタスで，葉先が赤紫色で葉が縮れていて，苦味が少なく，生のサラダやサンドイッチなどに利用されている。「レッドファイヤー」や「レッドファルダー」などの品種がある（図4）。

「サンチェ」は"包み菜"とも呼ばれ，焼肉を巻いて食べる葉として有名である。ほのかな苦味を呈し，葉肉は厚くシャキッとした歯ごたえがある（図5）。

「フリルレタス」は，たくさんの切り込みが入ったような葉が特徴であり，葉が波打っており，ドレスやスカートのフリルに似ている（図6）。

半結球タイプの「コスレタス」は，エーゲ海のコス島が原産で「ロメインレタス」や「立ちチシャ」とも呼ばれている。肉厚で食味の良いレタスである。

「ブーケレタス」は，ブーケのような形で，葉は明るい緑色で，少し細長く葉先には丸みのある切り込みがある。癖が少ない味わいで，生で食べるとおいしい。水耕栽培で育てられることから気候の影響を受けないため，1年を通して流通している。

「エンダイブ」は苦味があるのが特徴で，「ニガチシャ」とも呼ばれている。原産地は地中海沿岸で，レタスと似た形や食感であるが，正確にはレタスの仲間ではなくチコリの仲間である。

「茎レタス」は主に茎を食べるレタスで，茎の部分の皮をむいてから細切りにし，生食や炒め物，和え物などにして食べられている。葉は若いうちはサラダやおひたしなどで食べることが多くなっている。茎レタスの茎を縦に細く裂き，乾燥させたものは「山くらげ」として流通している。

以上，レタスには多くの種類があり，それぞれに葉の形や味に特徴がある。

3. レタスの栄養素と機能性

『日本食品標準成分表2024（八訂）』を参照して，レタスの特徴であるビタミンA（β-カロテン），ビタミンE（トコフェロール），ビタミンC，カリウム，カルシウム，食物繊維の含量を抜粋したものを表1に示す[1]。

結球性の玉レタス（レタス）はビタミンAであるβ-カロテン当量が土耕栽培（240 µg）よりも水耕栽培（710 µg）の方が多い。さらに，非結球性のサラダ菜（2200 µg），リーフレタス（2300 µg），サニーレタス（2000 µg），サンチェ（3800 µg），コスレタス（510 µg）は，いずれも

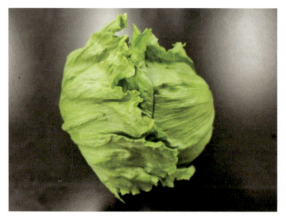 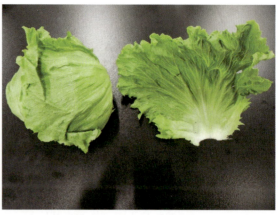

図1　市販の玉レタス（左：販売時　右：表葉を剥がした状態）

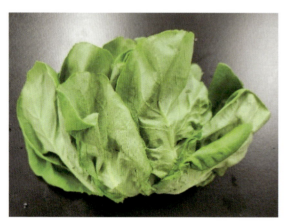 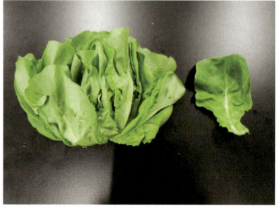

図2　市販のサラダ菜（左：販売時　右：表葉を剥がした状態）

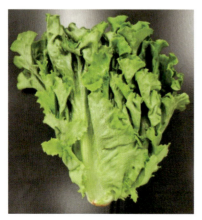 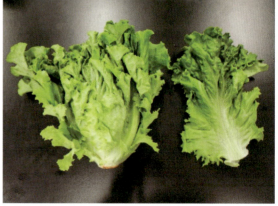

図3　市販のリーフレタス（左：販売時　右：表葉を剥がした状態）

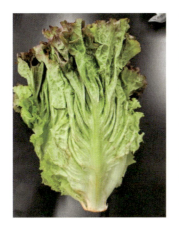
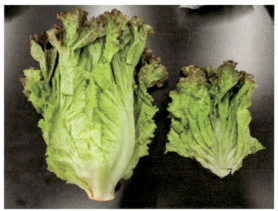

図4 市販のサニーレタス(左:販売時 右:表葉を剥がした状態)

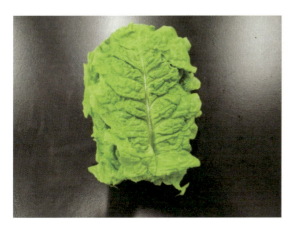
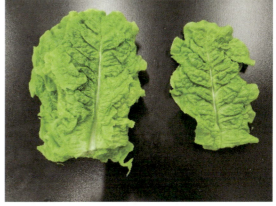

図5 市販のサンチェ(左:販売時(茎を切ったもの) 右:一番上の葉を剥がした状態)

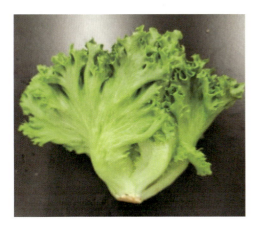
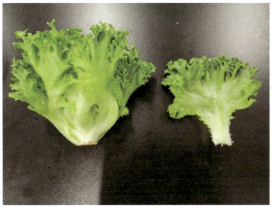

図6 市販のフリルレタス(左:販売時 右:表葉を剥がした状態)

表1 各レタスの主な栄養成分（可食部100gあたり）

食品名	食物繊維総量	ミネラル			ビタミン			
		カリウム	カルシウム	鉄	V.A β-カロテン当量	V.E トコフェロール含量の合計値	葉酸	V.C
単位	g	(………mg………)			μg	mg	μg	mg
レタス　土耕栽培　結球葉　生	1.1	200	19	0.3	240	0.5	73	5
レタス　水耕栽培　結球葉　生	1.1	260	34	0.3	710	0.6	44	5
サラダ菜　葉　生	1.8	410	56	2.4	2,200	2.5	71	14
リーフレタス　葉　生	1.9	490	58	1.0	2,300	2.3	110	21
サニーレタス　葉　生	2.0	410	66	1.8	2,000	2	120	17
サンチュ　葉　生	2.0	470	62	0.5	3,800	1.5	91	13
コスレタス　葉　生	1.9	250	29	0.5	510	1.2	120	8

ビタミンA，ビタミンE，ビタミンCをそれぞれVA，VE，VCと示した。
ビタミンAはβ-カロテン当量として記載した。
ビタミンEはα-，β-，γ-，δ-トコフェロールの合計値とした。

玉レタスよりもβ-カロテン当量が高くビタミンAが豊富に含まれている。

ビタミンEであるα-，β-，γ-，δ-トコフェロールの合計値は，結球性の玉レタス（土耕栽培）(0.5 mg)，玉レタス（水耕栽培）(0.6 mg)，非結球性のサラダ菜(2.5 mg)，リーフレタス(2.3 mg)，サニーレタス(2.0 mg)，サンチェ(1.5 mg)，コスレタス(1.2 mg)である。

ビタミンCは，結球性の玉レタス（土耕栽培）(5.0 mg)，玉レタス（水耕栽培）(5.0 mg)，非結球性のサラダ菜(14.0 mg)，リーフレタス(21.0 mg)，サニーレタス(17.0 mg)，サンチェ(13.0 mg)，コスレタス(8.0 mg)である。

葉酸は，玉レタス（土耕栽培）(73 μg)，玉レタス（水耕栽培）(44 μg)，非結球性のサラダ菜(71 μg)，リーフレタス(110 μg)，サニーレタス(120 μg)，サンチェ(91 μg)，コスレタス(120 μg)である。

また，ミネラルであるカリウム含量は，結球性の玉レタス（土耕栽培）(200 mg)，玉レタス（水耕栽培）(260 mg)，非結球性のサラダ菜(410 mg)，リーフレタス(490 mg)，サニーレタス(410 mg)，サンチェ(470 mg)，コスレタス(250 mg)で，カルシウム含量は，結球性の玉レタス（土耕栽培）(19 mg)，玉レタス（水耕栽培）(34 mg)，非結球性のサラダ菜(56 mg)，リーフレタス(58 mg)，サニーレタス(66 mg)，サンチェ(62 mg)，コスレタス(29 mg)で，鉄含量は，結球性の玉レタス（土耕栽培）(0.3 mg)，玉レタス（水耕栽培）(0.3 mg)，非結球性のサラダ菜(2.4 mg)，リーフレタス(1.0 mg)，サニーレタス(1.8 mg)，サンチェ(0.5 mg)，コスレタス(0.5 mg)である。

さらに，食物繊維総量は，結球性の玉レタス（土耕栽培）(1.1 g)，玉レタス（水耕栽培）(1.1 g)，非結球性のサラダ菜(1.8 g)，リーフレタス(1.9 g)，サニーレタス(2.0 g)，サンチェ(2.0 g)，コスレタス(1.9 g)である。

以上のことから，非結球性のサラダ菜，リーフレタス，サニーレタス，サンチェの方が結球性の玉レタスよりもビタミンAとビタミンEと葉酸，カリウムとカルシウムと鉄，食物繊維が豊富に含まれている。

β-カロテンは，抗酸化作用を有し，がん予

防や免疫力アップ，さらに疲労回復，美肌，ストレス解消などに効果が期待できる。ビタミンEも抗酸化作用があり，新陳代謝を高めて肌のターンオーバーを促す働きが期待できる。ビタミンEは加熱しても損失しないため，炒めるあるいは茹でることでカサを減らし，摂取量を高めることができる。ビタミンCは，コラーゲン生成に必要で，不足すると血管がもろくなり出血を起こし壊血病になる。また，毛細血管や歯や軟骨などを正常に保つ働きがある。さらに，皮膚のメラニン色素の生成を抑え，風邪などの病気予防にも効果が期待できる。葉酸は造血作用があり，貧血を防止し，成長を促進する働きがある。妊娠や授乳中は特に必要な栄養素である。カリウムはナトリウムを排泄させることから高血圧予防に効果が期待できる。鉄は貧血予防に効果があり，ビタミンKとカルシウムには骨の形成を促進する働きがある。鉄は，赤血球の材料になり，全身に酸素を運ぶ役割を担うミネラルで，不足すると貧血になり，思考力や学習能力，記憶力の低下につながる。

4. レタスの栽培法

本葉4～5枚の頃が，定植の適期である。株間30 cmで，畑に定植する。特に春まき栽培では，結球し始める頃の高温と雨で軟腐病が発生しやすいため，畝にマルチシートを張って泥はねを防ぐようにする。リーフレタスの場合は，葉が巻かない分，葉と葉の間に泥が入り込みやすいため，畝にマルチは必須である。

レタスは，水が不足すると葉が固くなりおいしくなくなる。乾燥しているようであれば，適度に水やりを行う。また，植え付けから2～3週間後，1回目の追肥を株間に施す。さらに中央の葉が巻き始めた頃，同様に2回目の追肥を株間に施す。一方，リーフレタスは，前回の追肥から半月後に施す。レタスの葉は柔らかくて傷が付きやすく，そこから病原菌が侵入することが多いため，追肥の際は傷つけないように気を付ける。栽培中のリーフレタス，サニーレタス，サンチェ，レタスのミックスを図7～図10に示す。

玉レタスは頭を押さえて，球がしっかり締まっていたら収穫時期である。株元を包丁などで切って収穫する。レタスの一番おいしい収穫の時間帯は，水分を葉に蓄えている早朝である。夕方になると苦味が出る。なお，結球してから寒さにあたると味が落ちるため，霜が降りる前に収穫を終えるようにする。一方，リーフレタスは，葉数が充実し，株の直径が25～30 cmくらいになったら株ごと収穫する。また，株を抜かずに外側の葉から摘み取っていくと，次にまた新しい葉が育つので，長く楽しめる。なお，株が生長を続けると，徐々に葉が固

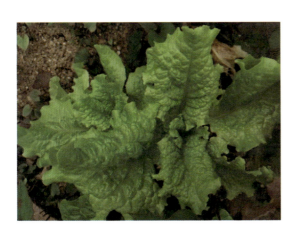

図7 栽培中のリーフレタス

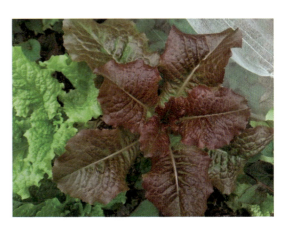

図8 栽培中のさまざまなレタス

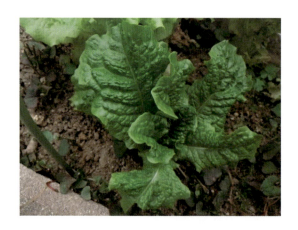

図9　栽培中のサンチェ

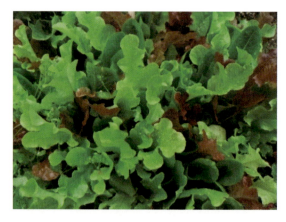

図10　栽培中のレタスのミックス

くなり，苦味も強くなるため，葉がやわらかいうちに収穫を終えるようにする。レタスの切り口から出る白い液体は，切口を赤く変色させるので拭き取っておく。

5. レタスを用いた料理

レタスを用いた料理は多く，やみつきレタス，やみつき塩だれレタス，レタスとアボカドのチョレギサラダ，ささみとレタスの春雨スープなど人気のメニューをはじめ，シーザーサラダ，ハムレタスサンド，しんなりレタスのわさび和え，レタスとツナのふんわり卵炒め，レタスと塩昆布のスープ，卵とレタスのバター醤油炒め，レタスとツナの塩昆布サラダ，レタスと油揚げの煮浸し，ゆでレタスとにんじんのナムル，牛肉とレタスのねぎ塩炒めなど多くのレシピがある。

6. レタスの洗い方

レタスの洗い方は，芯を取り除く時に包丁を使わず，手で引き抜くのが変色を防ぐポイントである。シャキシャキのレタスはそのままサラダや和え物に使っても，さっと炒めてもおいしい。

レタスは芯が上になるようにおき，芯を内側に親指で押し込む。芯を左右に少しずつ回して抜き取る。包丁を使うと切り口が酸化して変色しやすいためである。芯を抜いた部分に流水をあて，葉の間に水を流しながら洗う。芯を抜いた部分に流水を流し当てることにより，葉を1枚1枚はがしやすくなる。水気をしっかり切り，適当な大きさにちぎって使う。レタスがしんなりしている場合は数分冷水に浸すとシャッキリする。1枚ずつ洗う場合も包丁は使わずに外葉から1枚ずつ手ではがしてから洗うと良い。

7. レタスの保存法

レタスは半分にカットしているものよりも一玉丸ごと購入する方が得であるが，少人数の家庭では使い切れずに余らせてしまうことが多い。レタスは彩りにあると嬉しい野菜である。毎日のサラダや付け合わせに少しずつ使えると便利である。レタスを新鮮なまま長持ちさせる保存方法には3つのポイントがある。基本的に，レタスは冷蔵庫の野菜室で保存する。買ってきたらすぐに正しい方法で保存することでより鮮度が長持ちする。

①玉のまま買う

半分にカットされたものは，切り口から酸化して変色し，乾燥するため，より日持ちが悪くなる。玉のまま購入する方が鮮度を保持できる。

②乾燥させないように保存する

レタスは鮮度が重要である。水分を保つため

には乾燥させないように保存することが大切である。買ってきたレタスは，そのまま冷蔵庫に入れるのではなく，ラップできっちり包むか，ポリ袋に入れて冷蔵庫の野菜室に入れる。その際，芯の部分を下にして保存する。

③使うときは外側の葉からはがしていく

使うときは，外側の葉から1枚ずつ剥がして使う。芯を残しておくことで長持ちする。また，包丁で切ると，金属と反応して酸化するので手ではがすようにする。

鮮度を保つためには，爪楊枝を使ってひと手間加えるのもおすすめである。新鮮なうちに処理することがポイントである。

文　献
1) 八訂 食品成分表2024 本表編，女子栄養大学出版部，98-101 (2024).

〈松井　徳光／鮫島　由香〉

第4節
タマネギのおいしさ

1. タマネギについて

タマネギ(*Allium cepa* L.)は，新石器時代から5,000年以上にわたり人類に食されてきた野菜で[1]，現代においても我々の食生活に欠かせない食品である。一般的な可食部は鱗茎と呼ばれるが，この部分は葉の付け根が球状に肥大化したもので，老化・乾燥して茶褐色に変色した外皮(保護葉)，茎(芯)，根を取り除いて食される[2]。栄養価としてはビタミンC，カリウム，食物繊維などの含有量が多く，黄タマネギではケルセチン，紫(赤)タマネギではアントシアニンなどのフラボノイドが豊富で，種々の健康効果が期待されている[1]。わが国では葉付きで収穫され，乾燥させて葉の上部は取り除くが，乾燥させない新タマネギの場合は上部の葉も新鮮で食用とできる[3]。また，通常のタマネギの栽培期間を約半分にして，鱗茎部分が発達する前の状態で上部の葉ごと葉タマネギとしても食される。他方で，小さい品種あるいは密植栽培で小さく育てたプチオニオン(ペコロス)も食される。以上のように，タマネギは栽培方法や品種によって栄養学的あるいは形態的特徴が異なり，食用部位もいくつか存在するが，本節では最も食用とされる晩生種(一般的なタマネギ)の鱗茎部分を中心に，おいしさに関わる要因や食べ方を述べる。

2. タマネギのおいしさに関わる要因
2.1 味

タマネギの味は主に，基本五味の甘味と，その他の味に分類される辛味によって形成される。糖度が高い品種であっても，辛味が強いと甘味強度を弱く感じるため，特に生食の場合には糖度が高くて辛味が弱いものが好まれる[4]。

タマネギの甘味に寄与する主要成分は糖類で，グルコース，フルクトース，スクロースお

よびフルクトオリゴ糖などであるが[4)5)]，簡易的な甘味度の確認には糖度としてBrixが測定される。

タマネギの辛味は，無味無臭の前駆物質であるS-アルキル（アルケニル）システインスルホキシド（S-alk(en)yl cysteine sulfoxides: CSOs）に起因する（図1）[1)6)7)]。タマネギのCSOsは，イソアリイン（S-1 propenylcysteine sulfoxide: PeCSO），アリイン（S-allylcysteine sulfoxide: ACSO），プロピイン（S-propylcysteine sulfoxide: PCSO）およびメチイン（S-methylcysteine sulfoxide: MCSO）であり，タマネギではイソアリインがCSOsの約80％を占める。これらCSOsはアリイナーゼによって切断されてスルフェン酸（Sulfenic acid）が生成し，次いでアリシンなどのチオスルフィネート（Thiosulfinates）に誘導される。チオスルフィネートは多様な揮発性ジスルフィドに誘導されて辛味を呈する。タマネギの細胞内において，CSOsは細胞質，アリイナーゼは液胞にそれぞれ存在しており，タマネギを切った際に細胞が破壊されてこれらが混合されて酵素反応が生じ，辛味強度が増す。なお，CSOsがアリイナーゼによる酵素反応時，生成するチオスルフィネートに比例した量のピルビン酸が生成するため，辛味の指標としてピルビン酸生成量（Enzymatically (alliinase) Produced Pyruvate: EPY）が測定される[4)8)]。

その他のタマネギの呈味成分として，遊離アミノ酸，γ-グルタミルペプチド（γ-Glu-PeCSO，γ-Glu-Phe，γ-Glu-Trp，γ-Glu-His，γ-Glu-Leuなど），有機酸（クエン酸，リンゴ酸など），核酸（5′-グアニル酸）などがある[8)-12)]。新タマネギでは，味覚センサ測定によって遊離アミノ酸濃度が高いとうま味が強くなる可能性が示されている[10)]。生タマネギ中の含硫化合物は主にPeCSO，γ-Glu-PeCSO，MCSOおよびシクロアリイン（Cycloalliin: PeCSOが環状になったもの）である[13)]。これら含硫化合物をグルタミン酸・イノシン酸水溶液に添加するとコク味が強くなることから，汁物などではタマネギはコク味の増強に関与すると考えられる[13)]。

一般にタマネギを加熱すると，甘味が増して辛味が抑制される[14)15)]。加熱後の甘味増強は，水分損失による糖類の濃縮，後述する甘いにおい成分の生成，甘味のマスキングに関わる辛味の抑制など，複合的な影響による[14)]。加熱後の辛味の抑制は，チオスルフィネート類や一部の揮発性ジスルフィドの分解や揮発による消失による[14)]。また，タマネギを加熱するとPeCSOとγ-Glu-PeCSOの大部分がシクロアリインに変化する[14)]。他方で，タマネギ加熱時に生じるアミノカルボニル反応によって還元糖類と遊離アミノ酸が減少するが[16)17)]，加熱後においては上述した複合的な要因によって実際の甘味やうま味の強度が著しく弱くなることはない。なお，加熱後のタマネギにプロパンチオール（プロピルメルカプタン）が蓄積するため甘味が増

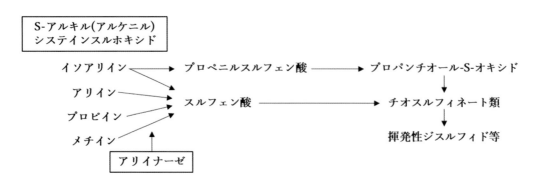

図1　タマネギを切断した際に生じる辛味・におい・催涙物質の生成機構[1)6)7)]

すと解説されることがあるが，この化合物はタマネギの加熱により減少することや，この標準物質は甘味を持たないことから，現在ではこの説は否定されている[18]。

2.2 におい

タマネギの主要なにおい成分は含硫化合物で，アリイナーゼによってCSOsから生成されるチオスルフィネート類のうち，主にイソアリイン由来の化合物が関与する[1)14]。この含硫化合物は上述の辛味成分と同様の経路で生成される（図1）。プロピル基およびプロペニル基を持つジスルフィドおよびトリスルフィドやジメチルジスルフィドなどのスルフィド類，3-メルカプト-2-メチルペンタノール（チオール類）およびその前駆体である3-メルカプト-2-メチルペンタナール（脂肪族高級アルデヒド類），アセトン（ケトン類），ヘキサナール（アルデヒド類），ツヴィーベラン類，セパエン類などもタマネギのにおいを構成する揮発性成分である[8)14)19]。それぞれのにおい成分は，タマネギの品種や鮮度によってその濃度や組成が異なり，個々にはタマネギ様のにおいを示さない化合物もあるが，我々はこれらを複合的に感知してタマネギらしいにおいと認知している。

におい成分も加熱調理によって変化する。例えば，スライスしたタマネギの油炒めでは，チオスルフィネート類やジスルフィド類が分解・揮発によって減少するため，生タマネギ特有の刺激を伴うにおいが減弱する[14]。加熱後に残存する主要な揮発性成分はジスルフィドやトリスルフィドで，フラン類，シクロテン，フラネオール，バニリンなどの甘さを伴うにおい成分や，調理時の油由来の不飽和アルデヒド類などが加熱によって生じ，加熱後のタマネギのにおいを形成している[14]。他方，タマネギ加熱濃縮物中のフィトステロール（植物性ステロール）は，メチルプロピルジスルフィドやヘキサナールなどの揮発性成分と結合して保持した後，徐々にこれらを放出することで，スープなどにおけるにおいとコク味の持続性に関与する[20]。

2.3 催涙物質

CSOsのうちイソアリインのアリイナーゼによる切断は，スルフェン酸のみでなくプロペニルスルフェン酸(1-propenylsulphenic acid)を生成し，次いでプロパンチオール-S-オキシド(Propanthial-S-oxide)が生成するが，これがタマネギの催涙物質である（図1）[1)21]。この催涙物質プロパンチオール-S-オキシドの生成が，催涙成分合成酵素(lachrymatory-factor synthase)によって触媒されることが2002年に発見され[21]，これを報告した今井氏らが2013年にイグノーベル賞を受賞している[22]。今井氏らは，アリイナーゼ活性が著しく低い品種を突然変異育種で開発しており，催涙作用や辛味がほとんどないタマネギとして食されている[22]。

2.4 テクスチャー

タマネギの品種によって鱗茎の硬さが異なる。耐病性や貯蔵性，輸送性に優れる品種は，硬質で含水率が低く，繊維質が多く辛味が強い[23]。

生タマネギを炒めると，しゃっきり感を失って付着性が生じ，さらに炒め続けると水分を失いカリッとする。付着性のある炒めタマネギを使用してオニオンスープを調製するとシャキシャキ感を取り戻すが，水分を失った炒めタマネギはとろける食感となる[24]。

タマネギのテクスチャーは細胞膜の状態に影響され，細胞膜の完全性が失われるとテクスチャー・プロファイルが突然変化する[25]。タマネギの細胞膜は，熱処理では50℃で始まり60℃で完全に変性し，高圧処理では200 MPaで始まり300 MPaで完全に変性する。タマネギのテクスチャー測定時の荷重-変形曲線をみると，細胞膜の変性がみられない生に近い状態あるいは高圧処理していない状態では，シャキシャキ感を示す小さな波形が多数みられるが，加熱・高圧処理後にはこれら波形が消失す

る[25]。また，60〜70℃加熱後と300 MPa以上の高圧処理後のタマネギでは，ペクチンメチルエステラーゼ活性の上昇に起因したペクチン質の架橋構造を生じ，硬さが増す[25]。近年，タマネギを高圧処理することにより，シャキシャキとした好ましいテクスチャーを残しながら辛味を低減することができる技術が開発されている[26)27]。

2.5 色

タマネギの色は，白，黄，紫（赤）に分類される[1]。黄タマネギはケルセチン，紫（赤）タマネギはアントシアニンによってそれぞれ発色しており，特に後者は鮮やかに発色していることから料理の色彩を良くする。加熱調理時の褐変は非酵素的褐変であるアミノカルボニル反応によるもので，加熱温度が高いほど褐変しやすい[16]。

3. タマネギの調理・加工

タマネギは生や加熱調理後に食すほか，スパイスやエキスに加工して調理・加工に用いられる[1)14]。以下に，調理・加工法別にその特徴を記載する。一般に，和洋中で用いられる各種調味料との相性は良い。

3.1 生 食[14]

タマネギは生では辛味が強いため，薄切りやみじん切り後に水さらしして辛味を抜く。辛味抜きには塩もみが用いられることもある。繊維を残すように切ると，シャキシャキ感が強い好ましい食感となる。サラダや和え物に用いられるほか，薬味としてみじん切りやすりおろしにしてドレッシングやソースに加えると，風味が良くなる。すりおろしタマネギは，食肉や魚肉の臭み消しにも利用される。2月〜5月頃までに食べられる新タマネギは一般のタマネギよりも水分が多いみずみずしい性状で，辛味が少ないため生食に向く。

3.2 加熱調理

炒め料理の場合，薄切りや角切りにして野菜炒めなどのように他の野菜類などと一緒に炒めて調理される[14]。中国料理の場合は加熱時間を短くしてシャキシャキ感を残す方が望ましい[12]。焼き・蒸し料理の場合は生食時や炒め料理の場合よりも肉厚に切る，あるいは丸のままで肉や他の野菜とともに調理する[14]。しょうゆ，ポン酢しょうゆ，田楽みそなどで調味され，かつお節との相性が良い。炒め・焼き料理では，適度に焦げ目をつけて香ばしい風味にする。

天ぷらやフライの場合，くし切りや厚めの一口大に切り，つまようじや串を刺して揚げる場合もある。かき揚げでは薄切りにして，桜エビ，糸三つ葉，ニンジンなどと一緒に衣と合わせて揚げる。輪切りにした後にリング状に分け，フリッターにする（オニオンリング）。揚げ物では，衣のサクサクとした食感とアミノカルボニル反応によって生じる香ばしさが，タマネギの甘さとよく調和する。

タマネギは千切りやみじん切りにして，ひき肉料理，ソース，カレーなどに利用する[12)14]。ハンバーグステーキに加える場合は，みじん切りを炒めて水分を除いて冷ましてからひき肉に混ぜることで，風味を良くできる[28]。ソースやカレーに用いる場合，飴色になるまで炒めて濃縮させて甘いにおいを引き出してから添加することで，においやコク味を増強させる。

タマネギは和洋中どのような汁物にも相性が良く，みじん切りや薄切りでポタージュなどの洋風スープに加え[29]，コク味を増強する。炒め時間によってオニオンスープの評価に差が生じ，25分炒めたタマネギよりも50分炒めたタマネギの方が，タマネギ独自の風味が引き出されてコク味が強くなる[24]。

タマネギの肉詰めでは，丸のまま上下を切り落とし，中身をくりぬいて肉詰めにしてスープストックで煮て，ブラウンソースなどを付して

食す[14)29)]。糖類や遊離アミノ酸含量の高いタマネギは味の増強が見込めるためカレーや汁物に，肉質がしっかりした品種はシチューや肉じゃがなどの煮込み料理に向く[9)]。

3.3 タマネギの加工品

タマネギはパウダーやエキスに加工して，調味・風味付けに利用される。オニオンパウダーは乾燥させて粉体にした調味料で，炒め物，煮物，煮込み料理（カレーやシチュー），汁物，ソースなどの調味に利用される。オニオンパウダーはタマネギの呈味成分である，グルタミン酸やアルギニンなどの遊離アミノ酸などが濃縮されてヒトの味覚の認知閾値以上の濃度になっており[30)]，うま味やコク味を増強できる。オニオンエキスはタマネギ搾汁液を加熱濃縮して得られる褐色のエキスで，加熱時に生じる，あるいは濃縮された呈味・におい成分と褐色の色を付す調味料である[20)31)]。

3.4 その他

新タマネギの葉は食すことができるが，茹でた場合の官能特性は青ネギに類似している[3)]。また，チヂミや辛子酢味噌和えに調理するほか，クッキーに添加して食べることが可能である[32)]。

4. タマネギの種類と特徴

4.1 わが国で食されるタマネギの種類と特徴

タマネギがわが国で本格的に栽培されるようになったのは明治に入ってからであり，栽培の大半が硫化アリルを多く含む辛タマネギである。辛タマネギの黄色種（黄タマネギ）は貯蔵性が高く，周年的に市場に出回っている[12)]。

主産地は北海道，佐賀県，兵庫県，長崎県，愛知県などで，特に北海道は国内生産量の約55％を占めている。生育に必要な温度と日照時間の関係で，北海道では春まき栽培（秋に収穫），府県では秋まき栽培（春から初夏に収穫）が行われており，作付けされている品種も異なっている。北海道の主な品種は，北もみじ2000（中生品種），オホーツク222（早生品種），バレッドベア（早生品種）である。佐賀県，長崎県の主な品種はスーパーアップ（超極早生品種），貴錦（極早生品種）である。兵庫県の主な品種は七宝早生（早生品種），ターザン（中生品種），もみじ（晩生品種）である。愛知県の主な品種は養父早生（極早生品種），早生浜ゆたか（超極早生品種）などである。これらのほとんどは辛タマネギ（黄タマネギ）である[33)]。北海道産の生タマネギでは品種ごとに硬さや甘さなどが異なることが報告されている[34)]。

生産量は少ないが，甘タマネギの品種に赤色種の紫（赤）タマネギ，春先のわずかな期間に出

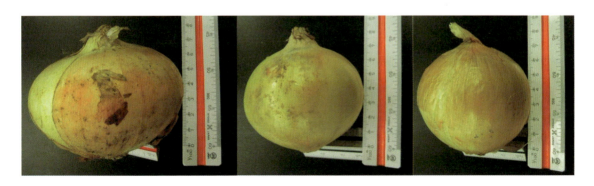

図2 タマネギの品種別外観
（左）泉州黄タマネギ （中央）兵庫県産黄タマネギ （右）佐賀県産黄タマネギ
泉州黄タマネギは他の品種よりも扁平である

回る白色種の白タマネギがある。これらは一般に新タマネギと呼ばれ，貯蔵性が低いが，甘味が強く辛味は弱いので生食向きである。

近年，札幌黄や泉州黄玉葱(図2)といった各地方の伝統的かつ固有な在来品種(伝統野菜)が復活栽培されている。病気に強く品質が安定している交配種(F1品種)の栽培が盛んになったために作付面積が減少したが，一般に流通している品種よりも甘味が強く肉厚で柔らかいという特徴を持つ。大規模流通には向かなかったが，種の多様性や地域活性化の観点などからその価値が見直されている。

4.2 諸外国で食されるタマネギの種類と特徴

タマネギは2022年時点で，世界で110,616,269.81トンが生産されており，生産量1位がインド，次いで中国，エジプト，アメリカ，バングラディシュと続く[35]。同年におけるわが国の生産量は世界20位である。わが国と同様に，世界中で白タマネギ，赤タマネギ，黄タマネギなどが広く食されており，インド，中国，アメリカなど10種以上の品種を栽培している国と，エジプトやトルコのように数品種のみ栽培している国もある[1]。多くの国でピクルスやサラダへの利用のほか，ピロシキ(ロシアの揚げパン)，ジャンバラヤ(アメリカの炊込みご飯)，ナシゴレン(インドネシアの炒飯)，プレヤッサ(セネガルの煮込み料理)，ビーフストロガノフ(ロシアの煮込み料理)，ポトフー・ブイヤベース・ラタトゥイユ(フランスの煮込み料理)，ミネストローネ(イタリアのスープ)，ボルシチ(ロシアのスープ)，カチュンバル(インドのサラダ)などの多様な料理の食材となる。料理の主材料以外では，パウダー，ペースト，フライドオニオンなどのような形態で利用されている[1]。

文献

1) E. M. Yahia: Fruit and Vegetable Phytochemicals: Chemistry and Human Health, 2nd Edition, Wiley-Blackwell, 1145-1161 (2017).
2) 農山漁村文化協会：タマネギ大事典 タマネギ/ニンニク/ラッキョウ/シャロット，農山漁村文化協会，25-28 (2019).
3) M. Yuasa, M. Ueno, K. Kawabeta et al.: *Bull. Natl. Res. Cent.*, **46**, 270 (2022).
4) I. M. Vågen and R. Slimestad: *J. Sci. Food Agric.*, **88**, 404 (2008).
5) N. Major, N. Išić, T. K. Kovačević et al.: *Antioxidants.*, **12**, 1596 (2023).
6) L. Qin, Huili. Ma, X. Zhang et al.: *Sci. Hortic.*, **310**, 111727 (2023).
7) T. Crowther, H. A. Collin, B. Smith et al.: *J. Sci. Food Agric.*, **85**, 112 (2005).
8) L. Liguori, R. Califano, D. Albanese et al.: *J. Food Qual.*, 6873651 (2017).
9) Y. Kimura, K. Okazaki and D. Yanagida: *Sci. Hortic.*, **168**, 1 (2014).
10) M. Yuasa M, Y. Akao, K. Kawabeta et al.: *Food Sci. Technol. Res.*, **26**, 167 (2020).
11) C. Böttcher, A. Krähmer, M. Stürt et al.: *J. Agric. Food Chem.*, **66**, 3229 (2018).
12) 平宏和：新版日本食品大事典第二版，医歯薬出版，487-489 (2022).
13) Y. Ueda, T. Tsubuku and R. Miyajima: *Biosci. Biotechnol. Biochem.*, **58**, 108 (1994).
14) 時友裕紀子：日本調理科学会誌，**36**, 321 (2003).
15) P. F. Cavagnaro, M. M. Sance and C. R. Galmarini: *Food Sci. Technol. Int.*, **13**, 447 (2007).
16) 溝井雅子，澤山茂，川端晶子ほか：日本栄養・食糧学会誌，**45**, 441 (1992).
17) 柴田圭子，渡邉容子，三好恵子ほか：日本家政学会誌，**55**, 389 (2004).
18) 時友裕紀子，山西貞：日本家政学会誌，**44**, 347 (1993).
19) A. Wang, A. Luca and M. Edelenbos: *J. Food Sci. Technol.*, **56**, 2940 (2019).
20) T. Nishimura, A. S. Egusa and A. Nagao: *Food Chem.*, **192**, 724 (2016).
21) S. Imai, N. Tsuge, M. Tomotake et al.: *Nature*, **419**, 685 (2002).
22) 今井真介：生物工学会誌，**99**, 92 (2021).
23) 佐藤裕：北海道農試研報，**164**, 7 (1996).
24) 玉井雅子，鵜飼光子：日本家政学会誌，**54**, 69 (2003).
25) M. E. Gonzalez, J. A. Jernstedt, D. C. Slaughter et al.: *J. Food Sci.*, **75**, 409 (2010).
26) 中本大介，上地利征，田中由美ほか：日本食品工学会誌，**23**, 109 (2022).
27) Japanese Patent 7033174.
28) 宮下朋子：新調理学実習：一般調理から大量調理 その基礎と展開，同文書院，129 (2009).
29) 山崎清子：NEW 調理と理論 第二版，同文書院，

30) Y. Huang, W. Duan, J. Xiao et al.: *J. Food Meas. Charact.*, **15**, 1680 (2021).
31) 竹中真紀子, 永谷幸善, 小野裕嗣ほか：日本食品科学工学会誌, **59**, 533 (2012).
32) 湯浅正洋, 上野真由子, 森川真帆ほか：浦上財団研究報告書, **30**, 1 (2023).
33) 独立行政法人農畜産業振興機構：野菜情報 2023年3月号, 30-35 (2023).
34) 玉木雅子, 鵜飼光子, 村田容常ほか：日本食品保蔵科学会誌, **28**, 291 (2002).
35) Food and Agriculture Organization of the United Nations (FAO): Data of Crops and livestock products, https://www.fao.org/faostat/en/#home (2024.05.03 参照).

〈湯浅　正洋／中村　絵美〉

第5節

ホウレンソウ

1. 来歴と利用

　ホウレンソウ(*Spinacia oleracea*)の原産地は中央アジア地域とされ，ここより東西に伝播された。品種は分化発達の過程から東洋系と西洋系に分けることができる。東洋系品種は原産地のイランからアジアに渡り，中国において土着したもので，この中の一種がわが国に伝播されて今日では日本在来種とよばれている。一方，西洋系品種は原産地から西北欧に伝播され，その後の新品種の大半はオランダで育成されたものであるといわれている。これに一部アメリカに渡り，耐病性品種や缶詰用としての新品種が育成発達したものを含んでいる。西洋系品種は19世紀にフランスから日本に伝来し，明治以後はアメリカなど欧米諸国から諸品種が導入された[1)2)]。

　わが国で最初にホウレンソウの栽培品種として導入されたのは日本在来種で，その食味は日本人の嗜好にマッチした。一方，西洋系品種は明治以降に導入されたものの特有の土臭が日本人の嗜好に適さず，当初は普及が進まなかった。しかしながら，主に「おひたし」として消費されてきたホウレンソウは，消費者嗜好の多様化に伴い，バターや油炒め用などにも用いられ，葉色が濃く，葉肉の厚い西洋種も存在感を増してきた[1)]。泉[3)]によると，ホウレンソウの使い方は日本と海外で大きく違い，日本は茹でて食べる，東南アジアは炒める料理に使われ，アメリカなどでは生食がほとんどで，日本でも最近は「サラダホウレンソウ」として生食利用もされるようになってきたが，茹でたり炒めたり熱を加えて食べることが圧倒的に多いとしている。需要の増加に伴い，農業生産者は栽培適期が異なる東洋種と西洋種を季節によって選択し，供給可能な期間を拡大するようになった。また現在の栽培品種は，東洋種・西洋種両者の

雑種系やこれらの系統間の交配種が育成され，各地で栽培されている。

2. 食味を構成する成分

ホウレンソウはビタミン類，ミネラルが豊富な緑黄色野菜として知られているが，他方アクの強いことでも知られている。ホウレンソウの食味に影響を及ぼすものとしては，このアク（えぐみ）と甘みが主な要因となるであろう。山田ら[4]は，秋期栽培した7品種の茹でホウレンソウの官能評価において，甘みとコク，甘みと総合評価については正の相関が認められ，アクと総合評価には負の相関が認められたとしている。また，秋期栽培した3品種を比較し，還元糖含量が多い品種は甘みが強いと評価される傾向にあると報告している[5]。目黒ら[6]も，官能検査結果で甘さ評価と食味の総合評価との間には，正の有意な相関関係が認められたことから，ホウレンソウの嗜好性（食味）には甘さが強く関与しているものと考え，甘さと密接な関係にある糖含量を内部品質指標として検討した。しかし，還元糖含量と甘さ評価および総合評価との間にはいずれも有意な相関関係が認められず，当初の予想に反して還元糖はホウレンソウの甘さや食味を直接的に支配する成分とはいえなかったと述べている。これらの報告のなかでは，青果物に含まれる主要な遊離糖の1つであり，非還元糖であるショ糖の存在が考慮されていない。日坂[7]は同一品種の露地栽培，ハウス栽培のホウレンソウの遊離糖組成を比較しており，露地栽培ではショ糖56％，ブドウ糖，果糖が22％ずつで，ハウス栽培ではブドウ糖41％，ショ糖30％，果糖29％であったと報告している。和泉ら[8]は秋期栽培のホウレンソウについてショ糖が全糖の1/3以上を含有し，生育期間が長くなるほどショ糖の割合が多くなると報告している。このようにホウレンソウに含まれる遊離糖のなかでショ糖の存在は無視できず，全糖に占める割合も少なくないことから，食味（甘み）への影響については還元糖含量だけではなくショ糖も含めた全糖含量を考慮すべきと考えられる。

ところで，ホウレンソウに限らず越冬する植物は，低温に当たると体内の糖分が上がることがわかっている。これは，凍結を防ぐ作物の自己防衛反応であると考えられている。「寒締め」はこの現象を積極的に利用し，寒冷地の気象資源である寒さを用い，甘くておいしい野菜をつくることを目指した栽培法である[9]。田村[10]は冬期寡日射条件下でのホウレンソウ栽培において収穫前10日間の平均最低気温が5℃以下の範囲では糖やビタミンCの含量が直線的に上昇したと報告している。青木[11]はホウレンソウ「まほろば」の寒締め処理により増加した糖の大部分はショ糖でブドウ糖，果糖の変動は小さかったと報告している。木矢ら[12]は冬季栽培ホウレンソウにおいて播種時期が遅く，収穫期にはより低温となる区の方が糖含量は増加してショ糖の比率が高まること，また官能調査では露地栽培ホウレンソウの甘さの評価が，ハウス栽培や雨よけ栽培よりも高くなることを示した。

つぎに，食味としてはマイナス要因とされるえぐみについて述べる（以下引用文献によっては「えぐ味」と表記されている場合もあるが，ここでは「えぐみ」で統一する）。えぐみの主たる原因としては，シュウ酸が長い間取り沙汰されてきた。山田ら[5]によると，シュウ酸含有量が高いホウレンソウはアク（味）が強く，総合評価は悪いと評価され，シュウ酸含有量が少ないものはアクが弱く，総合評価が良いと評価された。さらに甘みおよびコクの評価が高くともアクの評価が高い場合は総合評価が低く，アクの評価の方が総合評価へ影響していると報告している。茹で加熱，その後の水さらしによってシュウ酸を溶出させることによるシュウ酸含量の減少とえぐみに有意な関連が見られるとする報告もあり，和泉[13]は，ホウレンソウを茹でると総シュウ酸量は生のホウレンソウの53〜60％に減少し，茹でホウレンソウの遊離シュウ酸の値が高いものはえぐみが強いと評価され

る一方，シュウ酸含量の差が 100 mg % 程度ではえぐみ感として認識されないと報告している。また同時にシュウ酸塩，あるいはイオンとして存在するとされるカリウム含量についても検討し，茹でホウレンソウの総シュウ酸含量とカリウム含量の変動も同じ傾向を示していると述べている。一方，ゆで水量を増やすほど，風味や歯ごたえ，総合評価は低下し，有用成分の流失も大きくなる[14]。えぐみの軽減については，茹で水への食塩添加の有無による差を検討した報告もある[15]。食塩を添加した湯で茹でたホウレンソウは食塩添加なしの場合よりもえぐみが弱く感じられたが，茹でホウレンソウの遊離シュウ酸含量は，食塩添加なしより食塩添加ありで茹でた方が 30～40 mg/100 g 多く，官能値との関連はみられなかった。この理由について，えぐみの感じ方は単にシュウ酸含量だけではなく添加されたナトリウムやホウレンソウ中の無機イオンの影響が大きいと考察している。このようにシュウ酸をターゲットとして，えぐみとの関連についてさまざまな検討・評価が行われてきたが，堀江・伊藤[16]は，ホウレンソウのえぐみや苦味とシュウ酸の関係について新たな解釈をもたらした。シュウ酸塩溶液を舐めた後に残る不快な感覚をシュウ酸味と定義し，ホウレンソウの茹で汁は強いシュウ酸味を示したが，ホウレンソウ生葉や濃い抽出液を食した場合にはシュウ酸味をほとんど感じないか弱くなることを確認した。この現象について，ホウレンソウ葉由来のシュウ酸イオンと唾液由来のカルシウムイオンの間で，シュウ酸カルシウムの微細な結晶が生成され，これが口腔内を刺激するシュウ酸味の原因と考察した。さらにホウレンソウ葉中に含まれるクエン酸イオンなどの成分がシュウ酸カルシウム結晶の生成を抑制し，シュウ酸味を低減すると推測した。また，ホウレンソウの水抽出物を親水性，疎水性の成分に分画し，シュウ酸が含まれない疎水性画分に苦味を見出した。この苦味については，シュウ酸とは異なるフラボノイド類等の成分の寄与を検討すべきとしている。

ホウレンソウのフラボノイド類について，渡邊・鮎瀬[17]は，6品種のホウレンソウを時期を変えて栽培し，その変動を調査した。フラボノイド 15 種類を検出し，総フラボノイド量は春期より秋期栽培の方が多くなり，抗酸化能も高まるとしているが，食味との関係については述べられていない。

3. 品種・栽培条件と品質

シュウ酸はえぐみとの関係で論じられるだけでなく，多量摂取はカルシウム塩と結びついて結石の原因となったり，カルシウムの吸収を阻害するなどの人体の生理に悪影響を及ぼす。そのため，これらの点からもシュウ酸含量の少ない品種，栽培条件，季節などについての研究が進められてきた[18]。また，ホウレンソウに比較的多く含まれ，シュウ酸とともに人間の健康への影響が懸念されるのは硝酸である。硝酸は食味に直接の影響はないが，硝酸とシュウ酸濃度については，品種特性との関係が検討されており，生育の早い早生品種は硝酸濃度が高くシュウ酸濃度は低いのに対し，生育が比較的遅く，一般的な西洋品種が多く属する晩生品種はその逆を示すことが明らかとなっている[19]。また，生育ステージにかかわらずシュウ酸・硝酸濃度は相互に拮抗的な生理機能を果たしていることおよびその濃度バランスは品種の早晩性に第一義的に依存することが報告されている[20]。対して好ましい品質関連成分としては糖やビタミンC（アスコルビン酸）などがある。好ましくない品質成分と好ましい品質成分は作物体の代謝過程で相互に関連しあっており，栽培，環境条件の各種要因が品質関連成分へ及ぼす影響の検討は数多く行われてきた[8][12][21][22]。曽我ら[23]は有機質肥料や資材の長期連用ほ場でホウレンソウを栽培した際の品質への影響を検討した。牛ふん堆肥区では初期に有機態窒素が高く，これらが徐々に分解されていくため無機態窒素の供給は低い濃度で安定して続き，ホウレンソウの硝酸

の過剰な蓄積を防げると考察した。鷲尾[24]は栽培土壌のカリウム肥沃度がホウレンソウの食味成分に及ぼす影響について検討し，土壌のカリウム肥沃度が高いとホウレンソウ葉中のカリウム含有量およびシュウ酸含有量が多く，糖含有量は少なくなる傾向であると報告した。また，収穫時刻による成分含量の差異も検討されており，夕方（16時頃）に収穫すると硝酸含量は少なく[25]，糖およびビタミンC（アスコルビン酸）含量は多い[26]と報告されている。

さらに，栽培条件と品質の関係については，有機栽培と慣行栽培の違いによる検討がなされている。日笠ら[27]は，品種，栽培時期を揃え，3ヵ年同一生産者に有機栽培と慣行栽培を依頼し調査した。官能評価において，茹でホウレンソウの食感，味，総合評価は有機栽培区が慣行区を上回り，有機栽培農業者の栽培技術によるところが大きいとしているが，ホウレンソウの食味は有機肥料の施用効果を受けやすい可能性があるとも述べている。また，有機質肥料や堆肥の施用が単純に成分含量に及ぼす影響はほとんどなく，与える窒素源の種類や量が特にシュウ酸や硝酸といった有害成分蓄積のコントロールにおいて重要としている。村山ら[28]は継続して有機栽培を行っている生産者とその隣接した地域において同一作型で普通栽培を行っている生産者の生産物をペアにした評価を実施した。食味に関する評価は行われていないが，ショ糖，シュウ酸含量には有意な差は認められなかった。一方，慣行栽培ではβ-カロテン含量，有機栽培では遊離アミノ酸含量が有意に高く，土壌中の窒素供給量の違いが主要因と考察している。さらに栽培上での品質の差異においては，生育日数の影響についても報告されており，生育期間が長くなり，株が大きくなると，糖含量が増え，シュウ酸は減少する一方で硝酸含量は増加する[8,25]。また，アスコルビン酸含量は低下する[29]。家庭消費用に販売されるホウレンソウのサイズは25cm前後であるが，近年需要が高まっている加工・業務用は40cm程度の大型が求められており，実際に生育期間の長いホウレンソウが利用されていることになる。この加工・業務用ホウレンソウの栽培に特化した地域，生産者もいることから生産や品質に関する検討が行われている[29]-[31]。

品質保持という点に関して，ホウレンソウは収穫後の品質劣化が早いことが知られている。一般に青果物は，収穫後も水や養分が供給されない環境で呼吸等の代謝活動が続くため，蓄積した糖や有機酸などの内容成分が消費され[32]，ホウレンソウにおいても外観の変化より先行してこれらの減少が起こる。収穫時点で良食味であったとしても，その後の扱いによっては内容成分が著しく損なわれる可能性があり，おいしさを保つ，すなわち収穫時点の状態（＝鮮度）を維持する技術，鮮度状態を評価する技術が求められる。収穫後に集出荷場などで迅速に品温を下げる予冷やコールドチェーンによる輸送やMA包装など，品質を保つ取り組みは普及しつつある。鮮度の評価については，一般的には鮮度の良い（良く見える）状態というのは，色，艶，みずみずしさ等の外観によって評価されることが多いが，主観的な判断に拠るため，基準はあいまいである。客観的な判断基準は内容成分等の変化量であるが，ホウレンソウの内容成分は栽培条件や時期などによって変動することから絶対的な基準値がなく，各々の収穫時に対する相対値で比較する必要がある。しかしながら，流通現場において収穫時の値を得るのは難しい。そこで複数の遺伝子発現の組み合わせの解析によりホウレンソウの鮮度低下を検出する方法[33]や放散される揮発性化合物のプロファイルから鮮度を評価する試み[34]が報告されている。

ホウレンソウの食味・品質について述べてきた。品種はさまざまな交配育成，栽培が行われて市場に出回る一方で，「昔ながら」の特徴を懐かしみ，重視する人々もいるのは他の野菜と同様かもしれない。最近ではルテインなどの機能性成分に注目した試験研究[31,35]もあり，消費者がそれぞれの好みやニーズに合わせたホウレ

ンソウを選べるような情報提供のあり方にも期待したい。

文 献
1) 香川彰：農業技術体系 野菜編 第7巻，基 3-4，農文協 (1972).
2) 香川彰：農業技術体系 野菜編 第7巻，追録 16 号，基 43-48，農文協 (1991).
3) 泉幹雄：日食保蔵誌, 32 (6), 297 (2006).
4) 山田千佳子ほか：栄食誌, 56 (3), 167 (2003).
5) 山田千佳子ほか：栄食誌, 58 (3), 139 (2005).
6) 目黒孝司ほか：土肥誌, 62 (4), 435 (1991).
7) 日坂弘行：日食工誌, 36 (12), 956 (1989).
8) 和泉眞喜子ほか：日調科誌, 41 (2), 126 (2008).
9) 青木和彦：農業技術体系 野菜編 第7巻，追録 26 号，基 112 の 50，農文協 (2001).
10) 田村晃：園学研, 3 (2), 187 (2004).
11) 青木和彦：平成 16 年度東北農業研究成果情報, https://www.naro.affrc.go.jp/org/tarc/seika/jyouhou/H16/to04011.html (2005).
12) 木矢博之ほか：奈良農技セ研報, 36, 13 (2005).
13) 和泉眞喜子：日調科誌, 37 (3), 268 (2004).
14) 和泉眞喜子ほか：日調科誌, 38 (4), 343 (2005).
15) 和泉眞喜子：家政誌, 56 (1), 15 (2005).
16) 堀江秀樹，伊藤秀和：日調科誌, 39 (6), 357 (2006).
17) 渡邊満，鮎瀬淳：日食科工誌, 62 (10), 501 (2015).
18) 香川彰：農業技術体系 野菜編 第7巻，追録 35 号，基 61，農文協 (2010).
19) A. Kaminishi and N. Kita: *HortScience*, **41** (7), 1589 (2006).
20) 北宜裕ほか：神奈川農技セ研報, 153, 49 (2010).
21) 建部雅子ほか：土肥誌, 66 (3), 238 (1995).
22) 亀野貞ほか：中国農研報, 6, 157 (1990).
23) 曽我綾香ほか：園学雑別, 2 (2005)
24) 鷲尾建紀：岡山県農業研報, 13, 1 (2022)
25) 房尾一宏，川口岳芳：広島農技セ研報, 80, 35 (2006).
26) 土岐和夫：平成 11 年度研究成果情報 (北海道農業), https://www.naro.affrc.go.jp/org/harc/seika/h11/cryo99133.html (1999)
27) 日笠志津ほか：食生活誌, 23 (1), 26 (2012).
28) 村山徹ほか：日食科工誌, 55 (10), 494 (2008).
29) 日坂弘行：千葉農林総研研報, 3, 31 (2011).
30) 鎌田えりかほか：園学研, 20 (4), 423 (2021).
31) 中村剛ほか：園学研, 22 (4), 287 (2023).
32) 永田雅靖：食料, 56, 43 (2018).
33) 永田雅靖ほか：日食保蔵誌, 42 (6), 247 (2016).
34) 曽我綾香ほか：農食工誌, 82 (6), 636 (2020).
35) 大鷲高志ほか：東北農研報, 67, 121 (2014).

〈曽我 綾香〉

第 6 節
京野菜 ミズナ：伝統の味わい

1. 京野菜 ミズナ

古くから京都の冬に欠かせない野菜にミズナがある（図 1）。ミズナは，アブラナ科アブラナ属の野菜（学名：*Brassica rapa* var. *nipposinica*）で，京菜と呼ばれることもある。深い切れ込みのある葉（切葉）をもつのが特徴で，繊細に切れ込む葉身の明るい緑に，すらりと細長い葉柄の透き通った白が映える見た目に美しい野菜である。シャキシャキと歯切れがよく，爽やかでクセのない味わいで，煮ても，炒めても，生で食べてもおいしい。かつてミズナは冬場の貴重な漬け菜（漬物や煮物などに使われる葉菜類）として重宝され，京都では漬物やおばんざいとして広く食されてきた。また，鯨肉とミズナを一緒に煮込んだ「はりはり鍋」も有名である。本節では，日本古来の伝統野菜であるミズナの歴史とおいしさについて紹介する。

2. ミズナの起源と歴史

現在，日本で栽培されている約 150 種類の野菜類のうち，日本原産の野菜は，セリ，フキ，ミツバ，ウド，ミョウガ，ヤマノイモ，ワサビ

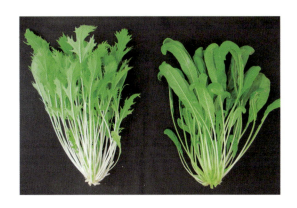

図 1 ミズナ（左）とミブナ（右）
ミズナとミブナを比較すると，葉の形は全く異なり，花の形や味にも違いが見られるが，両者とも分蘖（ぶんげつ）が旺盛で 1 株に多くの葉をつけるなど共通点も多い

など20種程度で，ほとんどの野菜は外国から入ってきたものである[1]。ミズナの原産はわかっていないが，似たような野菜は海外にはみられない。ミズナは，かなり古くから栽培されてきた日本独特の野菜であると考えられている[1)-3)]。

2.1 漬け菜としてのミズナ

ミズナは近畿地方を中心に食べられてきた漬け菜である。「水菜」という言葉が文献に初めて登場するのは1645年に刊行された「毛吹草」（松江重頼）で，山城の九条の名物として「水菜」の名があげられている。江戸時代に書かれた農書（農業技術の普及や記録を目的とした解説書）などにはミズナが頻繁に登場し，たとえば，1709年の「大和本草」（貝原篤信）には，「京都ノ水菜ハ水田ニウフ　味尤スクレタリ之ヲ食ヘハ脆美ニテ滓無　他邦ニナキ嘉品ナリ（京都の水菜は水田に植える。味はとても優れている。これを食べると，歯切れが良く美味（脆美）で，無駄にするところはない。他の地域にはない良いものである）」（カッコ内は筆者訳）とある。ミズナは，遅くとも江戸時代初期には京都近辺で栽培され，当時から，やわらかくておいしいと人気の野菜であったことがうかがえる。

2.2 ミブナの誕生

ミズナに似た京野菜にミブナがある（図1）。ミブナは，ミズナのようなギザギザとした葉で

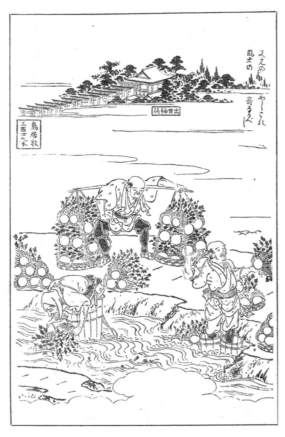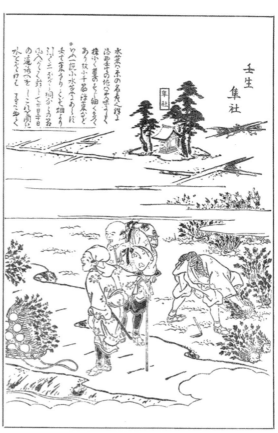

図2　拾遺都名所図会　巻之一「壬生隼社」
壬生地方の畑でミブナを栽培して収穫している様子が描かれている。
上段には「水菜は京都の名産なり，特に洛西壬生の地は美味にして株少なし。茎は細くして多くあり，ゆえに千筋蝉菜という。一説に水菜にあらず，壬生菜なりとぞ」と記されている

はなく，葉縁が滑らかでヘラのような形の葉（丸葉）をもっているのが特徴である。ミズナとミブナは，葉の形が大きく異なるだけでなく，味にも違いがみられ，まったく異なる野菜のようであるが，学名は両方とも B. rapa var. nipposinica で同一変種であり，ミブナはミズナの1品種として扱われる。ミブナは，その名の通り京都の壬生地方で育てられていたミズナから生まれた品種である。「壬生菜」という言葉が文献に初めて出てくるのは1787年に刊行された「拾遺都名所図会」で，畑でミブナを栽培したり収穫している様子が描かれているが，ここで描かれているミブナの葉をよく見ると切葉であり，現在のミズナに近い（図2）。また，右下の収穫直後の絵をみてみると，根の部分が太くカブのようになっている（図2）。ミブナの丸葉がいつ成立したのかはよくわかっていなかったが，最近，古文書の分析と遺伝子解析により，1800年代にカブ（B. rapa var. rapa）がミズナに交雑することで丸葉のミブナが誕生したことが明らかとなっている[3)4)]。ミブナはミズナと比べて特有の辛味が強く，漬物にすると味が良いため人気であった。京都の冬を代表する漬物で，お土産としても人気の千枚漬（薄く切られた聖護院かぶの漬物）に添えられている緑色の菜っ葉の添え物がミブナの塩漬である。

2.3 全国への普及

古くから近畿圏では親しまれていたミズナであるが，2000年頃までは近畿圏以外，特に関東地方で目にする機会はほとんどなかった。ミズナが全国に普及したのは，京都府が1989年に「京のブランド産品」として京みず菜（ミズナ）を認定したことがきっかけとなっている。それまで，ミズナは漬物にしたり，煮炊きをして食べるのが普通であったが，ミズナをブランド化するにあたっては栽培方法が工夫され（後述），生でもおいしく食べられるようになった。これにより，ミズナがサラダなどで気軽に利用できるようになり，主に関東地方で人気が徐々に広がっていった。その後，2002年頃に大手食品会社のコマーシャルでミズナのサラダが取り上げられたことも追い風となって爆発的に人気に火がつき，現在では全国の家庭で普通に食べられる野菜となっている。

3. ミズナの栄養とおいしさ

ミズナは味と色合いが淡白な印象を受け，また，水分が多くシャキシャキとした食感であることから，栄養価が低い野菜と思われがちである。しかしながら，ミズナは緑黄色野菜であり，他の葉物野菜に引けをとらずに栄養価は高く，おいしいだけでなく健康的な食材であるといえる。ここでは，ミズナに含まれる栄養素とおいしさを決めている要因について概説する。

3.1 ミズナに含まれる栄養素

日本食品成分表2020年版（八訂）を参照して，ミズナに含まれる栄養素のうち代表的なものを表1にまとめた。また，葉物野菜のうち家庭でよく消費されるものや，ミズナと利用方法が似ているものについても表1に掲載した。すべて葉（生）のデータである。ミズナと他の葉物野菜を比較してみると，ミズナに含まれる栄養素の量は，栄養が豊富で健康に良いといわれることが多いホウレンソウやコマツナと比較しても遜色はない。特に，食物繊維，ビタミンC，カルシウムについては，ホウレンソウやコマツナよりも多く含まれており，他の栄養成分についてもバランスよく含まれていることがわかる。また，タンパク質が多く，脂質は少ないなど栄養面で優れた食材である。以下，それぞれの栄養素について詳しく説明する。

3.1.1 β-カロテン（ビタミンA）

ミズナはその色合いがキャベツやレタスなどの淡色野菜に似ているが，緑黄色野菜（β-カロテンが可食部100 g あたり600 μg以上含まれる野菜）に分類される。ミズナは100 g あたりβ-カロテンを1,300 μg含み，ホウレンソウや

表1　葉物野菜に含まれる栄養素（可食部100gあたり）

単位	エネルギー kcal	タンパク質 g	脂　質 g	食物繊維 g	ナトリウム mg
ミズナ	23	2.2	0.1	3.0	36
ホウレンソウ	18	2.2	0.4	2.8	16
コマツナ	13	1.5	0.2	1.9	15
シュンギク	20	2.3	0.3	3.2	73
キャベツ	21	1.3	0.2	1.8	5
レタス	11	0.6	0.1	1.1	2
ハクサイ	13	0.8	0.1	1.3	6

単位	βカロテン μg	ビタミンK μg	ビタミンB1 mg	ビタミンB2 mg	ナイアシン mg
ミズナ	1300	120	0.08	0.15	0.7
ホウレンソウ	4200	270	0.11	0.20	0.6
コマツナ	3100	210	0.09	0.13	1.0
シュンギク	4500	250	0.10	0.16	0.8
キャベツ	50	78	0.04	0.03	0.2
レタス	240	29	0.05	0.03	0.2
ハクサイ	99	59	0.03	0.03	0.6

文部科学省科学技術・学術審議会調査資源調査分科会報告「日本食品成分表2020年版(八訂)」より引用
表中の値はすべて可食部100gあたりの数値
(　)内の数値は，類似食品の収載値から類推や計算によって求めたもの

コマツナには及ばないが，キャベツやレタスよりははるかに含有量が高い。β-カロテンは水溶性ではないため，煮炊きしても失われることはない。また，油に溶けやすく，油と一緒に摂ると体内に吸収しやすくなる。ミズナのサラダを食べる際に油をつかったドレッシングを使ったり，炒め物などにして食べると効率よく栄養を取得できる。

3.1.2　ビタミン類

ミズナには100gあたり55mgのビタミンCが含まれており，ホウレンソウやコマツナなどよりも多い。また，葉酸やパントテン酸，ビオチンなどのビタミンB群の含有量も比較的多い。これらのビタミンは通常の食生活をしていれば不足することはないが，葉酸は胎児の神経管閉鎖障害を予防するため，妊娠を計画している，もしくは，すでに妊娠している女性は多めに摂取することが推奨されている。ビタミンCやビタミンB群は水溶性であるので，これらのビタミンを効率よく取るためには，煮たりせず，サラダなどで生食する方がよい。

3.1.3　食物繊維

ミズナには植物繊維が100gあたり3.0gと，ホウレンソウやコマツナよりも多く含まれている。水溶性植物繊維と不溶性植物繊維の両方含まれるが，不溶性植物繊維のほうが多い。不溶性植物繊維は，便通の改善になどに効果がある。

カリウム mg	カルシウム mg	マグネシウム mg	リン mg	鉄 mg	亜鉛 mg
480	210	31	64	2.1	0.5
690	49	69	47	2.0	0.7
500	170	12	45	2.8	0.2
460	120	26	44	1.7	0.2
200	43	14	27	0.3	0.2
200	19	8	22	0.3	0.2
220	43	10	33	0.3	0.2

ビタミン B6 mg	ビタミン B12 μg	葉酸 μg	パントテン酸 mg	ビオチン μg	ビタミン C mg
0.18	(0)	140	0.50	3.1	55
0.14	(0)	210	0.20	2.9	35
0.12	(0)	110	0.32	2.9	39
0.13	(0)	190	0.23	3.5	19
0.11	(0)	78	0.22	1.6	41
0.05	(0)	73	0.20	1.2	5
0.09	(0)	61	0.25	1.4	19

3.1.4 カルシウム

ミズナの栄養で特筆すべき点は，カルシウムの含有量が野菜のなかではトップクラスであることである。ミズナ 100 g には 210 mg のカルシウムが含まれており，これはカルシウムを多く含む野菜として広く認識されているコマツナよりも多い。野菜に含まれるカルシウムの吸収率は低いが，ビタミン D が吸収を助けるので，きのこ類や卵，魚などビタミン D の多い食材と一緒に食べるのがよい。

3.1.5 鉄分

ミズナには 100 g あたり 2.1 mg の鉄が含まれており，鉄分が多いとされるホウレンソウよりも多い。ミズナなどの植物に含まれる鉄分は非ヘム鉄で，そのままでは体内に吸収されづらい。非ヘム鉄の吸収を高めるためには，肉などの動物性タンパク質と一緒に摂るのがよいとされている。

3.1.6 その他

ミズナには，リンゴ酸などの有機酸が多く含まれており，さわやかな味わいの一要因になっていると考えられる。また，ミズナに含まれるポリフェノールが健康や美容の観点から最近注目されている。

3.2 ミズナの辛味成分 アリルイソチオシアネート

ミズナなどのアブラナ科植物は，師部にミロシン細胞と呼ばれる細胞をもち，また，柔細胞

にはグルコシノレート（カラシ油配糖体）が含まれているのが特徴である。なんらかの理由で植物体が傷付き細胞が破壊されると，ミロシン細胞に含まれる酵素であるミロシナーゼの働きによりグルコシノレートが加水分解され，アリルイソチオシアネートが生産される。アリルイソチオシアネートは揮発性の刺激成分で，昆虫や草食動物に対する忌避作用があり，植物が食害から身を守る手段となっている。アリルイソチオシアネートは人間が食べると鼻にぬけるツンとした辛味があり，ミズナやミブナの独特な風味のもとになっている。アリルイソチオシアネートには魚や肉の臭みを抑制する効果があるため，肉や魚と一緒に調理すると生臭さが消えて食べやすくなる。はりはり鍋の具材として鯨肉と一緒に食べるのは，アリルイソチオシアネートに消臭効果があるからである。また，アリルイソチオシアネートには，抗菌作用や血栓予防作用，抗がん作用など多くの効能があることがわかっている。

3.3 ミズナの生食利用とシュウ酸の関係

シュウ酸（$(COOH)_2$）はもっとも単純なジカルボン酸で，植物に多く含まれる。いわゆるアク成分の1つであると考えられているだけでなく，摂りすぎると尿路結石などシュウ酸カルシウム結石症の原因となるため注意が必要である。シュウ酸は水に溶けやすいため，水にさらしたり，茹でたりすることで食品中のシュウ酸を減らすことができる。葉物野菜のなかでは，ホウレンソウのシュウ酸含有量が多いといわれており，お浸しなど湯がいてから利用するのが一般的である。一方，ミズナはシュウ酸の含有量が少ない。また，ミズナに多く含まれるカルシウムは，シュウ酸と結合するとシュウ酸カルシウムとなり，シュウ酸の腸からの吸収を阻害する。これらのことから，ミズナは比較的安心して生食利用できる葉物野菜となっている。ミズナに豊富に含まれるビタミンCや葉酸は水溶性であり，煮炊きをすると失われてしまうの

で，安心して生食できるのは栄養面からみてもミズナの優れた点であるといえる。

4. ミズナの利用法

日本で野菜を生で食べる習慣が広まったのは明治時代に入ってからである。冷蔵などの保存手段がなかった時代は，葉物野菜は漬物にして食べられることが多く，ミズナやミブナも漬物に利用されていた。特にミブナは，葉がやわらかくてピリッとした辛味が強く，漬物に適していたため人気が高かった。そのため，昭和初期から中頃にかけてはミズナよりミブナの生産量の方が多かった[1]。現在，ミブナの漬物としてよく見るのは塩漬け（浅漬け）であるが，古くは糠漬け（古漬け）も一般的であった。1909年の京都府園芸要鑑には，東京の酒屋がお歳暮としてお得意先にミブナの漬物を配っていたことが紹介されている。

ミズナはシャキシャキとした歯応えがあり，煮炊きをしてもおいしい。京都では，正月の鏡開きのときに作るすましのお雑煮に入れたり，おばんざいの具材として広く使われている。また，肉の臭みを消す効果があり，鯨肉とミズナを一緒に煮込んだ「はりはり鍋」は有名である。はりはり鍋は大阪が発祥といわれている。最近は，鯨肉の代わりに豚肉や鴨肉などをつかったものが多い。

すでに述べたように2000年頃からミズナが生食されるようになり，全国的に普及した。現在，ミズナの利用法でもっとも一般的なのはサラダなどの生食利用である。

5. ミズナの栽培と産地

京都ではミズナが古くから栽培されていた。「雍州府志（黒川道祐）」(1682)には，ミズナの説明として「東寺九条の辺に，専らこれを種ゆ。もと，糞穢を用ひずして，流水を畦の間に引き入るるのみ。故に，水入菜と称す。」との記載があり，当時，ミズナが東寺（九条）近辺で栽培されていたことや，肥料として糞尿を用い

ず，畔の間に水を引き入れて栽培されていたことがわかる。ミズナが全国に普及するまでは，ミズナおよびミブナは京都を中心とした近畿圏での栽培が主であった。

もともとミズナは，3ヵ月ほどかけて1株3，4 kgになるまで大きく育ててから収穫し（大株取り），漬物や煮炊きの具材として利用されていた。大株取りをしたミズナは葉が固く，辛味も強いため，漬物にしたり煮炊きするには良いが，生食には向いていない。ミズナをブランド化して全国への普及を推進するにあたって，ミズナの栽培法にも改良が加えられ，栽培期間を2～3週間と短くして収穫するようになった（小株取り）。小株取りしたミズナは葉がやわらかく，辛味も少ないため生で食べてもおいしい。また，冬季の露地栽培が主だったものが，ハウスで周年栽培されるようになり，生産量が大幅に伸びた。これらの改良によりミズナが一般に普及し，近畿圏以外，特に関東地方での需要と供給（生産）が増えつづけてきたのである。2021年の統計では，現在，ミズナの生産量1位は茨城県で，国内生産量の50％程度のシェアを占める。2位は福岡県で，ミズナ発祥の地の京都は3位となっている。

6. 京から世界へ

加賀の農書の「耕稼春秋」（土屋又三郎，1707）には，「前々ハ上方ならで水菜は下らず。近年ハ御国に少々作る。（以前は上方でしか水菜を作らなかったが近年は当国でも少々作るようになった）」（カッコ内は筆者訳）とある。江戸から明治にかけての農書には似たような話がよくでてくる。おそらく京都のミズナは人気があったので，種子を地方に持っていって栽培することがよくあったのだろう。ミズナのおいしさは，江戸の昔から日本全国で知られていたのである。

現在，ミズナは日本全国で人気の野菜として確固たる地位を得たと言って良いだろう。平成20年，ミズナは特定野菜等供給産地育成価格差補給制度（野菜価格安定事業）の対象品目に特定野菜として選定されている。このように近年になって爆発的に人気になって消費量が増えた野菜は珍しい。

近年，ミズナは「MIZUNA」として，アメリカやヨーロッパなどの海外でもヘルシーな野菜として注目されつつある。主にサラダに利用され，ルッコラなどと違って辛味がマイルドなところが人気なようである。海外でミズナを手に入れるのは難しいが，家庭菜園等で育てるのも比較的簡単なため，ハーブを育てる感覚で栽培して食材にしているミズナファンが多い。

さらに，ミズナは地球を飛び出して宇宙でも栽培された。国際宇宙ステーション（ISS）では，将来の長期間の宇宙滞在に備えるため，2013年から野菜を宇宙で栽培する実験が続けられている（VEGGIEプロジェクト）。育てやすさや栽培期間，栄養，食味などを指標に宇宙で栽培する野菜が選定されたが，ミズナがそのなかに入っており，2019年に国際宇宙ステーションで栽培されて収穫された。ミズナのおいしさは，京都から世界へ，そして宇宙へと広がっているのである。

文　献
1） 高嶋四郎：京の伝統野菜と旬野菜，トンボ出版，55-61（2003）．
2） 木村成介，川勝弥一：京都産業大学論集人文科学系列，49，161（2016）．
3） 青葉高：野菜 在来品種の系譜，法政大学出版局，199-216（1981）．
4） Y. Kawakatsu et al.: *Horticulture Research*, 8 (132), 1 (2021).

〈木村　成介〉

第7節
コマツナ

1. はじめに

コマツナの名前は現在の東京江戸川区にある小松川に由来し，東京都発祥の葉菜である。学名は *Brassica rapa var. perviridis* で，チンゲンサイやカブ，ハクサイなども *Brassica rapa* の変種である。コマツナは栄養素としてβ-カロテンを 3,100 μg/100 g (ホウレンソウでは 4,200 μg) 含むアブラナ科の緑黄色野菜である。カルシウムや鉄などはホウレンソウより多く含まれ，コマツナを 100 g 食べれば，日本人が一日に必要とするカルシウムの 25%，鉄の 40% を充足することができる[1]。近年はカロテノイドの1種であるルテインの眼の調子を整える作用[2]が注目され，ルテインはコマツナにも含まれていることから，コマツナの品種や株の大きさ，作期とルテインの含量の関係等の研究も実施されている[3)4)]。

2. グルコシノレート

アブラナ科野菜のなかには特有の辛味を有するものが多い。グルコシノレートとして植物体内に存在し，咀嚼や調理にともなう組織破壊により酵素ミロシナーゼが作用して，辛味を示すイソチオシアネートなどを生成する[5] (図1)。たとえばワサビをおろすとグルコシノレートである Sinigrin にミロシナーゼが作用し，辛味成分であるイソチオシアネートが生成する。コマツナの場合も，辛味を示す場合があるのでイソチオシアネート (ITC) が関与しているものと推測されるが，研究例は多くない。

長田・青柳[6]は，コマツナを含む日本産のアブラナ科野菜のグルコシノレート組成を調査した。彼らは，コマツナから8種類のグルコシノレートを同定し，Glucobrassicanapin (Pent-4-enyl) および Gluconapin (But-3-enyl) が主要なものであった。ワサビに含まれる Sinigrin や大根の Glucoraphasatin のような辛味に関係する成分は検出されず，また論文中で辛味に関して言及されていない。

上西ら[7]もコマツナのグルコシノレート組成を解析し，9種類のグルコシノレートを同定している。Glucobrassicanapin, Gluconapin を主要成分とする点では長田・青柳の結果と一致する。彼らの目的は，コマツナとルッコラの属間雑種におけるグルコシノレート組成の解析にあったため，辛味に関する考察はなされていない。

Bellら[8]による総説によれば，Glucobrassi-

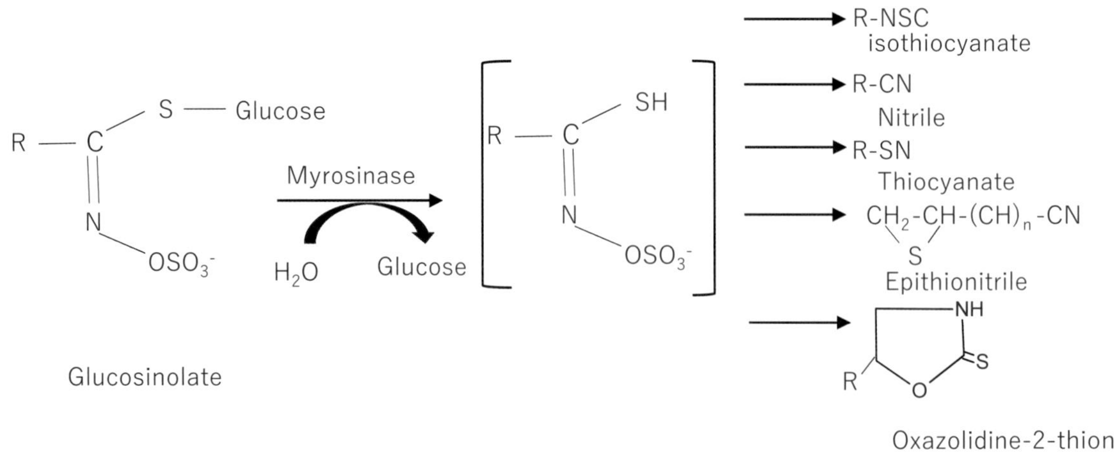

図1 グルコシノレートの酵素分解反応

canapin の味については記載がないが，生成物である 4-pentenyl ITC の香味については，酸味やワサビ様の刺激として記載されている。一方で Gluconapin については苦味との記載があり，生成物である 3-butenyl ITC については，キャベツ様，ワサビのような刺激と書かれている。彼らによるとブロッコリーでよく知られるGlucoraphanin ですら「無味？」とされ，グルコシノレートの味については未解明な点が多い。それぞれのグルコシノレートや ITC によって香味の質や強度が異なるものと推定されるので，アブラナ科野菜のおいしさを解明するには，グルコシノレートとその分解生成物についてさらなる検討が必要である。

3. 硝酸イオン

硝酸イオンについては「硝酸塩は，通常摂取する程度では，それ自体は特に人体に有害なものではありません。しかし，ヒトの体内で還元され亜硝酸塩に変化すると，メトヘモグロビン血症や発がん性物質であるニトロソ化合物の生成に関与するおそれがあるということが一部で指摘されています。」（農林水産省 https://www.maff.go.jp/j/syouan/seisaku/risk_analysis/priority/syosanen/about/index.html）との認識のもと，特に硝酸イオン含量の高い葉菜類においては，ネガティブな品質要素として扱われてきた。「野菜の硝酸イオン低減化マニュアル」（農研機構野菜茶業研究所 2006 年）の発行された 2010 年前後には，野菜に含まれる硝酸イオンは可能な限り低減化したいという流れがあったが，現在では，硝酸イオンに由来すると考えられる一酸化窒素に生理機能が認められ，野菜からの硝酸イオン摂取にも益があるとも考えられている[9]。

野田・幕田[10]は収集したコマツナの硝酸イオンと味覚センサ（インテリジェントセンサーテクノロジー，SA-402B）による味覚データの関係を解析した。その結果，硝酸イオン含量は Brix 値に対しては負の相関，塩味値，苦味雑味値および苦味値に対しては正の相関を示した。彼らは，センサの塩味値は硝酸イオン濃度を反映するものとしながらも，苦味雑味値および苦味値については，硝酸塩の水溶液との相関が低かったことから，硝酸イオンそのものではなく，硝酸イオン含量に比例して増大する他の物質を反映するものと考察した。

4. 栽培環境と品質
4.1 有機栽培

有機栽培が注目されるなか，有機肥料施肥によって品質が向上するのか否か関心が高い。コマツナは比較的栽培が容易であるため，有機肥料施用と品質の関係について解析された事例が比較的多い。

日笠ら[11]は同一生産者に有機栽培と慣行栽培でのコマツナ栽培を委託し，収穫物の成分分析と官能評価を実施した。その結果，成分含量については栽培法による差異は認められなかったものの，官能評価では茹で調理後の外観や食感は有機栽培の方が好まれた。

中川[12]はバーク堆肥を連用した土壌および未耕地土壌に有機質肥料あるいは化学肥料を施肥してコマツナを栽培し，成分を比較した。その結果，コマツナ中の硝酸イオン含量と，総アスコルビン酸および全糖の間で負の相関関係が認められた。一方で，コマツナ中の硝酸イオン含量は土壌中の硝酸イオン濃度に依存し，肥料が無機質であるか有機肥料であるかにはかかわらなかった。本研究の結果からは，有機栽培による品質向上効果は示唆されなかった。

高橋ら[13]は堆肥と化成肥料を施用する慣行栽培，化成肥料のみの化成肥料区および有機肥料区の 3 区で栽培したコマツナについて，各種調理後のミネラル，硝酸イオン，遊離アミノ酸の測定を実施した。生の場合ミネラル含量，硝酸イオン含量，うま味系のアミノ酸含量は有機肥料区で多かった。同様に調製したコマツナ試料について官能評価や物性評価もなされている[14]。生のコマツナの場合は慣行区の評価が高

く，その要因は青臭さやアクっぽさが少なかったためとしている。またテクスチャーについても，葉柄の筋っぽさが少なく，シャキシャキした慣行区が優れたとされる。ただし成分値と官能評価の関係についての議論はなされていない。

以上，有機栽培の優位性を検証する目的で多くの研究がなされ，その研究対象としてコマツナが選ばれているが，有機の方が品質や嗜好性に優れるという明確な結果は得られていない。また，栽培条件の異なるコマツナの硝酸イオンや遊離アミノ酸など多数の成分が比較されているが，味や嗜好性との関係で明確な関係性を示すことはできなかった。

4.2 温度および炭酸ガス

東京都の岩本[15]らによると，コマツナ3品種をパイプハウスで栽培した結果，糖含量は低温期に収穫したもので高く，冬場が旬とされるコマツナの甘味は冬季に強くなることが示唆された。一方で，冬季の東北地方日本海側は低気温だけでなく，日射量も少ない。田村[16]は冬季の秋田市において，無加温のハウス栽培したコマツナを加温したものとの間で収量や成分を比較した。その結果，無加温で栽培したものでは，低温のため生長は抑制されるものの，糖含量やアスコルビン酸量は加温区よりも高く，低温条件にさらすことにより高品質化可能とした。

大気中の二酸化炭素濃度が増加しつつある。二酸化炭素の影響については，宮沢・岡田[17]により報告された。二酸化炭素濃度を外気と同じにした区と，外気より200 ppm高くした区で栽培したコマツナの官能評価を実施した。彼らは高二酸化炭素区において糖含量が増加し，甘くなるものと予想したが，結果は高二酸化炭素区において甘味や総合評価点が低くなった。彼らは遊離アミノ酸組成の変化によるものかもしれないと考察しているが，糖やアミノ酸について定量されておらず，さらなる検討を要する。

5. 成分と食味の関係

宮澤ら[18]は，3品種のコマツナを栽培し，含まれる遊離アミノ酸等を分析した結果と，官能評価の関係を解析し，味に関与する成分を明らかにしようと試みた。彼らは遊離アミノ酸をうま味，甘味，苦味の味質によって分け，官能評価で得られた各味の強さとの関係を解析したが，遊離アミノ酸と味との関係は明らかにできなかった。一方で，遊離糖含量から甘味度を計算すれば，官能評価の甘味との間で相関する可能性が示唆された(図2)。また，コマツナのアミノ酸組成を模した水溶液については，蒸留水との間でうま味，甘味，苦味の差を官能評価によって検出することはできなかったが，冬作の

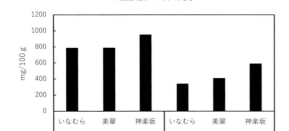
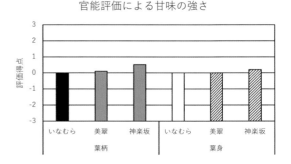

図2 コマツナ3品種の部位別の甘味度と官能評価による甘味の強さ
甘味度＝1.25×果糖含量＋0.60×ブドウ糖含量＋ショ糖含量
官能評価では品種「いなむら」を基準として7段階で評価した。
文献18に基づき筆者作図

糖組成を模したモデル水溶液は官能評価においても識別可能で，遊離アミノ酸の味への寄与は大きくないが，遊離糖は甘味に寄与するものと考察した。苦味要因としてフォーリンチオカルト法によるポリフェノールとの関係も調査しているが，官能評価による苦味の強さとの間に明確な関係は見出せなかった。なお，彼らは葉身と葉柄を分けて官能評価し，葉身の方がうま味，苦味が強く，甘味が弱いとしている（図3）。コマツナの場合は葉身と葉柄の間で明らかに味や食感も異なるため，官能評価や成分分析の際には，分けて扱うことが必要である。

6. 品質保持

青果物の鮮度保持には，多孔性フィルムや低温での貯蔵が一般的である。貝塚ら[19]は，さらに光照射および給水処理を加えることによる品質保持効果を調査した。給水処理を加えることにより，新鮮重は保存中に増加し，弱光照射により葉色の退色は認められなかった。さらに，給水・光照射の結果，硝酸イオン含量の低下も認められ，フィルム包装，給水，光照射条件で低温貯蔵することは硝酸イオンのコントロールに有効としている。

コマツナ貯蔵中の光照射については細田らによって検討された。2,000 lux 程度の光照射は暗所保存と比べて，クロロフィルやアスコルビン酸の保持に有効とされ[20]，また，遊離糖についても光照射により減少が抑制された[21]。さらに光質についても検討がなされ，赤色光がクロロフィル，アスコルビン酸，遊離アミノ酸，遊離糖の変化抑制に有効とした[22]。収穫後の植物の生理現象解明の面では興味深いものの，日影への対処など現状の流通のなかで活用するには解決すべき問題が残っている。

7. まとめと展望

コマツナは比較的栽培しやすいため，肥料試験の材料としても扱われてきた。収量とともに品質を評価するため，糖やアミノ酸，アスコル

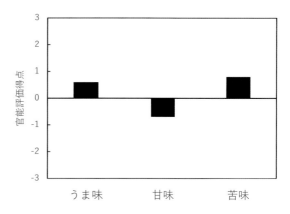

図3　葉柄を基準としたときの葉身の味の強さ
文献18の図3を著者改図

ビン酸，硝酸イオンなどが分析された。硝酸イオンについては，当初安全・安心な野菜供給の観点から硝酸イオンを負の品質要因として低減化研究が盛んになされた。最近では硝酸イオンの有益性についても考慮されるようになり[9]，硝酸イオンの低減化を目標とした研究開発は近年は少なくなった。ただし，硝酸イオンそのものが不味ではなくとも，硝酸イオン含量と糖やアスコルビン酸などの品質成分含量の間で負の相関が認められる[12]ことから，硝酸イオンはコマツナのおいしさの指標のひとつとして評価する価値はある。ブドウ糖，果糖，ショ糖よりなる糖含量は，甘味との関係が指摘[18]され，冬場のコマツナのおいしさには関与するものと考えられる。一方で遊離アミノ酸については，おいしさとの関係は明確ではない。苦味もコマツナの特徴であり，総ポリフェノールとの関係で解析されたが，関係は明確でなかった[18]。トータルではなく，苦味の鍵となる特定のポリフェノールを特定し分析する必要があるのかもしれないし，あるいは苦味を示すグルコシノレート・イソチオシアネートによる可能性もある[8]。コマツナにも他のアブラナ科野菜同様にピリッとする辛味が認められる場合がある。イソチオシアネートによるものと推測されるが，種類によって辛味の質も異なるので，より詳細な検討を要する。

コマツナのおいしさを評価するうえで，シャキシャキした食感が重要と考えるが，機器を用いて評価を試みた事例は限られる．高橋ら[14]はクリープメータによって得た破断強度波形に一次微分などの処理を施すことにより官能評価との関係を解析した．品種間や調理操作により，特に葉柄の食感は大きく異なるので，食感を数値化できる手法の開発が望まれる．

コマツナの成分研究事例はあるものの，コマツナにも品種があり，また季節によって食味や食感がどう変動するか，どの品種や栽培法がどんな料理に合うのかなど消費者の購買意欲を誘うような情報はほとんど整備されていない．まずは，江戸東京野菜のひとつである'ごせき晩成'等特徴ある品種を手始めにおいしさ情報を消費者に発信することが期待される．

最後に，石本・馬場[3]によれば，コマツナの葉柄部のルテイン含量は葉身部の10％以下とされる．葉柄と葉身とではテクスチャーや味も明らかに異なるため，おいしさの研究においては葉身，葉柄を分けて評価すべきであろう．文献によっては，葉身を「葉」，葉柄を「茎」と記載したものも多いが，少なくとも専門誌においては用語を統一する必要がある．

文 献

1) 石本太郎：農耕と園芸, 2020-夏, 27 (2020).
2) 橋本正史：ファルマシア, 52, 534 (2016).
3) 石本太郎, 馬場隆：日本食品科学工学会誌, 68, 77 (2021).
4) 宮澤直樹ほか：東京都農林総合研究センター研究報告, 19, 67 (2024).
5) 石井現相：化学と生物, 31, 745 (1993).
6) 長田早苗, 青柳康夫：日本食生活学会誌, 25, 121 (2014).
7) 上西愛子ほか：園芸学研究, 16, 265 (2017).
8) L. Bell et al.: *Molecular Nutrition & Food Research*, 1700990 (2018).
9) 山崎秀雄：化学と生物, 57, 665 (2019).
10) 野田博行, 幕田武広：科学・技術研究, 4, 177 (2015).
11) 日笠志津ほか：日本食生活学会誌, 23, 26 (2012).
12) 中川祥治ほか：日本土壌肥料学会誌, 71, 625 (2000).
13) 高橋敦子ほか：日本調理科学会誌, 39, 115 (2006).
14) 高橋敦子ほか：日本調理科学会誌, 39, 122 (2006).
15) 岩本千絵ほか：東京都農林総合研究センター平成15年度成果情報, 133 (2004).
16) 田村晃：園芸学雑誌, 68, 409 (1999).
17) 宮沢佳恵, 岡田益己：農業気象, 66, 299 (2010).
18) 宮澤直樹ほか：東京都農林総合研究センター研究報告, 17, 33 (2022).
19) 貝塚隆史ほか：園芸学研究, 7, 269 (2008).
20) 細田浩ほか：食品総合研究所報告, 38, 40 (1981).
21) 細田浩ほか：食品総合研究所報告, 42, 45 (1983).
22) 細田浩ほか：日本食品保蔵学会誌, 26, 81 (2000).

〈堀江　秀樹〉

第8節
野菜スプラウト

1. はじめに

日本では少子高齢化とともに寿命の延長に伴い疾病を未然に防ぐ予防医学が求められている。そこで、機能性成分を含有する食品の需要が高まっている。なかでも野菜スプラウトが注目されている。野菜スプラウトは、成長過程を見ると発芽時に種子の栄養素を分解し、吸収されやすい状態に変化させ、ビタミンなどを生産することがわかった。さらに機能性成分の研究が進み、多くのスプラウトが市場に出回ることになった。

2. 野菜スプラウトとは

穀物、豆類、野菜の種子を発芽させた新芽のことである。種子は発芽させるため各種栄養、ビタミン、ミネラルおよびアミノ酸を含み栄養豊富で、発芽状態にあるスプラウトには多くの機能性成分を含んでいる。

スプラウトは新芽の総称で、モヤシ型、カイワレ型、中間型および発育したての型の4タイプがある(表1)。

スプラウトの育て方には「モヤシ」のように光を当てないタイプと、「カイワレ大根」のように光を当て緑化したタイプがある。また、メーカーによっては発芽途中まで遮光し、その後光を当てて製造するタイプもある[1]。

3. スプラウトのおいしさ

スプラウトは、さまざまな料理にトッピングできるなど多くの料理に気軽に使用できるだけではなくおいしい野菜である。カイワレダイコン、マスタードスプラウトはピリッとした辛みがある。また、クレソンの仲間であるサーデンクレスという野菜の新芽であるクレススプラウトはワサビのような清涼感のある辛みを持っている。レッドキャベツスプラウトは辛みやくせがあまりないのでさまざまな料理にトッピングできる。ブロッコリースプラウトは歯ごたえがよく満足感がアップする。

最近、スプラウトを積極的に提供する飲食店が増えている。

4. スプラウトの機能性成分

各種スプラウトに含まれる機能性成分と効能を表2に示した。

4.1 ブロッコリースプラウトの機能性成分

ブロッコリーはアブラナ科の緑色野菜である。地中海沿岸原産で、ピクセル、エンデバー、グリーンベル、シャスター、パラグリーン、マーシャル、チャレンジャー、海嶺、雷鳴、緑炎、緑帝、緑笛、緑嶺などの品種がある。ブロッコリースプラウトには、スルフォラファン(図1)が多く含まれている。(100 g当た

表1 スプラウトの分類と特徴

タイプ	特 徴	品 目
モヤシ型	暗室で生育	リョクトウモヤシ、ダイズモヤシ、ニンニクモヤシなど
カイワレ型	暗室で茎ができるまで生育後光で緑化	カイワレ大根、豆苗、ソバなど
中間型	暗室で発芽後光で緑化	ブロッコリーなど
発芽したて	発芽後種ごと出荷	発芽玄米、発芽小麦、ソバの芽、発芽大麦、発芽アマランス、発芽キヌア、発芽ワイルドライス、発芽豆類(ダイズ、アズキ、クロマメ、リョクトウ、ヒヨコマメ、ピーナッツ、エンドウマメ、レンズマメ)

表2　各種スプラウトの機能性成分[2]

スプラウト	機能性成分と効能
ブロッコリースプラウト	スルフォラファン 解毒酵素誘導作用
カイワレダイコン	ビタミンC, 鉄, カルシウム メラトニン生成促進作用
マスタードスプラウト	ビタミンK, 葉酸
オクラスプラウト	食物繊維
クレススプラウト	ビタミンE, ビタミンK, 葉酸
レッドキャベツ	アントシアニン, ビタミンU
ケールスプラウト	スルフォラファン, ビタミンC, E, 葉酸, 食物繊維
チアシードスプラウト	カルシウム, カリウム, 鉄, クロロフィル
トウミョウ	β-カロテン, ビタミンB1, B2, E, カルシウム 貧血予防効果
アルファルファ	ビタミン, ミネラル, オクタコサノール グリコーゲンの効率的分解, エネルギー生産量増加

り約 10 mg）ジョンジホプキンス医科大学教授のポール・タラレー博士が 1997 年アメリカで開催された「疾病の予防のための機能性食品」の講演会でスルフォラファンが優れた抗がん作用を示すことを報告した[3]。沢ワサビにはこの構造と類似の化合物 6-メチルスルフィニルヘキシルカラシ油（図2）が含まれていて，同じような抗がん作用を有している[4]。

4.2 発芽玄米の機能性成分

　戦国時代の武将は，玄米をぬるま湯に一昼夜浸漬して発芽させ炊飯し，おにぎりにしてわずかなおかずとともに腰に下げ，具足，兜，槍，刀を持って三日三晩戦場を駆け回ったようである。発芽したこの玄米は武士の力になっていたと考えられる。発芽玄米は長野県上田市で誕生し，その効果は髪が黒くなる，貧血が改善する，血圧やコレステロールの低下などが観察された。また，栄養素の1つである GABA は 10 倍になる。GABA（図3）は多くの機能性を有している[4]。

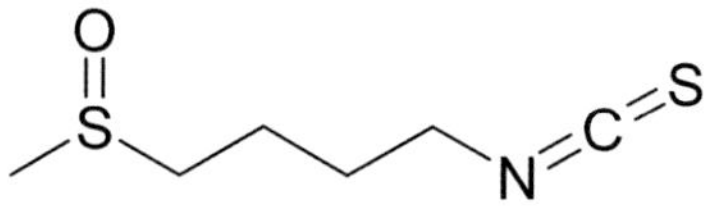

図1　スルフォラファン

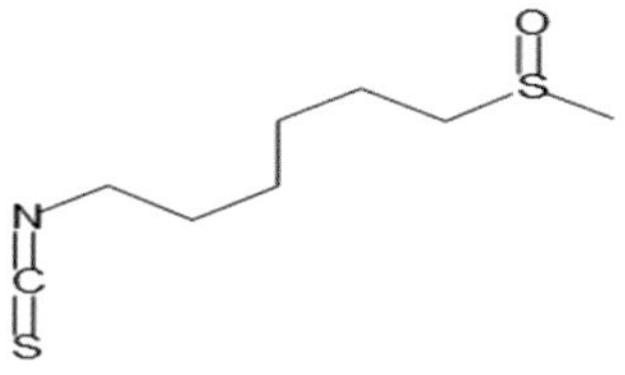

図2　6-メチルスルフィニルヘキシルカラシ油

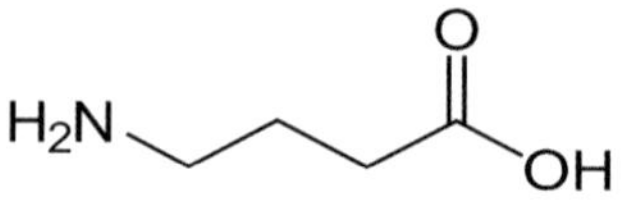

図3　GABA

4.3 ソバスプラウトの機能性成分

ソバスプラウトは，カイワレダイコンより少し長めで茎がピンク色である。見た目はカイワレ大根と似ていて食感はシャキシャキしていて少し粘りがある。血液降下作用のある機能性成分のルチンが豊富に含まれ発芽10日で10倍以上になる。さらに，メラトニン生成に関係するチロシナーゼ酵素を抑制することで美白効果を示すウンベル酸（図4）が含まれている[5]。また，ピンク色はアントシアニンである。上田市では発芽ソバをソバ麺に使用している例もある。

4.4 発酵ソバスプラウトの機能性成分

乳酸発酵食品が注目されている。そこで，スプラウトをさらに乳酸発酵をすることによってさらに機能性を高めることが考えられる。乳酸菌は，ラクトバチルス属，ラクトコッカス属やストプトコッカス属などがある。

ソバスプラウトをさらに乳酸発酵をすることで機能性が高められることが期待できる。

4.4.1 色素およびアミノ酸

発酵ソバスプラウトの赤色はアントシアニンの一種ケアシアニンである。アミノ酸のアスパラギン酸，リシン，メチオニンは発酵により2〜5倍に増加した。また，GABAは約20倍に増えた。

4.4.2 抗酸化成分

抗酸化活性成分のケルセチンは増大し，スプラウトに含まれていなかったインドール-3-エタノール（図5）を同定した。この化合物の抗酸化活性は抗酸化成分のアスコルビン酸と比べて約2倍であった。

4.4.3 高血圧因子の生成抑制物質

機能性成分として血圧調節作用のあるニコチアナミン（図6）および2″-ヒドロキシニコチア

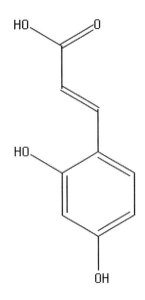

図4　ウンベル酸

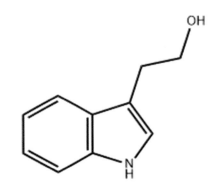

図5　インドール-3-エタノール

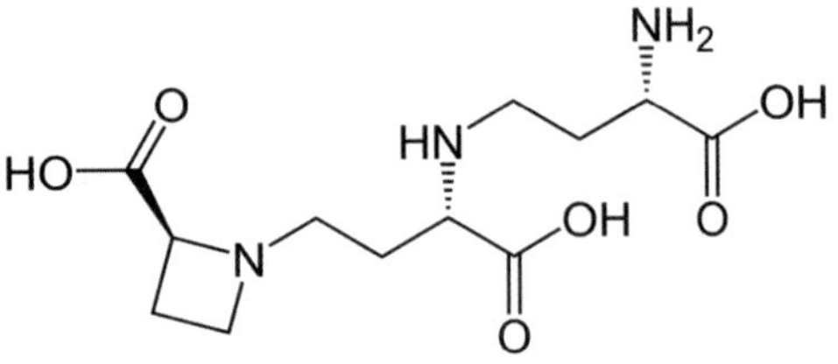

図6　ニコチアナミン

ナミンを同定した。これらはそれぞれ約2.7倍，約3.3倍増加した。さらに，それらより活性は弱いが，ペプチド3種（DVTLPPESSTR, DDNAITSPIAGK, DPADVRAGR）（A：アラニン，D：アスパラギン酸，E：グルタミン酸，G：グリシン，I：イソロイシン，K：リシン，L：ロイシン，N：アスパラギン，P：プロリン，R：アルギニン，P：プロリン，R：アルギニン，S：セリン，T：トレオニン，V：バリン）を得た。

4.4.4　その他の機能性成分

抗アレルギー作用のヒアルロニダーゼ（HD）阻害活性は約7.1倍の効果を示した（表3）。
表4に発酵ソバスプラウトに含まれる機能性成分とその効能を示した。

5. 野菜スプラウトの今後

スプラウトは，育てるときに温度と湿度が必要なため，販売には食品衛生法に従った菌類のチェックが必要である。最近話題の無菌の植物工場での生産は1つの方法と考えられる。

今後医療費抑制のため生活習慣病予防食品の開発が強く望まれている。そこで新しいスプラウトの開発が望まれる。例えば，ポリフェノールの多いコールラビ，カイラン，モロヘイヤ，アリシンや硫化アリルの多いネギ，ニラなどやそれらの発酵スプラウトが期待される。野菜スプラウトは，食事に欠かせないみそ汁やハンバーガー，サラダなどに手軽に利用できるため今後も需要が増すと考えられる。

6. まとめ

(1) 野菜スプラウトはおいしく，手軽にいろいろな料理にトッピングできる。
(2) 野菜スプラウトは，含まれている機能性成分とその機能性の研究が進み健康野菜として認知されてきた。
(3) ブロッコリースプラウトには抗がん作用があるスルフォラファンが多く含まれていて注目されている。
(4) 発芽玄米に比べて多くの栄養素が増加した。そのなかでもGABAは10倍になった。
(5) ソバスプラウトには多くの機能性成分が含まれている。
(6) 発酵ソバスプラウトは，ソバスプラウト機能性成分の量が増大し，アレルギーを起こすタンパク質がほとんど分解されていた。新たにインドール-3-エタノールが含まれていて，血圧調節作用を有するニコチアナミンおよび2″-ヒドロキシニコチアナミンとペプチド3種を含んでいた。

表3　ソバスプラウトと発酵ソバスプラウトのHD阻害活性

試　料	HD阻害活性(%)
発酵ソバスプラウト	38.6
ソバスプラウト	5.4

表4　発酵ソバスプラウトの機能性成分と効能

機能性成分	効　能
ルチン	血管強化作用
ケルセチン	抗酸化・抗炎症・抗アレルギー作用
アントシアニン	抗酸化作用
乳酸などの有機酸	腸内バランス改善作用
食物繊維	腸内環境改善作用
乳酸菌菌体成分	腸管免疫刺激作用

(7) 野菜スプラウトは調理の利用が容易で，今後も新しいスプラウトが出現すると考えられる。

文　献
1) Y. Maejima, H. Nakatsugawa, D. Ichida, M. Maejima, Y. Aoyama, T. Maoka and H. Etoh: *Bioscience Biotechnology and Biochemistry*, **75** (9), 1708 (2011).
2) Dr クロワッサン：体に効かせる野菜の食べ方，マガジンハウスムック編集部 (2020).
3) Y. Zang, P. Talalay, C. Cho and G. H. Posner: *Proceedings of the National Academy of Science of the United States of America*, **89**, 2399 (1992).
4) 衛藤英男：おいしさの秘密②わさび，現代化学，2013年5月，東京化学同人，44-46 (2013).
5) 茅原紘，酒本貞昭：生活習慣病予防と発芽そば発酵エキス，冬青社 (2008).

〈衛藤　英男〉

第9節
ニ　ラ

1. ニラの栽培

ニラ（*Allium tuberosum*）はヒガンバナ科ネギ（アリウム）属に属する葉野菜で，中国，日本，インド，その他多くのアジア諸国で広く栽培されている。ニラの葉は，その辛味と甘味，そして他の食品の風味を変える調味料的機能により，野菜としてだけでなく香辛料としても使用され，大量に消費されている。

露地ニラ栽培は，通常，植え付け1年目は株養成を行い，定植2年目の4～6月から収穫となる。ニラの価格は，需要期の10月，11月に高単価となるため，定植1年目から収穫できる品種の確立が望まれてきた。しかし，生育旺盛な品種を選ぶことで，定植1年目の10月頃から葉長40cmで出荷可能であることがわかってきた。

プラスチックハウスを利用した周年栽培では，3月に播種して育苗した株を6月に定植し，120日以上にわたり株を養成した後，地上部の刈り取りを実施している。その後，プラスチックフィルム（ビニール）で覆って保温し，収穫は10月頃から翌年4月頃まで4回～5回行い，その後も収穫が可能となる。

2. ニラの成長

ニラの硬さの指標となる破断強度は，成長に伴い低下する[1]。タマネギやニラなどのヒガンバナ科の植物は，りん茎に幼葉次世代の子が成長するための栄養分を蓄積する（図1）。りん茎は，貯蔵器官として分化をした細胞の集まりである。薄皮は，葉の表皮であり，長日条件と，葉の基部の葉肉細胞の成長方向を決めるチューブリンがなくなり，細胞は成長すると丸みを呈する[2]。また，タマネギのりん茎の肥大は，葉鞘柔細胞が大きくなることに起因することが報告されている[3]。細胞数の増加がなく転流に

よって水に溶解した糖分の移動が起こり，細胞の大きさが増すことで，破断強度が低下する可能性が考えられる。ニラの場合にも，りん茎の成長に伴い，葉鞘柔細胞が大きくなることが関係するのかもしれない。

収穫期のニラは，刈り取りと再生を繰り返す。刈り取り後は，直ちに葉は再生するが，再生の初期には地下部に貯蔵されていた養分に依存して成長する。葉の成長は光合成量を増やし，葉で生産された炭水化物は，葉のさらなる成長と，地下部への養分貯蔵に利用される。収穫期初期の新鮮なニラの下部に強い甘味を感じるのはこのためである。

安らは，このような収穫と収穫の間に起こる貯蔵養分の消耗や，再生した葉での養分の蓄積など，成長と再生の過程での養分動態は，ニラ栽培において健全な株を維持し，収量を増加させるために重要であると考えた[4]。その実態を明らかにするために，安らは，安定同位元素の ^{13}C をニラに同化させ，りん茎や底盤，根などの地下部器官に ^{13}C を貯蔵させた後，地上部を刈り取り，地上部の再生の過程での ^{13}C の利用状況を解析した。再生中に新たな光合成産物を同化できる明条件と，同化できない暗条件下での比較によって，ニラの葉の再生と同化産物の転流に及ぼす光の影響と同化産物の動態や各器官の役割を次のように調べている[5]。

再生過程において暗黒下の株は，光合成が全く行われないために，刈り取り時に株に蓄積した養分のみが，その後の葉の成長や代謝に利用された。刈り取り後，全乾物重の減少は，各器官の呼吸によるものとみられ，光の当たる対照区に比べて減少の程度は明らかに大きく，葉が再生する際の葉以外の器官の重量減少も対照区より大きかった。また，再生中の葉への ^{13}C の転流は，貯蔵された同化産物の再利用を意味するが，刈り取り後の ^{13}C 含量ならびに分配率が，葉では著しく増加し，りん茎や根では大幅に減少した。すなわち，ニラの葉の再生において，貯蔵された養分が再利用されることを示唆

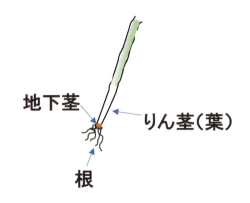

図1 ニラの構造

している。すなわち，葉の光合成によって生成された同化産物は貯蔵器官であるりん茎と根に転流され，一旦蓄積される。その後，葉の刈り取りによって株は光合成能力を失うため，葉の再生に必要な同化産物はりん茎や根から供給されることになるが，刈り取り後10日以降からは，新しい葉の同化能力の増加によって同化産物の生成が多くなり，葉の成長における貯蔵器官に対する依存度は少なくなる。

この同化物の移動によるニラの成長は，全収穫期内においてニラの栄養素のバラツキが少ないことを示す理由の1つとして考えられる。

3. ニラのおいしさ

ニラには独特の匂いがある。ニラの匂いの元となる最も一般的なフレーバー前駆体は，S-アリルシステインスルホキシド（アリイン Alliin, ACSO），S-メチルシステインスルホキシド（メチイン Methiin, MCSO），トランス-S-1-プロペニルシステインスルホキシド（イソアリイン Isoalliin, PeCSO）である[6]。無傷の植物組織では，3種のシステインスルホキシド誘導体（CSO）は細胞質に貯蔵されるが，CSOのC-S結合を切断するC-Sリアーゼであるアリイナーゼは，維管束鞘細胞の液胞に封じ込められる[7)-9)]。直ちに匂い化合物に変換されるのは，細胞質に貯蔵されたスルホキシドが液胞酵素アリイナーゼと反応するための組織損傷に依

存している[10]。

　天敵や調理などによって砕いたり切ったりされた後に組織が損傷を受けると、アリイナーゼがCSOと接触して不安定なスルフェン酸を生成し、さまざまな含硫化合物に変換される[11)12]。したがって、CSOとアリイナーゼの出会いは、香味野菜としてのアリウム植物の価値と、後に述べる健康を促進する天然化合物の供給源としての価値を決定する2つの重要な成分である。

　なお、Xieらはニラ中の揮発性化合物を正確に同定するためにヘッドスペース固相マイクロ抽出条件により、ガスクロマトグラフ四重極質量分析装置を使用して行った。その結果、28種類のエーテル、15種類のアルデヒド、6種類のアルコール、5種類のケトン、2種類の炭化水素、1種類のエステル、2種類のフェノールを含む合計59種類の揮発性化合物が同定されている[13]。

　ニラの匂いの主成分は含硫化合物であり、これらはニラの二次代謝産物である[14)15]。これらの含硫化合物は先に述べた3種のCSOに由来するが、反応経路の違いにより化学構造に多様性が生じる。これらの多様性は主に、S原子、メチル基、炭素-炭素二重結合の数とそれらの相対的な位置に反映されている。さらに、これらの揮発性化合物は含有量や香りの特徴も異なる。しかし、匂い活性値（OAV）や匂い記述の観点からニラの香りの組成を解釈した研究はほとんどない。

　アリインの生合成経路はいくつか提案されているが、未だに議論が続いている（図2）[16)-28]。グルタチオンを経てS-2-カルボキシプロピルグルタチオンを経由する経路（図2(A)）①とシステインからS-2-カルボキシプロピルシステインを経由する経路（図2(B)）②の存在が報告されている。図2(A)では、グリシンの消去を介してγ-グルタミル S-2-カルボキシプロピルシステインを生成し、γ-グルタミル S-アリルシステイン、さらにS-アリルシステインを経

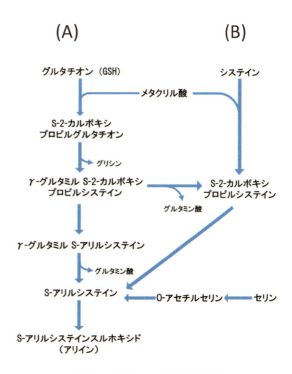

図2　アリイン生合成の経路図

由して合成される。図2(B)では、システインとメタクリル酸からS-2-カルボキシプロピルシステインを生成し、S-アリルシステインを経由して合成される。

　ニラの場合にも、葉に蓄積されるアリインは、山田らの報告[1]にあるように、収穫時期までの4週目まで安定して蓄積することが推測される。

　メチインの生合成経路として、Lancasterら[19]は、中間体としてγ-glutamyl peptideを必要とする経路を提案し、これが生合成経路として受け入れられるようになった。この経路は、主に放射性同位体の研究とアリウムの組織の分析に基づいている。図3(A)に示すように、アリウムのフレーバー前駆体の生合成は、グルタチオン（GSH）中のシステイン残基のS-メチル化を経て、トランスペプチダイドによるグリシル基の除去、システインのスルホキシドへの酸化、そして最後にグルタミル基の除去を経て(+)-S-メチルシステインスルホキシド（メチイン）が得られるという経路である。もう1つ

の生合成経路(図3(B))では，GSHを使わず，システインの直接メチル化，またはセリンからO-アセチルセリンを経てチオメチル化され，S-メチルシステインがスルホキシドに酸化される[20]。どちらの経路においても，アリウムから提案された生合成酵素のうち，詳細に研究されたものはほとんどない。

上述したアリインとメチインの合成経路には，アスパラギン酸は直接関与していない。しかし，グルタミン酸の場合は，アリインがS-2-カルボキシプロピルグルタチオンを経由して合成される際は，途中でグルタミン酸が消費され，その後，アリイン生成時に，GSHとして放出される。つまり，グルタミン酸が回収されることになる。一方，山田らはアスパラギン酸やグルタミン酸量は，アリインやメチインの量に正の相関性を示している[1]。これら4種のアミノ酸の動態を考えると，相関性が認められた理由として，成長に伴うアミノ酸合成の活発化と同時にメチインやアリインの合成も高まったため，それぞれのアミノ酸同士に相関性が認められたものと考えられる。

今日，フレーバー前駆体の生合成経路の骨格は，その詳細については議論が残っているものの，かなり明らかになってきている[17)-19)]。いくつかの重要な酵素遺伝子が機能的に同定されている[20]。それらはフィトケラチン合成酵素(PCS)，γ-グルタミルトランスペプチダーゼ(GGT)，フラビン含有モノオキシゲナーゼ(FMO)である[21]。対照的に，ジアリルスルフィド(DAS)，ジアリルジスルフィド(ジ-2-プロペニルジスルフィド，DADS)，ジアリルトリスルフィド(ジ-2-プロペニルトリスルフィド，DATS)のような前駆体からの揮発性化合物の生成過程は謎のままであり，これは部分的には，非常に速い化学反応と，それに続く中間段階の化合物の抽出と検出の難しさによるのかもしれない[19]。

収穫後，保存中のアリインの生合成機構はまだ十分に解明されていない。常温(20℃)で5日

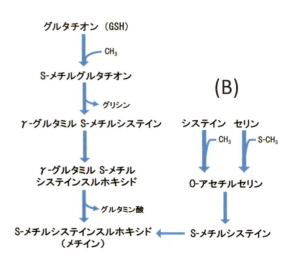

図3　メチイン生合成の経路図

間，低温(3℃)で12日間保存した収穫後のニラの緑葉におけるアリインの生合成機構を調べた報告がある[21]。硫黄同化に関連する推定遺伝子は，20℃および3℃での保存中に発現量が低下することが示された。低温は，システインの生合成や，CSOの生合成に関与するγ-グルタミルトランスペプチダーゼおよびフラビン含有モノオキシゲナーゼの発現には影響を与えなかった。貯蔵期間中のニラの品質を維持することで，アリインの合成が続いた。硫黄同化に関連する遺伝子の発現は主に白茎で見られたが，アリイン生合成遺伝子は緑葉で高い発現レベルを示した。この結果は，アリインが主に緑葉で合成される一方，アリイン合成の主要基質であるシステインは *de novo* 合成とタンパク質分解によるものであることを示している。また，収穫後のニラにおけるアリインの生合成は緑葉で行われ，貯蔵のために白茎に移行するということも明らかにされた。

4．ニラのうま味成分

食品のうま味は，甘味・酸味・塩味・苦味を加えた5つの基本味の1つで，アミノ酸のなかでは，アスパラギン酸とグルタミン酸がうま味

に寄与する主要な役割を果たしている[22)23)]。また，植物に最も多く含まれているアミノ酸は，アスパラギン酸とグルタミン酸である[24)]。ニラには，グルタミン酸やアスパラギン酸が比較的豊富に含まれている。また，グルコースやフルクトース含量も高い。山田らは，ニラ中のアスパラギン酸やグルタミン酸量は，アリインやメチインの量に正の相関性を示すことを報告している[1)]。これら4種のアミノ酸の動態を考えると，相関性が認められた理由として，成長に伴うアミノ酸合成の活発化と同時にメチインやアリインの合成も高まり，ニラの風味やうま味は，同時期にニラに蓄えられることがうかがえる。

5. ニラの品質改良

中国では，ニラの水耕栽培が行われている。その理由として，水耕栽培により中国北部で毎年収穫量の半分以上の損失の原因となる，根のある土壌に潜むニラブユ(Bradysia odoriphaga)の発生をほぼ根絶することができることがあげられる[25)]。水耕法による生産スタイルでは，毒性の高い殺虫剤の使用を劇的に減らすことができるが，一方で，水耕ニラの葉の組織は辛味が少なくなることが多い。水耕ニラでは二次代謝が減少し，一次代謝が亢進しているためであると考えられている[26)]。

塩分，干ばつ，高温・低温，紫外線照射などの環境ストレッサーは，園芸作物の栄養素，風味，味覚に顕著な影響を与えるが，このようなストレス条件下では収量の減少が避けられないこともある。一方で，不利な生育条件下では，植物は二次代謝産物の生産を促進し，ストレス条件への適応に大きな役割を果たす[27)]。そして，このような代謝産物の蓄積は，園芸植物特有のにおい，味，香りに寄与する。

Liuらは，植物が穏やかな塩分にさらされることで，CSO生合成に関連するアミノ酸(グルタミン酸，セリン，システイン)およびSを含むGSHの産生が促進され，これらの蓄積がニラの植物耐性および風味強度の向上に寄与している可能性があることを報告している。ニラの水耕栽培において，水耕液への穏やかな塩分濃度(6.25または12.5 mM NaCl)の添加では，葉組織中のグルタミン酸，セリン，グリシン，プロリンの蓄積を促進し，塩分負荷によってニラのうま味と甘味が増強されることが明らかにされている。ほかにも，葉組織中の可溶性糖，アスコルビン酸，可溶性タンパク質の含量が増加したり，硝酸含量を減少させる効果も示されている。さらに，塩分処理したニラの辛味レベルは著しく向上し，土壌栽培のニラと同等のレベルにまで達した，という。辛味成分としてアリインの産生に寄与するS-アリル-L-システイン S-オキシゲナーゼの発現上昇が塩類誘発生合成に直接関与している可能性があると結論づけている[28)]。

6. ニラの機能性

アリインは，抗酸化作用を持ち[29)]，酵素アリイナーゼの作用を受けてアリシンに変化する。アリシンは，ビタミンB1と結合してアリチアミンを合成し，ビタミンB1分解酵素の作用を受けにくくすることで，糖代謝を促進させる。さらに，アリシンからは，ジアリルジスルフィドやアホエンが生成される。アリシン，ジアリルジスルフィドやアホエンには，抗菌・抗カビ作用，抗血液凝固作用，抗酸化作用，抗腫瘍作用など有用な生理作用が認められている[30)-34)]。

メチインは，抗高脂血症，抗糖尿病作用を持つ[35)36)]。さらに，メチインは，アリイナーゼの作用を受けてメチルスルフェン酸に加水分解された後，S-メチルメタンチオスルフィネートやS-メチルメタンチオスルフォネートに変化する。これらは，抗腫瘍作用，抗菌作用などを持つことが報告されている[37)-41)]。

このように，ニラの含硫化合物からは，さまざまな機能成分が生成され，抗腫瘍作用，抗炎症作用，神経保護作用，抗酸化作用，抗菌作用などを示すことが報告されている[42)]。さらに，

夜尿症，腹痛，下痢，性機能障害，喘息などの治療にも伝統的に使用されていることも報告されており，また，アロキサン投与による糖尿病ラットに対しては，ニラのメタノール抽出物から得られるブチルアルコール画分が抗糖尿病活性と肝臓の保護活性を有することが報告されている[43]。

また，ニラエキスは高脂血症のブタにおいて，血清コレステロール，トリグリセリド，LDL-C，アテローム性指数を低下させ，有意な脂質低下作用を示した[44]。一方 Oh らは，主要成分であるフラボノイドとアミノ酸は，骨格筋成長の負の制御因子である Smad 経路をダウンレギュレートさせ，骨格筋の成長を促進することを報告している[45]。

Takemoto らは，抗アレルギー効果において，ニラエキスが治療薬としての効果を発揮することを報告しており[46]，ニラの機能性の効果の強さが期待される。

文献

1) 山田晋行，井治賢希，鮫島千遥，有岡佐和，竹本和仁，沼田聡，竹井悠一郎，鈴木麻希子，彼末賢，渡邊浩幸：成長に伴うニラ中の香味やうま旨味に関係するアミノ酸の変動，日本食品保蔵科学会，47 (5), 245 (2021).

2) H. Nojiri, T. Toyomasu, H. Yamane, H. Shibaoka and N. Murofushi: Qualitative and quantitative analysis of endogenous gibberellins in onion plants and their effects on bulb development, *Biosci. Biotechnol. Biochem.*, 57 (12), 2031 (1993).

3) 寺分元一：タマネギの鱗茎形成に関する研究（第3報），園芸學會雑誌，36 (3), 306 (1967).

4) 安東赫，池田英男：刈り取り後におけるニラの器官別の重量ならびに糖類含量の変化，*Hort. Res. (Japan)*, 6 (2), 217 (2007).

5) 安東赫，池田英男：ニラにおける収穫前後の ^{13}C の吸収と転流，*J. Japan. Soc. Hort. Sci.*, 75 (4), 350 (2006).

6) P. Rose, M. Whiteman, P. K. Moore and Y. Z. Zhu: Bioactive S-alk(en)yl cysteine sulfoxide metabolites in the genus Allium: The chemistry of potential therapeutic agents, *Nat. Prod. Rep.*, 22 (3), 351 (2005).

7) J. E. Lancaster and H. A. Collin: Presence of alliinase in isolated vacuoles and of alkyl cysteine sulphoxides in the cytoplasm of bulbs of onion (Allium cepa), *Plant Sci. Lett.*, 22 (2), 169 (1981).

8) G. S. Ellmore and R. S. Feldberg: Alliin lyase localization in bundle sheaths of the garlic clove (Allium sativum), *Am. J. Bot.*, 81, 89 (1994).

9) M. Yamazaki, M. Sugiyama and K. Saito: Intercellular localization of cysteine synthase and alliinase in bundle sheaths of Allium plants, *Plant Biotechnol (Tokyo)*, 19 (1), 7 (2002).

10) E. M. J. Van Damme, K. Smeets, S. Torrekens, F. Vanleuven and W. J. Peumans: Isolation and characterisation of alliinase cDNA clones from garlic (Allium sativum L.) and related species, *Eur. J. Biochem.*, 209 (2), 751 (1992).

11) P. Rose, M. Whiteman, P. K. Moore and Y. Z. Zhu: Bioactive S-alk(en)yl cysteine sulfoxide metabolites in the genus Allium: the chemistry of potential therapeutic agents, *Nat. Prod. Rep.*, 22 (3), 351 (2005).

12) N. Yoshimoto and K. Saito: S-Alk(en)ylcysteine sulfoxides in the genus Allium; proposed biosynthesis, chemical conversion, and bioactivities, *J. Exp. Bot.*, 70 (16), 4123 (2019).

13) B. Xie, Q. Wu, S. Wei, H. Li, J. Wei, M. Hanif, J. Li, Z. Liu, X. Xiao and J. Yu: Optimization of Headspace Solid-Phase Micro-Extraction Conditions (HS-SPME) and Identification of Major Volatile Aroma-Active Compounds in Chinese Chive (Allium tuberosum Rottler), *Molecules*, 27 (8), 2425 (2022).

14) J. A. Pino, V. Fuentes and M. T. Correa: Volatile Constituents of Chinese Chive (Allium tuberosum Rottl. ex Sprengel) and Rakkyo (Allium chinense G. Don), *J. Agric. Food Chem.*, 49 (3), 1328 (2001).

15) Y. Yabuki, Y. Mukaida, Y. Saito, K. Oshima, T. Takahashi, E. Muroi, K. Hashimoto and Y. Uda: Characterisation of volatile sulphur-containing compounds generated in crushed leaves of Chinese chive (Allium tuberosum Rottler), *Food Chem.*, 120 (2), 343 (2010).

16) B. Granroth: Biosynthesis and decomposition of cysteine derivatives in onion and other Allium species, *Ann. Acad. Sci. Fenn., Ser. A2. Chem.*, 154, 1 (1970).

17) M. G. Jones, J. Hughes, A. Tregova, J. Milne, A. B. Tomsett and H. A. Collin: Biosynthesis of the flavour precursors of onion and garlic, *J. Exp. Bot.*, 55 (404), 1903 (2004).

18) J. Hughes, A. Tregova, A. B. Tomsett, M. G. Jones, R. Cosstick and H. A. Collin: Synthesis of the flavour precursor, alliin, in garlic tissue cul-

19) J. E. Lancaster and M. L. Shaw: γ-Glutamyl peptides in the biosynthesis of S-alk(en)yl-L-cysteine sulfoxides (flavor precursors) in Allium, *Phytochemistry*, **28** (2), 455 (1989).
20) G. J. Meriel, H. Jill, A. Tregova, J. Milne, A. B. Tomsett and H. A. Collin: Biosynthesis of the flavour precursors of onion and garlic, *J. Exp. Bot.*, **55** (404), 1903 (2004).
21) X. Dai and Z. Yu: Transcriptome analysis reveals the genes involved in S-alk(en)ylcysteine sulfoxide biosynthesis and its biosynthetic location in postharvest chive (Allium schoenoprasum L.), *Food Res. Int.*, 111548 (2022).
22) D. Zhang, F. Zhang, Q. Zhang, Y. Lu, Q. Liu and P. Wang: Umami evaluation in taste epithelium on microelectrode array by extracellular electrophysiological recording, *Biochem. Biophys. Res. Commun.*, **438** (2), 334 (2013).
23) Y. Hwang, I. Ishamri and S. Joo: Identification of Umami Taste in Sous-Vide Beef by Chemical Analyses, Equivalent Umami Concentration, and Electronic Tongue System, *Foods*, **9** (3), 251 (2020).
24) V. Kumar, A. Sharma, R. Kaur, A. Thukral, R. Bhardwaj and A. Parvaiz: Differential distribution of amino acids in plants, *Amino Acids*, **49** (5), 821 (2017).
25) C. Chen, X. Shi, N. Desneux, P. Han and X. Gao: Detection of insecticide resistance in Bradysia odoriphaga Yang et Zhang (Diptera: Sciaridae) in China, *Ecotoxicology*, **26** (7), 868 (2017).
26) B. B. Han, B. J. Wang, J. Tong, M. C. Liu, Z. H. Wu, Y. L. Meng et al.: Effects of amino acid treatments on growth, quality, and yield of hydroponic Chinese chive, *Chin. Veg.*, 74 (2022).
27) R. Akula and G. A. Ravishankar: Influence of abiotic stress signals on secondary metabolites in plants, *Plant Signal Behav.*, **6** (11), 1720 (2011).
28) N. Liu, M. Hu, H. Liang, J. Tong, L. Xie, B. Wang, Y. Ji, B. Han, H. He, M. Liu and Zhanhui Wu: Physiological, transcriptomic, and metabolic analyses reveal that mild salinity improves the growth, nutrition, and flavor properties of hydroponic Chinese chive (Allium tuberosum Rottler ex Spr), *Front. Nutr.*, **9**, 1000271 (2022).
29) L. Chung: The Antioxidant Properties of Garlic Compounds: Allyl Cysteine, Alliin, Allicin, and Allyl Disulfide, *J. Med. Food*, **9** (2), 205 (2006).
30) A. Khodavandi, F. Alizadeh, N. Harmal, S. Sidik and F. Othman: Expression Analysis of SIR2 and SAPs1-4 Gene Expression in Candida Albicans Treated With Allicin Compared to Fluconazole, *Trop. Biomed.*, **28** (3), 589 (2011).
31) H. Limor, S. Eliav, N. Izigov, S. Pri-Chen, D. Mirelman, T. Miron, A. Rabinkov, M. Wilchek, J. Jacob-Hirsch, N. Amariglio and N. Savion: Allicin Up-Regulates Cellular Glutathione Level in Vascular Endothelial Cells, *Eur. J. Nutr.*, **48** (2), 67 (2009).
32) P. Avato, F. Tursi, C. Vitali, V. Miccolis and V. Candido: Allylsulfide constituents of garlic volatile oil as antimicrobial agents, *Phytomedicine*, **7** (3), 239 (2000).
33) R. Apitz-Castro, M. Jain, F. Bartoli, E. Ledezma, M. Ruiz and R. Salas: Evidence for Direct Coupling of Primary Agonist-Receptor Interaction to the Exposure of Functional IIb-IIIa Complexes in Human Blood Platelets. Results From Studies With the Antiplatelet Compound Ajoene, *Biochim. Biophys. Acta*, **1094** (3), 269 (1991).
34) Y. Jung, H. Park, H. Zhao, R. Jeon, J. Ryu and W. Kim: Systemic Approaches Identify a Garlic-Derived Chemical, Z-ajoene, as a Glioblastoma Multiforme Cancer Stem Cell-Specific Targeting Agent, *Mol. Cells*, **37** (7), 547 (2014).
35) K. Kumari and K. T. Augusti: Lipid lowering effect of S-methyl cysteine sulfoxide from Allium cepa Linn in high cholesterol diet fed rats, *J. Ethnopharmacol.*, **109** (3), 367 (2007).
36) C. G. Sheela, K. Kumari and K. T. Augusti: Anti-Diabetic Effects of Onion and Garlic Sulfoxide Amino Acids in Rats, *Planta Med.*, **61** (4), 356 (1995).
37) S. Kim, K. Park, J. Kim, I. Jeong, M. Byun, J. Park, S. Yee, K. Kim, R. Johng, K. Yamada and K. Seo: Thiosulfinates from Allium tuberosum L. induce apoptosis via caspase-dependent and -independent pathways in PC-3 human prostate cancer cells, *Bioor. Med. Chem. Lett.*, **18** (1), 199 (2008).
38) J. Lee, H. Yang, K. Park, J. Kim, M. Lee, I. Jeong, K. Shim, Y. Kim, K. Yamada and K. Seo: Mechanisms of thiosulfinates from Allium tuberosum L.-induced apoptosis in HT-29 human colon cancer cells, *Toxicol. Lett.*, **188** (2), 142 (2009).
39) Y. Nakamura, K. Kawai, H. Furukawa, T. Matsuo, K. Shimoi, I. Tomita and Y. Nakamura: Suppressing effects of S-methyl methanethiosulfonate and diphenyl disulfide on mitomycin C-induced somatic mutation and recombination in Drosophila melanogaster and micronuclei in mice, *Mutation Research/DNA Repair*, **385** (1), 41 (1997).
40) Y. Ito, Y. Nakamura and Y. Nakamura: Suppression of aflatoxin B1- or methyl methanesulfonate-induced chromosome aberrations in rat bone marrow cells after treatment with S-methyl

methanethiosulfonate, *Muta. Res. Genet. Toxicol. Environ. Mutagen.*, **393** (3), 307 (1997).

41) K. Seo, Y. Moon, S. Choi and K. Park: Antibacterial Activity of S-methyl Methanethiosulfinate and S-methyl 2-propene-1-thiosulfinate From Chinese Chive Toward Escherichia Coli O157: H7, *Biosci. Biotechnol. Biochem.*, **65** (4), 966 (2001).

42) Y. Li, J. Yang, X. Pu, J. Du, X. Yang, T. Yang and S. Yang: Therapeutic Role of Functional Components in Alliums for Preventive Chronic Disease in Human Being, Evid. Based Complement. *Alternat. Med.*, **2017** (1), 9402849 (2017).

43) X. Tang, O. Olatunji, Y. Zhou and X. Hou: Allium tuberosum: Antidiabetic and hepatoprotective activities, Food Res. Int., **102**, 681 (2017).

44) R. Choudhary: Benificial effect of Allium sativum and Allium tuberosum on experimental hyperlipidemia and atherosclerosis, *Pak. J. Physiol.*, **4** (2), 7 (2008).

45) M. Oh, S.-Y. Kim, S. Park, K.-N. Kim and S. H. Kim: Phytochemicals in Chinese Chive (Allium tuberosum) Induce the Skeletal Muscle Cell Proliferation via PI3K/Akt/mTOR and Smad Pathways in C2C12 Cells, *Int. J. Mol. Sci.*, **22** (5), 2296 (2021).

46) K. Takemoto, T. Ganlin, M. Iji, T. Narukawa, T. Koyama, L. Hao and H. Watanabe: Vegetable Extracts as Therapeutic Agents: A Comprehensive Exploration of Anti-Allergic Effects, *Nutrients*, **16** (5), 693 (2024).

〈渡邊　浩幸／竹井　悠一郎／竹本　和仁〉

第2編　野菜のおいしさ

第2章　根菜類

第1節
ニンジン

1. ニンジンの起源と歴史

　ニンジン(*Daucus carota* L. subsp. *sativus* (Hoffm.) Arcang.)は，中央アジア(現在のアフガニスタン周辺)原産の一年草または二年草である[1)-3)]。ニンジンには，東洋系品種(中・長根種)と西洋系品種(短根種)があり，9～10世紀以降に西アジア経由でヨーロッパと中国にそれぞれ伝わったとされる[1)2)](図1)。東洋系品種は，西アジアからインドを経て中国を経由し，日本には16世紀頃に渡来し，17世紀に「滝野川」や「金時」などが成立した[1)]。中国では，胡の国から伝わったダイコンという意味の「胡羅葡(ふろぼ)」と呼ぶ。中国(華北)で広まって渡来したニンジンは，日本で古くから知られていたウコギ科のオタネニンジン(*Panax ginseng*，御種人参，薬用人参)と根の形がよく似ていたため，オタネニンジンと区別するため，「セリニンジン(芹人参)」と呼ばれた。ニンジンの葉の形態が，セリ(*Oenanthe javanica* (Blume) DC.)と類似していたためとされる。ニンジンは，オタネニンジンと区別するため，「セリニンジン」のほか，「菜ニンジン」や「畑ニンジン」などと名付けられた。その後，食用として広く利用されるようになり，いつしかセリ(芹)がとれてニンジン(人参)となった。東洋系品種の特徴は，しっかりした歯ごたえであり，香りが強いことである。江戸時代初期に渡来した東洋系品種は，赤色や白色，黄色，橙黄色，紫色など多彩であったものの，そのうち日本で現在も広く栽培されているのは，赤色の

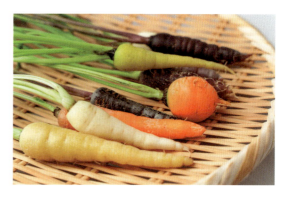

図1　ニンジンの根は多彩で多様である
世界各国のニンジンは，橙色の西洋系品種(短根種)が一般的である[1)2)]。ニンジンの原産地とされる中央アジア(現在のアフガニスタン周辺)に分布する野生種や，ニンジンの野生種を利用して育種した栽培種のなかには，ニンジンの根の色が白色や黄色，紅紫色，黒紫色など多彩であり，根の形態も丸いものや長いものなど多様である[2)]。

「金時」だけである[2)]。一方，西洋系品種は，アフガニスタンのヒンドゥークシュ山脈の北側から西に向かってヨーロッパに到達し，オランダにおいて16世紀後期にカロテンを多く含む橙色の系統が選抜育種され，西洋系品種(欧州系品種)の元となった[1)]。西洋系品種は，日本には19世紀にフランスやアメリカなどから導入され，北海道に土着した寒地型と長崎県などの暖地に順化した暖地型に分けられる[3)]。日本で育種された西洋系品種は，根の長さを元に，三寸ニンジンや五寸ニンジンなど，尺貫法で表現される。日本では，西洋系品種のうち，肥大根が橙色の五寸ニンジンのF_1品種が1960年代半ばより急速に普及し，現在では五寸ニンジンが日本のニンジンの一般的な形態になっている[1)]。

2. ニンジンの生理生態的特性と生産

　ニンジンの地上部の生育適温は18～21℃で

表1 品種利用型野菜（ニンジン）の作型と地域別作期[6]

基本作型	適地	播種期（月旬）	収穫期（月旬）	備考
春まき栽培	寒地～暖地 寒地～暖地	3中～5中 2中～4中	6下～9中 6上～7下	露地栽培（べたがけを含む） トンネルなどの保温栽培
夏まき栽培	寒地 寒冷地 温暖地～暖地	6上～6下 6下～7中 7中～8下	10上～10下 10上～12下 11上～3下	露地栽培
秋・冬まき栽培	温暖地～暖地	10中～1中	3下～5下	トンネルなどの保温栽培

あり[3)4)]，地域の気候にあわせて，全国的にみると周年供給されている[1)2)5)]。ニンジンは，国が定める指定野菜14品目の1つであり，生産量は635,500 tである（2021年）。ニンジンの生産量の日本一は北海道であり，全国シェアの32％を占め，次いで千葉県，青森県，徳島県，長崎県，茨城県の順である。ニンジンの生産量が1位の北海道および2位の千葉県の2県をあわせ，ニンジンの国内生産量の49％を生産する（2021年）。秋ニンジンは北海道および青森県が，冬ニンジンは千葉県および茨城県が，春夏ニンジンは千葉県および徳島県がおもな産地である[2)]。ニンジンは，冷涼な気候を好むため，寒冷地では春まき栽培，温暖地では夏まき（冬どり）栽培がおもである[1)6)]（表1）。ニンジンの花芽分化は，緑植物春化型（低温感応型）である[1)3)]。ニンジンの収穫時期は，播種時期や品種などにより異なる。温暖地から暖地の場合，夏まき栽培では，播種後110日ほど，根重200 g前後で収穫でき，越冬時に肩が露出しないように土寄せしておけば，翌年の3月下旬まで収穫が可能である。冬まき栽培では，播種後120～140日，根重170～200 gで収穫できる[6)]。収穫期が遅れると裂根が早い品種があるため，適期収穫に努める[1)]。

3. ニンジンのおいしさとその評価

ニンジンのおいしさに関する日本における研究例は多くない[7)]。ニンジンは，直根性の師部肥大型の根菜類であり，木部の肥大した心部と師部の肥大発達した肉部からなり，いずれも柔組織である[4)]。ニンジンは，特に師部柔組織の発達が顕著であり，師部の割合がダイコンやカブなどに比べて高い[1)4)]。橙色は，師部が木部に比べて濃く，カロテンの含有率も高い[1)4)8)]。ニンジンは，カロテンのほか，ミネラルや食物繊維なども豊富に含む[9)]（表2）。

3.1 含有成分

ニンジンは5％前後の糖分を含み，還元糖と非還元糖がおもで，デンプンが少なく，全糖が肥大とともに増え，生育中期以降は5％前後で推移する。生育初期には還元糖の比率が高く，生育中期以降は非還元糖が増えてその比率を増し，生育後期には非還元糖が3～4倍になる。また，デンプンは肥大とともに増えるが，生育中期以降は減る[4)]。北海道産の秋どりニン

表2 ニンジンのおもな食品成分（可食部100 g中）

水分	89.1 g
炭水化物	9.3 g
灰分	0.8 g
カリウム	300 mg
カルシウム	28 mg
カロテン	10,200 μg
ビタミンC	6 mg
食物繊維総量	2.8 g

日本食品標準成分表（八訂）増補2023年[9)]から作表
食品名：（にんじん類）　にんじん　根　皮つき　生

ジンの分析結果，可食部100g当たりのショ糖含量が3.4gで，糖含量の半分強を占め，残りを果糖およびブドウ糖で2分した。また，遊離アミノ酸組成は19種類が定量され，グルタミンが最も多く，全アミノ酸含量の4割強を占め，次いでアラニンおよびアスパラギンが1割程度であった[10]。ニンジンの品質に及ぼす栽培条件の影響において，ショ糖，果糖，ブドウ糖および全糖は，品種および作型の影響が大きく，栽培年次，施肥条件，土壌および収穫熟度も影響した[11]。ニンジン片の蒸し時間を変えて官能評価および理化学評価を行った結果，蒸し時間が増すにつれて，官能的には軟らかさ，ジューシーさおよび甘味が増えたことから[12]，ニンジンを蒸し加熱することにより甘味が増す可能性がある。

3.2 色素成分

西洋系品種の色素はカロテノイドであり，橙色の短根種はαカロテンとβカロテンをほぼ2：3の割合で含み，そのほかγカロテンやキサントフィルなどを少量含む[4]。カロテン（carotene）の名前は，英語名の「carrot」に由来する。カロテンは，油に溶けやすく，油との相性がよい。カロテンは，バターや油などと一緒に調理すると吸収が促進される。そのため，ニンジンを利用したきんぴらや精進揚げなどは理にかなった食べ方である。ニンジンは，根を食べる野菜（根菜類）のなかでは珍しく，緑黄色野菜に含まれる[2]。カロテンの生成適温は16～21℃であり，生育後期に土壌容水量が50％以下の乾燥状態にあると，カロテンおよび糖の含量が増え，着色も優れる[3]。ニンジンのカロテノイドの蓄積量（色調の濃淡）には品種間[1,4,13,14]，部位間[1,4,8]および季節間[14]差異が認められる。根部の部位別のカロテン含量は，師部が木部の2倍以上であり，地表に近い肩部が多く，根の先端部ほど少なく，先端部では師部でも肩部の木部程度の含量である[1,4]。「金時」などの赤色の品種の色素はリコペンが主体であり，リコペンの含量が高く，橙色の短根種に含まれるαカロテンやβカロテンなどのカロテノイドの含量が著しく少ない[4,13,15]。ニンジンは，根の肥大とともに着色し，根色の濃さが品質を決める1つの要素となる[4]。ところで，和食の基本の1つに「五色」という考え方がある[16,17]。料理は，白，黒，赤，黄および青（緑）の五色で表現することが重要であり，5つの色の食材を偏りなくとることは，外観だけでなく，栄養面でもバランスがとれる[18]。和食材のなかでは，赤やそれに近い色のものは少ないため，橙色および赤色のニンジンは，和食にとって重要な食材であり，カラフルニンジンは和食の「五色」を補うことができる[16]。

3.3 嗜好性

ニンジンは，健康志向とも相まって，カロテンが豊富であり，ニンジン臭の少ないニンジンの消費者ニーズが高まり，ニンジンの育種もその方向に進んでいる[2]。ニンジンの嗜好性では，濃い色と硬い食感が好まれ，強い香りは好まれず，味は好き嫌いの両極に分かれた[19]。野菜に関心が高い社会人と大学生をパネルとして嗜好型の官能評価を行った結果，ニンジンへの嗜好形成度，ニンジン臭さ，甘味の好みにおいて，大学生は社会人に比べて嗜好の形成度が低く，クセのあるニンジンを拒否し甘いものを受容する傾向であった。また，嗜好性とアミノ酸およびミネラルの分析値との関係を調べた結果，万人が好む方向に向かう場合，香りが薄く，クセや渋みなどがなく，甘味に支配され，アミノ酸やミネラルなどの生体に有効な成分が薄いニンジンになると警鐘を鳴らした[20]。ところで，遊離糖含量はニンジンの甘味への寄与が大きいと推測されるが，品種間で比較する場合，単純に糖含量だけで官能的な甘味が評価されるわけではない。硬さやニンジン臭さなどが官能的な甘味を弱めるように解釈される。また，うま味，特に出汁で煮たときのうま味については，グルタミン酸など既知成分だけでは評

価できない場合があり，未知成分や食感の影響なども含めてさらなる解析が必要である．ニンジン臭さや食感なども，ニンジンのおいしさを特徴づける重要な要素であり，簡易に数値化できる方法の開発が待たれる[21]．

4. ニンジンの種類とその特性

ニンジンは，肥大根長が4～5 cmから80 cm以上まで多くの品種が分化しており[1)4)]（図1），肥大根長によって短根種（西洋系品種）と中・長根種（東洋系品種）に分けられる．短根種はさらに三寸群や四寸群，五寸群などに分けられ，中・長根種もさらにDanvers（ダンバース）群で'札幌太'や'中村鮮紅太'などの肥大根長が20～40 cmの中長，Long Orange（ロング・オレンジ）群で'国分大長'や'札幌大長'などの肥大根長が50～60 cmの大長，'滝野川鮮紅大長'や'万福寺鮮紅大長'，'熊本長'などの肥大根長が70 cm以上の超大長などに分けられる[4)]．ニンジンのうち，日本で最も多く栽培されているのは，根長が15～20 cm，直径が4～5 cmのいわゆる「五寸ニンジン」である[1)]．

それぞれのニンジンの特性について以下に述べる．

4.1 五寸ニンジン

五寸ニンジンは，甘みが強い西洋系品種（短根種）であり，日本では最も多く流通している[2)]．根長は15～20 cm．五寸ニンジンの肥大根の形は，円錐形や円筒形，細長形，尻づまり，尻細りなど多様であるものの，日本では一般に，円筒形であり，肉づきがよく，尻づまりして首が細く，根端まで着色して肌が平滑であるものが優れるとされる[3)]．江戸時代後期に，長崎県で栽培記録が残る'羊角ニンジン'は，日本における西洋系品種の最初とされる[2)]．それが'長崎五寸'になり，現在の日本の主流である五寸ニンジンの'黒田五寸'や一代雑種の'向陽二号'などが育種された[2)]．五寸ニンジンは，気候および土壌に対する適応範囲が広いため，世界各地で最も広く栽培され，品質が優れた品種も多い．日本では，高度経済成長期における食卓の洋風化に伴い，西洋系品種が東洋系品種に代わり主流となった．

4.2 三寸ニンジン

三寸ニンジンは，早生の晩抽性品種であり，根長が10 cm程度の小型の円錐形の西洋系品種（短根種）である．三寸ニンジンは，生育が早いものの，収量が少なく，現在ではほとんど栽培されていない[2)]．東京都大田区西馬込が発祥の'馬込三寸ニンジン'は，地域在来野菜の「江戸東京野菜」として登録されている．'馬込三寸ニンジン'は，甘味は控えめであるものの，昔ながらのニンジンの香りがある[16)]．

4.3 大長ニンジン：Long Orange（ロング・オレンジ）群

大長ニンジンの根長は，大長が60～70 cm程度，超大長が長いもので120 cm程度に達する．大長ニンジンの根径は4～5 cm程度，細いものでは2 cm前後と細長い東洋系品種（中・長根種）のニンジンである．正月の縁起物野菜として利用する．橙色または橙黄色であり，肉質がしまり，ニンジン臭が強いものが多い．大長ニンジンは，軟らかくて甘みが強く，食味も優れるものの，収穫作業に手間がかかるため，現在は正月料理などにわずかに利用される程度である[2)]．大長ニンジンは，植物体がごく小さいうちに低温に感応して抽台するため，春まき栽培には不適であり，夏まき（冬どり）栽培専用として利用される（表1）．大長ニンジンは，'国分大長'や'札幌大長'，'滝野川鮮紅大長'，'万福寺鮮紅大長'，'熊本長'などが地域在来野菜として栽培されている[16)]．

4.4 ミニニンジン

ミニニンジンは，根長が10 cm程度，直径が1～1.5 cm程度の小型種の西洋系品種（短根種）である．「ミニキャロット」や「ベビーキャ

ロット」,「ベビーニンジン」などとも呼ばれる。ミニニンジンは,ニンジン特有の臭いが少なく,甘みもあるため,生食用として人気がある。生のままサラダや料理の付け合わせなどに利用する[2]。ミニニンジンのなかには,加工用のニンジンを削った丸い形のものもある[2)16]。ミニニンジンは五寸ニンジンに比べて栽培期間が短く,単位面積当たりの出荷数量も多く見込めるため[22)23],大都市近郊農業で導入する有望品目として提案できる。少人数の家庭でも無駄なく使える小型野菜の需要増加[22]を受け,ミニニンジンの生産および販売拡大のため,ニンジン全体の市場におけるミニニンジンのポジショニングを明らかにし,その販売形態や価格などを推定した結果,ミニニンジンの特徴として「皮をむかずにそのまま使える」,「生のままサラダに使える」および「甘みが強くて,ジューシー」が魅力であり,ミニニンジンは生食(サラダ)需要としての商品性を有する可能性がある[24]。

4.5 金 時

「金時」は,日本で広く栽培されている唯一の東洋系品種である。おもに関西地方で利用され,正月料理用として多く出回る。「京ニンジン」とも呼ばれる。「金時」の特徴は,赤色が濃く,肉質が軟らかくて甘みが強く,ニンジン臭が少ないことである。心部まで鮮やかな赤色を示し,根長が30 cm程度の細長い中長型の形状である[2]。「金時」は,日本料理に適するものの,晩生で抽台が早く,収量が少ない欠点がある。抽台が早いため,暖地の夏まき(冬どり)栽培(表1)がおもであり,耕土が深い砂質壌土で優品ができる。「金時」は,香川県で多く栽培されているものの,「なにわの伝統野菜」としても登録され[16],「大阪人参」とも呼ばれる。

4.6 島ニンジン

「島ニンジン」は,沖縄県特産の地域在来野菜であり,沖縄県だけで栽培され[2],冬に出回る。沖縄県では,「島ニンジン」を「チデークニ」と呼ぶ。琉球語の「チ」は黄色,「デークニ」はダイコンのことである。「島ニンジン」は,耐暑性が強く,根の色は黄色であり,根長が30〜40 cm,直径が2〜3 cmと細長い[2]。「島ニンジン」は,外観がゴボウ(*Arctium lappa* L.)によく似ており,甘みがあり,「島ニンジン」特有のさわやかな芳香をもつ。煮物や炒め物,天ぷらなどに利用する。

4.7 紫人参

「紫人参」は,表皮が紫色で,心部が橙色か紫色のニンジンである。濃紫色の「紫人参」は「黒にんじん」とも呼ばれる。「紫人参」は,糖度が高く甘味があり,サラダや野菜スティックなどで生食もできる。「紫人参」は,カロテンのほか,アントシアニンを含む[16]。

4.8 ニンジン葉

「ニンジン葉」は,関西の京都府を中心に夏だけの葉物として出回る。地元では「にんじん葉」や「葉にんじん」などと呼ばれる。「ニンジン葉」は,根の肥大していない若いニンジンや,小指大程度の根に20 cm程度の若葉が伸びたニンジンなどを収穫する。ニンジンの若葉は,根の2倍以上のビタミンAを含み,ビタミンCやカルシウムなども豊富である[2]。風味があり,油炒めやお浸し,和え物,天ぷらなどに利用する。

4.9 ニンジンジュース

ニンジンは,抗がん作用のあるカロテンやミネラル,食物繊維などを豊富に含む栄養価の高い野菜であり[9],煮物や炒め物などのほか,乾燥野菜や野菜ジュースなどとしても利用する。人気が高いニンジンジュースは,気軽に飲めるヘルシードリンクの流行と相まって,レモン汁を加えたり,フルーツ果汁とミックスしたりして,ニンジン嫌いにも飲みやすく商品化され,メーカーごとに個性が見られる[2]。ニンジン

ジュースの市場は，ニンジンジュース 100％とニンジンジュースにフルーツ果汁を混合したものを含めると，トマトジュースの市場を超える。

文献

1) 農業技術大系：第9巻 ダイコン・ニンジン・カブ・ゴボウ，農文協，ニンジン（2024）．
2) グラフィック100万人の野菜図鑑：にんじん，野菜安定供給基金，2, 5-8 (1997).
3) 駒井史訓，西貞夫（監修）：新編 野菜園芸ハンドブック，養賢堂，770-781 (2001).
4) 斎藤隆：野菜の生理・生態，農文協，123-143 (2008).
5) 宮本菜々子ほか：園芸学研究，22 (2), 141 (2023).
6) 元木悟，金山喜則編：園芸学第2版，文永堂出版，109 (2023).
7) 堀江秀樹：特定非営利活動法人野菜と文化のフォーラム 平成19年度農林水産省補助事業知識集約型産業創造対策事業「野菜のおいしさ検討委員会」報告書（2008）．
8) 渡辺慶一，高木千明：植物工場学会誌，12 (2), 134 (2000).
9) 文部科学省：日本食品標準成分表（八訂）増補2023年（2023）．
10) 古館明洋：日本家政学会誌，55, 335 (2004).
11) 矢野昌充ほか：野菜試験場報告，A8, 53 (1981).
12) 堀江秀樹，平本理恵：日本調理科学会誌，42, 194 (2009).
13) 高橋啓太ほか：園芸学研究，19 (4), 391 (2020).
14) 田中彰ほか：北海道立食品加工研究センター研究報告，4, 31 (2000).
15) 渡辺慶一ほか：日本食品工業学会誌，35 (5), 315 (1988).
16) 板木利隆（監修）：新・野菜の便利帳，高橋書店，134-136 (2016).
17) 高宮和彦：食生活総合研究会誌，1 (1), 52 (1991).
18) 井村直恵：京都マネジメント・レビュー，37, 119 (2020).
19) 小出あつみほか：名古屋女子大学紀要，66, 25 (2020).
20) 山口静子：日本醸造協会誌，103 (3), 163 (2008).
21) 堀江秀樹：特定非営利活動法人野菜と文化のフォーラム 平成20年度野菜等健康食生活検討委員会 野菜のおいしさ検討委員会報告書（2009）．
22) 八木明香ほか：園芸学研究，16 (1), 61 (2017).
23) 谷本聡美ほか：園芸学研究，19 (4), 381 (2020).
24) 元木悟ほか：園芸学研究，16 (4), 487 (2017).

〈元木 悟〉

第2節
ダイコン

1. はじめに

ダイコン栽培の歴史は古く，紀元前のエジプトまで記録を遡ることができる。今日までの数千年に及ぶ人類との関わりのなかで，食文化の発展に伴い，用途に適した多彩な品種が育成されてきた。わが国においても，サラダや刺身のつま，大根おろしなどの生食はもとより，煮物などの加熱調理用，漬物加工用，切り干し加工用など，それぞれの用途に応じたさまざまな特性をもつ品種が分化している。ここでは，ダイコンのおいしさについて各用途別に品種の特徴を踏まえて解説する。

2. ダイコンの味を特徴づける成分であるイソチオシアネート

アブラナ科植物のなかで，主に根部を食用とする野菜としては，カブとダイコンがある。両者はゲノム配列が異なり互いに交雑することのない別種であり，同じアブラナ科植物でありながら，明確な味や香りの違いが存在する。この違いは組織の破壊によって生成されるイソチオシアネート（辛味成分）の種類の違いによるところが大きい。イソチオシアネートはアブラナ科の野菜で広く生成される化合物であるが，それぞれの種によって化学構造の異なるイソチオシアネートが生成され，100種以上が知られている。さらに多くの場合，複数のイソチオシアネートが同時に生成されており，その構成比も種によって異なるため複雑である。ダイコンで生成される主要なイソチオシアネートは，ラファサチン（4-メチルチオ-3-ブテニル-イソチオシアネート：4-methylthio-3-butenyl isothiocyanate）である。これは，他のアブラナ科野菜には生成されないダイコン特有のイソチオシアネートであり，独特のダイコン臭の元となっている。また，ラファサチンは他のイソチ

オシアネートと比較して化学的に非常に不安定であり，時間の経過とともに硫黄臭や黄色色素を生じるが，これが"たくあん漬"固有のうま味をもたらしていることは非常に興味深い。

わが国のダイコン在来種集団や一部のダイコン品種のなかには，主要なイソチオシアネートとしてエルシン(4-methylthiobutyl isothiocyanate)を生成する個体が存在することが知られている[1)-3)]。エルシンは化学的に安定しているため，これを素材に育成された'ダイコン中間母本農5号'，'悠白'，'サラホワイト'および'令白'はラファサチンをほとんど含まないため，漬物加工後にメタンチオール(methanthiol)などによる硫黄臭や黄色色素を生じず，大根おろしも変色しにくく保存性も高い[2)]。また，アントシアニン色素の原料用として硫黄臭がしない'セントルージュ'も育成されている。これら，エルシンを主要なイソチオシアネートとする新規品種は，特有のダイコン臭もないことから，現在のところ，その用途は限定的である。

イソチオシアネートに関連した育種としては，生食が一般的な中国では，乾物当たりのイソチオシアネートの少ない'紅心大根'などが育成されてきた。一方，わが国では薬味用にイソチオシアネートの含量が多く辛味の強い品種が用いられるが，これは，次に述べる乾物率の高さに起因しており，乾物当たりのイソチオシアネート含有量の多い方向へ改良されたものではないようである[4)]。

他に，根部に含まれるデンプン量も品種によって異なり，味の違いに影響している可能性があり，耐寒性が強く越冬率の高い北支系品種にデンプンを多く蓄える品種が多い。

また，糖の構成比率も品種によって異なることが知られている。ダイコンに含まれる主要な糖は，スクロース，グルコースおよびフルクトースであり，'青首大根'ではグルコースとフルクトースが大部分を占めるが，'ハマダイコン'や'松館しぼり大根'ではスクロースが主要な糖となっている。しかし，大根おろしを用いた食味官能試験では，糖構成比の異なる品種間に，味の違いは感じられなかった[4)]。

3. ダイコンの用途を左右する乾物率

現在，わが国でダイコンといえば'青首大根'を連想するほど広く普及している。'青首大根'は短期間に大きく肥大する性質があるが，そのほとんどが水分で乾物率は5％程度と野菜のなかでも水分含量が多い。しかし多様なダイコンの品種のなかには，ハマダイコン類のように乾物率が15％ほど(成分が'青首大根'の約3倍)と高く，水分含量が少なく根部がほとんど肥大しない品種もある。そこで，さまざまなダイコン65品種において，根重と含水率の関係を調査した結果を図1に示した。大きなダイコンほど水分含量が多く，根重と含水率の間にはr＝0.779の正の相関が認められた。このことから，野生のハマダイコンから改良されてきた栽培種は，収量が上がるように改良されてきたと同時に，含水率が上昇するように，味が薄くなるように(食べやすく)改良されてきたとも考えられる。ダイコンの肥大遺伝子は，収量増加の遺伝子というよりは含水量増加遺伝子ともとらえられる。水分が多くなることで，野生では高濃度で生食できなかったダイコンの成分が薄められ，食べやすく，煮物や漬物加工において味がしみ込みやすくなったのであろう。なお，乾物率と，果肉硬度および糖度の間にも高い正の相関関係があることが知られている[5)]。また，食べやすく改良されてきた一方で，栄養分を凝縮すると同時に，保存性を高めるための加工方法，切り干し大根が開発されてきた。今日のように一般家庭に冷蔵庫が普及する以前，特に明治～昭和初期には，現在よりはるかに多くの切り干し大根が生産されていたようである。

このように一概にダイコンといってもその乾物率には大きな差があり，水分含量がポイントとなって加工方法が関係して多彩な品種が生み出されてきた。一例として1960年代以降現在までの秋田県在来種とその利用方法について表

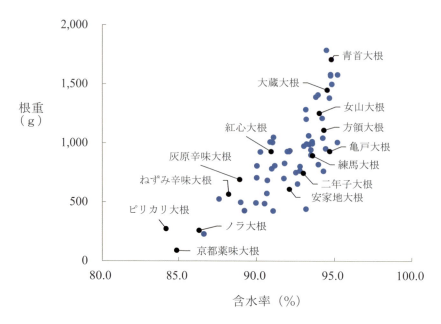

図1 固定種ダイコン65品種の根重と含水率の関係
栽培圃場および栽培期間は全品種同一条件

1に示した。乾物率5％前後の市販の'青首大根'は煮物用に用いられる一方，乾物率7％〜10％の在来種は主に漬物加工用に用いられ，乾物率が10％を超える硬い在来種'大館地大根B'および'松館しぼり大根'は薬味専用として用いられてきた。

4. 根部の部位と成分，味の違い

葉に近い根首部は辛味が少なく甘みが強く，根先部は辛味が強く甘みが少ない（図2，図3）。短形や球形のダイコンではそれほどでも ないが，長形のダイコンではこの傾向は顕著である。また，ダイコンの旬である寒い時期の栽培で，より部位間の糖度差が大きくなるようである。このようにダイコンを利用する場合は，部位の特徴に合わせた使い分けが重要となってくる。

5. 用途別のおいしい食べ方
5.1 大根おろし

ダイコンにはグルコシノレートという化合物が存在しているが，それ自体は辛くない。すり

表1 秋田県在来ダイコンの特性と主な用途

品種名	根重 (g)	乾物重 (g)	乾物率 (%)	中心部硬度 ($kg \cdot cm^{-2}$)	中心部糖度 (Brix %)	主な用途
大館地大根 B	422	61	14.6 %	32.4	7.6	薬味
松館しぼり大根	378	50	13.2 %	35.0	7.2	薬味
沼山大根	426	46	10.8 %	32.3	6.2	漬物 薬味
大館地大根 A	456	42	9.1 %	30.0	5.8	漬物
関口大根	678	53	7.8 %	21.6	6.0	漬物
秋田大根	842	64	7.7 %	22.2	5.4	漬物
川尻大根	764	55	7.2 %	22.2	4.6	漬物
秋田三八大根	1012	65	6.4 %	20.4	4.6	煮物 漬物
青首大根（対照）	2206	115	5.2 %	14.9	4.4	煮物

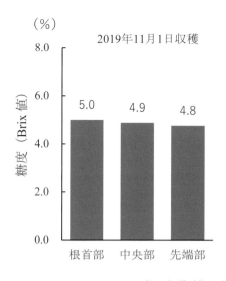
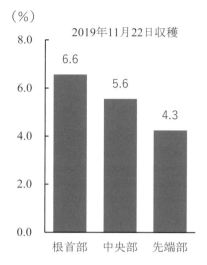

図2 根の収穫時期と部位別糖度（Brix値）
品種は「香漬の助」

おろすなどして組織が破壊され，酵素のミロシナーゼと結びつくことによってイソチオシアネートが生成されて辛くなるのである。大根おろしは，すりおろして2〜3分ほどで辛味が発揮され，約30分経過すると，辛味成分が減少するとともに硫黄臭や黄色色素を生じてくるため，この間に食べきることが大切である。また，大根おろしの保存の方法としては冷凍，粉末パウダーなどがある。

甘みを味わいたい場合は，'青首大根'や中国系'ビタミン大根'の根肩部分をおろして，軽く水分を搾って用いると，かすかな辛味と強い甘みのある大根おろしを食することができる。一方，ツーンとした強い辛味とダイコンの風味を味わいたい場合は，薬味専用の辛味ダイコンが適している。大根おろしは日本だけの食し方で，古く江戸時代から存在していた記録があり，現在でも各地で受け継がれてきた個性豊かな辛味ダイコンが知られている。辛味ダイコンは小型で水分が少ないため，そばつゆなどに加えても薄めることなくダイコンの風味が味わえる。また，辛味ダイコンの繊維が気になる場合は，大根おろしをガーゼなどで搾ってその搾り汁を調味料として刺身にかけて用いるといっ

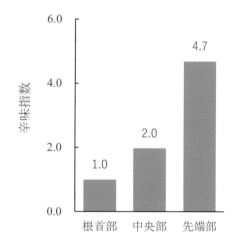

図3 根の部位別辛味指数
根首部分を1とした場合のイソチオシアネート含量の相対値。
品種は「青首大根」

た使用方法も伝承されている[4]。

5.2 生食

サラダなどの生食には辛味成分が少なく，糖度の高い中国系品種が適している。水分が少ない方が食感が優れるといわれており，見た目も鮮やかな'ビタミン大根'，'紅心大根'および'紅くるり大根'などが適している。

5.3 おでん，煮物

煮物には，水分含量が多く薄味で，軟らかく味が染みこみやすい'青首大根'が適している。なかでも繊維が少なく，細胞壁が薄い品種の方が適しているとされる。

5.4 炒め物，焼き物

わが国での熱を加えるダイコンの利用方法としては，これまで煮物がほとんどで味がしみ込みやすく食感が良い'青首大根'が用いられてきた。近年になって，イタリアンレストランなどの広がりから，次第に焼き物や炒め物としてのダイコンの利用が広まりつつある。この場合，比較的水分が少なく味のしっかりした品種が適しており，硬い在来種が再び脚光を浴びている。秋田県の在来種'沼山大根'は乾物率が約10％と，通常の'青首大根'と比較すると約1.7倍の濃さがある(表1)。従来は，漬物用として細々と伝承されてきたが，焼き物や唐揚げにした場合，水分が少ないため型崩れしにくく，味が濃くダイコン本来のおいしさを堪能できると見直され，生産が増加している。ジャガイモの様なホクホク感，茹でたトウモロコシやエダマメの様な香りもかすかに感じられる。'沼山大根'の成分分析からは，乾物率と同様にタンパク質，脂質および炭水化物も1.7～2.2倍ほど多く，ミネラルやビタミンCも同様に多いことが明らかになった[6]。また遊離アミノ酸含量の分析からは，特にうま味成分であるグルタミン酸やアスパラギン酸が多いこともこれを裏づけている[7]。しかも苦味成分であるアルギニンなどの含有量も多いことがわかり，これが単なるうま味以外に若干の苦味が食味にアクセントを与え，深い味わいを生み出しているものと推測されている。

5.5 切り干し

切り干し大根には，現在は一般的には'青首大根'が利用されている。

5.6 漬物

煮物と並んで大根の利用方法のもう1つの柱が漬物である。昭和初期までは自家採種によって維持されてきた在来種を煮物から漬物まで幅広い用途に利用してきたが，1960年代になって種苗メーカーから宮重系の作りやすい'青首大根'の種子が提供され，煮物用には'青首大根'が利用されるようになっていった。しかし，漬物用，特に長期保存用の漬物に関しては水分が少なく，硬く歯触りが良い白首の在来種や練馬系品種が利用され続けてきた(表1)。浅漬けには味の染みこみやすい'青首大根'が適しているが，水分が多いために長期保存には向かない，また含水率を下げるために干しすぎると食感が悪くなるからである。秋田県では県を代表する漬物"いぶりがっこ"の原料として，これまで使用されてきた在来種は栽培が難しく，収穫歩留まりが低いことから現在ではほとんど用いられなくなった。代わって練馬系品種，なかでも比較的軟らかめで，根長も短めで引き抜きやすい'香漬の助'といった市販品種が利用されている。導入当初は軟らか過ぎるなどの意見もあったが，次第に認知されてきており，漬物の分野においても，消費者の嗜好は軟らかめを好む方向に変化してきているようである。

文　献

1) 堀一之ほか：食科工誌, **46** (8), 528 (1999).
2) 石田正彦, 森光康次郎：におい・かおり環境学会誌, **44** (5), 307 (2013).
3) 椿信一ほか：園学研, **14** (2), 141 (2015).
4) 椿信一, 篠田光江：園学研, **22** (1), 11 (2023).
5) 椿信一：秋田県農業試験場研究報告, **56**, 1 (2017).
6) 吉澤結子ほか：秋田県立大学ウェブジャーナルA, **10**, 65 (2022).
7) 吉澤結子ほか：秋田県立大学ウェブジャーナルA, **11**, 57 (2023).

〈椿　信一〉

第3節
サツマイモ

1. サツマイモのおいしさとは

サツマイモは甘藷（かんしょ）とも呼ばれ、英名はsweetpotatoである。生の塊根には主として水分とデンプンをはじめとする炭水化物が蓄えられ、少量の食物繊維やタンパク質なども含まれる（表1）[1]。加熱調理することで、デンプンから糖が生成されてその名の通り甘くなるため、サツマイモのおいしさは甘さによるところが大きいが、歯触りや舌触りであらわされる食感、調理・加工の過程で生じる香りも強く関与する。また、カロテンやアントシアニンなどの色、温かさや冷たさなどの刺激もおいしさに影響を及ぼす要因となる。

2. 味（甘味）

収穫直後のサツマイモの糖含有率は約2～4％で、そのほとんどがスクロースであるが、加熱調理するとデンプンからマルトースが生成される。このため、加熱調理したサツマイモの甘さは、主に生イモのスクロースと加熱により生成したマルトースという2つの糖の甘さの相乗効果によって生まれている。この場合、強い甘さはスクロース、微妙な甘さはマルトースによるもので、これらが合わさって、サツマイモ特有の甘味、風味となっている。わずかに存在するグルコースやフルクトースも味に影響を及ぼす。

2.1 甘味に関与する主な糖の生成
2.1.1 スクロース

サツマイモは一般的には収穫後しばらく貯蔵したのちに出荷される。原産地が中南米の熱帯地域であるところから、低温に弱く、貯蔵に適した環境条件は温度13～15℃、湿度90％程度である。10℃以下で放置すると低温障害で腐敗し、15℃以上ではイモから芽が出始める。このため、主要産地では温度と湿度を調整できる貯蔵施設を備えて、収穫したイモを定温貯蔵し、長いものでは翌年の夏頃まで出荷している。また、長期に貯蔵する場合は収穫時に生じる表皮の傷から貯蔵中に病原菌が侵入してイモが腐敗することがあるため、定温貯蔵する前に収穫したサツマイモを温度30～33℃、湿度90～95％の条件で4日間処理する。これがキュアリング処理であり、傷を治す（cure、キュア）ことを目的としている。この処理で表皮の下にコルク層が4層程度形成され、イモの腐敗が著しく軽減される。

スクロースは収穫直後からイモの中に存在するが、キュアリング処理と定温貯蔵という2つの処理の過程でスクロースリン酸シンターゼやスクロースシンターゼといったスクロース合成酵素が働き、最終的に含有率は4～5％に増加する。このため、貯蔵するとサツマイモは甘さを増し、貯蔵期間が長いほどスクロース等の遊離糖が増加し、一層甘くなる。また、貯蔵中にサツマイモの甘味が増すことや貯蔵適温より低

表1 サツマイモの一般成分

成　分	生いも	蒸しいも	焼きいも	蒸し切干
水分	66.1	68.4	58.1	22.2
タンパク質	1.2	1.2	1.4	3.1
脂質	0.2	0.2	0.2	0.6
炭水化物	31.5	31.2	39.0	71.9
食物繊維総量	2.3	3.8	3.5	5.9
灰分	1.0	1.0	1.3	2.2

日本食品標準成分表より（g/100 g・FW）[1]

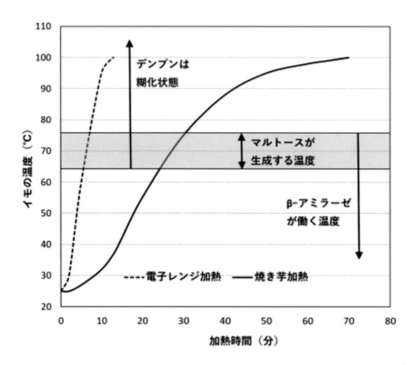

図1 加熱調理したサツマイモの温度変化とマルトースが生成する温度域の概要図[2]

表2 焼きいもにおける貯蔵イモと新イモの甘さの違い[4]

貯蔵の有無	遊離糖類組成（％）					甘味度	Brix（％）
	全糖	スクロース	グルコース	フルクトース	マルトース		
有	18.9	3.5	0.4	0.2	13.7	9.8	38.0
無	15.9	2.6	0.3	0.1	13.0	7.4	28.4

資料：茨城県行方地域農業改良普及センター（2007）
注1：品種は'ベニアズマ'
　2：貯蔵は収穫後9ヵ月間キュアリング定温貯蔵
　3：甘味度＝スクロース×1＋グルコース×0.55＋フルクトース×1＋マルトース×0.35
　4：Brixは焼きいも15gに蒸留水15mlを加え，ミキサーで90秒撹拌したのちろ過して得られた測定値を4倍したもの

い条件で貯蔵すると糖化が早く進むことは経験的に知られており，焼きいもや干しいもをより甘くするため，加工する前に2週間程度8℃程度の低温処理を行う場合がある。

2.1.2 マルトース

マルトースはサツマイモが加熱調理されて生成される。イモに含まれるデンプンが加熱により糊化し，それが糖化酵素であるβ-アミラーゼによって分解されるためである[2]。

マルトースの生成量は加熱調理の方法，デンプンの糊化温度やβ-アミラーゼの活性などにより影響を受ける。加熱調理した時のいもの内部の温度変化を示すと図1の通りである。一般的なサツマイモ品種のデンプンは65～75℃以上で糊化する。一方，サツマイモのβ-アミラーゼは75～85℃以上で酵素活性を失う。したがって，加熱調理中に糊化したデンプンをβ-アミラーゼの働きでマルトースに変換するためには，65～75℃の温度域を維持することが重要である。焼きいも調理ではイモの温度がこの温度域をゆっくり上昇するため，マルトースの生成

量が多くなり，甘味が強くなる。しかし，電子レンジ加熱ではイモの温度が短時間で急激に上昇するため，マルトースを生成するための時間が短く，その結果生成量が少なくなり，甘味は弱くなる。以上のことから，サツマイモの甘さは調理方法が大きく影響する。

2.2 サツマイモの甘味の特徴

サツマイモの甘さは，特に焼きいもでは非常に抽象的であるが，「濃厚」，「すっきり」，「あっさり」，「上品」，「優しい」などと表現されることが多い[3]。サツマイモの甘味を構成する糖の割合で人の舌が感じる甘さに微妙な違いが生まれる。

焼きいもにおいて，定温貯蔵の有無と遊離糖の組成および甘味度の関係を示したものが表2である[4]。ここで，甘味度とは甘味の強さを示すもので，スクロースの甘さを1として，選抜されたパネラーが官能検査で判定した数値で示したものである。一般に，マルトースの甘味度は0.35，グルコースは0.55，フルクトースは1とされる。Brixは加熱調理された一定量のサツマイモに水を加えて磨砕し，屈折糖度計で測定したもので，各種の糖類の他，有機酸なども同時に計測される。このため，Brixは甘味を正確に示すものではないが，サツマイモでは人が感じる甘さと高い相関が認められるところから，便宜的に甘味の指標として用いられることが多い。

焼きいもの糖の組成をみると，収穫直後に対して9ヵ月貯蔵後ではスクロースが著しく増加していることがわかる。一方で，その他の糖類の量は変化がないため，貯蔵によってサツマイモの甘味はスクロースの特徴をより強くもつようになり，「濃厚」という表現に近い味になる。

また，品種によっても甘味は大きく異なり，生イモの場合，収穫直後，貯蔵後ともに'ベニアズマ'や'べにはるか'ではスクロース含有量が高く，'ひめあやか'ではやや少なく，'クイックスイート'ではより少ない（表3）[5]。このことから，'べにはるか'は加熱調理する以前から甘みの強い品種と捉えることができる。

焼きいも調理後はマルトースが生成されるため，遊離糖量は著しく増加する（表4）[5]。量的にはマルトースの占める割合が高いが，甘味度ではスクロースとマルトースはほぼ同等に寄与している。'べにはるか'は全遊離糖量が多い

表3 生イモにおける貯蔵イモと新イモの糖含有量の違い[5]

品　種	貯蔵の有無*	成分量(g/100 gFW)	
		スクロース	還元糖
ベニアズマ	無	2.52	0.47
	有	4.39	0.81
べにはるか	無	2.66	0.45
	有	4.91	1.41
ひめあやか	無	1.90	0.41
	有	3.53	0.90
クイックスイート	無	1.52	2.04
	有	2.82	1.16

*貯蔵は収穫後9ヵ月間キュアリング定温貯蔵

表4　焼きいもにおける遊離糖量と甘味度の品種間差異[5]

品　種	遊離糖量(g/100 gFW)	糖別の比率(%)			甘味度	糖別の比率(%)		
		フルクトース+グルコース	マルトース	スクロース		フルクトース+グルコース	マルトース	スクロース
ベニアズマ	18.5	5	72	23	9.5	8	48	44
べにはるか	19.4	5	74	21	9.8	8	51	41
ひめあやか	19.1	2	79	19	9.1	3	57	40
クイックスイート	15.4	10	69	21	8.1	14	46	40

注1：貯蔵は収穫後9ヵ月間キュアリング定温貯蔵
　2：甘味度＝スクロース×1＋グルコース×0.55＋フルクトース×1＋マルトース×0.35

だけでなく，スクロースも多く，極めて甘みの強い品種である。一方，'クイックスイート'はやや甘味が少ないだけでなく，他の品種とは糖の構成がやや異なっており，独特な味や風味を有している。

なお，'クイックスイート'はデンプンの糊化開始温度が一般的なサツマイモより10℃前後低いデンプンを有し，マルトースが生成されやすい温度域が広い特徴があるが，その含有率は他の品種よりやや低めである。マルトースの生成にはデンプンの糊化開始温度以外の要因が複雑に関与していると考えられる。

3. 食感

サツマイモの歯触り，舌触り，喉の通りやすさなどを総称して食感という。もろい感じの軟らかさを示す「ほこほこ」，「ほっこり」，乾いた感じのもろさを示す「もそもそ」，「もさもさ」などをはじめとして，やや軟らかく，粘り気がある「しっとり」や「ねっとり」，より水分が多い「ベチャベチャ」などと官能評価される。食感は品種のほか，栽培条件や貯蔵条件によっても変動する[3]。また，食物繊維，特に不溶性のものは多くなると筋っぽく，舌触りが悪くなり，おいしさを低下させる。

3.1 食感の品種間差異

品種における食感を表す1つの形質として肉質がある。「ほくほく」，「ほこほこ」，「ほっこり」，「もそもそ」などは粉質，「しっとり」，「ねっとり」，「ベチャベチャ」などは粘質と評価される。

'鳴門金時'などのブランド名で知られる'高系14号'はほくほく感を有しながらも，しっとりしているところから肉質は5段階評価で「中」とされる。貯蔵後もあまり肉質が変化しないため，品種改良における標準品種にされている。「粉質」と評価される品種は'ベニアズマ'，'紅赤'，'ベニコマチ'，'コガネセンガン'などであるが，'ベニアズマ'は収穫後し

ばらくの間は粉質が強いものの，貯蔵を経ると徐々に粘質へと移行する。'高系14号'並みの「中」から「やや粘質」に分類されるのが'シルクスイート'，'べにまさり'，'ひめあやか'などである。「粘質」に分類されるものはイモにβ-カロテンを含む橙肉色の品種が多い。こうした品種は元々デンプン含有量が少なく，水分が多いため，加熱したとき軟らかくベチャベチャすることが多い。近年人気のある'安納いも'も橙肉であるが，色がやや淡く，粘質ではあるものの，しっとりとした食感を残している。'安納いも'以上に人気があるのが'べにはるか'である。'べにはるか'の収穫直後の肉質は「やや粉質」であるが，貯蔵すると急速に粘質化する。食感はねっとりして，きめが細かい。

3.2 肉質の違いに関与する要因

一般に，デンプンの多い品種は粉質の傾向を示すが，そうでないという報告もあり，また栽培条件や貯蔵条件などにより変動し，客観的な評価がしにくい特性である[3]。しかし，最近の肉質に関する要因や客観的な評価法に関する報告では，①生イモのデンプン含有量が多く，水分が少ないと粉質，その逆の場合は粘質になること，②粉質の品種の蒸しいもでは個々の細胞の形が保たれ，その内部に糊化したデンプンゲルが留まるが，粘質の品種の蒸しいもでは細胞壁が崩壊し，隣接する複数の細胞が細胞外に流出したデンプンゲルと一体となり，溶岩状になること，③粘質の品種は多量の水分が組織全体に分布しているが，粉質の品種では水分が少なく，分布も不均一であること，④デンプン自体の特性であるアミロース含有率や糊化特性と肉質の間に一定の関係は見られないこと，が明らかにされている[6]。このことは従来の知見と同様に，肉質に対してデンプンおよび水分含有量が影響することを表しているが，細胞壁の物理的・化学的な特性や細胞内におけるデンプンの糊化時における水分動態などの相違も関与して

いる可能性を示唆している。

栽培条件では，土壌肥沃度の違い，土質の違い，マルチ資材の違い，栽培時期の違い，が肉質に影響するという報告がある。条件の違いがデンプン含有量の変動に影響を及ぼしている可能性は十分にあるが，食感との関係を明らかにするには至っていない。

4. 香 り

加熱したサツマイモは糖とアミノ酸のアミノカルボニル反応（メイラード反応）による甘焦げた香り，アミノ酸類やペプチド類の熱分解（ストレッカー分解）で生じるアルデヒド類の発酵臭あるいは香水様の香り，脂質の熱分解により生じる炭素数の長いアルデヒド類の果実香をもっている[7]。

'ベニアズマ' を用いて200℃のオーブン温度で加熱した試験によれば[8]，加熱直後は「土臭さ」の評点が最も高いが，加熱時間の経過とともに「土臭さ」に代わって「甘さ」と「コゲ臭」が強くなり，75分を経過すると強いカラメル様の甘さとサツマイモの皮が焼ける香ばしさが，105分になると炭様の黒く焦げたような香りが強くなる。もっとも焼きいもらしい香りとなるのは加熱後75分から90分であり，甘い香りと焙焼香のバランスが良い。このように，焼きいもの香気成分はメイラード反応の進行とともに数を増やし，フラン環やピラン環をもつアルデヒド，ケトン，アルコールなどが生成される。さらに，ストレッカー分解や熱分解が起こることにより，さらに複雑化する[4]。加熱後75～90分に捕集された16成分のうち最も寄与が大きかったのはポテト様香気を有する 3-(methylthio)propanal，次いで，フルーティかつハニー様の甘香を呈する damascenone およびカラメル様の甘い香気を有する 2,5-dimethyl-4-hydroxy-3(2H)-furanone であり，強い焙焼香が特徴的な 2-methyl-3-furanthiol と 2-furfurylthiol も重要であった（表5）[8]。焼きいもではこのような物質が相互に関連しながら，消費者を魅了する香りが生まれている。ただし，品種や貯蔵条件を変えた解析は未だ行われておらず，おいしさに及ぼす影響については今後の研究が待たれる。

表5 加熱75～90分のサツマイモの香気寄与成分[8]

化合物名	香 調	FDファクター
3-(methylthio) propanol	ポテト様	256
damascenone	甘酸っぱい，フルーティ	64
2,5-dimethyl-4-hydroxy-3(2H)-furanone	甘い，カラメル様，フルーティ	64
2-methyl-3-furanothiol	ナッティ，ミート様	8
2-furfurythiol	ナッティ，コーヒー様	8
phenylacetaldehyde	オイリー，フローラル	8
vanilline	甘い，バニラ様	8
guaiacol	フェノール様，刺激臭	8
eugenol	シーズニング様，スパイシー	8
4-vinylguaiacol	シーズニング様，フェノール様	8
trans-isoeugenol	シーズニング様	8
unknown	シトラス様，フルーティ	4
dimethyl surfide	硫黄臭，発酵臭	2
2,3-dimethylpyrazine	ナッティ	2
unknown	ポテト様	2
maltol	甘い，カラメル様，フルーティ	2

5. おわりに

かつては，サツマイモは栗に似てほくほくしていることが特徴であり，それがおいしいと評価されていた。しかし，近年非常に糖度の高い品種が開発され，同時に貯蔵技術が飛躍的に改善されたことで，消費者，特に若い女性層を中心に，甘くて「しっとり」あるいは「ねっとり」したものが好まれるようになった。おいしさには個人の嗜好が大きく影響するが，今後，どのような甘さ，食感，香りをもつサツマイモがおいしいと評価されるようになるのか，非常に興味深い。

文　献
1) 文部科学省科学技術・学術審議会資源調査分科会報告：日本食品標準成分表2020年版（八訂）(2020).
2) 片山健二：化学と教育，**67** (7), 318 (2019).
3) 吉永優：焼きいも事典，いも類振興会，52-54 (2014).
4) 森田有紀：焼きいも事典，いも類振興会，150-154 (2014).
5) 津久井亜紀夫：サツマイモ基礎科学入門Q&A，サン文化企画研究所，54-92 (2023).
6) 中村善行：日本作物学会紀事，**79**, 284 (2010).
7) 高峯和則：焼きいも事典，いも類振興会，47-51 (2014).
8) 小川藍：におい・かおり環境学会誌，**48** (1), 9 (2017).

〈小巻　克巳〉

第4節
ジャガイモ

1. はじめに

いろいろな食べ物のおいしさは，主に栄養成分と味覚を基準にして行われている。しかし，単純に栄養成分が味覚に影響を与えるわけではなく，喫食者の生い立ちや性格，喫食の場の雰囲気や一緒に食べる人なども「おいしさ」には大きく影響を与える。このようなおいしさや嗜好に影響を与える要因としては，①空腹を満たすといった生理的な欲求に基づくもの，②甘いやうまい，辛いなどの味覚，触覚としてのおいしさに基づくもの，③民族の文化や母親の味などといった食文化や食経験に基づくもの，④おいしい店やおいしいものといった評判などの外部からの情報に基づくもの，⑤やみつきになるというような快楽的な欲求に基づくもの，などである。

ここで「ジャガイモのおいしさ」といった場合，基準をどこに求めるのか。サツマイモは，ホクホクしているもの，ねっとりしたものとタイプはあるが，基本的に「甘い」がおいしい基準となる。一方，ジャガイモは，ホクホクして煮崩れるもの，しっとりして煮崩れないものと，サツマイモと同じように食感のタイプがあるが，甘いとか，うま味があるとかいう，これといった明確な基準が見当たらない。

たとえば，昔からジャガイモを食している人などは，「いも」くさいジャガイモがおいしいと感じる人が多い。しかし，大学の女子学生などを対象に調査すると，いわゆる「いも」くさいジャガイモよりも，味が薄い（味がない）ジャガイモが好みと答える。ジャガイモをあまり食べない，嫌いという女子学生もフライドポテトにすると，いくらでも食べるのである。

北海道では，シンプルにジャガイモにバターや塩辛をつけて食べたりするが，九州ではしっかり味付けしたような食べ方が多い。地域に

よっても食べ方はいろいろであり，地方ごとにさまざまなジャガイモ料理が存在している。ジャガイモは，何らかの調理をして食べるのがほとんどで，その調理に合うジャガイモがおいしいといえる。サラダに合うジャガイモや肉じゃがに合うジャガイモ，フライドポテトに合うジャガイモなど，「いも」の個性が調理とハーモニーを醸し出すように，ジャガイモのおいしさも調理方法などさまざまな要因の複合である。ここではそのジャガイモのおいしさに関与する成分について述べる。

2. 糖　質

ジャガイモに含まれる炭水化物は品種によって差があるものの，平均15～16％ほどである。そのほとんどがデンプンであり，遊離糖は少ない。ジャガイモの味覚における甘さは，この遊離糖によるものであるが，保存方法により含有量が変動する。

2.1　デンプン

デンプン粒の大きさや形状は貯蔵される組織により異なる。ジャガイモのような根茎に蓄積されるデンプンは，穀類のような種子に蓄積されるデンプンに比べて脂質含量が低く，無機質含量が高く，加熱した際に糊化が起こりやすいという特徴がある。この根菜デンプンのなかで，ジャガイモのデンプンは最も粒子が大きい。さらに，糊化しやすく，粘度や透明感が高い特徴を有している[1]。

ジャガイモのデンプン含量は，水煮後の硬さや煮崩れなどの調理特性に大きく影響を与える。デンプン含量16％の高デンプン含量のジャガイモでは，ほくほく感に富み，粉ふきいも，ふかしいも，フライドポテトの調理法に適性があり，煮物調理では，煮崩れの少なさからデンプン含量12％の低デンプン含有ジャガイモに適性があった[2]。このようにジャガイモ料理では，デンプン含量が料理のでき上がりに大きく影響を与える。デンプン含量（デンプン価）の多い少ないが，ほくほく感やしっとり感などの食感，煮崩れといった調理特性に関わる。ジャガイモの品種の粉質-粘質と煮崩れしやすさについて表1および表2に示した[3][4]。品種により粉質や粘質の程度は異なり，やや粉質の'男爵薯'，'キタアカリ'などや中間の'さやか'，'インカのめざめ'，やや粘質の'メークイン'，'ホッカイコガネ'，'はるか''ピルカ'などがあり，大きくデンプン価に左右される。一般的には，粉質度が高いほどほくほく感がある。また，煮崩れのしやすさも，デンプン価が大きくなるほど煮崩れしやすくなる。煮崩れは加熱・吸水によるデンプンの膨潤，細胞の球形化，細胞同士の接着面積の減少による決着力の低下，各細胞の分離という機序で起こると考えられている[5]。デンプン含量の低いジャガイモにくらべて，高いジャガイモでは細胞の分離がより多く，短時間で進むために煮崩れが多くなる。煮崩れしやすい品種では'キタアカリ'があげられるが，やや煮崩れしやすい'男爵薯'，中程度の'こがね丸'や'トヨシロ'，煮崩れのやや少ない'メークイン'，そして煮崩れしにくい'はるか'や'インカのめざめ'，'さやか'などがある。煮崩れに関してはデンプン価だけではなく，細胞同士を接着するペクチン質の構造にも影響を受けると考えられていて，'キタアカリ'はペクチン質の分子間架橋結合力が低い[6]。

調理後の食味評価では，硬さおよびほくほく感といった食感がおいしさに大きく関わる。粉ふきいもや蒸かしいも，フライドポテトでは，ほくほく感が重要であることから，デンプン価の高い品種の方が，食味評価も高くなる傾向にある。一方で，肉じゃがやカレーといった煮込む調理法では，デンプン価が低いもので煮崩れが少なく，適度な硬さを維持できる品種の方が食味評価は高くなる。

2.2　遊離糖

ジャガイモに含まれる炭水化物は，デンプン

表1 ジャガイモ各品種の粉質-粘質の違いによる分類

肉　質	品種名
粉質	ベニアカリ
やや粉質	男爵薯，キタアカリ，十勝こがね，トヨシロ
中	さやか，インカのめざめ，デジマ，シンシア
やや粘質	メークイン，ホッカイコガネ，とうや，はるか，ピルカ，ニシユタカ，キタムラサキ
粘質	レッドムーン，こがね丸

表2 ジャガイモ各品種の煮崩れやすさの違いによる分類

煮崩れ	品種名
多い	キタアカリ，ベニアカリ
やや多い	男爵薯
中	こがね丸，トヨシロ
やや少ない	メークイン，キタムラサキ
少ない	はるか，十勝こがね，インカのめざめ，ピルカ，レッドムーン，ホッカイコガネ，とうや，さやか，デジマ，ニシユタカ，シンシア

や細胞壁構成成分などの多糖とタンパク質やアミノ酸，脂質などの糖質以外の成分と結合していない糖類とに分けられる。これらほかの成分と結合していない糖質を遊離糖といい，ジャガイモに含まれる主な遊離糖類は，グルコース，フルクトース，スクロースである。これらの遊離糖類の含有量は品種や生育状況，貯蔵状況により変動するが，ジャガイモの生塊茎の重量あたりでグルコース 0.01～1.5％，フルクトース 0.01～1.5％，スクロース 0.03～2％ の含有率となっている[7]。

ジャガイモは 18～20℃ の貯蔵では遊離糖類の含量に大きな変化はみられないが，7～8℃ 以下の低温貯蔵にするとデンプンが糖化して遊離糖が生成される。ジャガイモの低温貯蔵による遊離糖の生成には糖量低推移型，ショ糖増加型，還元糖増加型の3タイプが認められている[8]。ジャガイモの品種として糖量低推移型のタイプには'ホワイトフライヤー'などがあり，ショ糖増加型には'インカのめざめ'や'インカのひとみ'，還元糖増加型には'男爵薯'や'メークイン'，'キタアカリ'，'トヨシロ'などが含まれている。図1に'インカのめざめ'と'男爵薯'の遊離糖増加について示した。還元糖増加型では酸性インベルターゼ活性が，ショ糖増加型ではスクロースリン酸シンセターゼ活性が関与している。

還元糖増加型の'メークイン'では半年ほど低温で貯蔵すると甘みが増すとともに口当たりも良くなりおいしくなってくる。また，ショ糖増加型の'インカのめざめ'では低温貯蔵をするとショ糖が増加して，生いも 100g 当たり 2g 以上まで増加し，明らかな甘みを感じるようになる。'インカのめざめ'は，この甘みと肉質の滑らかな食感，ナッツフレーバーを活かしてモンブランなどの菓子類への加工に適性がある。また，糖量低推移型の品種は低温でも還元糖の増加が少ないため，加熱による焦げが少なくポテトチップス用として用いられている。

2.3　ペクチン

ペクチンは細胞壁の主要な構成成分として，生ジャガイモにはペクチンが約 0.7～0.9％ 含有される。煮崩れではペクチン質の構造にも影響を受けると考えられている。ジャガイモに含まれるペクチンの多くが不溶性のプロトペクチンで，加熱により水溶性のペクチンに変化する。ペクチンの加熱による可溶化はジャガイモ塊茎の熟度が進んだものほど，また，冷蔵よりも室温などの温度で長期貯蔵のものほど著しい。新ジャガのような収穫直後のジャガイモではプロトペクチンが加熱により可溶化しにくいため煮崩れが少なく，煮物のような加熱調理には適性がある[9]。しかし，新ジャガでは細胞が離れにくく細胞中のデンプンも未熟で細胞自体も軟弱であるため，加熱して裏ごしをすると細胞膜が破れ，中から糊化デンプンが流出してベタつく。そのためマッシュポテトをつくるには適さ

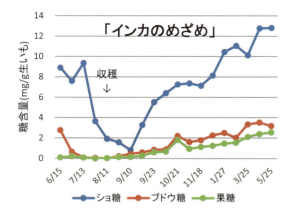

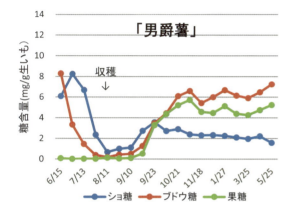

図1 収穫後に4℃冷蔵保存によるジャガイモ塊茎中の遊離糖量の変化

ない。マッシュポテトには粉質の成熟したジャガイモを用いて，加熱したジャガイモを熱いうちに手早くマッシュすることがポイントとなる。

3. タンパク質

ジャガイモの窒素化合物は，可溶性，不溶性のタンパク質，非タンパク態窒素（遊離アミノ酸など）などで構成されている。ジャガイモに含まれるタンパク質は可食部100g当たり1.8gとなっている。

ジャガイモには変色に関わる酵素ポリフェノールオキシダーゼが含まれている。生のジャガイモを切断して空気中に放置すると切断面が変色する酵素黒変（剥皮黒変）が起きる。これ

は，細胞内のチロシン，カテキン，クロロゲン酸などのフェノール類が，ポリフェノールオキシダーゼによって酸化されてキノン類に変化し，さらに酸化重合して黒色のメラニン色素となるために起こる。酵素黒変は加工食品の製造では好ましくない性質で，変色の大きい品種には'男爵薯'や'メークイン'，変色の小さい品種には'とうや'や'さやか'，'はるか'がある。これは，ポリフェノールの含有量が少ないことやポリフェノールオキシダーゼ活性が低いことに起因する。酵素黒変が起きるとえぐみが増加し食味が落ちる。酵素黒変は，3％以上の塩化ナトリウム水溶液に漬けるか，pH 3.0以下の酸性溶液に浸すと防止できる。また，アスコルビン酸などの酸化防止剤やキレート剤のクエン酸などの添加も有効である。

また，酵素を介さずに自然に酸化される調理後黒変は，空気中の酸素の影響で起きる。これは塊茎中のクロロゲン酸などのフェノール類と鉄イオンが調理中に結合し鉄–ジフェノールとなり，調理後の冷めていく過程で酸化され黒色を呈するものである。この現象はポテトサラダなどでは問題となる。酵素黒変が少ない'とうや'，'さやか'，'はるか'などの品種は，調理後黒変も少ない。

3.1 遊離アミノ酸

野菜の味の構成要因には，遊離糖や有機酸，アミノ酸であるが，'インカのめざめ'のような特殊な品種を除いた普通品種のジャガイモでは甘味や酸味が少ないため，味にはアミノ酸が果たす役割が大きい。アミノ酸にはタンパク質を構成する構成アミノ酸と遊離の状態で存在する遊離アミノ酸があり，遊離アミノ酸が，ジャガイモの味に影響を与えている。ジャガイモの遊離アミノ酸含量は，他の野菜と比較すると少ないが，ジャガイモの遊離アミノ酸組成は，アスパラギン酸やグルタミン酸で高くなっており，これがジャガイモのうま味成分である[10]。ジャガイモに含まれる遊離アミノ酸量とその組

成は，品種および収穫時期，栽培時の窒素施肥量など栽培法の違いで変動するが，ジャガイモのデンプン含量が15％以上のジャガイモほど遊離アミノ酸含量は低くなる傾向にある[11]。うま味の強いグルタミン酸は微量でも核酸系のうま味成分との相乗効果がある。肉じゃがやカレーなどの煮物調理ではうま味の重要性が高いことから，比較的デンプン含量の低いジャガイモに適性がある。

4. 香 り

ジャガイモには，芳香族アルコールやケトン(ketone)化合物，アルカン(alkane)類などさまざまな香り成分が含まれる。'男爵薯' などには脂肪族化合物のアルカン類が多くみられ，'インカのめざめ' には，芳香族アルデヒドに分類されるベンズアルデヒド(benzaldehyde)やベンジルアルコール(benzyl alcohol)が多くみられる[12]。ベンズアルデヒドは，これはアーモンドなどの香気成分で，'インカのめざめ' のナッツフレーバーはこれらに由来すると思われる。

遊離糖とアミノ酸は加熱によりアミノカルボニル反応を起こし，香気成分を生成する。遊離糖やアミノ酸は両者が共存する場合には比較的低温でも容易に反応し，揮発性成分を生じる。その際生じる香気は，遊離糖やアミノ酸の熱分解で生じるものとは全く異なった香りを有している[13]。

多くの人が感じるジャガイモの匂いは，メチオニンが関与しているとされる[13]。ジャガイモの加熱調理時に生成する主要な香り成分の1つであるメチオナールで，アミノ酸であるメチオニンからストレッカー分解反応で生成する。また，焼くなどの調理の時に生じる香ばしい香りは，アミノカルボニル反応によるものである。煮るおよび焼くといった加熱方法によって，生成する揮発成分には量的および質的な差異があり，アミノカルボニル反応以外にも脂質の酸化反応や糖のカラメル化反応などの複数の反応が同時に生じている。また，ジャガイモに含まれる主な有機酸はクエン酸やリンゴ酸であり，これらの有機酸はジャガイモのフレーバーにも関わっている。

5. その他

ジャガイモのおいしさには，視覚的要素である色や感覚的要素である温度も関係してくる。

5.1 ジャガイモの色

一般的なジャガイモは白色肉であるが，カロテノイド類を含み黄色い肉質を持つ品種もある。'キタアカリ' や 'インカのめざめ' は独特の黄色い肉質を持ち，視覚として好まれる傾向にある。'インカのめざめ' にはルテインやゼアキサンチンが多く含まれている[14]。

また，アントシアニンを含んで赤や紫の肉質を持つ有色ジャガイモもあり，カラフルな彩りを添えられる。赤肉系では 'インカレッド' を国内育成された初代品種として，後続系品種としては 'ノーザンルビー' や 'シャイニールビー' があり，紫肉系では 'インカパープル' を国内育成初代品種として，後続系品種としては 'キタムラサキ' や濃紫肉系の 'シャドークイーン'，'ノーブルシャドー' がある[15)16]。これらの品種は視覚からおいしさをアピールするもので，料理への彩り添えやスナック菓子などに用いられている。

5.2 喫食する温度

ジャガイモは喫食するときの温度でもおいしさや好みが違ってくる。図2および図3にジャガイモ各品種の蒸した直後の温かいときと4℃に冷やしたときの味覚調査を示した[17]。

ジャガイモの食味は温かいときの方が評価は高い。食味検定も温かいときに行うことが一般的である。冷やすと全体的に食味は落ちるが，'男爵薯' では食味評価が極端に落ちる。一方，メークインでは温かいときと冷えたときの食味が変わらず，'はるか' では冷えたときの

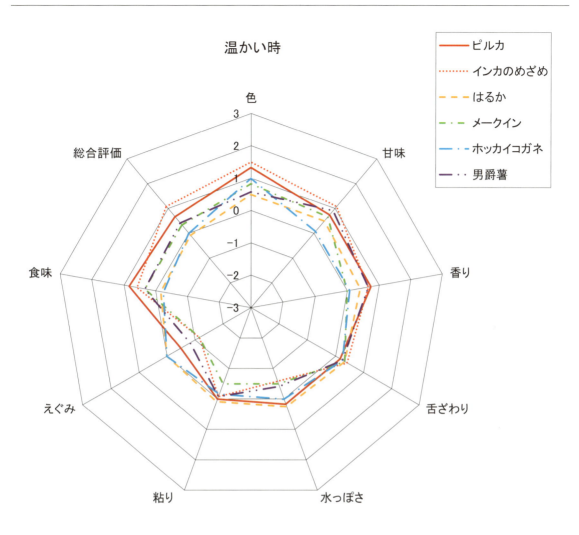

	ピルカ	インカのめざめ	はるか	メークイン	ホッカイコガネ	男爵薯
色	1.33	1.50	0.50	0.83	1.00	0.58
甘味	0.75	1.08	0.50	0.67	0.08	0.92
香り	0.75	0.67	0.42	0.00	0.08	0.67
舌ざわり	0.17	0.42	0.33	0.33	0.25	0.25
水っぽさ	0.17	−0.58	0.25	−0.50	0.00	−0.42
粘り	0.00	−0.08	0.08	−0.50	−0.17	−0.08
えぐみ	−0.50	−1.17	0.00	−1.17	0.00	−0.83
食味	0.83	0.58	−0.17	0.33	−0.25	0.33
総合評価	0.67	1.08	−0.08	0.33	0.00	0.42

図2　各種ジャガイモの喫食温度の違いによる嗜好性（温かいとき）

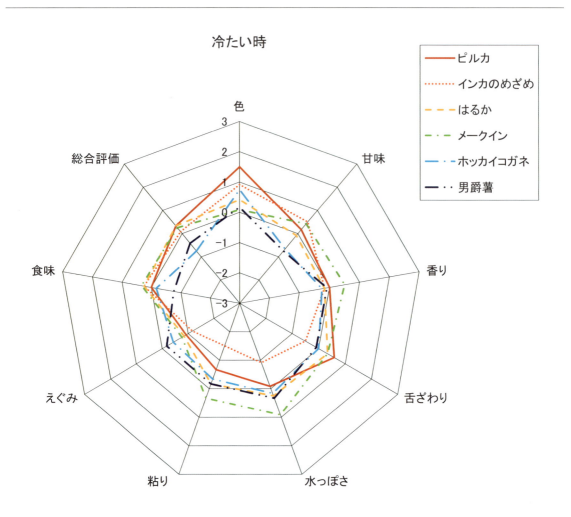

	ピルカ	インカのめざめ	はるか	メークイン	ホッカイコガネ	男爵薯
色	1.50	0.92	0.42	0.08	0.75	0.17
甘味	0.17	0.50	-0.08	0.42	-0.67	-0.75
香り	0.00	-0.17	-0.17	0.50	-0.25	-0.08
舌ざわり	0.58	-0.50	0.33	0.33	0.00	-0.08
水っぽさ	-0.08	-0.92	0.25	0.92	0.17	0.33
粘り	-0.67	-1.50	-0.17	0.33	-0.33	-0.17
えぐみ	-0.92	-1.17	-0.83	-0.75	-0.42	-0.17
食味	0.00	0.25	0.25	0.33	-0.17	-0.75
総合評価	0.33	0.08	0.33	0.25	-0.75	-0.42

図3　各種ジャガイモの喫食温度の違いによる嗜好性（冷たいとき）

方が食味の評価が高い品種もある。'はるか'のような品種はポテトサラダなどに適性があるとも考えられる。温度の違いによる食味評価は，ジャガイモの保存状況にも影響を受けるため，保存の状況で評価が違ってくる。

文献

1) 鈴木繁男：馬鈴しょでん粉 特性とその利用，全国農業協同組合連合会，11-22 (1989).
2) 小宮山誠一ほか：日本調理科学会誌，35 (4), 336 (2002).
3) 財団法人いも類振興会：ジャガイモ事典，全国農村教育協会，124-173 (2012).
4) 北海道農業研究センター：ばれいしょ図鑑，農研機構北海道農業研究センター (2016).
5) 佐藤広顕：日本食品保蔵科学会誌，31 (6), 325 (2005).
6) 遠藤千絵，森元幸：農業技術，56 (4), 23 (2001).
7) 財団法人いも類振興会：ジャガイモ事典，全国農村教育協会，106-108 (2012).
8) C. MatsuuraEndo et al.: *J. Plant Res.*, 117, 131 (2004).
9) 今泉雅子：調理科学，18 (2), 114 (1985).
10) 文部科学省科学技術・学術審議会：資源調査分科会報告，日本食品標準成分表(八訂)増補 (2023).
11) 古館明洋，目黒孝司：日本家政学会誌，52 (1), 71 (2001).
12) 岡村麻由ほか：近畿大学工学部研究報告，51, 1 (2017).
13) 井上裕ほか：におい・かおり環境学会誌，47 (6), 392 (2016).
14) 森元幸ほか：育種学研究，11 (2), 53 (2009).
15) 森元幸ほか：育種学研究，11 (4), 145 (2009).
16) 森元幸，林一也：ニューフードインダストリー，56 (10), 26 (2014).
17) 綿貫仁美，林一也：平成20年度ばれいしょ加工適性研究会報告書，59-61 (2009).

〈林　一也／綿貫　仁美〉

第5節

ゴボウ—酵素処理での軟化に伴う酸味の抑制—

1. 酵素処理による軟らかいゴボウ

　ゴボウは，ユーラシア大陸原産のキク科の多年草である。日本では重要作物として栽培されている根野菜であるが，食べているのは日本を含めた東アジア地域の一部の国だけである[1]。日本において，ゴボウは各地の郷土料理で使用される馴染み深い野菜で[2]，広島県でも西部地域の郷土料理「煮ごめ」で具材の1つに使われている。ゴボウは現在に至るまで，幅広い世代で煮物や炒め物の具材として好まれて日常的に食べられている。しかし，野菜のなかでは繊維質で硬い部類に入るため，加齢等で咀嚼運動や食塊形成，嚥下運動が低下した方が喫食する場合，調理の工夫が必要になってくる[3)4)]。

　広島県では，食材の形状を残したまま軟らかくする食品製造技術「凍結含浸法」を開発し，多くの食品素材において技術展開してきた[5]。実際の商品開発では，技術導入した企業独自の創意工夫によって，これまでに数多くの介護食品が商品化されている[6]。ゴボウは，加熱調理で軟らかくなりにくい野菜であることから，技術開発の早い段階から検討された素材である。本法は，浸漬では染み込みにくい高分子の植物組織分解酵素(ペクチナーゼ等)を素材内部に十分量浸み込ませることができる。素材内部も外部同様に軟化可能なため，従来にはない軟らかいゴボウを作ることができた[7)-9)]。

2. 軟化に伴い出てくる酸味

　野菜や果物といった植物組織を構成する細胞壁には，多量のペクチン質が含まれている。ペクチン質が細胞間をつなぐ接着剤の役割を果たすことで，野菜や果物は硬く，一定の形が保たれている。ペクチンはラムノースを含むガラクツロン酸から成る主鎖と，アラビノースなどの

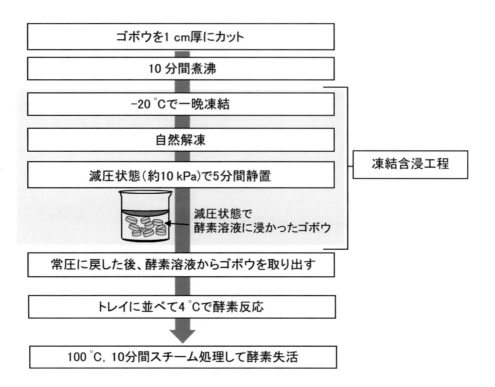

図1 酵素含浸による軟化ゴボウの作製方法

中性糖類の側鎖から成る複合多糖類である。ペクチン質については、酸性下での加熱処理による加水分解や中性・アルカリ性下での加熱処理によるβ-脱離で分解され、野菜や果物が軟らかくなることが知られている[10]。凍結含浸法ではブランチングや酵素失活のために加熱処理を行うが、主な軟化は含浸させた植物組織分解酵素による多糖類の分解によるものである。ゴボウの場合、ペクチン質が多いのでペクチナーゼ製剤を用いる[11]。しかし、本法でゴボウを軟化させると、時折、酸味が発生することが問題となった。酸味発生原因として、ペクチン酸を末端から切断するエキソ型のポリガラクチュロナーゼによるガラクツロン酸の生成が考えられた[12]。これまでの実験において、ほぼペクチナーゼのみを含有する精製度の高いペクチナーゼ製剤よりも、セルラーゼやマンナナーゼ等、他の多糖類分解酵素が含まれる複合製剤の方が軟らかくなる傾向が認められている。これらの酵素は、植物組織に硬さを付与する細胞壁構成多糖類や細胞間接着剤物質を分解することで、ペクチナーゼによるペクチン質の低分子化を促進し、ガラクツロン酸を生成しやすくした可能性が考えられた。

3. 酸味の原因と軟化の関係

凍結含浸法による野菜の軟化には、多くの種類の野菜で軟化効果の高いマセロチーム2A(ヤクルト薬品工業)もしくはヘミセルラーゼ「アマノ」90(天野エンザイム)を用いている。これら酵素製剤について、精製水に溶解させて調製した酵素溶液を用いて図1の工程を経て試料を作製した。作製した試料について、酵素反応時間と軟化効果(硬さの値の低下)、ガラクツロン酸含有量およびpHを測定した。また、0.01〜0.10%(w/v)のガラクツロン酸溶液を用いて官能により酸味を確認したところ、0.01%(w/v)ではほとんど酸味を感じないが、0.02%(w/v)になると酸味を感じるようになり、0.03%(w/v)では明確に酸味を認識できた。このこと

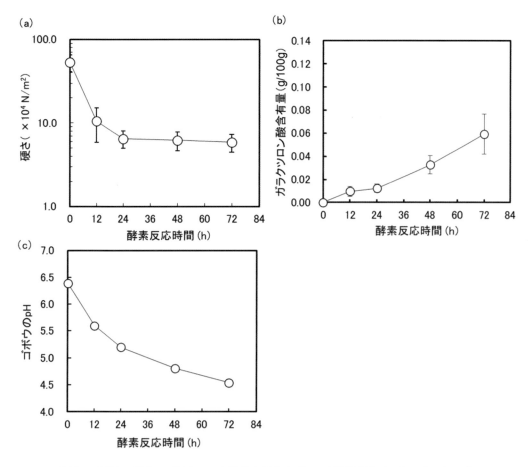

図2 ゴボウの硬さ，ガラクツロン酸含有量およびpHの経時変化（マセロチーム2A）
(a) ゴボウの硬さ（最大応力）の測定（平均値±標準偏差　測定個体数10）
　　測定：1バイト解析（テンシプレッサー TTP-50BXⅡ；タケトモ電機）
　　測定条件：冶具；直径3mmの円柱型，圧縮速度；10 mm/s，圧縮率；70 %
(b) ガラクツロン酸の測定（平均値±標準偏差　測定点数3）
　　測定機器：HP3D キャピラリー電気泳動装置（G1601A：Hewlett-packard）
　　測定条件：キャピラリー；Fused Silica Capillary（i.d.50 μm×length 72 cm　（total length 80.5 cm），泳動電圧；
　　　　　　－25 kV，検出波長；350 nm（Reference 275 nm）
(c) pH測定試料
　　20 gの粉砕試料を高速冷却遠心機（6200：久保田商事）で2 290×gで10分間遠心した上清

から，0.02 %（w/v）前後がガラクツロン酸の閾値になると考えられた。

　マセロチーム2Aでは，反応時間24時間までに硬さの値が大きく変化し，それ以降の反応時間延長による軟化効果は少なかった（図2(a)）。ガラクツロン酸含有量については，反応前（反応0時間）には不検出だったが，反応12時間で0.010 g/100 g，24時間で0.012 g/100 gとなった。48時間で0.033 g/100 gと24時間の3倍弱となり，72時間で0.059 g/100 gと24時間の約5倍の値にまで増加した（図2(b)）。ゴボウ粉砕物を遠心処理した上清については，反応前がpH 6.4だったのに対して，反応12時間ではpH 5.6，24時間ではpH 5.2と徐々に下がっていき，48時間ではpH 4.8となり，72時間ではpH 4.5まで低下した（図2(c)）。

　ヘミセルラーゼ「アマノ」90でも，反応時間24時間までの硬さ変化が大きかった。それ以降の反応時間でも値は徐々に低下し，最終的にはマセロチーム2A同様，硬さ約$6.0 \times$

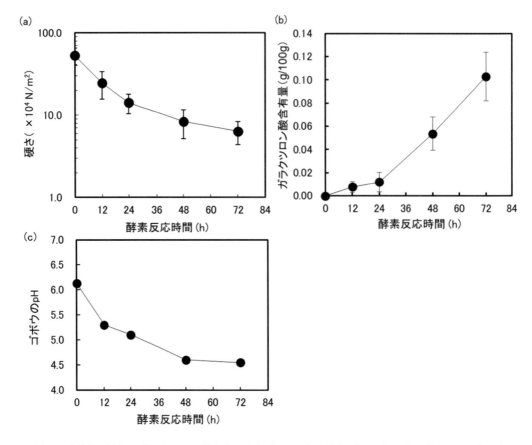

図3 ゴボウの硬さ，ガラクツロン酸含有量およびpHの経時変化（ヘミセルラーゼ「アマノ」90）
(a) ゴボウの硬さ（最大応力）の測定（平均値±標準偏差　測定個体数10）
　測定：1バイト解析（テンシプレッサーTTP-50BXⅡ；タケトモ電機）
　測定条件：治具；直径3 mmの円柱型，圧縮速度；10 mm/s，圧縮率；70％
(b) ガラクツロン酸の測定（平均値±標準偏差　測定点数3）
　測定機器：HP3Dキャピラリー電気泳動装置（G1601A：Hewlett-packard）
　測定条件：キャピラリー；Fused Silica Capillary（i.d.50 μm×length 72 cm（total length 80.5 cm），泳動電圧；
　　－25 kV，検出波長；350 nm（Reference 275 nm）
(c) pH測定試料
　20 gの粉砕試料を高速冷却遠心機（6200：久保田商事）で2 290×gで10分間遠心した上清

10^4 N/m^2 となった（図3(a)）。この硬さは，日本介護食品協議会のユニバーサルデザインフードの区分2（歯茎で潰せる）[13]に近い値だった。

ガラクツロン酸含有量は，反応12時間で0.008 g/100 g，24時間で0.012 g/100 gであった。48時間で0.054 g/100 gと24時間の約4.5倍，72時間で0.103 g/100 gと24時間の約9倍にまで増加した（図3(b)）。上清のpHは，反応前でpH 6.1，24時間でpH 5.2，48時間でpH 4.6まで低下し，72時間もpH 4.6であった（図3(c)）。

2種類の酵素製剤について，ガラクツロン酸含有量と上清pHの関係を見ると，どちらもガラクツロン酸0.012％（w/v）で上清pH 5.2，0.055％（w/v）でpH 4.6となり，本加工条件ではゴボウの上清pH 4.6が収束値となり，それ以上のpHの低下は起こらないと考えられた（図4）。

これらの結果から，ペクチナーゼ製剤によるゴボウの軟化で時折問題になる酸味は，ペクチン質の過度な分解による閾値を超えたガラクツロン酸の生成が原因のひとつと考えられた。軟

化ゴボウについて，官能検査により酸味を評価した場合にも，上清 pH 5.0 以上のゴボウでは酸味を感じなかったが，pH 4.8 より下がると酸味を感じた。軟化とガラクツロン酸の関係を見ると，24 時間までの酵素反応で元の硬さの 10 % から 30 % 程度にまで減少した後，遅れてガラクツロン酸の生成量が増えており，両者の反応には時間差が生じていた（図 2(a)(b)，図 3(a)(b)）。このことから，24 時間までの酵素反応では，ペクチン質の低分子化による軟化が進んだが，単糖であるガラクツロン酸までの分解は進んでいなかったと考えられた。24 時間以降の酵素反応では，低分子化されたペクチンが更に分解されてガラクツロン酸の生成が進んだが，軟化への寄与は少なかったと推察された。以上の結果から，硬さ低下への寄与が大きい初期の軟化反応を促進し，軟化と酸味抑制を両立させる手法を検討した。

4. 軟らかさと呈味性（酸味抑制）を両立させる方法の確立[14]

過去の研究[9]で，細胞壁構成多糖類にペクチン質を多く含む野菜は，植物組織分解酵素にクエン酸を併用して含浸することで軟化を促進できることを明らかにしている。クエン酸は酵素反応を促進しているのではなく，素材に含まれるカルシウムイオンをキレートすることで，カルシウムによるペクチン質の架橋結合を阻害し，結果的に軟化を促進していると考察している。この知見を応用し，クエン酸による軟化促進とともに酵素反応時間を短くし，過剰なガラクツロン酸の生成を抑えられるか検証した。

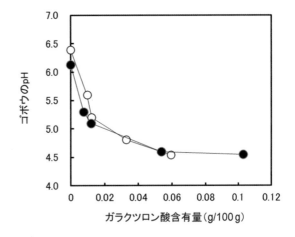

図4 ゴボウの pH とガラクツロン酸含有量の関係
酵素製剤：○ 1.0 %(w/v)マセロチーム 2A（酵素溶液 pH 6.9）
● 1.0 %(w/v)ヘミセルラーゼ「アマノ」90（酵素溶液 pH 5.5）

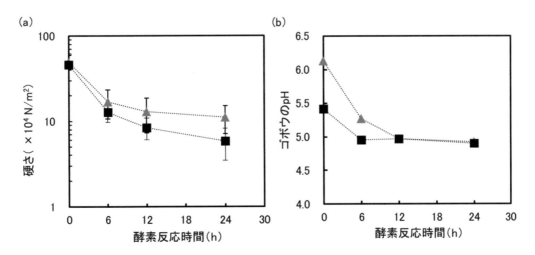

図5 50 mM クエン酸緩衝液（pH 5.5）で調製した酵素溶液を含浸したゴボウの硬さと pH の経時変化
(a) ゴボウの硬さ（平均値±標準偏差　測定個体数 10）　(b) ゴボウの pH
酵素製剤：1.0 %(w/v)ヘミセルラーゼ「アマノ」90
酵素溶液：▲；精製水で作製　■；50 mM クエン酸緩衝液で作製（いずれの酵素溶液も pH 5.5）

結果を図5に示す。ここでは24時間以内の酵素反応で，日本介護食品協議会ユニバーサルデザインフード区分2相当の軟らかさ，上清のpHが4.8より上となる品質を目標とした。

50 mMクエン酸緩衝液(pH 5.5)で調製した酵素溶液を含浸したゴボウは，精製水で調製した酵素溶液(pH 5.5)を含浸したゴボウに比べて軟化が早く，反応6時間で$9.0×10^4 \mathrm{N/m^2}$となり，クエン酸を含まないゴボウの$17.0×10^4 \mathrm{N/m^2}$の約半分の値にまで低下した(図5(a))。反応24時間後には$4.7×10^4 \mathrm{N/m^2}$にまで低下し，ユニバーサルデザインフードの区分2相当の軟らかさとなった。一方，クエン酸を含まないゴボウの硬さは$11.1×10^4 \mathrm{N/m^2}$で，クエン酸を含むものに比べて硬い食感であった。ゴボウ粉砕物上清のpHは，クエン酸併用では反応6時間でpH 5.0まで低下し，反応24時間後でpH 4.9であった(図5(b))。クエン酸を含まないゴボウも反応24時間後はpH 4.9であり，いずれのゴボウも酸味は気にならなかった。これらの結果から，植物組織分解酵素を用いた野菜の軟化において，クエン酸緩衝液を含浸溶液に用いることで，軟化を促進しながら酸味抑制の課題を解決できることがわかった。

ゴボウをおいしく味わうには，食感だけでなく，味，香り，色，保存性への影響も把握して，加工工程を決定していく必要がある。本研究の酵素による軟化と酸味抑制を両立させる方法は他の野菜にも適応できる。今後の軟化酵素を用いた食品開発や改良の一助になれば幸いである。

文献

1) 杉山孝：野菜と果物, 58, 小学館(第5版)(2018).
2) 岡典子：日本調理科学会誌, 52, 511 (2001).
3) 戸田貞子ほか：家政誌, 59, 969 (2008).
4) 高橋智子ほか：日本調理科学会誌, 40, 314 (2007).
5) 中津沙弥香ほか：味以外のおいしさの科学, 山野善正(監修), 413-426, エヌ・ティー・エス (2022).
6) 広島県立総合技術研究所食品工業技術センター：凍結含浸法ハンドブック(第6版)(2023).
7) S. Nakatsu et al.: *Innov. Food Sci. Emerg. Technol.*, 16, 267 (2012).
8) S. Nakatsu et al.: *Innov. Food Sci. Emerg. Technol.*, 21, 188 (2014).
9) S. Nakatsu et al.: *J. food Sci.*, 79 (3), 333 (2014).
10) 淵上倫子：家政誌, 65, 479 (2014).
11) Y. Kato: *Bulletin of the Faculty of Education Hirosaki Univ.*, 74, 37 (1995).
12) 小沢潤二郎：日食工誌, 10, 338 (1963).
13) 日本介護食品協議会：ユニバーサルデザインフード自主規格.
14) 中津沙弥香, 柴田賢哉：広島県立総合技術研究所食品工業技術センター研究報告, 30, 8 (2023).

〈中津　沙弥香／柴田　賢哉〉

第6節
サトイモのもったり感

1. はじめに

サトイモには、子芋を食べる品種、親芋を食べる品種および子芋、親芋を兼用して食べる品種がある。子芋を食べる品種に、福井県大野市で収穫される大野芋は親芋にくっついた子芋が食される。同じ大野市で人気のある「上庄」に匹敵する人気がある。これは内部がねっとりとした食感を持ち煮物料理によく使われる。この硬さとやわらかさを備えた食感を仮に「もったり感」として多くの品種と比べてみた。

表1 各品種群の硬さ，凝集性，付着性の平均値

No.	品種名	硬さ	凝集性	付着性
1	大野在来	106262.5	0.02269	378.4
2	伊予美人	115016.0	0.01510	163.3
3	セレベス	57932.4	0.00022	56.5
4	石川小芋	48255.8	0.05061	174.2
5	海老芋	129180.8	0.00020	108.2
6	帛乙女	25655.8	0.00029	151.9
7	里のいもこ	38833.8	0.05947	390.3
8	石川早生	53348.7	0.00025	85.0
9	ちば丸	51247.9	0.05112	439.2
10	八つ頭	100320.7	0.05419	117.4

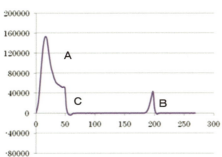
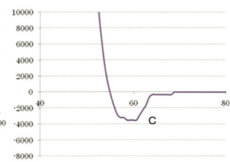

図1 サトイモの典型的なテクスチャー曲線

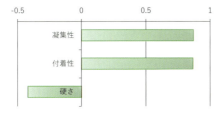
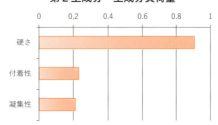

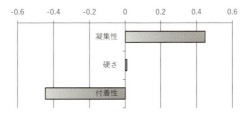

図2 第1・第2・第3主成分の主成分負荷量

第2章 根菜類

表2 第1・第2・第3主成分の固有値と寄与率

	固有値	寄与率	累積寄与率
第1主成分	1.68106	0.56035	0.56035
第2主成分	0.91950	0.30650	0.86685
第3主成分	0.39944	0.13315	1.00000

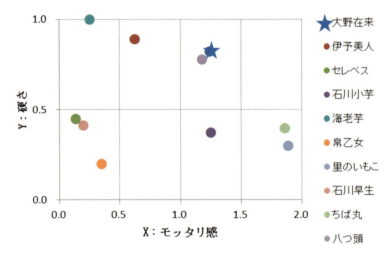

図3 サトイモのもったり感

2. もったり感の評価

大野市から依頼がありもったり感の評価を試み面白い成果が得られた。依頼者の試験芋は10種類(表1)あった。そこでまず，通常の方法すなわち同じ大きさに整形し，同じ条件で茹で上げ，円柱型貫入式プランジャーを用いてレオメーターで2回貫入の試験を行った結果，図1のようなテクスチャー曲線が得られた。

最初のピークの高さを硬さ，同じく最初のピークの面積をAとし，2回目のピークの面積をBとして，B/Aを凝集性，同じく最初のピークの負の部分の面積を付着性として求めた(図2)。これら3特性の値をもとに多変量解析(主成分分析)を行ったところ，固有値とその寄与率は表2のようになった。さらに，主成分負荷量を求めたところ図2のように第1主成分で硬さと他の2成分では方向が反対で，なおかつ凝集性と付着性の寄与率が同じ程度の値を示した。

別に行った官能試験と依頼者の経験を合わせて考えると凝集性と付着性の和がサトイモのもったり感を表す数値として適当ではないかという結論になった。ちなみにこの2つの数値の和をもったり感として，硬さともったり感を2次元表示すると図3のようになった。サトイモはそれなりの硬さをもつと同時に，もったり感も備えたイモであると考えられた。

〈山野　善正〉

第2編　野菜のおいしさ

第3章　花・葉・茎

第1節
食用ギク

1. はじめに

キク（キク科キク属）は中国から天平時代に伝来し，はじめは花の観賞が主であったものが，変異しやすい特性を利用して江戸時代に交配が進み，次第に花や葉は食用にもされるようになった[1)2)]といわれている。

いわゆる料理ギクである「食用ギク」（Chrysanthemum）は，花弁を熱湯でさっと茹でて，お浸し，酢の物，和え物，漬け物などにする，花全体を天ぷらや汁物およびサラダにする，花弁をいれた菊酒として楽しむ[1)2)]など用途は広い。このほかに料理の添え物，刺しみのつま[2)]として用いるツマギクがあるがここでは扱わない。また，キクは古くから生薬として菊の頭花以外に根，若い茎，葉および葉も利用[3)]されているという。しかし，おいしさに関する科学的評価は不明な点が多い。そこで，ここでは，おいしさの因子と思われる食用ギクの呈味成分の特徴について評価した事例[4)5)]を紹介する。

なお，原材料的食品は，生物の品種，生産条件等の各種の要因により，成分値に変動があることが知られているので，これらの点を考慮して評価に用いるキクを選定した。すなわち，新潟県在来系統品種の食用ギク（新潟県下越地方で路地栽培された花弁部位）を用い，黄色・赤紫色・薄紫色の3種類の花弁の色に注目した。黄色花弁の品種は唐松系の食用ギク，赤紫色花弁は新潟市の特産品であるかきのもと，薄紫色花弁は特徴ある一重の花弁を用いた。また，現在，キクの生葉，すなわち菊葉（きくば）は規格化されたものが流通している。菊葉は熱を加えても緑色の鮮やかさが失われにくいため，敷き葉，料理のあしらいとして利用されるほか，天ぷらの食材としても利用されている。各食用ギクの花弁のほかに，およそ開花1ヵ月前に摘み取った葉および，流通している愛知県産の菊葉の評価についても併せて示す。

2. 食用ギクの呈味性

食用ギクのおいしさは，シャキシャキとした歯ごたえと，ほのかな香り，そして甘さとほろ苦さといわれる。ここでは食用ギクの甘さとほろ苦さに着目した味の定量的評価により，その味の特徴を明らかにすることを試みた。試験に用いた食用ギク試料はいずれも2013～2016年に摘み取り直ちに凍結，または凍結乾燥したものである。

2.1　味覚センサによる味質

味覚センサを用いた味の評価試験は以下のように行った。凍結食用ギク試料を室温で解凍し蒸留水5倍量を加え，フードプロセッサーで60秒間撹拌した。その後，遠心分離（3000 rpm 10 min）を行い，得られた水相部分をNo.2のろ紙で濾過したものを測定試料溶液とした。試料溶液について，味認識装置SA402B（Insent社製）を用いて，次に示す項目，先味（酸味，塩味，うま味，苦味雑味，渋味刺激，甘味），後味（うま味コク，苦味，渋味）について測定した。比較に用いた基準液はヒトの唾液に近いほぼ無味である30 mM 塩化カリウム（Potassium chloride），0.3 mM 酒石酸水溶液（Tartaric acid solution）に対する味強度として室温で測定した。

味覚センサによる味質において，食用ギク花

弁の味強度を人間の唾液に近いほぼ無味の基準溶液を用いて測定した結果，酸味，塩味については基準溶液よりも小さい値を示した。人の味覚には影響しない値であるため，評価を必要としない項目であると判断した。塗りつぶした六角形は基準とした黄色花弁の葉の評価を表したものである。図1によると，評価項目のうち，苦味雑味および苦味項目において，黄色花弁に比べて赤紫色，薄紫色の花弁の味強度は弱い。渋味刺激項目の味強度の結果も，先の花弁の色の結果と同じ傾向にあった。各地で栽培されている食用ギクは黄色花弁の種類が多いが，新潟から山形にかけての地域では黄色のほかに赤紫色で管弁のキク花弁を好んで食す。黄色花弁に比べて，赤紫色花弁（苦味-9.18　甘味0.79）は苦味が低く甘味が高い。薄紫色花弁（苦味-6.31　甘味1.90）は黄色花弁より苦味が低く甘味が高い。これらのことが紫色花弁を好まれる傾向に影響しているように思われる。なお，佐藤等[6]は，薄紫色花弁は観賞ギクから食用ギクへと転用されたキクであると示唆されることと，食味検査の食感（シャキシャキ感）と甘味において高い評価を示したことを報告している。苦味および甘味項目の味強度は，食用ギクの呈味特性およびこれらの食用ギクを好んで食する人々の嗜好性と強く関連していると思われる。

菊葉試料についても味強度の測定を行った。その結果を図2に示す。同じく，塗りつぶした六角形は基準とした黄色花弁の葉の評価を表したものである。酸味については基準溶液よりも低い値を示した。花弁と比べると，葉における各々の試料の味強度の差は小さい。苦味雑味，渋味刺激，うま味，甘味，苦味およびうま味コク項目に特徴が認められた。苦味雑味および渋味刺激は，黄色および赤紫色花弁の葉が高い。苦味は黄色花弁の葉が高く赤紫色花弁と薄紫色花弁の葉は低い。赤紫色花弁の葉のうま味が高いがうま味コクは低い。薄紫色花弁の葉のうま味は赤色花弁の葉のうま味より低いが，うま味コク（持続性のあるうま味）は高い。薄紫色

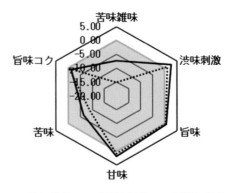

図1　食用ギクの花弁の味強度

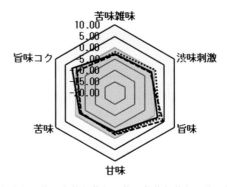

図2　食用ギクの葉の味強度

花弁の葉については茶飲料，アレンジ飲料の原材料としての利用について検討（未発表）を進めている。

2.2　含まれる化学成分
2.2.1　一般成分

食用ギク3種における基本的な特性の違いを比較するために，各凍結乾燥食用ギク試料100gに含まれる一般成分（水分，タンパク質，脂質，灰分）及びナトリウム，硝酸態窒素について分析した。水分は減圧加熱乾燥法，タンパク質はケルダール法，脂質は酸分解法，灰分は直接灰化法で行った。ナトリウムは原子吸光光度法，硝酸態窒素はHPLC法により測定した。炭水化物，エネルギー項目は算出した。

その結果，凍結乾燥食用ギク試料100gに含

まれる水分含量は，黄色，赤紫色，薄紫色の花弁においてそれぞれ8.8 g，6.6 g，12.6 g，タンパク質は10.8 g，12.3 g，10.0 g，以下同じように脂質10.7 g，5.5 g，5.5 g，灰分6.9 g，5.9 g，4.4 g，ナトリウム12.0 mg，35.7 mg，7.6 mg，硝酸態窒素4.9 mg，11 mg，2.2 mgであった。炭水化物は63.4 g，69.7 g，67.5 g，エネルギーの値は，393 kcal，378 kcal，311 kcalであった。

日本食品標準成分表2010[7]（以下，「成分表2010」と記す）収載の花びら生100 gに含まれる脂質は0 g，水分91.5 g，エネルギー27 kcal，菊のり（乾燥食用ぎく）100 gに含まれる脂質は0.2 g，水分9.5 g，エネルギー292 kcalである。比較すると，食用ギク試料は，いずれの花弁も含まれる脂質の値が高く，エネルギー項目の値も脂質の値が反映されているのか，高い値を示している。水分，タンパク質，灰分の値に試料の花弁の色による大きな違いは認められない。脂質は呈味性，栄養価に係わる項目でもある。黄色花弁の脂質量は，赤紫色，薄紫色の花弁のおよそ2倍の値を示している。Kishimoto等[8]は，栽培ギクの黄色花弁に含まれるカロテノイド16種類を同定したと報告している。黄色系品種の花弁には脂溶性のカロテノイドが含まれることがうかがえる。

「成分表2010」収載の菊のり（乾燥食用ぎく）に含まれる炭水化物73.5 gと比較すると，黄色，赤紫色，薄紫色の花弁の順に63.4 g，69.7 g，67.5 gでいずれも低い値である。しかし，炭水化物は糖質と食物繊維を加えたものであることから，甘味や食感とも関連性が強い成分と考えられる。次の項に食用ギク試料における糖質としての果糖，ブドウ糖およびショ糖について分析した結果を示す。

2.2.2 果糖，ブドウ糖およびショ糖

食用ギクの黄色，赤紫色，薄紫色の花弁に含まれる果糖，ブドウ糖，ショ糖について分析を行った。食用ギク試験溶液（50％エタノール抽出）に含まれるブドウ糖・果糖・ショ糖はHPLC法を用いた。分析条件は，カラム：Inertsil NH$_2$，室温，検出器：示唆屈折計RID-10A，移動相：アセトニトリル：水（8：2），流速0.7 ml/minとした。

甘味項目に関連するブドウ糖・果糖・ショ糖について，凍結乾燥食用ギク試料100 gに含まれる量を測定した。その結果，いずれの花弁においてもその含有量は低く，また，それら3成分の構成比においては類似な値を示した。次に，各花弁におけるこれら3成分総量を比較すると，薄紫色花弁（100 g当たりブドウ糖15.0 g，果糖16.3 g，ショ糖2.1 g）が，黄色，赤紫花弁のおおよそ2倍の含有量を示した。この結果は常温における甘味度を考慮しても，今回の試料では，薄紫色花弁が甘いことを示す。薄紫色花弁の味覚センサ甘味刺激の測定値の順位と一致する結果であった。

なお，日本食品標準成分表2020年版（八訂）[9]には，菊のりについて，炭水化物73.5 g，利用可能炭水化物計46.0 gの値が収載されている。利用可能炭水化物とは，デンプン，ブドウ糖，果糖，ガラクトース，ショ糖，麦芽糖，乳糖およびトレハロースを指す。食用ギクの甘味（項目）は主に果糖，ブドウ糖，ショ糖の3種に由来し，その強度にはこれらの総量が強く関わっていることが推察される。

2.2.3 ポリフェノール量

食用ギクの黄色，赤紫色，薄紫色の花弁に含まれる苦味，渋味関連成分であるポリフェノール量について測定した。ポリフェノールは，凍結乾燥食用ギク試験溶液（50％エタノールで室温30分間撹拌抽出）に含まれるポリフェノール総量をFolin-Denis法で測定した。その結果，黄色花弁試料は，赤紫色花弁および薄紫色花弁試料に比べてポリフェノール量が明らかに多かったことから黄色花弁試料の味覚センサにおける苦味項目としての苦味雑味，渋味刺激には，ポリフェノール量が大きく関わっていることが推察できる。赤紫色花弁にはポリフェ

ノールのひとつアントシアニン色素が含まれるがその呈味への影響については検討が必要なものと思われる。

2.2.4 アミノ酸

呈味に関連するアミノ酸について検討した。アミノ酸分析は，食用ギク試料溶液（50％エタノール抽出）を減圧下濃縮乾固した後，5％スルホサリチル酸溶液に溶解，濾過した後，ろ液をアミノ酸自動分析計（検出：ニンヒドリン法）で測定した。その結果，甘味をもつとされる，グリシン，グルタミン，苦味を示すロイシン，リシン，アルギニン，うま味・酸味を示すグルタミン酸，アスパラギン酸等が含まれることが示されたが，いずれの花弁においても含有量も少なく，味覚センサによる甘味刺激の測定値への影響は小さく，花弁の色による呈味の違いへの影響は小さいと思われる。

2.3 抗酸化性の評価

苦渋味に関連性が高いと思われる食用ギクの花弁，葉に含まれるポリフェノールとDPPHラジカル（1,1-Diphenyl-2-picrylhydrazyl free radical）消去活性について検討した。植物由来の食品に多く含まれる抗酸化作用を有するトコフェロール量についても測定した。

食用ギクの花弁・葉における試験溶液の抗酸化試験は，DPPHラジカルに対する消去能を分光光度計で測定した。各々に含まれる総ポリフェノール量とDPPHラジカルに対する消去能とが強い相関を示すことがわかった。食用ギクは，野菜のなかで比較的ポリフェノール量が多いとされる「しゅんぎく」[10]よりも明らかに多く含む値を示したことから，ポリフェノールを多く摂取できる有用な食材と考えられた。なお，葉は花弁に比べて総量，活性ともに高かった。

次に，ポリフェノール類の測定にはHPLC法[11]を用いた。カラム：ODS C30-UG5（野村化学），カラムオーブン：30℃，移動相A液：5％アセトニトリル（acetonitrile）含有1％酢酸溶液，移動相B液：アセトニトリル：蒸留水（2：3），検出器：SPD-M20A フォトダイオードアレイ SPD-M20A，流速：0.8 mL/min で分析を行った。

その結果，花弁，葉には主要なポリフェノールとして，ルテオリン 7-O-(6″-O-マロニル)-グルコシド（Luteolin 7-O-(6″-malonylglucoside)）（図3），アピゲニン 7-O-(6″-O-マロニル)-グルコシド（Apigenin-7-O-(6″-malonylglucoside)）（図4）が含まれることが示された。図5に食用ギク黄色花弁のHPLCクロマトグラムを示す。キクは観賞のほかに薬用植物としても利用されている。測定結果を同様の方法で分析した市販の生薬（抗菊花）の結果と比較すると，実験に用いた食用ギクは，アピゲニンの比率が高いものが多く，クロロゲン酸含有度は低い傾向にあった。なお，葉は花弁に比べるとポリフェノールの種類も多いことが明らかになった。

食用ギクの花弁試験溶液（50％エタノール抽出）に含まれるトコフェロール抽出液をけん化

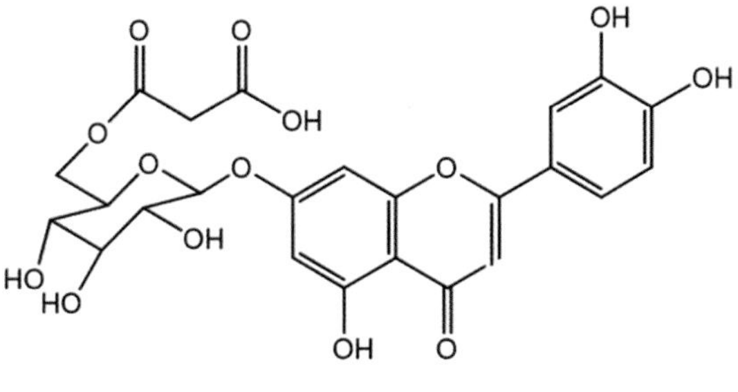

図3 ルテオリン 7-O-(6″-O-マロニル)-グルコシド

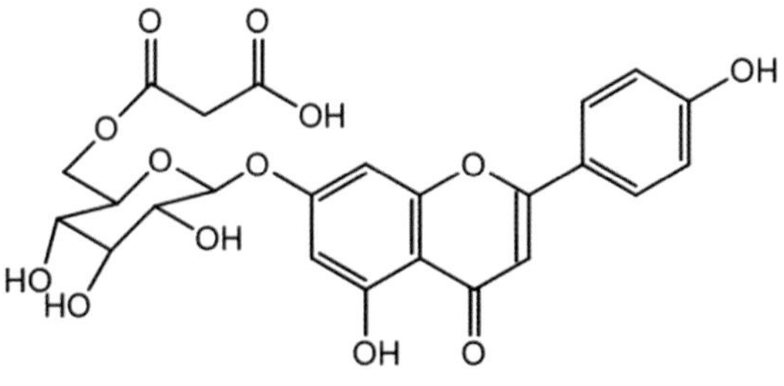

図4 アピゲニン 7-O-(6″-O-マロニル)-グルコシド

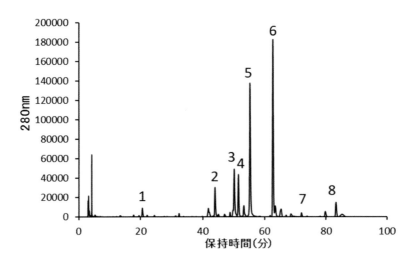

図5 食用ギク黄色花弁のHPLCクロマトグラム

1　クロロゲン酸 (Chlorogenic acid)
2　ルテオリン 7-O-グルコシド (Luteolin 7-O-glucoside)
3　ジカフェオイルキナ酸 (Dicaffeoyl quinic acid)
4　アピゲニン 7-O-グルコシド Apigenin 7-O-glucoside
5　ルテオリン 7-O-(6″-O-マロニル)グルコシド (Luteolin 7-O-(6″-O-malonyl) glucoside)
6　アピゲニン 7-O-(6″-O-マロニル)グルコシド (Apigenin 7-O-(6″-O-malonyl) glucoside)
7　ルテオリン (Luteolin)
8　アピゲニン (Apigenin)

後，HPLC法で測定した。分析には，検出器：蛍光分光光度計RF-10A（励起298 nm 測定325 nm），カラム：YMC-Pack，カラム温度40℃，移動相：ヘキサン-酢酸-2-プロパノール混液（1000-5-2），流速1.5 mL/min を使用した。凍結乾燥食用ギク試料100 g に含まれるトコフェノール量（$\alpha, \beta, \gamma, \delta$）は黄色花弁が19.5 mg と最も多く，次に薄紫色16.4 mg，赤紫色4.6 mg の順であった。いずれもα-トコフェノール含有比率が高く，δ-トコフェノールはほとんど検出されなかった。

3. おわりに

これまでの結果から，食用ギクは呈味成分のうちでも苦味・渋味・甘味に関わる成分が比較的多い，高ポリフェノール野菜といえるだろう。

食用ギク花弁のおいしさを考えるとき，呈味成分のほかに，シャキシャキとした食感やほのかな香りの解明は欠かせない。今後の課題といえる。筆者らは食用ギクに含まれる香り成分についてGCを基盤とした電子嗅覚システム（フラッシュGCノーズ　HERACLES II，アルファ・モス製）を用いて検討を試みた[12)13)]ところ，電子嗅覚システムを利用することによって簡易に食材としての食用ギク香り識別への適用性が示唆され，食用ギクの香気には共通する化合物が多く含まれていること，そのなかには品種の違いがあるにもかかわらず，主要香気10成分の構成比率がほぼ一致すること（図6）を確認している。また，食用ギク花弁クロマトグラムの化合物保持指標とにおい情報を含むライブラリーを用いて，ピーク化合物の特徴を調査した結果，関連性指数が高い化合物は，ヘキサン酸イソプロピル（Isopropyl hexanoate），2-メチルブタン酸ブチル（Butyl 2-methylbutanoate），ゲラニオール（Geraniol）と推定された。表1に食用ギク花弁に含まれることが推定

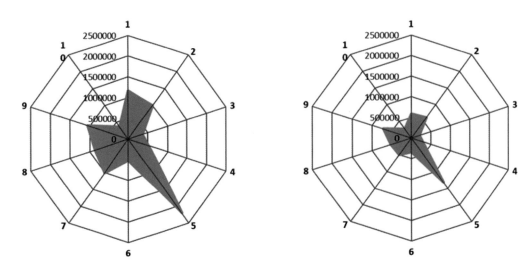

図6　食用ギク花弁主要香気10成分比率
(左：赤紫色花弁，右：薄紫色花弁)

表1　AroChemBaseによって推定された食用ギク花弁に含まれる特徴的な化合物とにおいの特徴

化合物名	風味特性
ブタン-2,3-ジオン (Butane-2,3-dione)	バター，キャラメル，クリーミー，フルーティ，パイナップル，アルコール
2,6-ジメチルピリジン (2,6-Dimethyl-pyridine)	ココア，コーヒー，青草，ハーブのような，かび臭い，ナッツのような
1R-(+)-α-ピネン (1R-(+)-α-pinene)	パインテルペン
1S-(−)-α-ピネン (1S-(−)-α-Pinene)	ハーブ様テルペン
3-メチル-1,2-シクロペンタン (3-Methyl-1,2-cyclopentanedione)	キャラメル
ギ酸オクチル (Octyl formate)	フルーティ
(E,Z)-2,6-ノナジエナール ((E,Z)-2,6-Nonadienal)	キュウリ，青草，メロン，ワックスのような
イソブタン酸シトロネリル (Citronellyl isobutanoate)	フローラル，レモン(フレッシュ)，フルーティ，ゼラニウム，グリーングラス，ローズ

された特徴的な化合物とにおいの特徴を示す。

　香りは記憶と結びついているといわれる。新潟県下越地方では，新米を炊いて「菊ごはん」（炊き上がったご飯に生の菊をたっぷり加え，全体によく混ぜてから蒸らす）をつくると，秋が来たと感じるのだ[14]という。毎年繰り返される社会的行事のようなこの現象にもおいしさの要因が隠れているように感じずにはいられない。特異性，嗜好性のみだけでなく，多角的な背景も忘れずに研究を進めていきたい。

謝　辞

　本研究の一部は，JSPS 科研費（JP26350097）の助成を受けて実施した。

文　献

1) 農文協編：野菜園芸大百科第 2 版 2 特産野菜 70 種，農文協，145 (2011).
2) 公益社団法人全国調理師養成施設協会：総合調理用語辞典，公益社団法人全国調理師養成施設協会，279 (2014).
3) 上海化学技術出版社小学館(編)：中薬大辞典第一巻，小学館，408-409 (1998).
4) C. Tateyama and K. Igarashi: Contents of chemical constituents in petals of edible chrysanthemum cultivated in Niigata Prefecture, Conference on Food Health in Niigata (2016).
5) C. Tateyama and K. Igarashi: Polyphenols contained in edible Niigata chrysanthemum petals and DDPH radical scavenging activity, The 6th International Conference on Food Factors.
6) 佐藤淳ほか：新潟県における食用ギク在来系統の諸特性，園芸学研究，**11**, 1 (2012).
7) 文部科学省科学技術・学術審議会資源調査分科会報告：日本食品成分表 2010，第 2 章 6 野菜類 きく (2010).
https://www.mext.go.jp/component/b_menu/shingi/toushin/__icsFiles/afieldfile/2013/12/19/1299012_6.pdf (2024.08.27 参照).
8) S. Kishimoto et al.: Carotenoid composition in petals of chrysanthemum (*Dendranthema grandiflorum* (Ramat.) Kitamura), *Phytochemistry*, **65**, 2781 (2004).
9) 文部科学省科学技術・学術審議会資源調査分科会報告：日本食品成分表 2020 年版（八訂），第 2 章 本表(データ)6 野菜類 きく 菊のり (2020).
https://www.mext.go.jp/a_menu/syokuhinseibun/mext_01110.html (2024.08.27 参照).
10) 津志田藤二郎ほか：各種野菜類の抗酸化性の評価および数種の抗酸化成分の同定，食工誌，**41** (9), 611 (1994).
11) K. Kubomura et al.: *Food Science and Technology Research*, **12**, 31 (2006).
12) 立山千草：電子嗅覚システムによる食用ギク香気成分の分析，新潟県生活文化研究会，**25**, 6 (2019).
13) C. Tateyama and K. Igarashi: Analysis of Flavor Compounds of Edible Niigata Chrysanthemum Flower, The 7th International Conference on Food Factors (2019).
14) 日本調理科学会：伝え継ぐ日本の家庭料理 炊き込みご飯・おにぎり，52，農文協 (2019).

〈立山　千草／五十嵐　喜治〉

第2節
ナバナ（菜花）

　葉や根を利用する葉根菜類では、とう立ち（注：抽だいともいう。成長点に花芽ができて茎が急速に伸びる現象）が起こると食用部分である葉や根の生育が抑えられ、結球しなかったり根が肥大しなくなったりする。このため、とう立ちさせない栽培が行われている。一方で、これらと同じあるいは近縁の作目のとうを野菜に利用する場合もある。その代表例がアブラナ科菜類の花蕾や葉や茎を収穫するナバナ（菜花）である。このような利用法は全国各地で見られ、ハナナ（花菜）、ナノハナ（菜の花）、トウナ（とう菜）、クキタチナ（茎立菜）、クキタチ（茎立）、ククタチ、フキダチ、カキナ（かき菜）、ツミナ（摘み菜）、シンツミナ（芯摘菜）など、地域ごとにさまざまな名前で呼ばれている。これらにはアブラナ科の主に黄色い菜の花を咲かせる野菜が用いられ、大きく分けると2つの種（しゅ）に属するものがほとんどである（表1）。

　千葉や徳島を中心に生産されるナバナは、和種ナタネ（在来ナタネ）である種（学名 *Brassica rapa* L.）に属する。この節では、このナバナを便宜的に「花蕾ナバナ」と呼ぶ。一方、三重、東京、新潟、熊本、栃木、福岡などで栽培されるナバナは、洋種ナタネ（西洋ナタネ、学名 *Brassica napus* L.）である。こちらは、「葉茎ナバナ」と呼ぶことにする。どちらもナバナではあるが、以下に説明するように両者の販売形態や食味は大きく異なる。なお、洋種ナタネ *B.napus* は、和種ナタネ *B.rapa* と *Brassica oleracea* L.（キャベツ、ブロッコリーなどを含む種の学名）の間で自然交雑が起こって成立した複二倍体種である。

　花蕾ナバナは、開花直前の膨らんだ蕾に茎を付けて長さ15〜18 cmで収穫し、15〜20本程度を紙や輪ゴムで結束して出荷される。元はナタネ油用あるいは観賞用に用いられていた品種が野菜に転用されたといわれ、葉は淡緑色でしわ（ちりめん）を持つ品種が多い。柔らかい花蕾と茎にはほのかな甘味と苦みがあり、春の到来を感じさせる野菜である。

　葉茎ナバナは、多くの場合蕾が大きく育つ前に収穫される。蕾より、むしろ葉と茎を食することが目的の野菜である。前述のようにキャベツ類 *B.oleracea* の遺伝的性質を引いているので、表面は白いろう状物質（ワックスあるいはブルーム）で覆われ花蕾ナバナより歯ごたえが

表1 「ナバナ」に含まれる野菜類の分類

本節での名称	作物名	学名	主な利用部位	特徴
花蕾ナバナ	和種ナタネ（在来ナタネ）	*Brassica rapa* L.	花蕾・葉・茎	淡緑色。花蕾粒は比較的大きい。葉にしわがあることが多い。ほのかな甘味と苦み。
葉茎ナバナ	洋種ナタネ（西洋ナタネ）	*Brassica napus* L.	茎・葉（蕾は小さいことが多い）	緑〜濃緑色。特に低温期は甘味の強くなる品種がある。
（アブラナ科在来野菜の花茎）	トウナ、クキタチ、ククタチ、フキダチ、カキナ、ツミナ、コウサイタイ、サイシンなど	*Brassica rapa* L. *Brassica napus* L. 一部に、*Brassica juncea* L. など	花蕾・葉・茎	各地で、在来アブラナ科品種の菜の花が食用に供されてきた。

ある。多くは，ナタネ油用の品種が転用されており，低温期には甘みが増す。'はるの輝'[1]はナタネ油用品種のなかに見出された突然変異を活かした品種で，ろう状物質がなく明るい濃緑色の見た目と太く糖度の高い茎が特徴であり，葉茎ナバナに用いられている。

『蔬菜の新品種』[2]には，日本の野菜(蔬菜)の主要品種が掲載されている。同書第9巻(1985)から第21巻(2023)までには，21点のナバナ品種が採録され，花蕾ナバナは14点，葉茎ナバナは7点であった。花蕾ナバナ14点のうち13点が民間種苗会社の育成であるのに対して，葉茎ナバナでは7点中5点が国公立農業試験場(主に県)で育成されている。これは，後者は産地ごとの特産性が高く，地方野菜の色合いが強いことを示していると考えられる。ナバナ収穫量の年次変化を図1に示した。1992年からは，ひとまとめに表示されていた花蕾ナバナと葉茎ナバナが分けて示されるようになった。先ほどの発表品種数と比例するように，ここ10年は花蕾ナバナが茎葉ナバナの約2倍の収穫量で推移している。ナバナは収穫と出荷調整に多大な労力を要する作目であることもあって，近年は栽培が減る傾向が続いている。

ほかにも，全国各地の地方在来野菜のなかに，花蕾ナバナと同じ $B.\ rapa$ に属するツケナ類(コマツナ，ミズナなど)，カブ，ハクサイなどのとう(花芽と茎)をナバナのように利用する例は多い。中国にもとうを利用する品種が多数存在しており，葉の緑色が鮮やかで開花の早い'菜心(さいしん)'や紫色の'紅菜薹(こうさいたい)(苔あるいは台と書かれることもある)'は，日本でも利用されている。'オータムポエム'[4]は両者の交配から生まれた新品種で，鮮やかな緑色と食味・食感から「アスパラ菜」の愛称で流通している。また，地域・地方限定ではあるが，カラシナ・タカナ(学名 $Brassica\ juncea$ L.)に属する菜類のとうも利用される。特に冬から春先の低温期には，カラシナ・タカナ類に特有の辛みがおいしい。

文　献

1) 農業・食品産業技術総合研究機構：良食味・耐寒雪性ナバナ新品種「はるの輝」，蔬菜の新品種 第14巻，誠文堂新光社，106 (2000).
2) 蔬菜の新品種 第9巻 (1985)～第21巻 (2023) 誠文堂新光社.
3) 農林水産省：地域特産野菜生産状況調査 長期累年 長期累年統計表一覧.
https://www.e-stat.go.jp/stat-search/files?page=1&layout=datalist&toukei=00500501&tstat=000001018175&cycle=7&tclass1=000001095675&tclass2=000001167006&tclass3val=0 (2024.05.30 参照).
4) サカタのタネ：ナバナ「オータムポエム」，蔬菜

販売形態	用いられる品種(例)	代表的な生産地
蕾の大きく膨らんだ花茎を15cm程度に切り取り，紙などで円形や四角に束ねる。	(観賞用品種あるいはナタネ油用品種からの転用) 伏見寒咲，三浦寒咲，尾張ちりめん	千葉，徳島，香川，大阪，高知
15～20cmに切り取った葉付きの茎を，袋詰めあるいはバンドで束ねる。	(ナタネ油用品種からの転用) 洋種ナタネ品種，三陸つぼみ菜，はるの輝	三重，東京，新潟，熊本，栃木，福岡
様々	各地域の在来アブラナ科品種，和種ナタネ品種	全国各地に少量ずつ

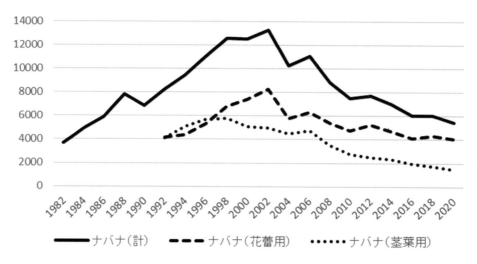

図1 ナバナ国内収穫量の年次変化[3]
(単位トン,農水省地域特産野菜生産状況調査より作図)

の新品種 第11巻,誠文堂新光社,141 (1991).

〈由比　進〉

第3節
カリフラワー・ミニカリフラワー

アブラナ科に含まれるカリフラワーは，葉・茎を利用するキャベツ・ケール・コールラビや，花蕾を利用するブロッコリー・カイランなどと同じ種（学名 Brassica oleracea L.）に属する。これらの間では交雑が容易で，同種内の交配によって品種が育成されることもある。カリフラワーとブロッコリーにおいては，はじめ栄養成長して葉を分化している成長点が，キャベツ等と比べて早い段階から生殖成長に移行して花芽を分化する。その花芽が大きく発達した花蕾球と呼ばれる部分が食用にされる。ブロッコリーでは蕾が形成されながら花蕾球に肥大するのに対して，カリフラワーでは蕾が形作られる前の初期段階のまま花蕾球に肥大する点が異なっている。日本において両者はレタス，パセリ，セロリなどと一括りにして「洋菜（西洋野菜）」と呼ばれていたが，20世紀後半になると生産と消費が増え，独立した作目に扱われるようになった。図1は，「作物統計調査（農水省）」より作成した過去50年間の収穫量の変化である。当初はブロッコリーの生産が少なかったためにカリフラワーにまとめられていた。1980年代以降の緑黄色野菜ブームに乗ってブロッコリーが急激に生産を増やしたので，1989年（平成元年）からは別々に統計データが掲載されるようになっている。この図に見られるように，ブロッコリーは増え，カリフラワーはゆるやかに減る傾向が続いている。

日本のアブラナ科野菜研究の大家であった篠原[2]はカリフラワーが極めて洗練された上質美味な野菜であると賞賛しているが，現在はその良さが理解されていない嫌いがある。従来，カリフラワーは径15 cm，800 g以上のずっしり大きく成長したものが流通の中心であった。この大きさまで生理障害や病虫害なしに，純白・ドーム状の花蕾球に育て上げることが高品質の証で，そのために繊細な管理作業が行われてきた。近年，より小さい段階で早どりするミニカリフラワーの品種や栽培技術が開発されている。早どりすると栽培期間が短くなるため，生理障害や病虫害発生の危険が低下する。さらに，これまでのように巨大な花蕾球を半割〜1/4分割するのではなく，手頃な大きさのものを丸ごと販売することができる。加藤ら[3]は早どり用品種を用いて，花蕾球が小さい収穫物（径4〜8 cm）と大きい収穫物（径14〜16 cm）と

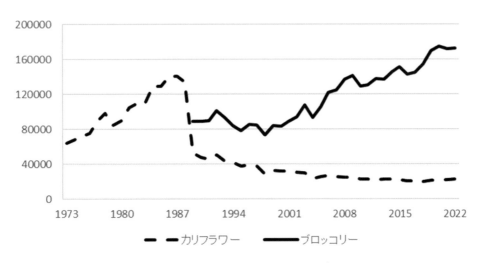

図1　カリフラワーとブロッコリー[1]
国内収穫量の年次変化
（単位トン，農水省作物統計調査より作図）

表1　カリフラワーの花蕾球の大きさによる食味の変化[3]
（加藤ら 2018 の図を改変）

甘　味	酸　味	苦　味	塩　味	うま味	総　合
4	0	3	3	3	4

花蕾球小と花蕾球大を茹でて冷ましたものを食べ比べ。
花蕾球小が優れている場合＋1，同程度の場合0，劣っている場合−1をつけ，8名分を合計した値

の比較を行った。その結果，ゆでた場合と電子レンジで加熱した場合の糖度は花蕾球小の方が高く，食味についても小の方が優れていた（表1）。前述のように，カリフラワーは径15cm，800g程度の大きさまで育てたものを丸ごと，あるいは1/2～1/4分割して販売されることが多い。加えて，ブロッコリー人気に押されて商品の回転が悪いこともあり，店頭にはくたびれた印象のものが並んでいる場合も見受けられ，これらもカリフラワー不人気の一因と考えられる。良食味品種を早どりしたカリフラワーは手頃な大きさで丸ごと販売され，生で食べても固ゆでしても煮込んでも極めて美味である。近年，岩手大学[4]が東日本大震災の被災地復興を支援する目的で商標登録した'姫かりふ'のように，良食味品種をテニスボール大でごく早どりしてブランド化する試みもある（図2）。

1959（昭34）年以来ほぼ3年ごとに発行されている『蔬菜の新品種』[5]には，日本の野菜（蔬菜）の主要品種が掲載されている。同書第9巻（1985）から第21巻（2023）までのカリフラワー品種の掲載数を図3に示した。1980年代より発表されるカリフラワーの品種数は少なくなっており，2023年にはゼロになった。同書に掲載された品種のほぼすべてが，純白で大きな花蕾球を作る普通に知られた品種である。ごく一部では，見た目や食味の特徴を出すべく，花蕾球が紫色のもの，橙色のもの，分枝して小さく尖った花蕾球を複数つくるロマネスコと呼ばれるものなどの品種育成も行われている。人気の

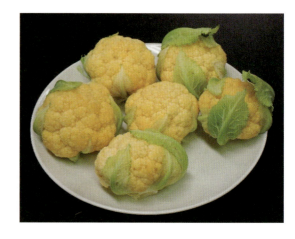

図2　ミニカリフラワー　'姫かりふ'[4]
花蕾球が橙色のミニカリフラワー品種'オレンジ美星'をテニスボール大で早どり

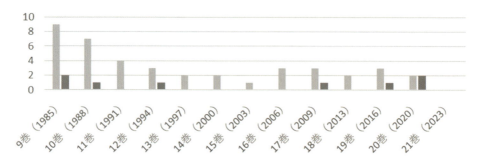

図3　『蔬菜の新品種』に掲載されたカリフラワーの品種数（1985～2023）[5]

緑黄色野菜で「指定野菜（注：周年安定供給するため，農水省が指定した重要野菜品目）」に昇格することになったブロッコリーの重要性は認めつつも，カリフラワーのおいしさがもっと認識されてほしいものである。

文　献

1) 農林水産省，作物統計調査　作況調査（野菜），https://www.e-stat.go.jp/stat-search/files?page=1&layout=datalist&toukei=00500215&tstat=000001013427&cycle=0&tclass1=000001032286&tclass2=000001037845&cycle_facet=tclass1%3Atclass2&tclass3val=0（2024.05.31 参照）.
2) 篠原捨喜：甘藍類，産業図書（1948）.
3) 加藤一幾，大木啓太，立澤文見，折笠貴寛，松嶋卯月，岡田益己：早期収穫によるミニハナヤサイの収量，成分および食味に与える影響，園芸学研究 17 別冊 2, 495（2018）.
4) 岩手大学，ミニカリフラワー「姫かりふ」がんちゃんの三陸野菜畑「姫かりふ®」現地栽培研修会のご案内（2017）.
http://iwatedai-sanriku-hort.jp/blog/2017/04/27/%e3%80%8c%e5%a7%ab%e3%81%8b%e3%82%8a%e3%81%b5-%e3%80%8d%e7%8f%be%e5%9c%b0%e6%a0%bd%e5%9f%b9%e7%a0%94%e4%bf%ae%e4%bc%9a%e3%81%ae%e3%81%94%e6%a1%88%e5%86%85/ （2024.05.31 参照）.
5) 園芸植物育種研究所（編）：蔬菜の新品種　第 9 巻（1985）～第 21 巻（2023）誠文堂新光社.

〈由比　進〉

第 4 節
ブロッコリー

1. 指定野菜に認定

　指定野菜とは，消費量が多い野菜や多くなることが見込まれる野菜であり，野菜の値段を安定させて，誰がいつでも野菜を食べられるように指定している。現在の指定野菜は，キャベツ，キュウリ，サトイモ，ダイコン，トマト，ナス，ニンジン，ネギ，ハクサイ，ピーマン，レタス，タマネギ，ジャガイモ，ホウレンソウの 14 品目であり，「指定野菜の価格の著しい低落があった場合」（野菜生産出荷安定法第 10 条）に，生産者補給金を交付することにより，野菜農家の経営に及ぼす影響を緩和し，次期作の確保と，消費者への野菜の安定的な供給を図る制度である。

　この指定野菜に農林水産省は国民生活にとって重要性が増したとして，2026 年度からブロッコリーを 15 品目目の指定野菜に追加する方針を発表した。これはジャガイモ以来 52 年ぶりとなる追加である。ブロッコリーは現在，カリフラワーやカボチャと同様に，指定野菜に準じる特定野菜（国民消費生活上や地域農業振興の観点から指定野菜に準ずるような野菜）のアスパラガス，イチゴ，エダマメ，カブ，カボチャ，カリフラワー，カンショ，グリーンピース，ゴボウ，コマツナ，サヤインゲン，サヤエンドウ，シュンギク，ショウガ，スイカ，スイートコーン，セルリー，ソラマメ，チンゲンサイ，生シイタケ，ニラ，ニンニク，フキ，ブロッコリー，ミズナ，ミツバ，メロン，ヤマノイモ，レンコン，シシトウガラシ，ワケギ，ラッキョウ，ニガウリ，オクラ，ミョウガの 35 品目に位置付けられているが，今後は指定野菜として位置付けられる。ブロッコリーの栄養価は非常に高く，近年サラダをはじめとしたあらゆる料理への需要を背景に消費量も拡大している。ブロッコリーが指定野菜になれば，計

画的に生産が進み，安定供給が想定される。また，冷凍野菜としても需要が高まっており，保存に適している食材として今後の需要が拡大することが予測される。

2. 野菜指定産地制度をめぐる現状と課題
2.1 野菜指定産地制度の概要

野菜指定産地は，「野菜生産出荷安定法」（以下「法」という）で定められている。法第4条では，野菜指定産地を「指定野菜の種別ごとに，一定の生産地域で，出荷の安定を図るため，集団産地として形成することが必要と認められるもの（要約）」とし，具体的な指定基準を省令で定めている。野菜指定産地に指定されると，農畜産業振興機構が実施している指定野菜価格安定対策事業及び契約指定野菜安定供給事業の対象産地となり事業に参加することができる。

2.2 指定産地数，作付面積，区域の推移

国内野菜の作付面積および生産量は，野菜の消費量の減少および輸入野菜の増加もあって減少を続け，令和3年度には，作付面積が38.6万ha，生産量が1135万tとなっている（図1[1]）。野菜指定産地の作付面積だけでみても，昭和60年度の16万haを最高に，平成16年度には，15万haとなっている。また，指定産地数は作付面積の減少と農協・市町村合併による産地統合などで，昭和60年の1,236産地を最高に，平成18年5月現在で998産地まで減少している（図2）[2]。産地数の減少もさることながら，農協合併および市町村合併が行われた地域を野菜指定産地単位でみると，区域内の市町村全域の面積広がったことや，市町村・農協名称の変更などにより，その地方の通称名が変わるなど，かつてのイメージがずいぶん様変わりをした産地も数多くある。

2.3 指定産地の構造の変化

野菜生産の現状は，主に農業所得で生計を立てている農家（主業農家）によって担われている。その野菜を生産している農家のうち，認定農業者（経営規模の拡大，生産方式の合理化など農業経営改善計画を作成し，市町村の認定を受けた生産者のこと）の比率は15％（面積比率は34％）にとどまっている。さらに，農業従事者の減少や高齢化が進み，60歳以上の従事者が半数を占める状況である。このような状況のなかで，指定産地の構造は，1)加工・業務用需要の増大，2)契約取引・直売所の増加，3)農家の高齢化による栽培管理，収穫・調製作業の労働力不足，4)作付品目転換に伴う作付面積の減少，さらに5)出荷規格に対応できないことによる共販（共同出荷）量・率の減少，などの産地をとりまく環境により大きく変化している。

これら多くの変化のうち，とくに契約取引お

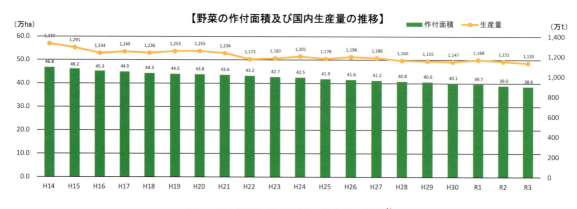

図1　国内野菜の作付面積・生産量の推移[1]

よび農家の高齢化についてみてみると次のことが言える。

①契約取引

多くの野菜指定産地で書面での契約によらないものも含め，契約取引が増えている。その理由の1つには，契約取引による安定した農家収入の確保がある。このことから，今後も契約取引に取り組みたいとする産地も多く，特に若い世代が多くを占める産地では，経営の安定を図る観点からその傾向が強く見られる。

②産地における農家の高齢化

農家の高齢化による収穫・調製作業の労働力不足により，キャベツ，ハクサイなどの重量野菜から，軟弱野菜を中心とした軽量野菜への転換が進み，指定野菜の作付面積の減少に拍車をかけている。さらに，収穫作業そのものを「業者」に委託する地域もみられ，系統外直売所への出荷増も加わって，共販量・率の低下を招いている産地もある。これらを放置していると，需給調整に支障をきたすことから，産地によっては，出荷規格の見直し（軽量化，簡素化）や庭先集荷の実施，収穫・調製作業の共同化などの取り組みを進めている。

2.4 今後の課題と将来の産地の姿

野菜指定産地をめぐっては，産地の構造の変化や高齢化により，多くの課題がある。とりわけ，高齢化への対応は，その地域に根ざした産地の取り組みが必要と思われる。取り組みの一例をあげると，自治体・農協が共同して，新規就農者への2年間の研修を行い，就農に際しては資金提供などを行っている産地があるが，有効な取り組みが見つからない産地が多いのも現実である。野菜指定産地制度は，その時代背景や状況によって変化してきており，食料自給率の向上という政策のもと，「一定の生産地域で，出荷の安定を図るため，集団産地を形成する」という精神で，今後も野菜指定産地制度の的確な運用に努める[2]としている。

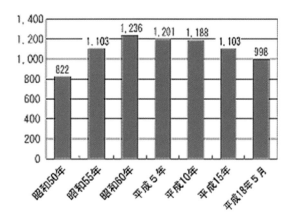

図2　野菜指定産地数の推移[2]

3. 指定野菜および特定野菜の出荷量と保証

指定野菜の出荷団体（農業者団体等）または大規模生産者が，国・都道府県の補助金を加えて，農畜産業振興機構に資金を造成し，対象野菜の平均販売価額が保証基準額を下回った場合に，安定的な野菜の生産および供給の確保に向けた取り組み状況等に応じて，その差額（平均販売価額が最低基準額を下回る場合は，保証基準額と最低基準額との差額）の70～90％を，生産者に対し生産者補給金を与える。需要量は，過去10ヵ年（平成25年～令和4年。以下同じ）の1人当たり需要量（純食料ベース）の推移から，回帰式により推計年次の1人当たり需要量を推計し，これに当該年次の推計人口を乗ずることにより表1の程度と見込む。また，供給量は見込んだ需要量を歩留りおよび（1－減耗率）で除することにより，表1の程度と見込む。

国内産供給量は，供給量をもとに輸入動向を勘案し，表1の程度と見込む。

4. ブロッコリーの作付面積や収穫量と産出額

令和4年の作付面積は1万7,200 haで，前年産に比べ300 ha（2％）増加した。10 a当たり収量は1,010 kgで，前年産に比べ10 kg（1％）下回った。収穫量は17万2,900 t，出荷量は15万7,100 tで，前年産に比べそれぞれ1,300 t

表1 令和4年産指定野菜（秋冬野菜等）および指定野菜に準ずる野菜の作付面積，10a当たり収量，収穫量および出荷量（全国）[3]

品目	作付面積	10a当たり収量	収穫量	出荷量	対前年産比 作付面積	対前年産比 10a当たり収量	対前年産比 収穫量	対前年産比 出荷量	（参考）対平均収量比
	ha	kg	t	t	%	%	%	%	%
指定野菜									
秋冬野菜	86,500	…	2,847,000	2,359,000	98	nc	97	99	nc
秋冬ダイコン	18,800	4,170	784,400	622,700	96	98	95	97	100
冬ニンジン	7,430	3,300	245,500	216,300	98	99	97	98	106
秋植えバレイショ	2,260	1,690	38,300	29,700	94	112	106	108	106
秋冬サトイモ	10,100	1,370	138,600	94,300	97	100	97	98	108
秋冬ハクサイ	11,800	4,970	586,500	467,000	96	100	95	96	106
冬キャベツ	15,000	3,990	598,500	542,700	100	101	100	101	101
冬レタス	7,520	2,400	180,400	167,800	100	102	101	102	103
秋冬ネギ	13,600	2,020	275,100	218,200	99	100	100	100	99
ホウレンソウ	18,900	1,110	209,800	179,000	98	102	100	100	99
指定野菜に準ずる野菜	143,200	…	2,199,000	1,894,000	98	nc	97	97	nc
カブ	3,870	2,720	105.100	87,900	97	101	97	97	100
ゴボウ	7,140	1,630	116,700	102,700	96	91	88	88	92
レンコン	4,020	1,400	56,200	47,300	101	109	109	109	97
ヤマノイモ	6,630	2,370	157,200	133,300	96	92	89	89	103
コマツナ	7,390	1,630	120,100	107,900	100	101	101	101	101
チンゲンサイ	2,050	1,960	40,100	35,800	98	98	96	96	100
フキ	419	1,830	7,680	6,600	92	99	91	92	97
ミツバ	826	1,620	13,400	12,500	96	102	98	98	103
シュンギク	1,730	1,500	26,000	21,600	96	99	96	96	99
ミズナ	2,320	1,680	39,000	34,900	96	98	94	95	97
セルリー	532	5,510	29,300	28,100	98	99	98	98	99
アスパラガス	4,360	596	26,000	23,100	97	106	103	103	111
カリフラワー	1,250	1,780	22,200	19,200	101	102	103	104	105
ブロッコリー	17,200	1,010	172,900	157,100	102	99	101	101	99
ニラ	1,890	2,870	54,300	49,800	98	98	96	97	99
ニンニク	2,550	800	20,400	14,000	101	100	101	100	95
カボチャ	14,500	1,260	182,900	149,200	100	105	105	106	103
スイートコーン	21,300	980	208,800	172,600	99	96	95	97	98
さやいんげん	4,460	742	33,100	22,100	93	98	90	91	103
さやえんどう	2,650	728	19,300	13,100	97	101	97	101	106
グリーンピース	600	817	4,900	3,880	95	92	88	87	102
そらまめ	1,580	835	13,200	9,470	93	102	95	96	103
えだまめ	12,700	513	65,200	52,200	99	92	91	93	99
しょうが	1,690	2,730	46,200	36,800	98	98	95	96	101
いちご	4,840	3,320	160,800	148,900	98	99	98	98	107
メロン	5,790	2,460	142,400	130,500	95	100	95	95	105
すいか	8,940	3,530	315,900	273,900	97	102	99	99	107

注：「（参考）対平均収量比」とは，10a当たり平均収量（原則として直近7か年のうち，最高及び最低を除いた5か年の平均値）に対する当年産の10a当たり収量の比率である

表2 令和4年ブロッコリーの作付面積，10a当たり収量，収穫量[3]

品　目	作付面積	10a当たり収量	収穫量	出荷量	対前年度産比				（参考）対平均収量比
					作付面積	10a当たり収量	収穫量	出荷量	
	ha	kg	t	t	%	%	%	%	%
ブロッコリー	17,200	1,010	172,900	157,100	102	99	101	101	99

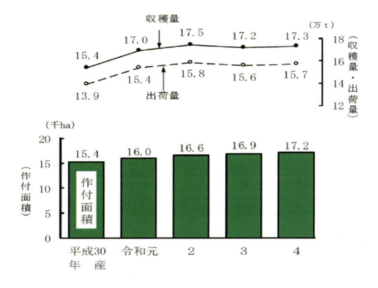

図3 ブロッコリーの作付面積，収穫量および出荷量の推移（全国）

（1％），1,600 t（1％）増加した。ブロッコリーの作付面積，収穫量および出荷量は増加してきている（表2，図3）[3]。また，農林水産省の令和4年生産農業所得統計によると，ブロッコリーの産出額（作付面積）は1位北海道105億円（3,060 ha），2位香川県47億円（1,300 ha），3位長野県46億円（1,130 ha），4位埼玉県40億円（1,190 ha），5位徳島県36億円（974 ha）である。

5. 野菜のうま味とは

そもそもうま味とは，甘味・酸味・塩味・苦味・うま味の5味の1つであり，基本味の1つである。一般的にうま味とは主にアミノ酸の1種であるグルタミン酸や核酸であるイノシン酸，グアニル酸などにミネラルが結合した物質の総称である。うま味は主に海藻類や野菜類などに含まれる成分であり，加熱や調理工程で野菜の細胞が壊れ水に溶け出す。野菜のなかではトマトやアスパラガス，ブロッコリー，タマネギなどに，またコンブやチーズ，調味料を含む発酵食品などにはグルタミン酸が多く含まれている。イノシン酸はイワシや鰹節等に多く含まれ，グアニル酸はシイタケ類などに多く含まれる。しかし，そのおいしさを評価する方法や取り組み等に関する研究はあまりみられない。鮮度や栽培方法，品種の違い等を分析する必要がある。農林水産省はこれらのことから野菜のおいしさを測る指標等の検討を行うべく「野菜のおいしさ検討委員会」が発足された。この委員会では対象品目を葉茎菜類，果菜類，根菜類からそれぞれ1品目ずつ，ホウレンソウ，キュウリ，ニンジンの計3品目が選定され評価を行った。これらの取り組みにより全国でおいしい野菜を開発，生産および流通させるビジネスモデ

ルが確立されれば，国産野菜のシェア奪還および野菜産業の活性化につながるとともに，おいしい野菜が流通することにより野菜の消費拡大に貢献するものと期待するとして締めくくられている。ブロッコリーについても同様の研究が行われることを期待する。

6. ブロッコリーの栄養価

主な有効成分はビタミンCが豊富なことから，疲労回復やがん予防，老化防止にも一定の効果があるといわれている。また，葉酸が多く含まれることから特に妊娠前後の女性にとっては胎児の成長に深く関与する葉酸が多いため，積極的に摂取することがよいとされている。また，ブロッコリー由来のイソチオシアネートあるスルフォラファンが生活習慣予防に関係する因子であることが先行研究により明らかになった。この機序は，肥満や糖尿病などの生活習慣病で脂質代謝の破綻を発症基盤とする疾患の調節機構の中心にある転写因子SREBPは，過剰な活性化により脂質合成を過度に促進し，脂肪肝やインスリン抵抗性を惹起する。生活習慣病予防のためにはSREBP活性を適度に抑制することが望まれる。このSREBPの活性を低下させ脂質合成を抑制する食品由来成分として，ブロッコリー由来のスルフォラファンが発見された。このスルフォラファンは他にも，抗酸化や解毒作用を示す成分として知られており，抗肥満効果も報告されている[4]。また，ブロッコリーの新芽であるブロッコリースプラウトはこのスルフォラファンがさらに多く含まれ（100g当たり約10mg），優れた抗がん作用を示し[5]，解毒酵素誘導作用などが期待されることから同様に栄養価の高い食品として近年好まれている。

7. 野菜の発がん予防機能

活性酸素は遺伝子を突然変異させたり発がん性物質の攻撃を助けたりするため，がん発生にも深く関わっており，活性酸素を除去する機能である抗酸化作用は極めて重要である。さまざまな野菜の発がん抑制活性やその有効成分が報告されている[6]。

アメリカ国立がん研究所（NCI）を中心としたデザイナーフーズプログラムのなかでは，動物実験によりがん予防効果が期待できるもののランキングとして（1群から3群の順で），次の食品群があげられている。最も効果が期待される群は1群で次いでブロッコリーのアブラナ科が評価された（表3）。

ブロッコリーに含まれるスルフォラファンというイソチオシアネートは花雷に比較し，ブロッコリースプラウトには20～30倍も含まれることが報告されている[7)-9)]。このスルフォラファンを中心とするイソチオシアネートには解毒作用誘導作用のほか，発がん性物質を活性化させるシトクロムP450の阻害，アポトーシスの誘導，抗酸化酵素の誘導，活性酸素産生の抑制作用機序があることが報告されている[10)-13)]。このようにブロッコリーに含まれる多様な機能を発現する機能性成分を持つことが知られている[14]。また，最近の研究で新たな健康効果が発

表3 デザイナーフーズプログラムの分類

群	食品名
1群	ガーリック（ニンニク），キャベツ，カンゾウ，ダイズ，ショウガ，セリ科植物（ニンジン，セロリ）
2群	タマネギ，お茶，ターメリック，全粒小麦，アマ，玄米，かんきつ類（オレンジ，レモン，グレープフルーツ），ナス科（トマト，ナス，ピーマン），アブラナ科（ブロッコリー，カリフラワー，メキャベツ）
3群	マスクメロン，バジル，タラゴン，カラスムギ，ハッカ，オレガノ，キュウリ，タイム，アサツキ，ローズマリー，セージ，ジャガイモ，オオムギ，ベリー

表された。このスルフォラファンの，体内に取り込まれた化学物質の解毒や抗酸化力を高め，がんを予防する効果，肥満を改善する効果がブロッコリースプラウトは，成熟ブロッコリーの数十倍も含むが，他にもアミノ酸の1つでもある強力な抗酸化活性やエネルギー代謝改善がある超硫黄分子が，アブラナ科やヒガンバナ科の野菜に豊富に含む。この野菜中の超硫黄分子はがんや神経変性疾患，脳卒中，炎症などに対する新たな予防・治療薬としての可能性が期待されており，近年では新型コロナウイルスやインフルエンザウイルス感染症に対して感染防御能を有することも明らかにされている[15]。

8. ブロッコリーの品質保持に対する貯蔵の効果について

野菜についてもさまざまな研究が進んでいるが，販売方法や加工技術で栄養成分が変化することには変わりない。ブロッコリーの生産および消費の伸びは著しく，収穫後における鮮度の保持が重要である。とくに冷凍技術が進歩しているが，茹でることでブロッコリーに含まれる栄養成分が流出する。そこで，栄養成分が逃げることの少ない調理法はないかさぐった。どのような調理法を用いることで調理後に残存する抗酸化成分を高く保持できるかを検討するため，ブロッコリーの冷凍工程の有無，調理法および調味液の違いが，ブロッコリーの色素成分（クロロフィルa，b）含有量ならびに抗酸化成分（アスコルビン酸，総ポリフェノール）含有量に及ぼす影響を調べ，真空調理法の有用性について検証を行った結果，アスコルビン酸は熱，光，アルカリ性において酸化などの変化を受けやすく，調理による損失が大きいが，真空調理法で調理すると非真空調理法と比較して，アスコルビン酸の残存量が多いと考えられるが，ブランチング処理を行わない真空調理法では，揮発性酸が大気中に発散できず，包装袋内に残留し茹で湯に溶解したため，残量量が低い結果となったと推定された[16]。また，冷凍野菜の品質保持の問題点の1つとして冷凍前のブランチング（blanching）の適性度が指摘されるが，ブロッコリーの側花蕾の冷凍貯蔵効果において，ブランチングの方法とパーオキシダーゼの不活性化，不活性化酵素の活性回復（regeneration），品質評価の指標としてアスコルビン酸の変化などについて検討した結果，ブロッコリーの冷凍貯蔵に当たっては，酵素不活性のために十分なブランチングが行われた場合には，10ヵ月後でも高品質を維持し十分利用価値があるが，ブランチング後および解凍後，室温程度の温度下に置いた場合には，パーオキシダーゼ活性の回復が認められた。また，パーオキシターゼは生のまま凍結した場合には凍結によって失活することもなく安定であり，冷凍貯蔵中にも作用し，品質に悪影響を及ぼすことが報告されている[17]。これらの結果から，適正なブランチング処理を行われない場合は栄養成分の損失が多く，品質保持に対する貯蔵効果における影響は大きい。

文 献

1) 農林水産省：野菜をめぐる情勢(2024).
https://www.maff.go.jp/j/seisan/ryutu/yasai/attach/pdf/index-38.pdf (2024.09.10 参照).
2) 農林水産省：野菜指定産地制度をめぐる現状と課題(2007).
https://vegetable.alic.go.jp/yasaijoho/nourinkara/0701_nourinsho2.html (2024.09.10 参照).
3) 農林水産省：令和4年産指定野菜(秋冬野菜等)及び指定野菜に準ずる野菜の作付面積，収穫量及び出荷量(2022).
https://www.maff.go.jp/j/tokei/kekka_gaiyou/sakumotu/sakkyou_yasai/r4/shitei_yasai_akifuyu/index.html (2024.09.10 参照).
4) S. Miyata, M. Kodaka, A. Kikuchi, Y. Matsunaga, K. Shoji, Y.-C. Kuan, M. Iwase, K. Takeda, R. Katsuta, K. Ishigami, Y. Matsumoto, T. Suzuki, Y. Yamamoto, R. Sato and J. Inoue: *Sci. Rep.*, **12**, 8715 (2022).
5) Y. Zang, P. Talalay, C. Cho and G. H. Posner: A major inducer of anticarcinogenic protective enzymes from broccoli: isolation and elucidation of structure, *Proc. Natl. Acad. Sci. U.S.A.*, **89**, 2399 (1992).
6) N. P. Gullett et al.: Cancer prevention with natu-

7) P. Talalay et al.: Chemoprotection against cancer by phase 2 enzyme induction, *Toxicol. Lett.*, **82-83**, 173 (1995).
8) J. W. Fahey: Broccori sprouts: an exceptionally rich souce of inducers of enzymes that protect against chemical carcionogens oroc, *Natl. acad. Sci. U.S.A.*, **94**, 10367 (1997).
9) J. D. Brooks et al.: Potent induction ob phase 2 enzymes in human prostate cells by sulforaphane, Cancer Epidermiol, *Baiomaker Prev.*, **10**, 949 (2001).
10) Y. Zhang and L. Tang: Discovery and development of sulforahane as a cancer chemopreventive phytochemical, *Acta Pharmacol. Sin.*, **28**, 1343 (2007).
11) J. Wan and D. Diaz-Sanchez: Antioxidant enzyme induction: a new protective approach against the adverse effects of diesel ezhaust particles, *Inhal. Toxicol.*, **19 Suppll**, 177 (2007).
12) J. D. Clarke et al.: Multi-targeted prevention of cancer by sulforaphane, *Cancer Lett.*, **269**, 291 (2008).
13) X. Wu et al.: Are isothiocyanates potential anti-cancer drugs?, *Acta pharmacol. Sn.*, **30**, 501 (2009).
14) 独立行政法人農業・食品産業技術総合研究機構野菜茶業研究所：野菜の機能性研究の現状と今後の研究課題，野菜茶業研究所研究資料，**9**, 1 (2011).
15) S. Kasamatsu, T. Owaki, S. Komae, A. Kinno, T. Ida, T. Akaike and H. Ihara: Untargeted polysulfide omics analysis of alternations in polysulfide production during the germination of broccoli sprouts, *Redox. Biol.*, **67**, 102875 (2023).
16) 梅本真美，池田高紀，大石つぐみ，田中俊治：真空調理がブロッコリーの色素成分および抗酸化成分に及ぼす影響，大阪夕陽丘学園短期大学紀要，**60**, 55 (2018).
17) 山中博之，緒方邦安：ブロッコリーの側花蕾の品質保持に対する冷凍貯蔵の効果，コールドチェーン研究，**3**, (3), 107 (1977).

〈梅本　真美〉

第5節

アスパラガス

1. アスパラガスの起源と歴史

　アスパラガス（*Asparagus officinalis* L.）は，地中海沿岸，中央ヨーロッパおよび南ヨーロッパ，北アフリカ，西アジアおよび中央アジア原産の多年生植物である。ウクライナやロシア南部などにも自生し，世界中のさまざまな気候帯で栽培されている[1)2)]（図1）。アスパラガスの栽培種の属名である *Asparagus* はギリシャ語で「茎葉が非常に細かく分枝している」ことを意味し，種小名の *officinalis* はラテン語の officina 由来し，ラテン語で「薬用になる」という意味をもつ[1)]。アスパラガスは，地下茎から連続的に萌芽してくる若茎が一定の長さ以上に伸びた時点で収穫する[1)-4)]。南ヨーロッパからロシア南部の自生地では，古くからアスパラガスの野生種を採取して食用にしていたと考えられ，少なくとも紀元前200年頃にはギリシャやローマなどでは栽培化され，食用のほか，薬用としても利用された。その後17世紀頃までにはヨーロッパに広く普及した。18世紀以降は移民によってアメリカ大陸に伝わり，アメリカでも広く栽培されるようになり，アスパラガスの栽培地域が世界各地に広がっていった[1)]。アスパラガスが日本に観賞用として渡来したのは江戸時代であり，オランダキジカクシ（阿蘭陀雉隠，和蘭雉隠）と呼ばれた[1)5)]。明治初期の北海道開拓とともに食用として導入されたものの，本格的に栽培されるようになったのは1923年以降とされる。当時の栽培は軟白したホワイトアスパラガスがおもであり，ほとんどが輸出用缶詰に加工されていたため，国内ではあまり知られていなかった[1)]。1960年代になると輸出用缶詰は激減し，それ以降はグリーンアスパラガスの消費が伸びていった[1)4)]。

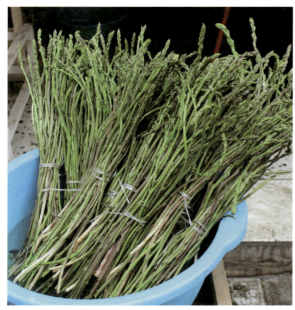 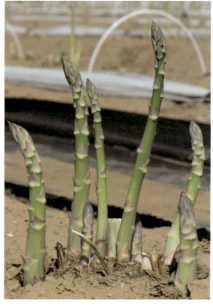

図1 アスパラガスの野生種(左)と栽培種(右)
スペインやイタリアなどのアスパラガスの自生地では,野生種を採取して食用として利用している。アスパラガスは,世界中のさまざまな気候帯で栽培されており,日本でも北海道から九州・沖縄まで広く栽培されている[1)-4)]

2. アスパラガスの生理生態と生産

アスパラガスの草丈は150~300 cm。花期は5~7月。雌雄異株植物で黄白色の小さな花を咲かせる。葉は退化して小さい鱗片状になり,成長すると茎がよく分岐して細長い葉のように見え,擬葉と呼ばれる。生物学的に本来の葉とされるのは,茎に着生している三角形の鱗片葉である。アスパラガスは地下茎および実生で繁殖する[1)-5)]。アスパラガスは国が定める特定野菜35品目の1つであり,栽培面積は4,500 ha,生産量は252,500 tである(2021年)。アスパラガスの生産量の日本一は北海道であり,全国シェアの12%を占める。アスパラガスの生産量が1位の北海道,2位の佐賀県,3位の熊本県,4位の福岡県および5位の長崎県の上位5県あわせて,アスパラガスの国内生産量の46%を生産する(2021年)。

3. アスパラガスの種類および日本における流通

アスパラガスは,品種ではなく栽培法の違いにより,軟白栽培した白色のホワイトアスパラガスと,軟白栽培せずに日光に当てて普通に育てた緑色のグリーンアスパラガスに分けられる[1)-5)]。ホワイトアスパラガスの品質は,グリーンアスパラガスと大きく異なり,繊維組織が軟らかく,「あく」や「えぐみ」などが減少する。また,ホワイトアスパラガスの土寄せ軟白と遮光の収穫物でも,外観や収穫時の機能性成分の含有量などが大きく異なり(図2,図3),嗜好特性である外観や味,テクスチャーなどが変化し,収穫後品質にも影響する[6)7)]。近年では,ロングサイズのアスパラガスやミニアスパラガス,アントシアニン色素を多く含む紫色のムラサキアスパラガス,桃色のピンクアスパラガスなども販売されている[1)-4)]。アスパラガスの最近の販売戦略として,いくつかの生産地や生産者などにおいて,グリーンアスパラガスと

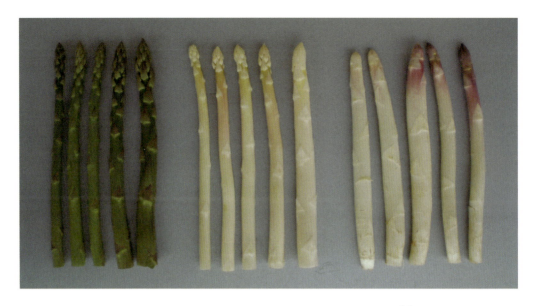

図2 アスパラガスの栽培法の相違による若茎の外観変化[1)6)]

左からグリーンアスパラガス，遮光したホワイトアスパラガス，土寄せ軟白(培土)したホワイトアスパラガス(それぞれ5本ずつ)。土寄せ軟白したホワイトアスパラガスは，若茎先端部が地表に出ると，すぐに赤またはピンクに着色する

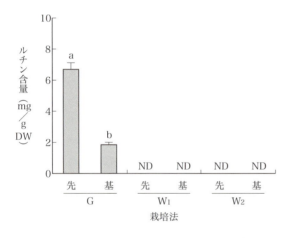
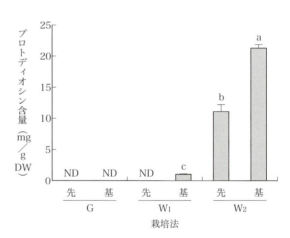

図3 アスパラガスの栽培法の相違による機能性成分の部位間差[1)6)7)11)]

G：グリーンアスパラガス　W_1：ホワイトアスパラガス(遮光)　W_2：ホワイトアスパラガス(培土：土寄せ)
遮光せず栽培したグリーンアスパラガスと，遮光および土寄せ軟白して栽培したホワイトアスパラガスの若茎先端部および基部におけるルチンおよびプロトディオシン(サポニン化合物)の含有量。縦棒は標準誤差を示す($n=3$)。Tukeyの多重検定により，異符号間に5％水準で有意差あり。NDは未検出

ホワイトアスパラガスのセット販売や，ムラサキアスパラガスも加えた「3色アスパラ」のセット販売など，複数のタイプのアスパラガスを組み合わせた販売戦略がとられている[1)-3)]。

4. アスパラガスのおいしさとその評価

アスパラガスは子供から大人まで味わえる食材であり，ゆでてサラダに，グラタンやピザ，シチューやカレーの具，肉やベーコンで巻いたり炒めたりする食べ方など，多彩な料理に利用できる。アスパラガスは，彩りが鮮やかであり，調理も簡単な人気野菜である。また，アスパラギン酸やルチンを多く含むなど，健康野菜の代表格でもある。日本独特の和洋折衷な食文

化と健康志向のなかで，アスパラガスは和食や洋食，中華料理のいずれにも広く使われ，レシピもさまざまである[1)-3)]。

4.1 含有成分

アスパラガスは栄養豊富な野菜であり，健康野菜として注目されている。緑黄色野菜の1つとして分類され，茎葉菜類のなかでは，各栄養成分をバランスよく含む。アスパラガスの若茎は約93％が水分で，残りの約7％が固形物である（表1）。おもな成分は炭水化物（約4％）で，そのうち糖含量が最も多い。次いでタンパク質が約2.5％で，ほかに灰分や脂質，ビタミン類などが含まれる。グリーンアスパラガスはホワイトアスパラガスに比べてミネラルやビタミンA，Bなどが豊富に含まれる。グリーンアスパラガスは，野菜のなかでもタンパク質やアスパラギンをはじめとしたアミノ酸と糖質が多く，ほかにもビタミンBやC，Eなどのビタミン類やミネラルが比較的豊富で，リンやカリウム，カルシウム，鉄，亜鉛なども含まれる[1)-4)8)]。アスパラガスのタンパク質を構成するアミノ酸としてはアスパラギン酸，グルタミン酸，アラニンおよびシスチンの占める割合が高く，若茎先端部により多く含まれる[1)9)]。アスパラガスから初めてアミノ酸が単離され，そのことがアスパラギンおよびアスパラギン酸の語源になっている[1)-5)]。

4.2 機能性成分

野菜の機能性成分の含有量は，栽培環境や種類，利用部位などにより大きく異なる[6)]。アスパラガスは，野菜のなかでもポリフェノール含量が多く，酸化力の強いグループに属する[1)10)]。フラボノイド化合物の一種であるルチンは，野菜のなかではグリーンおよびムラサキアスパラガスに特に多く含まれるが，ホワイトアスパラガスには少ない[1)6)7)11)]。ルチンは強壮作用や抗腫瘍活性などがあり[1)-3)10)11)]，その活用法に関心が高まっている[1)2)11)]。ルチンはグ

表1 アスパラガスのおもな食品成分（可食部100g中）

水分	92.6 g
炭水化物	3.9 g
灰分	0.7 g
カリウム	270 mg
カルシウム	19 mg
カロテン	384 µg
ビタミンC	15 mg
食物繊維総量	1.8 g

日本食品標準成分表（八訂）増補2023年[8)]から作表
食品名：アスパラガス　若茎　生

リーンアスパラガスの抗酸化活性の75％に寄与し[1)12)]，若茎にはソバと同程度が含まれ[1)-3)7)11)13)-17)]，基部より先端部に，髄より表皮に多く含まれる[13)14)]。また，繁茂した茎葉のうち特に擬葉に多く，若茎の5～10倍程度が含まれ[1)2)13)14)]，擬葉を粉末化した加工食品も販売されている[1)2)]。一方，ホワイトアスパラガスにはサポニン化合物が含まれ，その主要な物質はプロトディオシンと呼ばれ，抗腫瘍作用や強壮作用など強い生理活性を示すことが明らかになっている[1)-3)11)]。プロトディオシンは，若茎基部に多く，先端部ほど少なくなる[1)-3)11)18)]。グリーンアスパラガスでは，若茎基部にほんのわずかに含まれる程度である[1)-3)7)11)-15)]。アスパラガスの擬葉は，ルチンとともに，グリーンおよびムラサキアスパラガスの若茎には含有しないプロトディオシンを同時に含む[1)6)7)11)]（図4）。また，グリーンアスパラガスでは，従来は廃棄していた規格外の長さの若茎にもルチンが豊富に含まれており[16)]，収穫適期を逸した若茎をルチンの有用成分資源として活用できる可能性がある[6)11)16)]。ムラサキアスパラガスは，表皮部分に多量のアントシアニン色素を発現するため紫色を呈する。生の状態では全体的に紫色であるが，加熱するとアントシアニン色素が壊れ，濃い緑色に変わる。アントシアニンは，ルチンと同様にポリフェノールの1グループであるフ

ラボノイドに属する物質であり，赤や青，紫などを呈する植物色素（アントシアニジン）である．強い抗酸化活性をもつことから，生理活性物質として注目されている．アスパラガスに存在するアントシアニンは，シアニジンという物質に糖が結合したものであり，ムラサキアスパラガスでは若茎全体に，グリーンアスパラガスでは若茎基部の着色部におもに存在する．グリーンアスパラガスでは，若茎基部のアントシアニンの発現は，これまでは商品価値を低くするとして敬遠される存在であった．市場や流通などでグリーンアスパラガスのアントシアニンの着色が敬遠される要因は，硬そうに見えることであるが，アントシアニンによる着色と若茎の硬さとは関係がない[1-3]．アスパラガスのそのほかの機能性成分としては，葉酸の含量が緑黄色野菜のなかでも高い．また，抗酸化活性が高い生理活性物質であり，細胞の老化を防止するグルタチオンの含量も多い[1,3]．

4.3 品種，季節および栽培法の相違による栄養成分および機能性成分の変動

アスパラガスのルチンやサポニン，アントシアニンなどの機能性成分の含量は，品種間差および季節ごとの変動がある[1,11]．糖や遊離アミノ酸などの可溶性固形分やアスコルビン酸含量などは，春どりに比べて夏秋どりで低下する傾向がある[1,17,19-21]．グリーンアスパラガスのさまざまな品種についてルチン含量を調べたところ，同じ圃場で同じ日に収穫された若茎でも生鮮重100 g当たり70～150 mgと大きな品種間差が認められた[1,3]．ルチン含量の季節変動は特に長期どり栽培で顕著であり，若茎が直接日光を浴びる春どりの時期に最も多く，立茎後に大きく減少し，その含量はグリーンアスパラガスでは春どりの4分の1程度であった[1,3]．立茎後にルチン含量が減少するおもな原因は，繁茂した養成茎によって日光が遮られるためである．ホワイトアスパラガスにおけるサポニンのプロトディオシン含量は，培土法で栽培された

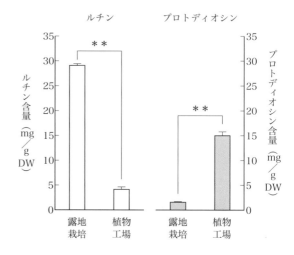

図4 アスパラガスの栽培法の相違による機能性成分の変動[1,6,7,11]

アスパラガスの擬葉に含まれるルチンおよびプロトディオシンの含有量は，地上部の栽培環境の光条件を制御することによりコントロールできる．縦棒は標準誤差を示す（$n=3$）．t検定により，**は1％水準で有意差あり

もののほうが遮光法のものに比べて多く[1,6,7,11,15]（図3），ホワイトアスパラガス独特のほろ苦みが強い[1]．また，若茎の硬さにも特徴があり，特に基部において遮光法のもののほうが軟らかく，培土法のものは硬い傾向である[1,22]．さらに，栽培法の違いによって若茎先端部の形状がやや異なり，遮光法のもののほうが培土法のものに比べてグリーンアスパラガスに近い形状をしている[1,6]（図2）．ルチンは露地栽培のグリーンアスパラガスの若茎のみに含まれ，プロトディオシンは土寄せ軟白のホワイトアスパラガスの若茎に特異的に含まれる[1,7,11,15]．植物工場の閉鎖型システム（図5）で栽培した擬葉では，露地栽培に比べて低い含有量のルチンと高い含有量のプロトディオシンが検出されたことから[1,6,7,11]（図4），アスパラガスのルチンおよびサポニン化合物の含有量は，地上部の栽培環境の光条件を制御することによりコントロールできる可能性がある．

5. 若茎の収穫後の品質変化

国産のアスパラガス（おもにグリーンアスパ

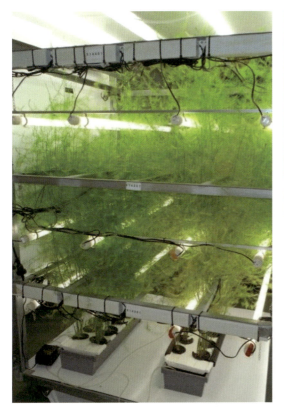
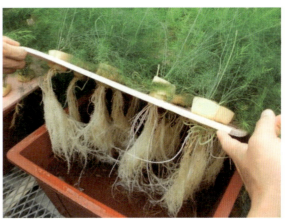

図5 植物工場の閉鎖型システムを使ったアスパラガスの水耕栽培（左）と地下部の様子（右）

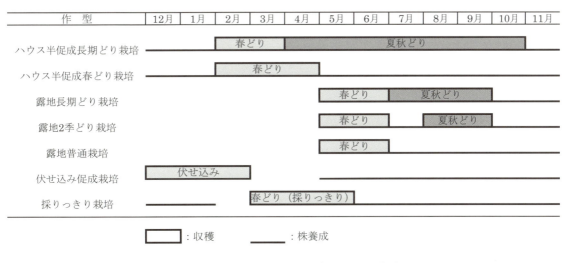

図6 日本におけるアスパラガスのおもな作型

ラガス）は11月を除いて周年供給体制が整っており（図6），端境期には海外から輸入される[1)-4)11)]。アスパラガスの栄養成分・機能性成分の含有量および物性は品種間差や季節ごとの変動などが大きいため[1)-3)11)17)19)-21)]，収穫期ごとに収穫直後からの鮮度保持に関する研究が必要である[11)]。ルチンおよびアスコルビン酸の含有量は，品種にかかわらず，春どりが最も高く，夏秋どりおよび温度下降期を含め，貯蔵すると収穫直後に比べて同等か減少する。また，収穫

第3章 花・葉・茎　　273

後の破断応力の変化は，品種および収穫時期が大きく影響する[1,11,17]。収穫後の水分含有率やアスコルビン酸含有量などの減少には品種間差があり，品質劣化しやすい品種は若茎先端部の緩みの進行も早く[1,11,19]，2L級規格（太い若茎）の破断応力は，ほかの規格に比べて大きい[1,11]。アスパラガスの若茎は収穫後も伸長し，その伸長量は水分および温度との関係が深く，切り口を水に浸けておいた場合や貯蔵温度が高い場合などが大きい[1,11,23]。そのような若茎の伸長は重量増加を伴い，糖やアスコルビン酸などの含有量の減少も大きい。アスパラガスの若茎の成長は，垂直方向への伸長と屈曲であり，おもに水分の供給によって促進される[1,11,23]。

文 献

1) 農山漁村文化協会(編)：アスパラガス大事典，農文協，1-1004 (2021).
2) 元木悟(編)：世界と日本のアスパラガス，養賢堂，1-320 (2016).
3) 元木悟ほか：アスパラガスの高品質多収技術，農文協，1-211 (2008).
4) 元木悟：アスパラガスの作業便利帳，農文協，1-155 (2003).
5) 元木悟：アスパラガスの絵本，農文協，1-36 (2003).
6) 元木悟：園芸利用学，山内直樹，今堀義洋(編)，文永堂出版，119-124 (2021).
7) S. Motoki et al.: *Biosci. Biotechnol. Biochem.*, **76**, 1047 (2012).
8) 文部科学省：日本食品標準成分表(八訂)増補2023年 (2023).
9) 中道謹一，三好英晃：香川県農業試験場報告，**34**, 44 (1982).
10) 津志田藤二郎：野菜園芸大百科 第2版，農文協，83-87 (2004).
11) 元木悟：日本食品保蔵科学会誌，**48** (2), 79 (2022).
12) 津志田藤二郎ほか：日本食品工業学会誌，**41** (9), 611 (1994).
13) S. Motoki et al.: *HortScience*, **54** (11), 1921 (2019).
14) S. Motoki et al.: *HortScience*, **56** (11), 1340 (2021).
15) 加藤綾夏ほか：園芸学研究，**18** (4), 407 (2019).
16) S. Motoki et al.: *HortScience*, **47** (5), 599 (2012).
17) 元木悟ほか：日本食品保蔵科学会誌，**38** (5), 271 (2012).
18) M. Wang et al.: *J. Agric. Food Chem.*, **51** (21), 6132 (2003).
19) H. Kitazawa et al.: *J. Japan. Soc. Hort. Sci.*, **80** (1), 76 (2011).
20) 坂森敏宣ほか：北海道立農業試験場集報，**90**, 51 (2006).
21) 田村晃，篠田光江：東北農業研究，**56**, 219 (2003).
22) T. Jishi et al.: *J. Japan. Soc. Hort. Sci.*, **81** (1), 54 (2012).
23) 樋口洋子ほか：日本食品保蔵科学会誌，**41** (4), 155 (2015).

〈元木　悟〉

第6節

モヤシ

1. 緒　言

　モヤシは，各種穀類と豆類の種子を発芽させたものの総称である。一般的に，モヤシはダイズ，リョクトウ，ブラックマッペなどの豆類を原料とする[1]。モヤシは図1のリョクトウモヤシのように子葉と茎部(胚軸)，根で構成された形状であり，原料によって子葉と茎部の特徴が異なる。原料の豆類を構成する成分のほとんどはタンパク質や炭水化物であるが，発芽する時にこれらの成分が分解され，発芽に利用するため，モヤシの状態になると構成成分の90％以上が水分となる[2]。一方，モヤシは伸長期の豆の芽の部分であるため，他の野菜に比べて組織構造が粗い特徴を持つ。モヤシの茎部は，中心柱と皮質に水分などの成分が分布している構造で，外側は表皮で囲まれている[3]。我々が一般的に食べる調理モヤシの大部分が茎部であるため(図1)，モヤシの食感や香り，味などの品質は，茎部の状態に左右される。原料となる豆類によって，モヤシの茎部の形状や水分の分布が異なるため，加熱などの操作における茎部の変化がモヤシの品質変化につながる。特に，茎部にある水分の流出や調味料の吸収度合，ある操作による茎部の細胞構造の変化が調理モヤシの品質を決める[4]。

　モヤシは昔からアジアを中心に食材として用いられている。一般的にモヤシは炒めまたは茹で加熱で調理される。ほとんどの野菜は，加熱することで組織が軟化するが，モヤシは適切な加熱条件で調理することで特有のシャキシャキとする食感が保持できることも多い。しかしながら，モヤシ特有の食感が保持された状態であっても，ビタミンCのような熱によって損失されやすい成分は，加熱条件によって影響を受ける可能性が高い。また，加熱方法によっては，アクリルアミドのような有害物質が発生す

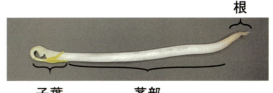

図1　リョクトウモヤシの形態

ることもあるため，調理モヤシの適切な加熱条件を設定することが重要となる。

　野菜は収穫時期が限られ，栄養素の高い状態で収穫されるものが流通される期間が短いことから，旬の時期ではない野菜は価値が下がってしまう。また，野菜類は呼吸・代謝のような生理活性が高い成長段階のものが多く，鮮度低下が早く貯蔵性が低い。その生理活性は環境温度に強く影響され，多くの農産物は，収穫後各野菜の適切な冷蔵条件で貯蔵されることが望ましい[5,6]。しかし，冷蔵保存においては，保管庫の開閉による温度変動が顕著であることより，一定な温度で管理することが困難である。このような調理用野菜の流通・保存方法として冷凍技術が導入されている。

　野菜の冷凍は，長期保存方法として利用され，周年供給や利便性の向上などの機能性を持つ。一方，野菜のような植物組織をもつ食品は動物組織をもつ食品より凍結に対して弱く，野菜類は冷凍処理によって特徴的な食感が失われることがある[7]。その理由は，植物組織には多くの水分が含まれているため，凍結時に生成される氷結晶が成長しやすい環境である。氷結晶の成長により植物組織を構成する細胞膜や細胞壁が破壊されることより，細胞組織の構造が損傷を受けてしまう[8,9]。このような細胞組織の変化は，組織の軟化につながり，食感にも影響を及ぼす。そのため，細胞組織の破壊を最低限にする凍結方法や適切な凍結条件，また凍結前処理の検討が行われている。Schudelらの研究結果より，野菜の凍結の前処理として脱水を行い，氷結晶に成長する水分を予め減らす方法で

ある脱水凍結を用いることで，細胞組織の低減することが可能であったことが明らかになった[10]。一方，前処理として低温加熱（50〜60℃程度）することで，青果物の細胞壁を構成するペクチンの構造変化に関わる酵素であるペクチンメチルエステラーゼを活性化させることで凍結後の組織損傷を制御する研究も報告されている[11,12]。凍結による組織損傷は，細胞膜の膨圧の低下により，シャキッとする食感の損失の原因としてあげられる。

一方，野菜の冷凍において，凍結する前処理としてブランチングという加熱処理を行うことが一般的である。ブランチングは，主に農産物の組織内にある酵素（特に品質劣化に関わる）を不活性化するために行われるが[13]，その他にも組織内の空気を追い出す，組織を軟化し凍結膨張に耐えやすくする，付着微生物をある程度殺菌する，緑色野菜では色の鮮やかさを増すなどの効果がある[7]。また，ブランチング処理は解凍後の品質維持のために重要なステップであることが示されている[14]。先行研究では，酵素によるクロロフィルの損失を防止するための加熱条件の検討[15,16]，カロテノイドの安定化に対する効果[17]，ブランチング時間の違いが野菜類に及ぼす影響について報告されている[18]。一方，ブランチング処理は熱によるテクスチャーおよび風味，栄養成分の損失があること，大量の水とエネルギーを必要とすることなどの問題点がある[13]。また，農産物の細胞はブランチング処理での熱によって細胞が破壊され，生鮮状態への復元の可能性がなくなる。しかし，凍結耐性が高い野菜類であれば，生鮮状態で凍結・解凍することでブランチング処理による品質の損失を防止することが可能であると考えられる。

以上のことを踏まえ，本節ではモヤシの調理・保存における品質変化おいて，モヤシの物性を中心とし，加熱・凍結条件に着目して解説する。

2. 調理モヤシの加熱による品質変化

モヤシは，茹でや炒めなどのさまざまな加熱方法で調理される。一般的に野菜は加熱すると組織が軟化し，やわらかくなることが多いが，実際，加熱温度によって軟化と同時に硬化も起きる[19,20]。モヤシにおいても，加熱温度による組織の軟化や硬化が起きると報告されている[21]。前述したようにモヤシの茎部は粗い組織構造を持つため，調味料が吸収しやすく，水分の流出が起きやすく[1]，組織の変化に影響を与える。一方，調理モヤシの品質において，組織変化だけではなく，加熱による特有の青臭さや水のような異臭が除去されることもある。また，モヤシに含まれている必須アミノ酸やビタミンCのような栄養成分の損失を最低限にできる加熱条件が必要となる。本項では，加熱条件によるモヤシの品質変化を報告されている研究結果に基づいて述べる。

2.1 加熱温度による調理モヤシの物性変化

前述したように，野菜は加熱によって軟化や硬化が同時に起きるが，温度条件によって，それぞれの変化の度合いは差がある。90℃以上の高い温度帯では軟化しやすく，より低い温度帯（60℃付近）では，硬化が顕著である[20]。本項では，モヤシにおける加熱温度や時間などの加熱条件による物性変化に着目した研究報告を基に述べる。

モヤシの加熱による物性変化において，熱による細胞構造に着目した研究が報告されている[21-23]。細胞構造，特に細胞膜の破壊は，構造観察，電気特性の測定やテクスチャー測定で評価することが可能である。さまざまな評価方法のなかで，近年，電気特性の測定手法として用いられるインピーダンス測定法は，野菜のような植物性食品の細胞膜の破壊有無を判断する手法として用いられている。インピーダンス測定法から得られるCole-Coleプロットの円弧の消失，インピーダンス値の減少で細胞膜の破壊が

わかる。一方，テクスチャー測定においては，野菜の特性を考慮し，測定目的に合わせて測定方法を検討する。一般的に野菜の硬さなどを測定するには，試料の形状を揃えた状態で，圧縮試験や破断試験で評価することが多い。以上の評価方法を用いた研究報告の内容を解説する。

常門ら[21]は，リョクトウモヤシを試料とし，茹で加熱温度における物性変化(加熱時間は10分に固定)を電気特性や動的弾性率，水中浸出物の吸光度を指標として評価した。まず，インピーダンス測定法を用いた電気特性の結果から，50℃加熱時のモヤシのCole-Coleプロットの円弧が小さくなっていることや，インピーダンスの値が顕著に減少したことより，モヤシの細胞原形質膜の破壊が40℃から50℃の温度帯で起きると報告した(図2，図3)。また，モヤシを加熱温度条件における細胞膜破壊による浸出液量を波長264 nmで吸光度を測定した。20℃から90℃まで10℃間隔の条件でモヤシを加熱した後の浸出液量を測定した結果，40℃から吸光度値に増加し，50℃から60℃の間で顕著に増加した(図4)。一方，動的弾性率の測定結果，60℃で動的弾性率が大幅に減少した(図5)，50℃から60℃の間にモヤシの細胞構造が大きく変化し，膨圧を失ったことで動的弾性率が大きく低下したと考えられる。以上の結果から，50℃付近の温度帯で加熱することよりモヤシの細胞構造の変化が激しく起きると考えられる。

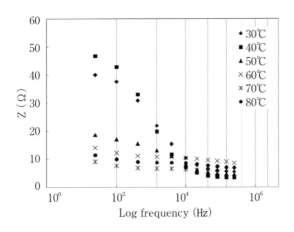

図2 モヤシの加熱温度によるインピーダンス値の変化[21]

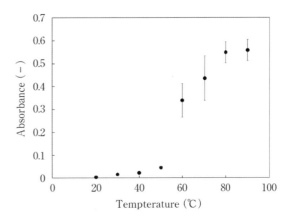

図4 モヤシの加熱温度による水中浸出物の波長264 nmにおける吸光度値の変化[21]

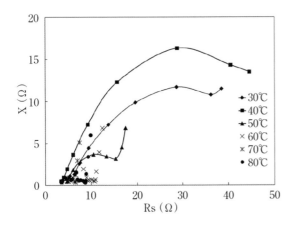

図3 モヤシの加熱温度によるCole-Coleプロットの変化[21]

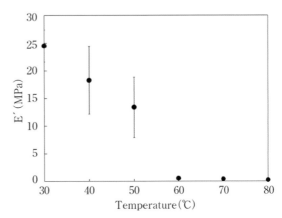

図5 モヤシの加熱温度による動的弾性率の変化[21]

2.2 加熱時間による調理モヤシの物性変化

前述した研究報告は，加熱温度に着目していたため，加熱時間による変化については報告がなかった。加熱時間を条件として検討した研究報告について述べる。まず，Imaizumi et al. の研究報告では[22]，低温加熱殺菌を目的として茹で加熱温度や時間によるモヤシのテクスチャー変化や電気特性を調べた。テクスチャー測定の結果から，65℃～70℃の温度帯でモヤシのテクスチャーが大幅に変化することが明らかになった。加熱時間におけるテクスチャーの変化は，70℃の条件下で30秒以上加熱することで硬さ（Firmness）が有意に増加する結果であった。初期弾性率においては，70℃の条件下で45秒以上加熱することで有意に減少する結果を示した。一方，電気特性においては，65℃以上で15秒以上加熱する条件下で変化する結果であった。以上の結果から，モヤシの低温加熱殺菌において，テクスチャーの変化を考慮した加熱条件の設定が可能であると考えられる。

加熱時間によるモヤシの物性変化に関する研究報告として，Ando and Imaizumi[23]はモヤシを70℃で茹で加熱する条件下で加熱時間を調整し，細胞構造の変化を組織観察や電気特性に着目した。また，細胞構造の観察結果から空隙率を求め，電気特性の相関関係の結果を示した。70℃で加熱時間が15秒以上の条件下で電気特性は大幅に低下した。また，共焦点顕微鏡を用いた組織観察の結果より，加熱30秒以上のモヤシの組織が収縮することが観察され，これらは細胞膜の損傷による膨圧の損失によることであると考察された。さらに，X線マイクロCT撮影画像から空隙率を求めた結果，加熱する前のモヤシの組織内部には空隙が分散されていたが，加熱することで空隙は有意に減少した。また，30秒以上加熱することで空隙率は1％未満となり，細胞膜破壊によって空気を保有する空間が無くなっていたと考察された。60秒程度の比較的に短い加熱時間の条件下でもモヤシの組織構造が大きく変化することが示唆された。

3. 調理モヤシの凍結による品質変化

近年，食品産業では生鮮野菜の流通や長期保存に向けて冷凍技術が用いられている。しかしながら，野菜のような水分を多く含む食品においては，凍結前処理を含め，適切な凍結条件を設定することが重要である。我々が摂取するモヤシのほとんどは茎部であるが，茎部を構成している成分の90％以上が水分であるため[2)24)]，凍結時の氷結晶成長が品質変化に大きく影響を与える。一方，冷凍野菜の凍結前の処理として行われるブランチングは加熱処理であるため，さらに条件の検討が必要である。本項では，調理モヤシの凍結前処理を含め，凍結によるモヤシの物性変化について，報告された研究結果を基に解説する。

3.1 凍結によるモヤシの物性変化

野菜類を含め，多くの農産物の冷凍において，凍結時の氷結晶成長は，細胞構造の破壊の原因となることから，急速に凍結することが望まれる。急速に凍結すると，氷結晶が多く生成される最大氷結晶生成帯を通過する時間が短くなるため，氷結晶の成長を制御することが可能である。しかしながら，モヤシのように水分の含有量が高い（90％以上）野菜においては，氷結晶が生成されることで細胞膜は破壊される。モヤシの凍結においては，氷結晶生成の制御とともに，前処理による物性の変化を考慮する必要がある。

常門ら[21]は，－60℃で静置凍結させたモヤシの物性変化を電気特性やテクスチャー測定で評価した。電気特性は，前述したインピーダンス測定法を用いた。一方，テクスチャーの測定では，独自に考案した曲げせん断試験を用いた。曲げせん断試験用のアタッチメントを図6に示す。アタッチメントの中心部にモヤシを固定し，テクスチャーアナライザーにつなげたフッ

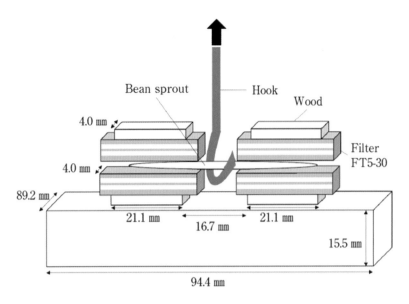

図6 モヤシのせん断試験用のアタッチメント[21]

クがモヤシを引っ張るようにする。モヤシをアタッチメントから外れないように固定することが重要であるが，潰れてはいけないため，フィルターを付けた部分にモヤシを固定するようにアタッチメントが考案された。テクスチャーアナライザーがフックを引き上げ，フックにかかったモヤシが曲げながら変形するときの応力を測定した。

常門ら[21]の研究結果から，Cole-Coleプロットの円弧の消失やインピーダンスの値の顕著な減少により，モヤシは凍結することで細胞膜が破壊されたことが明らかになった。一方，曲げせん断試験の結果からも凍結によるモヤシの構造変化がみられた。曲げせん断試験の結果を図7に示す。この結果でギザギザとなる部分はモヤシが破断することを示す。生鮮モヤシの結果では，試料が少し曲がってからすぐに破断することであったが，凍結・解凍したモヤシは曲げてから破断するまで時間がかかり，高い応力がかかっていた。常門ら[21]は，このような物性の差異を図8のようなメカニズムで説明した。生鮮のモヤシは，細胞構造が破壊されていないため，膨圧が高い状態である。そのため，力が上に向かってかかった時に上面の長軸方向（モ

ヤシの長手方向）に対する引張応力が最大となる。引張応力が最大となった上面で細胞膜や表皮が裂けはじめ，さらに引張が続くことで，下面でせん断応力もしくは長軸方向の圧縮応力が集中し，もう一度膜が裂けると考察した。一方，凍結・解凍したモヤシは，凍結による細胞膜の破壊によって膨圧が低下することで軟化したが，セルロース等の結合組織の多い表皮は，凍結でもその力学的性質に変化がなかったと報告した。また，モヤシの特徴である茎部の表皮の結合組織が破断せず，引張に耐えることより，伸長してから破断することになると考察し，さらに，このような破断は，凍結・解凍したモヤシが噛み切れない原因であると推測した。以上の結果から，モヤシは凍結することで，特有のシャキッとする食感が失われると考えられる。

3.2 凍結前処理を含む凍結条件によるモヤシの物性変化

前述したように，モヤシは凍結することで細胞構造が破壊されることで膨圧が低下し，軟化するが，表皮の特性で噛み切れない物性に変化する。このような物性変化を制御するために

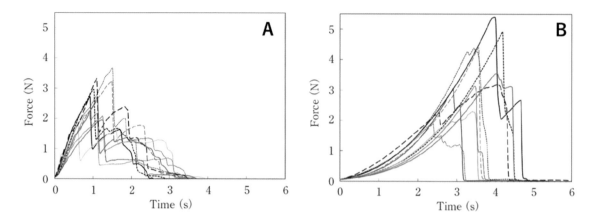

図7 曲げせん断試験によるモヤシの物性変化
A:生鮮モヤシ　B:凍結・解凍したモヤシ[21]

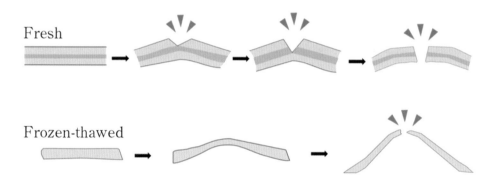

図8　生鮮モヤシ（Fresh）および凍結・解凍後のモヤシ（Frozen-thawed）のせん断試験における破断メカニズム[21]

は，より微細な氷結晶を生成する凍結手法が求められる。過冷却状態である水は凍結すると極めて急速に氷結晶が生成されることから，青果物の凍結に過冷却凍結の活用について検討された研究が報告されている[25]。しかし，過冷却凍結を行っても凍結することで氷結晶の生成は不可避であるため，凍結・解凍後の細胞構造の復元は困難である。また，過冷却凍結では組織の内部で一斉に氷核が発生することより，その時の水分の移動が組織によって受けるダメージに差がある可能性もある[4]。本項では，凍結前処理であるブランチングや凍結条件に着目した研究報告を基に解説する。

常門ら[4]は，凍結条件による物性の変化を曲げせん断試験を用いて評価し，X線CTを用いた組織観察を行った。また，冷凍野菜の前処理として用いられるブランチング処理を加え，物性の変化を調べた。まず，モヤシの曲げせん断試験結果を図9に示す。前述した研究報告と同様に，生鮮モヤシは，引張開始直後から破断する結果であった。一方，ブランチング処理したモヤシにおいては（図9(b)(b-SC)(b-S)(b-Q)），加熱による細胞組織の損傷がみられた。しかし，凍結方法によって破断のパターンが異なり，図9のグラフから算出したCrispiness indexの結果によると，過冷却凍結したモヤシは，生鮮モヤシとブランチング処理のみのモヤシと同じ程度の数値を示し，テクスチャーが保持されたと考えられた。

常門ら[4]は，モヤシのX線CT撮影画像の結果（図10）から過冷却凍結によるテクスチャー保持について考察した。ブランチング処理後急

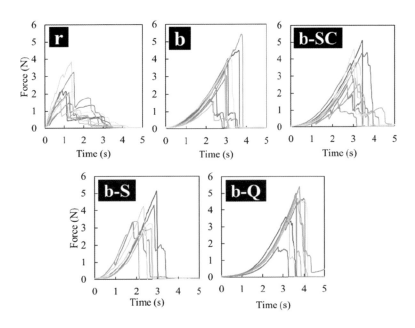

図9 モヤシの曲げせん断試験の結果
r：生鮮　b：ブランチング処理のみ　b-SC：ブランチング処理後過冷却凍結　b-S：ブランチング処理後緩慢凍結　b-Q：ブランチング処理後急速凍結[4]

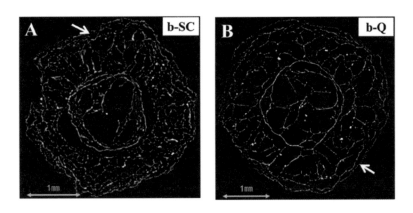

図10 ブランチング処理後凍結したモヤシのX線CT撮影画像
b-SC：ブランチング処理後過冷却凍結　b-Q：ブランチング処理後急速凍結[4]

速凍結したモヤシ(b-Q)の画像よりブランチング処理後過冷却凍結したモヤシ(b-SC)の画像では，小さい氷結晶の跡が観察された。図10で白線はモヤシの細胞壁を含む構造体を示すことから，表皮部(白矢印)は，中心柱と皮質とは異なる構造を持つことが示唆された。表皮の構造に着目すると，b-SCの場合には，細かい構造が残っている。常門ら[4]は，表皮部に残存している細かい構造によってテクスチャー測定の際力がかかった時の歪が小さくなることからモヤシが変形して伸びずに，裂けて数段階に破断したと考察した。

4. まとめ

本節では，モヤシの加熱や凍結による物性変化を中心とした研究結果を基に解説した。モヤシの組織は，90％以上が水分であることや，植物性の細胞組織であるため，熱や氷結晶に

よって破壊されやすい性質を持つ。しかし，表皮の存在でモヤシ全体の物性に影響を与えることもある。調理モヤシの品質向上に向けて，さまざまな処理方法によるモヤシの物性変化を把握し，調理目的に合わせた適切な温度や時間などの条件を設定することが重要である。

文献

1) 持永春奈，河村フジ子：日本調理科学会誌，**34** (4), 390 (2001).
2) 森雅央：調理科学，**11** (3), 167 (1978).
3) C. Amitrano et al.: *Plants*, **9** (9), 1093 (2020).
4) 常門加奈，宮脇長人，李潤珠，鈴木徹：日本冷凍空調学会論文集，**37** (1), 51 (2020).
5) 食品冷凍技術委員会：新版食品冷凍技術，社団法人日本冷凍空調学会 (2009).
6) 渕上倫子：進化する食品テクスチャー研究，山野善正(監修)，エヌ・ティー・エス，289-303 (2011).
7) 山田耕二：農産物，「冷凍空調便覧」第5版5巻，冷凍空調便覧刊行委員会(編)，社団法人日本冷凍協会，197-203 (1993).
8) E. Ishikawa et al.: *Biosci. Biotech. Biochem.*, **61** (11), 1826 (1997).
9) 安藤泰雅，根井大介，河野晋治，鍋谷浩志：日本食品科学工学会誌，**64** (8), 391 (2017).
10) S. Schudel et al.: *J. Food Eng.* **293**, 110376 (2021).
11) R. M. Reeve: *J. Agri. Food Chem.*, **20** (6), 1282 (1972).
12) J. Alonso et al.: *Zeitschrift für Lebensmitteluntersuchung und-Forschung A*, **196** (3), 214 (1993).
13) D. C. Williams et al.: Food technology (USA)（凍結用野菜のブランチング―指標酵素の選択，亀田喜美二(訳)），(1986).
14) D. F. Olivera et al.: *J. Food Eng.* **84** (1), 148 (2008).
15) 木村進，中林敏郎，加藤博通：クロロフィル成分と変色「食品の変色の化学」，光琳，159-185 (1995).
16) L. Zofia et al.: *European Food Res. Tech.*, **226** (1), 25 (2007).
17) F. P. Zscheile et al.: *Food Res.*, **8** (4), 299 (1943).
18) 坂本清：下北ブランド研究所試験研究報告，**13・14**, 34 (2014).
19) 小西英子，渕上倫子，岡本賢一：栄養と食糧，**28** (1), 44 (1975).
20) 香西みどり：日本食生活学会誌，**17** (2), 100 (2006).
21) 常門加奈，久保知美，宮脇長人，李潤珠，鈴木徹：日本食品保蔵科学会誌，**46** (2), 57 (2020).
22) T. Imaizumi: *Eng. Agri. Environ. Food.*, **13** (2), 60 (2020).
23) H. Ando and T. Imaizumi: *Food Sci. Tech. Res.*, **27** (2), 311 (2021).
24) 食品成分表．
https://fooddb.mext.go.jp/ (2024.09.13 参照).
25) R. Kobayashi and T. Suzuki: *Inter. J. Refri.*, **99**, 94 (2019).

〈李　潤珠〉

第7節
食用素材としての花部の機能性

1. はじめに

本章では，食材に用いられる花（ユザワギク，カリフラワー）について紹介された。本節では，茶飲料（嗜好飲料）として用いられる花について，その生体機能成分に関する筆者らの研究事例を交えて紹介したい。

2. 茶 花

緑茶や紅茶として世界中で最も親しまれている茶飲料素材の1つであるチャ（チャノキ）は，緑茶製造に適する *Camellia sinensis* (L.) O. Kuntze と，紅茶の製造に適する *C. sinensis* var. *assamica* (J. W. Mast.) Kitam. の2変種に分類される[1]。その花蕾部である茶花は，茶畑での茶葉生産の際に葉部にじゅうぶんに栄養を届けるために摘蕾作業によって取り除かれる部位であるが，島根県の郷土料理である「ぼてぼて茶」というお茶漬けのような料理に用いられる食材でもある。これは，乾燥した茶花と番茶を一緒に煮出し，専用の長い茶筅で泡立てて，そこに，おこわ，黒豆，きざんだ高野豆腐や漬物などを入れたものである[2,3]。筆者らはこれまでに，茶花の含有成分として種々のカテキンやフラボノイド（ポリフェノール）およびサポニンを見出すとともに，中性脂肪や糖吸収抑制作用，抗肥満作用，胃排出能抑制作用，小腸輸送能亢進作用，胃粘膜損傷抑制作用など，種々の機能性を明らかにした[4-7]。近年，食事の脂肪の吸収を抑え，食後に上がる血中中性脂肪を抑える機能を期待した機能性食品素材として，茶花の抽出エキスを含有した飲料が上市されていることから，本項では，おもに茶花の中性脂肪吸収作用について紹介する。

オリーブ油負荷マウスを用いた血中中性脂肪上昇抑制作用を検討したところ，茶花抽出エキス 500 mg/kg の経口投与において有意な作用が認められた[8-10]。また，メタボリックシンドロームのモデル動物である Tsumura Suzuki Obese Diabetic (TSOD) マウスや，高脂肪食飼育マウスを用いた4週間あるいは2週間連日投与による体重増加に及ぼす影響を検討したところ，250～500 mg/kg/day 投与群において有意な体重増加抑制作用が認められた[9,10]。その活性寄与成分を明らかにする目的で，抽出エキスと同様に活性評価を実施したところ，主要含有サポニンである chakasaponin I-III (1-3) および florateasaponin A-C (4-6) に 25～50 mg/kg の用量で有意な中性脂肪吸収抑制作用が認められた[8-10]。茶花に含有されるサポニンの化学構造は，高度に酸化されたオレアナン型トリテルペンをアグリコンとし，その3位にオリゴ糖鎖を有するとともに，アシル基として α,β-不飽和エステルカルボニル構造を有するチグロイル (Tig) 基あるいはアンゲロイル (Ang) 基を有しているのが特徴である。すなわち，アグリコンの21位水酸基部分に Tig 基を有する chakasaponin 類 (1-3) と，Ang 基を有する floratheasaponin 類 [floratheasaponin A-F (4-9)] に大別される。いずれも，その脱アシル化誘導体では中性脂肪吸収抑制作用が消失したことから，これらアシル基構造の存在が活性発現に必須であることが示唆された。加えて図1に示すように，茶花に含有される chakasaponin 類および floratheasaponin 類の含量は産地により変動が認められることが明らかとなった。すなわち，LC-MS を用いた含有サポニン成分の定量分析を実施したところ，日本および中国東部（安徽省）の茶花においては floratheasaponin 類の方が chakasaponin 類と比べて多く含有されており，一方，中国西南部（四川省，福建省）の茶花は chakasaponin 類の方が floratheasaponin 類よりも多く含有していることが判明した[11]。加えて，その中間に位置する台湾においては，両タイプが混在していることが示された[12]。このほか，含有サポニンおよびフラボノイドに示された機能性として，抗アレルギー作用，ラジカ

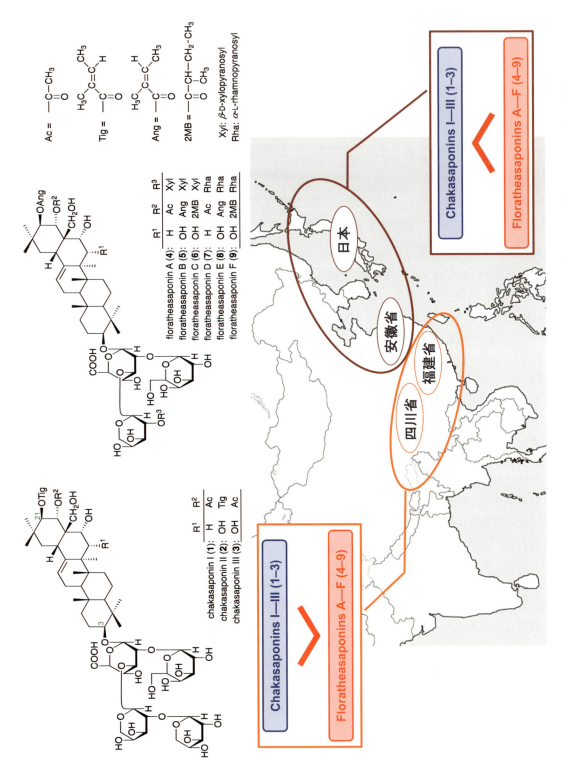

図1 茶花の含有サポニン成分 chakasaponin I–III (1–3) および floratheasaponin A–F (4–9) の化学構造および産地別成分変動

ル消去活性，肝細胞における中性脂質代謝促進活性および消化管がん増殖抑制活性などが報告されるなど，新たな機能開拓に関する研究が盛んに行われている[9)10)13)14)]。

3. デイジーフラワー，エバーラスティングフラワー

ハーブティーとして単独で，あるいは，紅茶とブレンドしたフレーバーティーとして飲用されるデイジーフラワーやエバーラスティングフラワーは，いずれもヨーロッパの民間療法に用いられる機能性植物素材でもある。西ヨーロッパ原産の多年生草本であるデイジー(*Bellis perennis* L.)は，古くからその開花時の全草や根部を打撲傷，出血，筋肉痛および皮膚病やリウマチの治療に用いられているとともに，その若葉や蕾，花弁などをサラダに加えて生食されている[15)]。前述の茶花と同様にデイジーフラワーの抽出エキスにおいても中性脂肪吸収抑制作用を見出したことから，その活性寄与成分を精査したところ[16)-23)]，含有サポニン成分であるperennisoside I (**10**)およびⅡ (**11**)に25～50 mg/kgの用量で有意な作用を示すことを明らかにした[16)]。加えて，perennisoside Ⅶ (**12**)，Ⅸ (**13**)およびⅪ (**14**)，asterbatanoside D (**15**)およびbellissaponin BS5 (**16**)などのサポニン成分に，ヒト皮膚線維芽細胞におけるコラーゲン合成促進活性を見出した(図2)[22)]。

一方，*Helichrysum arenarium*(L.) Moenchや*H. italicum* (Roth) G. Don などのキク科ムギワラギク属(*Helichrysum*)に属する植物は，エバーラスティング(everlasting)あるいはイモーテル(immortelle)とも称される。おもにロシア，ポーランドおよびトルコで生産され，園芸品種としても親しまれるとともに，ドライフラワーやアロマオイル(精油)としても利用される。また，民間療法として利尿や慢性胆のう炎の治療などに用いられており，*H. arenarium*を基原とする植物ではCommission Eにおいて消化不良の改善に用いることが承認されてい

る[24)25)]。筆者らはエバーラスティングフラワーの抽出エキスに，500 mg/kgの経口投与においてショ糖負荷マウスモデルを用いた有意な糖吸収抑制作用を見出すとともに，その食後血糖上昇抑制作用の作用機序の1つがジペプチジルペプチダーゼ(DPP-4)阻害活性によるものであることを明らかにした。インクレチンは食事により血糖が上昇すると消化管から分泌され膵臓のβ細胞を刺激してインスリンの分泌を促進させる消化管ホルモンの総称であるが，血中に存在するDPP-4により速やかに分解される。そのため，DPP-4を阻害してインクレチン分解を抑制するDPP-4阻害剤は2型糖尿病の治療薬として利用されている[26)]。DPP-4阻害活性を指標に抽出エキスの含有成分を精査したところ[27)-31)]，chalconaringenin 2′-O-β-D-glucopyranoside (**17**, IC_{50} = 23.1 μM)およびaureusidin 6-O-β-D-glucopyranoside (**18**, IC_{50} = 24.3 μM)が活性寄与成分として見出された(図2)。

4. 菊花，雪蓮花，雪菊花

一般に，中国茶は製法によって六大茶(緑茶，青茶(烏龍茶)，黄茶，白茶，紅茶，黒茶)に分類されるが，これらはいずれも茶葉(チャノキの葉)を原料に用いられる。この六大分類とは別に「茶外の茶(茶外茶)」と称されるものがあり，これは茶葉を用いない，あるいは，茶葉以外の素材と茶葉をブレンドした混合茶のことである[32)33)]。このうち，花を用いたものを，特に「花茶」といい，上述した茶花や，デイジーフラワー，エバーラスティングフラワーなどの花部をハーブティーとして用いられるものなども，この範疇に含まれる。本項では，中国で広く飲用されている花茶の素材である菊花，雪蓮花，雪菊花の機能性について紹介したい。

菊花は，キク *Chrysanthemum morifolium* Ramat. またはシマカンギク *C. indicum* L. の頭花を基原とする生薬として，日本薬局方に収載されており，解熱，鎮痛(眼痛など)，眼精疲

・デイジーフラワー

	R¹	R²
perennisoside I (**10**):	H	Glc
perennisoside II (**11**):	H	Gal
perennisoside VII (**12**):	Glc	Gal
perennisoside IX (**13**):	Fuc	Gal
perennisoside XI (**14**):	Glc-(1→3)-Glc	Gal

asterbatanoside D (**15**): R = H
bellissaponin BS5 (**16**): R = Xyl

Glc: β-D-glucopyranosyl
Gal: β-D-galactopyranosyl
Fuc: β-D-fucopyranosyl
Xyl: β-D-xylopyranosyl

・エバーラスティングフラワー

chalconaringenin 2'-O-β-D-glucopyranoside (**17**)

aureusidin 6-O-β-D-glucopyranoside (**18**)

・菊花, 雪蓮花

luteolin (**19**)

・雪菊花

okanin (**20**)

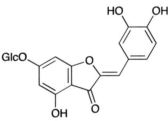

	R¹	R²	R³	R⁴
(2S)-naringenin (**21**):	OH	H	OH	H
isookanin (**22**):	H	OH	OH	H
(2S)-7,3',5'-trihydroxyflavanone (**23**):	H	H	H	OH
(2S)-5,7,3',5'-tetrahydroxyflavanone (**24**):	OH	H	H	OH

図2 デイジーフラワー（**10-16**）, エバーラスティングフラワー（**17, 18**）, 菊花, 雪蓮花（**19**）, 雪菊花（**20-24**）の含有成分の化学構造

労の改善,解毒,消炎などの効能を期待して用いられる[34)35)]。筆者らは菊花の抽出エキスに,アルドース還元酵素に対する阻害活性を見出した。アルドース還元酵素は眼の水晶体や網膜,腎臓,末梢神経に多く存在し,グルコース(アルドース)をソルビトール(糖アルコール)へと還元する。糖尿病に伴う高血糖状態では,アルドース還元酵素によって細胞内にソルビトールの過剰蓄積が起こるため,白内障,網膜症,腎症,神経障害などの糖尿病性合併症が引き起こされる。そのため,アルドース還元酵素剤は医薬品として,糖尿病性末梢神経障害などの治療薬として利用されている。アルドース還元酵素阻害活性を指標に菊花の含有成分を精査したところ[36)-38)],活性寄与成分として luteolin (19, IC_{50} = 0.45 µM)をはじめとしたフラボノイド類に強い活性が認められた(図2)[36)38)39)]。同様に,チベットや新疆などの高山地帯に生育する雪蓮花(*Saussurea medusa* Maxim.)の抽出エキスにもアルドース還元酵素阻害活性が認められ,19 などのフラボノイド類を活性寄与成分として見出した[40)]。

雪菊(*Coreopsis tinctoria* Nutt.)は,新疆ウイグル自治区崑崙山脈の標高 3,000 m 以上の積雪地に自生している植物で,現地ではその頭状花部を解熱,解毒,血液循環の促進,心血管疾患の予防および高血圧の治療などの目的で茶飲料として利用されている。筆者らは雪菊花の抽出エキスに,アンドロゲン基質からエストロゲンへ変換する酵素であるアロマターゼに対する阻害活性を見出した。アロマターゼ阻害剤は医薬品として,エストロゲン受容体陽性乳がんに対する治療薬として利用されている。アロマターゼ阻害活性を指標に雪菊花の含有成分を精査したところ,活性寄与成分として okanin (20, IC_{50} = 8.4 µM),(2*S*)-naringenin (21, 7.8 µM),isookanin (22, 4.9 µM),(2*S*)-7,3′,5′-trihydroxylflavanone (23, 1.2 µM) および (2*S*)-5,7,3′,5′-tetrahydroxylflavanone (24, 2.0 µM) に活性が認められ,その阻害様式はいずれも競合阻害であることが明らかになった(図2)[41)]。

5. まとめ

本節では食用素材としての花部の機能性について,茶飲料(嗜好飲料)として用いられる花の生体機能成分として,茶花およびデイジーフラワーに含まれる中性脂肪吸収抑制作用を有するサポニンならびに数種のキク科植物(エバーラスティングフラワー,菊花,雪蓮花,雪菊花)に含まれる種々の生物活性フラボノイドを紹介した。食品の三次機能の科学的解明をめざした『食品薬学』研究の進展により,機能性食品に含まれる成分のレベルでの機能性や安全性に関する正確な情報が発信され,もって,国民の健康維持・増進や疾病予防に資することを期待する。

文 献

1) 北川勲,吉川雅之(編):食品薬学ハンドブック,講談社サイエンティフィク,143-148 (2005).
2) 樋口清之,田辺聖子,渡辺文雄(監修):味のふるさと 12 島根の味,角川書店,31 (1978).
3) 島田成矩ほか(編):聞き書 島根の食事(日本の食生活全集 32),農山漁村文化協会,327 (1997).
4) 吉川雅之(著),吉川雅之(監修):薬用食品の開発—薬用・有用植物の機能性食品素材への応用—,シーエムシー出版,103-119 (2007).
5) 吉川雅之(著),吉川雅之,村岡修(監修):薬用食品の開発 II—薬用・有用植物の機能性食品素材への応用—,シーエムシー出版,26-45 (2012).
6) 森川敏生,二宮清文(著),川原信夫(監修):薬用植物・生薬の最前線—国内栽培技術から品質評価,製品開発まで—,シーエムシー出版,87-101 (2014).
7) 森川敏生:FFI ジャーナル,**226**, 323 (2021).
8) M. Yoshikawa et al.: *J. Nat. Prod.*, **68**, 1360 (2005).
9) H. Matsuda et al.: *J. Nat. Med.*, **70**, 689 (2016).
10) H. Matsuda et al.: *J. Nat. Med.*, **77**, 644 (2023).
11) T. Morikawa et al.: *J. Nat. Med.*, **66**, 608 (2012).
12) T. Morikawa et al.: *Nat. Prod. Commun.*, **8**, 1553 (2013).
13) T. Morikawa et al.: *Food Chem.*, **140**, 353 (2013).
14) N. Kitagawa et al.: *Int. J. Mol. Sci.*, **17**, 1979 (2016).
15) J. Gruenwald, T. Brendler and C. Jaenicke (eds.): PDR for Herbal Medicines Fourth Edition, Thomson Healthcare Inc., 896-897 (2007).

16) T. Morikawa et al.: *J. Nat. Prod.*, **71**, 828 (2008).
17) M. Yoshikawa et al.: *Chem. Pharm. Bull.*, **56**, 559 (2008).
18) T. Morikawa et al.: *Helv. Chim. Acta*, **93**, 573 (2010).
19) 森川敏生，村岡修，吉川雅之：薬学雑誌，**130**, 673 (2010).
20) T. Morikawa et al.: *Chem. Pharm. Bull.*, **59**, 889 (2011).
21) 森川敏生(著)，吉川雅之，村岡修(監修)：薬用食品の開発Ⅱ―薬用・有用植物の機能性食品素材への応用―，シーエムシー出版, 133-140 (2012).
22) T. Morikawa et al.: *Phytochemistry*, **116**, 203 (2015).
23) K. Ninomiya et al.: *J. Nat. Med.*, **70**, 435 (2016).
24) 井上博之(監修)：カラーグラフィック西洋生薬，廣川書店, 257-260 (1999).
25) J. Gruenwald, T. Brendler and C. Jaenicke (eds.): PDR for Herbal Medicines Fourth Edition, Thomson Healthcare Inc., 456-466 (2007).
26) 加来浩平(著)，門脇孝(編)：DPP-4阻害薬―効果的で安全な臨床使用のために―，富士メディカル出版 (2011).
27) T. Morikawa et al.: *Chem. Pharm. Bull.*, **57**, 361 (2009).
28) L.-B. Wang et al.: **78**, 1235 (2009).
29) T. Morikawa et al.: *Chem. Pharm Bull.*, **57**, 853 (2009).
30) T. Morikawa et al.: *J. Nat. Med.*, **69**, 494 (2015).
31) 森川敏生(著)，波多野力，下田博司(監修)：ポリフェノール：機能性成分研究開発の最前動向，シーエムシー出版, 174-183 (2016).
32) 播磨章一(著)，吉川雅之，村岡修(監修)：薬用食品の開発Ⅱ―薬用・有用植物の機能性食品素材への応用―，シーエムシー出版, 12-25 (2012).
33) 落合雪乃：茶外の茶 嗜好品と医薬品のはざまで，東洋文化研究所紀要，**164**, 62 (2013).
34) 北川勲，吉川雅之(編)：食品薬学ハンドブック，講談社サイエンティフィク, 75-77 (2005).
35) 矢作忠弘ほか：生薬学雑誌，**71**, 1 (2017).
36) M. Yoshikawa et al.: *Chem. Pharm. Bull.*, **47**, 340 (1999).
37) M. Yoshikawa et al.: *Chem. Pharm. Bull.*, **48**, 651 (2000).
38) H. Matsuda et al.: *Chem. Pharm. Bull.*, **50**, 972 (2002).
39) T. Morikawa: *J. Nat. Med.*, **61**, 112 (2007).
40) H. Xie et al.: *Chem. Pharm. Bull.*, **53**, 1416 (2005).
41) F. Luo et al.: *J. Nat. Med.*, **77**, 387 (2023).

〈森川　敏生〉

第3編 果実，果菜のおいしさ

第1章 果　実

第1節
リンゴ

1. はじめに

　果実の特性や好ましさに大きく影響する項目には味，香り，食感がある。一般的においしいリンゴは，甘くてフルーティな香りがあって，パリッ，シャキッとした歯ごたえではないだろうか。さまざまなおいしい果物があふれているなかでリンゴらしさ，リンゴ独特のおいしさはとは。そのような観点から，ここでは食感と風味に分けて考えてみたい。最後に，バラエティ豊かなみつ入り品種についても紹介する。

2. 食　感

　食感はリンゴらしさに貢献する大きな要因と考える。リンゴの果肉はパリッ，シャキッとした歯ごたえがあり，とろりと滑らかなモモとも，石細胞を含みシャリシャリ，ショリッとしたナシとも感触を異にする。また，リンゴを皮ごと食べるときには，皮をかみ切る際のパキッ，カプッとした感触も楽しい。国立研究開発法人農業・食品産業技術総合研究機構（農研機構）の果樹栽培と果物の品質研究の専門家である岩波宏によると「収穫直後のおいしいと感じるリンゴは，果肉が締まっていて，薄くスライスしてもパキッと割れて果汁があふれる。このような歯触りの肉質を「クリスプ」と言い，リンゴの品質を評価するうえで最も良い肉質とされている。」としている。

　岩波らの研究を中心に，リンゴの食感について少し掘り下げてみよう。

2.1 硬　さ

　収穫直後のリンゴは一定の硬さがあるが，いずれは軟化していく宿命にある。その軟化速度は品種によって大きく異なり，早いものでは収穫から1週間で明らかな軟化が感じられるが，冷蔵しておけば半年後でも硬度を保つ品種もある。リンゴの軟化は粉質化の有無と膨圧の低下から構成されており，軟化が緩やかな品種は①粉質化せず，②膨圧の低下速度が遅い品種であることが示された[1]。粉質化とはリンゴが老化によりモサモサした食感になり，噛んだ時にホロホロと崩れるような現象である。これは果肉の隣接する細胞同士の接着がゆるみ，ばらばらになることで引き起こされる。一方の膨圧とは植物細胞において細胞壁を内から外へ押す力であり，溶質（糖，有機酸，無機イオンなど）濃度の低い細胞の外側から高い細胞の内側（液胞）に水を透過させることで，液胞が膨らんで細胞壁を押している。この力が植物細胞に硬さを与えている。リンゴの果実が樹になって肥大を続けているとき，果肉細胞の液胞は糖を蓄えつつ水分を引き込み膨圧は高い状態にある。収穫後に果実外からの水分供給が絶たれた状態になると個々の細胞は張りを失っていく（膨圧の低下）。

　岩波らが27品種のリンゴの軟化過程を詳細に解析したところ，粉質化する品種は例外なく軟化が速く，膨圧の低下速度の影響はなかった。このことは，一定の硬度を維持するには，細胞同士が接着していることが絶対条件であり，細胞がバラバラになってしまうと構造が崩壊することを示している。一方，粉質化しない品種のなかでは，軟化は膨圧の低下速度が速いと進みやすい傾向があった。細胞間の構造が維

持される条件では，1個1個の細胞の膨圧（張り）が維持されていれば硬度は保たれるが，しぼむのが早ければ軟化は進む。これを図示したのが図1，2である。

ところで，粉質化とは果実の隣接する細胞同士の接着がゆるみ，ばらばらになることと紹介した。果肉細胞の細胞壁の外側の層は多糖類ペクチンを多く含み，隣接する細胞の接着に寄与している。その主要な成分はポリガラクツロン酸である。これを分解する細胞壁分解酵素の1つポリガラクツロナーゼをコードする遺伝子 *MdPG1* が粉質化を制御する染色体領域から見つかり，これに関連するDNAマーカーが開発された[2]。このマーカーの活用により，リンゴ育種において排除したい粉質化の形質の有無が幼苗のうちに判定可能になった。かつては，交配から7〜8年後にようやく結実して初めてその形質の有無を判定できたが，この技術により早期選抜が可能となっている。

2.2 ジューシー感・フレッシュ感

岩波らはリンゴを食べた時に感じる果汁の量（ジューシー感）とフレッシュ感を評価する予測式を考案した[3)4]。式は省略するが，ジューシー感については①含水率が高いほど果汁を多く感じる，②一定以上の硬度(60 N)が必要，③細胞間隙の水分量が多いこと(4％以上)が必要であることが示された。また，フレッシュ感の評価法では，ジューシー感における含水率の代わりに①滴定酸度が加えられ，②と③は同様である。

含水率は果実全体に含まれる水分の比率であ

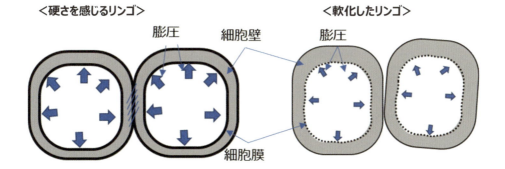

図1　食感を構成する作用のイメージ

図2　リンゴ品種の軟化速度に影響する2つの因子[1]
粉質化は *MdPG1* 遺伝子の有無により大きく影響を受ける。膨圧の減少速度は連続的な分布であり，多数の遺伝子の関与が推定される

るが，主に果肉細胞中の（液胞中）の水分量を反映する。この含水率は成熟中も貯蔵中もあまり変化しない。ところが，果肉が軟らかい場合は，果肉組織の細胞同士の結合がゆるんだ（粉質化した）状態，または，細胞に張りがない（膨圧が低下した）状態である（2.1 硬さ参照）。貯蔵後に粉質化した果実や張りをなくした果肉細胞は咀嚼しても細胞がバラバラになるか変形するだけで，細胞は破砕されず，液胞内の水分が飛び出してくることはないので，ジューシーさを感じられない。

細胞間隙の水分量は，細胞と細胞の隙間に存在する水分量であり（図3），その量は果実を小さい円柱にくりぬき，細胞が壊れない程度に遠心分離して得られた水分量で計算する。この水分は果実を口に含んだ時に感じる果汁の多さ，みずみずしさに相当する。果実が樹上にある時，細胞間隙水分量は成熟に伴って増加し，収穫適期に最大値に達し，収穫後は速やかに失われていく。これらのことから，細胞間隙の水分量の多さはその品種ごとの収穫適期やたべごろを示すものともいえる。また，細胞間隙の水分量の貯蔵による減少は，鮮度保持剤（軟化を抑制する植物ホルモン：エチレンの阻害剤）を処理しても止まらないことは興味深い現象である。

フレッシュ感はジューシー感＋酸味で表現できると解釈される。たしかに酸味のなくなったリンゴは甘いだけの味気ないものになってしまうため，好みの差はあるものの，一般的には食べておいしいとはいえない。

これらを総合すると，果実全体の含水率や細胞間隙の水分量は高いほど果汁は多いと感じる。細胞間隙の水分量は完熟に伴って増加し，ジューシー感を高める。一方，収穫後に果肉硬度や，細胞間隙の水分量が一定値を下回ると，含水率が高くても急激に果汁を感じにくくなり，ジューシーさ，みずみずしさが失われる。なお，岩波らは果実の含水率や細胞間隙の水分量を近赤外分光計（光センサ）を用いて推定することにも成功している。

細胞間隙の水分に関連して，リンゴのみつの話を少し。リンゴのみつは細胞間隙に糖を含む水分が集積している状態で，細胞間隙の空気が少ないために光の乱反射が抑えられて透明感を持ち，黄色がかっているためにハチミツを含んだように見えている[5]。市販のハチミツは糖度80度以上といわれているが，細胞間隙の水分は残念ながらそれほど甘いものではない。ではなぜこれほどみつ入りリンゴはおいしいといわれるのだろうか。みつ入りリンゴはみつなしリンゴよりジューシーさで大きく優っており[6]，滴るほどの果汁を含むことがある（図3）。しかも，その水分は独特の甘い香り（多様なエチルエステル類）をたっぷり含んでいる[7][8]。ジューシーさと，その果汁が持つパイナップルや吟醸

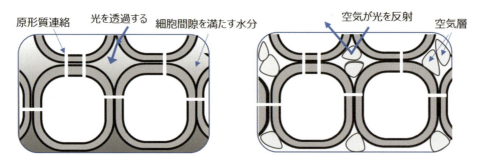

図3　細胞間隙を満たす水分と空気

酒を想起させる甘い香りがみつ入りリンゴのおいしさのもとではないだろうか（図3）。

2.3　食感が注目される品種

具体的な例をあげてみたい。'ジョナゴールド'はアメリカで育成された品種で，'紅玉'を父に持つ。研究材料としてはよく用いられるが，関東の店頭ではあまり見かけない。'ジョナゴールド'は'紅玉'に似てさわやかな香りを呈する酢酸エステルを多く含み，酸味が強い特性がある。残念なことに粉質化しやすい品種で（図2），筆者としては好ましいものではなかった。ところがある年，収穫翌日の果実をいただいて考えが変わった。その日の果実の食感はパキパキでみずみずしかった。酸味も強く，1つのリンゴらしいリンゴのパターンではないかと思った。

'王林'も収穫後すぐに軟化が始まるが，収穫時の果肉はパキパキで，香りも青リンゴらしいさわやかさである。'王林'で一般的に思い浮かべる甘い香りは，収穫後1週間くらい（軟化と香り生成を司るエチレンの発生が始まる頃）から急増する。色が黄色くなり始めるのもこの頃だ。みずみずしい'王林'を試すには，やはり産地で求めるのが良いだろう。また，鮮度保持剤が良く効くので，4～5月までパキッとした食感を維持させることも可能である。

'あおり21（春明21）'は青森県の育成品種で，'ふじ'を母親に持つみつ入り品種である。最大の特徴は極めて高い貯蔵性にある。収穫時の硬度は高く酸味は強く，香りは弱いなど，エチレンがあまり機能していないことが推定される。冷蔵貯蔵で翌年の3月くらいから酸味や硬度が程よくなり，香りも増してくる。収穫時よりも貯蔵後の方が生食に向くという珍しい品種である。翌年8月ころまで食味良好とされている。

3.　香　り
3.1　リンゴらしい香り

香りはその果物らしさを感じる重要な要素である。ほかの果物と比べた時のリンゴの香りの特徴はなんだろうか。図4にリンゴ，モモ，ニホンナシをそれぞれ8品種ずつ選定して同時

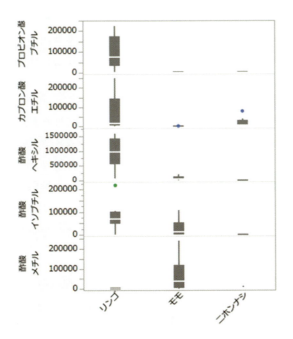
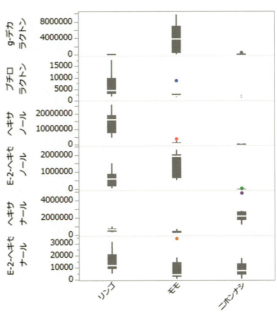

図4　リンゴ，モモ，ニホンナシの代表的香気成分のピーク強度の比較（各8品種）

に香気成分を分析した例を示した。知られているように、リンゴにはエステルが多く含まれている。青リンゴ風味のキャンディやフルーツガムに必ず含まれている香気成分の1つ酢酸ヘキシルはこの3種のなかでリンゴに最も多い。酢酸イソブチルはモモにも一定量含まれ，酢酸メチルはむしろモモに多い。メチルエステル生成には、軟化に伴いペクチンが分解する際に放出された多量のメタノールが利用されているものと考えられている。カプロン酸エチルや2-メチル酪酸エチルをはじめとするエチルエステル類はリンゴに多いが、特にみつ入りリンゴと王林に多いなど、品種間差が大きい。なお、みつ部位と王林ではエチルエステル生成のメカニズムが異なることが推定されている。エステル類は洋ナシにも多く、特に酢酸エステル類は青リンゴとも洋ナシ様の香りとも表現されるが、ニホンナシでは低濃度である。

逆に、これらのなかでリンゴに少ないのはヘキサナールなどの飽和アルデヒドとC6以上のラクトン類であった。ラクトン類はモモ、ココナッツミルクの香気成分として知られているが、特にC10-C11はまさにモモの香りである。ナシにも検出される品種があるが[9]リンゴでは珍しい。このほか、フェニルプロペン類、テルペン類なども樹種によって分布が異なる興味深い成分群である。

これらのうち、どの香気成分がリンゴをリンゴと認識するのに必須の成分なのか、そのバランスは？　などの疑問はまだ突き止められていない。わざわざそんな実験をするもの好きがいるか疑問でさえある。もし実施するとしたら、糖と酸の組成を一定にし、リンゴの香りを香料で再現した水溶液に①特定成分を足すアディションテストや②特定の成分を抜くオミッションテストで確かめればよい。その際、リンゴらしさの認識が世界共通なのか、地域性や国民性があるのかなど、食文化の観点からの考察もおもしろそうだ。

3.2　リンゴの好ましさを高める香りを探す
3.2.1　香りの改変／修飾を用いた解析

官能評価と網羅的成分分析に基づき、官能特性と関連する香気成分を探索する手法ではPLS解析などの多変量解析がよく用いられる。筆者の印象では、うまく嵌れば美しい結果が得られるが、難しいケースも多かった。そこで、逆のアプローチを考えた。香りの官能特性への効果を知りたい成分の濃度を変動させ、官能評価を実施する方法である。

リンゴやモモなどの果実はアルコール蒸気を吸収するとこれを内部の有機酸と反応させてエステルを生成する。筆者らはこれを利用して、吸収させるアルコールの量や組成を変化させることにより、同一ロットの'ふじ'のエステル組成に変化を持たせ、その官能評価（におい嗅ぎ）を実施した。アルコールをエタノールに限定して量を変化させると、エチルエステルが増加し甘い香りの強さが増すことがわかった（図5）。また、エタノールに少量の2-メチルブタノールやヘキサノールなどを添加すると添加したアルコールに対応する酢酸、酪酸、カプロン酸のエステル（酢酸2-メチルブチル、酢酸ヘキシルなど）が増加し、これに応じて香りの好ましさに変化が認められた（図6）。上位2位までのアルコール液の組成は5％の2-メチルブタノールを添加したエタノールであり、エチルエステルに加えて酢酸2-メチルブチルや酪酸2-メチルブチルが増加していたことから、これらの成分は嗜好性の向上に寄与する可能性が示唆された。このように、解析したい成分が明確な場合、果実を利用して官能特性への効果を解析するのも1つの手法となり得るのではないだろうか。

3.2.2　大量データの取得と機械学習

178種類（遺伝子型：品種・系統・交配個体）のリンゴを使い、香気成分の網羅的解析と官能評価を実施し、機械学習により好ましさに寄与

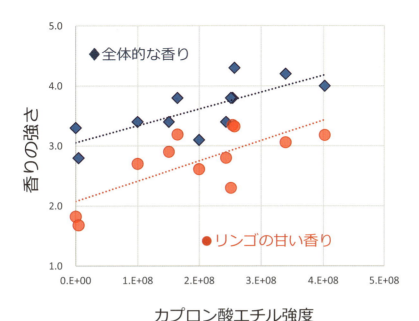

図5　エチルエステルのピーク強度とリンゴ個体のにおい嗅ぎによる香りの強さ[8]
エチルエステル間の相関は高いので代表的成分カプロン酸エチルの強度で示した

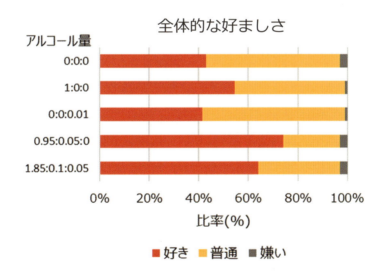

図6　個体のにおい嗅ぎによる嗜好性評価
アルコール量はリンゴ箱(1段，約5 kg)に添加した量(ml)
エタノール：2-メチルブタノール：ヘキサノール

する成分を検索する試みが行われた[10]。このなかから特徴が大きく異なる15遺伝子型と変動の大きい香気成分72を選抜し，香気成分による好ましさの予測モデルを作成した。その結果，好ましさにプラスに働く成分の候補として酢酸2-メチルブチルと2-メチル酪酸エチル，マイナスに働く成分候補として5-ヘキセノール，(E,E)-α-ファルネセン，(Z)-3-ヘキセノールがあげられた。これらについてアディションテストやオミッションテストを実施し，(E,E)-α-ファルネセンが有意にマイナスの効果を示すことが明らかとなった。

この事例では有意にプラスに働く成分は検出されなかったが，モデル式はサンプルに依存するので，サンプルの組み合わせ次第で嗜好性を高める香りをあぶりだすことも可能であろう。たとえば，実験回数は増えてしまうが，リンゴを香りのタイプで分類し，そのなかでモデル式を作成すればどうだろうか。タイプごとに好ましさに寄与する成分を見つけられるかもしれないなどと妄想する。

　ところで，酢酸 2-メチルブチルや 2-メチル酪酸エチルはリンゴにはよく含まれる香気成分だが，特に'ふじ'に多く含まれる。本研究のパネルが食べ慣れた'ふじ'のような香りを好ましいと感じた可能性はある。これらの成分は最終的に有意にはならなかったが，図 6 の実験でも嗜好性に寄与する可能性が指摘されており，引き続き注目すべき成分と考える。

　これまでにも，育種素材を用いて香気分析と QTL 解析から香気成分にかかわる遺伝子座を解析した事例はある[11)-14)]。しかしながら，100 点を超える規模の育種素材について人間の官能評価パネルによる精密な QDA と GC-MS による香気プロファイリングに基づいた香りの特性・機能解析事例は筆者の知る限り見当たらない。膨大な遺伝資源を保有する農研機構と，精度の高い香気成分分析技術と官能評価パネルを擁する香料メーカー（三栄源エフ・エフ・アイ（株））の連携により初めて実現したものと考えている。今後，リンゴのみならず，各種の農産物の香気成分と風味特性や好ましさの関係を解き明かす手段として機械学習が取り入れられていくだろう。その時，官能評価をいかに実施するか，ターゲットとなる官能特性を導き出せるデータセットのデザインが鍵となると推測する。

3.3　香りに特徴のある品種

　再度リンゴ品種をあげてみたい。'こうとく（こみつ）'は有名なみつ入り品種で，小ぶりな果実の果肉全体がみつ状になることも珍しくはない。香りはエチルエステルやチオエステルを含んでおり，パイナップルに似た香りは極上。収穫後すぐに冷蔵し，年内に消費したい。

　'シナノゴールド'は酢酸エステルの生成量が極めて多いタイプであり，'紅玉'・'ジョナゴールド'や'星の金貨'の香りと共通している。酢酸エステルは爽やかさのあるフルーティな風味を呈する。'シナノゴールド'は硬く，長期貯蔵が可能なので，このタイプが好みなら 10 月は'ジョナゴールド'を，11 月から初夏まで'シナノゴールド'を楽しんでいただきたい。

　'はるか'。筆者は酢酸エステル類とエチルエステル類の生成量はトレードオフと考えていた

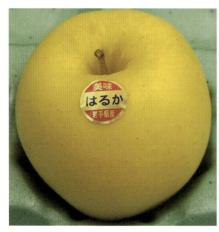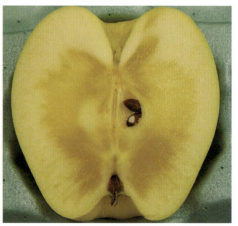

図 7　みつ入り'はるか'

が，はるかはその例外らしい。後述する'デリシャス'の枝変わりを父に持ち，みつがたくさん入る（図7）。大量のエチルエステル類由来の華やかで芳醇な甘い香りに加えて，酢酸エステル類も多量に生成し，濃厚でフルーティな香り高い品種である。エチルエステル類は生成のピークまでにタイムラグがあるため，収穫後少し待つと風味が高まる。粉質化しないので長く楽しめる品種。

'秋田紅あかり'は酸味が弱く甘い品種である。「これリンゴ？」という反応もある。すでに香りのプロファイリング済みだが，詳細は別の機会に譲る。果皮が鮮やかな紅色で美しく果肉は柔らかめであるが果汁は多く粉質化はしない。

'ふじ'は国産リンゴの代表格で，特徴あるというよりむしろ私たちにとってリンゴの香りの典型かもしれない。リンゴらしい甘い香りの酢酸2-メチルブチルやみつ入り時はエチルエステル類が重要成分である。

4. みつ入りリンゴの歴史と'ふじ'

日本のリンゴの特徴であるバラエティ豊かなみつ入り品種群について触れておきたい。農研機構の前身，農林省園芸試験場で育成された'ふじ'は2001年にリンゴ品種で生産量世界一に輝いた。アメリカ産品種'国光'と'デリシャス'の交配（1939年）から60年以上を経て達成した快挙であった。

歴史を紐解くと，世界的に有名なみつ入り品種は'ふじ'の父'デリシャス'であった。'ふじ'の甘い香りの成分，酢酸2-メチルブチルなど2-メチルブタノール由来のエステル類は'デリシャス'から引き継いだものだろう。'デリシャス'は粉質化の遺伝子を持っており，貯蔵中の軟化が極めて速い。また，みつの部分が褐変し組織の崩壊にいたる生理障害を起こしやすい。'デリシャス'がアメリカの主要品種であるため，みつ入りには褐変と粉質化・軟化のイメージが付きまとっていた。ところが，'ふじ'は違った。風味と粉質化しない食感の良さから選抜され，品種となったのちに，みつ入りしても褐変の発生が少ない画期的な品種であることが評価されるようになった。アメリカでは今も'デリシャス'，'ふじ'を完熟前

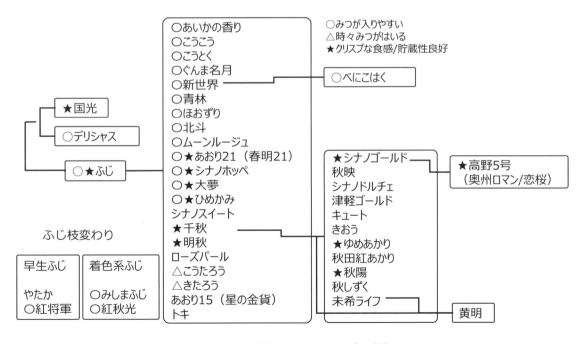

図8　ふじ家系：みつ入りリンゴの系譜

に収穫し，みつ入りを回避すると聞く。一方，国内では完熟させみつをしっかり入れて甘く香りよく仕上げる早期消費用の'ふじ'と，長期貯蔵用にみつを抑えた'ふじ'を作り分けている。みつに対する思い入れの違いを感じる。

'ふじ'の優れた形質を受け継ぐ多くの品種が生まれている（図8）。'こうこう''ぐんま名月''あおり（春明）21''こうとく''北斗'などは代表的なみつ入り品種である。一方，'シナノゴールド''秋陽''きおう'などは粉質化しない貯蔵性の高い形質を受け継いだ品種である。なお，2016年に'ふじ'家系のゲノム解析からみつ入り程度と関連する遺伝子座が第14染色体上にあることが報告され[15]，先ごろ，みつ入り遺伝子候補とそのDNAマーカーの開発が世界に先駆けて国内の研究グループにより報告されている[16]。

「リンゴ独自のおいしさとはなにか」自問しながら書いてきて，その1つはみつにあると思い至った。ナシ，モモ，サクランボなどバラ科の果物にはみつが入る性質があるが，どの樹種でも生理障害として敬遠されている。ちょうど'ふじ'が登場するまでのリンゴと同じだ。芳醇な香りを呈するみつ入りリンゴは，奇跡の品種'ふじ'がもたらした新たなおいしさなのかもしれない。

5. おわりに

「リンゴのおいしさ」を一側面から紹介した。読者の皆様がさまざまなリンゴを手に取るきっかけになれば，この上ない喜びである。今後，今日の情報がどんどん上書きされ，リンゴへの興味と理解が深まっていくことに期待する。

謝 辞
本原稿の執筆にあたり，農研機構果樹茶業研究部門岩波宏博士と清水拓博士，國久美由紀博士から貴重なご意見と高閲を賜りました。心より感謝申し上げます。本研究の一部は科研費JSPS科研費20H02982の助成を受けたものです。

文 献

1) H. Iwanami et al.: *Sci. Hort.*, **43**, 1377 (2008).
2) S. Moriya et al.: *Euphytica*, **213**, 78 (2017).
3) H. Iwanami et al.: *Sci. Hort.*, **214**, 66 (2017).
4) 岩波宏：JATAFFジャーナル, **5**, 37 (2017).
5) H. Wada et al.: *Hort. Res.*, **8**, 187 (2021).
6) H. Iwanami et al.: *Hortic. J.*, **93**, 135 (2024).
7) 田中福代ほか：日食科工誌, **63**, 101 (2016).
8) F. Tanaka, F. Hayakawa and M. Tatsuki: *Molecules*, **25**, 1114 (2020).
9) 田中福代ほか：園芸学研究(別1), **22**, 266 (2023).
10) T. Shimizu et al.: *LWT*, **192**, 115737 (2024).
11) F. Costa et al.: *Plant Sci.*, **211**, 1 (2013).
12) L. Cappellin et al.: *Plant Molecular Biology Reporter*, **33**, 239 (2015).
13) B. Farneti et al.: *Metabolomics*, **11**, 838 (2015).
14) S. Yang et al.: *Front. Plant Sci.*, **14**, 1048846 (2023).
15) M. Kunihisa et al.: *Breed. Sci.*, **66**, 499 (2016).
16) M. Kunihisa et al.: *Sci. Hort.*, **334**, 113297 (2024).

〈田中　福代／立木　美保〉

第2節
カ　キ

1. 甘渋性
1.1　甘ガキと渋ガキ

カキ(*Diospyros kaki* Thunb.)は中国原産の温帯性落葉果樹で，古くからわが国で栽培され親しまれてきた果物である。果実が食用として利用される他，渋ガキの未熟果を絞って発酵させた柿渋は防水・防腐剤として工芸等に利用され，また，葉は柿の葉茶や柿の葉寿司に，さらに木材も良質な材として家具や装飾に利用されるなど，日本人の暮らしに密着した生活果樹として全国各地で栽培されてきた。かつては地域ごとに独自の在来品種が栽培されており，国内には約1,000品種の多様なカキ品種が存在したとされる。

カキ果実の最も特徴的な形質は渋味である。カキの渋味はカキタンニンが口腔内のタンパク質と反応して生じる収斂性の味覚(厳密には触覚)である。カキタンニンは高分子のポリフェノール重合体(プロアントシアニジンポリマー)であり，カテキン，ガロカテキン，エピカテキン，エピガロカテキンおよびそれらの3-*O*-ガレートから構成されている(図1)[1]。渋ガキ品種の成熟果実には1～3％程度の可溶性タンニンが含まれており，強烈な渋味を呈するため渋抜き(脱渋)せずにそのまま食べることは難しい。一方，甘ガキ品種では成熟果に可溶性タンニンはほとんど含まれておらず，渋味は消失しているためそのまま食べることができる。このように，カキ品種は成熟果を食べる際に脱渋が必要か否かで甘ガキと渋ガキの2タイプに区別されるが，厳密には種子の有無と渋味との関係性によって渋ガキも甘ガキもそれぞれ2タイプに分けられるため，カキ品種は4つのタイプに分類されることになる(表1)[2]。

1.2　種子の有無と甘渋性の関係

カキ品種には種子でエタノールを生産するものがある。生産されたエタノールは代謝される過程でアセトアルデヒドを生じるが，アセトアルデヒドは果実内のタンニンを重合させるはたらきを持っている。元々高分子化合物であるカキタンニンは，アセトアルデヒドによって重合し，さらに高分子化が進むと水に溶けない不溶

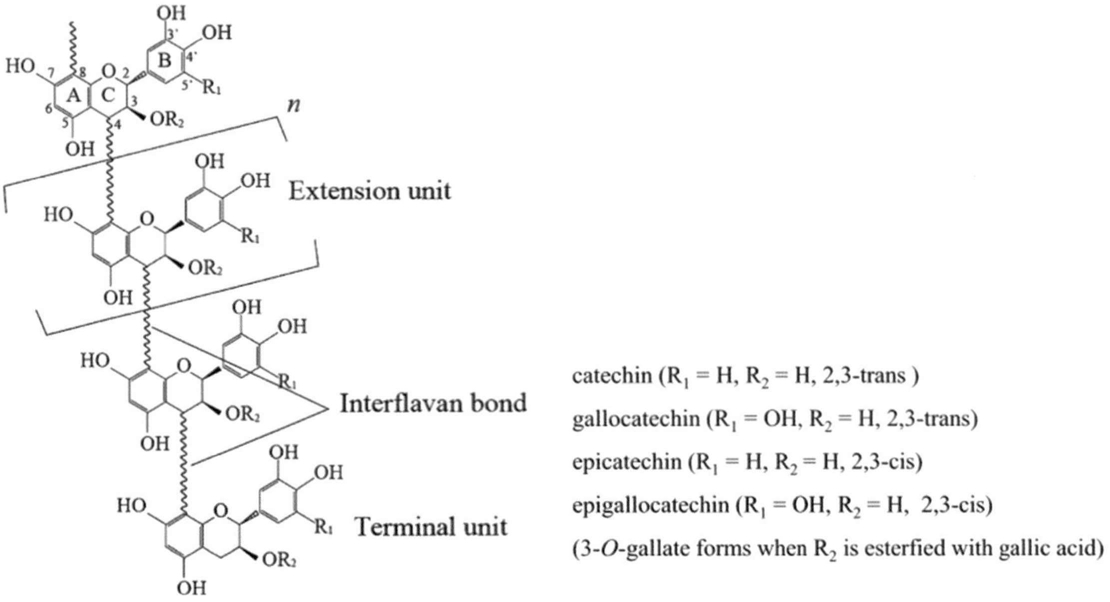
Extension unit
Interflavan bond
Terminal unit
catechin (R1 = H, R2 = H, 2,3-trans)
gallocatechin (R1 = OH, R2 = H, 2,3-trans)
epicatechin (R1 = H, R2 = H, 2,3-cis)
epigallocatechin (R1 = OH, R2 = H, 2,3-cis)
(3-O-gallate forms when R2 is esterfied with gallic acid)

図1　カキタンニンの構造[1]

表1 甘渋性に基づくカキ品種の分類

		特徴	品種
完全甘ガキ PCNA type		種子の有無にかかわらず，果実が樹上で自然に脱渋して甘ガキとなる	富有，次郎，太秋など
非完全甘ガキ non-PCNA type	不完全甘ガキ PVNA type	果実に種子が入ると，樹上で自然に脱渋して甘ガキとなる	西村早生，禅寺丸など
	不完全渋ガキ PVA type	果実に種子が入ると，種子の周辺のみ脱渋するが渋ガキとなる	会津身不知，平核無*，刀根早生* など
	完全渋ガキ PCA type	種子の有無にかかわらず，果実は脱渋せず渋ガキとなる	西条，愛宕，横野など

*平核無や刀根早生は通常種子が入らないので完全渋ガキとされることもある

性タンニンに変化する。不溶性タンニンは口にしても口腔内のタンパク質と反応しないため渋味を呈することはない。品種によって種子で作られるアセトアルデヒド量は異なっており，その違いが品種間の脱渋性の違いとして現れる。すなわち，種子でアセトアルデヒドが多く作られて，十分にタンニンの不溶化が進み渋味が消失する品種が不完全甘ガキ(pollination-variant and non-astringent: PVNA)，生成されるアセトアルデヒドの量が少なく不溶化が進まずに渋味が残る品種が不完全渋ガキ(pollination-variant and astringent: PVA)，アセトアルデヒドがほとんど作られず不溶化が進まない品種が完全渋ガキ(pollination-constant and astringent: PCA)に分類される。「不完全」とは種子の有無によって脱渋程度が変化することを，「完全」とは種子の有無が甘渋性に影響しないことを意味する。例えば，PVNA品種は受精して種が入った果実では渋味が抜けるが，単為結果して種無し果実となった場合には成熟しても渋味は抜けない。一方，完全甘ガキ(pollination-constant and non-astringent: PCNA)において，種子の有無にかかわらず安定して渋味が消失することは，PCNAタイプでは種子で生成されるアセトアルデヒドとは関係なく脱渋が進むことを示している。

1.3 完全甘ガキにおける脱渋機構

カキ果実にはタンニンを特異的に蓄積するタンニン細胞と呼ばれる細胞がある。カキの果肉に褐色の斑点(ごま斑)が見られることがあるが，ごま斑はタンニン細胞が褐変したものである。PCNAタイプにもタンニン細胞は有り，幼果期にはタンニンの合成・蓄積が進むため強い渋味を呈する。PCNAタイプ以外の品種ではタンニンの合成・蓄積が成熟期直前まで続くのに対し，PCNAタイプでは果実発育の早い段階でプロアントシアニジン合成に関わる遺伝子群の発現量が低下し，タンニンの合成・蓄積がストップする[3]。つまりPCNAタイプでは，果実あたりのタンニン含量は発育初期で頭打ちになり，その後，果実肥大に伴ってタンニンが希釈されることで徐々に渋味が減少していく。なお，PCNA品種を寒冷地で栽培すると成熟しても渋味が残る「渋のこり」という現象がみられることから，果実肥大による希釈効果だけでPCNAタイプの渋味が消失するわけではないが，PCNAタイプの自然脱渋性の主要因は果実発育初期にタンニンの合成・蓄積が停止することであり，PVNAタイプの脱渋機構とは根本的に異なっている。したがって，甘渋性に基づいてカキ品種を4タイプに分類する場合，まず，アセトアルデヒド生成量と無関係な脱渋機構を持つタイプ(完全甘ガキ：PCNA)とそれ以外のタイプ(非完全甘ガキ：non-PCNA)の2タイプに分類し，さらに，non-PCNAタイプの中で種子のアセトアルデヒド生成量によって

PVNA，PVA，PCA の 3 タイプに分類する，と考えた方が脱渋特性と合っている．遺伝的にも PCNA と non-PCNA が 1 遺伝子支配の質的に遺伝する形質であるのに対し，PVNA，PVA，PCA の 3 タイプの違いは量的遺伝する形質となっている[4]．

1.4 品種分化

原産地である中国には 1,000 を超える品種があるとされるが，そのほとんどは PCA タイプである．したがって，日本に初めて伝来したカキも，一説には中国から仏教とともに伝えられたとされるが，PCA タイプであったと考えられる．その後，国内で最初の PVNA 品種である'禅寺丸'が 13 世紀に発見され，また，最初の PCNA 品種である'御所'が 17 世紀に報告されていることから，PVNA や PCNA タイプは比較的新しい品種であり日本で独自に分化したと考えられている．一方，かつては中国には甘ガキ品種はないとされていたが，20 世紀後半になって中国にも'羅田甜柿'と呼ばれる PCNA 品種が存在することが報告された．その後の調査で，'羅田甜柿'と日本の完全甘ガキの遺伝的類縁性は低く[5]，脱渋性の遺伝様式も異なっていることが明らかとなり[6]，中国と日本でそれぞれ独自に PCNA 品種が発達してきたと考えられている．

1.5 脱渋法

前述したように，渋ガキ品種は収穫した果実をそのまま食べることはできないので，脱渋処理が必要となる．古くからアルコールや温湯を用いた脱渋法が用いられていたが，現在では，恒温短期 (Constant Temperature Short Duration: CTSD) 脱渋法が広く利用されており，主要な渋ガキ産地の選果場には CTSD 脱渋施設が完備されている．CTSD 法は，25℃ 前後で高二酸化炭素濃度下 (95% 以上) に 24～48 時間おいた後，換気し，さらに通気しながら 25℃ 前後で 24～48 時間保つことにより，脱渋過程を進める方法である．スペインでは主に渋ガキが生産されているが，かつては軟化が進んだ「熟柿」として消費されることが多かったため，収穫後の取扱いが難しい果物として位置づけられていた．近年，スペインでも CTSD 脱渋設備が普及し流通網が整備されたことにより，急速にカキ生産量が増加している[7]．スペインで生産されたカキは脱渋処理後，ヨーロッパ各地に輸出されている．

1.6 タンニンの機能性

カキタンニン等のポリフェノール類は強い抗酸化作用を有し，抗炎症作用や血圧低下作用などさまざまな機能性をもつ．カキタンニンには，小腸における糖の消化と吸収を抑えて血糖値上昇を抑制する効果が認められている[8]．また，悪玉 (LDL) コレステロール値を低下させる効果が認められた[9]ことから，和歌山県では県産の「たねなし柿」を機能性表示食品として消費者庁へ届出を行い，受理されている．カキ果実は古くから二日酔い防止に効果があるといわれており，カキタンニンを使った悪酔い防止のためのサプリメントが開発されている．一方，脱渋した渋ガキを大量に食べると，カキタンニンが食物残渣とともに固まって胃や腸を閉塞する疾病 (柿胃石やタンニン腸閉塞と呼ばれる) の原因となることがある[10]ため，食べ過ぎには注意する必要がある．

2. 果実特性
2.1 糖度

一般的なカキ果実の糖度は 14～16 度で，ショ糖と還元糖 (果糖とブドウ糖) を含むが，品種によってショ糖：還元糖の比率が異なる．還元糖を多く蓄積する品種では果実中のインベルターゼ活性が高い傾向にある[11]．

渋ガキ品種では脱渋処理後の貯蔵性を考慮して完熟より早めに収穫することが多いが，樹上で脱渋すると棚持ち性が向上するため完熟に近い状態まで樹上で成熟させることが可能とな

る．'平核無'果実では9月中旬に樹上脱渋を行うと10月下旬～11月上旬に完熟に近い状態の高糖度果実を収穫することができる．和歌山県では固形アルコールを用いて樹上脱渋した'平核無'果実を「紀の川柿」というブランドで販売している．

2.2 酸度・香り・食感

酸度と香りは糖度とともに果実の食味・風味を決定づける重要な要因であるが，カキ果実には有機酸がほとんど含まれておらず，また芳香成分も少ない．このことが，カキ果実は「甘いだけ」という印象を持たれる原因となっている．カキ果実はレモンやスダチなどの香酸柑橘との相性が良いが，お互いに足りない味覚を補い合っているともいえる．

カキ果実を口にしたときの食感は品種によって，あるいは果実の熟度によって異なる．やや硬めのパリッとした食感から，十分に熟したなめらかな食感のもの，果肉がゼリー状になった熟柿など，さまざまな状態のカキを好みに応じて楽しむことができる．旧農水省果樹試験場（現農研機構・果樹茶業研究部門）で育成された'太秋'は，大果，多汁で濃厚な甘さを持つ優良品種であるが，一番の特徴は「ナシのような歯ごたえ」と評されるサクサクした食感であり，従来のカキ品種にはない新しい口あたりが消費者からも支持されている．近年，'太秋'の「サクサク感」の定量評価法として音響振動法が開発されている[12]．音響振動法は，くさび形のプローブを果肉に貫入させ，その時に発生する音響振動を圧電素子で検出する方法であり，'太秋'の食感は4,480 Hz以上のエネルギー食感指標において定量評価が可能であることが示されている．

3. 機能性成分

カキ果実にはビタミン等の機能性成分が豊富に含まれており「カキが赤くなると医者が青くなる」といわれるように，健康に良い果物として古くから認識されている．食品標準成分表（八訂）によると甘ガキ（生果）のビタミンC含量は70 mg/100 gであり，イチゴやウンシュウミカンよりも高い．カキ果実のビタミンC含量には，品種間差があり完全甘ガキ品種で非完全甘ガキ品種より高い傾向がある．また，マルチ栽培により適度な水分ストレスを与えることによって果実のビタミンC含量が増加することが示されている[13]．さらに，カキにはビタミンAの前駆体となるβ-カロテンやβ-クリプトキサンチンも多く含まれている．β-クリプトキサンチンはウンシュウミカンに多く含まれるカロテノイドで，がんや糖尿病，骨粗鬆症などの発生リスクを低下させる可能性があるとされている．甘ガキ（生果）にはβ-クリプトキサンチンが500 μg/100 g含まれており，カンキツ類，パパイヤ，ビワに次いで含有量が高い．このように，カキ果実にはポリフェノール類，ビタミンやミネラルが豊富に含まれておりさまざまな疾病の予防に効果があるとされている．

文 献

1) T. Akagi et al.: *J. Jpn. Soc. Hort. Sci.*, **79**, 275 (2010).
2) K. Yonemori, A. Sugiura and M. Yamada: *Plant Breeding Reviews*, **19**, 191 (2000).
3) T. Akagi et al.: *Planta*, **230**, 899 (2009).
4) 池田勇ほか：園学雑, **54**, 39 (1985).
5) S. Kanzaki et al.: *J. Jpn. Soc. Hort. Sci.*, **69**, 665 (2000).
6) A. Ikegami et al.: *Hort. Sci.*, **39**, 371 (2004).
7) R. Perucho: *Acta Hort.*, **1195**, 1 (2018).
8) K. Takemori et al.: *J. Nutr. Sci. Vitaminol.*, **68**, 331 (2022).
9) T. Suzuki et al.: 薬理と治療, **50**, 237 (2022).
10) 松田光弘ほか：日臨外会誌, **59**, 1305 (1998).
11) 辻政雄, 小宮山美弘：日食工学誌, **34**, 425 (1987).
12) 鈴木哲也, 新川猛, 櫻井直樹：園学研, **12**, 433 (2013).
13) 新川猛ほか：園学研, **10**, 225 (2011).

〈神崎 真哉〉

第3節
モ　モ

1. はじめに

　モモは，果実の中心に大きな核（種子を包む硬化する組織）をもつ「核果類」のなかでも相対的に果実サイズが大きい種に位置し，主に成熟時期や果実サイズや糖度などを高める育種がなされてきた種である。ここでは，モモのおいしさを形作ってきた「来歴や品種開発」の紹介から始めて，おいしさの指標となる項目を個別に示す。さらに，モモ果実のおいしさを保つために重要な収穫熟度の把握や生産する樹内の変動要因についての取り組みについて説明する。

2. 品種開発と果実の特性
2.1 来歴と品種開発

　来歴や品種育成について，久保田[1]の解説を参照して記載する。原産地は中国，黄河上流の陝西省・甘粛省にまたがる高原地帯とされていて，シルクロードを介して，ペルシャ，ヨーロッパへ伝播し，さらにアメリカ大陸へ伝わった。一方，日本では，縄文時代や弥生時代の遺跡から多量の桃核が発見されており，古来からモモ果実が利用されていたと考えられている。ただし，その役割は，祭事の供物としての位置づけが大きく，日本書紀においても悪霊を退散させる際に放たれたとの記載がなされている。また，漢方薬の生薬として，アミグダリンを含む桃仁が利用されていて，江戸時代まで在来モモの果実は著しく小さかった。一方，江戸時代には，モモが果樹として栽培され始め，約30の生食用品種があったとされるが，毛が長く果肉が硬くて甘みが少ないなど，品質は良くなかった。その後，明治時代には，原産地の中国やヨーロッパ・アメリカから多数の品種が導入された。華北系品種群の「天津水蜜桃」は病虫害にも強く豊産であったが，果肉が赤く硬くて，果汁が少ないなど品質が優れず，栽培が試行されたが普及に至らなかった。華中系品種群の1つ，「上海水蜜桃」は果実が大きく，柔軟多汁な白肉で果実品質が良かったが，晩生で収穫まで時間がかかり，病害虫の発生が多いため，この品種が直接普及することはなかった。ヨーロッパやアメリカの品種も，わが国の気候条件では，樹体生長が旺盛すぎたため，花が咲きづらく，収穫時期が早い一部の早生・中生品種が栽培されたのみであった。その後，導入品種などの偶発実生や自然交雑のなかから，わが国の気候風土に適した品種が選抜された。岡山県で「上海水蜜桃」の特性を強く引き継いだ'白桃'，神奈川県で'橘早生'が出現し，その後，'大久保'，'清水白桃'，'白鳳'などが発表され，第2次世界大戦前に主要品種となった。さらに，戦後，栽培園で発見された形質優良な芽条変異や実生が普及品種となっていった。岡山県では，'砂子早生'や'紅清水'，長野県では'川中島白桃'，奈良県では'大和白桃'，山梨県では'武井白鳳'や'八幡白鳳'，'浅間白桃'などがあげられる。また国の果樹試験場を中心に交雑育種が精力的に進められ，'ちよひめ'などの早生系生食品種，やわらかくなりにくい'錦'や'缶桃5号'などの缶詰用品種も数多く育成された。このように，交雑育種を介して，親品種や系統の果実諸形質を引き継ぎ，果実の生理的特性の多様化が進められてきた。

2.2 果実の形態的および生理的特徴

　果実の形状は，わが国では球形が主となっているが，蟠桃と名付けられている扁平形も存在する。毛じ（表皮上の短毛）の有無から，果実全面を覆う「普通モモ」と覆われない「ネクタリン」がある。また，扁平形のモモは，果実発育中に核割れ（核が硬くなる際に果実肥大によって引き裂かれる生理障害）の発生や病害虫の侵入により収穫ロスが発生しやすいため，経済栽培にはほとんど利用されていない。ネクタリンは，酸味が強めであり，固めの肉質が相まっ

て，わが国でのモモのイメージと異なる。肥大が旺盛な時期に降雨が多いと，裂果が生じやすいため，ネクタリンも収穫ロスが生じやすい。それゆえ，わが国では，球形の普通モモが主流となっている。

　果肉色から，白肉系統と黄肉系統とに大別され，前者では，果肉細胞に生成するカロテノイドが分解されるのに対し，後者では，分解過程が生じないことからカロテノイド蓄積が進むことが明らかにされている。後者では，果汁中のカロテノイド含量が増大することで，栄養価が高まる一方，カロテノイド由来の香りが多く付加される。マンゴーに類似した独特の味わいを有すると表現される品種もある。

　また，成熟時の果肉質についても品種・系統間で違いがあり，主に3つに大別されている。1つは，溶質タイプで，成熟期に達すると果実でエチレン生成が急増し，それに誘導される果肉細胞の細胞壁軟化過程が進み，果実硬度が急速に低下する品種群である。2つ目は，硬肉タイプで，成熟しても果実のエチレン生成が内生的に生じないため，細胞壁軟化過程が進まず，果実硬度が維持される品種群である。3つ目は，不溶質タイプで，成熟時のエチレン生成は，溶質タイプと同様に果実で生じるものの，エチレンに誘導されるはずの細胞壁軟化過程が働かず，果実硬度が長く保持される品種群である。硬肉タイプは，エチレンを外生的に与えたり，エテホンを処理すると，果肉軟化が進むが，果肉が粉質になる場合や，溶質タイプと同様に多汁な軟化状態に変化する場合があり，反応性は品種や処理熟度に依存することが示唆されている[2]。また，硬肉タイプは，10℃付近の低温域で貯蔵すると，常温の20℃貯蔵よりも早くに果肉が軟化することが知られていて，低温を感受する軟化過程を有している可能性が示唆されている[3]。エチレン施与または低温遭遇によって，果肉が多汁できめ細かな軟化を示す品種を選抜し，処理手順を明らかにしていくことは，貯蔵性を高めるとともに，果実が硬い状態で輸送し，供給先で軟化させて販売するようなことも可能となるため，これらの研究の進展は，今後のモモ生産において重要となる。一方，果皮が白色の'もちづき'や'大寿蜜桃'などの不溶質タイプは，果肉が軟化しないものの，エチレンを生成することから，果皮のクロロフィルの急速な消失や品種特有の香気成分も発散させ，成熟適期を知ることができる。これらの品種は，養分蓄積させるために長く樹上においても，果肉が煮崩れず，缶詰などの加熱加工向きの特性を有している。

2.3　成熟時期

　開花期には栽培品種間で大差ないが(低温要求量の低いローチル品種を除く)，成熟時期は5月末(極早生品種)から9月末(極晩生品種)までと品種間で大きく異なる。これらの品種間で，開花日から収穫日までの果実発育日数の長さは，果実肥大が停滞する時期(果実発育第2期)の長さに依存していると考えられている。肥大が旺盛な，開花から果実発育第2期になるまでの時期(果実発育第1期)はほぼ同様に進むが，果実肥大を再開して約30日後に成熟に至る時期(果実発育第3期)がずれて開始する。すなわち，早く収穫できる品種(極早生・早生)は，果実肥大が停滞する時期がほとんどなく，硬核や種子の成熟と同時に，果肉組織の肥大と充実が進むため，果肉の糖蓄積が進みづらい。一方，8月以降に収穫となる晩生・極晩生品種は，日照量が多い時期に成熟過程を迎えることになるため，相対的に，果実サイズが大きく，糖度も高くなる果実が多い。また，晩生以降の品種は，収穫適期がわかりづらく，果肉軟化も7月以前に収穫される品種よりも緩やかで，室温追熟で食べ頃まで5日以上を要する果実が多くなる。食べ頃の軟化まで待ちきれない場合や，冷蔵してしまってさらに軟化に時間を要する問題が生じやすい。

　近年，岡山県では，落葉時期の11月半ばに収穫を迎える系統が見出され，「冬桃がたり®」

として販売されている。開花期は夏の品種より少し早く，果実発育第1期は夏の品種と同時期の6月初めに終了するが，果実発育第2期が8月半ばまで2ヵ月半も継続した後，第3期も90日間ほどを要するというように，特異的な果実生長を示す[4]。果実サイズは夏の品種よりも小さいが，糖度が著しく高く，独特の風味を持っている（図1）。相対的に緩やかに軟化していくため日持ちがよく，10℃付近の冷蔵で，12月半ばまで貯蔵しながら，販売することが可能となっている。

3. おいしさの指標

モモ果実では，おいしさの指標として，甘み・清涼感（軽い酸味）と食感，多汁さ，香りが重要視される。それぞれに関係する果実内成分についてまとめる。

甘みを形作る主成分が，炭水化物の1つ，水溶性の遊離糖（単糖または二糖）で，モモは果実発育第3期に，果肉細胞への糖蓄積量が増大していき，成熟期に急増する特性を持っている。葉の光合成産物のグルコースを，ソルビトールやスクロースへ代謝して葉から果実へ転流するが，果肉細胞では，主にスクロースに代謝されて蓄積されていく。蓄積糖の約80％がスクロースで，グルコースとフルクトースがおよそ10％ずつである。上述のように，果肉への光合成産物の蓄積時間が短い早生品種で低く，晩生品種で高い傾向がある。

一方，モモでは，有機酸のうち，リンゴ酸が多く，クエン酸を少量含むが，清涼感に関わる酸味は，成熟果で少ない。酸味の簡易指標である果汁のpHは4.5前後となる品種が多く，pHが4.0以下であると，糖度が高くても，おいし

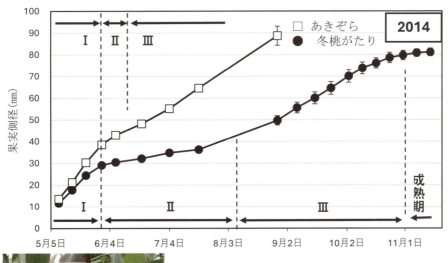

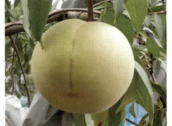

果実外観

図1 モモ '冬桃がたり' における果実肥大様相の極晩生 'あきぞら' との比較（上）と収穫果の品質（下）
（文献4）からの改変

い果実と感じられにくくなる。

　果汁に含まれる他の果実内容成分として，遊離アミノ酸が多い。日本食品標準成分表（八訂）[5]では，白肉種に100g果肉中に5000mgの総アミノ酸を含有しており，その80％程度をアスパラギン酸が占めており，残りをグルタミン酸，アラニンやセリンなどが占めている。すなわち，うま味とともに酸味を呈するアミノ酸のアスパラギン酸がほとんどで，苦みなどの異味となるアミノ酸が少ない特徴を持つ。果実発育中に施肥を多くすると，果実の青みが増して成熟が遅れるだけでなく，アミノ酸が窒素含有炭水化物であるため，その総量が増える。アミノ酸生成によって糖度が下がり，食味評価を下げてしまう可能性が示唆されているため，収穫前に窒素吸収量が低くなるように施肥設計しようとしている。また，一部の品種では，環境条件や栽培方法によって，果肉細胞にポリフェノール類が消失しづらくなり，収斂作用のある高分子ポリフェノールの蓄積も増大して，渋みを感じる場合がある。特に，果実発育第3期の土壌乾燥ストレスは渋みを増大させることが知られており，過剰な乾燥ストレスを与えないようにしている。

　食感と多汁さについては，前述の肉質や果実の収穫段階および追熟性が密接に関係する。溶質品種を中心に，食べ頃の果肉硬度範囲があり，筆者らの試験では，3mm径の円柱プランジャーを装着したレオメータで貫入抵抗性が1～2N程度となる状態を想定している。この果肉硬度では，噛むことで果肉細胞がつぶれて，果汁が放出される。それよりも貫入抵抗性が高いと，ゴリゴリした食感となり，咀嚼時に多汁さも感じられない。一方，過熟となると，果肉細胞壁が分解されすぎて果実の自重でつぶれやすくなり，食べ応えが得られず食感も劣る。生食用品種の多くが溶質タイプであり，エチレン生成量が急増して果肉の軟化が著しく早く進むクライマクテリック型であるが，品種ごとに軟化様相は異なる。一般には，早生・中生品種で果肉軟化が早く，晩生品種は緩やかに進む。早くに収穫してしまうと，果肉硬度が数日後に食べごろまで低下せず，品質も十分でない。したがって，販売され食される数日後の状態を予測して，収穫熟度を適切にコントロールする必要があり，次項の**4**で説明する果実熟度の非破壊把握が必要とされている。

　香りについては，果肉抽出物の香気成分のGC-MSを用いた組成分析がモモでも進んでいる[6]。モモでは，主要な香気成分のエステル類に加え，各種ラクトン類が相対的に多く蓄積し，テルペン類やアルコール類の甘い香りにつながるものと草の香りのような青臭さを感じる香りとが混ざって構成され，香りの複雑さを形作っている。香気成分組成は，遺伝することが知られていて，品種によって組成が異なる。岡山県で多く栽培されている品種間の比較を行った岡山県農業研究所の調査では，'白鳳'系品種ではモノテルペン含量の割合が比較的多く，'清水白桃'や'白露'ではラクトン類が多く，モノテルペン類の割合が著しく低いことが示された[7]。また'白麗'はエステル類が多く，ラクトン類の割合が相対的に低かった。なお，いずれの品種も収穫時から熟度が進むにつれて，エチレン生成と関連して香気の放出量も増えることから，香りを寄与させるため，適切な収穫，収穫後や低温貯蔵後の室温での追熟程度を制御していく詳細な検討が必要である。

4. 樹上での果実熟度の推定と収穫熟度の制御

　前述のように，果実熟度はおいしさと密接な関係を有することから，なるべく正確かつ簡便な方法で，樹上または選果時に熟度を見極める必要がある。軟化が緩やかで判別しづらい晩生品種でも，消費者の元に届いた3日後に食べ頃となる熟度で収穫を行うことが重要となる。筆者らは，音響振動法を用いて樹上で果実熟度を非破壊評価する手法の検討を進めている[8]。音響振動法は，微弱な音波を物質に与え，物質の

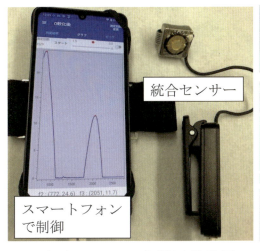
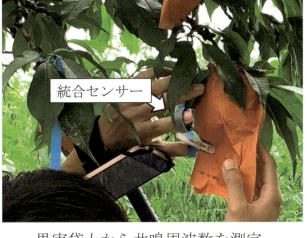

一点式モバイル音響振動装置　　果実袋上から共鳴周波数を測定

図2　音響振動法に用いる実用型調査装置（左）とモモ果実の熟度評価の様子（右）

弾性に関係する共鳴周波数を検出する手法である。樹上果における共鳴周波数の変化から，内部で発生する生理障害の「核割れ」や成熟直前に発生する果肉の異常も検出できることを見出している。近年，接触させるセンサー部の加振側と受振側が統合されて一点式センサーとなり，制御部もスマートフォンに置くモバイル型音響振動装置が（有）生物振動研究所で開発されたことで，一人で使用することができ，生産現場でもモモの熟度評価に手軽に利用できる（図2）。モモは有袋栽培が基本で，特に袋掛け後，開口しない果実袋を用いる晩生品種では，果実袋の上から，モバイル型音響振動装置を用いて，果肉硬度推定に必要である「共鳴周波数」を調査できることを明らかにし，果実袋を破らずに収穫判断が行えることを示した。晩生品種の‘白皇’を用いて，共鳴周波数が異なる果実を収穫して追熟3日後に果肉硬度を測定したところ，第3共鳴周波数が900 Hz以上であると硬度が高く，食べ頃とならないことが示された（図3）。このように，機器アシスト収穫によって果実熟度を数値として客観的に評価し，収穫段階から，熟度のばらつきを小さくできることが明らかとなった。今後，さらなる機器および

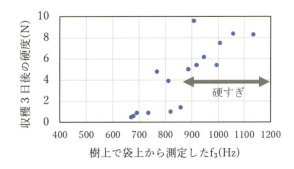

図3　モモ‘白皇’における収穫時の果実の共鳴周波数と収穫3日後の果肉硬度との関係（2022年）
収穫3日後まで室温（25℃設定）追熟した

熟度把握手法が実用的発展を遂げ，これまでの糖度などの品質による選別と補完させることで，供給果実のおいしさの安定性が増していくと考えている。

5. おいしさや果実品質に関係する樹内要因

最後に，モモ果実のおいしさに関係する樹内要因について紹介する。モモは，相対的に果実品質がばらつきやすいとされ，特に8月初めまでに収穫される品種では，施肥などの栽培方法による品質影響だけでなく，一樹内での収穫果の品質の変動も大きい。一樹内の着果位置によって，果実品質が大きく変わることは古くか

ら知られており，営利栽培に最も多く用いられる開心自然形の樹体で調査してみると，主枝の先端部で基部よりも糖度が高い果実の割合が相対的に高い結果が示される（図4）。一方，各部位で同様の糖度のばらつきがあり，着果位置に加えて，別要素の関連が示唆され，筆者らは，変動要因として一樹内でも10日程度幅がある，開花日の早晩に着目した[9]。表1に示した中生品種の'紅清水'における2019年の2開花日間の収穫果実品質の比較で，満開日よりも早い4月3日に開花した果実は，8日に開花した果実よりも糖度が有意に低かった。このことは，同じ着果位置でも開花日の早い果実で糖蓄積が劣ることを推測させ，早く咲く花を開花期に摘除することで，樹内の品質のばらつきを低減させられる可能性がある。

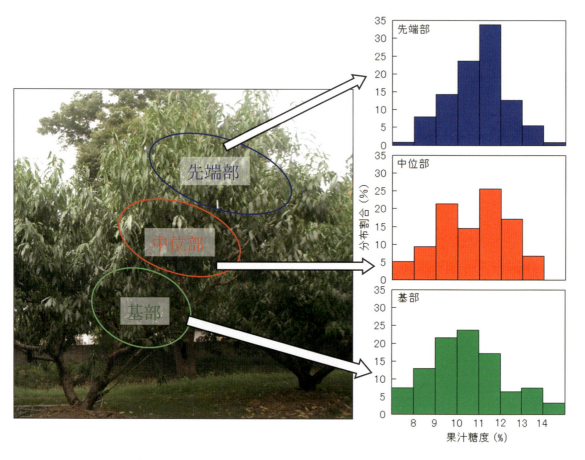

図4　着果位置の異なるモモ'紅清水'における着果位置別の果汁糖度の分布

表1　モモ'紅清水'における開花日の早晩が果実品質に及ぼす影響（2019）

開花日	個数	果実重 (g)	果実径 (mm)	果実硬度 (N)	糖度 (°Brix)	赤肉指数
4月3日	46	213.6	76.6	0.65	12.6	0.63*
4月8日	36	220.8	76.3	0.69	13.8*	0.19

赤肉指数：果肉断面の赤肉程度を0（無発生）から3（全面）で評価
*t検定において，5％水準で開花日間に有意差あり

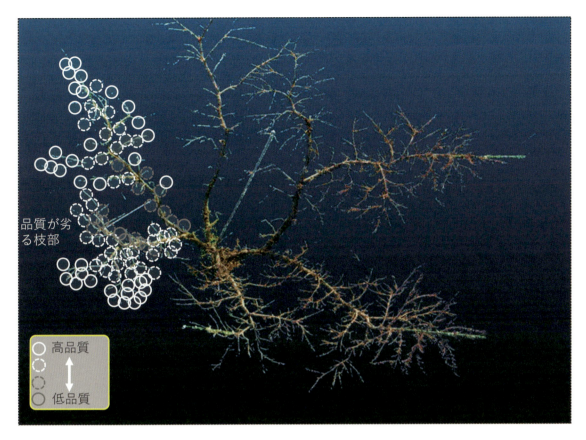

図5 樹形を再現した 3D モデル上での着果位置と果実品質の紐づけのイメージ
個々の果実の位置を GNSS ローバーで把握し，3D モデルと重ね合わせる

　最近，測量技術を活用した樹体の 3D モデル化についての研究がさまざまな果樹で精力的に進められており，河井ら[10]は，果樹園の精密測量で得た点群から樹体を再現するとともに，着果位置を GNSS ローバーで正確に記録しながら，果実モデルを再現樹上に置くことで，個々の果実の品質データと樹内の着果位置との関連を可視化できることを示した．図 5 に示した樹体と着果位置，個々の果実品質との紐づけのイメージのように，樹内の状況（幹との距離，周辺の葉量，主枝・側枝の傾斜角度，周辺環境条件など）と品質との関連を詳細に解析することで，樹形の違いや側枝の優劣，部位ごとの着果量管理など，新規の知見が得られ，より精密な果実生産を実現していくことが可能になると考えている．

文　献

1) 杉浦明ほか（編）：果実の事典，朝倉書店 465-480 (2008).
2) 河井崇ほか：園芸学研究，**19** (1), 61 (2020).
3) M. Begheldo et al.: *Postharvest Biology and Technology*, **48** (1), 84 (2008).
4) 福田文夫ほか：園芸学研究，**20** (1), 65 (2021).
5) 科学技術・学術審議会 資源調査分科会：日本食品標準成分表（八訂）増補 2023 年アミノ酸成分表編，第 2 章第 1 表 (2023).
6) 田中福代：化学と教育，**71** (3), 90 (2023).
7) 岡山県農林水産総合センター農業研究所：平成 30 年度主要成果報告書，27-28 (2019).
8) 福田文夫ほか：果実日本，**79** (1), 72 (2024).
9) 福田文夫ほか：園芸学研究，**11** (4), 497 (2012).
10) 河井崇ほか：園芸学研究，**22** (別 1), 85 (2023).

〈福田　文夫／河井　崇〉

第4節 カンキツ類

1. はじめに

　日本国内のカンキツ類の栽培面積および生産量（令和3年度産）をみると，ウンシュウミカンが最も多く，ウンシュウミカン以外のカンキツ類では'不知火'，'清見'等の交雑育成品種や，ユズ，イヨカン，ハッサク，ナツミカン等，昔から日本に定着していた品種などが並び，レパートリーに富んでいる（表1）。多くのカンキツ類の旬は12～3月頃であるが，端境期には海外よりオレンジ，グレープフルーツ，マンダリン類が輸入されるほか，ユズ，レモン等は果実がまだ青い8月頃から出回り，また，ジュースやジャム，ドライフルーツ等の加工品を含めると一年中楽しむことができる。本節ではカンキツ類のおいしさや成分，およびその機能性等について，国内のカンキツ類の変遷や新品種の育成の話題を交えながら紹介する。

2. 育種の歴史と品種の多様化

　日本には古来の在来品種であるタチバナやユズ，室町時代後期頃に中国や東南アジアとの交易により導入されたブンタン，明治以降の政策の一環で欧米から積極的に導入されたネーブルオレンジやレモン等，さまざまな種類のカンキツ類が存在しており，その種子から生じた偶発実生や突然変異のなかから食味や栽培性の優れた品種が選ばれ，広まっていった。しかしこれらは偶発的に生じたものであること，また，海

表1　令和3年度産カンキツ類の栽培面積と収穫量（栽培面積の大きい順）

		品目名	栽培面積(ha)	収穫量(t)
1.		ウンシュウミカン	37,000	749,000
2.	★	不知火	2,419	36,596
3.		ユズ	2,218	22,918
4.		イヨカン	1,709	23,576
5.		ハッサク	1,454	24,485
6.		ポンカン	1,453	19,092
7.		ナツミカン	1,394	29,399
8.		タンカン	788	3,304
9.	★	清見	741	11,282
10.		レモン	736	8,660
11.		カボス	548	5,977
12.		カワチバンカン	488	11,332
13.	★	肥の豊	459	7,330
14.		ブンタン	453	8,886
15.	★	はるみ	446	5,103
16.		シークワーシャー	424	3,880
17.	★	せとか	394	5,700
18.		スダチ	388	4,104
19.	★	甘平	355	2,490
20.		ネーブルオレンジ	324	3,315
		⋮	⋮	⋮
		カンキツ類の果樹計（ウンシュウミカンを除く）	19,574	273,365

農林水産省　特産果樹生産動態等調査[1]より作成
★交雑育成品種

外から導入された品種そのものでは日本の土壌や気候に合わず栽培が難しい等の問題があり，その改良が必要とされていた。また，1970年代にはウンシュウミカンの生産過剰による価格の暴落，1990年代にはオレンジの輸入自由化やグレープフルーツの輸入量がピークを迎える等海外産の果実との競合が生じ，国産のカンキツ類の生産は苦境に立たされ，ウンシュウミカンや既存のカンキツ類の改植および改植に相応しい「食味の良い」「剥きやすくて種子がなくて食べやすい」「特徴をアピールできる」新しい品種の育成が求められた。

カンキツ類の組織的な品種改良，すなわち交雑による新品種の育成は1937年，当時の農林省園芸試験場（現・農研機構果樹茶業研究部門興津カンキツ研究拠点，静岡県静岡市）で始まり，現在に至っている。当初はウンシュウミカンにオレンジ類の優れた香りや肉質を併せもつタンゴール，あるいはグレープフルーツやブンタン類の肉質と大果性を兼ね備えたタンゼロの育成を狙いとした交配が行われ，1979年，オレンジの香りとウンシュウミカンの剥きやすさを兼ね備えた'清見'が誕生した[2]。1970〜80年代にはその'清見'を育種親とした交配により糖度の高い甘い品種，ウンシュウミカンより果実が大きく外観の優れた品種の育成が進み，1990〜2000年代に'不知火'[3]，'せとか'[4]，'はるみ'[5]等の品種が誕生した。2000年代以降は，さらに糖度の高い'あすみ'[6]や'あすき'[7]，減酸が早く年内に旬を迎える'はれひめ'[8]や'みはや'[9]，機能性成分であるβ-クリプトキサンチンを高含有する'西南のひかり'[10]や'津之輝'[11]，オーラプテンを高含有する'オーラスター'[12]，ノビレチンを高含有する'かんきつ中間母本農6号'[13]，また，ゼリーのような食感をもつ'愛媛果試第28号（商標：紅まどんな）'[14]，じょうのう膜がきわめて薄く独特な食感をもつ'せとみ（商標：ゆめほっぺ）'[15]やつぶつぶした食感を有する'佐賀果試35号（商標：にじゅうまる）'[16]等，食味・食感，成分に特徴がある品種が誕生し，国内のカンキツ類の多様化が進んできた。以降の項では，この多様化の要素のうち「食味」や「成分」に着目して紹介する。

3. 糖度，酸度

糖度，酸度はカンキツ類の食味に関わる，また，その旬や果実品質に関わる重要な要素であり，果実の階級および出荷基準やブランド化基準の指標としても使用されている。カンキツ類の果汁に含まれる糖の主体はショ糖で，光屈折を利用したBrix値として測定され，「°」単位で表記される。また，カンキツの果汁に含まれる有機酸の主体はクエン酸で，滴定量をクエン酸含量に換算した値として「%」あるいは「g/100 mL」単位で酸度表記される。従来の果汁分析では果実を切り，搾汁する必要があるが，近年，光センサーを搭載した選果機が開発され，透過光あるいは反射光の強度により糖度・酸度を非破壊で判別することが可能となったため，より安定した品質の果実の出荷や購入ができるようになっている。

一般的に酸度は果実の成熟に伴って下がり（減酸），多くのカンキツ類では1%前後に達する頃が可食期とされ，その時期に合わせて収穫・出荷される。一方，'不知火'，アマナツ，ハッサク等のように酸が高い時期に収穫され，酸が1%程度に下がるまで貯蔵した後に出荷される品種もある。また，香酸カンキツと呼ばれるレモン，ユズ等は酸度が3〜5%程度にとどまるため生食には向いていないが，反面，果皮が青いうちに利用される機会も多い。以前は年内出荷が可能なカンキツ類はウンシュウミカンが主体であったが，近年は'はれひめ'[8]，'みはや'[9]，'西南のひかり'[10]，'愛媛果試第28号（紅まどんな）'[14]等，年内に酸度が1%を下回るような品種が誕生し，年内に食べられる国産カンキツ類の品種が増えてきている。

糖度は酸度とは対照的に果実の成熟に伴って上昇し，12月時点では品種間でおおよそ8〜

15°程度の幅がある（表2）。さらに酸度について述べた通り，多くのカンキツ類は減酸に合わせて収穫・出荷されるため，減酸が遅く出荷期が遅い品種ほど出荷時点の糖度は高くなる傾向にある。ウンシュウミカンの極早生種は国内の露地栽培で最も早い9月中旬に出荷が始まる品種群だが，そのブランド果実の糖度基準は10°に設定される事例が多く，11月に出荷が始まる早生種，12月に出荷が始まる普通種，晩生種になるにつれ，ブランド果実の糖度基準は13～14°と高くなる。また，糖度が15～16°に達する高糖度な品種として'あすみ'[6]や'あすき'[7]が育成されているが，いずれも出荷時期が2月以降であることから，今後は減酸が早く年内に食べられる，かつ，年内に高糖度に達するような品種の育成が望まれている。

一方，糖度・酸度は，時期や品種による違いだけではなく，日照・降雨などの気象条件や土壌，着果量等の栽培条件による影響を受けやすい。一般的に土壌が乾燥するほど糖度・酸度が高くなる傾向があり，産地ではマルチ被覆や灌水装置などによる土壌水分調整などの取り組みが行われている。また，着果量が多いほど糖度・酸度が上がりやすい反面果実が小さくなりやすいため，着果量の調整も重要である。特に10～11月頃に出回る極早生種，早生種について「小ぶりの果実がおいしい」「果皮が締まっている果実がおいしい」と言われるのはこの要因によるものと考えられる。

4. 苦 み

カンキツ類のなかには苦みを感じる品種があり，個人差はあるものの適度に感じる苦みはそれぞれのカンキツ品種を特徴づける風味となる。

苦みに関与する成分の1つはフラボノイドの一種であるナリンジン（Naringin，ナリンギンとも呼ばれる）で，ナツミカン，ブンタン，ハッサク，グレープフルーツなどに多く含まれている。苦みの感じ方には果実による差がある

表2　各品種の糖度および酸度の比較

品種名	果実重(g)	糖度(Brix°)	酸度(g/100 mL)	出荷盛期	備　考
宮川早生	190	11.2	0.86	11月	
興津早生	135	9.8	0.67	11月	
はれひめ	180	10.8	0.78	12月	
みはや	161	12.7	0.69	12月	
西南のひかり	158	13.4	0.74	12月	
津之輝	132	11.5	1.31	1月	
たまみ	134	14.2	0.86	1月	
麗紅	195	11.4	1.47	2月	
はるみ	170	12.4	1.32	2月	
あすみ	209	12.8	1.35	2月	
清見	261	10.4	1.65	3月	
あすき	169	14.1	1.14	3月	
せとか	312	10.9	1.13	3月	
ハッサク	297	11.3	1.56	3月	1-2月に収穫，貯蔵後出荷
不知火	365	12.2	1.13	4月	1-2月に収穫，貯蔵後出荷
川野夏橙（アマナツ）	372	10.1	1.76	4月	1-2月に収穫，貯蔵後出荷
璃の香	238	8.9	3.38	－	
ユズ	148	10.0	4.06	－	
リスボンレモン	181	9.3	4.72	－	

2023年12月調べ，農研機構興津カンキツ研究拠点，非公表データ

が，特に冬季樹上で寒波・凍害に遭い，果肉組織が崩壊した果実では果汁内にナリンジンが溶出してしまうため，その果汁から苦みを感じやすくなると考えられている[17]。ナリンジンは苦味料として食品添加物に用いられるほか，機能性表示食品としても利用されている（表3）。

また，ほとんどすべてのカンキツ類に含まれるリモノイド系の成分，特にリモニン（Limonin），ノミリン（Nomilin）も苦みに関与する成分である。リモノイド系の成分は，生果の状態では苦みを出さないリモニンの前駆体（配糖体）として存在するため，生食する際には苦みをほとんど感じられないが，搾汁・加熱等の加工の工程で苦みを出すリモニン（ラクトン体構造）に構造が変化し，苦みを感じるようになる。

近年の育成品種は生果向けが中心であるため，生食で苦みを感じるものは少なくなっているが，品種によっては冬季の凍害や加工方法により苦みが発生する可能性がある。

5. 香 り

カンキツ類の香りは，主に果皮や葉の油胞に含まれる精油成分から生じる。果実そのものから発する「発散香」はあまり感じられないが，果実を食する際に果皮を剥くあるいは切る等，果皮の油胞が破壊されたときに精油成分が発散し，香りとして感じられるようになる。多くのカンキツ類の果皮の精油成分の主体はテルペン類の一種であるリモネン（Limonene）である。リモネンはそのものがシトラス様香気を発するだけでなく，その揮発性の高さからそこに含まれる他の成分を揮散させ香らせる役割もある。そのため，リモネン以外の成分の種類および組成によりカンキツ類の香りの多様性が生じると考えられるが，その抽出手法あるいは分析手法により検出できる成分や種類，閾値が異なることや，成分同士の緩衝効果（エンハンス効果，マスク効果）があるため，多様な品種の香りの品種間差を単体あるいは特定の成分で説明することは容易ではない。香料としての利用が多い主要なカンキツ類を例にあげると，レモン香を特徴づけるシトラール（Citral），オレンジ香を特徴づけるオクタナール（Octanal）やデカナール（Decanal），グレープフルーツ香を特徴づけるヌートカトン（Nootkatone）等が広く知られているが，いずれも組成比としては1％程度あるいはそれ以下の成分である。

6. その他の成分

カンキツ類の果実には多様な成分が含まれ，果皮を乾燥させた「陳皮」はその効能から古来より漢方としても用いられている。また，国内では生産量・消費量ともに多いウンシュウミカンや，各地の特産品で果皮利用の多い香酸カンキツ，機能性成分を高含有する新品種の育成が進んでおり，機能性表示食品としての届出も増えている。本項ではまず機能性表示食品制度の概略とカンキツ類の届出状況を紹介し，カンキツ類で注目されている主な機能性成分について紹介する。

6.1 機能性表示食品制度とは

機能性表示食品制度とは，国の定めるルールに基づき，事業者が食品の安全性と機能性に関する科学的根拠などの必要事項を，販売前に消費者庁長官に届け出れば，機能性を表示することができる制度で，特定保健用食品（トクホ）と異なり国の審査はない（消費者庁HP）。機能性表示食品は加工食品（サプリメント形状），加工食品（その他）および生鮮食品として区分され，2024年5月現在，カンキツ類では対象とする成分を特に多く含有する品種の果皮や果汁を原料とした加工食品区分としての届出が多いが，生鮮食品区分としてウンシュウミカン，ポンカン，ネーブルオレンジ，グレープフルーツ，およびレモンについて届出がされている（表3）。ただし届出は事業者単位であるため，同じウンシュウミカンであっても，産地あるいは生産者個人ごとに表示の有無が異なっている。

表 3 機能性表示食品のうち、生鮮食品区分として登録されているカンキツ類の一覧

機能性関与成分を含む原材料名	機能性関与成分名	表示しようとする機能性	一日当たりの摂取目安量	一日摂取目安量当たりの機能性関与成分の含有量
ウンシュウミカン	β-クリプトキサンチン	本品には、β-クリプトキサンチンが含まれています。β-クリプトキサンチンは骨代謝のはたらきを助けることにより、骨の健康に役立つことが報告されています。	可食部 270 g（約 3 個）	3 mg
ウンシュウミカン	GABA、β-クリプトキサンチン	本品には GABA と β-クリプトキサンチンが含まれています。GABA には血圧が高めの方の血圧を下げる機能が、β-クリプトキサンチンには骨代謝のはたらきを助けることにより骨の健康に役立つ機能があることが報告されています。	可食部 270 g（約 3 個）	GABA：12.3 mg 以上 β-クリプトキサンチン：3 mg 以上
ネーブルオレンジ	GABA	本品には GABA が含まれます。GABA には、睡眠の質（深い眠りとすっきりとした目覚め）の向上と、肌が乾燥しがちな方の肌の弾力を保ち、健やかな肌の維持をサポートする機能が報告されています。	可食部 120 g（1 個）	100 mg
ポンカン	GABA	本品には GABA が含まれています。GABA には、仕事や勉強による一時的な精神的ストレスや疲労感を緩和する機能と、高めの血圧を低下させる機能があることが報告されています。	可食部 250 g（2～5 個）	28 mg
グレープフルーツ	ナリンジン	本品には、ナリンジンが含まれます。ナリンジンには健康な方の高めの空腹時血糖値を低下させる機能があることが報告されています。	可食部 125 g（半玉）	180 mg
レモン	クエン酸	本品にはクエン酸が含まれます。クエン酸には、日常生活における事務作業や軽い運動後の一時的な疲労感を軽減することが報告されています。	可食部 50 g（1 個）	1000 mg

消費者庁 機能性表示食品の届出情報検索より作成，https://www.fld.caa.go.jp/caaks/cssc01/（2024.05.23 ダウンロード）

6.2 β-クリプトキサンチン

β-クリプトキサンチン（β-cryptoxantin）はカロテノイドの一種で，骨の健康維持に有効であることが報告されており，その含有量はウンシュウミカンの果肉（砂じょう）100 g あたり 1,800〜2,000 µg（1.8〜2.0 mg）程度である（表4）。ウンシュウミカンの果実そのものは生鮮食品区分の機能性表示食品として，また，ウンシュウミカンを原料としたジュース等は加工食品区分の機能性表示食品として届出がされており（表3），ウンシュウミカンの販売・消費拡大アピールの一助となっている。さらに，ウンシュウミカンのβ-クリプトキサンチン含有量はその糖度と有意に相関することが明らかになっていることから，3で紹介した光センサによる非破壊選果機で糖度を検査すると同時にβ-クリプトキサンチン含有量を担保することが可能となっている[18]。

ウンシュウミカン以外の主要なカンキツ類では，β-クリプトキサンチンの含有量はウンシュウミカン（1.8〜2.0 mg/100 g）には及ばないが，2で紹介したように，'西南のひかり'（2.8 mg/100 g）[10]，'津之輝'（2.2 mg/100 g）[11]等，β-クリプトキサンチンをウンシュウミカンと同等あるいは多く含有する新品種が育成されたほか，'津之輝'，'津之望'，'せとか'，'はるみ'，'あすみ'，'せとみ' などの育成品種においてもβ-クリプトキサンチン含有量とその糖度との相関に有意性がみられたことから[19]，β-クリプトキサンチン含有量を担保することが可能な品種として今後の普及拡大が期待される。

6.3 ヘスペリジン

ヘスペリジン（Hesperidin）は「ビタミンP」と呼ばれたこともある成分で，毛細血管の強化作用，抗アレルギー作用，抗ウィルス作用などが報告されており，ウンシュウミカンの果皮には 1.5 g/100 g 新鮮重，じょうのう膜には 0.3 g/新鮮重，果肉（砂じょう）には 0.02 g/新鮮重含

表4 砂じょう100 g あたりのβ-クリプトキサンチン含有量

	µg
早生温州	2,000
普通温州	1,800
せとか	1,400
セミノール	1,300
はるみ	1,100
ポンカン	1,000
不知火	630
ネーブルオレンジ	210
ハッサク	170
バレンシアオレンジ	130
ナツミカン	120
三宝柑	70
日向夏	19
カワチバンカン	7
グレープフルーツ（赤肉種）	4
グレープフルーツ（白肉種）	0
オロブランコ	0
ブンタン	0

文部科学省 食品成分データベースより作成，https//fooddb.mext.go.jp/（2024.05.08 ダウンロード）

まれている[20]。果肉（砂じょう）だけではなくじょうのう膜ごと，あるいは白い筋（アルベド，果皮の一部）を取り除かずに食する方が健康に良い，といわれるのは，果肉以外の部分にヘスペリジンのような機能性成分や食物繊維が多く含まれるからである。

また，ウンシュウミカンの栽培過程において，未熟な果実は摘果ミカンとして落とされ通常は廃棄されているが，この摘果ミカンにはヘスペリジンが高濃度に含まれていることから[21]，摘果ミカン（未熟果実）を原料とした製品が開発されており，加工食品区分の機能性表示食品として届出がされている。

6.4 ノビレチン

ノビレチン（Nobiletin）は血糖値の上昇抑制作用，発がん抑制作用，抗認知症作用などが報告されており，シークワーシャーを原料としたサプリメント等は加工食品区分の機能性表示食品として届出がされている。

果皮の1g乾物重あたりのノビレチン含有量は，シークワーシャーで4.7 mg，タチバナで11.2 mg，ノビレチン高含有の新品種として育成された'かんきつ中間母本農6号'で5.5 mgであり[13]，果肉の生食だけではなく，果皮を含めて果実ごと搾汁した果汁の利用等，加工用途とした普及も期待される。

6.5 オーラプテン

オーラプテン（Auraptene）はクマリン化合物の一種で，発がん抑制作用が報告されており，カワチバンカンの果皮にオーラプテンが多く含まれることが明らかにされ[22]，カワチバンカンを原料としたジュース等は加工食品区分の機能性表示食品として届出がされている。

オーラプテンはカワチバンカンのほか，日本のカンキツ栽培で台木利用の多いカラタチに多く含まれており，1g乾物重あたりの含有量は果皮で3.93 mg，果肉（砂じょう）で6.69 mgであるが，カラタチの果実は酸が高く食味も劣っており，食用には適していない。そこで，カラタチのもつオーラプテン高含有，さらに病害抵抗性を付与するための交雑育種が行われ，オーラプテン高含有で食用に適する新品種'オーラスター'[12]が育成された。

7. おわりに

冒頭で述べた通り，量の多少はあるものの，日本国内には多くの種類のカンキツ類が流通しており，交雑育種や各地域の特産品の創出等により，その多様性は増していくと考えられる。「食べておいしい」を前提に，今後はさらに「作っておいしい（おいしい果実を安定生産・出荷できる）」「選んでおいしい（おいしい・好みに合う果実を選べる）」「からだにもおいしい（健康に役立つ）」「食べてうれしい」ものとなることを期待したい。

文 献

1) 農林水産省：令和3年度産 特産果樹生産動態等調査.
2) 西浦昌男：果樹試験場報告 B，興津 (10)，1 (1983).
3) 松本亮司：果樹試験場報告 (35)，115 (2001).
4) 松本亮司ほか：果樹研究所研究報告 (2)，25 (2003).
5) 吉田俊雄ほか：果樹試験場報告 (34)，43 (2000).
6) 喜多正幸ほか：農研機構研究報告 (12)，1 (2022).
7) 吉岡照高：果樹種苗 (149)，10 (2018).
8) 吉田俊雄ほか：果樹研究所研究報告 (4)，37 (2005).
9) 吉岡照高ほか：園芸学研究 (11 別 2)，84 (2012).
10) 吉岡照高ほか：果樹研究所研究報告 (19)，11 (2015).
11) 野中圭介ほか：農研機構研究報告，果樹茶業研究部門 (3)，33 (2019).
12) 吉田俊雄ほか：果樹研究所研究報告 (4)，53 (2005).
13) 喜多正幸ほか：農研機構研究報告 (7)，1 (2021).
14) 重松幸典ほか：愛媛県立果樹試験場研究報告 (19)，1 (2005).
15) 岡崎芳夫：カンキツ大辞典，901-910，農文協 (2023).
16) 岡部春菜ほか：佐賀果樹試験場研究報告 (18)，1 (2020).
17) 間苧谷徹ほか：園芸学会雑誌 (47 (4))，546 (1979).
18) 久永絢美ほか：園芸学研究 (17 (4))，459 (2018).
19) 久永絢美ほか：日本食品科学工学会誌，(70 (12))，583 (2023).
20) 小川一紀：農水産物機能性活用推進事業報告書，一般財団法人食品産業センター，17-24 (2010).
21) 河原幹子ほか：長崎県農林技術開発センター研究報告 (9)，129 (2019).
22) 井上久雄ほか：園芸学研究 (20 (4))，415 (2021).

〈濱田　宏子〉

第5節
ブドウ

1. 日本におけるブドウの変遷
1.1 日本へのブドウの導入

かつて，新鮮できれいな飲料水が手に入るとは限らないことが当たり前であった時代において，ワインは聖職者，貴族だけでなく，庶民にとっても生活必需品であった。また，ブドウは飲料水の代替とされたワインの材料であり，キリスト教では聖体拝礼の儀式にワインが毎日必要であったことから，教会はワインの醸造およびブドウの生産を奨励した。このため，大航海時代以降，キリスト教が世界中に布教されるに伴って，世界各地で積極的にブドウが植えられることとなった[1]。世界の果樹生産において，バナナ，リンゴ，オレンジの栽培面積が大きくなっているが[2]，現在もブドウは，人類にとって変わらず重要な品目である。

日本において，ブドウは，ひと房内に果粒が多く成る姿から，豊かさを象徴するものとして扱われ，唐草模様は古くから親しまれてきたことや，江戸時代には，子どもをたくさん産むと考えられていたリスとともに描かれた「葡萄栗鼠」の意匠が武士を中心に好んで用いられ，これは今日でもみることこができる（図1）。

日本でのブドウ栽培は，諸説あるものの，奈良時代，または，鎌倉時代から始まったといわれる[3]。しかし，日本へ訪れた宣教師ルイス・フロイスが1585年にまとめた史料「日欧文化比較」によると，当時の日本人は，ブドウを好んでいなかったことが伺え，塩漬けにして食べていたことが記されている。本史料の中には，宣教師の食習慣によって，日本人はブドウを食べるようになってきたとの記載がある[4]。その後，江戸時代には，ブドウ棚を作り，営利栽培が始まっていることが史料として残っている[4]。ただし，江戸時代の献立には，皮を剥いたブドウを大根おろしと酢醤油とで和えた「は

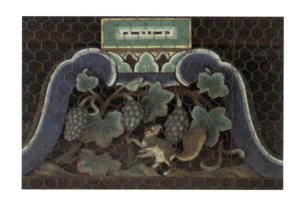

図1 北野天満宮裏の社欄間の葡萄栗鼠

じき葡萄」[5]という料理があったことから，昔と今とで，ブドウのおいしさに対する認識が大きく異なっている可能性は高いと考える。

その後，明治維新を迎え，海外文化の導入を求めた政府は，ブドウ栽培とワインの飲酒文化を国民に定着させるため，およそ100品種ものブドウを導入した。そのおおよそ25年後，川上善兵衛氏がアメリカ，ドイツ，朝鮮等から，約280品種を導入し，大正年間以降に大井上康氏らによりフランス，イタリアから200品種ものブドウが導入された結果，昭和30年ごろまでに600品種近くのブドウが日本にもたらされた[6]。このとき導入されたのが，主にワインの原料となるヨーロッパブドウ（*Vitis vinifera* L.）と，病気に強いアメリカブドウ（*V. labrasca* Bailay）であった。しかし，ヨーロッパブドウは，年間降水量が800 mmを越える地域では栽培が困難であり，年間降水量が1,000 mmを超える地域が多く，しかもその70％が生育期間中に降る日本の環境に適応せず，その試作の多くは失敗に終わった。一方，アメリカブドウは，日本の環境にもよく適応したことから，速やかに栽培が広がることとなった[6]。このほかにも，ヨーロッパブドウの弱点を克服するもう1つの手段として，ガラス温室内でのブドウ生産が開始され始め，最高級のブドウであるマスカット・オブ・アレキサンドリアが岡山県にて栽培されている[7]。

現在では，主に *V. vinifera* と *V. labrasca* を

交配し，品種改良を重ねて育成された欧米雑種ブドウが国内で生産され，流通，消費されている。

1.2 ヨーロッパブドウとアメリカブドウの品質

ヨーロッパブドウとアメリカブドウの果実品質は，香り，テクスチャー面で種類によって大きく異なる。ヨーロッパブドウの香りはマスカット香または無香のものが多く，果皮と果肉が密着している。また，果肉は崩壊性と表現されており，硬く，噛み切りやすい品質である。これらの特性からヨーロッパブドウは皮ごと食べられることが多い。一方でアメリカブドウの香りはフォクシー香であり，欧州ブドウに比べ小粒で，糖度が低いものが多く，果皮と果肉が分離しやすいため，皮を剥いて食べられることが多い。また果肉は塊状と表現されており，柔らかく，かつ，弾力があり，噛み切りにくい[8]。

これらを交配して生まれた'巨峰'や'ピオーネ'等，国内で広く流通している欧米雑種は，アメリカブドウの特徴を色濃く継いでおり，果肉は欧州ブドウとアメリカブドウの中間的な品質であるものの，比較的柔らかいことに加え，剥皮が容易である。

1.3 「種なし」から「皮ごと食べられる」へ

ブドウのおいしさは，果実糖度(Brix)が高く，かつ，酸含量とのバランスが良いことが重要である。さらに，香りがよいこともおいしさに直結することとなる。

一方で，果粒に含まれる種子は，咀しゃく中にかみ砕いてしまうと，舌触りが悪くなるうえ，強い渋みを呈す。しかし，果粒ひとつひとつの果肉から種子を摘出することや，口から吐き出すことに抵抗感のある消費者も多い。このため，現在では種ありの果粒はほとんどの消費者から敬遠される。この問題を解決するため，多くの生産現場において，ブドウの開花時期に植物成長調整剤を処理し，無核化することで，種なしブドウの栽培を行っている。現在では，

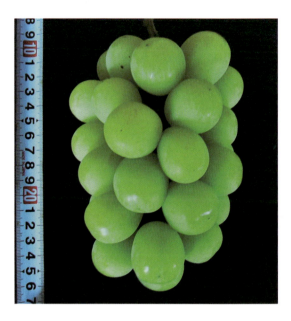

図2 皮ごと食べるブドウ'シャインマスカット'

種なしという形質はブドウにはなくてはならないものとなり，種なしブドウの流通がほとんどを占める。

さらに，国立研究開発法人農業・食品産業技術総合研究機構が育成し，2006年に品種登録された'シャインマスカット'（図2）は，ヨーロッパブドウのように果肉が硬く，また，果皮と果肉の接着が強いため「皮ごと食べる」という特徴がある[8]。種なしであってもブドウは，皮を剥く際に手が汚れるという問題があったが，本品種は皮ごと食べることから，手が汚れないため，消費者からの支持を得ることになり，瞬く間に市場に広がることとなった。本品種が普及し，その消費量が増加したことによって，これまでになかった「果肉の硬さ」や「皮ごと食べやすさ」というテクスチャーに通ずる形質が，ブドウのおいしさにとって新たに重要な位置づけとなった。

2. 日本におけるブドウの育種

2.1 ヨーロッパブドウの栽培失敗と日本で栽培しやすいアメリカブドウの選定

明治政府は当初，ワイン醸造のため多くの

ヨーロッパブドウ品種を国内に導入した。特に明治14年に兵庫県に設立された官製の播州葡萄園は，30 ha ものブドウ園や醸造所を有し，11万本ものブドウの樹が植えられた。しかし，日本の気候条件がヨーロッパブドウに合わなかったこと，および，ヨーロッパのブドウ園を荒廃させた害虫であるフィロキセラが発生したことから，設立からわずか5年の明治19年に民間に引き渡され，明治20年代後半には廃園となった[9]。

このように，日本国内では純粋なヨーロッパブドウ栽培が難しいという風潮のなか，山梨県勧業場や民間人が，日本の気候に合うアメリカブドウ品種を基とした米国型雑種である'スチューベン'，'キャンベル・アーリー'，'コンコード'，'バッファロー'，'ナイアガラ'等を，また，欧米雑種ブドウ品種である'デラウェア'の選定を行った。その結果，生食用，または，醸造用としてブドウ栽培面積は拡大していった[9]。

2.2 日本国内における交配育種

明治時代中期ごろに選択された品種は，いずれもアメリカブドウを基とした米国雑種であり，欧米雑種ブドウであった'デラウェア'も，果肉がやわらかく，果皮と果肉の分離がよく，小粒であるアメリカブドウの特徴を色濃く継いでいた。当時のブドウ関係者は，良食味であったヨーロッパブドウに強い憧れがあり，さらなる優良品種を求めた。しかし，海外で育成された品種を日本に導入した場合，育成地との条件の違いによって思ったとおりの成果を出すことが難しかったことから，明治末期から大正，昭和にかけて国内でのブドウの交配育種が活発に行われるようになった。このような時流のなか，栽培性がよく，甘く，果粒が比較的硬い食味を目指した交配育種によって，'ネオ・マスカット'や'マスカット・ベーリーA'が誕生した[9]。

2.3 偶発発生する巨大変異を利用した育種

ブドウでは，芽の単位で偶発的に染色体が倍加する巨大変異が認められている。4倍体品種の多くは，果粒が大きかったため，アメリカブドウの欠点の1つであった小粒傾向を克服する一端となったことから，巨大変異の活用による育種も並行して進められた。国内において，'キャンベル・アーリー'の倍数体である'石原早生'や'ナイアガラ'の倍数体である'大粒ナイアガラ'が報告され，海外からは'ロザキ'の倍数体である'センテニアル'が導入された。一方で，4倍体品種は，ブドウの生理的に無理があるためか，枝の伸びが悪かったり，着果しにくかったりという欠点を持っていたため，実用性は低いと考えられていた[6]。

2.4 巨峰系4倍体品種の作出

昭和12年頃，民間育種家である大井上康氏が，前出の4倍体ブドウである'石原早生'と'センテニアル'を交配した'巨峰'を開発し，戦後に日本各地で本品種の試作が始まり，昭和30年代から本格的に4倍体交配品種の導入が試みられた[7]。'巨峰'は果粒が大きいだけではなく，糖度も高く病気に強かったが，4倍体品種の短所である結実不良に陥りやすい特性があった。そのため，本品種は商品価値が高いものの，土壌を選ぶことから，普及は限定的であると考えられていた。潮目が変わったのは，昭和40年代半ば位からで，各地で巨峰栽培技術の研究が進み，弱せん定を基本として，一樹を大木に仕立てる等の技術を組み合わせた栽培技術体系が開発された。こうして，安定的に着果させることができるようになったことによって，'巨峰'の栽培面積は飛躍的に拡大した[7)9)]。

'巨峰'は栽培品種として重要なだけではなく，優秀な育種親でもあり，本品種を親として，'ピオーネ'，'安芸クイーン'，'ナガノパープル'等の品種が開発された。特に，'ピ

オーネ'は, 'マスカット・オブ・アレキサンドリア'の4倍体品種である'カノンホールマスカット'と'巨峰'が両親であると考えられており, 果肉が'巨峰'よりも硬く, 糖度も高く, かつ, 香りが豊かでコクが深いため, 高級ブドウとして流通している良食味品種である。さらには, 'ピオーネ'を育種親として, '藤稔'や'ブラックビート'等の優良な4倍体品種が開発されている[9]。

この流れとは別に, 4倍体品種と2倍体品種を交配した3倍体品種も開発されている。これは, いずれも不稔を示し, 'マスカット・ベーリーA'と'巨峰'を交配した'BKシードレス'等の品種が開発されている[10]。

2.5 遺伝子マーカーによる着色優良品種の育種

'ピオーネ'等の良食味な巨峰系4倍体品種の開発によって, 明治から続いたヨーロッパブドウなみの食味を持ったブドウの開発という育種目標は, 一定達成されたと評価できる。一方で, 近年では, 着色期である夏季の高温が原因で, ブドウの着色が悪くなるという問題が発生している(図3)。

着色不良は, 高温により, アントシアニンの合成が不良になることで発生する[11]。この障害は近年の温暖化傾向により, 発生頻度が高くなっており, 果房の外観が悪くなることが深刻な問題である。高温下であっても着色良好で食味が安定した品種が求められている。

これまでは, 着色優良品種どうしを交配しても, その交配系統が親を超える着色優良の形質を持っているかを判定するにはその結実を待つしかなかった。しかし, 国立研究開発法人 農業・食品産業技術総合研究機構が, ブドウの着色に関する遺伝子マーカーを開発したことによって遺伝子レベルで, その個体が着色しやすいかを短時間に調査することができるようになった[12]。'ブラックビート'や'グロースクローネ'[13]は, 着色に関する遺伝子を多く持ち,

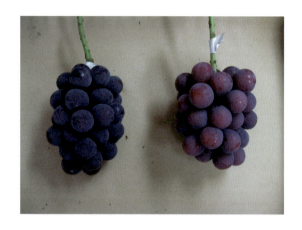

図3 'ピオーネ'で発生した着色不良
(左)通常 (右)着色不良

高温対策として期待されている。今後は, 遺伝子マーカーを利用した育種によって, 品種開発速度が加速化することが期待される。

2.6 現代における2倍体品種の育種

現在, 生産されている4倍体優良品種の多くは, 巨峰を先祖として持つものが多く, これらを交配しても血縁が近く, 優良品種の作出が難しくなりつつある。そこで, ふたたび2倍体品種による育種が盛んになっている。

2006年に品種登録された'シャインマスカット'は, 食味, 栽培性のいずれも優良であり, 特に, 皮ごと食べやすさという点で, 新たなマーケットを開拓した。本品種が普及して以降, 多くの民間育種家が, 各々が優良と考える2倍体品種と'シャインマスカット'を育種親として, 多くの品種を発表している。今後は, これら2倍体品種の開発が主流になると考えられ, さらに魅力的な品種が普及することが期待される。

3. ブドウ果粒の成熟と食味の変化
3.1 ブドウの成熟と果粒肥大

ブドウ果粒の肥大は2重S字型生長曲線を示す。着粒後, 果粒は急激な肥大が起こるとともに, 有機酸が蓄積される。第2期(硬核期または一時成長停滞期)で肥大は緩慢となるが,

果粒が軟化するベレーゾン期に入ると，若干の果粒の肥大が起こるとともに，急激な糖の蓄積と酸含量の減少が起こる[14]。

3.2 ベレーゾン以降の糖蓄積と酸含量の減少

ブドウ果実が収穫期に近づくと，甘みを強く感じるようになる。これは，有機酸の減少と糖含量の増加が起こっており，品種によって異なるものの，糖酸比が適正になった頃が，収穫期となる。

ブドウでは他の果物と異なり，糖蓄積は成熟期に入ってから短期間に起こる。ブドウの甘味に関する糖の種類はグルコースとフルクトースであり，モモ，カキ等の果実中に蓄積されるスクロースは極めて少ない。ただし，アメリカブドウの一部品種では，スクロースの蓄積が見られる品種も存在する。また，デンプンもほとんど含まれない。これらの糖について，蓄積が始まるベレーゾン頃は，グルコースの割合が高いが，成熟に従ってこの関係は逆転し，収穫期における生食用ブドウのグルコースとフラクトースとの割合（グルコース/フラクトース比）は，0.74～0.97であり，若干フラクトースが多いか，同等となる[15]。

また，ブドウ果粒内で蓄積されている有機酸は主にリンゴ酸と酒石酸であり，これらは，果実が成熟へと向かうベレーゾンまでは含量が増加する。しかし，ベレーゾン以降，これらの有機酸は代謝され，酸含量は急激に減少する[16]。

3.3 香気成分

ブドウの香気成分には，約300種類もの化合物が知られている。アメリカブドウでは，エステル類の含有量が多く，その種類も多い。そのうちメチルアンスラニレートは特徴的な香気成分である。ほかにも，エチルアンスラニレート，エチルクロトネートをはじめとするクロトン酸エステルもフォックス香の香気成分である。

一方，ヨーロッパブドウのマスカット香の重要な成分はリナロールとゲラニオールである。

ヨーロッパブドウでは，エステル類の含有量は少なく，ヘキサノール，cis-3-ヘキサノール，t-2-ヘキセノール，リナロール，ゲラニオールの含有量が多い[17]。

3.4 アミノ酸

ブドウの遊離アミノ酸はアラニン，プロリン，アルギニン，スレオニンが量的に多く，その他の12種からなる。アメリカブドウでは，アラニンとグルタミン酸が多く，ヨーロッパブドウはアルギニンとプロリンが多いのが特徴である。完熟果の遊離アミノ酸含量は150～270 mg/100 g程度である[17]。果実類はほかの食品に比べアミノ酸含量が少ないが，味覚の上では「こく」を形成している重要成分である。このうちアラニンとプロリンは甘味とうま味を増加させ，アルギニンは甘味を増加させるとともに酸味を低下させ，グルタミン酸はうま味を増加させることが認められている[18]。

3.5 アントシアニン

ブドウの果皮アントシアニンには，アグリコンであるアントシアニジンとして，シアニジン，ペオニジン，デルフィニジン，ペチュニジン，マルビジンがあり，これらはアントシアニジンB環の置換基の差異によって生じる。これらアントシアニジンは，配糖体の形となって細胞内の液胞中に存在しており，主要な配糖体の型として3-モノグルコシド，3,5-ジグルコシド，さらにこれらにρ-クマール酸の結合したものがある。果皮のアントシアニンの組成は品種によって異なり，黒色品種である巨峰は，マルビジン配糖体が主要アントシアニンであり，赤色品種のデラウェアはマルビジン配糖体を含まず，主要なアントシアニンは，シアニジンやペオニジンの配糖体である[19]。

3.6 ブドウの機能性

ブドウに含まれるポリフェノール類は，心血管疾患のリスクとされる高血圧，高血糖，高コ

レステロール血症などを改善することが知られている[20]。なかでも，レスベラトロールは，抗がん作用，脳神経保護作用のほか[21]，継続的運動と組み合わせることによって，骨格筋代謝改善効果を示す可能性が示されている[22]。一方で，ポリフェノールは果皮・種子・果梗枝に多く，果肉にはあまり含まれていないため，今後，さらに育種が進み，皮ごと食べられるブドウ品種が増えれば，生食用ブドウからのポリフェノール摂取が期待できる。

また，γ-アミノ酪酸（GABA）は，血圧低下や精神ストレス軽減などの効果が報告されている。果物にも相当量含まれていることが知られており，メロンやカンキツ類ほどではないものの，ブドウにも 2.7〜19.9 mg/100 g 含まれている[20]。

3.7　無核化処理による，おいしさへの功罪

今日のブドウの需要は，植物成長調整剤を利用することによって，種なしの果房を作ることができるようになったことで成り立っている。ブドウの無核化処理に使用する植物成長調整剤であるジベレリンは，主に植物の成長を促す植物ホルモンである。ジベレリンはブドウの無核化を誘発し[23]，さらに，ジベレリン処理された果粒は，大きく，また，早熟になる[24]だけではなく，果肉が硬くなることからテクスチャー改善としても有効であり[25]，さまざまな品質を向上させる可能性が示唆されている。このように利点がある一方で，ジベレリン処理によって，着色不良が誘発されたり，糖度が低くなり食味が悪くなったりすることも確認されている。これは，種子がなくなったことで，果粒のシンク力が低下していることに起因していると考えられる[24]。

また，着果安定と果粒肥大を促す植物ホルモンとしてサイトカイニンがあり，ホルクロルフェニュロンとして利用されている。この植物ホルモンには，果粒を著しく肥大させる効果とともに，強い着粒安定の効果がある[26]。一方で，サイトカイニンにも負の面があり，果粒を著しく肥大させる結果，着色不良および，果実糖度の低下を助長する。また，'マスカット・オブ・アレキサンドリア'では，ホルクロルフェニュロンを施用することで，甘味，うま味，香りが少なく，肉質の低下がみられたことが報告されている[27]。

植物成長調整剤は，種なし果の生産のために必要不可欠のものである。しかし，食味を損なってしまう一面も持ち合わしている。その効果の強弱は天候や樹勢等，多種の要因に影響されることとなり，意図せずに強く出ることもある。食味良好の果実を安定的に栽培するためにも，良果生産のためには，植物成長調整剤に頼るのではなく，整房管理や樹勢管理，適期の枝葉の管理等，基本技術を励行することが望ましい。

3.8　皮ごと食べやすさ

'シャインマスカット'の普及によって，皮ごと食べやすさは，種なしに並ぶほど重要な品質となった。'シャインマスカット'は'巨峰'等に比べ，剥皮が難しいブドウであり，このことは，ブドウを皮ごと食べるきっかけとなる。一方で，筆者らがクリープメータを用い，剥皮の難易と皮ごと食べやすさの関係を調査したところ，剥皮が容易であるよりも，剥皮が難しい方が，皮ごと食べやすい結果が得られたが，剥皮が難しくとも，皮ごと食べにくい果粒も存在した。このことから，剥皮が難しいことは，皮ごと食べることの要素ではあるものの，果皮の強度や果肉硬度等，さまざまな要因が影響して，皮ごと食べやすさが決定されていることが考えられる[28]。

3.9　主要品種の果実品質

果実のおいしさを示す指標として，果実糖度が用いられる。ブドウでも果実糖度は一定の指標となりうるが，品種によって適切な果実糖度は異なるため，一律の基準をつくることは難し

表1 主な品種の品種特性

品　種	果皮色	香　り	肉　質	果粒重 (g)	果実糖度 (°Brix)	酸含量 g/100 g
マスカット・オブ・アレキサンドリア	緑	マスカット香	崩壊性	8～10	16～18	0.2～0.4
デラウェア	赤	フォクシー香	塊状	2～3	18～23	0.4～0.6
マスカット・ベーリーA	黒	フォクシー香	塊状	6～10	18～20	0.3～0.4
巨峰	黒	フォクシー香	中間	12～14	17～20	0.4～0.6
安芸クイーン	赤	フォクシー香	中間	11～13	18～20	0.3～0.6
ピオーネ	黒	フォクシー香	中間	14～16	17～20	0.4～0.6
藤稔	黒	なし	中間	16～20	17～19	0.4～0.6
ブラックビート	黒	なし	中間	16～20	16～18	0.4～0.6
グロースクローネ	黒	フォクシー香	中間	18～20	18～20	0.4～0.6
シャインマスカット	緑	マスカット香	崩壊性	14～18	18～21	0.2～0.4
BKシードレス	黒	フォクシー香	中間	10～16	18～20	0.4～0.6

い。例えば，品種特性として若干果実糖度が低い品種について，これを高めるため収穫を遅らせると，それに伴い酸含量が減少し，むしろ味がぼけてしまうことで，食味を落としてしまうことにつながる。また，果粒の大きさが中程度の品種について，手軽に見映えをよくするために植物成長調整剤で大きくすることは，着色不良や食味を落としてしまうリスクが高まる。

このため，品種特性を把握したうえで，それを逸脱しない範囲での果実生産を行うことが重要である。表1に本文で紹介した主要品種の果実品質を示す。

文　献

1) M. Millon:「食」の図書館ワインの歴史，竹田円（訳），原書房，29-51 (2015).
2) (公財)中央果実協会情報部：世界の主要果実の生産・貿易概況 2023年版，2 (2024).
3) 植原宣紘：ブドウ品種総図鑑，創森社，151-163 (2018).
4) カパッソ・カロリーナ：ハルモニア，**49**, 13 (2019).
5) 栗山善四郎：江戸流行料理通 第3編，15 (1822).
6) 土屋長男，淺見與七：実験葡萄学新説，養賢堂，1-55 (1956).
7) 岡本五郎：岡山のブドウ―品種の変遷と技術開発の歴史―，岡本五郎，250-266 (2013).
8) 佐藤明彦：日本食品科学工学会誌，**64** (5), 273 (2017).
9) 植原宣紘，山本博：日本のブドウハンドブック，イカロス出版，6-27 (2015).
10) 若菜章ほか：園芸学研究別冊，**10** (2), 88 (2011).
11) 内藤隆次，檀田尚文：島根農科大学研究報告，**13**, 10 (1964).
12) A. Azuma: *Hort. J.*, **87** (1), 1 (2018).
13) 佐藤明彦：農研機構研究報告，**7**, 47 (2021).
14) 松井弘之：日本ブドウ・ワイン学会誌，**2** (2), 81 (1991).
15) 松井弘之：農業技術体系第2巻ブドウ追録第30号，農文協，基84の18-基84の23 (2015).
16) 松井弘之：日本ブドウ・ワイン学会誌，**4** (2), 117 (1993).
17) 垣内典夫，伊藤三郎：果実の科学，朝倉書店，91-121 (1991).
18) 平野健ほか：日本ブドウ・ワイン学会誌，**9** (2), 89 (1998).
19) 白石眞一，渡部由香：九州大學農學部學藝雜誌，**48** (3・4), 255 (1994).
20) 毎日くだもの200グラム推進全国協議会：毎日くだもの200グラム運動指針9訂版，27 (2018).
21) 佐藤充克：日本ブドウ・ワイン学会誌，**26** (1), 18 (2015).
22) Y. Takizawa et al.: *PLoS ONE*, **10** (3), e0120865 (2015).
23) 元村佳恵：植物の化学調節，**17** (1), 53 (1982).
24) 藤島宏之ほか：園芸学研究，**11** (3), 405 (2012).
25) 佐藤明彦ほか：園芸学会雑誌，**73** (1), 7 (2004).
26) 小野俊朗ほか：岡山県農業総合センター農業試験場研究報告，**9**, 47 (1991).
27) 岡本五郎ほか：日本ブドウ・ワイン学会誌，**14** (1), 9 (2003).
28) 笈田幸治ほか：園芸学研究，**21** (3), 287 (2022).

〈笈田　幸治／板井　章浩〉

第6節
ナシのおいしさ―味，匂い，そしてテクスチャー

1. はじめに

ナシはヨウナシ，チュウゴクナシ，ニホンナシ(和梨)が現存するが，いわゆる和梨は日本固有の品種であり，弥生時代の遺跡に種の痕跡が発見されており日本書紀にも記述がみられる。江戸時代に栽培されていた'長十郎'から改良された品種を'二十世紀'と呼び，さらに種々の品種改良の結果，他の品種も多くあらわれた。8月から10月までに生産出荷される果物であるが，中間の9月に香川県の青果物市場で入手した，'幸水'(福島県産)，'新高'(佐賀県産)，'豊水'(鳥取県産)，'二十世紀'(鳥取県産)の4種類のナシについて，おいしさの科学研究所で機器により評価した結果を紹介する。

2. 味 覚

それぞれのナシの果肉部分を切り取り10倍の水を加えてジューサーにかけ液状にした後遠心分離機で固形物を除き，得られた液について，味覚センサ(インテリジェントセンサーテクノロジー社製)を用いて測定した。結果を主な味について整理すると図1のようになった。酸味と甘味，うま味と渋味刺激の二次元であらわした。酸味は豊水＞＞二十世紀＝新高＞幸水，甘味は，新高＝幸水＞＞二十世紀＞豊水，うま味は，幸水＞二十世紀＞新高＞＞豊水，また，渋味刺激は，豊水＞二十世紀＝新高＞幸水となった。

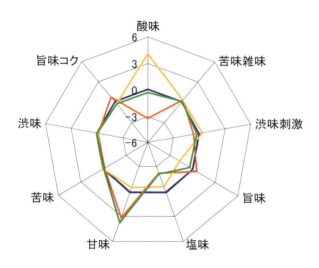

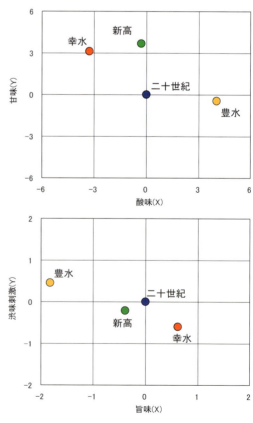

図1 4種類のナシの味分析結果

3. 匂い（香り）

匂い成分をガスマス（アルファモス社製）により成分分析を行ったところ，図2のようになった。'豊水'がナシらしい香りが最も強かった。また，エステル系の甘い香りは，'二十世紀'，'幸水'，'豊水'はほとんど同じで，'新高'が弱かった。

4. テクスチャー

果肉部を10 mmの厚みに切り，楔形プランジャーで切断（クリープメーター山電製）して5点の平均値を求めた。平均的な破断曲線を示した（図3）。それによると，全試料で，歪率16〜18％付近で破断し，破断（最大荷重）（硬さに相当）は，新高＞二十世紀＞＞豊水＞幸水の順となった。破断曲線に波型が見られるが，これは

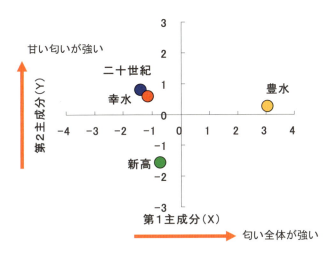

図2　香りの分析結果

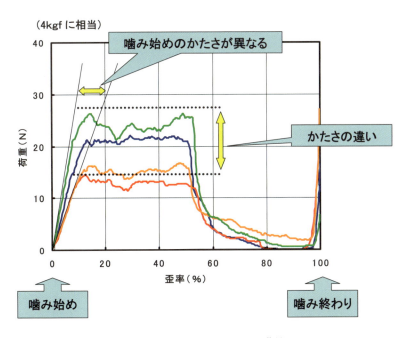

図3　平均的なテクスチャー曲線

表1 ナシのおいしさの特徴

	味	匂い	テクスチャー
二十世紀	突出していないバランスの取れた味	甘い匂い	硬い
幸水	甘味・うま味が強い 酸味・渋味が弱い	甘い匂い	軟らかい
豊水	酸味が強く，適度な渋味あり うま味が弱い	甘い匂い 匂い全体が強い	軟らかい
新高	甘味が強い	匂いが弱い	非常に硬い

ナシの組織が不均一であることを反映している。

5. まとめ

4種のナシについて得られた数値から，おいしさの特性をまとめてみると表1のようになりその特性がよくわかる。

ただし，ここにあげた4種の試料は試験時に入手したものであり，すべての同品種がこのようであるかは不明であることをお断りする。

〈山野　善正〉

第7節
レモン

1. 広島のレモン[1]

広島県の瀬戸内沿岸の地域は，温暖で雨の少ない気候からレモン栽培の適地である。呉市，尾道市，大崎上島町などの島しょ部を中心に生産され，日本一の収穫量で全国の51%[2]を占める（令和3年産）。広島県のレモン栽培は，明治31年，豊田郡大長村（現広島県呉市豊町大長）で和歌山県から購入したネーブルの苗木に混入していたレモンの苗木3本を試植したのが始まりといわれている。明治末期から大正初期にかけて大長地区を中心に普及し，その後，瀬戸田地区でも栽培が増え，昭和28年には栽培面積18 haと全国一のレモン生産県となった。しかし，昭和39年のレモンの輸入自由化，昭和51年，昭和56年の大寒波などにより，国産レモンは致命的な打撃を受けて栽培面積が激減した。その後，国産農産物の需要増加等により，徐々に栽培面積と生産量を増やして現在に至る。広島県ではレモンの産地としての知名度を向上し，産業として継続発展していくため，官民をあげて地域連携活動やイベントの実施，青果物貯蔵や加工技術の開発，地元企業によるレモンを使った新商品開発に取り組んでいる。

2. 加工原料としての特性

青果物のレモンは9月頃からハウス栽培のグ

リーンレモンが出回るようになり，10月頃から路地栽培のグリーンレモンが供給されるようになる。12月頃から春先の5月頃までの約6ヵ月間は，露地栽培のイエローレモンが供給される。この期間は供給量が多く，加工原料のレモンも比較的入手しやすい。端境期となる6〜8月頃，供給量はまだ少ないが貯蔵技術が確立されたことで入手可能となった。

加工原料の視点から見ると，収穫時期がこれほど長期にわたる青果物は珍しく，収穫後に経時的に変化していく熟度も考慮したうえで加工条件を決める必要がある。たとえば，2021年秋から2022年春まで小売店で購入した広島県産レモンLサイズ1個あたりの重量を見ると，収穫前期の11月から後期の3月にかけて徐々に値が小さくなっていった（図1）。また，どの購入時期においても保管中に重量の値が小さくなった（図1）。生果の力学特性を見ると，硬さ（最大応力）は重量と同様に，収穫期後期から低下していく傾向が認められた（図2(a)）。また，購入してから3〜4週間保管したレモンでは，購入直後に比べて破断歪率が1.3〜1.4倍上昇していた（図2(b)）。これらの結果から，生果レモンは保管中，徐々に表面の果皮から瑞々しさが失われ，噛み切り難くなっていることが示唆された。

2022年度の広島県産レモンの生果皮の香りをGC/MSで分析したところ，レモン様の香気成分の1つであるネラールは，グリーンレモンの面積比（ネラール面積値/内部標準物質面積値）がイエローレモンの2倍以上で，匂いを嗅いでもグリーンレモンの方がレモン様の香りが強かった。時間強度曲線法（Time Intensity法：以下，TI法[3]）でスライスレモンを食べている間の苦味の時間的変化を調べたところ，グリーンレモンの最大苦味強度がイエローレモンの3倍で，飲み込んだ後も苦味が残った。過去の研究でも，カンキツは果実の成熟に伴い苦味成分（ナリンギン，リモニン，ノミリン）含有量が減少することが報告されている[4)5)]。レモン

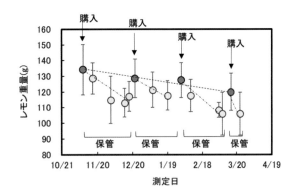

図1　2021年度産広島県産レモン生果1個あたりの重量変化（測定個体数10）
保管温度：7〜8℃

も熟度によって，硬さ，苦味，香りが大きく異なる。生果の状態把握は，加工品の品質安定化のために重要である。

3. 皮ごとおいしく食べられるレモン加工技術の開発[6)]

広島県では，特産品のレモンの持ち味を活かした加工技術の開発と技術移転活動を実施している。ここでは皮ごと果実をおいしく食べるための加工技術について紹介する。飲料，菓子などで多く利用されるスライスレモンを例に述べる。スライスレモンは，外観が良いことから彩りや香り付けに用いられる。しかし皮が硬くて食べ残されることも多い。果皮と果肉を一緒に加熱加工すると，先に果肉が煮崩れ，果皮は硬くて苦くなる。そこで，まずは皮付きレモンのどこに課題があるか検証した。図3(a)に生スライスレモンを喫食したときの苦味の感じ方の経時変化をTI法で観察した結果を示す。まず，咀嚼初期に果肉が潰れて果汁の酸味を強く感じて嚥下した。その後，残った果皮を噛み続けて唾液と混ぜ合わせながら食塊を形成して飲み込んだ。残った果皮を口腔内で咀嚼し続けていると苦味を強く感じるようになり，飲み込んだ後にも苦味が残った（図3(b)）。果皮のみの実験においても，物理的損傷を受けて時間が経過するほど苦味が強くなる傾向を示した（図4）。

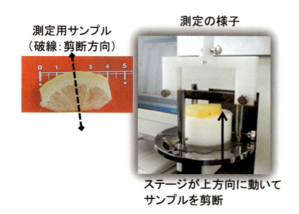

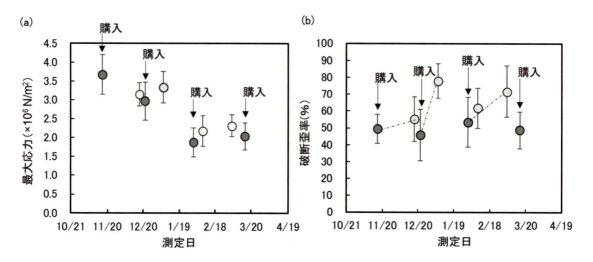

図2　2021年度産広島県産レモン生果の力学特性の変化（測定固体数10）
(a)最大応力　(b)破断歪率
測定用サンプル：生果実を横方向に7mm厚にスライスして写真の形状にカット
測定：破断強度解析(Reometer Re-33005B；山電)
測定条件：治具；カッターの背，接触面積；12.5 mm，圧縮速度；1 mm/s，歪率；200 %

　これらの結果から，空隙が多くてスポンジ状の果皮と，水分が多くて瑞々しい果肉といった組織構造の違いが，食塊形成や味の感じ方に影響を及ぼしていると考えられた。ヒトがスライスレモンを食べるとき，最初につぶれやすい果肉の果汁だけを飲み込むことになる。後に残った果皮はパサパサしているため，飲み込むには唾液と混合して水分を補給し，食塊を形成する必要がある。そのための咀嚼を繰り返すうち，苦味成分が果皮から溶出し，苦味が目立つようになった可能性が考えられた。
　パサパサしていることで沢山噛む必要が出てくる課題の解決には，アルベド(皮の白いスポンジ状組織)への液体浸潤が有効であると考えた。スライスレモンを水浸潤処理したときの重量・体積変化を図5に示す。浸潤させる水分重量が増加すると(図5(a))，レモンのみかけの体積も増加傾向を示した(図5(b))。この処理によって果皮の水分量が増加し，口腔内では果皮と果肉が一体となった食塊形成が容易になり，過度な咀嚼が不要になって飲み込みやすく苦味が抑制されると思われた。これらの実験をもとに，皮ごと果実をおいしく食べられるレモンの加工技術を確立した(特許第7137878号)。

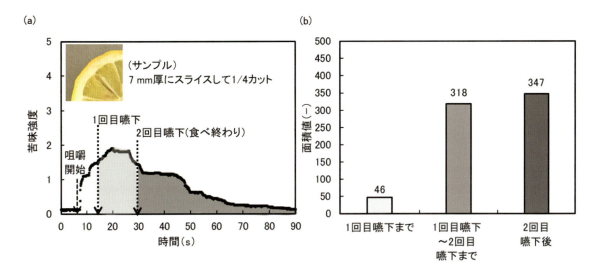

図3 生スライスレモンを喫食したときの苦味の経時変化（パネル4名）
(a)苦味強度の経時変化　(b)苦味強度の積算値(面積)
苦味尺度：1 mL 柚子ポリフェノール溶液
(「9」＝ 0.5％(w/w), 「4.5」＝ 0.15％(w/w), 「0.9」＝ 0.05％(w/w))
測定と解析：AcqKnowledge ver.3.8.2(Biopac Systems)

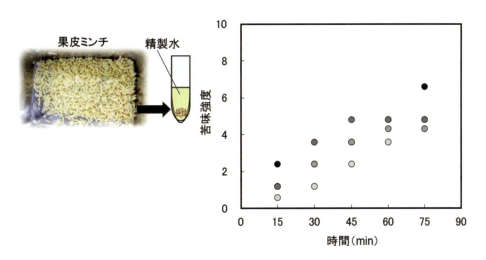

図4 生レモン果皮ミンチの苦味の経時変化（パネル4名）
サンプル：ミンチ状にした生果の果皮
評価方法：果皮ミンチと2倍重量の精製水を試験管に入れて混合後，50℃の恒温水槽で静置し，15分ごとの混合物(果皮と液)の苦味強度を評価
苦味強度：0.5％(w/w)柚子ポリフェノール1 mLを苦味「8」とする

4. 液体浸潤の効果－テクスチャーに及ぼす影響

皮付きレモンについて，液体浸潤処理が摂食時の食塊形成や飲み込みやすさに及ぼす影響を明らかにするため，舌骨上筋群の筋電位を測定した。舌骨上筋群は，口を開けるときや飲み込むときに収縮活動する複数の筋肉群である。図6のようにパネルの下顎の皮膚表面に双極性の電極を貼り付けて，測定用サンプルを摂食している時間帯の舌骨上筋群の表面筋電位を測定した[7]。

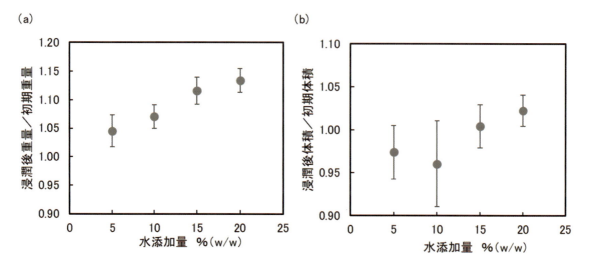

図5　7mm厚スライスレモンの水浸潤処理による重量・体積変化（n＝5）
(a)浸潤前後の重量比　(b)浸潤前後のみかけの体積※比
浸潤処理：所定重量(%)の精製水を添加して真空包装
※体積は果皮内部の空隙を考慮していない

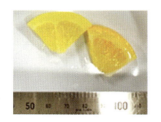
サンプル（一口サイズ）
7mmスライス→1/4カット

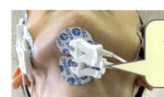
舌骨上筋群を測定するための電極装着部位
（顎を下から見た図）

図6　舌骨上筋群の筋電位測定方法
筋電位：生物の筋細胞(筋繊維)が収縮活動するときに発生する活動電位
測定方法：下顎の皮膚表面に双極性の電極（EL503；Biopac Systems）を貼り付けて筋電位シグナルを取得（MP160；Biopac Systems）
解析：波形解析ソフトウェア AcqKnowledge（ver.3.8.2;Biopac Systems）
咀嚼条件：90回/分
嚥下条件：任意のタイミング
食べ方：2回の嚥下で食べ終わる

　液体浸潤処理による筋電図例を図7(a)に示す。液体浸潤試料は，対照試料に比べて筋活動量が少なく，食べ終わるまでの時間が短くなる傾向であった。図7(b)に咀嚼開始～1回目の嚥下までと，1回目の嚥下～2回目の嚥下までに要した舌骨上筋群の筋活動量(積算値)を示す。対照試料では，咀嚼開始～1回目の嚥下までに比べて1回目の嚥下～2回目の嚥下までの方が多くの筋活動量を必要とした。一方，液体浸潤試料では摂食期の前半・後半において必要とされる筋活動量の差が少ない傾向を示した。液体浸潤試料では，果皮と果肉が一体となった食塊形成がされやすく，飲み込みやすくなり，食べ終わるまでの時間が短くなったのではないかと推察された。

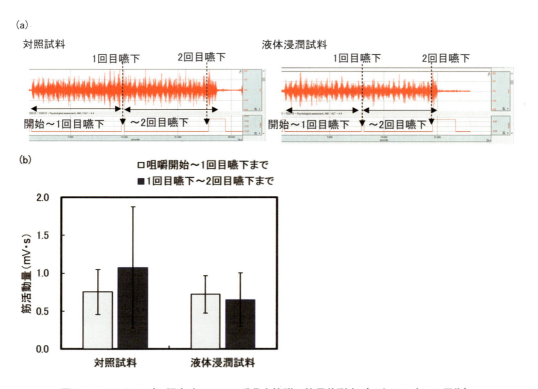

図7 レモンサンプル摂食時における舌骨上筋群の筋電位測定（パネル4名，3反復）
(a)筋電図例　(b)舌骨上筋群筋活動量(面積値)
サンプル：対照試料(液体浸潤なし)，液体浸潤試料

5. 液体浸潤の効果－ヒトが感じる苦味に及ぼす影響

　液体浸潤処理によって食塊を形成しやすくなることは，ヒトが感じる苦味の感じ方にも影響を及ぼすと考えられた。このことを検証するためTI法を実施した。また，レモンのもう1つの重要な味である酸味についても同法で評価した。

　本測定の手順を図8に示す。本試験の尺度基準には，毎回同じ味強度に調製でき，パネルの食べ方の癖が出にくい液体を用いた。苦味尺度には柚子ポリフェノールを，酸味尺度にはクエン酸を用いた。

　結果を図9に示す。液体浸潤試料は，対照試料に比べて酸味の最大強度が小さく，測定開始から30秒以降の食べ終わった後の苦味強度が小さい傾向であった（図9(a)）。図9(b)に示す60秒間の味強度積算値は，液体浸潤試料が対照試料に比べて苦味，酸味ともに値が小さく，両者の差が少ない傾向であった。このことから，液体浸潤試料では咀嚼の初期段階から果皮と果肉が混合されやすかったため酸味が穏やかになったこと，食塊形成されやすくなったことにより咀嚼後期における果皮からの苦味成分溶出量が減少したこと，嚥下後の苦味の後引きが小さくなったことなどが考えられた。

6. イエローベル

　イエローベルは，広島県が育成したレモンで，道谷系'ビラフランカ'の自然交雑実生から三倍体を選抜して育成した品種である。レモン種(*Citrus limon* (L) Burm. f.)として品種登録されている(登録番号21709)。道谷系'ビラフランカ'に比べ，果実が大きく，果皮が薄く，種子が少ないことが特徴である(図10, 11)。また，カンキツにはフラボノイドが多く含まれるが，エリオシトリンはビラフランカに

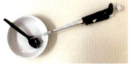
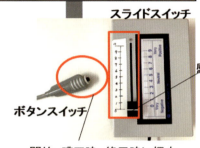

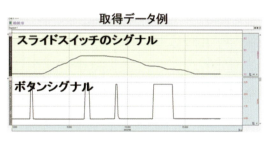

図8　TI法における皮付きレモンの苦味および酸味の経時変化の測定手順
咀嚼条件：90回/分
嚥下条件：任意のタイミング
食べ方：2回の嚥下で食べ終わる
解析：波形解析ソフトウェア AcqKnowledge (ver.3.8.2;Biopac Systems)

は含まれるがイエローベルでは不検出であり，ナリンギンはビラフランカでは不検出であるがイエローベルには含まれるなど，イエローベルはビラフランカとは異なるフラボノイドパターンを有している[8]。

ミカンなどに含まれるさのうは飲料やゼリーに活用されるが，通常のレモンは果肉が軟らかいため，さのうの製造が困難である。しかし，イエローベルはさのうの強度が通常のレモンより高いという特徴も有しており，この特徴を活かして強度の高いさのうを製造する技術を開発した（特許第6677988号）。製造方法の概要はつぎのとおりである。果実の外果皮（フラベド）の一部を除去もしくは穿孔し，内果皮（アルベド）および内皮（じょうのう膜）を酵素で分解し剥皮する。次いで，外果皮と内果皮を除去した後，水中での撹拌によりセグメントを分離する。最後に，果肉を50℃以上の水溶液中で分離することでさのうを得る。さのうの強度（30%圧縮時のさのうの平均最大強度）は，ビラフランカ

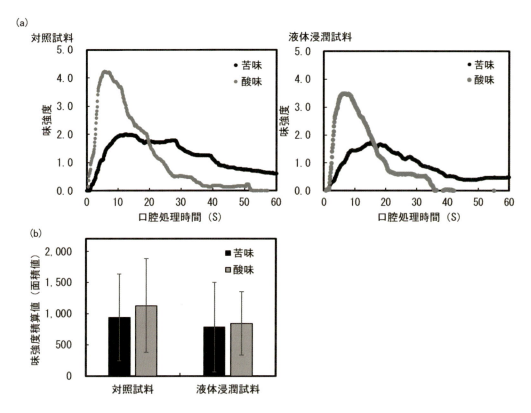

図9 レモンサンプル摂食時の苦味および酸味の経時変化（パネル8名）
(a) TI 曲線　(b)味強度積算値(60秒間)
サンプル：対照試料(液体浸潤なし)，液体浸潤試料

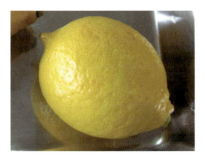

図10　ビラフランカ

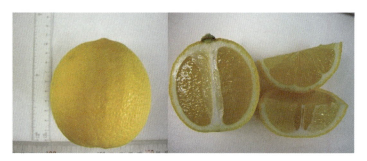

図11　イエローベル

が 0.77±0.33 N に対し，イエローベルが 1.1±0.55 N と，イエローベルの方が高かった。さのうを口に含んだ時の弾力，別の表現をすればさのうの粒々感は，おいしさにつながるものである。飲料やゼリーなどにイエローベルを活用することで，レモンのおいしさの幅を広げることが可能である（図12）。今後も産地広島県として，企業ニーズや社会環境の変化に合わせて加

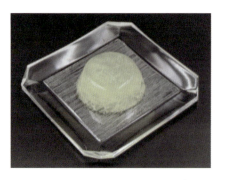

図12　イエローベルのさのう入りゼリー

工技術の改良を重ねていき，レモンの魅力向上に貢献できるよう取り組みを継続していく。

文　献
1) 川久保篤志：瀬戸内レモン～ブーム到来と六次産業化・島おこし～，渓水社，34-59 (2018).
2) 農林水産省：特産果樹生産動態等調査（令和3年産）
3) 黒飛知香ほか：食科工，64, 549 (2017).
4) 福谷敬三，宮本等：日食工誌，30, 642 (1983).
5) 柴田萬：佐賀県果樹試験場研究報告，10, 1 (1990).
6) 中津沙弥香ほか：食品と容器，64, 141 (2022).
7) S. Nakatsu et al.: *Innov. Food Sci. Emerg. Technol.*, 21, 188 (2014).
8) T. Osaka et al.: *Food Sci. Technol. Res.*, 20, 1027 (2014).

〈中津　沙弥香／大坂　隆志／重田　有仁〉

第8節
クリ

1. クリの利用方法

　クリの利用方法といえば一般的に和菓子などスイーツや栗ご飯がイメージされるが，古くは縄文時代から食されている果実で，「イネが縄文時代後期に大陸から渡来して定着し，日本人の主食糧となるまで，ニホングリは米の代わりをつとめていた。」[1]とされるほど日本食文化においては歴史のある食べ物である。江戸時代以前は生栗を乾燥させて鬼皮と渋皮を取り除いただけの果肉を保存食や縁起物として利用されていたが，次第に蒸して果肉を取り出し粉の状態にして餅のようにしたり，焼き栗にするなどして菓子として利用されるようになった[2,3]。明治時代になると甘露煮などの加工品として販売されるようになり，このころからより良い製品を製造するための加工技術や貯蔵方法などが検討されるようになった[3]。同じ頃の岐阜県東美濃地域では，蒸したクリを切って果肉を取り出し，すりつぶして砂糖をまぜたものを餅やご飯にまぶしたり布巾でしぼったりして食していたものが和菓子屋によって「栗きんとん」として商品化され，それをきっかけにこの地方では菓子文化が発展し，今では「栗菓子・和菓子の里」として有名になっている[4]。

　一方，クリの種類は日本で栽培されているニホングリのほかに，チュウゴクグリ，ヨーロッパグリなどがあるが，チュウゴクグリ，ヨーロッパグリは渋皮剥皮性が良いため焼き栗やマロングラッセなどに利用されている。よく知られる天津甘栗はチュウゴクグリを焼き栗にしたもので，果実は小さいもののニホングリと違い簡単に皮がむけ，甘みが強いことから日本で一大ブームとなり輸入量が急増し，近年はやや減少したものの根強い人気がある。

2. 用途に応じたクリの品質

このように，時代，地域によって利用の仕方はさまざまであるため，それぞれの用途によってよりおいしく食するために求められる原材料としてのクリの品質は異なる。

2.1 クリの甘露煮

ニホングリは渋皮剥皮性が難であるため，甘露煮を作る際には鬼皮，渋皮を包丁などで剥く必要がある。このため果実サイズはL以上の大果がよく，加えて剥いた果肉を煮詰める際に割れたり崩壊したりしないことが求められる。果実の大きさは品種や栽培方法によって異なるが，現在の主要品種で適切な剪定が行われていれば，L以上の果実を生産することは容易である。一方，果肉の割れや崩壊については，果実の比重と大きく関係している。果実の比重はデンプン含量と比例しており，比重の大きい果実ほど水煮後の果肉硬度は大きく，果肉の色が濃く，香味が優れる一方で，割れやすい傾向がある。このため，比重は1.04から1.05の範囲にあるものが加工に適しているとされている[5]。主要な品種では'銀寄'が適しており，菓子業者によると果肉が緻密で製品の口当たりが良いといわれている。一方，チュウゴクグリなど比重の大きい品種は割れやすく甘露煮には不向きである。

2.2 焼き栗

焼き栗とは，その名のとおり生栗を焼いたものであるが，狂言の演目『栗焼』[6]で，そのおいしさからついつい全部食べてしまい主人に叱られたさまが表現されているように，焼きあがる時の芳醇な香りと甘さがおいしさの特徴である。焼き栗に利用する果実は，収穫直後のものよりも一定期間冷蔵貯蔵して果肉の糖分を高めたものの方がよりおいしい。また，比重が大きい果実の方が香り，甘みが多くおいしい。クリの種類によって製造方法が異なり，チュウゴクグリは果実が小さく水分含量が低いため，細かな黒玉砂利とともに鍋で焼き上げる方法が一般的であるが，ニホングリはチュウゴクグリに比べて果実が大きく水分含量がやや多いため，そのまま焼くと内部の水分が膨張して破裂してしまうことに加え，果肉と渋皮が剥がれにくいことから，渋皮に届く程度の切り込みを入れ，圧力式の専用釜で蒸し焼きにすると，渋皮と果肉が剥がれ中心部まで火がとおりホクホクして香ばしい焼き栗となる。

2.3 栗きんとん

「栗きんとん」といえばお正月のおせち料理に使われるサツマイモきんとんの中にクリの甘露煮を混ぜ合わせたものをイメージされる場合が多いが，前述のとおり岐阜県の東美濃地域では，蒸したクリを切って果肉を取り出し，砂糖をまぜて加熱しながら練り上げ，茶巾絞りにした和菓子を指す。かつては日持ちがしないため地域内で流通していたものが，冷蔵輸送技術の発展とともに全国に発送できるようになり，最近では知名度があがりシーズンになると多くの人が競って買い求めるようになっている。「栗きんとん」のおいしさは，クリ本来の風味とやさしい口当たりにあり，その材料がクリと砂糖だけであるがゆえに，その良し悪しはクリ自体の品質によるところが大きい。材料とするクリは，蒸した時の肉質が粉質で，果肉の色が黄色く，風味の高いものが良いとされ，品種は'丹沢'，'筑波'などが適している。クリの可食部はいわゆる種子であり，蓄積の遅速に品種間差はあるものの成熟に伴いデンプンが蓄積され果実比重が増加する[5]。比重が高いほど肉質が粉質で，ほくほくした「栗きんとん」に仕上がる（図1）。また，クリは成熟すると自然に落果するため，一般的に自然落果した果実を収穫するが，市場では「イチゴと同じように扱え」といわれることもあるほどクリの品質は鮮度が重要で，落果してから時間が経過すると乾燥したり，果肉の色が変色し品質が劣化することか

ら，岐阜県の東美濃地域の産地では毎朝夕に収穫し加工業者へ直接出荷され，その日のうちに加工されることにより色，風味の良い「栗きんとん」が製造されている。

3. 近年育成された品種の特徴

かつてクリの品種は果実の大きさや害虫に対する抵抗性などで選抜され栽培されていたが，近年はよりおいしい品種，チュウゴクグリのように渋皮が容易に剥けるニホングリ品種などを目標として育種が行われ普及している。

3.1 'ぽろたん'

国立研究開発法人農業・食品産業技術総合研究機構果樹研究所(現 国立研究開発法人農業・食品産業技術総合研究機構果樹茶業研究部門)において育成され2007年に品種登録された早生品種で，国内初の渋皮剥皮性が優れる品種である[7]。渋皮に届く程度の切れ目を入れ軽く加熱するだけで，簡単に果肉から渋皮が剥がれるため，そのまま焼き栗や栗ご飯，お菓子などに調理できる(図2)。前述のとおり収穫直後より一定期間0～2℃の低温で冷蔵貯蔵した果実の方が糖度が高いため，冷蔵貯蔵した生栗やそれを焼き栗として販売されている。栗ご飯や栗おこわとして利用する場合，一般的な品種では包丁等で渋皮と一緒に果肉も切り取られており，それを蒸すと表面の色は淡い黄色をしているが(加工済みの水煮などは，クチナシで黄色に着色されている場合が多いため，明るい黄色をしている)，加熱して剥皮した'ぽろたん'は果肉表層部にある脂質の影響で天津甘栗の果肉表面の色と同じように淡い褐色となる(図3)。従来の栗ご飯のイメージと異なるが，'ぽろたん'そのものが甘くてホクホクしているためおいしい(図4，表1)。なお，'ぽろたん'に関する情報は育成者のホームページで詳しく紹介されている[8]。

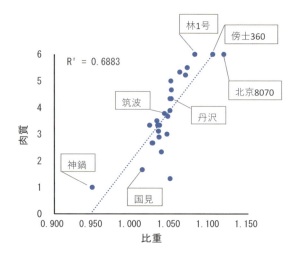

図1 果実の比重と蒸し栗の肉質の関係
岐阜中農研中津川支所における2012～2014年の3ヵ年平均値
肉質：1粘質，2やや粘質，3中，4やや粉質，5粉質，6：極粉質

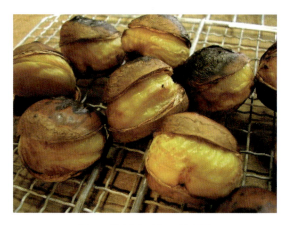

図2 'ぽろたん'の焼き栗

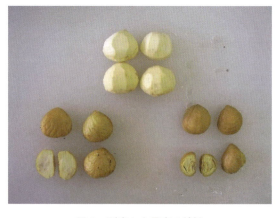

図3 剥皮した果実の外観
上：'筑波'を包丁剥き
下左：'ぽろたん'をガスコンロ加熱(網デッキで直火)
下右：'ぽろたん'を電子レンジ加熱(700 W，2分間)

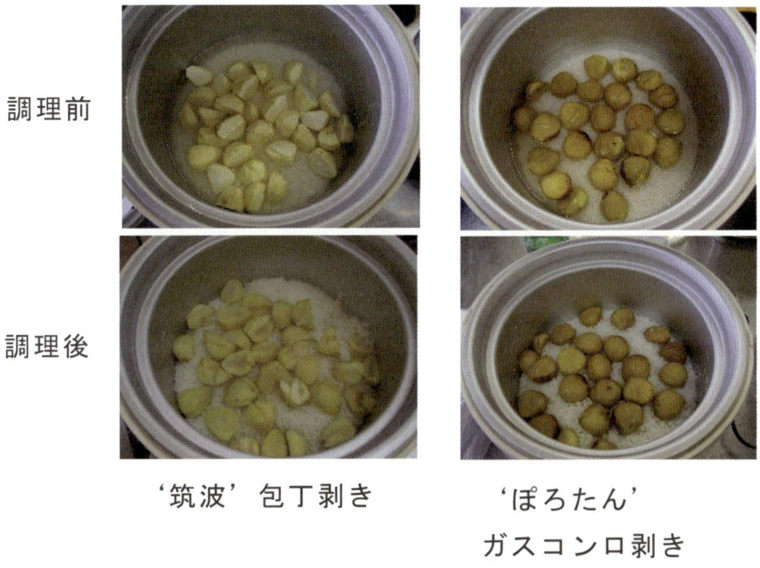

調理前

調理後

'筑波'包丁剥き　　　'ぽろたん'ガスコンロ剥き

図4　剥皮方法の違いと栗ご飯に調理した時の果肉の外観

表1　剥皮方法の違いが「栗ご飯」の食味に及ぼす影響

区	外観	味	総合	順位
ガスコンロ	0.24	0.59	0.50	1.57
慣行(包丁・筑波)	0.62	0.32	0.28	1.43

パネラー22名
外観，食味，総合はパネラーの嗜好による評価
外観：良い(1)－普通(0)－悪い(－1)
味：おいしい(1)－普通(0)－まずい(－1)
総合：好き(1)－普通(0)－嫌い(－1)
外観：良い(1)－普通(0)－悪い(－1)
(岐阜中農研中津川支所　未発表，2007)

3.2　'えな宝来'

岐阜県中山間農業研究所中津川支所において育成され2016年に品種登録された，'ぽろたん'に続く国内2番目の渋皮剥皮性が優れる品種である[9]（図5）。'ぽろたん'より2週間ほど早い8月中旬から収穫できる極早生品種で，極早生品種としては果実の比重が高く，果肉の色が黄色く食味が良い。焼き栗としての利用はもちろんのこと，「栗きんとん」への加工にも適する。岐阜県のみで生産されている。

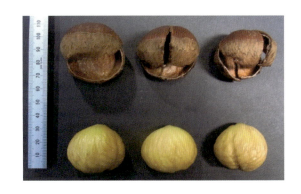

図5　'えな宝来'の剥皮した様子

3.3 'えな宝月'

岐阜県中山間農業研究所中津川支所において育成され2016年に品種登録された早生品種である。渋皮剥皮性は難であるが、果実の比重が高く果肉が紛質で、果肉色が黄色く甘味と香気が多く食味が非常に良好で、「栗きんとん」の加工に適する。

この品種の優れた特徴は、冷蔵貯蔵すると糖含量が増加するのはもちろんのこと、他の品種に比べて果肉色の変色が少なく、風味が維持される点である。このことに関しては、岐阜県産業技術センター(現 岐阜県食品科学研究所)において詳しく分析されている。収穫後2℃で貯蔵した'えな宝月'の未加熱および加熱処理(98℃, 15分)した果肉中の遊離糖類の含有量を調査したところ、スクロースが主体で生成され、貯蔵から29日目までに8.5％以上に達していた[10]。また、2℃で1, 15, 29日間貯蔵した果実を加熱処理(98℃, 15分)し、採取した果肉を家庭用フードプロセッサーでペースト化したものの果肉色を測色色差計を用いて測定したところ、'えな宝月'は貯蔵29日目でもL*(明度)が67以上を維持し、'筑波'と比較すると明確に明るい色を呈しており果肉色の変色が少ない[11](図6)。さらにクリの品質で重要な風味について、'えな宝月'はクリの主要な香気成分が多く、香りの強い品種であり、冷蔵貯蔵後では'筑波'よりもMaltolやFuraneolなど甘い匂いを呈する成分が強く、Butanoic acidなど発酵臭を呈する成分が弱くなっており'筑波'よりも低温貯蔵後の匂いは良い[12]。

3.4 '美玖里'

国立研究開発法人農業・食品産業技術総合研究機構果樹研究所(現 国立研究開発法人農業・食品産業技術総合研究機構果樹茶業研究部門)において育成され2010年に品種登録されたやや晩生の品種で、果実は大きく果肉の色は黄色で甘味と香気が多く、比重が高く肉質は紛質で

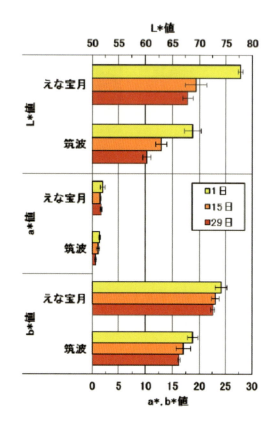

図6 冷蔵期間が加熱処理した果肉ペーストの果肉色に及ぼす影響[6]

食味が非常に良好である[13]。渋皮剥皮性は従来のニホングリと同様に難である。

文 献

1) 梶浦一郎：朝日百科・植物の世界14巻, 朝日新聞社, 204-207 (1997).
2) 今井敬潤：ものと人間の文化史166 栗, 法政大学出版局, 23-28 (2014).
3) 真部孝明：クリ果実その性質と利用, 農山漁村文化協会, 10-14 (2001).
4) ひがし美濃発道中見聞食栗全書, ひがし美濃広域観光ネットワーク会議, 22-23 (2006).
5) 真部孝明：クリ果実その性質と利用, 農山漁村文化協会, 45-51 (2001).
6) ひがし美濃発道中見聞食栗全書, ひがし美濃広域観光ネットワーク会議, 17 (2006).
7) 齋藤寿広ほか：果樹研報, 9, 1 (2009).
8) 農研機構果樹茶業研究部門：「ぽろたん」ってどんなくり？.
https://www.naro.go.jp/laboratory/nifts/porotan/about.html (2024.08.28 参照).
9) 神尾真司ほか：岐阜中農研報, 15, 20 (2020).

10) 加島隆洋ほか：岐阜産技セ研報, **10**, 39 (2016).
11) 加島隆洋ほか：岐阜産技セ研報, **12**, 30 (2018).
12) 水谷恵梨ほか：岐阜食科研報, **1**, 3 (2019).
13) 齋藤寿広ほか：果樹研報, **19**, 1 (2015).

〈神尾　真司〉

第9節
バナナ

1. バナナの輸入と国内における消費

　1903(明治36)年，台湾から客船に載せられたバナナが神戸港に輸入(当時台湾は日本統治下にあったため正確には「移入」)された。これが日本国内でバナナが商業的に出回るようになった始まりとされる。その後，大正時代から徐々に輸入量が増加したが，太平洋戦争の開始とともに輸入は一時途絶えた。終戦後，バナナの輸入は再開されたが一般の消費者にとっては手の届かない高級な果物であった。国内においてバナナが安価で手軽に摂取できる果物として広く利用されるようになったのは1963年に輸入が自由化されてからである[1]。

　バナナは日本国内ではほとんど生産されておらず，国内消費量の99.9％以上を輸入に依存している。財務省貿易統計(2022年データ)によると日本に輸入されるバナナは年間約100万トンであり，世界第3位の輸入国となっている。日本が輸入する全果物に占めるバナナの割合は約6割で，輸入量第2位のパイナップル(18万トン)を大きく引き離して第1位である。輸入元はフィリピン産が78.2％と最も多く，次いでエクアドル10.9％，メキシコ6.8％となっている[2]。

2. バナナの品種と栽培方法

　バナナはバショウ科バショウ(musa)属に分類される多年生の顕花植物である。「バナナの木」と表現されるが，幹のように見える部分は鞘状に折り重なった葉であり，正確にはバナナは「草」である。マレー半島付近およびフィリピンが原産の熱帯果実で，紀元前8000年から5000年頃にはすでに食用として利用されたと考えられている[3,4]。私たちが食用としているバナナは主に，マレー半島原産のムサ・アクミナータ(*Musa acuminata*)とフィリピン原産の

ムサ・バルビシアーナ(*Musa balbisiana*)の交雑種がもとになっている。バナナは全世界で300種以上，東南アジアで栽培されているだけでも149種類以上もの品種があり[4]，プランテン(Plantain)と呼ばれる加熱調理を行って食べる品種や日本や欧米でよく利用されるデザートバナナあるいはテーブルバナナと呼ばれる生食用バナナなど多種多様である。現在，世界で最も流通量が多い品種はキャベンディッシュ(Cavendish)であり，日本に輸入されるバナナの多くもこの品種である。

近年，消費者の嗜好の多様化に合わせてさまざまなバナナが国内市場に出回るようになってきた(図1)。前述のキャベンディッシュは大ぶりで角張った形をしており，果肉は淡黄色である。セニョリータ(Senorita)は「モンキーバナナ」とも呼ばれ，小ささと濃厚な味が特徴の品種である。ラカタン(Lakatan)は，キャベンディッシュ種と比較してわずかに小ぶりで丸みを帯びた形が特徴で，濃厚な味と硬めの食感を持つ[5]。クエン酸が豊富に含まれる(表1)ことから「スポーツバナナ」として2010～2015年頃に販売されていたが現在は店頭で見かけることはない(原産国であるフィリピンでは人気の品種でもある)。

これらの品種の違いに加えて，近年，栽培地の標高の違いが味の違いを生み出すバナナの特徴を活かした商品が販売されている。従来の栽培法である「低地栽培」はおおむね標高0～250 mで栽培する。これに対して標高500 m以上(600 m以上を「高地」と定義する場合もある)の農地で育てられる「高地栽培」は収穫までに12ヵ月以上必要とする。標高が高くなるほど気温は低くなるため成長が遅く，収穫までの期間を要するが，甘み・酸味とも濃厚で果肉部分がしっかりとした味わいのバナナとなる。

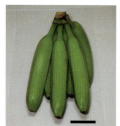 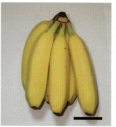

キャベンディッシュ種
左：カラー2　右：カラー6

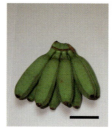

セニョリータ種
左：カラー2　右：カラー6

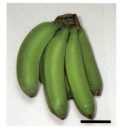 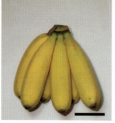

ラカタン種
左：カラー2　右：カラー6

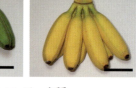

通常バナナは収穫された後，
カラー2(ライトグリーン)の状態から追熟が行われる。
カラー6(フルイエロー)で完熟と判断される。

Bar = 5 cm

図1　バナナ各種　追熟の前後[5]

表1 各種バナナ品種の糖度，滴定酸度，クエン酸量，カロテン類含量[5]

品　種	糖　度 (Brix %)	滴定酸度 (リンゴ酸換算値) (%)	クエン酸量 (g/100 g)	α-カロテン量 (μg/100 g)	β-カロテン量 (μg/100 g)	β-クリプトキサンチン量 (μg/100 g)
キャベンディッシュ	20.3 ± 1.1[a]	0.42 ± 0.03[a]	0.34 ± 0.07[a]	26 ± 8[a]	26 ± 6[a]	ND
ラカタン	23.7 ± 1.2[b]	0.53 ± 0.03[b]	0.59 ± 0.04[b]	167 ± 62[b]	236 ± 53[b]	ND
セニョリータ	25.4 ± 0.7[c]	−	−	108 ± 10[c]	205 ± 22[c]	ND

ND：検出限界以下

数値は3年間計36回の測定の平均値±標準偏差で表した。異なるアルファベットを有する群間に有意差あり（$p<0.01$）

3. バナナの収穫と追熟

　バナナは未熟な状態で収穫され，13～14℃にコントロールされた保冷船で輸送される。フィリピンからはおよそ5日で日本に到着し，病害虫の検査，残留農薬検査等ののち通関を経て輸入される。陸揚げ後には「室（むろ）」と呼ばれる庫内で追熟が行われる。一般的な追熟の条件は1日かけて20℃以上に加温したのち，相対湿度90～95%，100 ppm以上のエチレンガスに12～24時間程度暴露させるとともに徐々に13.5℃まで室の温度を下げ，2日間ほど13～14℃を維持することで成熟させる[5]。この追熟過程で果皮のクロロフィルが分解され，果皮の色は緑色から黄色に変化する。果皮の色の変化と並行して果肉部分においてはデンプンが分解されて糖に変化する。またタンニンが不溶化することで渋みが消失し，プロトペクチンが分解され果肉が軟化する[6]。このように果皮の色とバナナのおいしさに関与する成分の変化がほぼ一致することから，「バナナカラーチャート」といわれるスケールがよく利用される。カラーチャートでは果皮の色に合わせて以下の1～8の段階で食べごろの判断を行う。1. オールグリーン：陸揚げ直後の状態。甘みはほとんどなく，果肉は固い。2. ライトグリーン：若干黄色みがかった状態。熟成が始まる。3. ハーフグリーン：黄色と緑色が半々の状態。長距離の輸送はこの状態で行う。4. ハーフイエロー：黄色みが強くなった状態。近距離の輸送はこの状態で行う。5. グリーンチップ：ネック（房に近い端の部分）とチップ（房と反対側の端）に若干緑色が残った状態。店頭に並び始める。6. フルイエロー：全体が黄色くなった状態。完熟しており，十分な甘みがある。7. スター：シュガースポットと言われる褐色の斑点がところどころにある状態。甘みに加えて香りが強まり，果肉も柔らかく変化してくる。8. ダップル：濃い褐色のシュガースポットが全体に存在する状態。熟しきっており，ジュースや菓子などの加工に適する。

4. バナナのおいしさと栄養に関わる成分

　バナナは100 g（中サイズ1本可食部相当）当たり93 kcal（日本食品標準成分表 八訂）で，間食やスポーツ前後のエネルギー補給食としても利用される。さらにビタミン，ミネラル，食物繊維をバランスよく含むことから手軽さ，おいしさだけでなく栄養面でも優れた果物である。

4.1 糖

　未熟果ではデンプン含量は約20%であり，追熟日数が増えるにつれて分解し完熟果では1～2%となる。同時に糖含量は1%から約20%にまで増加する[6]。通常の生食用バナナでは追熟に伴ってショ糖含量が先行して増大し，次いでブドウ糖，果糖が増えてくる。成熟果の糖組成はショ糖65%，ブドウ糖20%，果糖15%である。これに対し，調理用のバナナでは完熟してもデンプンの分解が起こらず，甘み

を殆ど感じない。

4.2 有機酸

未熟果に含まれる有機酸はシュウ酸が53％と最も多く，次いでリンゴ酸(31％)，クエン酸(15％)である。追熟の進行に伴って総有機酸量は増加するがシュウ酸は減少し，代わりにリンゴ酸とクエン酸が増加する。完熟果の全有機酸量に占める比率はリンゴ酸が最も多く(57％)，次いでクエン酸(19％)，シュウ酸(13％)と変化する[7]。これにより渋みのない，爽やかな酸味が付与される。

4.3 色素成分

日本においては果皮の黄色いバナナが一般的であるが，これはカロテノイド系色素によるものである。果肉の淡黄色もカロテノイドに由来する。未熟果の果皮は鮮やかな緑色を呈するがこれはクロロフィルによるもので成熟とともに減少する。一方，果皮中および果肉中のカロテノイドはほとんど変化しない[8](図2)。Zhouらの報告[9]によると，36品種のバナナ果肉および果皮に含まれるカロテノイドを分析したところ果肉では3種類，果皮では8種類のカロテノイドが同定され，そのなかでも多く含まれるカロテノイドはα-カロテン，ルテイン，β-カロテンである。カロテノイドの含有量はバナナの品種によって異なり(表1)，フィリピン原産の調理バナナには100gあたり1,000μgを超えるβ-カロテン量を含有するものもある。このためバナナを主食とする地域にとってはビタミンAの重要な供給源にもなっている[9)10)]。

4.4 香り

未熟果ではヘキサナール(Hexanal)やトランス-2-ヘキセナール(trans-2-Hexenal)を含み，これが未熟バナナの特有の青臭いにおいの原因となる[6]。追熟の過程において酢酸ブチル(Butyl acetate)，酢酸イソブチル(Isobutyl acetate)，酢酸イソアミル(Isoamyl acetate)などのエステルやアルコール，カルボニル化合物が生成され，バナナ香気成分の特徴的な甘い香りを放出するようになる。

5. 異なる標高で栽培されたバナナの味の違いと嗜好性

フィリピンにおけるバナナの主要産地であるミンダナオ島では標高0〜20mの低地では1年を通じて最高気温が35℃前後，最低気温が23℃前後であるのに対し標高500mの高地では最高気温29℃前後，最低気温21℃前後である[11]。この気温の違いにより低地栽培品では10ヵ月程度で収穫できるのに対し，高地栽培品は1年以上，標高1,000mを超える超高地では2年近い期間を経て収穫に至る。高地栽培の場合，低地栽培と比較して果肉中のデンプン含量が増え，成熟後の糖含量も多くなるため甘いバナナとなる。飯島らの報告によるとキャベンディッシュ種の場合，低地栽培では糖度21.5％Brixに対し高地栽培では23.2％Brixとなり有意に高い糖度を示すが，含まれる糖(ショ糖，果糖，ブドウ糖)の比率は低地・高地ともに変わらない。滴定酸度においては低地栽培0.31％

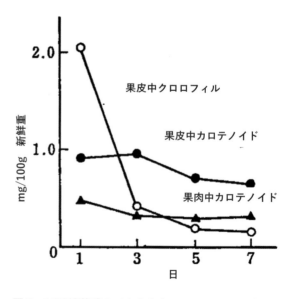

図2 20℃追熟時のバナナ中クロロフィルおよびカロテノイド量の変化[8]

に対し高地栽培 0.38 % となり高地栽培の方が高い値を示す。シュウ酸は低地栽培の方が高く，クエン酸，リンゴ酸は高地栽培の方が高い値を示す[12]。また，高地栽培は傾斜地を利用して栽培されるため水はけがよいことからバナナ果肉部の水分含量が低く，固めの食感になる。このため高地栽培バナナは従来の低地栽培バナナと比較して味が濃厚で食べ応えがあり，高級感のあるバナナとして消費者から支持されている。

6. バナナに含まれる機能性成分と健康への寄与

バナナはビタミンB_6，ビタミンCなどのビタミン類，カリウム，マグネシウムなどのミネラル類を豊富に含む。また，水溶性および不溶性の食物繊維も豊富に含む。食後血糖値の上昇度合いの指標であるグリセミック・インデックス（GI）は白米 84，食パン 91 に対しバナナは 52 である。

バナナの摂取がヒトの健康に及ぼす影響に関する研究も国内外で行われており[10]，ヒト腸内の有用細菌叢の増加および血中マグネシウム濃度の上昇，肥満者における貧血抑制効果，血糖値の降下作用，血中 LDL コレステロール値の低下などの報告がある[13]-[15]。ヒトの健康に寄与するバナナの機能性成分としてはカロテノイド，水溶性・不溶性食物繊維のほかにポリフェノール化合物があげられる[10]。バナナの果皮および果肉には維束管に沿ってタンニン細胞が発達しており，ここに多量のポリフェノール化合物を含んでいる。また，バナナにはレジスタントスターチ（難消化性デンプン）が含まれていることも食後血糖値の急激な上昇抑制に関与していると考えられている。

7. 機能性表示食品としてのバナナ

2024 年 4 月現在，機能性表示食品として販売されているバナナは 10 銘柄程存在する[16]。これらの商品の機能性関与成分はすべて GABA（γ-アミノ酪酸）で，表示しようとする機能性は「高めの血圧を低下させる機能」が最も多く，次いで「事務作業に伴う一時的な精神的ストレスを緩和する機能」である。届け出を行った企業はいずれも独自のブランド名を展開し（例：「特撰」「スウィーティオ」；（株）ドール，「甘熟王」；（株）スミフルジャパン，「ごほうびバナナ」；（株）ユニフルーティージャパン，等）商品の差別化を図っている。

これまで述べてきたように，バナナにはさまざまな機能性成分が含まれていることから，今後 GABA 以外の機能性関与成分での機能性表示食品が登場する可能性は十分考えられる。消費者はおいしさに加えて機能性でバナナを選ぶ時代が到来している。

文 献

1) 日本バナナ輸入組合ホームページ．
https://www.banana.co.jp/basic-knowledge/history/
2) 財務省貿易統計（2022）．
https://www.customs.go.jp/toukei/info/
3) ローナ・ピアッティ＝ファーネル，大山昌（訳）：バナナの歴史，原書房，7-61 (2016).
4) R. V. Valmayor et al.: Banana cultivar names and synonyms in southeast Asia, International Network for the Improvement of Banana and Plantain, 1-24 (2000).
5) 川口真規子ほか：日本栄養・食糧学会誌，**69** (2), 75 (2016).
6) 伊藤三郎：果実の機能と科学，朝倉書店，164-165 (2011).
7) H. Wyman and J. K. Palmer: *Plant Physiol.*, **39** (4), 630 (1964).
8) 緒方邦安，寺井弘交：日本食品科学工学会誌，**26** (5), 199 (1979).
9) H. Zhou et al.: *Food Sci. Technol. Res.*, **23** (4), 603 (2017).
10) A. Pereira and M. Maraschin: *J. Ethnopharmacol.*, **160**, 149 (2015).
11) 鈴野弘子，石田裕：日本食品科学工学会誌，**52** (10), 479 (2005).
12) 飯島久美子ほか：日本調理科学会誌，**41** (1), 49 (2008).
13) 水谷剛，渡辺陽介：第 57 回日本栄養・食糧学会大会講演要旨集，94 (2003).
14) 金澤武道：日本未病システム学会誌，**12** (1), 114 (2006).

15) 伊藤明子ほか：薬理と治療, **50** (5), 855 (2022).
16) 消費者庁 機能性表示食品届出制度データベース．
https://www.caa.go.jp/policies/policy/food_labeling/foods_with_function_claims/search/

〈川口　真規子〉

第10節
パインアップルの品質評価
―食味官能試験による加工用と生食用のパインアップルの品質評価

1. はじめに

　沖縄県では，亜熱帯気候を活かして熱帯果樹が栽培されている．特にパインアップルは盛んに栽培されてきており，沖縄県においてサトウキビとパインアップルは基幹的な作物として位置づけられてきている[*1]．

　パインアップルは，収穫時期の見極めが難しい．パインアップルは，緑熟するので果皮の色で熟度を判別できない．基本的に農家が一つひとつ打音により判断して収穫している．熟度判定がミカンなどのような果物のようにNIR(近赤外線)により非破壊で判定できるのであれば[*2]，品質の安定したパインアップルを消費者に提供することが可能となる[1)-3)]．

　パインアップル缶詰の品質評価における既往の主要な研究をみると，全般的なパインアップルの品質問題をまとめたものに渡辺[4)]の研究成

[*1] 加工用パインアップルは，今や輸入割当制度(以下「TQ制度」と略す)によって持ちこたえている状況にある．沖縄県でのTQ制度(沖縄県2023)は，「沖縄産パインアップル缶詰を購入するものが，その数量に見合った一定量を輸入する場合に，無税(一次税率)を適用し，沖縄産パインアップル缶詰の販路を確保する一方，その他の輸入については33円/kg(二次税率)の関税を適用する仕組みである．この制度によって，沖縄産パインアップルが安い外国産との価格競争面で保護される仕組みとなっている」．さらに沖縄県農林水産部(2023)の資料[6)]によると，2021年度における抱き合わせ比率をみると沖縄産製造見込数量が36千ケースのところ，関税割当数量は1,878千ケースであった．加工用の沖縄産パインアップルは，関税によって保護されて存続している．

[*2] 果実は販売にあたって，糖度を基準として販売促進を行うことが多い．ところがパインアップルは果皮が厚く，ミカンやマンゴーのようにNIRによって機械による糖度計測ができない．非破壊での機械計測ができないので，糖度を中心とした品質の安定が不十分である．

果があげられる。渡辺によると，琉球(ママ)パイン缶詰の品質問題は，栽培での改善と工場の計画的な配置であり，工場経営者の品質に対する配慮の欠如も原因があることであった。作る側とそれを加工する側に問題があり，それが改善できていないから缶詰のパインアップルで品質が良くないということにつながっていた。さらに桜井[5]は，品質評価について言及している。桜井によると輸入パインアップル缶詰の品質評価で沖縄産の評価が，15サンプル中13サンプルにおいてB判定以下の低評価であった[*3]。沖縄県における加工用のパインアップル品質での問題は，戦後復興し始めた1950年代以降，桜井が指摘している。さらに1960年代に当山・金城[7]の成果があげられる。しかし，それは加工用としてのパインアップル缶詰の品質問題であり，加工用のみならず生食用パインアップルにおいて十分な考察がされていない。また，加工用果物として果物缶詰に関する研究は，果肉の品質を向上させるための栽培技術より，缶詰に果肉を適させる技術が中心的となっている[*4]。現状からしてパインアップルにおける品質問題を中心とした消費者の食味官能試験，加工用と生食用ともに研究成果が十分となっていない。

本節における目的は，沖縄県産(以下「国産」と略す)パインアップルを中心に食味官能のあり方を，消費者である回答者を対象にして検討をする。さらに，糖度計により計測された糖度が回答者にとって妥当性をもつものか検証するものである。以上のことで，消費者である回答者が国産パインアップルの品質をどのようにとらえて，その評価を決めているのかを明らかにすることである。

2. 研究方法および調査方法

生食用と加工用ともにパインアップルの切り身からサンプルを取り出して糖度を計測し，その計測値と消費者である回答者によるパインアップルの食味官能試験によって，生食用であるならば果肉の甘味をはじめとする味覚と食べ頃を検討しようとすることである。また，加工用においても果肉の品質が十分なものであるのかを明らかにするものである[*5]。

2.1 生食用パインアップルにおける研究方法

沖縄県はパインアップルの産地であり，県民のパインアップルを食べる機会がほかの46都道府県よりある。食味官能試験の実施はパインアップルの食習慣が多くあり，パインアップルの味覚に適切な反応を得やすい場所として沖縄県那覇市を選定した。食味官能試験を実施するにあたり，糖度計で糖度を計測・分析した。糖度分析結果は，表1に示すとおりである。食味官能試験は，2014年8月21・22日に那覇中央郵便局において実施した。実際の食味官能試験は，パインアップルを一口サイズに切り分けて聞き取り使用した[*6]。

表1 供試材料の糖度および産地

(単位：°Bx)

調査月日	供試材	平均糖度	産地
8月21日	A	11.3	沖縄県宜野座産
	B	13.6	フィリピン産
	C	10.4	沖縄県石垣産
8月22日	D	13.8	沖縄県宜野座産
	E	14.5	フィリピン産
	F	11.5	沖縄県石垣産

資料：糖度を計測した結果と供試材料の表記より作成

[*3] 桜井の成果は1950年代であった。1950年代の沖縄県はアメリカ統治下にあるので，桜井の研究において沖縄県産品は全て輸入品として扱われていた。
[*4] 芥田・村山・高坂[10]，芥田・村山・伊福[11]，宮川・竹花[12]，竹花・小倉[13]，村山・芥田[14]があげられるが，これらの研究は製造技術に特化している内容である。
[*5] 本節は，菊地・平良[15]，菊地・中村[16]を中心に加筆，削除，修正したものである。
[*6] 沖縄県産露地パインアップルの旬は，7月から8月上旬である。食味官能試験を実施した時期は8月下旬であり，沖縄県産露地パインアップルとしては旬を過ぎていた。このことが影響して糖度の値が低いパインアップルとなった。

食味官能試験は消費者に最低点1点，最高点5点の5段階で評価させた。調査項目は，「果肉の色」「果肉の香り」「果肉の硬度」「果肉の甘味」「果肉の酸味」「果肉の食べ頃」「果肉の糖酸比バランス」と属性である。パインアップルは糖度が高いだけではなく，酸味とのバランスが味の決め手となる（川満・與儀ほか[8]）。「果肉の甘味」「果肉の酸味」「果肉の糖酸比バランス」がパインアップルの食味官能試験では重要な項目となる。

2.2 加工用パインアップルにおける研究方法

食味官能試験を実施するにあたり，使用した缶詰の原産国および単価は表2に示すとおりである。TQ制度による比率は，2015年度において1：54.7である（沖縄県[9]）。なお，近年でのTQ制度による比率は，2021年度において1：51.9となっている（沖縄県[6]）[*7]。

食味官能試験は，アンケート形式により2015年11月3日に実施した。食味官能試験を実施する前に，それぞれのパインアップルの果肉を糖度計にて計測をした。その結果は，表3に示すとおりである。アンケートの項目は，「果肉の色」「香り」「硬度」「甘味」「酸味」「食感」の7項目である。そして，回答者に対してそれぞれ表4に示す尺度で評価してもらい，尺度に合わせた点数は最低1点から最高5点で評価させた。ただし，5点であっても項目によっては良い評価となるわけではない。特に「硬度」では5点となると「やわらかすぎる」となり，果肉の状態が良いから5点ということではない。「硬度」については果肉の硬さが「普通」であることが望ましいこととした。食味官能試験は，埼玉県春日部市に立地する私立大学構内で一般者が多数訪れる学園祭において実施した[*8]。

表2　パインアップル缶詰の原産国と価格

（単位：円，g，円/g）

	A	B	C
原産国	フィリピン	日本	フィリピン
価格	348.0	380.0	205.0
固形重量	351	340	340
g当たり単価	0.99	1.12	0.60

資料：缶詰の表示より転記

表3　食味官能試験に使用したパインアップル缶詰の糖度

（単位：°Bx）

	A	B	C
平均値	14.7	15.9	17.0
標準偏差	1.73	2.37	2.01

資料：糖度を計測した結果より作成

3. 生食用パインアップルの食味官能試験による評価

3.1 回答者の属性

表5は回答者の属性を示す。性別では両日とも大きな偏りはみられない。年齢でみると，両日ともに年齢層に偏りは少ない。世帯員数において，両日とも3人以下の核家族が多い。

以上の特徴をもつ回答者を対象にしてパイン

[*7] TPPの影響が懸念される品目にパインアップルがある。パインアップルは沖縄県だけで栽培されている。関税割当制度による生産者保護政策で加工用パインアップルは保護されて，生食用パインアップルに17％の関税がかけられている。TPP協定に署名した2018年から11年目に生食用パインアップルの関税は撤廃され，缶詰用途となる加工用の枠外である二次税率は，TPP協定に署名した2018年からの11年目までに段階を経て15％削減となることとなった。2024年現在，残された期間はあと5年である。

[*8] 菊地・平良[15]，菊地・中村[16]の両文献とも2024年現在からみて，9年前と10年前の調査結果である。消費者のパインアップルに対する認識は，日々進展していることを踏まえると，情報が古いことは否めない。しかし，当時の消費者におけるパインアップルへのとらえ方が，どのようなものであったかを示す一事例となる情報の提供となるといえる。

表4　アンケートの評価得点

(単位：点)

	悪すぎる	悪い	普通	良い	とても良い
発　色	1	2	3	4	5
香　り					
	硬すぎる	やや硬い	普通	やわらかい	やわらかすぎる
硬　度	1	2	3	4	5
	少なすぎる	少ない	普通	やや多い	多い
甘　味	1	2	3	4	5
酸　味					
	未熟すぎる	未熟	過熟している	やや過熟である	食べ頃である
食　感	1	2	3	4	5
	酸味がかなり強い	酸味が強い	甘味が多い	甘味がかなり多い	バランスが良い
糖酸比バランス	1	2	3	4	5

表5　回答者の属性（2014年調査）

(単位：人，％)

			実　数	割　合
性　別	8月21日	男子	14	42.4
		女子	19	57.6
	8月22日	男子	9	39.1
		女子	14	60.9
年　齢	8月21日	50歳以下	18	54.5
		51歳以上	15	45.5
	8月22日	50歳以下	7	30.4
		51歳以上	16	69.6
世帯員数	8月21日	3人以下	21	63.6
		4人以上	12	36.4
	8月22日	3人以下	12	52.2
		4人以上	11	47.8

資料：食味官能試験の結果より作成

アップルの食味官能試験を主要な属性別で検証した[*9]。

3.2　性別にみた食味官能試験の評価

表6に示すように，回答者の「果肉の甘味」への官能でみると，回答者は全てのパインアップルに対して4.0点以上となっていない。回答者は甘味を感じていない[*10]。Cパインアップルは，10.4°Bxと糖度の低い。男子の回答者は「果肉の色」「果肉の香り」について，それぞれ

[*9] なお，就業別でも食味官能試験では回答をいただいたが，多くの回答者が就業者であり，主婦や年金受給者は少ないので，考察に含めなかった。

[*10] 「果肉の甘味」に対して，4.0点以上の評価は，年齢別における51歳以上でのAパインアップル，月収別における29万円以下でのDパインアップルと30万円以上のAパインアップルだけである。

表6　性別にみたパインアップルの食味官能試験での評価

(単位：°Bx, 点)

				糖度	果肉の色	果肉の香り	果肉の硬度	果肉の甘味	果肉の酸味	果肉の食べ頃	果肉の糖酸比バランス
男子	8月21日	A	平均値	11.3	3.8	3.7	3.6	3.8	4.2	3.1	2.9
			標準偏差	−	0.70	0.83	0.65	1.42	1.05	1.00	0.86
		B	平均値	13.6	3.0	3.6	2.7	2.9	3.9	2.4	2.8
			標準偏差	−	0.68	0.94	0.83	1.27	1.29	0.65	0.97
		C	平均値	10.4	2.7	2.8	3.5	2.6	4.3	2.8	2.7
			標準偏差	−	0.83	0.97	1.22	1.34	0.91	0.70	0.73
	8月22日	D	平均値	13.8	4.1	3.8	3.9	3.4	4.3	3.0	2.4
			標準偏差	−	0.60	1.09	0.60	1.24	0.71	0.87	1.13
		E	平均値	14.5	3.6	3.7	3.6	3.2	3.0	3.2	2.7
			標準偏差	−	1.01	1.00	0.53	1.20	1.73	0.67	1.12
		F	平均値	11.5	3.1	3.0	3.3	2.7	3.7	2.4	2.4
			標準偏差	−	1.05	0.87	0.87	1.87	1.41	1.01	1.33
女子	8月21日	A	平均値	11.3	4.1	3.7	3.4	3.9	3.4	3.1	2.6
			標準偏差	−	0.74	0.93	0.51	1.56	1.46	1.05	1.26
		B	平均値	13.6	2.9	3.1	3.3	3.1	2.7	3.2	3.2
			標準偏差	−	0.74	1.22	0.65	1.20	1.38	0.96	1.13
		C	平均値	10.4	2.5	2.8	3.5	2.7	3.7	3.1	2.5
			標準偏差	−	0.96	1.03	1.12	1.37	1.34	1.08	1.07
	8月22日	D	平均値	13.8	3.9	3.9	3.6	3.9	4.3	3.0	2.9
			標準偏差	−	1.00	0.66	0.65	1.21	0.73	0.87	0.95
		E	平均値	14.5	3.0	3.3	3.5	3.8	3.0	3.2	3.4
			標準偏差	−	0.78	1.27	1.16	0.97	1.47	0.67	0.84
		F	平均値	11.5	2.7	2.5	2.8	2.7	2.8	2.4	2.5
			標準偏差	−	1.14	1.22	1.81	2.02	1.67	1.01	1.29

資料：食味官能試験の結果より作成
注)評価は，回答者に5段階でしていただいた

2.7点と2.8点の「悪い」と評価している。試食する前の評価が悪く，試食中での評価である「果肉の硬度」では，3.5点と「普通」と評価している。しかし，糖度がほかの2つよりも低いこともあって，回答者は「果肉の甘味」に対して2.6点の「少ない」と評価している。一方で，回答者は「果肉の酸味」に対して4.3点と「やや多い」と評価している。この試食前の評価が低いことと酸味への食味官能が多いことで，回答者は「果肉の食べ頃」に対して2.8点と「未熟である」と評価している。回答者は，未熟な果肉であるがゆえに「果肉の糖酸比バランス」に2.7点と「酸味が強い」と評価している。

同様にCパインアップルについて女子は，試食する前で「果肉の色」「果肉の香り」に対して2.5点，2.8点と「悪い」と評価している。そして，試食中での評価において回答者は「果肉の硬度」に対して3.5点と「普通」と評価しつつも，「果肉の甘味」に対しては2.7点と「少ない」と評価している。さらに回答者は「果肉の食べ頃」に対して3.1点と「食べ頃」と評価しつつも，「果肉の糖酸比バランス」に2.5点と「酸味が強い」と評価している。

2回目のFパインアップルは糖度が低い。男子におけるFパインアップルについての回答

は，試食前の「果肉の色」「果肉の香り」について3.0点台の「普通」と評価している。このパインアップルについて回答者は，糖度が低い値であるがゆえに「果肉の甘味」に対して2.7点の「少ない」と評価し，「果肉の酸味」に対して3.7点の「普通」と評価している。回答者の甘味への食味官能が良くないことで，「果肉の食べ頃」に対しては2.4点の「未熟である」と評価している。

一方，女子の回答者はFパインアップルに対して「果肉の色」「果肉の香り」ともに2.0点台であり，「悪い」と評価している。そして「果肉の甘味」に対して回答者は，2.7点の「少ない」と評価している。糖度も11.5°Bxとほかの2つより値が低いことから，回答者の甘味に対する食味官能も低くなった。「果肉の糖酸比バランス」でみると2.5点と糖酸比バランスの悪いものと評価している。

回答者を性別でみると男子は全てのパインアップルをバランスの悪いものと評価している。男子の「糖酸比バランス」に対する評価は厳格なものとなっている。女子は「果肉の硬度」と「果肉の食べ頃」を関連させて評価している。女子は男子よりも「果肉の食べ頃」に対して寛容な評価であった。

3.3 年齢別にみた食味官能試験の評価

年齢別にみたパインアップルの食味官能試験での評価の結果は表7にまとめた。1回目のAパインアップルをみると，糖度が11.3°BxとBパインアップルの次に糖度の値が高い。50歳以下の回答者における1回目のAパインアップルは，「果肉の硬度」に3.4点と「普通」と評価している。Aパインアップルは糖度11.3°Bxである。しかし，回答者の「果肉の甘味」に対する官能は，「普通」の3.7点である。逆に「果肉の酸味」は4.1点と「やや多い」となっており，回答者の酸味に対する食味官能は高い。

51歳以上の回答者におけるAパインアップルの食味官能は，試食する前の「果肉の色」「果肉の香り」に対して，それぞれ4.3点と4.0点の「良い」と評価している。さらに回答者は「果肉の硬度」に対して3.6点の「普通」の評価をし，「果肉の甘味」は4.1点と「やや多い」と評価している。そして，「果肉の食べ頃」に対する評価は，3.5点の「食べ頃」となっている。回答者の「果肉の糖酸比バランス」への評価は，3.2点と「バランスが良い」である。

Eパインアップルは糖度14.5°Bxであり，糖度の値が高い。50歳以下の回答者の食味官能は，試食する前の「果肉の香り」に4.3点と「良い」と評価している。そして，「果肉の硬度」に対して3.4点と「普通」と評価している。しかし，「果肉の酸味」に対して回答者は，2.7点の「少ない」と評価している。酸味が少ないことで回答者は，「果肉の食べ頃」において3.3点と「食べ頃」と評価している。

51歳以上の回答者におけるEパインアップルは，「果肉の甘味」への評価が4.0点を超えていない。「果肉の甘味」は3.4点の「普通」であり，「果肉の硬度」に対しても3.5点と「普通」と評価している。また回答者は，「果肉の食べ頃」に対して3.3点の「食べ頃」と評価している。糖度は14.5°Bxと高い値にもかかわらず果肉自体の甘味は少ないパインアップルと評価している。

年齢別は糖度と「果肉の食べ頃」の関係に特徴が出ている。50歳以下の回答者は糖度が高くとも，「果肉の甘味」を感じない場合がある。50歳以下の回答者は，甘味に対する食味官能が厳格である。51歳以上の回答者は試食前の評価が良いと「果肉の甘味」に対して寛容な評価となっている。

3.4 世帯員別にみた食味官能試験の評価

世帯員別の評価は，表8に示すとおりである。1回目の3人以下の回答者の食味官能試験におけるBパインアップルに対して，この回答者は「果肉の色」について2.8点の「悪い」

表7 年齢別にみた食味官能試験での評価

(単位：°Bx, 点)

				糖度	果肉の色	果肉の香り	果肉の硬度	果肉の甘味	果肉の酸味	果肉の食べ頃	果肉の糖酸比バランス
50歳以下	8月21日	A	平均値	11.3	3.7	3.5	3.4	3.7	4.1	2.8	2.3
			標準偏差	–	0.57	0.86	0.61	1.64	1.11	0.88	0.97
		B	平均値	13.6	2.8	3.2	2.9	2.6	3.1	2.6	3.1
			標準偏差	–	0.71	1.10	0.80	1.20	1.39	0.86	1.06
		C	平均値	10.4	2.4	2.8	3.4	2.4	4.1	2.7	2.5
			標準偏差	–	0.85	1.15	1.10	1.29	1.02	0.69	0.62
	8月22日	D	平均値	13.8	3.7	3.7	3.7	4.0	4.1	2.4	1.9
			標準偏差	–	0.76	1.11	0.49	1.41	0.69	0.53	0.69
		E	平均値	14.5	3.6	4.3	3.4	3.9	2.7	3.3	3.3
			標準偏差	–	0.79	0.76	0.53	0.69	1.60	0.49	0.49
		F	平均値	11.5	3.1	2.9	3.0	1.7	4.0	2.0	2.4
			標準偏差	–	0.90	0.90	0.58	1.70	1.15	1.15	0.98
51歳以上	8月21日	A	平均値	11.3	4.3	4.0	3.6	4.1	3.3	3.5	3.2
			標準偏差	–	0.80	0.85	0.51	1.28	1.54	1.06	1.08
		B	平均値	13.6	3.1	3.4	3.1	3.5	3.3	3.2	3.0
			標準偏差	–	0.70	1.18	0.74	1.06	1.54	0.86	1.13
		C	平均値	10.4	2.9	2.7	3.5	3.1	3.7	3.3	2.7
			標準偏差	–	0.92	0.80	1.25	1.33	1.39	1.10	1.22
	8月22日	D	平均値	13.8	4.1	3.9	3.6	3.6	4.4	3.1	3.1
			標準偏差	–	0.89	0.72	0.62	1.15	0.72	0.57	0.93
		E	平均値	14.5	3.1	3.1	3.5	3.4	3.1	3.3	3.0
			標準偏差	–	0.93	1.12	1.10	1.21	1.54	0.70	1.15
		F	平均値	11.5	2.8	2.6	2.9	3.1	2.8	2.9	2.5
			標準偏差	–	1.18	1.20	1.69	1.89	1.65	1.29	1.41

資料：食味官能試験の結果より作成
注）評価は，回答者に5段階でしていただいた

と評価している。果肉の発色は悪いが，「果肉の香り」は3.1点の「普通」と評価している。回答者は試食中の「果肉の硬度」に対して2.9点と「やや硬い」と評価し，3人以下の回答者は果肉が硬いことにより，「果肉の食べ頃」に対して2.9点の「未熟である」と評価している。一方，回答者は「果肉の甘味」「果肉の酸味」に対して，3.0点台の「普通」と評価していることから，「果肉の糖酸比バランス」は3.0点の「バランスが良い」となっている。

Bパインアップルは13.6°Bxと糖度が高い。しかし，1回目の4人以上の回答者はBパインアップルに対して，「果肉の硬度」が3.3点と「普通」と評価している。「果肉の食べ頃」について回答者は，2.8点と「未熟である」と評価している。Bパインアップルは糖度が高いが，回答者の「果肉の甘味」に対する評価が3.2点である。

2回目におけるFパインアップルへの3人以下の回答者の評価は，「果肉の色」「果肉の香り」がともに2.0点台の「悪い」となっている。「果肉の硬度」に対して回答者は，2.9点と「やや硬い」と評価している。そして，「果肉の甘味」「果肉の酸味」に対して回答者は，2.0点台の「少ない」と評価している。甘味が少なく酸味も少ないことで，「果肉の食べ頃」に対し

表8 世帯員数別にみた食味官能試験での評価

(単位：°Bx，点)

				糖度	果肉の色	果肉の香り	果肉の硬度	果肉の甘味	果肉の酸味	果肉の食べ頃	果肉の糖酸比バランス
3人以下	8月21日	A	平均値	11.3	4.0	3.8	3.4	3.8	4.0	3.0	2.8
			標準偏差	−	0.77	0.98	0.60	1.44	1.18	0.97	1.14
		B	平均値	13.6	2.8	3.1	2.9	3.0	3.0	2.9	3.0
			標準偏差	−	0.68	1.06	0.70	1.16	1.45	0.83	1.10
		C	平均値	10.4	2.6	2.7	3.5	2.7	3.8	3.0	2.8
			標準偏差	−	1.08	0.90	1.12	1.45	1.33	0.92	1.08
	8月22日	D	平均値	13.8	4.0	4.1	3.5	3.9	4.3	2.8	2.6
			標準偏差	−	0.95	0.79	0.52	1.16	0.65	0.45	0.79
		E	平均値	14.5	3.2	3.3	3.5	3.4	3.0	3.5	3.1
			標準偏差	−	0.94	1.15	0.62	1.24	1.54	0.52	1.24
		F	平均値	11.5	2.9	2.6	2.9	2.3	2.7	2.3	2.0
			標準偏差	−	1.31	1.24	1.62	1.92	1.78	1.37	1.45
4人以上	8月21日	A	平均値	11.3	3.9	3.6	3.6	3.9	3.3	3.2	2.7
			標準偏差	−	0.67	0.67	0.51	1.62	1.54	1.11	1.07
		B	平均値	13.6	3.2	3.5	3.3	3.2	3.5	2.8	3.1
			標準偏差	−	0.72	1.24	0.87	1.34	1.45	1.06	1.08
		C	平均値	10.4	2.7	2.9	3.5	2.7	4.2	2.8	2.3
			標準偏差	−	0.49	1.16	1.24	1.15	0.94	0.97	0.45
	8月22日	D	平均値	13.8	4.0	3.5	3.9	3.5	4.3	3.0	2.8
			標準偏差	−	0.77	0.82	0.70	1.29	0.79	0.77	1.25
		E	平均値	14.5	3.3	3.5	3.3	3.7	3.0	3.1	3.1
			標準偏差	−	0.90	1.21	1.19	0.90	1.61	0.70	0.70
		F	平均値	11.5	2.8	2.8	3.1	3.1	3.6	3.0	3.0
			標準偏差	−	0.87	0.98	1.45	1.92	1.29	1.18	0.89

資料：食味官能試験の結果より作成
注）評価は，回答者に5段階でしていただいた

て回答者は2.3点の「未熟である」と評価している。回答者は「果肉の糖酸比バランス」に対して2.0点の「酸味が強い」と評価している。そして，Fパインアップルは糖度が11.5°Bxと低い値であることで，回答者は「果肉の糖酸比バランス」でみて，酸味が際立った未熟な果肉と評価したということである。

2回目において，Fパインアップルでの4人以上の回答者は，「果肉の色」「果肉の香り」に対して2.0点台の「悪い」と評価している。回答者は「果肉の硬度」に3.1点の「普通」と評価しつつ，回答者は「果肉の甘味」「果肉の酸味」に対して，3.1点と3.6点の「普通」と評価している。糖度が11.5°Bxと低い値でありながら，回答者の官能において「果肉の甘味」と「果肉の酸味」は，「普通」であると評価している。そして，「果肉の食べ頃」に対して回答者は3.0点と「食べ頃」と評価しており，「果肉の糖酸比バランス」に対しては3.0点と「バランスが良い」と評価している。

世帯員別での特徴は，食べ頃を硬度の食味官能により評価することである。3人以下の回答者は，硬度が「普通」であるならば，ほぼ全てが食べ頃と評価する。4人以上の回答者は硬度が「普通」であれば，ほぼ食べ頃と評価する。

4. パインアップル缶詰の食味官能試験
4.1 回答者の属性

表9は回答者の属性を示したものである。性別でみると女性の回答者が多い。居住地は調査地が春日部市で実施したことから埼玉県内の回答者が42名(84.0％)であった。年齢をみると回答者は，40歳以上が約7割を占めている[*11]。世帯員数をみると，4名以上が31名(62.0％)であった。主要な属性別に以下，パインアップル缶詰の食味官能試験を検証した。

4.2 性別にみた食味官能試験における評価

性別にみた評価を表10に示す。男子での評価は，BやCのように果肉の「硬度」で4.0点の「やわらかい」という評価となると，「甘味」で4.0点台の「やや多い」と評価となる。Cは，「やわらかい」ことが「食感」において3.9点の「過熟している」につながっている。また，Cは「酸味」が「やや多い」の4.0点であるものの，「過熟している」ということから「糖酸比バランス」では3.5点の「甘味が多い」という評価になっている。Bでは「甘味」に4.3点の「やや多い」という評価になるが，「食感」において4.3点の「やや過熟である」とあって，「酸味」への評価は3.9点の「普通」となっている。そして「糖酸比バランス」では3.1点の「甘味が多い」の評価につながっている。

女子をみると点数に若干の差はありつつも，3つの供試材に対してほぼ同じような傾向がみられている。そして回答者の食味官能試験による評価は，糖度による差がほぼ関係していない。果肉の「硬度」が4.0点台の「やわらかい」という評価となると，「食感」は4.0点台の「やや過熟である」の評価につながっている。そして，「甘味」や「酸味」への評価も4.0点台の「やや多い」ということになっている。そして，「糖酸比バランス」では，「食感」において「やや過熟である」ということで3.0点台の「甘

表9　回答者の属性（2015年調査）

（単位：人，％）

		実　数	割　合
性　別	男子	14	28.0
	女子	35	70.0
居住地	東京	3	6.0
	埼玉	42	84.0
	栃木	1	2.0
年　齢	30代	14	28.0
	40代	21	42.0
	50代	6	12.0
	60代以上	7	14.0
世帯員数	単身	4	8.0
	2人	6	12.0
	3人	8	16.0
	4人	21	42.0
	5人以上	10	20.0

資料：食味官能試験の結果より作成

味が多い」という評価になっている。

4.3 年齢別にみた食味官能試験における評価

年齢別には，30代以下，40代，50代以上の3つの年齢層に分けた。年齢別における3つの供試材について表11からみると，どの年齢層であっても果肉の「甘味」に関してみると，30代以下でBが3.8点である以外は全て4.0点以上となっている。Bは糖度15.9°Bxであるにもかかわらず，回答者からすると糖度が「普通」であるという評価になっている。30代以下におけるBは果肉の「硬度」で4.6点の「やわらかい」，「酸味」で4.1点の「やや多い」，「食感」で4.4点の「やや過熟である」となっており，AとCとほぼ同じ評価の傾向にみられながらも「甘味」だけが，少しだけ評価が低くなった。30代以下は「糖酸比バランス」では全て「過熟している」の3.0点台となっている。し

[*11] 食味官能試験は学生が回答をしているが，学生は経済的な自立をしていないので，分析対象からは除外した。

表10 糖度と性別にみた果肉の食味官能試験での評価

(単位：°Bx，点)

			糖度	発色	香り	硬度	甘味	酸味	食感	糖酸比バランス
男子	A	平均値	14.7	3.4	3.2	3.8	4.5	4.2	3.9	3.0
		標準偏差	1.73	0.62	0.58	0.86	0.63	0.94	1.33	1.36
	B	平均値	15.9	3.5	3.2	4.5	4.3	3.9	4.3	3.1
		標準偏差	2.37	0.63	0.58	0.75	0.96	1.25	1.22	1.53
	C	平均値	17.0	3.1	3.2	4.2	4.0	4.0	3.9	3.5
		標準偏差	2.01	0.70	0.97	0.89	0.93	1.31	1.38	1.18
女子	A	平均値	14.7	3.5	3.3	4.2	4.3	4.3	4.1	3.5
		標準偏差	1.73	0.61	0.63	0.81	0.99	0.91	1.45	1.52
	B	平均値	15.9	3.4	3.3	4.5	4.0	4.2	4.0	3.2
		標準偏差	2.37	0.65	0.58	0.74	1.17	0.87	1.40	1.56
	C	平均値	17.0	3.3	3.2	4.5	4.1	4.4	4.5	3.8
		標準偏差	2.01	0.77	0.62	0.61	1.02	0.83	0.81	1.40

資料：食味官能試験の結果より作成

表11 糖度と年齢別にみた果肉の食味官能試験での評価

(単位：°Bx，点)

			糖度	発色	香り	硬度	甘味	酸味	食感	糖酸比バランス
30代以下	A	平均値	14.7	3.4	3.3	4.1	4.4	4.2	4.1	3.5
		標準偏差	1.73	0.61	0.46	0.91	0.62	0.89	1.51	1.39
	B	平均値	15.9	3.5	3.2	4.6	3.8	4.1	4.4	3.0
		標準偏差	2.37	0.63	0.42	0.73	1.26	0.83	1.23	1.57
	C	平均値	17.0	3.1	3.1	4.6	4.1	4.3	4.8	3.5
		標準偏差	2.01	0.83	0.47	0.48	1.00	0.88	0.43	1.45
40代	A	平均値	14.7	3.5	3.2	3.9	4.2	4.4	3.6	3.2
		標準偏差	1.73	0.66	0.68	0.73	1.12	0.80	1.50	1.53
	B	平均値	15.9	3.5	3.3	4.4	4.1	4.1	3.9	3.2
		標準偏差	2.37	0.66	0.64	0.73	1.04	0.94	1.46	1.46
	C	平均値	17.0	3.3	3.4	4.2	4.1	4.5	4.1	4.0
		標準偏差	2.01	0.71	0.85	0.87	1.02	1.02	1.15	1.25
50代以上	A	平均値	14.7	3.4	3.2	4.5	4.5	4.0	4.7	3.5
		標準偏差	1.73	0.48	0.40	0.81	0.67	1.13	0.85	1.50
	B	平均値	15.9	3.2	3.1	4.6	4.4	3.9	4.2	3.3
		標準偏差	2.37	0.57	0.30	0.80	0.98	1.31	1.28	1.66
	C	平均値	17.0	3.1	3.0	4.8	4.1	3.8	4.3	3.3
		標準偏差	2.01	0.70	0.47	0.42	0.94	1.08	1.19	1.27

資料：食味官能試験の結果より作成

かしBに対しては，評価がほかの2つが3.5点となっているが，それよりも低い3.0点となっている。

40代では，Aをみると果肉の「硬度」で3.9点と4.0点に近いものの「普通」の評価となっている。そして，「甘味」は4.2点の「やや多い」としつつも，「酸味」で4.4点の「やや多い」の評価となっている。「糖酸比バランス」は3.2点の「甘味が多い」の評価となっている。Bをみると，試食前の評価は「普通」である。果肉の「硬度」は4.4点の「やわらかい」の評価となっており，これが「食感」で3.9点の「過熟している」につながったといえる。「甘味」と「酸味」はそれぞれ4.1点の「やや多い」という評価となっている。Cをみると，果肉の「硬度」は4.2点の「やわらかい」と評価しており，その結果として「食感」が4.1点の「やや過熟である」につながった。「甘味」では4.1点の「やや多い」という評価でありつつも，「酸味」で4.5点の「やや多い」という評価であった。以上のことから40代は糖度順の評価となったといえる。

50代以上における回答者の食味官能試験での評価は，果肉の「硬度」をみると，17.0°BxのCは4.8点，15.9°BxのBは4.6点，14.7°BxのAは4.5点の「やわらかい」という評価が糖度順となっている。「甘味」の評価は，Aが4.5点，Bが4.4点，Cが4.1点となっており，回答者の「甘味」への食味官能試験での評価は，糖度順とはならない意外な結果となっている。「酸味」の評価も「甘味」と同じ傾向となっている。しかし，「酸味」の評価は，4.0点の「やや多い」とする以外，BとCは3.9点と3.8点の「普通」となっている。「甘味」と「酸味」の評価から回答者は，3.0点台の「甘味が多い」という評価につながった。「食感」に対しては，4.0点台の「やや過熟である」という評価となっている。結果として「糖酸比バランス」では「甘味が多い」という評価につながったということである。

4.4　世帯員別にみた食味官能試験における評価

世帯員別に整理した表12によれば，3人以下の世帯における食味官能試験による評価は，Aにおいて果肉の「硬度」が4.1点の「やわらかい」という評価となっている。「甘味」は4.3点の「やや多い」とあり，「食感」では4.2点

表12　糖度と世帯員数別にみた果肉の食味官能試験での評価

(単位：°Bx，点)

			糖度	発色	香り	硬度	甘味	酸味	食感	糖酸比バランス
3人以下の世帯	A	平均値	14.7	3.6	3.1	4.1	4.3	3.9	4.2	3.2
		標準偏差	1.73	0.70	0.50	0.99	0.85	1.09	1.21	1.38
	B	平均値	15.9	3.6	3.4	4.6	4.3	4.1	4.5	3.1
		標準偏差	2.37	0.61	0.61	0.71	0.83	0.88	0.78	1.41
	C	平均値	17.0	3.0	3.2	4.4	4.1	3.9	4.4	3.6
		標準偏差	2.01	0.61	0.91	0.90	0.93	1.24	1.00	1.11
4人以上の世帯	A	平均値	14.7	3.4	3.3	4.1	4.4	4.4	4.0	3.5
		標準偏差	1.73	0.54	0.66	0.76	0.92	0.76	1.51	1.54
	B	平均値	15.9	3.4	3.2	4.5	4.0	4.0	3.9	3.2
		標準偏差	2.37	0.66	0.55	0.76	1.23	1.06	1.55	1.63
	C	平均値	17.0	3.3	3.3	4.5	4.1	4.4	4.3	3.8
		標準偏差	2.01	0.80	0.63	0.62	1.03	0.84	1.06	1.45

資料：食味官能試験の結果より作成

の「やや過熟である」となった。一方で，「酸味」に対して回答者は，3.9点の「普通」と評価している。このことから「糖酸比バランス」の評価は3.2点の「甘味が多い」ものとなっている。Bでは「硬度」が4.6点の「やわらかい」となり，「甘味」は4.3点の「やや多い」の評価となっている。果肉が「やわらかい」という評価になっていることから，「食感」は4.5点の「やや過熟である」の評価につながっている。「酸味」の評価は4.1点の「やや多い」としながらも，「糖酸比バランス」では3.1点の「甘味が多い」という評価になっている。3人以下の世帯では，果肉の「硬度」が「やわらかい」ことで「やや過熟である」と評価につながっている。「酸味」はあるもののやわらかいことで「やや過熟である」となり，「甘味が多い」という評価となっている。Cについて回答者は果肉の「硬度」において4.4点の「やわらかい」と評価し，「甘味」に対して4.1点の「やや多い」と評価している。果肉がやわらかいことで，「食感」は「やや過熟である」の4.4点と評価になっている。回答者の評価によれば，CはAと同じような傾向であった。

4人以上の世帯は3人以下の世帯と比較して，AとCにおける「酸味」での評価が異なっている。それ以外は3人以下の世帯とほぼ同じ傾向となっている。Aをみると，果肉の「硬度」は4.1点の「やわらかい」と評価している。「食感」では4.0点の「やや過熟である」となり，果肉の「硬度」に「食感」がつながっており，「甘味」においても4.4点の「やや多い」につながっている。そして「糖酸比バランス」をみると，回答者の評価は「酸味」が「やや多い」としつつも，「食感」が「やや過熟である」としていることから，「甘味が多い」とする3.5点となっている。Bについてみると「硬度」は「やわらかい」とする4.5点と評価し，「食感」は「過熟している」とする3.9点となっている。Bへの食味官能試験による評価は，過熟した果肉となっている。これを受けて「甘味」は4.0点の「やや多い」と評価しており，「糖酸比バランス」では3.2点の「甘味が多い」につながっている。Cをみると，Aと同じ傾向をもっている。しかし，糖度はCが17.0°Bxであるに対して，Aは14.7°Bxである。糖度でみると最大値と最小値の供試材が同じような評価となっている。回答者は「硬度」でみると4.5点の「やわらかい」と評価しており，「食感」において「やや過熟である」の4.3点となっている。そして「甘味」に対して4.1点の「やや多い」と評価し，「酸味」に対しても4.4点の「やや多い」としている。しかし，4人以上の世帯では，果肉の「硬度」が「やわらかい」ことで「やや過熟である」果肉と評価している。したがって，「糖酸比バランス」でみると過熟が作用して，「酸味」より「甘味」の評価をする「甘味が多い」に3.8点の評価となっている。

5. おわりに

食味官能試験によりパインアップルの品質評価を生食用と加工用ともに実施した。パインアップルは，沖縄県で基幹的な作目となっており，生食用と加工用が栽培されている。しかし，生食用であれ加工用であれパインアップルの多くは海外産の輸入品であり，消費者にとってすると一般に購入機会の多いものは海外産の輸入パインアップルとなっている。沖縄県で収穫されるものは夏季に収穫期を迎える。消費者は生食用のパインアップルを夏季に購入することができる。問題は沖縄県で生産された国産と海外産について消費者がその品質をどのように評価しているかである。品質評価の問題は，生食用のみならず加工用であっても同じ問題を抱えている。本節で実施した食味官能試験の結果を次のように示す。

5.1 生食用パインアップルの食味官能試験の結果

パインアップルの食味官能試験の結果，回答

者による糖度の値と官能に差がみられた。また，糖度が高いからといって，回答者がそれを食べ頃のパインアップルであると評価していない。むしろ回答者が甘味と酸味に対してバランス良く食味官能しなければ，高い糖度であっても回答者は，糖酸比のバランスのとれた食べ頃のパインアップルと評価していない。回答者によるパインアップルの食味官能試験と計測された糖度の妥当性の関係，さらに回答者における果肉の糖酸比のバランスが良いと果肉が食べ頃であると評価する主要な要因は，次の4点に整理できる。

第一に，回答者の食味官能試験における果肉の甘味の食味官能は，糖度に関係していない。計測された糖度の値は，回答者の食味官能と必ずしも一致していない。この傾向は全ての属性に当てはまることである。糖度が高い値であっても必ずしも甘味の食味官能は高くならない。

第二に，外形的な要素で回答者は食べ頃や糖酸比バランスを評価している。果肉の発色が良いものは，例えばAパインアップルのように糖度が11.3°Bxの低糖度であっても食べ頃なパインアップルと評価する場合がある。パインアップルにおいて外形的な要素は，果肉の糖度に関係なく食べ頃に関係している。

第三に，「果肉の硬度」によって回答者は熟度を評価している。これはほぼ全ての属性に当てはまることである。糖度が低くとも「果肉の硬度」が「普通」もしくは「やわらかい」ものであれば，回答者は果肉が食べ頃で糖酸比のバランスの良い十分熟した果肉と評価する場合をもっている。

第四に，果肉の酸味が強い場合に特長的な結果となっている。回答者は，回答者の世帯員や年齢の要因により「果肉の硬度」が「普通」であれば，酸味が強くとも「果肉の食べ頃」に対して肯定的な評価をしている。

今後，輸入パインアップルに対して国産パインアップルは，「果肉の硬度」に由来する食感と「果肉の糖酸比バランス」の食味官能での差をなくしていくことである。そして，輸入パインアップルと国産パインアップルの価格差は大きい。国産パインアップルが「果肉の糖酸比バランス」の良いパインアップルであることを，消費者に対して訴求できるくらいに高い品質にすることである。この点を深めていくことで，国産パインアップルのさらなる可能性があるといえる。

5.2　加工用パインアップルの食味官能試験の結果

パインアップル缶詰の食味官能試験による評価を実施した。回答者は糖度と食味官能における品質の評価において関係性があるとしていない。つまり，果肉の糖度が高いといっても，回答者は果肉への食味官能試験で品質の評価が高くなると言い切れないということである。パインアップル缶詰の食味官能試験の主要な結果は次の3点にまとめられる。

第一に，缶詰の原産国別にみた糖度順は，フィリピンのC(17.0°Bx)，国産のB(15.9°Bx)，フィリピンのA(14.7°Bx)である。しかし，この糖度順に回答者は食味官能試験で品質の評価がなされていない。回答者は糖度よりも別の要素で食味官能による品質の評価をしているといえる。

第二に，食味官能試験における品質の評価は果肉の「硬度」が決め手となっている。果肉がやわらかいという評価であれば，たとえ「酸味」が多い品質のものと評価されても「糖酸比バランス」で「甘味」が多い品質のものと評価することにつながっている。

第三に，果肉の「硬度」が決め手となっているが，「食感」も重要な決め手となっている。果肉が熟しているのであれば，「酸味」が多い品質のものと評価されたとしても，「糖酸比バランス」でみて「酸味」より「甘味」が多い品質のものと評価している。

以上のことから，国産パインアップルの品質は輸入パインアップルより評価が低いものと

なった。したがって，果肉の糖度が高いからといって，回答者の品質のとらえ方がそれを「食感」の良いパインアップルであると評価していない。むしろ回答者が「甘味」と「酸味」に対してバランス良い品質のものと評価しなければ，高い糖度であっても回答者は，「糖酸比バランス」のとれた「食感」の良い食べ頃のパインアップルという品質の評価をしていないということが明らかとなった。

食味官能試験で判明したように「糖酸比バランス」のとれた「食感」の良いパインアップルを，回答者は高品質なパインアップルと評価している。この結果から国産パインアップルは甘過ぎるのでなく，しかも酸味が強いものでもない，糖酸比のバランスに優れ，食べた後の感じが良い程度の硬さとなるパインアップルを目指すことが良いといえる。ただし，消費者の求める品質への評価は日進月歩であり，常に生産側は消費者ニーズに合わせ，消費者に飽きられないようにする工夫が求められるといえる。

謝　辞

共栄大学の中村哲也先生のご協力のもと，本節における食味官能試験（パインアップル缶詰）の実施ができました。感謝申し上げます。

文　献

全ての文献を網羅できないが，引用や参考にした文献は以下の通りである。

1) E. Taira, M. Ueno, Y. Kawamitsu, K. Kikuchi and T. Tanabe: Development of Quality Evaluation System for Mango Fruit using Mobile NIR, *Proceedings of the Japan-Thailand Joint Symposium on Nondestructive Evaluation Technology*, 153 (2004).
2) K. Miyamoto and T. Okura: Development of a Portable NIR Spectrophotometer and Nitrogen Nutritional Diagnosis for a Satsuma Mandarin Tree, *Proceedings of the Japan-Korea Joint Symposium on Near Infrared Spectroscopy*, 151 (2006).
3) 菊地香，平良英三：キーツ種マンゴーの官能検査と品質の関係，開発学研究，**21** (1), 62 (2010).
4) 渡辺正一：日本暖地におけるパイン栽培の問題点，熱帯農業，**6** (1), 10 (1958).
5) 桜井芳次郎：琉球及び奄美大島のパインアップル産業，熱帯農業 **2** (1), 29 (1958).
6) 沖縄県農林水産部：果樹生産の現状，令和5年版沖縄県の園芸・流通，72-87 (2023).
7) 当山清善，金城清郎：パインアップル缶詰の糖度及び酸度について（第1報）―果実の糖度と缶詰糖度との関係―，沖縄農業，**2** (2), 38 (1963).
8) 川満芳信，與儀喜代政，濱上昭人，野瀬昭博，比嘉正和：パインアップル果実の糖，有機酸，ブロメラインにおける品種間差異，季節および収穫後の変化，沖縄農業，**30** (1), 2 (1995).
9) 沖縄県農林水産部：果樹生産の現状，平成26年版沖縄県の園芸・流通，72-90 (2016).
10) 芥田三郎，村山徹雄，高坂和久：白肉桃缶詰の品質改良法について：第1報 白肉桃の赤色色素の脱色法について，山口大学農学部学術報告，**16**, 679 (1965).
11) 芥田三郎，村山徹雄，伊福靖：白肉桃缶詰の品質改良法について：第2報 桃缶詰の脱色と保色の方法について，山口大学農学部学術報告，**16**, 695 (1965).
12) 宮川裕生，竹花秀太郎：モモ缶詰の品質に関する研究：I. アントシアンの紫変現象防止について，千葉大学園芸学部学術報告，**14**, 43 (1966).
13) 竹花秀太郎，小倉長雄：モモ缶詰の品質に関する研究：II. 白肉モモ缶詰の褐変防止について，千葉大学園芸学部学術報告，**15**, 39 (1967).
14) 村山徹雄，芥田三郎：白肉桃缶詰の品質改良法について：第3報 白肉桃のアントシアニン色素とその変色について，山口大学農学部学術報告，**16**, 705 (1965).
15) 菊地香，平良英三：パインアップルの官能検査と品質の関係，農業および園芸，**90** (12), 1165 (2015).
16) 菊地香，中村哲也：食味官能試験からみたパインアップルの品質評価，農業および園芸，**92** (10), 869 (2017).

〈菊地　香／平良　英三〉

第2章 果菜

第1節 トマト

1. はじめに

トマトは世界中で最も生産量が多い野菜であり，わが国においてもその生産額は野菜類のなかで最大であることから，最も重要な野菜の1つであるといえる。タキイ種苗が長年にわたって行っている野菜と家庭菜園に関する調査[1]によると，トマトは好きな野菜ランキングの上位を常に維持している一方で，嫌いな野菜トップ10の常連でもある。これは，トマトのおいしさと機能性に高い関心が寄せられている一方で，トマトをおいしいとは感じない人が一定数いることを反映していると思われる。では，トマトのおいしさとは何だろうか？ ここでは，筆者が前任の農研機構において取り組んできた大玉トマトの内部品質の評価法を中心に紹介し，品質評価とおいしさとの関連について考察する。

2. トマトのおいしさに関連する呈味成分

トマトのおいしさには，呈味性を有する可溶性成分と香気成分，食感等が密接に関与していると考えられる。トマトをはじめとした野菜類については，香りや食感等の評価法が確立されていない場合が多いため，遊離糖，有機酸およびアミノ酸といった主要な呈味成分の分析が内部品質評価の中心となることが多いと思われる。本節では，これら主要な呈味成分を中心に，おいしさとの関連について記す。

2.1 甘味・酸味の関連成分

トマトに含まれる主な遊離糖は果糖，ブドウ糖，ショ糖であり，トマトの甘味に重要な成分である。加熱や有機溶媒抽出など，内在酵素を不活化する処理を行わずに抽出を行うと，容易にショ糖は分解されるため，本来の遊離糖組成は失われてしまう。糖の種類によって甘味の強度や温度依存性が異なることに加え，品種や栽培条件等によって各糖の含量（特にショ糖含量）が大きく異なる場合がある[2]ことから，品種や栽培条件等による甘味の質的な差異を知るためには，それぞれの糖の定量分析が必要である。ただし，生産や流通の現場においては，簡便な屈折計を用いた糖度と滴定酸度を品質指標とする場合も多いと思われる。遊離糖の合計値と糖度，有機酸の合計値と酸度とは，それぞれ高い相関関係にあるため，目的によっては，糖度・酸度が良い品質指標となる。近年では，近赤外分光法（いわゆる光センサ）による糖度の非破壊計測が大規模な生産者や選果場を中心に導入されているが，酸度の非破壊計測に関しては，糖度計測ほどの精度は望めないようである。

トマトにおいては，クエン酸とリンゴ酸を主とする有機酸の含量が酸味を決定づける重要な要素であり，糖と酸のバランスがおいしさに重要であるとされている[3,4]。しかし，近年の国内の完熟トマトを分析した経験では，リンゴ酸の含量はクエン酸含量の5％程度[2]であり，完熟トマトにおけるリンゴ酸の酸味への寄与度は小さいと思われる。早川らは，総遊離糖含量とクエン酸含量は，それぞれ分析型官能評価による甘味と酸味の官能特性値と高い正の相関があったと報告している[5]。

兵庫県中央農業技術センターの中川[4]は，おいしいトマトの指標として，図1に示した糖度・酸度の基準（糖度5％，酸度0.4％以上）を

紹介している。また，高品質な農産物の宅配事業者の社内評価[6]において，おいしいと評価されたトマトの糖度・酸度の分布域(糖度6.5％，酸度0.55％以上)を同図に示した。高価格で取引されている，いわゆる高糖度トマトには明確な糖度基準は無いようであるが，概ね8％以上の糖度のものが高糖度トマトと呼ばれることが多いようである。高糖度トマトは，酸度も極めて高い傾向にあることが知られている。やはり，トマトのおいしさには，一定程度以上の甘味と酸味が必要とされ，その強度が高い方が市場での評価が高い傾向があると考えられる。

2.2 うま味関連成分

トマトはうま味を呈する成分であるグルタミン酸を高濃度に含むことが広く認知されている。トマトらしい味は，グルタミン酸に加えてアスパラギン酸がある程度含まれることで構成されているとの報告[7]がある。干しシイタケに含まれることで知られるグアニル酸は，グルタミン酸との相乗効果により，少量でうま味を増強する呈味性ヌクレオチドである。このグアニ

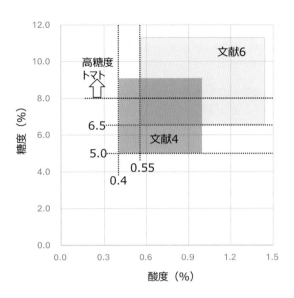

図1　おいしいとされるトマトの品質指標
文献[4][6]において，おいしいとされるトマトの糖度および酸度の分布域を網掛で表示した

ル酸が，野菜類のなかでは比較的高濃度でトマトに含まれ，図2に示したように，加熱調理によって増加することが明らかにされている[8][9]。このように，加熱調理したトマトのおいしさにはグアニル酸が貢献している可能性が

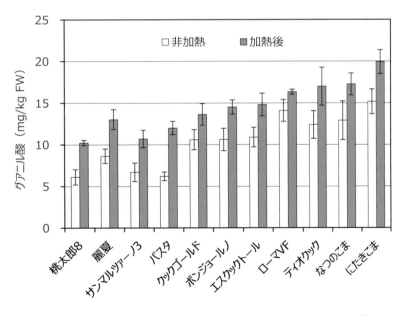

図2　オーブン加熱前後におけるグアニル酸含量のトマト品種間差[8]
生食用トマト2品種と調理用トマト9品種の果実について，オーブン加熱前(非加熱)および加熱後のグアニル酸を定量し，5果の平均値を示した。エラーバーは標準偏差を示す

あり，トマトの加熱調理を前提とした品質評価においては，グルタミン酸含量だけでなく，グアニル酸含量が重要な指標となるかもしれない。早川らの報告[5]では，生食トマトの官能評価によるうま味の官能特性値とグルタミン酸含量との間には，有意な正の相関関係は認められなかった。この報告では，グアニル酸を定量していないが，グアニル酸等の複数の成分がうま味に影響していることが，その一因なのかも知れない。

2.3 その他主要成分

呈味性との関連は未解明な部分が多いが，血圧上昇抑制作用等で知られる機能性アミノ酸（γ-アミノ酪酸：GABA）も，野菜のなかではトマトに高濃度で含まれる[10]。GABAについては，酸味と塩味の増強効果を有することを示唆する官能評価結果が報告されており[11]，GABAがトマトの食味に寄与している可能性を示唆するものとして興味深い。

また，野菜にはカリウム等のミネラルが高濃度で含まれており，呈味性に影響している可能性が考えられる。最も高濃度で含まれるカリウムイオンについては，アクあるいは渋みに寄与している可能性が指摘されている[12]。高糖度トマトの場合，遊離糖含量だけで無く，ミネラルの含量も高い傾向がある。上記の指摘のように，高いミネラル含量がおいしさを損なっている可能性も考えられるため，今後検討する必要があろう。

以上のことから，トマトの果実品質評価には，糖度だけではなく，遊離糖や有機酸，アミノ酸等の主要な呈味成分に加え，ミネラル等のカチオン類もそれぞれ定量することが望ましいと考えられる。筆者の研究室では，キャピラリー電気泳動法を活用して，これらの呈味関連成分の定量分析を行ってきた。その特徴を次項で紹介する。

3. 主要呈味関連成分の分析

遊離糖や有機酸，アミノ酸等の主要な呈味成分の定量分析は，高速液体クロマトグラフィー（HPLC）で行われるのが一般的であると思われるが，HPLC分析の場合には，それぞれの成分に適した高額な分離カラムや検出器を用いる必要がある。また，分析サンプルの精製や誘導体化等の煩雑な工程が必要とされ，劇物である有機溶媒を移動相として大量に消費するなど，コ

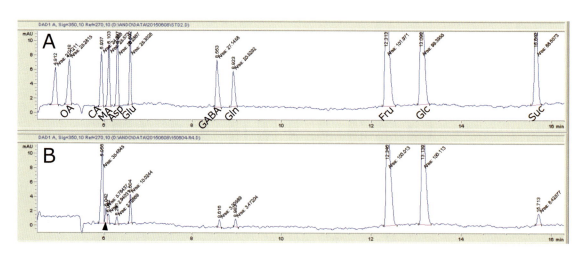

図3 標準物質（A）とトマト試料（B）のエレクトロフェログラム[2]
OA：シュウ酸，CA：クエン酸，MA：リンゴ酸，Glu：グルタミン酸，Asp：アスパラギン酸，GABA：γ-アミノ酪酸，Gln：グルタミン，Fru：果糖，Glc：ブドウ糖，Suc：ショ糖，矢印はリン酸ピークを示す。MA，GABA，Glnは，他成分ピークとの重複により，定量困難な場合がある

スト的にも労力的にも負担が大きい。これに比べ、キャピラリー電気泳動法（CE）では、分離カラムの代わりの安価な融溶シリカキャピラリーとフォトダイオードアレイ検出器を用いることで、高濃度の遊離糖や有機酸およびアミノ酸については、一度の電気泳動で分析すること（間接吸光法）が可能である[13]。トマト果実のCE分析の結果の一例を図3に示す。CE法では、サンプルの面倒な精製や誘導体化は必要なく、電気泳動液に用いる試薬等も極少量で済む。さらに、電気泳動条件を変えるだけで、カリウム等の主要カチオンの分析も可能である。以上のように、CEは高い利便性を持っている。HPLCの高い再現性には敵わない面もあるが、トマトをはじめとした野菜等の成分分析にCEを活用されることをお薦めしたい。

4. 呈味成分以外の品質指標について

冒頭でも述べたように、トマトの食味には呈味成分だけでなく、香気成分や食感等が密接に関与していると考えられる。しかし、トマトに関して香りや食感等を含めた品質評価手法は確立されていないため、各評価者による試行錯誤が繰り返されているのが現状かと思われる。

4.1 香気成分

香気成分については、トマトのおいしさに関連している可能性のある多数の成分が同定されている[14)15)]。おいしさの要因、たとえば、甘味の知覚増強に関係する好ましい香り[16]や、青臭さ等おいしさにとってはネガティブな要因ともなりうるものも報告されており、トマトの嗜好性を左右する重要な要素であると考えられる。

4.2 食感と関連する力学的特性

トマトの硬さは、細い円柱状あるいは球状のプランジャーをトマト果実に押し当てるか、突き刺して計測されることが多い。ところが、これらの方法では、得られたデータをおいしさと関連しうる食感の評価に反映させることは困難

である。しかし、大玉トマトに関しては、切り出した果皮切片を穴の空いた試料台に外果皮を下にして載せ、細い円柱状プランジャーを内果皮側から貫通させたときの力学データから、実際の食感と関連付けられる値を導出することが可能である[5]。この方法で得られた多様な品種の典型的な荷重変位曲線を図4に示す。どの品種でも左側の内果皮破断ピーク、中央部の中

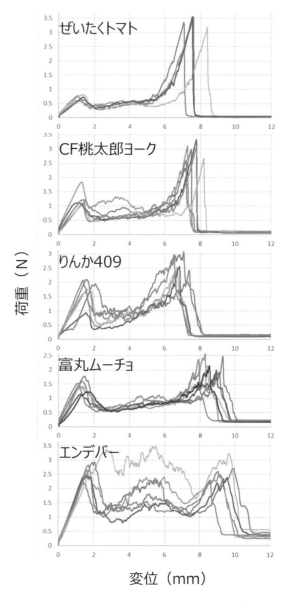

図4 大玉果実の力学的特性評価[17]
1果分（4〜7点）の典型的な荷重変位曲線を重ね書きした

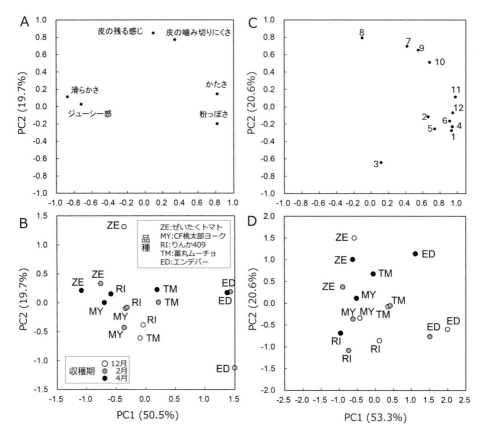

図5 大玉トマトの食感に関する官能評価（A，B）と力学的特性評価（C，D）の主成分分析による俯瞰[5]
主成分負荷量（A，C）と主成分得点（B，D）

果皮貫入領域，右側の外果皮破断ピークが観察され，中果皮貫入領域の平均荷重は，分析型の官能評価における果肉の「かたさ」と高い相関があった[5]。また，この値を外果皮破断ピーク荷重から差し引いた値は，官能評価における「皮の残る感じ」等と高い相関を示していた。これらの値を含む12の力学的特性パラメータを荷重変位曲線より導出して，食感に関する官能評価の結果と比較すると，図5に示すように，それぞれの評価結果に基づく主成分得点の分布には高い相関があることがわかる。どちらも第一主成分は果肉のかたさ，第二主成分は外果皮の存在感に関連すると解釈できる。食感に関する官能特性のなかには，トマトの嗜好性と密接に関連するものが存在する可能性が考えられるため，今後は，分析型官能評価で得られる官能特性と嗜好性との関連を明らかにしていくことが望まれる。

文　献

1) タキイ種苗：インフォメーション（2009-2023），https://www.takii.co.jp/info/（2024.09.12 参照）．
2) A. Ando: Solanum lycopersicum, Production, biochemistry and health benefits, T. Higashide (ed.), Nova science publishers, 179-187 (2016).
3) C. Salles et al.: *Food Chem.*, **81** (3), 395 (2003).
4) 中川勝也：品質・鮮度保持，農文協，108-113 (2004).
5) 早川文代ほか：日本食品科学工学会誌，**66** (11), 408 (2019).
6) 夏秋取りトマト特集，日本農業新聞，2013-01-17, p. 19.
7) 福家眞也：おいしさの科学，山野善正，山口静子（編），朝倉書店，69-81 (1994).
8) 安藤聡，坂口林香：日本食品科学工学会誌，**62** (8), 417 (2015).

9) 堀江秀樹:日本調理学会誌, **45** (5), 346 (2012).
10) T. Saito et al.: *J. Japan Soc. Hort. Sci.*, **77**, 242 (2008).
11) 佐々木公子ほか:美作大学・美作大学短期大学部紀要, **56**, 9 (2011).
12) 辻村卓, 青木和彦:野菜のビタミンとミネラル, 女子栄養大学出版部, 73-98 (2003).
13) 堀江秀樹:分析化学, **58** (12), 1063 (2009).
14) D. Tieman et al.: *Science*, **355** (6323), 391 (2017).
15) G. Zhu et al.: *Annu. Rev. Plant Biol.*, **70**, 187 (2019).
16) J. T. Vogel et al.: *J. Sci. Food Agric.*, **90**, 2233 (2010).
17) 安藤聡ほか, 中野明正(編):トマトの生産技術, 誠文堂新光社, 205-211 (2020).

〈安藤　聡〉

第2節
キュウリ

1. キュウリとは

　キュウリ(*Cucumis sativas L.*)はインド原産とされるつる性植物であり、メロンとともにウリ科ククミス属に属する日本の代表的な果菜類の1つである。世界のキュウリは、英国温室型、スライス型、ピクルス型、華北型、華南型の5群に分類され、日本のキュウリは華北型と華南型である。キュウリの日本への渡来は平安時代とされるが、江戸時代に記された農業全書にも「最も下品なウリ」とされ、当時の評判は必ずしもよくなかった。明治時代以降に新たな品種が導入され育種が進み、現在は指定野菜の1つとされる重要な野菜である。現在の主要品種はF1である[1]。生食の他漬物などにも用いられる。

2. キュウリのおいしさと評価法
2.1 テクスチャーとその評価

　杉山ら[2]が野菜の嗜好特性においてアンケート調査した結果、キュウリを生食する際に味、香り、テクスチャー、色のなかで最も強くイメージされる特性はテクスチャーであった。そのため、キュウリについては多様な方法でのテクスチャーの評価が試みられている。なお、文献によっては「食感」という用語もテクスチャーと同義で使用される場合があるが、本稿ではテクスチャーとして用語を統一して記載する。

　野菜のテクスチャーは、テクスチャーアナライザーなどと呼ばれる装置を用い、歯を模したプランジャーにより組織を破断し、その際に要する力に基づき評価する場合が多い。なお、文献によっては、レオメータ等具体的な機種名が記載されている場合が多いが、本稿ではテクスチャーアナライザーに統一した。森下[3]は、テクスチャーアナライザーによる貫入試験を、な

にわの伝統野菜'毛馬'キュウリの特性評価のために実施した。それまでキュウリの果実硬度を測定する際に，果実の外側から内側に向けて，あるいは内側から外側に向けてプランジャーを突き刺す方法が試みられてきたが，キュウリは輪切りにして食べることが多いので，輪切りにした切断面に切片に垂直にプランジャーを貫入すべきと主張している。キュウリ5品種の果実について，果肉部と胎座部それぞれの破断試験を実施した結果，破断応力は果肉部が胎座部より高く，果肉部の方が硬かった。特に'毛馬'のおいしさとの関係ではパリパリとしたテクスチャーが注目される。横軸を時間として縦軸に応力をとるとき，応力の曲線の減衰する時の時間軸と交差する際の角度をaとしたとき，$\tan a$の値を他品種と比較した。他の品種では$\tan a$が正の値になるのに対して'毛馬'では負の値となり，この$\tan a$の値がパリパリ感の指標となる可能性を示唆した。

堀江ら[4]もパリパリしたテクスチャーの数値化に取り組んだ。森下らと同様に輪切りにしたキュウリの切断面に対して垂直にプランジャーを貫入させた。これまでの研究の主流はプランジャーの貫入時およびその直後にかかる力をパラメータとして扱っているが，堀江らは切断した上面から貫入し，果肉組織を破壊しつつ内部に深く貫入する際の応力の時間変化が品種によって異なる傾向を示すことに着目し数値化を試みた。すなわち，当時農研機構（(独)農業技術研究機構）で育成中の高硬度系統では，プランジャーが果肉組織を破壊する際の力が激しく変化するのと比べて，比較的軟らかで滑らかな肉質のフリーダムハウス2号においては力の時間変化が小さく，パリパリしたテクスチャーの指標としてCI値(crispness index)を提案した（図1）。CI値は，直径3 mmのプランジャーを2.5 mm/sの速度で果肉部を貫入する際の応力を1秒間に100ポイントとり，それぞれのデー

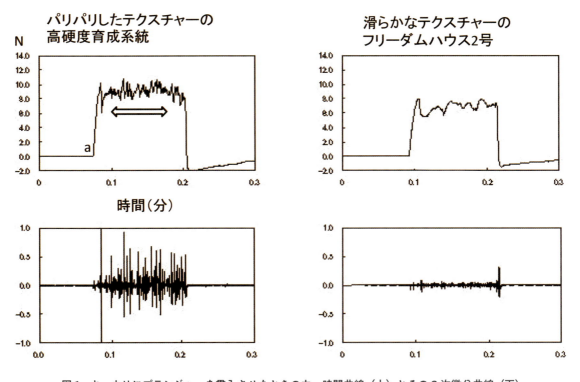

図1　キュウリにプランジャーを貫入させたときの力－時間曲線（上）とその2次微分曲線（下）
a：プランジャーの先端がキュウリの切断面に接触。⇔区間の変動に品種間の差異が大きいので，2次微分してCI値を計算した

タを2次微分した値の絶対値の0.5分間の総和として数値化した。供試した6品種・系統の中で，「硬さ」（プランジャー貫入時にかかる力のピーク値）は'全国四葉胡瓜'が最も高く，高硬度育成系統がこれに続いた。一方でCI値は高硬度系統が高く，'全国四葉胡瓜'が低かった。また'フリーダムハウス2号'はいずれの値も最も低かった。また，30℃で3日間保存することにより水分を10%失ったキュウリでは，硬さは保存前と変化していないが，CI値は65%にまで低下していた。CI値は硬さとは独立した指標であり，キュウリのコリコリ（あるいはパリパリ）したテクスチャーは，CI値で評価できると考察した。なお，官能評価によるパリパリ感とテクスチャーアナライザーで評価されたCI値の間に高い相関関係のあることは，Yoshiokaらによって確認された[5]。

Sakataら[6]はCI値を含む物性パラメータを用いて世界の5種類のキュウリの特性を比較した。その特徴は次のようにまとめられる。日本型は果肉と胎座が硬く，果皮の堅さは低いが，最もCI値が高かった。ベイトアルファ型と温室型は，果肉，胎座，果皮がやわらかく，最もCI値が低かった。ピクルス型は果肉，胎座，果皮が硬く，スライス型は果肉と胎座がやわらかく，果皮が堅かった。CI値はキュウリのテクスチャーの比較に有効であり，本研究の結果からは日本のキュウリの特徴はパリパリしたテクスチャーにあると考察される。

キュウリは自根栽培するとき，果実にブルームと呼ばれる白い粉を生成する。カボチャの台木にキュウリを接ぎ木することによりブルームのない果実の生産が可能であり，このような果実は見栄えがよい。一方で，ブルームレスの果実は，ブルームを有する果実と比べて果皮が硬く，果肉はやわらかいなどテクスチャーに劣るとの記載もある。Sakataら[7]は，接ぎ木した株と自根の株の間で果実の物性を比較した。彼らは，果肉の硬さ，果肉のCI値，胎座の硬さ，果皮の堅さを測定した結果，両者に差異は認め

られなかった。一方で彼らは貯蔵にともなう果実の硬化についても明らかにしており，ブルームレスキュウリのテクスチャーが好まれないという見解には，貯蔵の期間や条件の相違による影響であった可能性もある。

キュウリのテクスチャーに関しては評価法の開発が積極的に行われ，CI値以外にも音響振動を利用した音響振動法[8]や2次元振動解析[9]，多点シートセンサの活用[10]なども検討されており，これらの指標が今後さらにテスクチャーの優れた品種や栽培・流通技術の開発に活用されるものと期待される。

2.2 キュウリの味と評価法
2.2.1 糖・アミノ酸など

キュウリの呈味成分の分布については中町ら[11]により報告されており，甘味に関与すると期待される遊離糖については，果実100g中にフルクトース，グルコースを0.7〜0.8g含み，スクロースは0.01g程度であった。部位間では，果頂部に近い方の含量が高かった。有機酸については100g中にリンゴ酸250mg，クエン酸3mg程度含まれ，果頂部に近いほど少なくなった。遊離アミノ酸のうちグルタミンが50%以上を占めており，部位別では果頂部付近の含量が低かった。官能評価の結果も，果頂部に近い方が甘く，酸味が弱く好ましいとされ，遊離糖や有機酸との関係が示唆された。一方，遊離アミノ酸については味との関係は明確ではなく，含量が低いため影響は小さいものと考察された。

堀江は，知識集約型産業創業対策事業「野菜のおいしさ検討委員会」におけるキュウリの官能評価試験[12]の結果から，同一産地で収穫した果実であっても，その品質は日々変動しているものとの仮説をたてた。また品質指標としては，甘味と関係する遊離糖の含量が有効と考え，試験用ビニールハウスから同時刻に収穫した果実の遊離糖含量を記録した[13]。その結果，グルコースとフルクトースは果実中に等量含ま

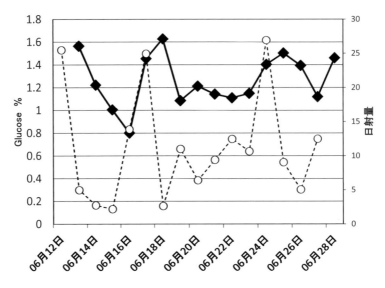

図2　キュウリ果実中のグルコース含量の変動と日射量の関係
◆：グルコース　○：日射量

れ，また同一施設で栽培した果実であっても，遊離糖の含量は日々変動することが明らかになった(図2)。遊離糖含量の変動要因としては，前日の日照時間が長い(あるいは日射量が多い)場合に，果実中のグルコース(およびフルクトース)含量が高い値を示した。そして人為的に遮光することによって，これらの遊離糖含量は低下した。このことはキュウリの嗜好性は天候の影響を受けることを示唆する。なお，本研究において遊離糖の定量はキャピラリー電気泳動法によりなされたが，現場での日々の品質管理にはこのような機器分析法は適さない。堀江は，血糖値測定用の携帯型バイオセンサが果実中のグルコース含量の簡易評価に代用できることも示した[13]。

2.2.2　苦　味

キュウリの苦味成分としてククルビタシンCが知られるが，品種改良の進んだ市販品ではククルビタシンに由来する強い苦味を感じることはない。一方で，加賀太キュウリ[14]や毛馬キュウリ[15]などの伝統野菜においては，しばしば苦味果の発生が問題になる。苦味果の発生を抑制するためには，栽培環境との関係解明が重要であるが，これらの研究においては苦味の指標物質としてククルビタシンを定量するのではなく，官能試験によって苦味果を検出していた。多数の試料において苦味の有無を評価するには官能評価は適切であるが，詳細な研究を進めるには，苦味物質の定量が望ましい。Horieら[16]は，キュウリの葉からククルビタシンCを抽出・精製し，これを標準として高速液体クロマトグラフィ(HPLC)によって植物体中のククルビタシンC含量を定量した。一般的な品種の果実からはククルビタシンCは検出されず，苦味も認められなかったが，果皮が白色の特徴的なキュウリ'新昌白皮'の一部の果実において苦味果が観察され，ククルビタシンCも検出された。またククルビタシンCは'新昌白皮'の果実中においても，果柄部に集中し，果頂部付近にはほとんど存在せず，キュウリの苦味果において観察される苦味が果柄部において強いとされるこれまでの観察結果と一致した。さらに，ククルビタシンCの味覚閾値は0.1 ppm以下ときわめて苦味の強い物質であるとし，HPLCによる分析よりも，官能試験の方が苦味果の検出感度は高いと述べている。

キュウリ果実における過剰な苦味は好ましい

とされない。一般的な品種においては育種の過程で苦味の弱い系統が選抜されているが，伝統野菜においては，育種的な手法ではなく，栽培的な手法による苦味の低減がのぞまれる。嘉悦[17]は果実中の硝酸イオン含有率を下げることが，苦味の低減に有効とし，そのために水耕栽培において無機質肥料の代わりに有機質肥料の施用や固形培地の活用，硝酸態窒素の代わりにアンモニア態窒素の施用が，果実中の硝酸イオン含有率を低下させ，苦味を低減するものとした。

2.2.3 渋味

キュウリの苦味あるいはアクの除去法として，ヘタ（果柄部）を切り落として，残りの果実との間で切り口どうしをこすり合わせることが有効とされてきた。ところが上述の苦味成分ククルビタシンCは果柄部に局在するため，仮に苦味果であったとしても，その部位を廃棄するだけで苦味は軽減される。また脂溶性物質であるククルビタシンCが果頂部近くに存在していたとても，切り口のこすり合わせによって低減化するとは考えられない。堀江・玉木[18]は，この操作は渋味を低減するのに有効としている。彼らによると，キュウリ果実を切断すると，果皮のすぐ内側の維管束から液が切断面に滲出し，この液が渋味を示す（図3）。維管束からの滲出液にはギ酸が含まれ，口腔内の粘膜を刺激するのがキュウリの渋味であるとした。彼らは，切り落とした果柄部と残りの果実の切り口をこすり合わせると，果実中の維管束液が効率的に廃棄され，含まれるギ酸も減少するのが渋味低減のメカニズムと考察した。さらに，官能評価によってもこすり合わせによる渋味の低減を確認している。また，キュウリの調理で汎用される板ずりによっても，維管束が破壊され，ギ酸が除去されるものと考察した。なお，彼らは官能評価試験には渋味を発現しやすいと期待された品種'新昌白皮'を用い，渋味は品種や保存条件に影響されるものと考えている。

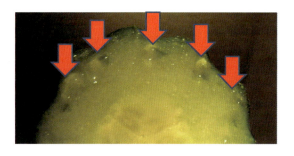

図3 キュウリの切断面
↓：果皮の内側の維管束から液が滲出している

渋味物質とするギ酸を定量すれば，より客観的な議論ができるものと期待されるが，彼らがギ酸定量に用いたキャピラリー電気泳動法においては，維管束液のみを首尾よく採取・分析できればギ酸は検出できるものの，維管束液は速やかにゲル化するため採取・分析は非常に困難であった。また，果実全体を均質化した場合にはギ酸濃度は検出限界以下となり，検出感度の高い分析法の開発が求められていた。

金子・三宅[19]はHPLCにおいてpH緩衝化電気伝導検出法を用いて，ギ酸の高感度検出を目指した。彼らの方法では，定量限界が0.5 mg/Lとされるが，キュウリの果肉部や胎座部からのギ酸は検出できず，果皮および維管束からのみ検出可能であった。また低濃度のギ酸が渋味を示すことは官能評価においても確認され，ギ酸がキュウリの渋味要因であるとしている。ただし，彼らの研究結果によればギ酸は維管束よりも果皮に多いとされ，維管束液に含まれるとする堀江・玉木[18]の結果とは一致しない。切り口からの維管束液のみを捕集した堀江・玉木と，果実中から維管束を採取して抽出した金子・三宅の間の試料調製方法の相違によるものと考えられるが，感度や選択性に優れた方法での再検討が待たれる。

2.2.4 香り

キュウリの香りの特徴は青臭さ，いわゆる「みどりの香り」と呼ばれる香気成分に由来する[20]。α-リノレン酸を前駆物質とする(E)-2,

(Z)-6-ノナジエナール(スミレ葉アルデヒド)が最も重要な香気成分であり，(E)-2,(Z)-6-ノナジエノール(キュウリアルコール)などもα-リノレン酸を前駆体として酵素反応により生成される。したがって，調理・加工の工程での組織破壊や加熱するなどの操作が酵素活性に影響し，生成する香気成分は変化するものと推定される。

川上ら[21]は塩もみ操作が香りに及ぼす影響について官能評価とガスクロマトグラフィー(GC)を用いた機器分析の結果を対比して考察している。官能評価の結果，食塩を加えてもむ場合，食塩無添加の場合と比べて，生臭い青臭が消失して穏やかな香りになった。香気成分では，塩を加えることにより(Z)-6-ノネノール(メロン香，新鮮な青臭)および(E)-2,(Z)-6-ノナジエノール(メロン香，新鮮な葉)の比率が低下し，(E)-2,(Z)-6-ノナジエナール(キュウリ香)，8-ノネイックアシッド，(Z)-8,(Z)-11-ヘプタデカジエナール，の比率が増加した。川上らは，食塩無添加の果実の青臭の原因は(E)-2,(Z)-6-ノナジエナール，(Z)-6-ノネノール，(E)-2,(Z)-6-ノナジエノール，(E)-6-ノネノールなどアルデヒドやアルコールによるとしている。また，3%食塩を加えて摩砕した場合，(Z)-8,(Z)-11-ヘプタデカジエナール，(Z)-8,(Z)-11,(Z)-14-ヘプタデカトリエナールの割合が増加した。塩もみよりも摩砕の方が組織の破壊が大きく，酵素反応が進むこと，また塩の添加は細胞の機械的な破壊をうながし，酵素作用による香気組成変化を促進するものと考察された。

キュウリの重要な香気は咀嚼などにより組織破壊されると瞬時に発生する。上述の川上らは，組織から溶媒抽出した試料についてGC分析しているが，さらに香気成分の生成などの動的な解析を目標に固相マイクロ抽出法(SPME法)の活用がPalma-Harrisらにより試みられた[22]。彼らはブレンダーで破砕するキュウリのヘッドスペースガスをSPMEファイバーに吸着させてGC分析に供し，主要な香気成分である(E)-2,(Z)-6-ノナジエナールおよび(E)-2-ノネナールを迅速に定量する方法を開発した。その応用として，キュウリを70℃以上の湯でブランチング処理することにより，酵素が失活し，上記香気成分の生成が起こらないことを明らかにした。なお，先の川上らの報告によると，(E)-2-ノネナールはごく微量しか検出されておらず，この差異は用いたキュウリの品種の違いによるものなのか，分析法の相違によるものなのか検討を要する。

3. 貯蔵による品質変化

中町ら[11]によれば，キュウリの乾燥を防ぎながら貯蔵する際，フルクトース，グルコースの含有量は低下し，低下の程度は5℃よりも10℃での貯蔵の方が大きかった。官能試験の結果も10℃の方が甘味の低下が著しく，糖含量の低下傾向と一致した。有機酸については，リンゴ酸の含有量が低下し，その代わりにクエン酸が増加する傾向にあった。遊離アミノ酸については，全体的には含量が低下する傾向にあるが，うま味成分であるグルタミン酸やアスパラギン酸は保存中に増加した。一方で官能評価のうま味は貯蔵により低下し，うま味アミノ酸の量的な変化は味への影響は小さいと解釈された。また貯蔵の結果苦味が増し，全体的な味の好ましさも低下した。

貯蔵中のテクスチャー変化についてSakaraら[7]が評価した。10℃で乾燥を防いで貯蔵したとき，果肉の硬さ，果皮の堅さ，胎座の硬さやCI値は，5～7日目までは増加した。このことは，貯蔵によって果実が硬化することを意味する。

玉木・堀江[23]は，貯蔵による品質の変化を官能評価の結果に基づき考察した。その結果，貯蔵により風味は低下する一方で，肉質がねっとりからコリっとした噛み応えに変化すると結論した。このことは貯蔵による糖の減少や機器により評価された果実の硬化と一致する。

4. まとめと展望

イチゴなど一部の果菜類においては、消費者が好みの品種を選択する機会が増えてきた。しかしながらキュウリについては、あいかわらず1本あたり何十円の世界であり、多様な品種のおいしさを消費者に知らしめる機会がない。キュウリのおいしさや食べる楽しさを発信する際、客観的なデータによる比較が有効である。キュウリはテクスチャーを求められる野菜であるため、多様なテクスチャー評価法が考案されてきた。筆者らはパリパリ感の指標としてCI値を設定し[4]、日本のキュウリの特徴としてCI値が高いことを示した[6]。一方で、多くの農産物において味の指標とされる遊離糖含量については、天候の影響を受けて日々変動した[13]。遊離糖は貯蔵にともない含量が低下する[11]一方で、CI値については増加傾向にあった[7]。このように物性や呈味成分が変動するなかで、特定の品種や栽培法の特徴を明確に示すことは困難がともなうが、森下[3]が伝統野菜において試みているように、品種の特徴的な香味やテクスチャーを明示することが、消費者のキュウリに関する関心の拡大につながるものと期待される。

香りについては、咀嚼の過程で内在の酵素が作用して、特徴的な香気成分が生成されることが知られる。SPME法を活用することにより、香気分析の簡易迅速化が図られる[22]ものの、香気成分をSPMEファイバーの固相に吸着させるのに時間を要し、口腔内あるいは口腔内を模した香気の発揚をリアルタイムにモニタできるには至らない。また貯蔵中に香りの変化も期待されるが、香気成分の生成に関して貯蔵期間との関係で解析した報告は少ない。収穫直後のキュウリにパリパリ感はやや乏しいものの、魅力的な香味を示す[23]。今後の香気研究の深化やフレーバーリリースの研究が、「もぎたて」キュウリの価値を創造し、キュウリの本来のおいしさを消費者に伝えられるものと期待する。

文献

1) 橘昌司,稲山光男(編):キュウリの生理生態と栽培技術,誠文堂新光社, 6-12 (2012).
2) 杉山法子ほか:調理科学, 26, 315 (1993).
3) 森下正博:大阪府立食とみどりの総合技術センター研究報告, 39, 1 (2003).
4) 堀江秀樹ほか:園芸学研究, 3, 425 (2004).
5) Y. Yoshioka et al.: *Breeding Science*, 59, 39 (2009).
6) T. Sakata et al.: *J. Japan Soc. Hort. Sci.*, 80, 420 (2011).
7) T. Sakata et al.: *J. Japan Soc. Hort. Sci.*, 77, 47 (2008).
8) N. Sakurai et al.: *J. Japan Soc. Hort Sci.*, 74, 31 (2005).
9) 櫻井直樹,秋元秀美:日本食品科学工学会誌, 69, 301 (2022).
10) H. Dan and K. Kohyama: *JARQ*, 41, 115 (2007).
11) 中町敦子ほか:日本調理科学会誌, 35, 234 (2002).
12) 特定非営利活動法人野菜と文化のフォーラム:平成19年度知識集約型産業創造対策事業野菜のおいしさ検討委員会報告書, 23-28 (2008).
13) 堀江秀樹:園芸学研究, 10, 109 (2011).
14) 加納恭卓ほか:園芸学雑誌, 68, 391 (1999).
15) 嘉悦桂子ほか:日本保蔵科学会誌, 36, 221 (2010).
16) H. Horie et al.: *JARQ*, 41, 65 (2007).
17) 嘉悦桂子:日本食品保蔵学会誌, 39, 93 (2013).
18) 堀江秀樹,玉木有子:日本調理科学会誌, 41, 378 (2008).
19) 金子真紀子,三宅正起:日本栄養・食糧学会誌, 66, 255 (2013).
20) 畑中顕和:化学と生物, 31, 826 (1993).
21) 川上美智子ほか:日本家政学会誌, 60, 877 (2009).
22) C. Palma-Harris et al.: *J. Agric. Food Chem.*, 49, 4203 (2001).
23) 玉木有子,堀江秀樹:日本味と匂学会誌, 16 (3), 433 (2009).

〈堀江 秀樹〉

第3節
ナ　ス

1. はじめに

ナス (*Solanum melongena* L.) は8世紀以前にわが国へ渡来したと考えられており，ナス科の果菜類のなかでは，16世紀末に渡来したトウガラシや18世紀初めに渡来したトマトと比較して，野菜利用の歴史が遙かに長い[1]。

現在，栽培されている主要品種の多くは，長卵から中長形の F_1 品種であり[2]，全国各地で生産された果実が1年を通じて広域流通している。

一方，全国各地に存在する多くの在来品種・系統は，果実の形状・色において変化に富み，限られた地域内を中心に流通し，それぞれの地域において，品種・系統に適した方法で調理され食されている[3)-6)]。たとえば，「都道府県別地方野菜大全」[7)-21)]には，宮城県から鹿児島県に及ぶ2府13県において栽培される25品種・系統群に関して，それぞれの好適料理・用途が記述されている（表1）。また，吉田[4]は，「野菜園芸大百科第2版6ナス」において，2府11県の21品種・系統群について，好適料理・用途を紹介している（表2）。

ナスは，味・香りともに際立った特徴を有しないものの，口にした際に，特有の食感と独特のほのかな風味を感じさせる食材である。このことが，1,000年以上にも及ぶ長い間，焼く，揚げる，蒸す，炒める，煮る，漬けるなどのさまざまな方法で調理され食されてきた理由と考えられる。

また，ナスは味が淡泊で味付けして食されることがほとんどであるため，調理素材としての特性とおいしさの関係を評価されることが極めて少なかったが，「21世紀における国民健康づくり運動（健康日本21）の推進について（2000年3月31日，厚生事務次官通知）」の発出以降，野菜の摂取量増大を意識した研究が増えるなかで，ナスのおいしさを科学的に明らかにしようとする研究も行われるようになった。

ここでは，まず，ナスの調理後のおいしさを妨げる食味として1970年代から研究が進められてきた渋味を取り上げる。次いで，おいしさの重要な構成要素と考えられるナス固有のぬめり（とろみ）感と，野菜のうま味成分として近年注目され始めたグアニル酸に関する研究に目を向け，最後に，多様な品種が有するおいしさや調理特性に着目した研究を紹介する。

2. 渋　味

ナスの果実には，品種や収穫時期によって多寡があるものの，舌を収斂させるような独特の渋味がある。

渋味（収斂味）に関しては，黒澤が一連の研究を行っている[22)-27)]。

まず，初期の研究において，ナスの主要なポリフェノールがクロロゲン酸であることを示し，渋味（収斂味）発生と果実褐変の原因物質がクロロゲン酸である可能性を論じた[22)-23)]。

次いで，試薬を用いた官能評価試験を行い，クロロゲン酸がナスの渋味に類似していることと，クロロゲン酸を構成するコーヒー酸がナス独特の舌を収斂させるような渋味を呈することを示した[24)]。また，食用油を添加した煮ナスは渋味が弱められること，「炒め」と「揚げ」は，食用油を用いない「蒸し」，「焼き」，「煮」と比較して渋味を感じにくいこと，食用油を食した後は渋味を感じにくくなることを確認し，食用油には渋味の感じ方を緩和する働きがあると推察した[24)]。

さらに，食用油を用いた調理ではクロロゲン酸が果実に付着した油に移行すること，付着油に移行する程度は「揚げ」より「炒め」で大きいこと，調理前の水さらしによって付着油への移行量が増加する傾向があることを示し，水さらしは油調理後の渋味を低下させると考察した[25)]。

これらのほか，7品種・系統を供試してポリ

フェノール含量と渋味を調べ，全ポリフェノール量とクロロゲン酸量に品種・系統間差を認め，含有量の多い「米ナス」で渋味が強いことを示した[26]。また，調理前後のアミノ酸量を調べ，「煮」を除く「蒸し」，「炒め」，「揚げ」，「焼き」では，調理前に検出されなかった甘味アミノ酸のアラニンとセリンが認められ，コーヒー酸とアミノ酸をモデル的に用いた官能検査において，アラニンとセリンの添加が渋味を減少させることを示した[27]。

果皮が紫色を呈していないナス果実のクロロゲン酸については立山・五十嵐[28]が調査しており，新潟県在来の果皮が緑色のナスと白色のナスが，濃黒紫色の「千両二号」，「くろわし」（以上，タキイ種苗(株)）と同様に，果皮と果肉にクロロゲン酸を含有することを明らかにした。

3. ぬめり感

黒澤[29]は，「蒸し」，「焼き」，「揚げ」，「炒め」では調理後にぬめりを感じ，「茹で」で感じないことに着目し，ぬめり感とペクチンの関係を調べた。「茹で」では果実中のペクチンが減少したのに対して，他の調理では減少が認められなかった。「茹で」で減少したペクチンとほぼ等量のペクチンを煮汁中に検出し，茹でたナスをペクチン溶液で和えるとナス特有のぬめりが感じられることを官能評価で確認した。これらのことから，ぬめりにはペクチンが関与し，茹でたナスでぬめりが感じられないのはペクチンが煮汁に溶出するためと考察した。

神田ら[30]は，山口県の伝統野菜「田屋」ナスの煮ナスと焼ナスについて，果肉のぬめり感をとろり感として官能評価し，とろり感が「筑陽」（タキイ種苗(株)）と比べて強いことを認めた。茹で加熱前後の可溶性ペクチン含量を調べ，調理前は品種間差が認められず，調理後には「田屋」で多かったことから，ペクチン質の可溶化の多さが「田屋」の煮なすや焼なすにとろり感を与える一因と推察した。

堀江・平本[31]は過熱水蒸気オーブンを用いた焼き調理について，5分，10分および15分の加熱では時間が長いほどとろり感が増すことを認めたものの，物性試験による評価はできなかったと報告した。

4. グアニル酸

堀江[32]は，「千両二号」の果実中に含まれるグアニル酸，糖，有機酸および遊離アミノ酸を蒸し前後で比較し，グアニル酸についてのみ，蒸すことにより1 mg/100 g程度増加することを見出した。この報告では，トマト，ニンジン，ダイコン，ネギおよびホウレンソウにおいても蒸し加熱でグアニル酸が増加することを認め，さらに，ニンジンジュースを用いたモデル的な試験において10 mg/Lのグアニル酸が官能判別できたことから，野菜の加熱によるグアニル酸含量の増加は食味に影響を及ぼすと考察した。

さらに，堀江・安藤[33]は，「筑陽」の果実を3段階の温度設定，すなわち，70℃，80℃および90℃で蒸す試験を行い，果実内部の温度を急激に上昇させずに80℃程度で長い時間維持するとグアニル酸が蓄積しやすいことを示した。また，「巾着茄子」（米重種苗店）の大きさの異なる切片を蒸す試験では，大きな切片がより多くのグアニル酸を含有することを確認した。これらの結果を，「巾着茄子」の産地において時間をかけて果実の大きな塊を蒸していることと関連付けて考察した。

なお，グアニル酸は，従来，野菜にはほとんど含まれないとされていた核酸系うま味成分であるが，トマトの果実に1 mg/100 g程度含まれ，味に大きな影響を与えていることを2010年に堀江[34]が初めて報告した。

5. 品種固有のおいしさや調理特性に着目した研究

「平成20年度野菜等健康食生活協議会 野菜のおいしさ検討部会報告書」では，生食用品種

表1 『都道府県別地方野菜大全』(2002年、タキイ種苗(株)出版部)に示されているナス品種・系統群の特徴

府県	品種 系統群	好適料理・用途	収穫時の大きさ	果実の特徴 形	果皮	果肉	執筆者
宮城	仙台長ナス	漬物 煮物 天ぷら 田楽	一夜漬けにする場合は果長8〜10 cm	ごく細長	黒紫色	—	佐々木丈夫
山形	民田ナス	浅漬け 芥子漬け 粕漬け 味噌漬け	15 g程度	丸形	紫色 柔らかいが堅くなりやすい	緊まる	梅木俊成
埼玉	埼玉青大丸ナス	味噌汁の具 煮物	100〜120 gくらい	丸形・草勢が弱いと巾着形	鮮緑色	軟らかい	稲山光男
長野	ていざなす	焼なす 漬物	—	長卵形	赤紫色	硬い 煮くずれしにくい	塚田元尚
	小布施丸なす	おやき	—	巾着形	黒紫色	—	
	魚沼巾着	みそ漬けなどの貯蔵漬け	—	やや長型・純丸型・やや平たい巾着型	黒紫色	—	
	中島巾着	煮食用	—	巾着型	黒紫色・夏は赤紫色	煮崩れがない	
新潟	一日市ナス	煮ナス 澄まし汁	—	丸	赤紫色	—	瀬古龍雄
	越の丸	みそ漬け 京都の「賀茂ナス」と同じ用途	—	純丸型	黒紫色	—	
	鉛筆ナス	当座漬け	30 g程度	—	赤紫色 やわらかい	やわらかい	
	ヤキナス	焼きナス(時にはぶかしナス)	250〜300 g	—	赤紫色	—	
	白ナス	煮ナス	—	丸	緑色	よくしまり煮崩れしない	
石川	ヘタ紫なす	宿漬け(ぬか漬け) なすのそうめんかけ いしる(魚醤)漬け 天ぷら オランダ煮	—	短卵形	黒紫色 薄い	柔らかい	大江頭也
福井	吉川ナス	田楽 漬物 味噌汁	250 g内外	偏円〜やや巾着型	黒紫色 薄い	よくしまり緻密	奥田俊夫

		煮物 焼き物 漬物	果長 10数 cm	卵型	濃い紫色 やや固い	しまっていて煮くずれしない	
京都	妙金ナス	煮物 油炒め なす田楽 しぎ焼き	200～300 g 程度	正円形	黒紫色 やわらかい	よく緊まり緻密	水音治郎
	賀茂なす	糠漬け	80 g 程度	倒卵円形	濃紫色 薄くっきりとやすい軟らかい	軟らかい	
大阪	山科なす	一夜漬け	—	巾着形	淡赤紫色または黒紫色軟らかく傷みやすい	—	山田貴義
岡山	水ナス	煮付け 焼きなす 田楽 からし漬け	200～300 g	卵形	黒紫色 薄い	極めて柔らかい	川合貴雄
	衣川ナス	煮付け 焼きなす 浅漬け	150～200 g	中長形	赤紫色 歯切れ良い	柔らかい	
山口	鶴海ナス	焼きなす 田楽 汁の具	600～800 g	—	—	非常に柔らかい	片川 聖
愛媛	田屋なす	焼きナス 糠床漬け 煮物	300～350 g	卵円形	黒紫色 薄い	やや柔らかい	篠原 潔
高知	絹皮ナス	天ぷら 煮物 漬物加工	25～30 g	卵形	濃い黒紫色 かたい	—	松本満夫
熊本	十市ナス	ナスの味噌よごし 焼きナスナスのカラシ和え	—	長	赤紫色 やわらかい	やわらかい	川野 清
宮崎	熊本長ナス	一夜漬け 焼きナス 煮付け	—	長	紫黒色～赤紫色	—	富永 寛
	佐土原						

注）表現方法、仮名漢字使い、ふりがな等はできる限り原著に従った

表2 「野菜園芸大百科第2版6ナス」(2004年, (社)農山漁村文化協会) の「在来品種の特性」(吉田建実 著) に示されているナス品種・系統群・系統群の特徴

府県	品種・系統群	好適料理・用途	収穫時の大きさ	形	果実の特徴 果皮	果皮	果肉	果肉
宮城	仙台長	漬物	長さ10〜15 cm	非常に細い	-	-	-	-
	うす皮	漬物	小果	丸〜やや卵形	薄い	-	-	-
山形	民田	からし漬 こうじ漬	12 g前後	短卵形	濃紫色	硬い	しまりがよい	-
	でわこなす	からし漬	10〜15 g	短卵形	黒紫色	-	-	-
埼玉	埼玉青	味噌汁	100〜120 g	巾着形	鮮緑色 アントシアンが存在しない	-	しまりがよい	-
長野	小布施(おぶせ)	漬物 煮物 おやき	120〜160 g	-	-	-	硬い	-
	梨茄子	浅漬	-	巾着形	軟らかい	-	軟らかい	多汁
新潟	魚沼巾着	かす漬け 味噌漬 煮食	-	巾着形	赤紫色	-	しまりがよい	-
	中島(長岡)巾着	煮食	-	巾着形	赤紫色	-	しまりがよい	-
	久保	浅漬	30 gくらい	長形	赤紫色	-	-	-
	ぶかしなす(やきなす)	焼き物	250〜400 g程度	扁球〜やや巾着形	黒紫色	薄い	しまりがよい	緻密
福井	吉川(よしかわ)	田楽 煮物 漬物	250 g程度	卵形	-	-	-	-
京都	掘き茄子	天ぷら 煮物 もろみ漬 からし漬	小果	-	-	-	-	-
	山科	煮物 ぬかみそ漬	80 g程度	巾着形	淡赤紫色または黒紫色	薄い	脆質	多汁
大阪	水なす	浅漬 ぬか漬	-	巾着形	黒紫色	薄い	きわめて軟らかい	-
岡山	衣川(きぬがわ)	用途は広い	200〜300 g	卵形	黒紫色	軟らかい	-	-
愛媛	絹皮	煮物 漬物	-	卵形	軟らかい	-	-	-
	松山長	煮物 漬物	果長30〜40 cm	長大形	濃黒紫色	-	-	-
高知	十市(とおち)	丸煮 天ぷら	30 gくらい	短卵形	黒紫色	硬い	-	-
福岡	博多長	焼きナス	果長30〜40 cm	大長形	硬い	-	軟らかい	-
鹿児島	御幸千成	天ぷら 煮物 煮物 味噌田楽	-	小型の卵形	黒紫色	-	硬い	しまりがよい

注) 表現方法、仮名漢字使い、ふりがな等はできる限り原著に従った

を含む4品種を対象とした評価試験の結果が報告された。宮崎[35]は，生果実の糖，クロロゲン酸および遊離アミノ酸を測定し，糖，クロロゲン酸および16種中15種の遊離アミノ酸の含量で品種間差を認めた。また，小川[36]は，それぞれの品種について「蒸し」，「揚げ」および「生」を比較し，生食用品種では，加熱調理前後でおいしさの評価値に有意差が認められないことを報告した。

曽我ら[37]は，生食利用が可能な育成品種「サラダ紫」（神奈川県，（株）サカタのタネ）を含む4品種を比較し，ナスの食味評価に味覚センサが有用であることを見出した。また，「サラダ紫」が「千両二号」と比較して，果肉と果皮の物性硬度が小さく，果糖が多いことを報告した。

堀江・安藤[33]は8品種を対象として呈味成分と物性を調べた。呈味成分については，クロロゲン酸，果糖とブドウ糖，遊離糖および遊離アミノ酸の調査を行い，それぞれに品種間差異を認めた。遊離糖は甘味が強いとされる「泉州水茄子」（丸種（株））に特に多く，遊離アミノ酸のなかではアスパラギンとグルタミンの品種間差が大きいことを明らかにした。物性については，生の果実について，密度，果肉と果皮の硬さおよび果汁の多寡に品種間差を見出し，果実の組織構造を品種間で比較した後藤ら[38]の結果を引用して，密度と細胞間隙の大きさとの関連に言及した。さらに，果実を蒸した後の水抽出液の粘度が，食感としてのとろみの示度となる可能性を見出した。

西本ら[39]は，奈良県大和郡山市在来の丸ナス「矢田系」を含む5品種・系統について加熱調理前後の物性を比較し，加熱前の物性測定値は調理後の品種特性を説明できない場合があるため，消費場面を想定するならば調理後の品質評価が必要であると指摘した。加えて，揚げた際に「矢田系」と米ナスの「くろわし」の油の吸収程度が少ないことと，これらの品種・系統が適するとされる油を用いる料理のおいしさを関連づけて考察した。

さらに，西本ら[40]は，「矢田系」を含む6～7品種・系統を供試して，味付けを伴う6種の調理について調理後の官能評価を行い，調理法の適否が品種・系統によって異なることを確認し，販売時の調理提案の重要性に言及した。

このほか，漬物加工を前提とした大阪府泉州地域特産「水なす」の17の在来系統・市販品種の物性[41]，「新潟黒十全」の浅漬け加工適性[42]，山形県置賜地域在来の「薄皮丸なす」の浅漬け加工適性[43]，宮崎県在来の「佐土原」の食味特性[44]，などに関して評価報告が行われている。

文　献

1) 斎藤隆：蔬菜園芸の事典，朝倉書店，64-85 (1991).
2) 野菜茶業研究所：研究資料第5号野菜の種類別作型一覧（2009年度版），独立行政法人農業・食品産業技術総合研究機構野菜茶業研究所，74-81 (2010).
3) 熊澤三郎：熊澤三郎（編），蔬菜園芸各論，養賢堂，115-128 (1956).
4) 吉田建実：野菜園芸大百科第2版6ナス，社団法人農山漁村文化協会（編），社団法人農山漁村文化協会，142-152 (2004).
5) 門馬信二：研究ジャーナル，13 (10), 14 (1990).
6) 門馬信二，坂田好輝：農業および園芸，64, 1407 (1989).
7) 佐々木丈夫：都道府県別地方野菜大全，タキイ種苗株式会社出版部（編），社団法人農山漁村文化協会，27 (2002).
8) 梅本俊成：都道府県別地方野菜大全，タキイ種苗株式会社出版部（編），社団法人農山漁村文化協会，42-43 (2002).
9) 稲山光男：都道府県別地方野菜大全，タキイ種苗株式会社出版部（編），社団法人農山漁村文化協会，70-71 (2002).
10) 塚田元尚：都道府県別地方野菜大全，タキイ種苗株式会社出版部（編），社団法人農山漁村文化協会，338 (2002).
11) 瀬古龍雄：都道府県別地方野菜大全，タキイ種苗株式会社出版部（編），社団法人農山漁村文化協会，116-121 (2002).
12) 大江碩也：都道府県別地方野菜大全，タキイ種苗株式会社出版部（編），社団法人農山漁村文化協会，140 (2002).
13) 奥田俊夫：都道府県別地方野菜大全，タキイ種苗

14) 水音治郎：都道府県別地方野菜大全，タキイ種苗株式会社出版部（編），社団法人農山漁村文化協会，187-189 (2002).
15) 山田貴義：都道府県別地方野菜大全，タキイ種苗株式会社出版部（編），社団法人農山漁村文化協会，204-205 (2002).
16) 川合貴雄：都道府県別地方野菜大全，タキイ種苗株式会社出版部（編），社団法人農山漁村文化協会，230-232 (2002).
17) 片川聖：都道府県別地方野菜大全，タキイ種苗株式会社出版部（編），社団法人農山漁村文化協会，246-247 (2002).
18) 篠原潔：都道府県別地方野菜大全，タキイ種苗株式会社出版部（編），社団法人農山漁村文化協会，259-260 (2002).
19) 松本満夫：都道府県別地方野菜大全，タキイ種苗株式会社出版部（編），社団法人農山漁村文化協会，268-269 (2002).
20) 川野清：都道府県別地方野菜大全，タキイ種苗株式会社出版部（編），社団法人農山漁村文化協会，297-298 (2002).
21) 富永寛：都道府県別地方野菜大全，タキイ種苗株式会社出版部（編），社団法人農山漁村文化協会，307 (2002).
22) 黒沢祝子：同志社女子大学学術研究年報，26, 119 (1975).
23) 黒沢祝子：同志社女子大学学術研究年報，27, 173 (1976).
24) 黒澤祝子：調理科学，19 (2), 119 (1986).
25) 黒澤祝子：調理科学，21 (2), 133 (1988).
26) 黒澤祝子：同志社家政，20, 46 (1986).
27) 黒澤祝子：同志社家政，23, 76 (1989).
28) 立山千草，五十嵐喜治：日本食品科学工学会誌，53 (4), 218 (2006).
29) 黒澤祝子：同志社女子大学学術研究年報，51, 85 (2000).
30) 神田知子，高橋須眞子，重藤祐司，内藤雅浩，刀祢茂弘，安藤真美，足立蓉子，島田和子：日本調理科学会誌，38 (5), 410 (2005).
31) 堀江秀樹，平本理恵：日本調理科学会大会研究発表要旨集，20, 170 (2008).
32) 堀江秀樹：日本調理科学会誌，45 (5), 346 (2012).
33) 堀江秀樹，安藤聡：野菜茶業研究所研究報告，13, 9 (2014).
34) 堀江秀樹：日本味と匂学会誌，17 (3), 331 (2010).
35) 宮崎丈史：平成20年度野菜等健康食生活協議会 野菜のおいしさ検討部会報告書，特定非営利活動法人野菜と文化のフォーラム（編），特定非営利活動法人野菜と文化のフォーラム，63 (2009).
36) 小川久惠：平成20年度野菜等健康食生活協議会 野菜のおいしさ検討部会報告書，特定非営利活動法人野菜と文化のフォーラム（編），特定非営利活動法人野菜と文化のフォーラム，57 (2009).
37) 曽我綾香，吉田誠，小清水正美，北浦健生，北宜裕：神奈川県農業技術センター研究報告，151, 9 (2009).
38) 後藤公美，西本登志，矢奥泰章，米田祥二：園芸学研究，6（別1），400 (2007).
39) 西本登志，前川寛之，米田祥二，矢奥泰章，黒住徹，吉田裕一：園芸学研究，15 (1), 81 (2016).
40) 西本登志，後藤公美，山口智子，吉田裕一：園芸学研究，15 (3), 221 (2016).
41) 中村隆，森下正博，原忠彦，因野要一：大阪府立農林技術センター研究報告，34, 1 (1998).
42) 西脇俊和，吉水聡：新潟県農業総合研究所・食品研究所センター研究報告，33, 5 (1999).
43) 加藤栄美，奥山寛子，本多あゆみ：東北農業研究，64, 129 (2011).
44) 比恵島伴和，竹之山愼一，石井修平，吉村和人，高橋幸彩，富永寛，陳蘭庄：南九州大学研究報告，49A, 41 (2019).

〈西本　登志〉

第4節
カボチャ

1. ニホンカボチャ，セイヨウカボチャ，ペポカボチャ

中央アメリカ原産のカボチャが16世紀に九州に渡来した。ニホンカボチャ（学名 *Cucurbita moschata*）のはじまりである。環境条件が適したため関東以南の地域に広く栽培されるようになり，多数の品種に分化した。また，南アメリカ原産のセイヨウカボチャ（学名 *Cucurbita maxima*）が1863年に渡来，北海道や東北を中心に栽培されていたが，現在は全国で栽培されている。品種改良がすすみ，日本人に好まれる食味のカボチャが育成されている。ペポカボチャ（学名 *Cucurbita pepo*）も伝えられた。幼果を利用するズッキーニや，茹でると果肉がそうめんのようになるキンシウリ（別名そうめんかぼちゃ）はペポカボチャの仲間である。このように日本には，ニホンカボチャ，セイヨウカボチャおよびペポカボチャが栽培され，人々に食されている[1)-3)]。

2. 食品成分

ニホンカボチャとセイヨウカボチャ，そしてペポカボチャの1品種であるそうめんかぼちゃの食品成分を表1に示す[4)]。

廃棄率はそうめんかぼちゃが30％と高い数値を示しているが，そうめんかぼちゃはわた，種子，両端の他に皮部も廃棄部位とし，ニホンカボチャとセイヨウカボチャは皮部を廃棄部にしていないことによると思われる。

水分量は，そうめんかぼちゃが高く，次いでニホンカボチャで，セイヨウカボチャが低い。エネルギー，タンパク質，脂質および炭水化物量はセイヨウカボチャが高く，次いでニホンカボチャ，そうめんかぼちゃで低くなり，セイヨウカボチャが三大栄養素を多く有している。β-カロテン当量およびビタミンCの量はセイヨウカボチャが高い数値を示している。

β-カロテン当量は，可食部100g当たりニホンカボチャ1,400μg，セイヨウカボチャ2,600μgである。ニホンカボチャとセイヨウカボチャは，緑黄色野菜の原則としての基準値600μgを超えているので緑黄色野菜に含まれる[5)]。

3. ニホンカボチャとセイヨウカボチャの食味の比較

カボチャの食味は，一般的に，ニホンカボチャは粘質できめ細かく，セイヨウカボチャは

表1 ニホンカボチャ，セイヨウカボチャおよびそうめんかぼちゃの食品成分

食品成分	廃棄率	エネルギー	水分	タンパク質	脂質	炭水化物	灰分	カリウム	カルシウム	マグネシウム	リン	α-カロテン	β-カロテン	β-クリプトキサンチン	β-カロテン当量	レチノール活性当量	ビタミンC
	%	kcal	g	g	g	g	g	mg	mg	mg	mg	μg	μg	μg	μg	μg	mg
ニホンカボチャ	9	41	86.7	1.6	0.1	10.9	0.7	420	20	15	55	49	1,400	3	1,400	120	16
セイヨウカボチャ	10	78	76.2	1.9	0.3	20.6	1.0	430	22	25	48	17	2,500	90	2,600	210	43
そうめんかぼちゃ	30	25	92.4	0.7	0.1	6.1	0.6	260	27	16	35	0	49	0	49	4	11

・カボチャは果実の生
・食品成分は可食部100g当たりの数値
・ニホンカボチャとセイヨウカボチャの廃棄部はわた，種子および両端，そうめんかぼちゃの廃棄部はわた，種子，皮および両端
・日本食品標準成分表（八訂）増補2023年から引用

粉質でホクホクしているとされる。

高橋ら[6]は、ニホンカボチャのはやと、セイヨウカボチャのみやこ、えびす、赤ずきんの4品種について果肉成分と食味の関係について調べ報告している。

ニホンカボチャのはやとは、他の品種に比較し、水分含量が81.8％と多く、一方β-カロテン、デンプン、総ビタミンCの含有量が少なかった。しかし、果糖が多く含まれていた。蒸し物、煮物で、水分含量が多くデンプン量が少ないことでホクホクさがなく好まれなかった。しかし、ポタージュにすると粘りが出てなめらかさがあり評価がよかった。

セイヨウカボチャのみやこは水分含量72.2％と少なくデンプン量は多かった。しかし、β-カロテン、総ビタミンC含有量、全糖量は中位であった。水分含有量が少なくて、デンプン量および完熟のため、ホクホクし過ぎて、粉っぽく、ざらついて蒸し物、ポタージュでは好まれなかった。しかし、煮物にすると好まれた。

セイヨウカボチャのえびすは水分含量78.8％と多く、また、デンプン、総ビタミンC含有量が多く、β-カロテン、全糖量は中位であった。煮物、ポタージュで良い評価が得られた。

セイヨウカボチャの赤ずきんは、水分含有量も77.3％で、さらにβ-カロテン含有量が最も多かった。また、デンプン量、ビタミンC含有量、果糖、ブドウ糖量は中位であった。調理の特性はすべて良い評価であった。

以上のように高橋ら[6]は報告している。ニホンカボチャのはやとはデンプン量が少なく蒸し物と煮物でホクホクさがなく、セイヨウカボチャのみやこは蒸し物とポタージュではホクホクし過ぎて粉っぽさを感じたとある。カボチャの調理には蒸し物、煮物、ポタージュなどがあるが、それぞれの調理に対する適合性は、水分含量、デンプン量等のさまざまな要因が関わっているとみてとれる。

4. ニホンカボチャ

ニホンカボチャは在来種として各地で栽培されていた。しかし、その後に導入されたセイヨウカボチャが日本人の嗜好にあったため、ニホンカボチャは栽培面積が減少し、少ない品種が栽培されているだけになった。種子を自家採種して栽培し、限られた範囲で消費されているものもある。また、系統選抜や交配などで改良を行い地域に合った品種とし、伝統野菜や特産野菜として生産販売されているものがある[1)2)7)]。

ニホンカボチャには、果皮がでこぼこであるものや縮緬状になっているもの、形状は菊座型、ひょうたん型や鶴首型などの独特のものがある。また、ニホンカボチャを用いてその地域で古くから作られ伝承されてきている郷土料理がある。粘質できめ細かい食味を生かした煮物が多い。

特徴的なニホンカボチャの例を以降に示す。

4.1 黒皮かぼちゃ

菊座型のカボチャには、果皮が黒っぽく縦溝があり、皮表面にでこぼこがある黒皮かぼちゃがある。特定の地域で栽培されているものが多い。

宮崎県の黒皮かぼちゃ[8]は日向かぼちゃと呼ばれ、宮崎県を代表する伝統野菜となっている。代表品種は宮崎早生1号である。完熟してくると皮表面に粉（ブルーム）をふいてくる。上品な甘みがあり煮崩れしにくいので、煮物（日向黒皮かぼちゃ煮）が伝統料理として継承されている。料理は、見た目はごつごつしているが、皮の部分までおいしく食べられる。みそ漬（日向かぼちゃみそ漬）も作られている。

熊本県でも黒皮かぼちゃ[9]が栽培されている。県内で栽培されていた黒皮かぼちゃを、熊本農業試験場が改良し熊本黒皮かぼちゃとして普及させた。水分が多く甘みは少ないが、果肉がきめ細かで軟らかく、粘り気があり煮崩れしにくいので、煮物料理に適する。

備前黒皮かぼちゃ[10]は岡山県の伝統野菜で，瀬戸内市で主に栽培されていた。戦時中・戦後の食糧難の際には，このカボチャで命を繋いだとも伝えられているが，セイヨウカボチャの増産に伴い生産が途絶えた。そのため，2015年より有志が，栽培の復活と普及に取り組んでいる。若採れの備前黒皮かぼちゃは，生でそのまま食べることができる。完熟の備前黒皮かぼちゃは皮表面に粉をふいてくる。皮と果肉の硬度が低く含水率が高いことから，調理した際にはなめらかな食感になる。

鹿児島県の与論島で，与論かぼちゃとよばれる品種が育成され，以前は島外に出荷されていた。現在では品種維持のため，与論町が一農家に委託して交配用の2品種を維持するとともに，交配して与論かぼちゃの種子をとり，栽培用に用いている[11]。地元では昔の味をなつかしみ，進物用として人気が高い[12]。

4.2 菊座かぼちゃ

菊座型のカボチャで果皮が赤茶系のものについて述べる。

福島県の会津早生菊かぼちゃの幼果の果皮は濃緑色をしているが，成熟してくるにつれて赤みがかり溝が明瞭になってくる。同じく，石川県および福井県で栽培されている小菊かぼちゃは果皮が濃緑色であるが，完熟すると果皮が赤みがかってくる。品種は神田小菊が栽培されている。

愛知県の土田かぼちゃ[13]は大型で果肉が厚く甲高で，果皮は黄色の地に黒の斑紋が入る。甘味が控えめの繊維質で，水分が多いためねっとりとした食感である。

福岡県豊前市三毛門地区は三毛門かぼちゃ[14]の産地で，郷土料理にかぼちゃのだんご汁がある。三毛門かぼちゃは約450年前にポルトガルから伝わった日本最古のカボチャといわれている。

白皮砂糖かぼちゃは果皮が白っぽく，食感はしっとりと甘いのが特徴である。

4.3 縮緬かぼちゃ

愛知県で栽培されている愛知縮緬かぼちゃ[15]は果皮に特有のひだが多くある。果肉は表面近くが緑色で中心は濃黄色で，水分が多く粘質である。煮物では皮の部分がおいしい。

4.4 ひょうたん型かぼちゃ

ひょうたんの形状をしているカボチャに鹿ケ谷かぼちゃ[16]がある。京都府左京区鹿ケ谷地区で栽培され始めたのが名前の由来である。果皮は幼果のうちは深緑色で成熟してくるにつれて橙色に変化し白い粉をふいてくる。皮は硬く果肉はち密で粘質である。煮物料理や果皮のひだや形を生かした料理にする。ひょうたん型のバターナッツもニホンカボチャの仲間である。

4.5 鶴首かぼちゃ

鶴首かぼちゃは，細長い形状をして，果皮色は緑色や黄色のものがある。種は下の膨らんだ部分にある。愛知県，奈良県，徳島県，宮崎県，沖縄県などで栽培されている。岩手県では南部一郎[17]と命名された鶴首状のカボチャが栽培されている。果皮が薄く果肉が軟らかいので包丁で切れやすく，果肉の色は橙色である。髙橋[17]は，ニホンカボチャ南部一郎とセイヨウカボチャくりあじの食品成分と色調および硬さを調べ報告している。成分では，水分，灰分，還元型アスコルビン酸の量が南部一郎で高く，タンパク質，脂質，炭水化物は南部一郎が低かった。果肉の赤味度は南部一郎が高く赤味が濃いと示された。生の状態での硬さは南部一郎がくりあじより有意に低くやわらかいとわかった。なお手持屈折計で測定された可溶性固形分の数値は同程度であったと報告している。南部一郎は出荷前のキュアリングで糖度が上昇すると思われる[18]。

5. セイヨウカボチャ

北海道にアメリカからセイヨウカボチャが導

入され，ハッパードとデリシャスが栽培され，これが日本のセイヨウカボチャの元となった。ハッパードは，まさかりでないと割れないほど果皮が硬く，まさかりかぼちゃと呼ばれた。ハッパードとデリシャスから，その後各地でさまざまな品種が育成され，地方伝統野菜として定着しているカボチャもある。また，1964年に粉質のえびすが作出され広く栽培されるようになった。現在のセイヨウカボチャには，甘みがあり粉質感が強く，特徴的な果皮色や形状を持つ多くの品種がある。

6. カボチャ果実の成熟と貯蔵

カボチャの果実熟度や貯蔵条件によって果実品質に差異が発生し，調理および加工適性に影響を及ぼすことがある。セイヨウカボチャについて，栽培中の成熟度合いと，収穫後の処理中の果実成分についての報告がある[18)-20)]。

6.1 収穫適期

長尾[19)]によると，セイヨウカボチャえびすの栽培において，果実のデンプン含量は開花後40日まで増加しその後は減少に転じ，ブドウ糖，果糖およびショ糖からなる全糖含量は開花後40日頃より増加し始めるが，これはデンプンの糖化に起因することとしている。デンプン含量が最大を示す開花後40日頃が成熟果実での収穫適期としている。

6.2 キュアリング

カボチャは収穫後にキュアリング処理を行う。キュアリングとは，果実を1週間から数週間25℃程度の環境に置き果実を乾燥させて，腐敗の防止のために行うものである。カボチャ購入時に果梗の乾燥が不十分なものはその後の貯蔵中での腐敗の可能性が高くなる。しかし，キュアリングの際にデンプンの糖化が進行する。長尾ら[18)]は，セイヨウカボチャえびすにおいて，キュアリング日数（11，16日間）が長く，キュアリング温度（20，25，30℃）が高いほどキュアリング終了後の貯蔵中のデンプン含量の減少と全糖含量の増加が著しかったと報告している。ただし，30℃では貯蔵中に果皮色の黄化が顕著であり，30℃を超えない程度がキュアリングの温度と考えられるとしている。

6.3 貯蔵中の成分変化

長尾[19)]は，セイヨウカボチャえびすの貯蔵中にはデンプン含量の減少，全糖と水分含量の増加があるとし，この成分変化はデンプンの糖化と呼吸による水と二酸化炭素の生成に起因していると考えている。カボチャ収穫後の食味は粉質感が強く甘みが弱いが，貯蔵中デンプンの糖化により甘みが増加して，デンプンと全糖含量がほぼ同程度の時の食味が良好であるとしている。さらに，風味や粘性が現れ煮物や餡に適したカボチャになってくる。貯蔵中に，粉質から良好な食味になり，そして粘質な食味へと変化するとしている。

6.4 貯蔵温度

鮫島ら[20)]は，セイヨウカボチャえびすで貯蔵温度と内容成分の変化について調査している。カボチャの低温障害である果皮の陥没（ピッティング）は5℃では60日後に見られ10℃貯蔵では91日間見られなかったこと，カボチャのデンプン含量は貯蔵期間が長くなる（90日間）ほど，貯蔵温度が高い（15℃）ほど減少し，それに伴い硬さも低下すること，全糖含量は貯蔵に伴い増加することを報告している。また，果肉の蒸煮後の硬さは，10℃と15℃での64日貯蔵ではやわらかくなり1Nを下回りしっとりとした粘質の食感となり，91日貯蔵では0.5N付近の硬さでどろどろとした食感になったとしている。これらのカボチャの低温障害の発生と内容成分の変化から考察して，最適貯蔵温度は10℃であるとし，64日間の貯蔵が可能と報告している。

6.5 粉質感の維持：果実硬度と乾物率

セイヨウカボチャの粉質感の減少を低下させるために鮫島[21]は，えびすを用いて調査を行い報告している。カボチャを蒸煮にした場合の粉質感は果実硬度を測定することで評価でき，粉質と粘質を分ける境界の果実硬度は 1.6 N と判断した。そして，果実硬度と乾物率には正の相関（相関係数 0.92）があり，果実硬度とデンプン含量にも正の相関（相関係数 0.94）がみられた。粉質感境界硬度 1.6 N 以上を保持できる貯蔵限界期間は，乾物率 25 % 以上の果実で概ね 30 日間，乾物率 30 % 以上の果実では概ね 60 日間であるとしている。貯蔵開始時に乾物率の高い果実で粉質感が継続するということである。なお，カボチャの選別には近赤外分析法による非破壊測定を行い乾物率が高いものを選別すること，低酸素，高二酸化炭素の貯蔵を行うと果実硬度の維持に有効であるとしている。

乾物率の高いカボチャ果実とは水分含量の低いカボチャ果実であるので，水分含量の低いカボチャが粉質感が持続するということである。

7. 調理

カボチャの調理には，蒸す，煮る，焼く，揚げる，ペーストにするなどの方法がある。また，カボチャは他の素材と合わせて，種々の料理となって親しまれている。次にスチームコンベクションオーブンを使用したカボチャの煮物について述べる。

スチームコンベクションオーブンを使用した調理

古田ら[22]は，スチームコンベクションオーブンを用いたカボチャの煮物調理に関する報告をしている。2 cm 立方体カボチャ果肉をホテルパンに並べ，1 % 塩化ナトリウムおよび 5 % グルコースの水溶液を入れ，キッチンペーパーで表面を覆い金属製の専用の蓋をした後，コンビスチーミングモード，蒸気量 100 %，加熱温度 3 種類（120，160，200℃）で，中心温度が 99℃に達したのち 10，20，30 分間加熱をした。その結果，カボチャの物性変化では，温度はほとんど影響せず時間が影響を及ぼしていること，特に 10 分から 20 分にかけて加熱したときの硬さ荷重などの変化が顕著であることを報告した。また，ナトリウムイオンとグルコースの浸透は，加熱時間の延長と高温化で増加したとした。

スチームコンベクションを用いたカボチャの煮物では，160℃ での 10～20 分間加熱が好ましいこと，および加熱温度の高温化が硬さを維持したままで調味成分の拡散を高める効果に寄与することが示唆されたとまとめた。

8. まとめ

カボチャには，ニホンカボチャ，セイヨウカボチャそしてペポカボチャがある。ニホンカボチャは水分量が多く，炭水化物量が少ない。また，在来種として特徴的な形状を有するニホンカボチャが栽培されている。食味は粘質のものが多いので，煮物調理が好まれている。セイヨウカボチャは，水分量が少なく炭水化物量が多いので，粉質感がある。カボチャ果実の収穫後のキュアリングの際にデンプンが糖化することで粉質感が減少し，粘質感が増す。収穫時の乾物量が多いと果実が硬く貯蔵期間中に粉質感が持続する。調理では，カボチャの軟化には加熱時間が関わり，調味液のカボチャへの浸透には加熱温度が関わっていると示唆されている。

文献

1) 野口弥吉（監修）：農学大事典，養賢堂，555-556 (1980).
2) 荒川信彦，唯是康彦（監修）：オールフォト食材図鑑，60-61 (1996).
3) 西貞夫：野菜あれこれ(4)，調理科学，13 (4)，211 (1980).
4) 文部科学省科学技術・学術審議会資源調査分科会報告書「日本食品標準成分表（八訂）増補 2023 年」から引用．
5) 厚生労働省健康局健康課長通知：「日本食品標準成分表 2020 年版（八訂）」の取り扱いについて (2021).
6) 高橋敦子，伊藤喜誠，奥嶋佐知子，吉田企世子：

カボチャの品種による果肉成分の違いが食味に及ぼす影響, 日本調理科学会誌, 30 (3), 232 (1997).
7) 芹澤正和(監修)：都道府県別地方野菜大全, 農村漁村文化協会, 11-16 (2002).
8) 芹澤正和(監修)：都道府県別地方野菜大全, 農村漁村文化協会, 303-304 (2002).
9) 芹澤正和(監修)：都道府県別地方野菜大全, 農村漁村文化協会, 296-297 (2002).
10) 農林水産省：特定農林水産物等登録簿, 登録番号第143号, 登録年月日令和6年1月29日, 特定農林水産物等の名称備前黒皮かぼちゃ (2024).
11) 谷勝之, 遠城道雄, 松井隆：与論島における在来作物の遺伝変異, 南太平洋海域調査研究報告, 42, 126 (2005).
12) 芹澤正和(監修)：都道府県別地方野菜大全, 農村漁村文化協会, 316 (2002).
13) 芹澤正和(監修)：都道府県別地方野菜大全, 農村漁村文化協会, 175 (2002).
14) 芹澤正和(監修)：都道府県別地方野菜大全, 農村漁村文化協会, 342 (2002).
15) 芹澤正和(監修)：都道府県別地方野菜大全, 農村漁村文化協会, 174 (2002).
16) 芹澤正和(監修)：都道府県別地方野菜大全, 農村漁村文化協会, 188 (2002).
17) 髙橋秀子：カボチャ「南部一郎」の成分とテクスチャー, 修紅短期大学紀要, 41, 9 (2021).
18) 長尾明宜, 印東照彦, 土肥紘：カボチャの収穫後の品質に及ぼすキュアリング条件と貯蔵温度の影響, 園芸学会雑誌, 60 (1), 175 (1991).
19) 長尾明宜：カボチャ果実の収穫後の生理変化と調理適性, 日本調理科学会誌, 28 (1), 59 (1995).
20) 鮫島陽人, 満留克俊, 德永太藏, 桑鶴紀充：低温貯蔵がカボチャ果実の品質に及ぼす影響, 日本食品保蔵科学会誌, 41 (2), 59 (2015).
21) 鮫島陽人：セイヨウカボチャの品質評価法並びに温度とガス環境を組み合わせた貯蔵技術の確立, 日本食品保蔵科学会誌, 45 (2), 95 (2019).
22) 古田歩, 多山賢二, 阿部典子, 岡本洋子, 谷本昌太：スチームコンベクションオーブンにおける加熱条件がカボチャの物性と調味成分の浸透に及ぼす影響, 日本食生活学会誌, 28 (4), 271 (2018).

〈髙橋　秀子〉

第5節
ピーマンをおいしく食べる

1. 緒　言

　食品には, 一次, 二次および三次機能が存在する。特に人の生命維持は一次機能である栄養素を提供する機能が重要である。この一次機能に注目して食品をバランスよく摂取することが生命維持に欠かせない。特に幼少期の子供たちには栄養素に富んだ多くの食品を摂取することが求められる。ピーマンもその代表的な食材の1つである。ピーマンはビタミンCを始めとして, ビタミンE, β-カロテン, カリウムおよび食物繊維など重要な栄養素を豊富に含有する。しかし, ピーマンには苦味やにおいといった子供には嫌われがちな特注がある。したがって, 人が食品を摂取するためには感覚・嗜好性に関する二次機能が重要になってくる。今回, ここではピーマンをいかに食べやすくできるかを乳製品といった他の食品と組み合わせることによって, 可能性を追求してみたい。

　食品における「におい」は, おいしさに関わる重要な要素である。食品が好まれる場合においても, 嫌われる場合においてもその原因になりえる。肉や魚の調理のにおい消しという工程は, 生臭みを和らげることで食品をよりおいしくしようとしたためと考えられる。たとえば, 魚に香辛料, 香味野菜, 酒, 醬油, みりん, 味噌, 酢, レモン汁, 牛乳等を合わせて調理すると魚臭が抑制されるといわれる[1]。笠原ら[2,3]はレモン汁やみりん風調味料の魚臭抑制効果について検証しており, レモン汁やみりん風調味料の魚臭抑制効果は, 魚臭成分の消長・減少ではなく, 官能的に感じにくくなった結果であると報告している。一方高畑[4]は酸添加によるキャベツの加熱臭抑制を検証しており, クエン酸添加によってsulfide類の加熱生成が抑制されることを報告している。抑臭, においを抑える効果といえども対象食品の成分の消長・減少が起

こっている場合もあれば，官能的に感じにくくなっていることも考えられる。

乳製品の調理特性について，牛乳は特有の風味を与えさまざまなにおいを吸着する。バター，チーズには風味づけの作用がある。スキムミルクには消臭効果がある[5]とされる。牛乳においてにおい消しの作用は乳脂肪や乳タンパク，コロイド溶液によるもの[5)-7)]が考えられる。コロイド粒子は表面積が大きく，荷電しているので低分子物質を吸着しやすく，この性質を利用して脱臭が行われるとされる[8]。また，乳タンパクの1つであるβ-ラクトグロブリンと香気成分の結合も知られている。β-ラクトグロブリンの疎水性領域に，疎水性の香気化合物やアルデヒド類が結合することがMarin[9]，Guichard[10]らの研究によって明らかにされている[11]。小竹ら[11]によると香気成分の疎水度により，水中油滴型エマルション中の水相と油相への分布が異なることが報告されている。牛乳にdiacetylと2-heptanoneを添加した場合，疎水性度の高い2-heptanoneは乳脂肪中に，疎水性度の低いdiacetylは水相により多く存在する傾向となる。脱脂乳と全乳からのレトロネイザルアロマ量を比較した場合，水溶性香気であるdiacetylは脱脂乳でも全乳でも乳脂肪含量の差の影響をほとんど受けないが，2-heptanoneは全乳中の乳脂肪内にとどまる傾向があるため，全乳からよりも脱脂乳からの方が揮散量は大きい。

このように，対象とする食品の特徴香気成分によっても，におい抑制のメカニズムが異なることが考えられ，においの抑制メカニズムおよび法則の解明は食品をおいしく食べるうえで重要な要件となる。

乳製品のにおい抑制効果は，牛乳に対する研究事例はあるものの，各種乳製品を対象とした研究事例はあまり知られていない。我々はにおいの抑制効果があるとされる乳製品と，特徴的なにおいを持つ野菜ピーマンを組み合わせることで，ピーマンの加熱臭の抑制効果を検証した。調理におけるピーマンの主要な香気成分として2-isobutyl-3-methoxypyrazine（以下2-I-3-MPと略称する）を選定した。

摂食時に感じるにおいは食べる前の静置した食品から拡散されるにおい（オルソネイザル）と食品を口に入れた後の咀嚼中の食品から拡散されるにおい（レトロネイザル）[12]があるが，摂食における初期段階として静置した食品を模した場合の2-I-3-MPの変化について検討した結果を報告する。

2. 実験方法
2.1 試料および調製

市販のピーマンを加熱したものを試料とした。ピーマンは自然の農産物であるため，同一条件のものを揃えにくい。そのため，同一個体のピーマン同士での条件の比較を行った。ピーマンのみ加熱したもの，加熱したピーマンと乳製品等を混ぜ合わせたものの2種類を調製した。

まず同一個体のピーマンを縦半分に切り，重量を揃えてピーマンA，Bとした。さらにピーマンA，Bを16等分にした。ピーマンAは一定の出力状態を保った電磁調理器を使用し，フライパンにて乾煎り状態で10分加熱した。加熱後，恒温槽（70～75℃）中の空の100 mlガラス容器（ϕ 40×120 mm）に移し，2分加温した。これを試料Aとした。ピーマンBはフライパンで10分加熱した後，恒温槽中の乳製品等が入ったガラス容器に移し，混合しながら2分加温し，これを試料Bとした。試料Aの場合の空のガラス容器はピーマンを移す5分前から恒温槽中で予め温めておいた。試料Bにおけるプロセスチーズの重量はピーマン重量の1/3とし，プロセスチーズはガラス容器を恒温槽中で事前加温する際にガラス容器に入れておいた。

乳製品としてプロセスチーズ，ヨーグルト，牛乳，脱脂粉乳溶液，バターを使用し，他に対照試料として植物油（なたね油）と純水において

表1 乳製品等の添加相当量

	100 g 当たり		ピーマン重量に対しての添加量	
	タンパク質(g)	脂質(g)	タンパク質	脂質
チーズ	21.1	27.2	7%	9%
ヨーグルト	3.4	3.0	7%	
牛乳	3.4	3.9	7%	
脱脂粉乳	34.0	1.0	7%	
バター	0.6	82.4		9%
植物油	0.0	100.0		9%

も同様の方法で試料を調製した。添加した乳製品等の重量比率を表1として示した。ヨーグルト，牛乳，脱脂粉乳溶液の添加重量は，タンパク質量がピーマンの重量の7%に相当する量とし，バター，植物油の添加重量は，脂質量がピーマンの重量の9%に相当する量とした。いずれもプロセスチーズをピーマン重量の1/3とした際に相当するタンパク質，脂質の割合である。プロセスチーズの添加量はピーマンと食する際に適した分量として設定した。純水の添加重量は牛乳を加える際の分量と同重量とした。脱脂粉乳溶液は脱脂粉乳が10%濃度（w/w）になるよう純水で希釈し，使用した（表1）。

2.2 標準試薬

2-I-3-MPの同定に使用した試薬は和光純薬工業(株)より購入した2-isobutyl-3-methoxy-pyrazine（試薬特級，純度：>98%）である。

2.3 香気成分の捕集

試料を100 mlガラス容器に入れ，密封した後ヘッドスペースの香気成分を捕集した。香気成分の捕集にはSupelco社製のSPMEを用いた。密封する際は，ポリプロピレン製のキャップにSPMEを貫通させるための穴を事前にあけておき，テフロン/ニトリル製のパッキングを使用することにより密閉性を維持した。このパッキングをSPMEで貫通させ，香気成分をファイバーに吸着させた。図1として香気成分捕集時の模式図を示した。ファイバーアセンブリーは85 μm CAR/PDMSを使用した。香気成分の吸着条件は60℃25分とした。

2.4 香気成分の分析

香気成分の分析には，におい嗅ぎ装置を装備したGC-MS装置を用いた。GC-MS装置はAgilent Technologies社製の7890A/5975C，におい嗅ぎ装置はGERSTEL社製のODP2を用いた。分析条件は表2の通りとした。化合物の解析にはライブラリーとしてNISTを用いた。化合物の同定は標準品とのGC保持時間（RT）およびマススペクトルの一致により行った。（表2）

2.5 ピーマンの加熱臭強度の官能評価

GC-MSによる分析によって明らかになった2-I-3-MPの抑制が，ピーマンの加熱臭低減としてヒトの鼻でも感じられるかを官能評価にて検討した。試料は2.1「試料および調製」と同様の方法で調製した試料A，Bを準備した。試料調製に使用した100 mlガラス容器をそのまま官能評価用容器とし，試料調製後直径3 mmの穴を4ヵ所あけたアルミホイルで目隠しをしてから蓋をした。蓋に特定のアルファベット（D〜Q）をコードし，パネルににおいを嗅ぐ順序を指示した。提供直前には60℃の湯浴中で2分温め，横から中身が見えないよう筒状の紙ケースに入れてパネルに試料A，Bを同時に提供した。パネルは容器の蓋をはずし，試料B，

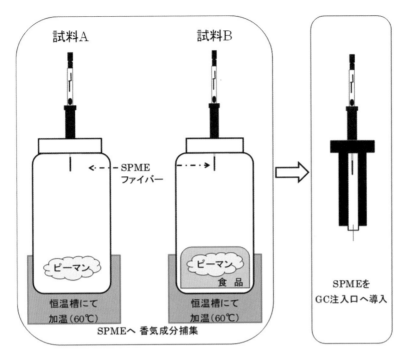

図1 香気成分捕集時の模式図

表2 GC-MS 分析条件

	GC-MS 条件
GC	Agilent Technologies 社製　7890A
カラム	Agilent Technologies 社製　DB-WAX(30 m×0.25 mm, 0.50 μm)
キャリアガス	ヘリウム(3.2 mL/min, G1 グレード)
昇温条件	60℃(1 min)→ 10℃/min-160℃→ 20℃/min-240℃→ 240℃(3 min)
注入口温度	250℃(スプリットレス)
MS	Agilent Technologies 社製　5975C
イオン化法	EI 法
イオン源温度	230℃
四重極温度	150℃
測定モード	SCAN(m/z 40-550), SIM(m/z 124, 94, 151)

Aの順にオルソネイザルのにおいを嗅ぎ, 試料Aの場合を0としたときの試料Bのピーマンの加熱臭の強さについて一対ごとに比較して官能評価を行った。試料Bのピーマンにはプロセスチーズ, ヨーグルト, 牛乳, 脱脂粉乳溶液, バター, 植物油(なたね油), 純水を添加し, ピーマンのみ加熱した試料Aを対照試料として一対ごとに比較し, 個別に解析した。試料Aよりピーマンの加熱臭の強さが弱い場合に−, 強い場合に＋とし, 評価は−2から＋2の5段階評点法による1項目の評価とし, パネルは東京家政大学学生(20代女性・17名)とした。なお, この官能評価は東京家政大学大学院 倫理審査委員会にて承認された(承認番号 H27-24)。

3. 実験結果および考察
3.1 指標とするピーマン中の香気成分の選択

ピーマンの香気成分量の変化について検討するにあたり，着目するピーマン中の香気成分を選択した。ピーマンのみ加熱した試料のにおいについて，GC-MSでのポジティブSCANモードによる分析と同時ににおい嗅ぎ実験を実施した。ピーマンの特徴的なにおいが観測されたピークを分析した結果，2-isobutyl-3-methoxypyrazine（2-I-3-MP）であると推定した。標準品の2-I-3-MPの保持時間，マススペクトルと比較し，観測されたにおいのピーク成分を2-I-3-MPと同定した（図2）。他の文献[13)-16)]においても2-I-3-MPはピーマンの特徴的な香気成分の1つとされる。本研究では2-I-3-MPをピーマンの加熱臭の指標とした。

3.2 プロセスチーズと組み合わせた場合の2-I-3-MPの挙動

ピーマンのみ加熱した場合（試料A）とピーマンとプロセスチーズを合わせた場合（試料B）の試料のにおいについて，GC-MSでのポジティブSCANモードによる分析と同時ににおい嗅ぎ実験を実施した。試料Aの分析と試料Bの分析のクロマトグラムを図3に示した。試

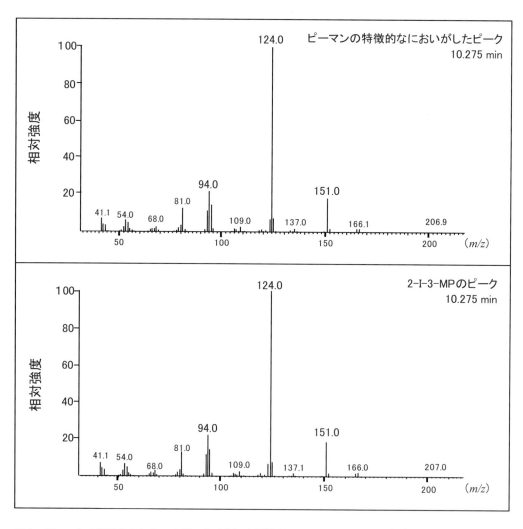

図2　ピーマンの特徴的なにおいのピーク（上）と標準品2-I-3-MPのピーク（下）の各マススペクトル

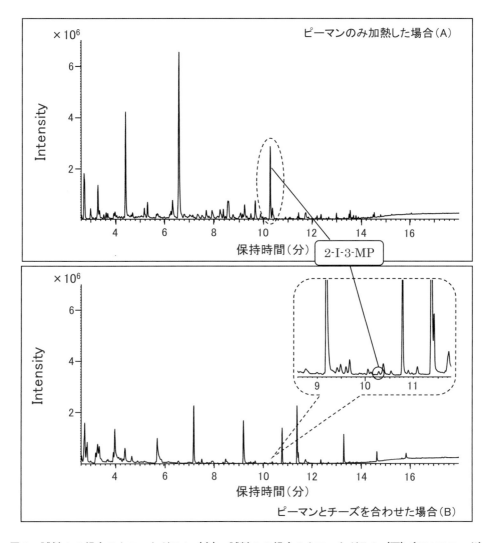

図3 試料Aの場合のクロマトグラム(上),試料Bの場合のクロマトグラム(下)〔SCANモード〕

料Aの場合と試料Bの場合において,ピーマンの特徴的なにおいが観測されたピークが2-I-3-MPに相当する保持時間に観測されたことを確認し,試料Aと試料Bのクロマトグラムを比較した。試料Bの場合において2-I-3-MPのピーク面積が5％に減少した。また,におい嗅ぎにおいても試料Bの場合では2-I-3-MPのにおいの低減が感じられたが,クロマトグラム上でのピーク面積抑制ほどのにおいの差は感じられなかった。これは2-I-3-MPの閾値が0.002 ppb[15]と非常に低いため,閾値以上の2-I-3-MPが存在する場合に感じ方に大きな違いが認めづらいためであると考えられる(図3)。

3.3 乳製品等と合わせた場合の2-I-3-MP量の変化

プロセスチーズとピーマンを合わせた場合の2-I-3-MPの抑制を確認した。そこでピーマンと乳製品等と合わせた場合の2-I-3-MPの抑制効果の数値化を試みた。ピーマンのみ加熱した場合(試料A)と加熱したピーマンと乳製品等を合わせた場合(試料B)のにおいについて,ポジティブSIMモード(m/z 124, 94, 151)によるGC-MS分析を行い,2-I-3-MPの強度を比

較した。

　結果の考察にあたり，同一個体のピーマン間での試料 A の分析結果の 2-I-3-MP のピーク面積を 100 ％とし，試料 B の分析結果の 2-I-3-MP のピーク面積を相対的に表わし，比較した。2-I-3-MP の相対比率の算出概念図を図 4 として示した。同一個体のピーマンを等分に分割したため，両者の元の 2-I-3-MP 量はほぼ同量という前提であるが，試料調製の順序(試料 A から試料 B，あるいは試料 B から試料 A)によって結果に影響を及ぼさないよう，試料 A から試料 B，試料 B から試料 A の試料調製が同回数になるよう実験を行った。試料 A の場合の 2-I-3-MP のピーク面積を 100 ％とし，試料 B の場合の 2-I-3-MP のピーク面積を相対的に表わしたグラフを図 5 として示した。試料 A の場合と比較し，2-I-3-MP のピーク面積が 10 分の 1 以下に減少したのはプロセスチーズ(5 ％)，ヨーグルト(4 ％)，牛乳(7 ％)，バター(9 ％)であった。脱脂粉乳溶液は 31 ％と 3 分の 1 程度の減少にとどまった。このことから，2-I-3-MP の抑制効果は一般に言われる乳タンパク質ではなく乳製品中の油脂による影響が大きいと推定し，植物油でも同様の実験を行った。その結果植物油添加ピーマンにおいて 9 ％と，バターと合わせたピーマンと同様に 2-I-3-MP の 10 ％以下の抑制が認められた。また，液体とピーマンを混ぜたことによる 2-I-3-MP 変動の参考として純水でも同様の実験を行ったところ，42 ％という結果であっ

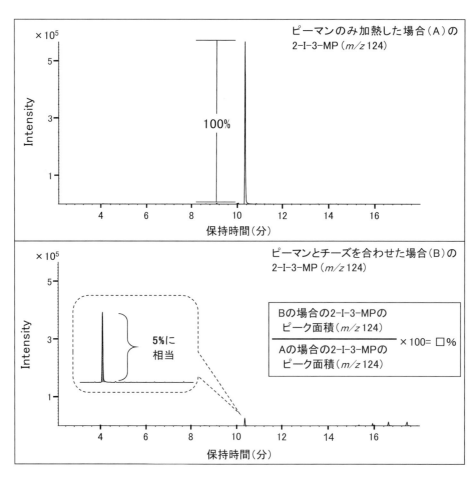

図 4　2-I-3-MP の相対比率の算出概念図

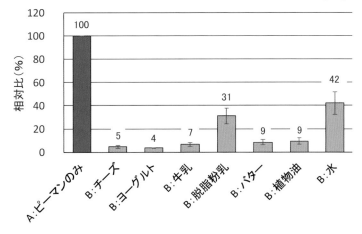

図5 ピーマンのみと乳製品等を合わせたときの 2-I-3-MP の相対比率

た。ピーマンのみ加熱した場合と比較して，各乳製品，植物油，純水と合わせたいずれの場合も 2-I-3-MP は抑制されたが，その効果の大きさは異なった。純水と合わせた場合で最も抑制効果は低く，2-I-3-MP は疎水性が高いためピーマンから水中へ移行した後，ヘッドスペース中に揮散したと考えられる。脱脂粉乳溶液では純水よりも 2-I-3-MP が抑制されていたため，タンパク質による 2-I-3-MP 抑制効果が認められた。しかし，チーズ，ヨーグルト，牛乳，バターといった乳製品，植物油と合わせた場合では，2-I-3-MP は 10 % 以下に抑制され，タンパク質，純水よりも油脂による 2-I-3-MP 抑制効果が大きいと推察された。特にバター，植物油と合わせたピーマンにおいては 10 % 以下の 2-I-3-MP 抑制が認められたが，脱脂粉乳溶液と合わせたピーマンでは 2-I-3-MP の抑制は 31 % に留まったことから，牛乳における 2-I-3-MP の抑制はタンパク質，油脂，水分のうち，油脂成分による影響が大きいと考えられる。なお，チーズは恒温槽での加温中に融解し，ペースト状になった状態でピーマンと混合し，香気成分の捕集に供した。チーズの 2-I-3-MP 抑制の一部はチーズの被覆効果もあると思われる。においの抑制については対象食品の香気成分の消長・減少あるいは官能的に感じづらくなることが要因として考えられるが，ピーマンと乳製品の組み合わせによるにおい抑制はヘッドスペース中のピーマン中香気成分の減少が一因にあることが示された。今後乳製品の成分・成分の状態と 2-I-3-MP との関係についてさらなる研究が望まれる。また，2-I-3-MP が抑制された場合でも GC-MS におい嗅ぎ実験で 2-I-3-MP のにおいを感じることがあった。2-I-3-MP の閾値は 0.002 ppb[15]と非常に低いため，2-I-3-MP 抑制後も閾値以上の 2-I-3-MP が存在すると考えられる。刺激量と感覚量の関係を示すものとして Weber-Fechner の法則[16)-18)]が存在するが，嗅覚の場合もこの法則が当てはまるとされる。すなわち感覚(におい)の大きさは刺激の大きさの対数に比例するため，GC-MS 分析における 2-I-3-MP の抑制がヒトの感覚でピーマン加熱臭の差異として認識できるかについては官能評価の実施も併せて検討することが重要であると思われる。

3.4 ピーマンの加熱臭強度の官能評価

GC-MS による分析によって，ピーマンと乳製品との組み合わせによる 2-I-3-MP の抑制が明らかになったが，ピーマンの加熱臭の低減が

ヒトの鼻でも感じられるかを官能評価にて検討した。1.試料および調製と同様の方法で調製した試料を，試料B，試料Aの順にオルソネイザルのにおいを嗅ぎ，試料Aの場合を0としたときの試料Bのピーマンの加熱臭の強さについて一対ごとに比較して官能評価を行った。評価は試料Aよりにおい強度が弱い場合に－，強い場合に＋とし，－2から＋2の5段階評点法による1項目の評価とした。1サンプルのt検定[19]を用いて，試料Bのピーマンの加熱臭の評点と定数0の差を解析した。統計解析にはSPSSを使用した。試料Aのピーマンの加熱臭を0点としたときの試料Bのピーマンの加熱臭の評点の平均点を図6として示した。評点の平均点のエラーバーは標準偏差を表している。日を改め全試料対(計7回)の評価を行ったパネルは17人であった。

試料Aのピーマンの加熱臭の強さを0とした時，チーズ，ヨーグルト，牛乳，バター，植物油と合わせた試料Bが有意にピーマンの加熱臭が弱い($p<0.05$)という結果になった。脱脂粉乳溶液，純水と合わせたピーマンでは有意な差は認められなかった。2-I-3-MPは単体でピーマンを想起するにおいを有する[16]ため，官能的にも2-I-3-MPの抑制が感じられたといえる。脱脂粉乳溶液，純水はGC-MS分析で2-I-3-MPが31％，42％に抑制されたが，官能評価ではピーマンの加熱臭の低減が感じられないという結果であった。前述した通りにおいの感じ方はWeber-Fechnerの法則[16]-[18]が成り立つとされ，におい応答の大きさはにおい濃度そのものに比例しているのではなく，対数濃度に比例する。ピーマンの加熱臭低減が感じられたチーズ，ヨーグルト，牛乳，バター，植物油と合わせた場合は，いずれも2-I-3-MPが10％以下に抑えられている。すなわち2-I-3-MPの抑制後も閾値以上の2-I-3-MPが存在し，2-I-3-MPの量が対数的に減少した場合にピーマンの加熱臭低減として感じられたと考えられ，GC-MS分析上では2-I-3-MPが31％，42％に抑制されてもヒトの感覚(におい)の大きさは100％に近かったと推察される。しかし，脱脂粉乳溶液ではピーマンの加熱臭が「確かに弱くなった」(－2)としたパネルも存在した。感じ方の個人差が大きい可能性が考えられるが，ピーマンの加熱臭が弱くなったと感じたパネルについては，2-I-3-MP以外のピーマンの加熱臭の低減が感じられた，あるいは乳由来のにおいを嗅ぐことで，ピーマンの加熱臭を感じづらくなった可能性も考えられる。植物油と

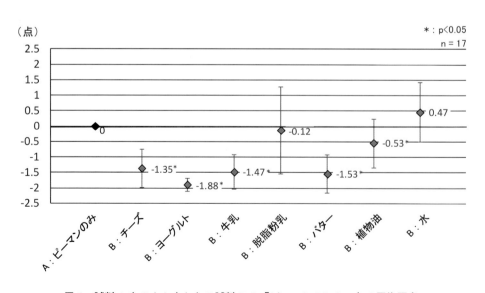

図6　試料Aを0としたときの試料Bの「ピーマンのにおい」の平均評点

合わせたピーマンでは，においが弱くなったと感じられたが，2-I-3-MP 抑制効果のみられた乳製品と比べると約 1 点平均評点が高い。すなわちにおいの低減効果が小さい。バターと合わせた場合，植物油と合わせた場合を比較すると，GC-MS での分析では 2-I-3-MP が両者ともに 9 % に抑制されているが，官能評価でのピーマンの加熱臭平均評点はバター−1.53 点に対し，植物油−0.53 点であった。また，ピーマンと牛乳を合わせた場合と脱脂粉乳溶液を合わせた場合を比較すると，牛乳は 7 %，脱脂粉乳溶液は 31 % に 2-I-3-MP は抑制されたが，官能評価では牛乳と合わせた場合のみピーマンの加熱臭低減が感じられた。ただし上記のように，脱脂粉乳溶液と合わせた場合ではピーマンの加熱臭が弱くなったと感じたパネルも存在した。このことから，ピーマンの加熱臭低減は 2-I-3-MP の抑制による影響が大きいが，乳製品全般の持つにおいがピーマンの加熱臭を感じにくくさせる可能性が示唆された。すなわちピーマンの特徴的な香気成分である 2-I-3-MP が 10 % 以下に抑制された状態で，乳製品のにおいを嗅ぐことで，ピーマンの加熱臭の低減が官能的により感じやすくなると推定される（図 6）。

文献

1) 松本美鈴：調理操作による物性 栄養成分及び機能性の変化，「調理学」，第 1 版，6 巻，畑江敬子，香西みどり（編），東京化学同人，157 (2003).
2) 笠原賀代子，西堀幸吉：レモン汁による焼きマイワシ臭抑制，日本水産學會誌，**58** (3), 529 (1992).
3) 笠原賀代子，板谷真由美，西堀幸吉：みりん干しによるマイワシ臭抑制，日本水産學會誌，**55** (4), 715 (1989).
4) 高畑浩之：酸添加によるキャベツの加熱臭の抑制と加工品への応用，群馬県農業試験場研究報告，**7**, 49 (2002).
5) 成田公子：乳素材の利用，ミルクの事典 第 1 版，上野川修一ほか（編），朝倉書店，457-459 (2009).
6) 大沢はま子，中濱信子：乳素材の利用，ミルク総合事典 第 1 版，山内邦男ほか（編），朝倉書店，489 (1992).
7) 野口洋介：牛乳・乳製品の利用方法，牛乳・乳製品の知識 第 1 版，幸書房，178 (2002).
8) 浅野勉ほか，食品の物性とおいしさを理解する，新訂食品学総論 第 1 版，森田潤司（編著），樹村房，125-126 (2008).
9) I. Marin and P. Relkin: Interaction properties of β-lactoglobulin and benzaldehyde and effect on foaming properties of β-lactoglobulin, *Food Chemistry*, **71**, 401 (2000).
10) E. Guichard and S. Langourieux: Interactions between β-lactoglobulin and flavour compounds, *Food Chemistry*, **71**, 301 (2000).
11) 小竹佐知子，阿久澤良造：牛乳からの香気成分揮散に関する口腔香気分析，ミルクサイエンス，**57** (3), 131 (2008).
12) 小竹佐知子：食品咀嚼中の香気フレーバーリリース研究の基礎とその測定実例の紹介，日本調理科学会誌，**41** (2), 84 (2008).
13) 小川久恵，宮崎丈史，堀江秀樹ほか：平成 20 年度野菜のおいしさ検討部会報告書，野菜と文化のフォーラム，73-103 (2009).
14) 日本香料協会（編）：「食べ物」香り百科事典 第 1 版，朝倉書店，476-478 (2006).
15) 日本香料協会（編）：香りの百科，朝倉書店，105-107 (1989).
16) 原史子：子供の嫌いな野菜の匂い，高砂香料時報，103, 9 (1990).
17) 梶谷哲也：感覚，官能評価士テキスト 初版，日本官能評価学会（編），建帛社，9-12 (2009).
18) 柏柳誠，川崎通昭，司英隆ほか：においの分子認識，味とにおいの分子認識（季刊化学総説）初版，**40**，日本化学会（編），学会出版センター，125-152 (1999).
19) 小野寺孝義，山本嘉一郎（編著），平均の比較，SPSS 事典−BASE編−初版，ナカニシヤ出版，35-36 (2004).

〈佐藤　吉朗〉

第6節
エンドウとインゲンマメ

1. はじめに

豆類はマメ科の属する草本植物であり，1年生および越年生のものがある。種実を収穫して食用とし，昔から好まれ食されている身近な植物性食品で，栄養があることから食品素材として利用されている。世界のマメ科植物は多種であり，豆類の起源は古く，食文化と深い関係がある。

豆類の分類は大きく3つあり，「発祥地による分類」「形状による分類」「食用部分の栄養成分による分類」である。発祥地による分類は，ナイル河周辺西アジア（ササゲ），インダス河周辺（アズキ，リョクトウ），チグリス・ユーフラテス河周辺（エンドウ，ソラマメ），メキシコの中央アメリカ（インゲンマメ，ラッカセイ）と豆類の起源は古く，食文化と深い関係があり，文明の栄えた土地で食され，重要な食糧として世界中に伝播されたと考える。形状による分類は，球形 Pea（エンドウ），腎臓形 Bean（インゲンマメ），レンズ形 Lentil（レンズマメ）がある。

食用部分の栄養成分による分類は，炭水化物，タンパク質が主体で脂質が少ないもの（エンドウ，インゲンマメ，アズキ，ササゲ，ソラマメ），タンパク質，脂質が多いもの（ダイズ），タンパク質，脂質が主体で炭水化物が少ないもの（ラッカセイ），野菜の成分に近いもの（さや豆）に分類される。

今回は，豆類のなかでも日本食によく使われ，野菜としても利用されるエンドウとインゲンマメに注目し（図1），それぞれの食品の一般成分および機能性，利用法を述べる。

2. エンドウ

エンドウは紀元前6世紀ごろ，中近東で栽培されたといわれており，昔から食べられていた豆の1つである。日本には，インド，中国を経由して伝播されたとされている。世界でのエンドウ（乾燥）の主要な生産国は，カナダ，ロシア，中国，インド，アメリカである。

日本では，初夏，夏，秋播き用があり，年間を通じて消費されている。エンドウは，豆の形が丸く球形であるのが特徴である。未熟で若いさやごと食べる「さやエンドウ」，グリーンの柔らかい豆の状態の「グリンピース」，完全に

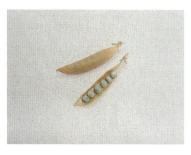
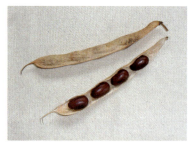
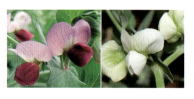
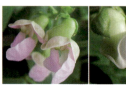
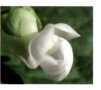

エンドウ　　　　　　　インゲンマメ

図1　エンドウとインゲンマメのさやと花

表1 エンドウとインゲンマメの一般成分

(g/100 g)	エンドウ	インゲンマメ		
		金時豆	うずら豆	大福豆
水　分	13.6	16	16.3	15.5
タンパク質	21.5	20.3	20.1	19.9
脂　質	2.2	2.3	2.2	2.1
炭水化物	60.2	57.8	57.9	59.2
灰　分	2.5	3.6	3.5	3.3

熱して豆として収穫する「エンドウ」と熱しかたの違いで3種類の食べ方がある。さやエンドウは野菜として用いられ，絹さやエンドウと大さやエンドウに大別される。また，グリンピースも野菜として利用されることが多い。完熟した実取りエンドウは，煮豆，うぐいす豆などの製あん，いり豆，みその原料，赤エンドウはみつ豆として用いられる。

2.1　エンドウの食品一般成分と機能性

エンドウ（秋田県産：乾燥）を分析したところ，水分は13.6％であった。脂質は2.2％とダイズの約1/9倍と少なく，炭水化物は60.2％とダイズの約2倍多く，タンパク質は21.5％とインゲンマメよりやや多かった（表1）。エンドウは，ビタミンA効力のβ-カロテン，ビタミンB_1，B_2が多く，食物繊維も豊富であり，栄養価に優れている。エンドウを食事のおかずに少し加えるだけで，ビタミン類，食物繊維を補うことができるので，栄養を考えて食事に有効的に使い，もっとエンドウを食べることを薦めたい。炭水化物，タンパク質が多く，脂質が少ないため，エンドウ料理はさっぱりした味となり，他の食品と比較的合う食材である。

2.2　エンドウの機能性成分

エンドウのポリフェノール量は他の豆類に比べ，少し低いので（表2），えぐ味のない比較的食べやすい豆であることが考えられる。

抗酸化作用について，DPPHラジカル消去能により調べた結果（表3），インゲンマメと抗

表2 エンドウとインゲンマメのポリフェノール量

(mg/g)

エンドウ	インゲンマメ		
	金時豆	うずら豆	大福豆
1.92	2.88	2.16	1.23

表3 エンドウとインゲンマメの抗酸化活性：DPPHラジカル消去能

(μmol/g)

エンドウ	インゲンマメ		
	金時豆	うずら豆	大福豆
10.1	14.4	12.6	10.5

酸化作用はほぼ同様であった。エンドウはダイズに比べ抗酸化作用が低かったが，これは一般成分測定値からもわかるように，エンドウはダイズと比較して，脂質少なく，二重結合を含む成分がやや少ないことから推察できた。

2.3　エンドウの豆料理

同じ豆類でもエンドウはスナックエンドウ，グリーンピースと熟度の違いの豆があるため，食感の異なる豆料理ができ，それぞれ特徴のある料理を作ることができた。エンドウを用いた簡単な料理を5種紹介する（表4）。

「さやエンドウとしらすの混ぜご飯」は，さやエンドウの甘味と苦味がしらすの塩味とご飯に合った。さやエンドウの香りが食欲をそそり，色合いも良く，食物繊維が摂れるご飯となった。

表4 エンドウ料理

タンパク質，炭水化物，食物繊維の他，β-カロテン，VB_1，VB_2，を豊富に含む食品

エンドウとしらすの混ぜご飯 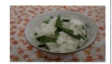	材料4人分：精白米3合，さやエンドウ50 g，しらす80 g，塩1 g 作り方： 1. 米をとぎ水を加えて炊飯器で炊く。 2. さやエンドウは筋を取り，茹でて斜め半分にカットする。 3. 炊きあがったご飯に下茹でしたさやエンドウ，しらす，塩を混ぜあわせ，器に盛り付ける。 栄養計算（100 g 当たり）：エネルギー297 kcal，タンパク質8.1 g，脂質0.9 g，炭水化物61.1 g，カルシウム34 mg，鉄0.8 mg，$V.B_1$ 0.09 g，$V.B_2$ 0.03 mg，食物繊維0.6 g，食塩相当量0.9 g
スナックエンドウとひじきの煮物 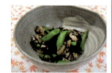	材料4人分：スナックエンドウ100 g，ひじき（乾燥）14 g，鶏ささみ120 g，顆粒だし2 g，醤油10 g，胡麻油5 g，水 作り方： 1. スナックエンドウは筋を取り，斜め半分にカットする。 2. 鍋に胡麻油を敷き，そぎ切りにした鶏ささみ肉を炒める。 3. 火が半分通ったところで，戻したひじきを加え軽く炒める。 4. 水，顆粒だし，醤油を加え少し煮た後スナックエンドウを加える。 5. スナックエンドウが柔らかくなったら器に盛り付ける。 栄養計算（100 g 当たり）：エネルギー59 kcal，タンパク質8.1 g，脂質1.5 g，炭水化物4.4 g，カルシウム55 mg，鉄2.1 mg，$V.B_1$ 0.07 mg，$V.B_2$ 0.09 mg，V.C 10 mg，食物繊維2.0 g，塩分相当量0.7 g
スナックエンドウとベーコンのソテー 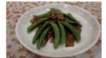	材料4人分：スナックエンドウ100 g，ベーコン40 g，料理酒10 g，塩1 g，胡麻油少量，こしょう少々 作り方： 1. エンドウは筋を取り，ベーコンは1 cm幅にカットする。 2. ベーコンを炒め，スナックエンドウを加えて炒める。 3. 酒を加えて蒸し焼きにし，スナックエンドウに火を通す。 4. 塩とこしょうで味を整える。 栄養計算（100 g 当たり）：エネルギー138 kcal，タンパク質5.6 g，脂質10.5 g，炭水化物5.4 g，カルシウム25 mg，鉄0.8 mg，$V.B_1$ 0.23 mg，$V.B_2$ 0.12 mg，V.C 49 mg，食物繊維2.0 g，食塩相当量1.2 g
エンドウと豆乳のスープ 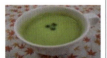	材料4人分：エンドウ50 g，豆乳100 g，コーン100 g，バター10 g，コンソメ4 g，水150 cc 作り方： 1. エンドウは煮て柔らかくする。 2. エンドウ，豆乳，水，コーンをミキサーにかける。 3. 粥状になったら鍋に入れ沸騰させ，バターとコンソメで味を調える。 栄養計算（100 g 当たり）：エネルギー89 kcal，タンパク質2.9 g，脂質4.1 g，炭水化物10.4 g，カルシウム19 mg，鉄0.8 mg，$V.B_1$ 0.05 mg，$V.B_2$ 0.06 mg，V.C 9 mg，食物繊維1.8 g，塩分相当量1.6 g
グリーンピースとスナックエンドウのチャプチェ風 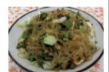	材料4人分：スナックエンドウ50 g，キャベツ100 g，春雨60 g，長葱50 g，グリーンピース15 g，桜えび5 g，醤油36 g，ニンニク少量，砂糖13 g，料理酒15 g，中華味の素1 g，胡麻油12 g，こしょう少々 作り方： 1. 春雨と筋を取ったスナックエンドウを下茹でする。 2. キャベツと長葱は食べやすい大きさに切る。 3. フライパンにニンニクを入れ胡麻油を敷き，桜えびを炒め，さらに春雨，キャベツ，長葱，スナックエンドウを加え炒める。醤油，砂糖，料理酒，中華味の素，こしょうを加えて味を調える。 4. 最後にグリーンピースを散らし軽く炒め，器に盛り付ける。 栄養計算（100 g 当たり）：エネルギー138 kcal，タンパク質2.7 g，脂質3.6 g，炭水化物23.4 g，カルシウム65 mg，鉄0.8 mg，$V.B_1$ 0.04 mg，$V.B_2$ 0.06 mg，V.C 22 mg，食物繊維1.8 g，塩分相当量1.6 g

「スナックエンドウとひじきの煮物」は，ひじきはよくダイズとの組み合わせの品があるが，スナックエンドウとひじきを合わせると，サラダ感覚で，食べやすくなった。ミネラルが豊富で，β-カロテン，食物繊維の栄養価が高くなる。

「スナックエンドウとベーコンのソテー」は，スナックエンドウとベーコンの味の調和がよく，食べやすい一品であった。スナックエンドウが主であり，さらに油を使用しているので，脂溶性ビタミンの摂取がよくなり栄養価の高い料理である。

「エンドウと豆乳のスープ」は，エンドウの鮮やかなグリーンと豆乳の色が混ざり合い，やわらかい色合いとなった。ミキサーで食物繊維も細かくするので，口当たりが良く，飲みやすいスープとなり，乳幼児食から老人食にも良い。豆乳を使っているので，カロリーも抑えられている。

「グリンピースとスナックエンドウのチャプチェ風」は，スナックエンドウのしゃきしゃき感と春雨のやわらかさが調和して，食感がよくなった。チャプチェとは，春雨と野菜などを油で炒め，醤油，砂糖等で甘辛く味を付けたものである。この一品は，栄養のバランスがよく，一食分の栄養価を得ることができる。ニンニクが少し入っているので，エンドウ中のビタミンB_1の吸収もよい。

エンドウは脂質が少なく，炭水化物，タンパク質が多いことから，豆類の中でも味がしつこくなく，さっぱりしていて食べやすく栄養があり，どんな食材にも調和し，利用価値が高い。

3. インゲンマメ

インゲンマメは中央アメリカが原産地であり，最も多い生産国はアメリカである。日本でのインゲンマメの名前の由来は，隠元禅師が中国から日本に伝えたことからといわれており，ほかに，インゲンマメは地方により，「菜豆」「三度豆」とも呼ばれている。「菜豆」の名前の由来は，日本で昔から豆よりさやインゲンとして，野菜のように食したことからその名がついたとされている。「三度豆」の名の由来は1年間に何度も栽培できることからこの名がついたとされている。インゲンマメは種類がとても多く，また，食べ方も煮物，炒め物，和え物，酢の物，吸い物，揚げ物など多様な利用法がある。

インゲンマメの栄養成分，機能性について調べ，インゲンマメの特徴を明らかにし，インゲンマメの利用法について述べる。

3.1 インゲンマメの食品一般成分

日本で主に使用される金時豆，うずら豆，大福豆（岩手県産）の3種のインゲンマメ（図2）の一般成分，ポリフェノール量，豆料理を紹介する。金時豆は鮮やかな赤紫色を示し，うずら豆はウズラの卵に似た淡褐色の地に赤紫色の斑点が特徴であり，大福豆は白く高級菜豆とも呼ばれる。

3種のインゲンマメの水分量は約16％であり，エンドウより水分はやや高かった。タンパク質は約20％，脂質は約2.1～2.3％とエンド

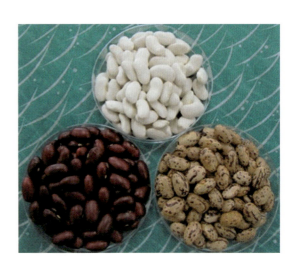

左：金時豆，右：うずら豆，上：大福豆

図2 金時豆，うずら豆，大福豆（岩手県産）の3種のインゲンマメ

ウとほぼ同様な含有量であった。炭水化は約58〜59％とエンドウよりやや低かったが，灰分は3.5％前後とエンドウより高く，ミネラルが豊富であった。3種のインゲンマメはともに同様な値であった（表1）。インゲンマメには，カリウム，カルシウム，マグネシウム，リン，鉄，亜鉛，銅が多く，各ミネラルともに機能性があり，身体の調節機能が知られている（表5）。カリウムは不足すると血圧が上昇するほか，浸透圧の調節，心臓機能や筋肉の機能に関与している。カルシウムは，血液中の濃度が一定に保たれないと骨から溶解し，骨からカルシウムが奪われると，骨粗鬆症の要因となるので，充分に摂らなければならないミネラルである。マグネシウムは，エネルギー代謝の酵素に関与しているので，筋肉，心筋のエネルギーを得るためにも必要な成分であり，さらに，骨の形成にも関与している。リンは，カルシウムの吸収に大きく関与しており，歯や骨の形成，細胞膜の構成成分である。鉄は，体内の酸素の運搬や保持の役割を担っているほか，酵素構成成分である。亜鉛は，細胞に存在しており，タンパク質の合成や生体内の酸化還などの多種の生体反応に関与している。銅は，酵素の補助因子であり，必要な栄養素である。

さらに，インゲンマメはビタミン類が多く，特にビタミンK，ナイアシン，葉酸，ビオチンが多い。ビタミンKは，血液凝固に必要なビタミンで，ナイアシン，葉酸，ビオチンは酵素の補酵素として働く。インゲンマメは食物繊維が多く，水溶性食物繊維，不溶性食物繊維ともに豊富に含まれており，特に不溶性食物繊維が多い。インゲンマメは，ダイズ，アズキ，エンドウなど他の豆より食物繊維が多いのが特徴といえる。水溶性食物繊維は胃で膨潤して容積を増やし，粘性があるので消化吸収を遅らせ，血糖値や血清コレストロール濃度を急激に上昇させない機能がある。また，腸内細菌の生育を促し，腸内環境を良好に保つ効果がある。不溶性食物繊維は水を吸収して排出を促し，腸管の有害物質の排出も促進する効果がある。

このようにインゲンマメには機能性成分が多く含まれており，普段の料理に使うことにより，身体に良い成分を摂取することができる。

3.2 インゲンマメの機能性成分

インゲンマメのポリフェノール量は，金時豆が最も多く2.88 mg/gであり，次いで，うずら豆（2.16 mg/g），大福豆（1.23 mg/g）の順であり，金時豆は大福豆の2倍量多かった（表2）。これらの値は雑穀の2〜3倍の値であった。ポリフェノールはがん抑制効果，アレルギー緩和効果，生活習慣病予防効果などさまざまな効果が期待できる。

インゲンマメの抗酸化作用は金時豆，うずら豆，大福豆の順で抗酸化作用が高く，この順番は，ポリフェノール量とも同様なことが確認され，外皮の色に関与することが考えられた。特に金時豆はアズキと同様なDPPHラジカル消去能がみられた。抗酸化作用は，活性酸素を消去するなどの効果があり，身体の機能が低下しないように働くとされている。ポリフェノールと同様に，がん抑制効果，アレルギー緩和効果，生活習慣病予防効果などさまざまな効果が期待できる（表3）。

表5 インゲンマメのミネラル（mg/100g）

	K	Ca	Mg	P	Fe	Zn	Cu
金時豆	980	88	145	400	6.0	2.6	0.75
ウズラ豆	860	71	120	360	5.3	2.1	0.65
大福豆	850	78	115	340	5.2	2.0	0.60

3.3.1 インゲンマメの豆料理

インゲンマメのなかから最も代表的な金時豆を用いて，四季を感じさせる簡単にできる料理を4種紹介する（表6）。

「金時豆と桜塩漬け炊き込みご飯」は，春の季節を感じさせる桜の花を入れたご飯であり，花見のおにぎりにも合うことを考えて考案した。色合いもよく，桜の塩漬けと金時豆の味が調和している。

「金時豆とキャベツのサラダ」は，夏の暑い日に食欲がなくても食べられるサラダとして考案した。金時豆と甘味のあるキャベツとの相性がよく，トマトの酸味とさっぱりしたヨーグルト味のドレッシングがよく合い，彩りも良い。

「金時豆の伊達巻たまご」は，卵と金時豆の色が良く合い，秋のお弁当に適した一品となった。

「金時豆のタマネギスープ」は，冬に身体が暖まるものとして考案し，機能性の多いタマネギと金時豆のホクホクした食感が合い，食べやすいスープとなった。

3.3.2 インゲンマメの簡単な調理方法

インゲンマメの調理方法は「煮豆」というイメージがあり，煮る操作に手間がかかるため，豆料理をしない，食べないという傾向になりがちである。インゲンマメは炊飯器で二度炊きすれば簡単に食べられる状態になり，簡単に煮豆ができる。インゲンマメは水をたくさん吸収するので，水は豆の高さの3倍量と目安で入れて

表6 インゲンマメ料理

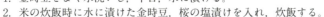
タンパク質，炭水化物，食物繊維の他，ミネラル類（K.Ca.Mg.P.Fe.Zn など）を豊富に含む食品

金時豆と桜塩漬け炊き込みご飯 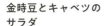	材料1人分：金時豆20 g，米75 g，桜の塩漬け適量 作り方： 1. 金時豆をよく水洗いし，半日，水に漬ける。 2. 米の炊飯時に水に漬けた金時豆，桜の塩漬けを入れ，炊飯する。 栄養計算（1人当たり）：エネルギー334 kcal，タンパク質8.6 g，脂質1.1 g，炭水化物69.4 g，カルシウム30 mg，鉄1.8 mg，V.B$_1$ 0.16 mg，V.B$_2$ 0.06 mg，食物繊維4.2 g，食塩相当量1.0 g
金時豆とキャベツのサラダ 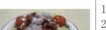	材料1人分：茹で金時豆50 g，キャベツ適量，ミニトマト5個 作り方： 1. キャベツ，ミニトマトをよく水洗いし，皿に盛る。 2. 煮た金時豆を乗せ，ヨーグルトドレッシングをかける。 栄養計算（1人当たり）：エネルギー161 kcal，タンパク質5.6 g，脂質7.0 g，炭水化物20.0 g，カルシウム62 mg，鉄1.4 mg，V.B$_1$ 0.15 mg，V.B$_2$ 0.08 mg，食物繊維8.4 g，食塩相当量0.5 g
金時豆の伊達巻たまご 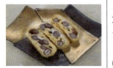	材料1人分：茹で金時豆25 g，卵1個，ごま油適量 作り方： 1. ごま油をひいたフライパンにとき卵を入れ，そこに煮た金時豆を混ぜる。 2. 金時豆を中に入れるようにして巻き，焼く。 栄養計算（1人当たり）：エネルギー139 kcal，タンパク質8.3 g，脂質8.4 g，炭水化物6.4 g，カルシウム41 mg，鉄1.4 mg，V.B$_1$ 0.08 mg，V.B$_2$ 0.24 mg，食物繊維3.3 g，食塩相当量0.6 g
金時豆のタマネギスープ 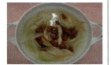	材料1人分：茹で金時豆50 g，タマネギ1個，鶏ささみ40 g 作り方： 1. 湯にタマネギ，鶏ささみを入れ，そこに煮た金時豆を混ぜる。 2. コンソメ味に調整し，コショウを少々入れる。 栄養計算（1人当たり）：エネルギー70 kcal，タンパク質5.0 g，脂質0.6 g，炭水化物11.4 g，カルシウム26 mg，鉄0.4 mg，V.B$_1$ 0.04 mg，V.B$_2$ 0.04 mg，食物繊維3.3 g，食塩相当量1.4 g

炊けばよい．炊飯一度目の煮汁はアクがあるので捨て，水を変えてもう一度水を多く入れて炊くとでき上がる．

　エンドウとインゲンマメは炭水化物，タンパク質，ミネラル，食物繊維，抗酸化作用が高く，万能食材である．エンドウとインゲンマメの栄養特性と機能性を知り，簡単に調理できるコツを知ることにより，食べやすい豆料理，加工食品ができるので，エンドウとインゲンマメなどの豆類の料理をもっと日常の食事に取り入れ，健康的な食生活を送ることが望ましいと考える．

文　献
1）谷口(山田)亜樹子：いんげん豆の機能性と調理食品の開発，鎌倉女子大学紀要，22, 61（2015）．
2）谷口(山田)亜樹子：えんどう *Pisum sativum L.* の機能性と料理について，鎌倉女子大学紀要，24, 109（2017）．

〈谷口　亜樹子〉

第 7 節
沖縄県産ゴーヤの健康への影響とおいしさの比較

1. はじめに

　ゴーヤはウリ科ツルレイシ族の野菜で，原産地は熱帯アジアとされる．品種により大きさもまちまちで，青いものを食するが，熟して黄色くなっても食べられる．その味の特徴は本来は忌避するべき苦味であるが，近年結構食される．このゴーヤについて 2 つの目的でそのおいしさについて調べた[1]．

2. 試験 1. ゴーヤの摂取の健康への影響[1]

　もし苦味と渋味食品が健康上何らかの影響があるとすれば，その一端に触れてみるのも興味ある話である．数ある食品のなかから，苦味，渋味食品を抽出し，健康への影響を調べるため，大学生を対象に 1 ヵ月間に食べている苦味，渋味食品の喫食と BMI の関係を調べた．

2.1　方　法

　愛知学院大学および名古屋女子大学の学生に対し 1 ヵ月のゴーヤを含む，苦味，渋味食品の摂取量と BMI との関係，および，同じく摂取量と肩の凝りやすさ，風邪のひきやすさ，疲れやすさとの関係を調査した．そのなかからゴーヤのデータにつき述べる．

　無記名で身長と体重を自己申告してもらいその値から肥満度の指標である BMI を算出し，別に味覚センサで測定した味強度と BMI との関係を，また，後者では，上述の三種の健康指標でそれぞれ 3 段階，肩では，よく凝る，時々凝る，まったく凝らない，風邪では，よくひく，時々ひく，ほとんどひかない，また，疲れでは，いつも疲れている，時々疲れる，いつも元気，という表現で回答させた．

　両調査とも，1 ヵ月にわたる調査期間中，1 日に摂取したゴーヤを 1/4 個，1/2 個，1 個と

いう単位で記入させた．苦味および渋味強度は，試料を水とともにフードプロセッサーで混合後ろ過し，液体について，味覚センサ(Insent社製，SA402B)で苦味，および渋味を測定し，苦味はキニーネ，渋味はタンニン量に換算した．

2.2 結　果
2.2.1　BMIへの影響

図1および2に示したように，キニーネおよびタンニン量が多い，すなわちゴーヤの摂取量が多いほど，BMI値20に近い値に収れんすることがわかる．同時に調査した他の，苦味，渋味食品でも，ほぼこのBMI値に収れんした．このことは，苦味，渋味食品に含まれる成分がBMI値を一定にするか，あるいは，同種食品を摂取する習慣のある人は食事バランスが良好であることを示していると考えられる．

2.2.2　風邪，肩こり，疲労への影響

3つの健康指標について，それぞれ，肩がこりにくいを0，ときどきこるを1，よくこるを2，風邪をほとんどひかないを0，ときどきひくを1，よくひくを2，いつも元気を0，とき

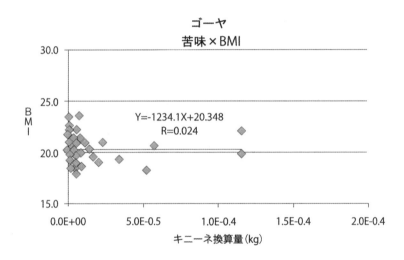

図1　ゴーヤ摂取のBMIとの関係（苦味）

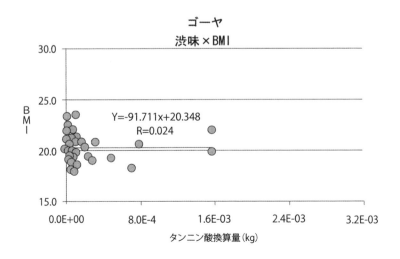

図2　ゴーヤ摂取のBMIとの関係（渋味）

どき疲れるを1，いつも疲れているを2のようにして合計摂取強度換算値との関係を図3に，1人あたりの摂取強度換算値を図4にそれぞれ示した。これらによると，摂取量が多いと，風邪をひきにくいような傾向にある，疲れやすさについては傾向がない。しかし，摂取量が多いほど，肩がこりやすいという結果が得られているがこの因果関係は不明である。

3. 試験2．味覚センサによるゴーヤの部位と系統による味の分析[2]

3.1 試料および方法

琉球大学農学部から入手した表1の8種類のゴーヤについて，試験1で述べた方法により，部位による違いおよび系統品種間の味の違いを測定した。

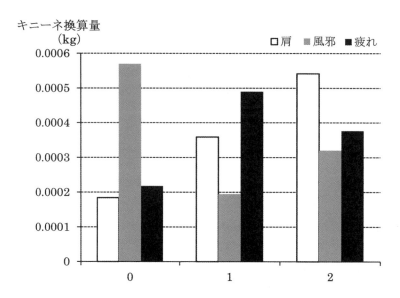

図3 ゴーヤの摂取量と健康指標との関係（苦味）

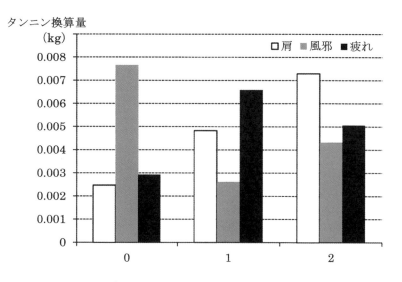

図4 ゴーヤの摂取量と健康指標との関係（渋味）

3.2 結 果
3.2.1 部位による味の違い

沖縄県産群星と熊本県産のゴーヤについて，種を除去したゴーヤのつけね部分と，先の部分に分け，試験1で述べた方法により処理し味覚センサで測定した。'群星'つけねを基準として，つけねと先の間で明確な違いを示した，苦味―渋味，甘味―うま味について，結果を図5，6に示した。どの数値においても，およそ1に違いがあれば，感覚的に差が知覚できることを示している。2種のゴーヤについてもこれらの味はかなり異なるが，それぞれの試料において両部位で味が異なることがわかる。すなわち，つけねの方が苦味が弱い。甘味とうま味については，両試料で傾向が異なる。

3.2.2 系統，品種の味

いくつかの味について，二次元表示した（図7～9）。これらによると，品種，系統によりかなり味が異なることがわかる。たとえば，汐風，島風，熊本県産品は苦味が強い。同じく，

表1 供試試料

No.	試 料 名
1	群　　星
2	市 販 品
3	中　　長
4	あ ば し
5	夏　　盛
6	汐　　風
7	島　　風
8	熊本県産

汐風，島風，熊本県産品は渋味が強い。また，夏盛，群星，中長，あばしはうま味が強い。群星，中長，あばしは甘味は比較的強い。

総合してみると，群星は，他の試料と比べて，苦味と渋味が弱く，うま味と甘味があり万人受けされる品種といえる。このように，それぞれの品種，系統でかなり特徴があることがわかり，その特徴を料理に反映することが期待される。

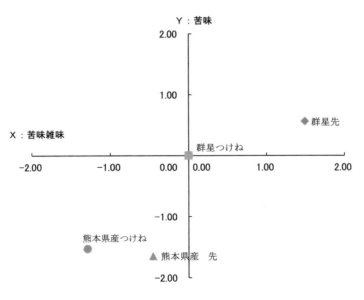

図5　部位による味の違い1

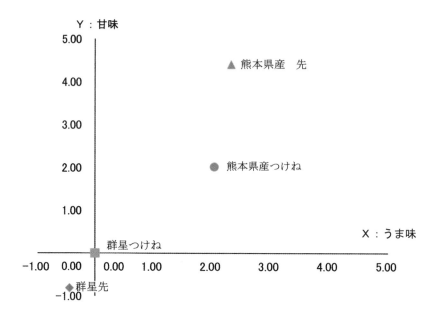

図6 部位による味の違い2

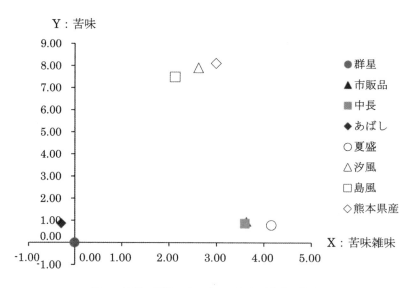

図7 品種,系統による味1. 苦味・雑味―苦味

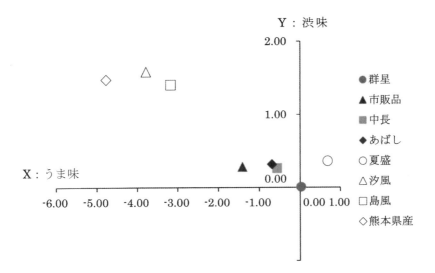

図8　品種，系統による味2．うま味─渋味

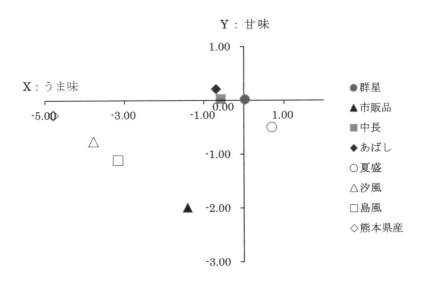

図9　品種，系統による味3．うま味─甘味

文　献
1) 山野善正，次田隆，合谷祥一，次田一代，早川文代：苦味・渋味食品の喫食とBMIとの関係，日本調理科学会誌，**51**, 105 (2018).
2) 山野善正，平松修一，玉城一，酒井映子：沖縄県産ゴーヤのおいしさの比較，南方資源利用技術研究会誌，**28** (1), 17 (2012).

〈山野　善正〉

第8節
メロン

1. はじめに

メロン(*Cucunis melo* L.)は、ウリ科、つる性一年生草本で、地中海原産であり、わが国には19世紀アメリカから伝わった。当初、アールス系と呼ばれる温室栽培メロンが主流であったが、その後、露地栽培メロンの育種が進み、現在では、多種、多彩な栽培品種が全国で作付けされている[1]。山形県では昭和初期から本格的にメロンの露地栽培がはじまり[2]、現在の年間出荷量は、9,010 t (2017年)[3]であり、オリジナルブランドを立ち上げ、栽培の振興をはかり、全国4位の生産規模を誇るに至った。特に山形県の日本海に面した庄内地域で盛んに栽培されており、水はけの良い砂丘地を利用し、山形県全体の約9割を生産している[2]。山形県で栽培されるメロンの主要な栽培品種は、アンデス、グレース、クインシー等であり、6月中旬から温室栽培の出荷がはじまり、7月中旬から露地栽培の出荷に切り替わる。露地栽培が全体の約8割を占めている。庄内地域で生産されるメロン果実は、そのほとんどが生食出荷されているが、一部は加工にも利用され、山形県内企業により、メロンの果汁等が製造されており、果肉部位のみが利用され、果皮や果芯部位は廃棄されている。一方、メロン果実の成分特性に関する研究成果は、これまで多数報告されており、メロン果肉の独特な芳香に関して、香気成分が詳細に解析され、多くのアルコール、エステル化合物が定量されている[4]。また、メロンのおいしさに係わる成分として、糖や遊離型アミノ酸が解析され[5)6)]、熟度による果実硬度の変動や官能特性に及ぼす影響が考察されている[7]。さらに、生理活性成分としてγ-アミノ酪酸(以下GABA)が、メロン果実に多量に含まれること、果実内での局在部位や収穫時期による濃度変化が報告されている[8]。このような特定の呈味成分、生理活性成分をターゲットにした果実の品質評価に対して、近年、試料中に含まれる多種多様な代謝物をノンターゲットで定量分析し、得られた網羅的な定量値から統計解析により有効な情報を導き得るメタボローム解析が注目されている[9]。本稿では、山形県庄内地域で栽培される主要なメロン栽培品種について、メタボローム解析を実施し、メロン果実における代謝物の品種間差異や果実各部位における成分特性を解析した研究成果と、地域企業と連携し、工場で排出されるメロン果実加工残渣の有効活用技術開発に取り組んだ研究事例を紹介する。

2. メロン果実のメタボローム解析

メロンは、JA鶴岡協力の下、山形県鶴岡市で栽培され、成熟度を揃えるため、開花・着果から収穫までの期間を可能な限り等しくなるように調整して栽培された果実から、2Lサイズ、優等級に該当するものを選抜して分析に用いた。ビニールハウス内で温室栽培されたメロン果実は、収穫後5日間20℃にて追熟し分析に使用した。山形県庄内地域では、栽培温度を高温に保ち、病害予防を目的として、露地栽培においてもトンネル型のビニールハウスが利用される。トンネル型ビニールハウスを用いて露地栽培(以下露地栽培)された果実を、温室栽培と同様の条件で追熟させ分析に使用した。分析試料としたメロン果実の各栽培品種は、庄内地域で作付けの多いアンデス(青肉種)、グレース(青肉種)、クインシー(赤肉種)とし、それぞれ果実5個体を分析に用いた。果肉糖度の測定には、糖度計 APAL-J ((株)アタゴ製)を使用した。メロン3栽培品種、それぞれ果実5個体を果肉部位、果芯部位としてワタ・種子含む部位、さらに果皮部位の3部位に切り分け分析に使用した。各メロン果実の個体重量およびブリックス糖度を表1に示す。同一地域で栽培され、着果から収穫、追熟期間、サイズ、等級をほぼ統一したメロン果実において、各栽培品種

表1 分析に用いたメロン果実の個体重量および糖度

	アンデス		グレース		クインシー	
	温室栽培	露地栽培	温室栽培	露地栽培	温室栽培	露地栽培
果実個体重量(g)	1023 ± 23	1139 ± 67	1155 ± 71	1177 ± 39	1103 ± 83	1065 ± 96
糖度(Brix %)	13.4 ± 0.82	14.0 ± 0.58	13.5 ± 0.36	13.9 ± 1.3	14.5 ± 2.3	14.5 ± 0.96

平均値±標準偏差，果実5個体を分析

間で個体重量および果肉部位のブリックス糖度に有意な差は認められなかった。

メタボロームとは，ある生物，組織に含まれる代謝産物の総体を示す概念である。代謝物の物性は多岐にわたることから，一度の分析ですべての代謝物濃度を測定する決定的な技術は今のところ存在せず，種々の機器を使用して，その特性を活かし，できるだけ多成分の検出を試みるベストエフォート型のアプローチがとられている[9]。本研究では，CE-MS(キャピラリ電気泳動質量分析装置)により，アニオン，カチオン等の極性化合物を分析し，LC-MS(高速液体クロマトグラフ質量分析装置)を使用して，糖，糖アルコール等の解析を試みた。その結果，メロン果実各栽培品種の各部位(果肉，果芯，果皮)に含まれる，104種の代謝物を定量し，代謝物濃度をヒートマップ化して示した(図1)。いずれの栽培品種でも，総じて果芯部位において，ヒートマップ上の白色度が強く，代謝物濃度が高い傾向にあり，果皮部位において代謝物濃度が低い傾向にあることが認められる。アンデス，グレース，クインシー各部位の主要なアミノ酸含有量を図2，図3，図4に示す。いずれの栽培品種においても，アラニン，GABA，アスパラギン酸，グルタミン含有量が顕著に高く，多くの成分において，果芯部位で高い値を示した。また，温室栽培と露地栽培のアミノ酸含有量を比較すると，表に示した主要25成分のなかで，露地栽培において高い値を示した成分は，アンデス果肉で22成分，果芯20成分，果皮11成分，グレース果肉で21成分，果芯22成分，果皮13成分，クインシー果肉で19成分，果芯19成分，果皮3成分であった。山形県庄内地域で栽培されるメロン果実は，生育期間，追熟期間，品種，サイズ，等級等が同様であれば，露地栽培において，温室栽培と比較し，果肉部位や果芯部位におけるアミノ酸含有量が高い値を示す可能性が示唆された。GABAは，ストレス軽減作用や血圧調節作用をはじめとして，種々の生理活性が報告されており[10]，温室栽培のメロン果実において，果芯部位で含有量が最も高く，外皮に向かって低値を示すとする報告がある[4]。本研究においても，GABA含有量は，温室栽培，露地栽培ともに果芯，果肉，果皮の順で高い値を示した。GABAを多く含む食品として発芽玄米(12 mg/100 g 新鮮重量)が報告されている[10]。メロン果実においてGABA含有量は果肉部位(19〜40 mg/100 g)で高く，果芯部位(106〜132 mg/100 g)で顕著に高い値を示した。メロン果実において，生食される際の可食部位である果肉部位において，アミノ酸成分の品種間差異を比較すると，クインシーにおいてグルタミン酸含有量が他の2栽培品種と比較して有意に高く，グレースにおいてシトルリン含有量が有意に高い値を示した。メロン果実に含まれる主要な有機酸は，クエン酸とピログルタミン酸であり，クエン酸は果肉部位で高い値を示し，ピログルタミン酸は果芯部位で高い値を示した。また，クエン酸含有量は，アンデス，グレースにおいて，温室栽培で高い値を示し，ピログルタミン酸含有量は，露地栽培で顕著に高い値を示した。ピログルタミン酸は，グルタミン酸のカルボキシル基とアミノ基が分子内縮合反応を

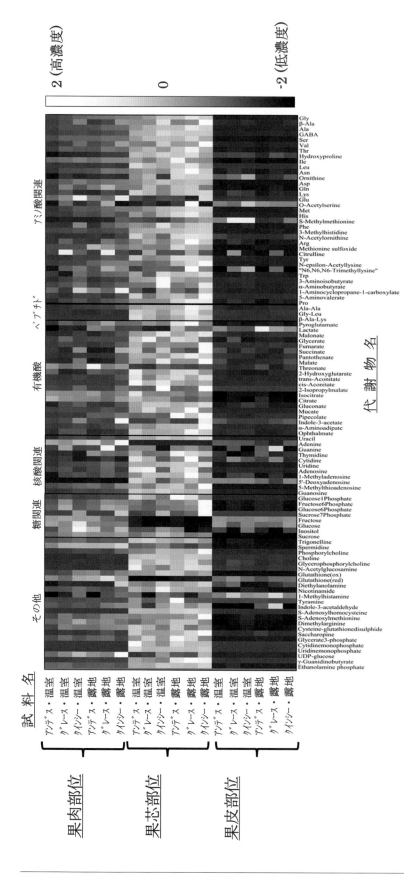

図1 山形県庄内産メロン果実各種, 部位 (果肉, 果芯, 果皮), 栽培方法 (温室, 露地) の代謝物比較 CE-MS 解析で得られる各代謝物濃度を Z 値に変換し, ヒートマップにて示した (MeV, ver19 使用)

Gly(グリシン), Ala(アラニン), GABA(γ-アミノ酪酸), Ser(セリン), Val(バリン), Thr(スレオニン), Ile(イソロイシン), Leu(ロイシン), Asn(アスパラギン), Asp(アスパラギン酸), Gln(グルタミン), Lys(リジン), Glu(グルタミン酸), Met(メチオニン), His(ヒスチジン), Phe(フェニルアラニン), Arg(アルギニン), Tyr(チロシン), Trp(トリプトファン), Pro(プロリン)

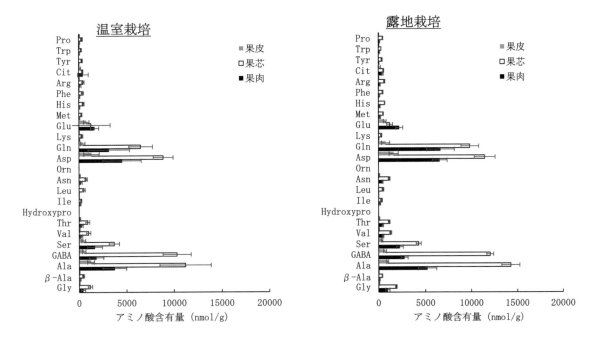

図2 アンデス各部位（果肉，果芯，果皮）のアミノ酸含有量
平均±標準偏差($n=5$)

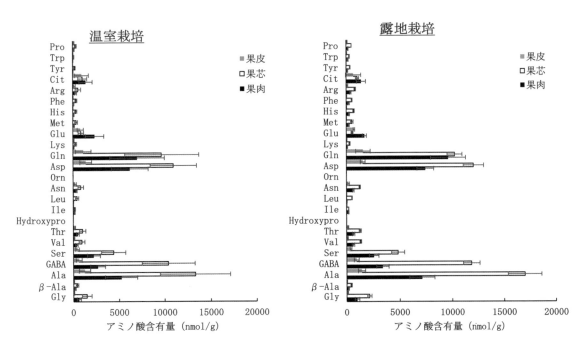

図3 グレース各部位（果肉，果芯，果皮）のアミノ酸含有量
平均±標準偏差($n=5$)

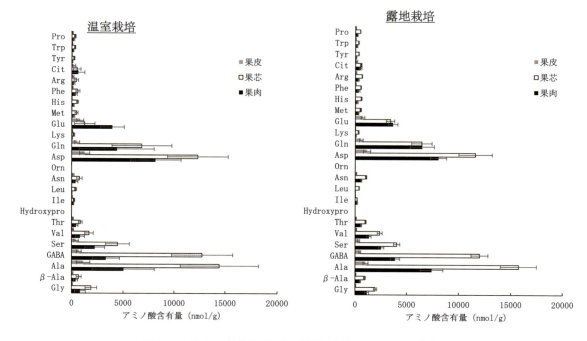

図4 クインシー各部位（果肉，果芯，果皮）のアミノ酸含有量
平均±標準偏差（$n=5$）

起こして，生成するラクタム構造を持つ有機酸の一種であり，これまで，神経障害抑制[11]，抗腫瘍・腫瘍転移抑制作用[12]が報告されている。また，カボチャの抗糖尿病効果における有効成分であることが報告されており，特に種子（1,319 mg/100 g），ワタ（109.1 mg/100 g）に多く含まれることが報告されている[13]。また，ピログルタミン酸は，味噌（300～400 mg/100 g）[14]や醤油（9～23 mg/100 mL）[15]，しょっつる（0.3～11.7 mg/100 mL）[16]等の発酵食品にも含まれることが報告されている。カボチャ果芯部位と比較して，メロン果芯部位のピログルタミン酸含有量（16～42 mg/100 g）は低いものと考えられる。メロン果実の主要な糖は，フルクトース，グルコース，スクロースであり，いずれの成分含有量も果肉部位において高い値を示した。果芯部位では，他部位と比較し，フルクトース，グルコース含有量が顕著に低い値を示し，果皮部位では，スクロース含有量が低い値を示した。コリンは，細胞膜構造の完全性，神経系のシグナル伝達，体細胞の機能発現，体

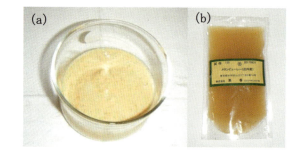

図5 メロン果芯（粉砕試料）(a)とメロン果芯エキス(b)

内の炭素代謝，脂質およびコレステロールの輸送と代謝に重要な役割を果たしている[17]。また，コリンを多く含む食材として，バター0.6 mg/100 g，チェダーチーズ 1.6 mg/100 g，全卵 0.6 mg/100 g，牛乳 3.7 mg/100 g が報告されている[18]。メロン果実において，いずれの栽培品種でも，果芯部位において最もコリン含有量が高く（13～15 mg/100 g），乳製品や全卵等の食材と比較して，高い値を示した。トリゴネリンはピリジン環をもつアルカロイドの一種で，認知機能改善作用[19,20]や抗がん作用等[21]の

表2 メロン加工残渣を利用した加工品のアミノ酸,Pyroglutamate,Coline,Toligonelline 含有量[*1]

成　分	メロン果芯加工原料(nmol/g 新鮮重量)	メロン果芯エキス(nmol/g 新鮮重量)
Gly	$2.40 \times 10^3 \pm 4.0 \times 10^2$	$2.98 \times 10^3 \pm 1.6 \times 10$
β-Ala	$5.30 \times 10^2 \pm 7.6 \times 10$	$6.38 \times 10^2 \pm 5.5$
Ala	$2.05 \times 10^4 \pm 2.8 \times 10^3$	$2.45 \times 10^4 \pm 2.2 \times 10^2$
GABA	$1.53 \times 10^4 \pm 1.0 \times 10^3$	$1.68 \times 10^4 \pm 9.3 \times 10$
Ser	$5.00 \times 10^3 \pm 1.1 \times 10^3$	$6.48 \times 10^3 \pm 6.5 \times 10$
Val	$1.82 \times 10^3 \pm 3.7 \times 10^2$	$2.35 \times 10^3 \pm 6.8$
Thr	$1.24 \times 10^3 \pm 3.0 \times 10^2$	$1.68 \times 10^3 \pm 2.6 \times 10$
Hydroxy Pro	n.d[*2]	n.d[*2]
Ile	$7.96 \times 10^2 \pm 1.5 \times 10^2$	$1.00 \times 10^3 \pm 2.5 \times 10$
Leu	$1.07 \times 10^3 \pm 3.7 \times 10^2$	$1.58 \times 10^3 \pm 1.9 \times 10$
Asn	$1.11 \times 10^3 \pm 2.3 \times 10^2$	$1.44 \times 10^3 \pm 1.4 \times 10$
Ornithine	$1.31 \times 10 \pm 1.1 \times 10$	$2.79 \times 10 \pm 1.4$
Asp	$3.86 \times 10^3 \pm 4.2 \times 10^2$	$4.46 \times 10^3 \pm 6.2 \times 10$
Gln	$1.03 \times 10^4 \pm 1.2 \times 10^3$	$1.19 \times 10^4 \pm 1.1 \times 10^2$
Lys	$1.04 \times 10^3 \pm 5.5 \times 10^2$	$1.82 \times 10^3 \pm 1.4 \times 10$
Glu	$5.33 \times 10^3 \pm 7.1 \times 10^2$	$6.34 \times 10^3 \pm 1.3 \times 10$
Met	$2.81 \times 10^2 \pm 1.1 \times 10^2$	$7.27 \times 10 \pm 8.7$
His	$7.28 \times 10^2 \pm 1.2 \times 10^2$	$9.05 \times 10^2 \pm 6.4$
Phe	$8.33 \times 10^2 \pm 1.7 \times 10^2$	$1.07 \times 10^3 \pm 1.2 \times 10$
Arg	$1.16 \times 10^3 \pm 4.8 \times 10^2$	$1.84 \times 10^3 \pm 1.5 \times 10$
Met sulfoxide	$7.31 \times 10 \pm 2.9$	$7.71 \times 10 \pm 1.6$
Citrulline	$9.34 \times 10^2 \pm 1.6 \times 10^2$	$1.16 \times 10^3 \pm 2.3 \times 10$
Tyr	$5.80 \times 10^2 \pm 1.4 \times 10^2$	$7.81 \times 10^2 \pm 1.7 \times 10$
Trp	$3.91 \times 10^2 \pm 6.5 \times 10$	$4.83 \times 10^2 \pm 1.0 \times 10$
Pro	$8.54 \times 10^2 \pm 2.4 \times 10^2$	$1.19 \times 10^3 \pm 7.2$
Pyroglutamate	$7.39 \times 10^3 \pm 1.1 \times 10^3$	$8.89 \times 10^3 \pm 1.2 \times 10^2$
Trigonelline	$1.85 \times 10^2 \pm 2.3 \times 10$	$2.18 \times 10^2 \pm 4.1$
Choline	$7.65 \times 10^2 \pm 1.1 \times 10^2$	$9.15 \times 10^2 \pm 6.2$

[*1] 平均値±標準偏差(1試料につき3反復にて分析)
[*2] 検出限界以下 n.d(not detected)と表記

生理活性が報告されている。また,コーヒーに含まれる,糖尿病マウスの聴覚性神経障害改善作用の有効成分[22]であることが報告されている。トリゴネリンを多く含む食品として,コーヒー(生豆500～900 mg/100 g,インスタント250～600 mg/100 g)の他,魚貝類(カツオブシ3 mg/100 g,マグロ 16 mg/100 g,ハマグリ 39 mg/100 g,タコ 57 mg/100 g)が報告されている[23]。トリゴネリンは,メロン果肉,果芯,果皮から検出され,果芯部位において最も高い値(3～4 mg/100 g)を示すものの,コーヒーと比較すると,その含有量は極めて低いものと推察される。

3. メロン果芯エキスの調製および成分特性

山形県鶴岡市および酒田市にて露地栽培され,選果場にて集果されたアンデスメロン(約1.5 t)を用い,企業にて果肉部位と果皮部位,果芯部位とに切り分け,メロン果汁の原料とするブロック状のメロン果肉を製造した。その際に排出された果芯部位(粉砕した果芯試料を図5に示す)から100 kgを採取し,20 kgずつ袋

詰めし，沸騰水中で中心温度が90℃に達するまで加熱し，殺菌処理を行った。これを，メロン果芯加工原料とし，-50℃にて急速凍結し，試験直前に解凍して使用した。このメロン果芯加工原料2kgを解凍後，ガラス製のボトル容器に入れ，食品添加物であるクエン酸にてpH 5.0に調整し，アクレモセルラーゼKM（協和化成（株）製）を試料に対して0.1％(w/w)添加して，45℃にて2時間酵素処理を行った。処理後，沸騰水中で中心温度が90℃に達するまで加熱処理し，酵素を失活させた。さらに，ミキサー（タイガー魔法瓶（株）製，SKP-B型）を使用して，1分間粉砕処理し，遠心分離（610×g，5分間）した上清を袋に充填した。次いで沸騰水中で中心温度を90℃に達するまで加熱し，殺菌処理したものをメロン果芯エキスとした（図5）。メロン果芯エキスは，ウリ臭や青臭みはなく，甘味，うま味が強く，ほどよい酸味を保持しており，そのまま食することが可能である。メロン果芯エキスはメロン果芯の加工原料と比較して，Met以外のすべてのアミノ酸含有量が高い値を示し，酵素処理や加熱処理，不溶物除去によるアミノ酸成分の減少は認められなかった（表2）。ここで，GABAは種々の生理機能が報告され[10]，消費者庁が公表している機能性表示食品のなかで，本化合物が機能性関与成分として利用されている商品は205種類にも及んでいる[24]。表示されている健康機能性として，精神的ストレス緩和，血圧高めの方に適した機能等，睡眠に質の向上等である[24]。国立研究開発法人農業・食品産業技術総合研究機構食品研究部門が実施した機能性関与成分GABAによる血圧低下の機能性に関する定性的研究レビュー[25]では，GABA 20 mg/日以上の摂取は，正常血圧者およびI型高血圧者に対して血圧低下作用を有することが示されている。メロン果芯エキスのGABA含有量は173 mg/100 gであり，本エキス約12 gの摂取で，GABA 20 mgの摂取が可能となる。メロン果芯エキスはGABAを摂取するうえで，非常に優れた食品素材と推察される。メロン果芯エキスのピログルタミン酸，トリゴネリンおよびコリン含有量は，メロン果芯加工原料と比較して高い値を示し，加工によるこれら成分の減少は認められなかった（表2）。メロン果芯加工原料，メロン果芯エキスを利用することで，GABAやピログルタミン酸，コリン，トリゴネリンの摂取，およびこれら成分を含む食品の開発が可能になると推察される。

文　献

1) 井上四郎，木村勝太郎，八木沢貞晴，安福英子：新版原色食品図鑑，井上四郎，菅原龍幸（編），建帛社，200-201 (1993).
2) 山形県農産物マーケティング推進協議会（編）：やまがたのうまいもの，田宮印刷，40-41 (1998).
3) 農林水産省園芸統計班（編）：平成29年産野菜生産出荷統計 平成29年産都道府県別の作付面積，10a当たり収量，収穫量及び出荷量，農林水産省，138 (2019).
4) 大場聖司，池ヶ谷篤，中根健，黒林淑子，櫻井毅彦，勝見優子：温室メロンの特徴的な香気成分と追熟段階による変化，静岡県農林技術研究所研究報告，6, 57 (2013).
5) 水野卓，加藤宏治，原田政子，宮島由恵，鈴木英次郎：メロン果実の糖類と遊離アミノ酸，日本食品工業学会誌，18, 319 (1971).
6) 松岡徹夫，柳井昭二，遠藤敬治：ぶどう，もも，うめおよびメロンのアミノ態窒素含有量と遊離アミノ酸組成，食品総合研究所研究報告，46, 102 (1985).
7) 荒川博，松浦英之，大場聖司：メロンの熟度と食味の関係，静岡県農業試験場研究報告，49, 9 (2004).
8) 藤井杏丞，豊泉友康，松浦英之，神谷径明，青山東一，鈴木康詞：メロンにおけるGABA濃度の季節変動及び同一果実内の部位比較の評価，日本料理科学会平成29年度大会研究発表要旨集，20 (2017).
9) 松田史生，及川彰，草野都，菊池淳，斉藤和季：メタボローム解析技術の現状と展望，化学と生物，45, 834 (2007).
10) 茅原紘，杉浦友美：近年のGABA生理機能研究，食品と開発，6, 4 (2001).
11) A. R. Silva, C. G. Silva, C. Ruschel, C. Helegda, A. T. Wyse, C. M. Wannmacher, M. Wajner and C. S. Dutra-Filho: L-Pyroglutamic acid inhibits energy production and lipid synthesis in cerebral cortex of young rats in vitro, Neurochem. Res., 26, 1277 (2001).

12) Y. Kimura, T. Kido, T. Takaku, M. Sumiyoshi and K. Baba: Isolation of anti-angiogenic substance from *Agaricus blazei* Murill: its antitumor and antimetastatic actions, *Cancer Sci.*, **95**, 758 (2004).
13) O. Yoshinari and K. Igarashi: Anti-diabetic effect of pyroglutamic acid in type 2 diabetic Goto-Kakizaki rats and KK-Ay mice, *Br. J. Nutr.*, **106**, 995 (2011).
14) 加藤美千子, 木内幹, 森隆, 田部井英夫: 鷹見勲, 辛口みその有機酸含有量と組成, 日本食品工業学会誌, **30**, 99 (1983).
15) 上野喬宏: 新式醤油に関する研究 (第8報) 有機酸の分離, 定量, 日本農芸化学会誌, **35**, 458 (1961).
16) 阿部輝雄, 露木英男:「しょっつる」の有機酸について, 日本食品工業学会誌, **16**, 560 (1969).
17) S. H. Zeisel and J. K. Blusztajn: Choline and human nutrition, *Annu. Rev. Nutr.*, **14**, 269 (1994).
18) 日比野英彦, 大久保剛: 脂質系栄養素: コリンの普及に際し, アメリカの現状から, 脂質栄養学, **26**, 89 (2017).
19) C. Tohda, T. Kuboyama and K. Komatsu: Search for natural products related to regeneration of the neuronal network, *Neurosignals*, **14**, 34 (2005).
20) C. Tohda, N. Nakamura and M. Hattori: Trigonelline-induced neurite outgrowth in human neuroblastoma SK-N-SH cells, *Biol. Pharm. Bull.*, **22**, 679 (1999).
21) N. Hirakawa, R. Okaucahi, Y. Miura and K. Yagasaki: Anti-invasive activity of niacin and trigonelline against canaer cell, *Biosci. Biotechnol. Biochem.*, **69**, 653 (2005).
22) B. N. Hong, T. H. Yi, R. Park, S. Y. Kim and T. H. Kang: Cofee improves auditory neuropathy in diabetic mice, *Neurosci Lett.*, **29**, 302 (2008).
23) 田口寛: トリゴネリンの生合成と代謝並びにその生理作用, ビタミン, **62**, 549 (1988).
24) https://www.fld.caa.go.jp/caaks/cssc01/search (2019.6.12)
25) https://www.naro.affrc.go.jp/project/f_foodpro/_files/NARO_NARI_rev

〈菅原 哲也〉

第9節
イチゴ

1. はじめに

現在世界で栽培されているイチゴはバラ科オランダイチゴ属に属すもので, 北米産のバージニアイチゴ (*Fragaria virginiana*) と南米産のチリイチゴ (*Fragaria chiloensis*) がヨーロッパで交雑したものとされている[1]。栽培種のイチゴの学名は *Fragaria × ananassa* Duchesne で示されるが, 属名の *fragaria* は香りを, 種名の *ananassa* はパイナップルを表すラテン語に由来するとされており, Duchesne は命名者であるフランスの研究者のデュセーヌを表している。栽培種のイチゴはまさに芳香を有するパイナップルに似た形状の果実である。日本へは江戸時代後期にオランダ人によってヨーロッパから渡来したと推定されており, オランダイチゴとも呼ばれる。

2. 日本のイチゴ栽培の変遷

日本で商業用として栽培が開始されたのは19世紀の末から20世紀初頭であり, 品種についても, 1898年に日本初のイチゴ品種'福羽'が育成された[2]。その後, 1950年ごろに米国から導入された'ダナー'や1960年に兵庫県農業試験場によって育成された'宝交早生'が普及することで生産量が増加し, 1990年代は'女峰'と'とよのか'が生産量のほとんどを占める状態になった[3]。2000年代初頭からは1996年に育成された'とちおとめ'が大きくシェアを伸ばしたが, 2000年代後半からは「あまおう」の商標で販売されている'福岡S6号'や'さがほのか', '紅ほっぺ'等も生産が拡大してきた。2000年代に入ってから, 日本ではイチゴを販売する際に品種で区別してブランド化する傾向が顕著となり, その後も国立の研究機関や主要産地の公設試験場等で続々と新品種が育成され, 「イチゴ戦国時代」といわれるほ

ど，激しく産地間でブランド化を競っている。そのため，近年の日本のイチゴの研究は，特に優良な品種の育成に重点がおかれている。本稿の主題である「イチゴのおいしさ」においては品種が寄与する影響は極めて大きい。

なお，栃木県育成の'とちおとめ'や静岡県育成の'紅ほっぺ'など，イチゴは品種名がそのまま商品名として販売されることが多かったが，福岡県育成の品種'福岡S6号'が「あまおう」の商標で販売されて以来，栃木県が育成した品種'栃木i27号'が「スカイベリー」の商標で販売されるなど，徐々に登録品種名と商標を使い分ける動きが広がっている。

3. イチゴの構造とテクスチャー

イチゴは一般的にその赤い実が果実として認識されているが，その可食部は雄しべや雌しべなどを支えている部分である花托（かたく）が発達したものである（図1）。植物学的には表面に分布する粒々がそれぞれ果実であり，痩果（そうか）と呼ばれるが，本稿では紛らわしいので，イチゴの赤い実を「果実」と表記する。イチゴの果実は果梗（かこう）を通して植物体とつながっているが，すべての痩果には果梗を通して随（ずい）から維管束が伸びてつながっている。イチゴの随の内側の中心柱は一般的には芯と呼ばれることが多いが，この部分は空洞になっている場合もあり，空間がある果実は空洞果と呼ばれる。空洞の有無は栽培方法によっても変化するが，基本的には品種の影響が大きい。中心柱の外側から表皮の手前までのいわゆる果肉の大部分を構成する部分は皮層とよばれる。

イチゴの果実はヘタに近い部分を果梗部，先端のとがった部分を果頂部と呼ぶが，果頂部から熟していくため，基本的には果頂部が柔らかく，果梗部は硬い。特に果梗部の果実とつながっていた部分は硬くて食感を損なうため，丁寧に除去したほうが美味しく食べることができる。維管束の硬さも品種によって大きく異な

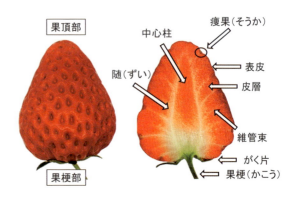

図1　イチゴ果実の構造

り，硬い品種の場合は果肉が熟してやわらかくなってきた際には口にさわることもある。皮層の食感も品種によってかなり異なり，'紅ほっぺ'のように硬くてしっかりとしたものから'章姫'のように柔らかく崩れやすいものまでさまざまであり，育種の際には肉質もかなり重視される。

また，果実の大きさもテクスチャーに与える影響は大きい。市場で流通しているイチゴは同じ品種であっても大きさがさまざまであるが，その理由はイチゴの生態によるものである。イチゴは植物体から果房が発生するが，果房は図2にように枝分かれ（分枝）していき，先端に果実ができる[4]。果房は分岐するたびに細くなり，果実も小さくなる。そのため，1つの株からさまざまな大きさの果実が発生することになる。

4. イチゴの香り

イチゴの香りは品種によって大きく異なるが，IkeuraらはIkeuraらは日本のイチゴ7品種を分析して，25種のイチゴの香気に影響を大きく与える化合物を特定するとともに，表1に示した8種の化合物（1成分は未同定）が品種間に共通し，香気への寄与も大きいイチゴの基本的な香りを構成する成分であることを示している[5]。この8成分のなかでもフラネオール（Furaneol）は，ストロベリーフラノンと呼ばれることもあり，イチゴの香りを構成する成分のなかでも最

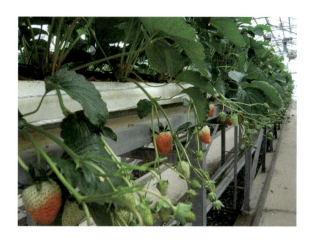
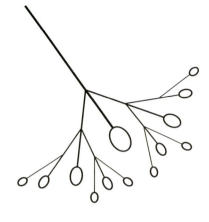

図2 イチゴの果房の分枝と果実の大きさ

表1 イチゴの主要香気成分

化合物名	香 調
フラネオール	甘い，カラメルのような
リナロール	花のような，柑橘類のような
cis-2-ノネナール	グリーン，油臭い
trans,cis-2,6-ノナジエナール	グリーン，キュウリのような
2-メチル酪酸	汗のような，湿った
γ-デカラクトン	甘い，モモのような
γ-ドデカラクトン	甘い，ココナッツのような
未同定	酸味のある，刺激的な

も影響が大きいとされている。なお，フラネオールはスイスのFirmenich社の商標であり，IUPAC名では4-Hydroxy-2,5-dimethyl-3(2H)-furanoneと示す。リナロールは非常に多くの植物に含まれる化合物で，光学異性体で香りの質や強さが異なるため，それぞれラベンダー様や柑橘様の香りがする。*cis*-2-ノネナールや*trans,cis*-2,6-ノナジエナールは刈り取った草やカメムシを思わせる青臭い香りの成分であり，2-メチル酪酸は湿った腐葉土などを思わせるような香りである。これらの一部は単独では悪臭と感じる場合もあるが，一定量が含まれることでイチゴらしい香りを構成している。その他にもモモの香りを特徴づける甘い芳香を放つγ-デカラクトンや，ココナッツ様の甘い芳香のγ-ドデカラクトン，未同定の酸味を感じさせる刺激臭の成分が報告されている。

これらが日本のイチゴには品種を問わず存在し，寄与率も大きいものである。しかしながら，Fukuharaらが'とよのか'の香気を分析した際には，香気を有する成分として52成分を[6]，望月らが'きらぴ香'を分析した際には34成分を特定している[7]。イチゴの香りを構成する成分やその構成比は基本的には品種によって異なり，前述したモモやココナッツ様の香りを特に多く有する'桃薫'など，香りに着目して育成された品種もあるが，どのような香りの特徴を有したイチゴが好まれるのかは明らかになっていない。

5. イチゴの糖と有機酸

イチゴの甘さを示す指標としてよく用いられるものが，糖度と酸度および糖度を酸度で除した糖酸比である。糖度はイチゴに限らず果実の品質を評価する指標として広く用いられているが，この単位はBrix（ブリックス）であり，これは液中に溶けているすべての物質（可溶性固形分）を，ショ糖（砂糖）を水に溶かしたときの重量％を基準にして示したものであり，糖だけの濃度を示すものではない。品種によって異なるが，イチゴのBrixはおおよそ80～85％が糖，5～10％程度が有機酸で構成されている。イチゴの糖はブドウ糖，果糖，ショ糖が全体の98％以上を占め，わずかにソルビトールとイノシトールが含まれる[8]。その組成は品種や収穫時期によって大きく異なり，全糖中のショ糖の割合が増えると甘みをより強く感じ，嗜好性が向上する[9][10]。イチゴの酸度はクエン酸換算値で示されることが多いが，滴定に影響を与える酸の大部分は有機酸であるクエン酸とリンゴ酸であり，糖と同じくその比率は品種によって大きく異なる。

以上のように糖度は甘さ，酸度は酸味の強さを示す指標であるが，これらのバランスを示すものとしてイチゴやトマト，カンキツ類などの酸味のある青果物の評価に糖酸比が用いられている。イチゴに含まれる有機酸は糖の10分の1程度であるが，食味に与える影響は非常に大きい。イチゴも甘みが強いものが好まれるが，強い酸味は甘みを感じにくくさせるため，酸度が高いと糖度が高くても甘さを感じにくい。筆者らがイチゴの糖度，酸度，糖酸比，果実硬度と官能評価結果の関係性を調査した際には，嗜好性と最も高い相関が得られたのは糖度であり，次いで糖酸比であった[11]。しかしながら，品種によっては酸度がかなり低い場合もあり，その場合は糖度が極めて低くても糖酸比がそれなりに高い値になってしまうため，糖度と糖酸比は併せて評価する必要がある。

人の甘さの感じ方については糖や有機酸の量に加えて硬さや香りの影響も受けるため，一概には言えないが，筆者の経験上ではイチゴは糖度が8.0を下回ると甘いと感じない場合が多い。日本のイチゴについても30年あまり前の報告では，糖度の分析値が8.0以下の品種が多い。当時のイチゴは甘みが不足していたため牛乳や砂糖，練乳をかけ，「イチゴスプーン」と呼ばれる穴があいたスプーンで潰して食べることが多かったが，近年は品種改良によってイチゴの糖度が上がったことから，こうした食べ方は減ってきた。

なお，小売店では糖度を表示して果物を販売することが多いが，8.0という値は日ごろ表示されている値と比べて低いと感じた方も多いと思う。筆者が見かける表示も10～12くらいがほとんどであるが，これには理由があり，研究者が糖度を分析する際は果実全体をつぶして得られた果汁を測定するが，小売店等で測定する際には果実の先端を切り，その部分の果汁を測定することが多い。イチゴは果実内での糖度の差が大きく，その先端の糖度は果実全体の糖度より30％程度高い[12]。

6. イチゴの色

イチゴ果実に含まれる色素はアントシアニンであり，10数種あることが確認されているが[13]，果皮や果肉に多量に含まれるものはPelargonidin 3-glucoside（PG）とCyanidin 3-glucoside（CG）であり，それぞれ全アントシアニンの50～90％，5～10％程度を占める[14]。イチゴの果皮色とアントシアニンの濃度および組成の関連性は明らかになっていないが，'アイベリー'や'とちおとめ'等の果皮色が濃い品種の果皮にはアントシアニンの含量が多い傾向がみられる。また，イチゴの断面の果肉色においても同様で，'アイベリー'や'とちおとめ'等の断面の赤色が濃い品種は果肉中のアントシアニン濃度が高く，'章姫'や'さがほのか'等の赤色が淡い品種は濃度が低い傾向がみら

れる。

近年は「初恋の香り」の商標で販売されている2009年に品種登録された'和田初こい'を皮切りに，白いイチゴの育種や生産が盛んになっており，「ミルキーベリー」の商標で販売されている栃木県育成の'栃木iW1号'など，徐々に品種が増えつつある。

7. イチゴの加工

日本で生産されているイチゴの大半は生鮮品として消費されている。栃木県では県内で生産されたイチゴの約2.5％が加工用として販売されているが[15]，全国的にこの比率が等しいと仮定すれば，加工用途として流通している国内産のイチゴは4,000 t程度であると推定される。国内産のイチゴが加工用として販売されている量は少ないが，日本の2023年におけるイチゴの輸入量は生鮮が3,194 tであるのに対して冷凍が28,275 tと多く，加えてピューレが4,983 tである[16]。冷凍イチゴとピューレの大半は最終的に加工されて販売されていることから，イチゴは加工品としての需要も多いことがうかがえる。生食する場合には糖度が高く酸味が低いイチゴが好まれるが，ジャムやソースに加工する場合は製造過程で糖を加えるため，加工前のイチゴの糖度はあまり重要ではない。ジャムは酸味が少ないとただ甘いだけになってしまい，一定程度の酸味があるジャムが好まれることから，むしろ酸味を有していることが重要である[17]。イチゴの酸度は栽培条件よりも品種による影響が大きいが，現在流通量の多い品種の中では「あまおう」の商標で販売されている'福岡S6号'や'紅ほっぺ'は酸度が高く，加工に適していると考えられる。

8. イチゴの品種

人が「おいしさ」を感じる際には味覚・嗅覚・聴覚・視覚・触覚の五感すべてが総動員されるため，イチゴの「おいしさ」もこれまでに記してきた甘み，酸味，香り，食感，色，食感等が複合的に作用していると考えられる。前述したように，生食する際に嗜好性と最も相関が高い要素は糖度であり，次いで糖酸比である。トマトでは栽培時に給液量を減らし，水分ストレスを与えて収穫量が激減する代わりに糖度が高い濃厚なトマトを栽培する技術が実用化されているが，イチゴにはそのような技術は開発されていない。つまり，イチゴにおいては品質向上のために収穫量を犠牲にするような栽培方法はなく，現状での適切とされる栽培管理は高収量と高品質を両立できるものである。そのため，イチゴは栽培技術によって品質を向上させて差別化をすることが難しく，「おいしさ」に重点をおいたブランド化には品種が重要である。

表2に筆者らが市場から購入したイチゴを分析した結果を示す。調査は2017年2月に実施したもので，収穫時期や栽培技術による差を考慮した複数回による調査ではないため，品種の特性を代表するものではないことを理解したうえで参考としてほしい。イチゴはいずれも糖度が9前後であり，差はみられなかった。一方，酸度については大きな差がみられ，「あまおう」がもっとも高く，次いで'紅ほっぺ'が高かった。'とちおとめ'，'ひのしずく'は中程度であり，'きらぴ香'はもっとも低かった。これらの結果は概ね他の報告事例と一致する。硬度については品種による差は当然みられるが，それよりも熟度による影響が大きい。どの程度の熟度で収穫するかには生産者によってかなり差があることに加え，収穫を毎日行わない場合もあるため，出荷されたパックごとにもかなりの差が生じる。

9. 海外のイチゴ

2022年の世界のイチゴ生産量は957万tで，世界的にみても主要な農産物の1つである[18]。生産量は全体の1/3以上を生産する中国が335万tと最も多く，日本もイチゴの主要な産地の1つであるが，世界のイチゴ生産が増加してい

表2　イチゴの品種の違いによる品質の差

品種(商標)名	あまおう	きらぴ香	とちおとめ	ひのしずく	紅ほっぺ
外　観					
果実重量(g)	33.7 ± 2.5	30.8 ± 2.5	35.3 ± 3.2	23.1 ± 1.7	35.1 ± 5.2
糖度(Brix%)	9.4 ± 0.4	8.9 ± 0.6	8.8 ± 0.5	9.3 ± 0.6	8.9 ± 0.6
酸度(%)	0.80 ± 0.10	0.51 ± 0.04	0.60 ± 0.06	0.64 ± 0.05	0.70 ± 0.09
糖酸比(糖度/酸度)	11.9 ± 1.6	17.7 ± 2.2	14.7 ± 1.5	14.6 ± 1.5	13.0 ± 2.1
硬度(N)	2.9 ± 0.3	3.8 ± 0.2	4.0 ± 0.3	3.6 ± 0.2	4.7 ± 0.4

るにもかかわらず，日本のイチゴ生産量は減少傾向にあり，16.4万tで11位である。現在，日本の生鮮イチゴの輸入は少なく，冷凍以外で他国産のイチゴを見かけることはほとんどないが，日本のイチゴと世界各国で流通しているイチゴの品質は大きく異なる。筆者らが2016年と2019年に実施した，海外で流通していたイチゴの分析結果を表3に示す。こちらも表2と同じく，複数回の調査結果ではないため，一例にすぎないことを理解したうえで参考としてほしい。韓国産のイチゴは糖度，酸度ともに日本のイチゴと値が近く，オーストラリア産は糖度も酸度も低かった。それ以外はいずれも日本のイチゴと比較して酸度が高い傾向がみられた。糖度もアメリカ産と韓国産を除けば低く，日本のイチゴは生食に適した特性を有していると考えられた。一方，欧米産のイチゴは酸味が強いものが多いことから，加工に適した品質を有していると予想される。また，他国産のイチゴはいずれもパッケージに品種が記載されてお

表3　海外産のイチゴの品質の差

原産国	アメリカ	エジプト	オーストラリア	スペイン	メキシコ	韓国
外　観						
果実重量(g)	54.7 ± 11.9	30.1 ± 9.8	30.5 ± 12.1	28.8 ± 7.4	34.7 ± 5.1	25.0 ± 3.8
糖度(Brix%)	9.3 ± 0.5	7.5 ± 0.6	6.1 ± 0.9	7.7 ± 0.8	7.7 ± 0.3	8.3 ± 0.8
酸度(%)	1.39 ± 0.20	1.18 ± 0.10	0.64 ± 0.12	1.14 ± 0.15	1.33 ± 0.16	0.54 ± 0.10
糖酸比(糖度/酸度)	6.8 ± 0.7	6.4 ± 0.6	9.8 ± 1.3	6.8 ± 0.8	5.8 ± 0.6	15.9 ± 3.7
硬度(N)	5.7 ± 0.4	5.4 ± 0.4	3.8 ± 0.4	5.7 ± 0.4	5.3 ± 0.4	3.6 ± 0.4

らず，品種で差別化やブランド化することは日本独特のものであることがうかがえた。

10. おわりに

イチゴに限らず青果物は，個体差が大きいことから均一なサンプルが得られない，同一個体内でも部位により品質が大きく異なる，テクスチャー等が大きく変化するため冷凍保存ができない，保存中に追熟等で品質が変化する等の理由により，機器分析と官能評価のいずれも行いにくく，これまでその「おいしさ」に対する研究はあまり行われてこなかった。しかしながら，青果物の「おいしさ」の要因を特定し，評価することは育種や栽培，貯蔵流通等のさまざまな園芸学の領域や，食品科学の発展に貢献するものであると考える。本稿においてこれまで取り組んできた「イチゴのおいしさ」に関わる研究内容を取りまとめる貴重な機会をいただけたことに感謝申し上げます。

文　献

1) G. Darrow: The Strawberry: History, breeding and physiology, Holt, Rinehart and Winston, (1966).
2) 織田弥三郎：イチゴ大辞典 栽培イチゴの起源と来歴，農山漁村文化協会，11-37 (2016).
3) 林秀司：比較社会文化, **5**, 139 (1999).
4) 曽根一純ほか：園芸学研究, **3** (2), 137 (2004).
5) H. Ikeura et al.: *Acta Hortic.*, **842**, 857 (2009).
6) K. Fukuhara et al.: *J. Japan. Hort. Sci.*, **74** (4), 300 (2005).
7) 望月麻衣ほか：静岡県農林技術研究所研究報告, **11**, 49 (2018).
8) 荻原勲ほか：園芸学会雑誌, **67** (3), 400 (1998).
9) 曽根一純ほか：園芸学会雑誌, **69** (6), 736 (2000).
10) A. Ikegaya: *J. Food Sci.*, **89**, 614 (2024).
11) A. Ikegaya et al.: *Int. J. Fruit Sci.*, **21**, 883 (2021).
12) A. Ikegaya et al.: *Food Sci. Nutr.*, **7**, 2419 (2019).
13) J. Bakker et al.: *J. Sci. Food and Agric.*, **64**, 31 (1994).
14) Y. Yoshida and H. Tamura: *J. Japan. Hort. Sci.*, **74** (1), 36 (2005).
15) 大森雅子, 米倉禎都志：栃木県農業試験場研究報告, **74**, 43 (2016).
16) 財務省貿易統計 (2024).
17) A. Ikegaya et al.: *Int. J. Food Prop.*, **23**, 2087 (2020).
18) FAO Statistic (2024).

〈池ヶ谷　篤〉

第4編 その他の野菜のおいしさ

第4編　その他の野菜のおいしさ

第1章　きのこ

第1節
きのこの栽培と嗜好性

1. はじめに

　国内では多くの種類のきのこが多様な環境条件で栽培されている（図1～3）。令和4年のきのこ生産量は46万tで、このうちエノキタケ、ブナシメジ、シイタケの順に生産量が多い[1]。シイタケは原木栽培と菌床栽培が行われているが、生産量のうち93.8％が菌床栽培によるものである。

　きのこ栽培は、屋外や施設内で温度、湿度、光、炭酸ガス濃度等の環境を制御する必要がある。施設栽培のきのこは、発生収量やきのこの品質（外観や嗜好性等）の制御がしやすい。

　原木栽培は、クヌギやナラ等の広葉樹の原木に種菌を接種してきのこ栽培が行われる。森林資源を活用した循環型生産方式で伝統的な方法であり、長い間中山間地域において重要な役割を担ってきた。シイタケ等の原木栽培（図2）は屋外で行われている事例もあり、気温、降雨等の気象条件によって生産量、きのこの品質が左右されやすいが、天然に近い風味のきのこが収穫できる一面もある。

　一方で菌床栽培（図3）は、おが粉や栄養材を混合・調製した培地に種菌を接種しきのこを栽培する方法で、原木に比べて省力化しやすいという特徴がある。菌床栽培では広葉樹のおが粉等が培地基材として使用され、栄養材を混合してから所定の水分量に調整し、フィルター付き栽培袋やビンに充填され殺菌した培地に種菌を接種して、栽培が行われている。

2. きのこの嗜好性
2.1　嗜好性に影響する感覚

　きのこは低カロリーかつ風味豊かで、特徴的な栄養成分、味・香り成分、さらに健康機能性成分が含まれることから、ヘルシーな食品として注目されている。きのこの種類（図1）により、嗜好性がバラエティに富んでいて、外観、香り、味、食感等が嗜好性に影響を与えている。

　たとえば、エノキタケは流通量が多い純白系品種と流通量が少ない野生型のブラウン系品種があるが、それぞれ味や食感に違いがあり、後者はシャキシャキとした食感が好ましい、味が濃いという特徴がある。また、北海道で生産量の多い地域性のあるタモギタケは良い出汁の出るきのこで、香りの強さも特徴である。

　品種の異なる干しシイタケを水戻しして加熱調理した後に官能評価を実施したところ、うま味の強さと好ましさ、食感の好ましさが総合評価と相関が高かったことが報告されている[2]。このように、きのこの嗜好性は、香り、食感、味がマッチしたものと理解できる。

2.2　きのこの品種および栽培方法と嗜好性
2.2.1　シイタケの品種および栽培方法と嗜好性

　50名のパネリストによるシイタケの嗜好性評価の結果[3]について紹介する。栽培法（原木栽培、菌床栽培）や品種の異なる4種類のシイタケをホットプレートで加熱し、塩等の味付けをせずに香り、味、食感について評価した（図4）。香りが良い、食感が軟らかい、歯ごたえがある、うま味が強い、総合評価が高いことについて、それぞれ1種類のシイタケを選択し

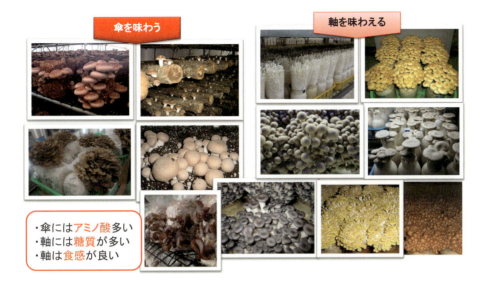

図1　食用に栽培されている各種きのこ

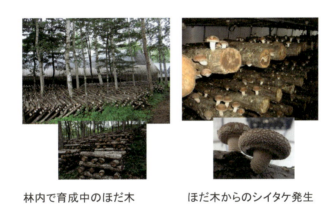

林内で育成中のほだ木　　　ほだ木からのシイタケ発生

図2　シイタケの原木栽培

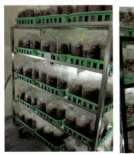

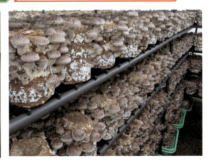

菌床（左：培養初期　右：培養後期）　　　菌床からのシイタケ発生

図3　シイタケの菌床栽培

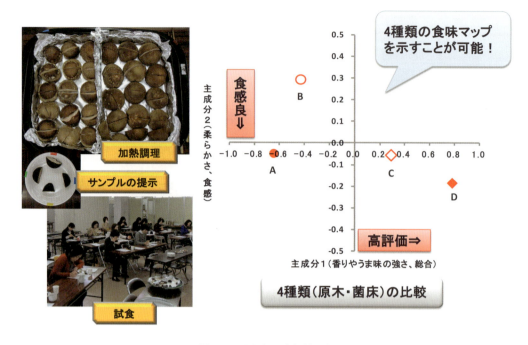

図4 シイタケの嗜好性評価

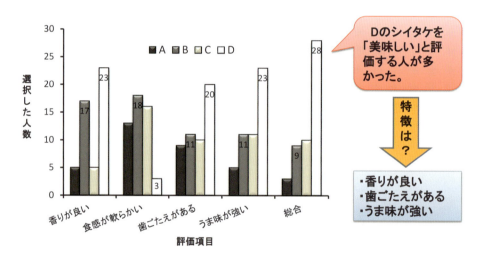

図5 シイタケの嗜好性評価
50名のパネリストにより、4種類のシイタケを試食し、各評価項目について1種類のシイタケを選択した

た。各項目の人数を点数化し、得られたデータに基づいた主成分分析を行い、食味マップとして示した（図4）。第1主成分は香りやうま味の強さ総合評価を示し、第2主成分は軟らかさ、食感を示した。

その結果、評価はシイタケの試料による違いが明らかで、1種類のシイタケを50名中28名が選択した（図5）。このように高い評価が得られたシイタケは、香りが良い、歯ごたえがある、うま味が強いことが特徴として得られた。同じ品種で原木栽培と菌床栽培によるシイタケを供試したが、明らかな違いは見出せず、総合評価で選択した人数もほぼ同程度であった。

2.2.2 ブナシメジの品種および栽培方法と嗜好性

30名のパネリストによるブナシメジの嗜好性評価では，品種や栽培法の異なるブナシメジを加熱調理し，味，食感に関する7項目について評価した[4]。加熱調理の際には所定量の塩を加えた。基本培地で栽培した特定品種を対照（試料C）として比較評価を行った。評価試料は基本培地で栽培した4品種（A，B，D），高収量性の培地で栽培した特定品種（C'）および小売店で購入した市販品（D'）の6種類とした。特性の大きさの評定は対照を0として+2〜-2の5段階で評価する評点法[5]を採用した。

その結果，試料の種類により明らかな差があり，特に食味の品種間差が大きいことが示された。得られたデータに基づいた主成分分析を行うことで，食味マップを示すことができた（図6）。第1主成分はうま味，甘味の強さおよび苦味の強さと相関があった。総合評価はうま味，甘味および苦味の強さと相関があり，総合評価で高い評価が得られたブナシメジは，うま味や甘味が強く，苦味が弱いことが特徴として得られた。

2.2.3 菌床栽培きのこの嗜好性に及ぼす培地基材の影響

ヤナギ類樹木は，河畔林に豊富に存在しながらあまり利用が進まなかった資源である。シイタケ菌床栽培において，ヤナギ類のおが粉を単独あるいは慣行使用されるおが粉と混合して使用することで，シイタケの生産性に加えて，食品としての嗜好性の向上につながる結果が得られた[6]ことについて紹介する。

培地基材としてミズナラやシラカンバのおが粉を使用した慣行培地，オノエヤナギやエゾノキヌヤナギのおが粉を使用した培地で栽培したシイタケを評価に供試した。パネリストは，1回目11名，2回目12名で構成した。試料の調製は以下の通りである。シイタケの柄部を除去し，傘部を一口大に分割し，ホットプレートにより中火で炒めた。室温まで冷ました後に，試食評価した。試料をA，B，Cとし，試食する順番をパネリストごとに変え，3種類の試料に

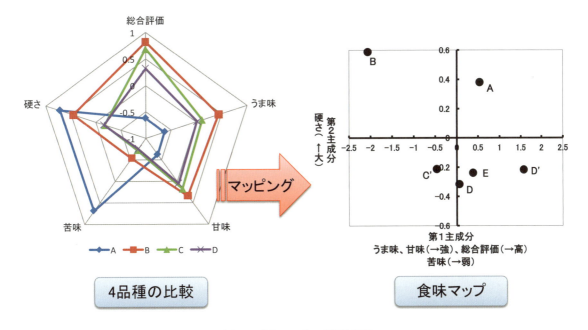

図6 ブナシメジの嗜好性評価
30名のパネリストにより，6種類のブナシメジを試食し，各項目について比較評価を行った

ついて，好ましさで順位を付けてもらう順位法[7]を採用した。

各培地のシイタケを加熱調理して，嗜好性試験を行った結果，1回目では11人中7人がヤナギ培地のシイタケを選択し，2回目は12人中10人がヤナギ培地のシイタケを選択した（図7）。このことから，ヤナギおが粉の使用によりシイタケの嗜好性が高まる可能性が示唆された。

続いて，パネリストの人数を拡大した嗜好性試験を行った。慣行培地とヤナギ培地のシイタケを供試した。パネリストは，183名で構成した。試料の調製は以下の通りである。シイタケの柄部を除去し，傘部を一口大に分割し，ホットプレートにより中火で炒めた。室温まで冷ました後に，試食評価した。試料をA，Bとし，試食する順番を決めずに，2種類の試料について好ましさで選択する2点比較法[8]を採用した（図8）。

その結果，183人中110人（参加者の60.1％）がヤナギ培地のシイタケを選択した（図9）。試験参加者の年齢層は10歳までが24％，30～40

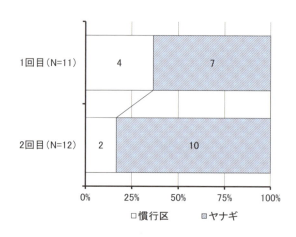

図7 シイタケの試食による嗜好性評価（2回実施）
1回目は11名，2回目は12名のパネリストにより，異なる培地より得られたシイタケを試食し，「好ましい」と感じた試料を選択した

歳が23％の順に多かった。異なる場所，時期に行った2回目の嗜好性試験でも，パネリスト134人中76人（参加者の56.7％）がヤナギ培地のシイタケをおいしいと評価した（図9）。このように少人数のパネリストによる前記の嗜好性試験の場合だけでなくパネリストの対象を拡大した嗜好性試験を行うことにより，慣行培地に

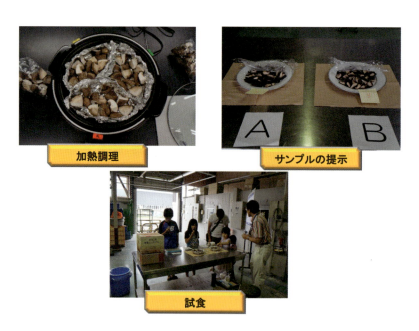

図8 シイタケの嗜好性試験の様子
加熱調理したAとBの2種類のシイタケを提示して，試食し「好ましい」と感じた試料を選択した

比べてヤナギ培地で栽培したシイタケの嗜好性が高まる可能性を示すことができた。

次にシイタケとは別の事例について紹介する。エリンギの嗜好性[9]として，コーンコブ，オノエヤナギ，エゾノキヌヤナギの各材料を培地基材として使用して栽培した3種類のエリンギを供試した。パネリストは，1回目11名，2回目15名で構成した。試料の調製は以下の通りである。子実体を傘から柄にかけて縦に繊維に沿って分割し，サラダオイルをひいたホットプレートにより中火で炒めた。室温まで冷ました後に，試食評価した。試料をA，B，Cとし，試食する順番をパネリストごとに変えた。3種類の試料について，好ましさで順位を付ける順位法[7]を採用した。

加熱調理した3種類のエリンギについて，官能評価を2回行った。その結果，嗜好性として高評価であったのは，2回ともヤナギ培地で発生した2種類であった(図10)。ヤナギ培地を選択した人は，1回目は11人(11人中)，2回目は13人(15人中)となり，1回目の試験では，11人の判定には何らかの一致性があると判断された($p<0.05$)。また，本試験で好ましいと評価した項目として，味や食感を選択した人が多く，香りを選択した人は一部であった(図11)。

このようにコーンコブで栽培したエリンギと比較して，オノエヤナギやエゾノキヌヤナギのおが粉を培地基材として使用したエリンギの甘味が強いという意見が多く，ヤナギを利用したエリンギの嗜好性に有用な知見が得られた。

2.3 きのこの加工方法と嗜好性

きのこをおいしく食べるためには，調理方法が大事である。たとえば，きのこの加熱条件により，うま味成分であるグアニル酸の生成量が異なり，緩慢な昇温による加熱で生成量が多くなる。また，冷凍したきのこを加熱調理した場合，冷凍しないで加熱調理した場合に比べて，グアニル酸が増加すること，冷凍したきのこを用いたきのこご飯のうち，シイタケやブナシメ

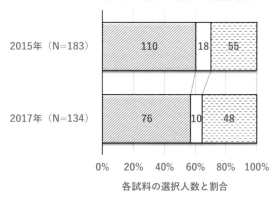

図9 シイタケの試食による嗜好性評価（2回実施）
2015年は183人，2017年は134人が試食アンケートに参加して，「おいしい」と感じた試料を選択した

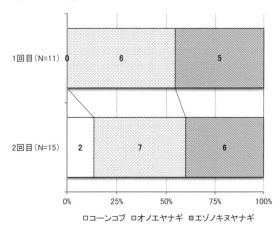

図10 エリンギの試食による嗜好性評価（2回実施）
1回目は11名，2回目は15名のパネリストにより，3種類のエリンギを試食し，「好ましい」と感じた試料を選択した

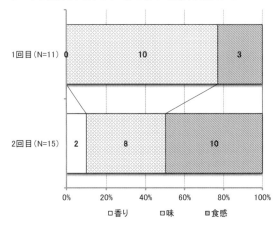

図11 エリンギの試食による嗜好性評価（2回実施）
1回目は11名，2回目は15名のパネリストにより，試料の何を「好ましい」と評価したかを選択した(複数回答可)

ジで有意に高い評価が得られた[10]ことが報告されている。

複数のきのこについて加熱処理を行い，きのこ素材の外観や味等の品質評価を行った[11]結果を紹介する。きのこ素材として，シイタケ(傘部のカット品，スライス品)，エノキタケ(カット品)，ブラウン系エノキタケ(カット品)，マイタケ(カット品)，マッシュルーム(ホール品)を供試した。各種きのこを前処理(60℃2分の温水処理)後パウチに封入し，ボイル(85℃30分)あるいはレトルト(120℃4分)条件で加熱処理を行った(図12)。

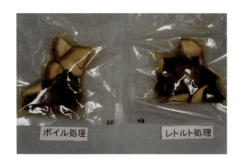
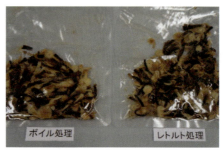
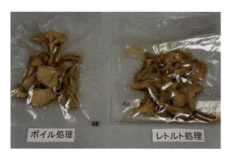
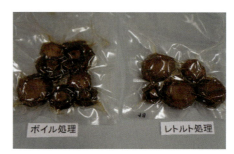

図12　加熱処理した各種きのこパック
左上：シイタケ　左下：マイタケ　右上：ブラウンエノキタケ　右下：マッシュルーム

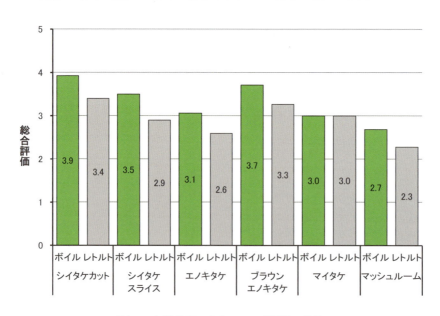

図13　加熱処理したきのこの嗜好性の結果

その結果，きのこ素材の多くは，100℃を下回る温度で加熱（ボイル）した方が100℃を上回る（レトルト）条件より，高い評価が得られた（図13）。試料ごとの評価では，傘を4分割したシイタケは，香り，味，歯ごたえが，スライスしたシイタケは味と歯ごたえの評価がボイル条件で高くなった。また，純白系エノキタケと野生型のブラウン系エノキタケでは，後者の評価が高く，味と歯ごたえの評価で違いがみられた。

このように同じ種類のきのこでも，品種やカットの仕方，調理方法により異なる嗜好性が得られることは，食品素材としての奥深さを感じる一面である。

3. おわりに

きのこの食品としての基本価値である嗜好性は，栽培方法（原木栽培と菌床栽培），品種，培地（培地基材と栄養材）の影響があること，さらには加熱調理の影響があることを紹介した。

栽培現場では，発生収量等の生産性向上だけでなく，収穫したきのこの健康機能性および嗜好性を含む品質向上に対するニーズが高まっている。「食べておいしく，体によい」ものが望まれている。空調設備で厳密な栽培環境の制御が行われていても，さまざまな要因により発生収量や品質（外観や嗜好性等）の変動が起こりえる。このような変動をより小さくする技術開発が進められている一方で，嗜好性や機能性に関する質的な評価を行いながら基本価値を高めることで，きのこの消費拡大や地域産業に寄与できればと考えている。

きのこは，10月15日が「きのこの日」となっているように，秋の味覚の印象が強いが，多様なきのこが一年を通じてお店に並んでいる。嗜好性を理解しながら，秋冬以外でも普段の料理にきのこを大いに利用していただき，より一層の消費拡大を期待したい。

文 献

1) 農林水産省：令和4年特用林産物生産統計調査結果（2023），
https://www.maff.go.jp/j/tokei/kekka_gaiyou/tokuyo_rinsan/r4/index.html（2024.07.03.参照）.
2) 春日敦子，前田浩子，渡井俊之，藤原しのぶ，青柳康夫：日本食品科学工学会誌, **47**, 529 (2000).
3) 原田陽：農工研通信，平成30年第1号（No. 185），2 (2017).
4) 原田陽，宜寿次盛生，米山彰造：林産試験場報, **19** (1), 25 (2005).
5) 古川秀子：おいしさを測る 食品官能検査の実際，幸書房，29-49 (1994).
6) 原田陽：バイオインダストリー, **41** (3), 46 (2024).
7) 古川秀子：おいしさを測る 食品官能検査の実際，幸書房，24-29 (1994).
8) 古川秀子：おいしさを測る 食品官能検査の実際，幸書房，21-22 (1994).
9) 原田陽，折橋健，檜山亮，棚野孝夫：日本きのこ学会誌, **28**, 165 (2020).
10) 石黒弥生，藤原しのぶ，佐々木弘子，松本仲子，菅原龍幸：日本食生活学会誌, **17**, 247 (2006).
11) 地方独立行政法人北海道立総合研究機構：戦略研究報告書 素材・加工・流通技術の融合による新たな食の市場創成（平成27～令和元年度），221-223 (2020).

〈原田　陽〉

第2節
おいしいシイタケを作るための栽培方法と育種技術の開発

1. はじめに

シイタケは日本で最も古くから栽培されているきのこであり，日本人にとって馴染みの深いきのこである。他のきのこと比較しても独特の風味があるとともに，乾シイタケは出汁の素として日本料理に欠かせないものである。本節では，シイタケが持つおいしさについて紹介するとともに，シイタケの栽培方法および加工法とおいしさの関係について解説したい。またおいしいシイタケを育種するための技術基盤についても紹介する。

2. シイタケの概要

シイタケ（*Lentinula edodes*）は担子菌類に属する真菌類で，広い意味でのカビの仲間である。すなわち，生活環のほとんどを糸状の菌糸（糸状菌）として過ごし，環境条件に応じてきのこ（子実体）を形成する。子実体は胞子を作るための器官であり，シイタケのひだ上に無数の胞子を形成する。一般的に「シイタケ」として食される部分は子実体の部分であり，菌糸を培養して子実体を形成させることで栽培を行う。

シイタケの栽培方法には主に2種類あり，ホダ木を用いる原木栽培と木粉と栄養剤を混ぜて袋に詰めた菌床を用いる菌床栽培がある（図1）。原木栽培はホダ木にシイタケ菌糸を植菌し，野外（林床など）で培養したのち，シイタケを発生させる。原木で栽培されたシイタケは主に乾シイタケとして流通されている。原木栽培では栽培する環境によってシイタケの発生が左右されるが，味や香りおよび食感の良いシイタケが栽培できる。一方菌床栽培では，菌床にシイタケ菌糸を植菌して栽培される。原木栽培と異なり，菌床栽培では施設栽培が中心となる。菌床栽培では栽培施設の環境（温度等）が制御できることから，通年の栽培が可能となっている。現在，生シイタケとして流通しているシイタケのほとんどは菌床栽培である。

シイタケは収穫後の品質の低下が進みやすいことや，中国産のシイタケの農薬使用などの問題があったことから，現在流通しているシイタケのほとんどが国産である。一方近年中国産の菌床を輸入し，国内で栽培することで，国産として流通しているシイタケが問題となっていた。そこで，国産の広葉樹を使用した国産シイタケであることを表示するどんぐりマークが近年使用されている（図1（右））。2022年より，原材料の産地を記載することになったことから，中国産菌床の輸入が減少し，菌床も国産のシイタケの流通が増加している。

シイタケの味の成分について，最もよく知ら

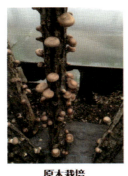
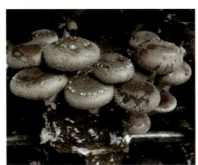
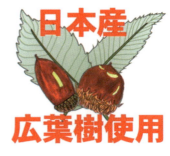

図1 日本におけるシイタケ栽培
左：原木栽培で発生したシイタケ　中央：菌床栽培で発生したシイタケ　右：日本産広葉樹を使用したことを表示するどんぐりマーク

れている成分がグアニル酸（図2）である。グアニル酸はうま味成分として知られており，核酸が分解されて生成すると考えられる。シイタケのグアニル酸は乾シイタケにおいて多く含まれていることから，乾シイタケが和食の出汁の素として使われている。また，香りの成分としてシイタケ特有の香り成分であるレンチオニン（図2）を含む。レンチオニンは環状硫黄化合物であり，シイタケにはその他複数の環状硫黄化合物を含む（図2, 3）。また，レンチオニン以外の香り成分として1-オクテン-3-オールを含む（図2）。1-オクテン3-オールは多くのきのこ種が持つ香り成分であり，きのこの香りのベースとなっている。食感も大事なおいしさの要素である。シイタケは植物と同様細胞壁を持つことから，細胞壁成分が食感に大きく寄与すると考えられる。シイタケを含む真菌類の細胞壁の基本成分はキチンとβ-グルカンである。キチンはN-アセチルグルコサミンが結合した多糖で，カニなどの甲殻類の成分と同じである。β-グルカンは植物の細胞壁であるセルロース（β-1,4-グルカン）と異なり，β-1,3-グルカンが中心で，β-1,6結合の側鎖を持つものが多い。またシイタケに含まれるβ-1,3-1,6-グルカンの1つはレンチナン（図2）と呼ばれる。レンチナンは免疫賦活作用を持つことから以前は胃がん治療の際に化学療法と併用して用いられていた（Chihara et al., 1969）。また大腸炎の抑制効果なども報告されており（Nishitani et al., 2013），現在でも健康機能に着目した研究が多く行われている。

3. シイタケのおいしさに関わる要素

シイタケのおいしさを決める要素として，うま味成分，香り成分，食感の詳細について紹介する。

前述した通り，シイタケの代表的なうま味成分として知られているのはグアニル酸である。グアニル酸は同じく核酸のイノシン酸，アミノ酸であるグルタミン酸と並ぶうま味成分であ

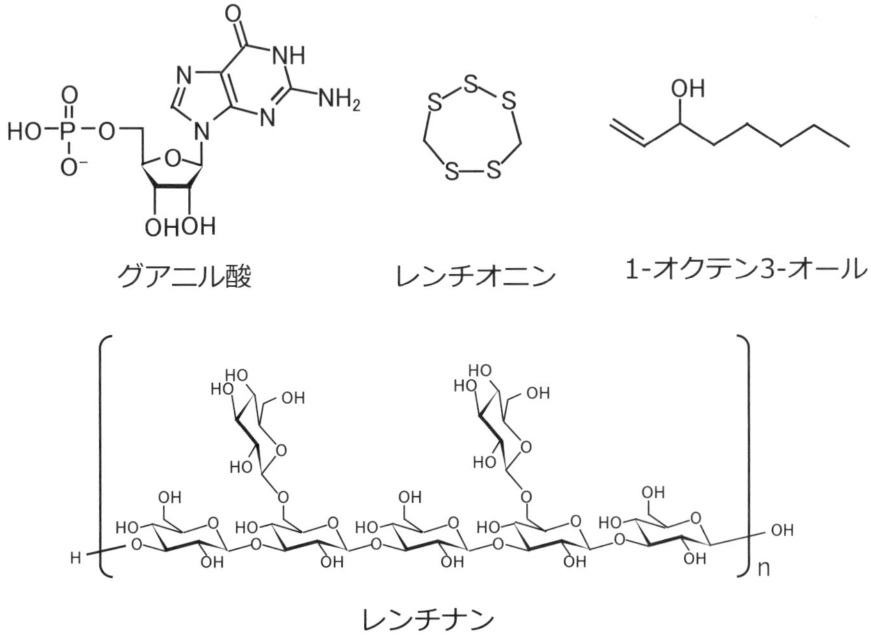

図2 シイタケに含まれる特徴的な化合物

グアニル酸：乾シイタケに含まれるうま味成分　レンチオニン：シイタケに特徴的に含まれる香り成分　1-オクテン-3-オール：きのこ類に特徴的な香り成分　レンチナン：シイタケに含まれる機能性多糖（β-1,3-1,6-グルカン）

る。グアニル酸はシイタケの乾燥過程で核酸（DNA）が分解されることで生じる。そのため，生シイタケでのグアニル酸含有量は乾シイタケと比較すると多くない。現在のところ，なぜシイタケが乾燥過程で他のきのこ種に比べて多くのグアニル酸を含むのかは解明されていない。また，シイタケにはうま味成分であるグルタミン酸を含むアミノ酸が含まれている。シイタケ子実体中には多様なプロテアーゼが存在していることから（Sakamoto et al., 2017），タンパク質の分解によっても，アミノ酸が生じていると推定される。

シイタケに含まれる香り成分では多くのきのこに普遍的に含まれる香り成分である1-オクテン-3-オールを含むとともに，レンチオニンと呼ばれる環状硫黄化合物を含むことが特徴である。他の栽培きのこ種では環状硫黄化合物を持つものは少なく，シイタケの独特の風味の特徴となっている。レンチオニンも生シイタケよりも乾シイタケに多く含まれる。よって，乾シイタケの方が生シイタケと比較してよりシイタケ特有の風味を持つと言える。レンチオニンの合成については近年研究が進みつつある。レンチオニンはレンチニン酸よりγ-glutamyl transpeptidase（gtt）と cysteine-sulfoxide lyases（csl）により合成される（図3）と考えられている（Wang et al., 2021）。近年のゲノム情報の増加に伴い，シイタケ属菌での比較ゲノム解析が行われ，シイタケ属菌ではcsl遺伝子とgtt遺伝子のコピー数が増加していることが明らかになっている（Sierra-Patev et al., 2023）。両遺伝子のコピー数の増加がシイタケ属菌に環状硫黄化合物が多く含まれる原因であると考えられる。また，cslおよびgtt遺伝子の発現解析が行われ，子実体に特異的に発現する遺伝子（Sierra-Patev et al., 2023），および乾燥過程で発現する遺伝子（Wang et al., 2021）が特定されている。

シイタケに特有な香り成分ではないが，1-オクテン-3-オールの合成酵素が近年特定され

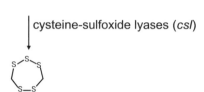

レンチオニン及びその他シイタケに含まれる環状硫黄化合物

図3　レンチオニンの合成経路

レンチニン酸から，γ-glutamyl transpeptidase（gtt）と cysteine-sulfoxide lyases（csl）によりレンチオニンおよびその他シイタケに含まれる環状硫黄化合物が合成される

た。1-オクテン-3-オールは多くのきのこ種が持つ普遍的なきのこ臭となる香り成分である。これまで dioxygenase（dox）が1-オクテン-3-オールの合成に関わると考えられていたが，ウシグソヒトヨタケのdoxを異種発現させることで，リノール酸から1-オクテン-3-オールが合成されることを示した。さらにdoxの遺伝子破壊を行うことで，1-オクテン-3-オールが生産されないことを示した（Teshima et al., 2022）。また，ウシグソヒトヨタケではlipoxygenase（lox）を持たないので，doxが1-オクテン-3-オールの合成を担うと考えられるが，他のきのこ類では，lipoxygenaseも1-オクテン-3-オールの合成に関わると考えられている（Kuribayashi et al., 2002; Tasaki et al., 2013）。シイタケもdoxとloxの両方を持つことから，両者が1-オクテン-3-オールの合成に関わると推定される。

シイタケのおいしさには食感も重要な要素として挙げられる。シイタケの細胞には細胞壁があり，細胞壁の硬さが食感に関わると考えられる。シイタケの細胞壁はキチンとβ-1,3-1,6-グルカンからなる。キチン合成酵素については複

数単離されている。また，ゲノム上にはβ-1,3-1,6-グルカン合成酵素と考えられる遺伝子が含まれるが，現在のところ機能は明確になっていない。一方，細胞壁分解酵素については多数の研究があり，キチン分解酵素（キチナーゼ）およびβ-1,3-1,6-グルカン分解酵素（グルカナーゼ）が報告されている（坂本，2011；坂本，2021；金野，2013）。細胞壁分解酵素は細胞壁を分解するだけでなく，再構築する際の基質を供給する役割もあると考えられることから，食感に重要な役割を果たすと推定される。

シイタケのおいしさは収穫後の保存状態も大きな要因として挙げられる。シイタケは収穫後常温で保存しておくと4日ほどでひだの褐変化および子実体の軟化が観察されるとともに，不快な香りが生じる（Sakamoto et al., 2012；坂本，2011）。シイタケの収穫後の遺伝子発現を調べると，褐変化に関わるラッカーゼなどのフェノールオキシダーゼが高発現するとともに，グルカナーゼやキチナーゼ等の細胞壁分解酵素などが発現することが明らかになっている（Sakamoto et al., 2017, 2009）。細胞壁分解酵素による細胞壁分解により子実体の軟化が生じ，食感の低下が起こると考えられる。

4. シイタケの栽培，加工方法

シイタケのおいしさは栽培方法および加工方法によって大きく異なる。前述したように，シイタケの栽培方法には原木栽培と菌床栽培があり，現在，生シイタケとして流通しているシイタケは菌床栽培のものがほとんどである。菌床栽培では木粉と米ぬかや麩などの栄養剤を混合した培地（菌床）にシイタケ菌を植え付けたのち3ヵ月ほど培養し，その後子実体を発生させる。一度子実体を収穫したら，再度培養室に戻して菌床を休ませ，再度子実体を発生させる。このサイクルを数度繰り返して出荷する。原木栽培ではクヌギやコナラなどの原木にシイタケ菌を植菌したのち，2年程度林床などで菌を生育させる。その後春と秋に子実体の収穫を行う。このように菌床栽培と原木栽培では栽培にかかる期間が大きく異なるとともに，菌床栽培では栄養剤を添加するが，原木栽培では原木に含まれる養分以外に何も添加しないという違いがある。そのため，原木栽培では菌床栽培と比較して木材の成分を分解，吸収する必要が生じる。以上のことから，原木栽培で育成されたシイタケの方がより強い風味と食感が感じられると考えられている。

菌床で栽培されたシイタケのほとんどが生シイタケとして流通するのに対し，原木で栽培された子実体のほとんどが乾シイタケとして加工される。先述したように乾燥の過程でグアニル酸が生成するとともに，香り成分であるレンチオニンも増加する。また，日光に含まれる紫外線によりエルゴステロールがビタミンD2に変換されることから（Hu et al., 2020），乾燥により機能性も上がると考えられる。以上のように乾燥により味や香り，機能性成分の増加が期待できる。さらに乾シイタケにおいては乾燥品の形状も重要な要素の1つとなっている。ひだがあまり開いていないものを冬子（どんこ），ひだが開いているものを香信（こうしん）と呼ぶ。両者は品種とは関係なく，同じ品種であれば味に大きな違いはないと考えられる。開いている香信の方が，出汁が出やすいことから料理に使いやすく，冬子の方が見た目も良く食感が良いことから贈答用として喜ばれることが多い。

5. シイタケの育種手法

シイタケの育種では交配と形質評価による育種手法が基本であるが，近年ゲノム情報等を用いた育種技術が導入されつつある。これまでおいしさを指標としてゲノム情報を用いた育種された例はまだないが，今後そのような技術による育種が期待されている。そこで，おいしさを指標とした育種に向けて，どのような育種手法を用いることが可能であるか，紹介する。

シイタケの育種においては，有用な形質を持つ品種から胞子を分離し，胞子由来の菌糸同士

を交配して新規な菌株を作出し，それらの形質を評価することで有用な新品種を選抜することが主流である。一方，近年シイタケにおいてもゲノム情報が充実するとともに，ゲノム情報を利用した育種技術開発が進められている。シイタケにおいても変異株から特定の遺伝子に変異が生じた菌株を選抜する TILLING 法や（Sakamoto et al., 2022, 2021），有用形質の量的遺伝子座（Quantitive trait locus: QTL）を特定することでマーカー選抜を行う手法などが導入されている（Miyazaki et al., 2024）。TILLING 法は変異株集団の中から，目的の形質に関連する標的遺伝子に変異を持つ菌株を選抜する手法である。これまでに TILLING 法をシイタケに適用し，シイタケが持つ β-1,3-1,6-グルカン（レンチナン）を分解する酵素に変異が生じた菌株が選抜されている（Sakamoto et al., 2021）。選抜された菌株はレンチナンが分解されず，高含有となることが明らかになっており，栽培品種の選抜まで行われた（Sakamoto et al., 2022）。シイタケは発生誘導に温度が重要であるが，その適温は品種によって異なる。高温で発生する菌株と低温で発生する菌株の交配集団を用いて高温で発生する形質と連鎖する遺伝子座（QTL）が特定された（Miyazaki et al., 2024）。特定された QTL のゲノム情報から高温で発生する遺伝子座特異的な PCR マーカーが作出され，高温で発生するシイタケをマーカー選抜で育種することが可能になっている（Miyazaki et al., 2024）。

育種を確実にかつ効率的に進めるうえで，上記のような手法の開発を進めるとともに，シイタケのゲノム情報の拡充が必要になっている。シイタケゲノムは 2016 年に公開され（Chen et al., 2016; Shim et al., 2016），その後日本の株が 2017 年に公開された（Sakamoto et al., 2017）。さらにシイタケ属菌比較ゲノムプロジェクトの進捗もあり，多数の菌株が公開されている（Sierra-Patev et al., 2023）。さらに近年シークエンス技術の向上によりほぼ染色体レベルでのゲ

ノム配列が構築された（Shen et al., 2024）。以上のことから，今後も多品種のシイタケゲノムが解読されることが想定される。

ゲノム解析技術の向上に伴い，ゲノム情報を育種に利用する技術の開発も進んでいる。特定の形質を持つ変異株とその後代株のゲノム解析により原因遺伝子を特定する手法である MutMap 法が開発されている（Abe et al., 2012）。また，QTL 解析においてもゲノム情報を利用することで，QTL を迅速に特定する QTL-seq 法も開発されている（Takagi et al., 2013）。これらの手法は植物の育種を行うために開発された手法であるが，シイタケにおいても適用可能である。

今後はゲノム情報を用いた育種がシイタケにおいても適用が進むと考えられる。おいしさを指標とする育種においても，ゲノム育種手法が有効であると考えられる。香り成分の育種に関しては，すでに 1-オクテン-3-オールやレンチオニンの合成遺伝子が特定されていることから，それらの遺伝子の変異株を選抜することが可能である。香り合成遺伝子の欠損株については，香りの弱いシイタケが得られることから，シイタケの香りが苦手な人向けの品種が育成できる可能性がある。アミノ酸置換が生じる変異株では，香り成分の強さや成分が変わる可能性が考えられる。また，近年質量分析技術の向上に伴い，多数の成分の分析が可能になっている。そこで，各種うま味成分を網羅的に解析し，菌株ごとに比較して特徴的な品種を選抜することが可能になっている。特徴的な品種が選抜されれば，QTL-seq 解析などにより，うま味成分の多い形質をマーカーにより選抜することも可能になると考えられる。

6. 今後の展望

これまで述べてきたように，シイタケにおいて今後はゲノム情報を利用しておいしさを指標とした育種を行うことが可能になると考えられる。一方ゲノム情報の利用に関しては，近年中

国等において非常に進んでおり，技術開発のスピードを考えると，競争することは難しい。そこで最後に日本の強みと今後の展望について考えてみたい。

日本のシイタケ育種には長い歴史があり，これまで蓄積されてきた歴史そのものが日本の強みになると考えられる。すなわち，これまで日本の種菌メーカーでは膨大な交配集団とその中から選抜されてきた有用品種が保存されている。それらの菌株のゲノム情報を解読していくことと，選抜されてきた菌株の形質とを結びつけることで，有用な形質と連関する遺伝子座を明らかにすることができると考えられる。形質の評価についても，これまでは発生の安定性や子実体の形状などが中心であったと考えられるが，今後はうま味成分などの成分評価が重要になると考えられる。

今後シイタケの育種を考えるうえで，変異株の利用も重要になると考えられる。すでに述べたように変異株から目的の遺伝子に変異が生じた菌株を選抜することや，有用な形質を持つ変異株の原因遺伝子を特定する手法が確立されている。そのため，多数の変異株集団を作出することや，育種や栽培の過程で生じた自然変異株の蓄積を進めることで，変異株を育種に有効に利用できると考えられる。特に標的遺伝子に変異を生じた菌株を選抜する際には，どの遺伝子の変異が欲しい表現型と結びつくのかという情報が必要になる。そのため，シイタケ以外のウシグソヒトヨタケなどのモデル生物での研究を含め，きのこ類の基礎的な研究が進むことが期待される。

近年はゲノム編集技術がきのこ類でも利用可能になってきており，シイタケでも論文が報告されている(Kamiya et al., 2023; Moon et al., 2021)。日本においても徐々にゲノム編集で作出された農作物が報告されており，今後きのこ類でも利用されていくことが想定される。一般消費者に受け入れられるまでは時間がかかると考えられ，すぐに市場に出せるようにはならないかもしれない。しかしながら，今後の国際競争を考えると，種菌メーカーにおいても技術を確率しておくことは必要ではないかと考えられる。

以上のように，今後おいしいシイタケを育種するうえで，基礎研究や技術開発を行うことが重要である。今後は種菌メーカーと大学等の研究機関がより一層連携を強化してきのこ産業を盛り上げていくことが期待される。

文　献
1) A. Abe et al.: *Nat. Biotechnol.*, **30**, 174 (2012).
2) L. Chen et al.: *PLoS One*, **11**, e0160336 (2016).
3) G. Chihara et al.: *Nature*, **222**, 687 (1969).
4) D. Hu et al.: *ACS Omega*, **5**, 7361 (2020).
5) A. Kamiya et al.: *FEMS Microbiol. Lett.*, **370**, 1 (2023).
6) T. Kuribayashi et al.: *J Agric. Food Chem.*, **50**, 1247 (2002).
7) K. Miyazaki et al.: *Mush. Sci. Biotechnol.*, **32**, (2024).
8) S. Moon et al.: *Mycobiology*, **49**, 599 (2021).
9) Y. Nishitani et al.: *PLoS One*, **8**, e62441 (2013).
10) Y. Sakamoto et al.: Food Quality, Intech, 83-110 (2012).
11) Y. Sakamoto et al.: *Appl. Environ. Microbiol.*, **83**, e02990-16 (2017).
12) Y. Sakamoto, K. Nakade and T. Sato: *Curr, Genet.*, **55**, 409 (2009).
13) Y. Sakamoto et al.: *ACS Agri. Sci. Technol.*, **1**, 143 (2021).
14) Y. Sakamoto et al.: *Mush. Sci. Biotechnol.*, **30**, 121 (2022).
15) N. Shen et al.: *Int. J. Biol. Macromol.*, **263**, 130610 (2024).
16) D. Shim et al.: *J. Biotechnol.*, **223**, 24 (2016).
17) S. Sierra-Patev et al.: *Proc. Nat. Acad. Sci.*, **120**, e2214076120 (2023).
18) H. Takagi et al.: *Plant J.*, **74**, 174 (2013).
19) Y. Tasaki et al.: *Biosci. Biotechnol. Biochem.*, **77**, 38 (2013).
20) T. Teshima et al.: *J. Biol Chem.*, **298**, 102507 (2022).
21) Y. Wang et al.: *J. Agric. Food Chem.*, **69**, 12645 (2021).
22) 坂本裕一：2021．糖質関連酵素のきのこ類の生活環における生物学的な機能，醸造協会誌，**116**, 628 (2021).
23) 坂本裕一：シイタケ収穫後の子実体老化に関与する酵素の研究，日本きのこ学会誌，**19**, 73 (2011).

24) 金野尚武：きのこ類が生産する糖質加水分解酵素，木材保存，39, 60 (2013).

〈坂本　裕一〉

第3節
バイリング，エリンギ

1. 原産地と命名の経緯

　バイリングおよびエリンギは，ヒラタケ科ヒラタケ属の食用きのこである。元々日本には自生していない種である。わが国で周年栽培されているこれらのきのこは，諸外国において栽培実績のある新しいタイプのきのことして日本に導入されたものである。

　日本国内で人工栽培されているバイリング（図1）は，中国から導入した"Bailinggu"である。和名は，林野庁より依頼を受けた日本きのこ学会の標準和名検討委員会がバイリングとして報告し，林野庁が正式にバイリングを標準和名[1]としたが，バイリングの種の分類に関しては，しばしば議論がなされることから，命名の経緯についてふれておくこととする。

　中国産バイリングの最古の記録は，1987年にMouが中国の新疆ウイグル地区で，宿主植物 *Ferula krylovii* Koro. の根元から採取したきのこに *Pleurotus eryngii* var. *tuoliensis* C.J. Mouと命名したものである[2,3]。その後，1997年に中国科学院のMaoは *Pleurotus nebrodensis* へと同定し直し[4]，白い神聖なきのこを意味する"Bailinggu"（バイリング）を栽培種の *Pleurotus nebrodensis*（新疆での呼び名"Awei Mo"）の商品名として提唱した[5,6]。一方，1863年にイタリアのGiuseppe Inzengaが，*Agaricus nebrodensis* として最初に記録したきのこ[2,7]がある。種名の *nebrodensis* は，採取地であるイタリア シチリア島のNebrodi山系にちなんでつけられたものである。このきのこは，1886年にLucien Queletがヒラタケ属に再分類し，*Pleurotus nebrodensis* (Inzenga) Quelet[7]としている。つまり，中国のバイリングは，イタリアで採取された *Pleurotus nebrodensis* (Inzenga) Queletをあてて，商品名Bailinggu としたことになる。中国産バイリン

グの日本導入後の 2008 年，Kawai らは IGS1 および ITS 領域の塩基配列を用いた分子系統解析や交配試験により，バイリングは中国で進化したエリンギの変種であり，シチリア原産のきのこに付けられた *Pleurotus nebrodensis* (Inzenga) Quelet ではなく，Mou の命名した *Pleurotus eryngii* var. *tuoliensis* C.J. Mou が妥当である[8]としたが，バイリングの分類学上の位置づけに関する議論は，その後も続いており，学名として必ずしも統一した見解に至ってはいない。このようなことから本節では先に述べたきのこを総じてバイリングと呼ぶこととする。

バイリングの子実体は，菌傘が直径 4～13 cm 程あり，大きいものでは直径 15 cm に達する。まんじゅう形や扁平形，手掌形，時に中央部がくぼんで漏斗状になることもあり，菌傘の表面は，平滑で光沢がある。菌柄は太く，側生または稀に偏生し，菌傘と菌柄はともに純白色をしている[8)9]。中国では，1987 年から人工栽培化に向けた研究が開始されている。日本では 2003 年頃から福岡県や群馬県などで人工栽培が始まり，2022 年度の特用林産物生産統計調査[10]によると，現在は秋田県や長野県を中心として年間 119.4 トン程が生産されている。日本国内での商品名は「白霊茸（ハクレイタケ）」や「雪霊茸（ユキレイタケ）」などとされている[11]。

エリンギ（*Pleurotus eryngii*）は，ヨーロッパ中南部や北アフリカ，中央アジアを原産地とする。セリ科植物の *Eryngium campestre* に寄生するきのこ[12)13]で，牧草地などに自生している。野生種は菌傘が大きく，菌柄が太く短い[14]。菌傘は，成長に伴って丸山型から平ら，さらにロート状となり，菌柄は 3～10 cm の中心生で太くなる[15]。日本への種菌の輸入は，台湾を経由して行われ，1993 年頃から愛知県を中心に人工栽培が開始され，当時は「西洋ヒラタケ」，「かおりシメジ」などの名称で出荷されていたとされている[16]。2022 年度のエリンギの年間生産量は 3.8 万トン[10]で，わが国のきのこ

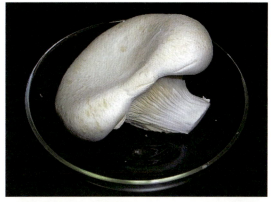

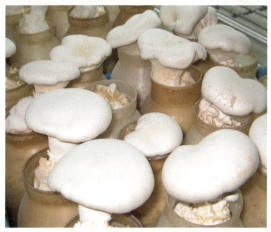

図1　バイリング

の総生産量 45.9 万トンの約 8％を占めている。

2. おいしさを構成する要素

バイリングは，食味にクセがなく，肉質のきめ細かさや歯触りの良さを特徴とするおいしいきのことして記録[2]されており，イタリアの最初の命名者である Giuseppe Inzenga は，「シチリアの最もおいしいきのこ(the most delicious mushroom of the Sicilian mycological flora)」と賞賛している[17]。一方，エリンギはクセのない食味としっかりとした食感をもち，さまざまな料理に適用できる用途の広さから消費者の人気を集めたとされている[18]。きのこの嗜好性は，外観や味，香り，食感などが複合的に作用し合うことでバラエティー豊かな特徴を呈している。

バイリング[19]とエリンギ[20]の遊離アミノ酸組成を示す(表1)。バイリングの生(凍結乾燥)試料は，アルギニンが最も高く，次いでグルタミン酸，アスパラギン酸，アラニン，ヒスチジンの順である。温風乾燥した試料では，グルタミン酸，アラニン，アルギニンの順となる。バイリングは温風乾燥により，酸性アミノ酸の減少，疎水性アミノ酸であるアラニン，バリン，ロイシンの増加がみられる。一方，エリンギの生(凍結乾燥)試料は，グルタミン酸が最も多く，次いでアルギニン，アスパラギン酸，アラニン，グルタミンである。グルタミン酸やアラニン，グルタミンは多種類のきのこにおいて主要な遊離アミノ酸として検出されているが，アルギニン，ヒスチジン，リシンなどの塩基性アミノ酸は含有量が少ない傾向がある。このことより，バイリングおよびエリンギは，塩基性アミノ酸，特にアルギニンの分布に特徴がある種といえる。この他，バイリングおよびエリンギでは，機能性アミノ酸としてオルニチンやγ-アミノ酪酸，シトルリンが検出されている。遊離糖・糖アルコールの組成を示す(表2)。きのこは，比較的限られた遊離糖あるいは糖アルコールが主体となって構成されることが多い。バイリングでは，トレハロースが最も多く，次いでマンニトール，グルコースの順である。表には示していないが，この他にもマンノースやイソマルトースなどが検出されている。エリンギは9割以上をトレハロースが占め，その他にマンニトールが検出されている。バイリングとエリンギは，ともにトレハロースを主体とする種であるが，その含有量はバイリングが極めて高く特徴的である。トレハロースは，苦味や渋味などのマスキング効果[21]や，不飽和脂肪酸分解の抑制[22]，乾燥や凍結などのストレスに対する生体膜の安定化[23]，水分活性を低下させて保湿性を高めるなどの作用[24]があり，呈味性だけではない嗜好への影響が示唆されている。この他の呈味成分として，有機酸はリンゴ酸がバイリングで約5割，エリンギは約4割を占めて

表1 遊離アミノ酸

(mg/g on dry matter)

	バイリング[19] 生	バイリング[19] 乾燥	エリンギ[20] 生
Arg	6.96	3.44	4.48
Glu	6.67	4.63	5.35
Asp	4.09	0.69	2.88
Ala	3.75	4.60	1.72
His	2.96	3.02	0.60
Gln	2.71	2.38	1.29
Tyr	1.29	1.13	1.22
Lys	1.15	1.08	0.51
Ser	1.04	1.40	1.23
Phe	1.04	1.25	1.01
Leu	0.97	1.41	0.80
Thr	0.91	1.37	0.95
Asn	0.68	0.56	0.27
Ile	0.56	1.01	0.45
Gly	0.37	0.73	0.47
Trp	0.33	0.32	0.09
Pro	0.28	0.79	0.51
Met	0.08	0.31	0.05
Cys	ND	ND	0.51
Orn	1.78	1.40	1.40
GABA	0.26	0.42	0.09
Cit	0.07	0.10	0.10

生：凍結乾燥　乾燥：温風乾燥
共通する分析項目を抜粋

表2 遊離糖・糖アルコール

(mg/g on dry matter)

	バイリング[19] 生	バイリング[19] 乾燥	エリンギ[20] 生
トレハロース	468.5	249.9	174.2
マンニトール	80.4	59.0	10.7
グルコース	9.4	14.2	─
フルクトース	0.6	0.8	─
アラビトール	0.3	0.5	─

生：凍結乾燥　乾燥：温風乾燥
共通する分析項目を抜粋

いる。

きのこの乾燥品は，調理時の水戻しとその後の加熱調理における遊離アミノ酸やグアニル酸の変化が，豊かな食味をもたらすことが知られ

ている。乾燥バイリングの水戻し，加熱調理に伴う成分変化は，おおよそ乾シイタケと同様で，遊離アミノ酸は，水戻しする水温が高いほど多く生成される。しかしながら，うま味を呈するアミノ酸とともに，疎水性の苦味を呈するアミノ酸の増加を伴うため，雑味のある味わいになる。グアニル酸に関しては，低い水温で水戻ししたものを加熱調理することで，より多くのグアニル酸の生成に寄与することから，乾燥きのこは古くからの経験に基づいて行われてきた低温でじっくり水戻ししてから煮るなどの加熱調理をすることが，きのこの味わいを引き出しておいしく調理する方法といえる。きのこの嗜好性は，品種や栽培環境などの影響を受けることが知られている。エリンギではコーンコブで栽培したものと比較して，オノエヤナギやエゾノキヌヤナギで栽培したエリンギで甘味が強い傾向を示す[25]ことや，焼酎粕培地で栽培した子実体は慣行栽培のものと比較して甘味やうま味が強く，遊離アミノ酸含有量が高くなる[26]ことが報告されている。従来，栽培に関する研究の多くは，子実体の形状や収穫量の安定化，コストの削減を図ることを重視してきたが，今後はより付加価値の高い成分や機能を発現させるための研究が栽培分野においてもなされていくでだろう。

香気成分については，バイリングは，メチオナール，1-オクテン-3-オール，ナノナールが主要な成分として検出されている[27]。エリンギでは，1-オクテン-3-オールが多く，3-オクタノール，3-オクタノンはほとんど見出されなかったとしている[28]。バイリングおよびエリンギは，しっかりとした歯触りや食感を特徴とするきのこである。きのこの食感を走査電子顕微鏡の画像を用いて検討した例としてエリンギ菌柄の画像を示す(図2)。きのこの種類や部位によって，菌糸が伸びる方向や菌糸の太さや細胞壁の厚さなどに違いがあり，それらが種に特徴的でユニークな食感を呈する一因になる。エリンギの食感は縦方向に伸びる菌糸の方向性とそ

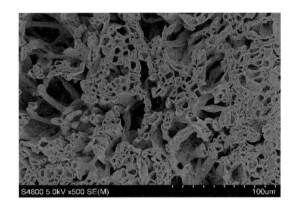

図2　エリンギの走査電子顕微鏡画像

の密集度が一要素と推察される。

きのこの嗜好性に関する研究は，特定の成分や一部の種を除いては，いまだに未解明な部分が多いのが現状である。今後，きのこのバラエティー豊かな嗜好性に関する研究の進展が期待されるところである。

文　献

1) 浅輪和考：白霊菇の和名に関する再検討の提案（ハクレイタケの提唱），日本きのこ学会誌，13, 212 (2005).
2) 山中勝次：注目の食用きのこ「白霊菇」（バイリングー）中国では栽培が急速に拡大!!，特産情報，24, 18 (2002).
3) C, Mou Y, Cao and J. Ma: A new variety of *Pleurotus eryngii* and its cultural characters, *Acta Mycol. Sin.*, 6, 15 (1987).
4) X. Mao: Agaricales. In: The macrofungi in China, Henan Science and Technology Press, 64-66 (2001).
5) J. X. Zhang C. Y. Huang, T. B. Ng and H. X. Wang: Genetic polymorphism of ferula mushroom growing on *Ferula sinkiangensis*, *Appl. Microbiol. Biotechnol.*, 71, 304 (2006).
6) X-L. He, B. Wu, Q. Li, W-H. Peng, Z-Q. Huang, and B-C. Gan B-C: Phylogenetic relationship of two popular edible *Pleurotus* in China, Bailinggu (*P. eryngii* var. *tuoliensis*) and Xingbaogu (*P. eryngii*), determined by ITS, RPB2 and EF1α sequences, *Mol. Biol. Rep.*, 43, 573 (2016).
7) X. Shang: Mating-type factors of *Pleurotus nebrodensis*, *Acta Edulis Fungi*, 13, 5 (2006).
8) G. Kawai, K. Babasaki and H. Neda: Taxonomic position of a Chinese *Pleurotus* "Bai-Ling-Gu": it belongs to *Pleurotus eryngii* (DC.: Fr.) Quél. and

evolved independently in China, *Mycoscience*, **49**, 75 (2008).
9) 王波, 甘炳成, 鮮灵: 生物学特性. In: 色彩図解白灵菇栽培新技術, 四川出版集団・四川科学技術出版社, 4-7 (2007).
10) 農林水産省: 令和4年特用林産物生産統計調査 (2022), https://www.e-stat.go.jp/stat-search/files?stat_infid=000040094699 (2024.07.31 参照).
11) 山中勝次, 滝沢孝夫, 竹内秀治: バイリングの栽培方法 (2012).
12) G. I. Zervakis, G. Venturella and K. Papadopoulou: Genetic polymorphism and taxonomic infrastructure of the *Pleurotus eryngii* species-complex as determined by RAPD analysis, isozyme profiles and ecomorphological characters, *Microbiology*, **147**, 3183 (2001).
13) S. T. Chang, and W.A. Hayes: The biology and cultivation of edible mushrooms, Academic press (2013).
14) 江口文陽: きのこの生理機能と応用開発の展望, S&T 出版 (2017).
15) 河合源四郎: 実用バイリング・エリンギ交配株 (2012).
16) 特産情報きのこ年鑑編集部: きのこ年鑑. プランツワールド (2021).
17) D. M. Bertrand and S Wendy: *Pleurotus nebrodensis*. In: The top 50 mediterranean Island plants, Information Press, Oxford, 98-99 (2005).
18) 農林水産省委託プロジェクト「国産農産物の革新的低コスト実現プロジェクト」「光・きのこコンソーシアム」編: LED を利用したきのこ栽培, 森林総合研究所 (2014).
19) 宮澤紀子, 松岡寛樹, 小澤好夫: 担子菌バイリング (*Pleurotus eryngii* var. *tuoliensis*) の嗜好特性, 日本食品科学工学会誌, **59**, 153 (2012).
20) 菅原龍幸, 根岸由紀子, 佐々木弘子, 奥崎政美: 新規栽培キノコ類の食品栄養学的研究 事例的研究 II, 日本食生活学会誌, **12**, 191 (2001).
21) 茶圓博人: 新規酵素法によるトレハロースの生産とその利用, 応用糖質科学会誌, **44**, 115 (1997).
22) 奥和之, 茶圓博人, 福田恵温, 栗本雅司: 不飽和脂肪酸の加熱分解に及ぼすトレハロースの影響, 日本食品科学工学会誌, **46**, 749 (1999).
23) 櫻井実, 井上義夫: 細胞のストレス耐性と糖の役割－トレハロースは特異保護剤か, 表面, **34**, 213 (1996).
24) 久保田倫夫, 澤谷郁夫, 奥和之, 竹内叶, 村井佐恵: α,α-トレハロースの生産技術の開発とその用途開発, 日本応用糖質科学会誌, **51**, 63 (2004).
25) 原田陽, 折橋健, 檜山亮, 棚野孝夫: エリンギの菌床栽培における早生樹「ヤナギ」の利用, 日本きのこ学会誌, **28**, 165 (2021).
26) 山内正仁, 今屋竜一, 山田真義, 増田純雄, 木原正人, 米山兼二郎, 原田秀樹: 甘藷焼酎蒸留粕を利用した高付加価値きのこ (エリンギ) の実用化に関する研究, 環境工学研究論文集, **44**, 481 (2007).
27) A. Usami, R. Motooka, H. Nakahashi, Y. Okuno and M. Miyazawa: Characteristic odorants from bailingu oyster mushroom (*Pleurotus eryngii* var. *tuoliensis*) and summer oyster mushroom (*Pleurotus cystidiosus*), *J. Oleo Sci*, **63**, 731 (2014).
28) 楊淞壬, 飯島陽子: 食用キノコの種類の違いによる香気組成の比較, 日本調理科学会大会研究発表要旨集 **34**, 138 (2023).

〈宮澤　紀子〉

第4節
マイタケ類

1. マイタケ類の種類と栄養機能成分

マイタケ（*Grifola frondosa*）はサルノコシカケ科に属する食用きのこである。野生のものは9月〜10月頃になると、ミズナラ、ブナ、シイなど主にブナ科の大木の根元に発生する。これらの木の心材を侵して白腐れを起こす菌類（リグニン分解菌）の一種である。近年は、おがくずを基材とした菌床を用いた菌床栽培（図1）により周年流通している[1]。マイタケはビタミンDやナイアシンなどのビタミン類やカリウムなどのミネラル、食物繊維など多種にわたる栄養素を含有する。また、プロテアーゼと呼ばれるタンパク質分解酵素が多く含まれているのが特徴である。

マイタケの仲間にはガルガル（*Grifola gargal*）という傘の部分が花びらのようで淡黄色のマイタケがある（図2）。ガルガルはチリ南部からアルゼンチン南部のパタゴニア地方に自生しているきのこであるが、人工栽培に成功（図3）し、和名をアンニンコウと命名している[2]。マイタケよりもビタミンDを多く含有していることから栄養補助食品としての利用が期待されている[3]。

マイタケ類は「菌さん」、「柄」、「基部」に分けられ（図4）、それぞれ栄養素の含量が異なる。部位別のミネラル含量を表1に示す[4)5)]。調理の際に廃棄される「基部」には、マイタケで鉄が、ガルガルでは銅やマンガンを多く含有するため、廃棄せずにスープなどで利用するとミネラルが有効に摂取できると思われる。また、マイタケは部位によりヌクレオシド含量も異なり（表2）、いずれのヌクレオシドも「菌さん」が最も高い含量を示した[6]。ヌクレオシドが代謝により生成されるヌクレオチドはうま味に関与することから呈味の観点から「菌さん」が有効であると考えられる。

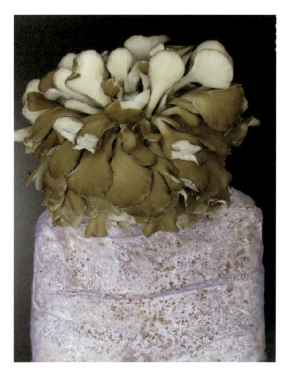

図1　菌床栽培のマイタケ（*Grifola frondosa*）[18]

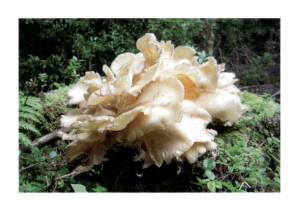

図2　野生のガルガル（*Grifola gargal*）
Natural products and functional foods – a satellite symposium of FITOMED 2008（Salerno, Italia）など学会発表で使用

2. マイタケ類の二次機能（嗜好特性）と調理加工への活用
2.1 マイタケのおいしさ（嗜好特性）と調理の活用

マイタケ類は独特の香りと食感（歯ごたえ）が特徴的なきのこである。歯ごたえを楽したい場

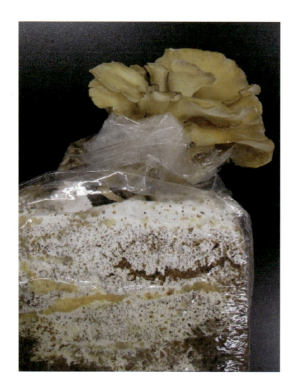

表1 マイタケ部位およびガルガル部位のミネラル含量[4)5)]

		マイタケ (μg/g)	ガルガル (μg/g)
鉄	菌さん	14.9 ± 0.1	43.5 ± 1.8
	柄	15.9 ± 0.6	13.8 ± 2.1
	基部	25.6 ± 0.5	24.1 ± 0.4
銅	菌さん	12.6 ± 0.8	5.5 ± 0.4
	柄	12.3 ± 1.3	5.2 ± 0.3
	基部	8.5 ± 1.2	5.7 ± 1.2
マンガン	菌さん	3.9 ± 0.2	6.8 ± 0.0
	柄	4.3 ± 0.4	6.6 ± 0.1
	基部	4.0 ± 0.0	10.0 ± 0.1

平均値±標準偏差(乾燥粉末1g当たりの含量を示す)

図3 菌床栽培のガルガル（*Grifola gargal*）

表2 マイタケ部位別のヌクレオシド含量[6)]

		マイタケ (μg/g)
アデノシン	菌さん	1316.5 ± 2.2
	柄	620.1 ± 11.2
	基部	572.6 ± 4.6
シチジン	菌さん	279.2 ± 2.0
	柄	34.7 ± 1.1
	基部	36.9 ± 1.9
ウリジン	菌さん	1814.6 ± 2.1
	柄	970.0 ± 11.0
	基部	832.4 ± 3.6
グアノシン	菌さん	421.8 ± 9.4
	柄	64.8 ± 5.2
	基部	71.1 ± 9.5
チミジン	菌さん	2.7 ± 0.7
	柄	1.3 ± 0.9
	基部	1.1 ± 0.2

平均値±標準偏差(乾燥粉末1g当たりの含量を示す)

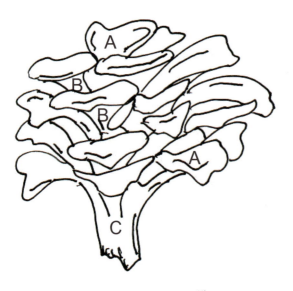

図4 マイタケ類の部位[18)]
A：Cap(菌さん) B：Stipe(柄) C：Base of cluster(基部)

合は炒め物や天ぷらに，独特の香りを活かしたい場合は煮物や炊き込みご飯が適している。ただし，茶碗蒸しに入れる場合は注意が必要である。茶碗蒸しにマイタケを入れて調理すると卵が凝固しない現象が起こるからである。この原因として，マイタケ中にタンパク質分解酵素（プロテアーゼ）が存在し[7)]，高い活性をもつため，卵中のタンパク質が分解され熱凝固が阻害されると考えられている。マイタケを湯通しなどの加熱処理した後に添加すると凝固することから，茶わん蒸しにマイタケを入れる際には湯通しすることを推奨する。

きのこ類を加熱調理した場合，酵素の作用によりうま味成分である5'-グアニル酸が生成され，うま味が増すことが知られている。シイタケなどを「だし」として使用するのはこのためである。マイタケにおいても加熱処理により5'-グアニル酸が生成されるが，生を加熱したものに比べ，緩慢凍結してから加熱すると5'-グアニル酸が増加するという報告があることから，マイタケを冷凍して短期間保存し利用すると良いといえる[8]。

毎日の食事に白飯が好まれるのは，毎日食べても飽きないのが特徴である。きのこの「だし」を用いた桜飯(醬油などの調味料を加えて炊飯した炊き込み飯)を白飯のように毎日の主食で摂取すると，白飯を摂取するよりもきのこだしの嗜好性や機能性を付与することができるのではないかと思われる。そこできのこだしを用いて桜飯を作製し，官能評価を行った。その結果，きのこだしの桜飯と日常食している白飯との間に有意差が認められなかった[9]。このことから，毎日の主食にきのこだしを用いた桜飯を取り入れることが可能であると考えられ，毎日摂取することで，白飯よりもきのこの嗜好性や機能性の増強が期待できる。

2.2 ガルガルのおいしさ(嗜好特性)と加工の活用

ガルガルは杏仁またはアーモンドの香り(ベンズアルデヒド)を有することからアンニンコウと呼ばれている[10]。ガルガルは癖がなく，どんな料理にも合うため，食用としてパタゴニア地方ではエンパナーダ(具にガルガルが入っているピロシキのようなもの)など様々な調理加工に利用されてきた(図5)。近年はビタミンDの栄養強化や抗酸化抗炎症作用[11]などの機能性食品素材としてガルガルの乾燥粉末をサプリメントに利用している。そこでガルガルの乾燥粉末を衛生ボーロに加え，おやつとして摂取することでサプリメントとしてではなく，間食(おやつ)のなかでガルガルの乾燥粉末を摂取で

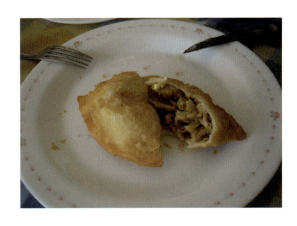

図5　エンパナーダ(具にガルガルが入っているピロシキのようなもの)
Natural products and functional foods - a satellite symposium of FITOMED 2008 (Salerno, Italia) など学会発表で使用

きると考える。衛生ボーロは小麦アレルギー代替食品やカルシウムなどの機能強化の食素材になっており，今後は高齢化対策にも期待されている。しかし乾燥粉末を添加することにより衛生ボーロの性状や味が異なる可能性がある。そこで，ガルガル，コプリーノ，ヒメマツタケの3種類のきのこ粉末を異なる量添加した衛生ボーロを作製し，その性状や官能評価を行った[12]。その結果，きのこ粉末を添加した衛生ボーロは，原料の馬鈴薯澱粉に影響を与えず，ヒメマツタケ以外のきのこで添加量が馬鈴薯澱粉に対し5.0％以内であれば，衛生ボーロの性状に影響を与えないことが判明した。このことから，無添加の衛生ボーロと同様に摂取できることがわかった。次に嗜好面ではどうかを調べるため，官能評価を行った。3種きのこ粉末を2.5％添加した衛生ボーロを順位法で官能評価した結果を表3に示す。その結果，項目により好ましいきのこ粉末が異なり，総合評価ではどれも有意差が認められなかったことから，特定の種類のきのこ添加ボーロが特化して嗜好性が高いとは言えないと示唆された。つまり，衛生ボーロの嗜好性は個人によって好みの差が大きく，ガルガル添加ボーロの場合，衛生ボーロのおいしさに口どけや柔らかさを重視する人がガルガル添加ボーロを好むのではないかと思わ

表3 きのこ粉末を添加した衛生ボーロの官能評価（順位法）

	ガルガル2.5%添加 衛生ボーロ	コプリーノ2.5%添加 衛生ボーロ	ヒメマツタケ2.5%添加 衛生ボーロ
きめ	52[a]	35	33[b]
香り	55[b]	35[a]	30[a]
口どけ	32[b]	49[a]	39
硬さ	47[b]	32[a]	41
総合評価	41	42	37

a, bはきのこの種類間でNewell & MacFarlane's検定を行い，有意差があることを示す（$p<0.01$)

れた．次にきのこの嗜好性と機能性から評価するため，きのこ粉末の添加量が異なる衛生ボーロで7段階評点法を用いて官能評価を行った（図6）．その結果，ガルガル添加ボーロは無添加の衛生ボーロと同様に好まれた．一方，ヒメマツタケ添加ボーロは嗜好面では有意に好まれなかったが，機能性を重視する人にとっては好まれた．嗜好性と機能性両面から衛生ボーロの官能評価を総合して考えると，嗜好には個人差があるものの，機能性の面からきのこ粉末添加ボーロを摂取するとガルガル添加ボーロが好ましく，無添加の衛生ボーロと同様においしく摂取できるとともに，継続的な摂取によりガルガルの機能性効果も期待できると考えられる．

3. マイタケ類の機能性と調理加工への活用
3.1 活性酸素

ヒトは呼吸することで酸素を取り入れ効率よくエネルギー代謝を行っている．取り込まれた酸素の大部分はエネルギー産生に用いられるが，一部は活性酸素種と呼ばれる不安定で反応性の高いフリーラジカルに変化することが知られている[13]．活性酸素種はエネルギー源としてホルモンを作り出すのに重要な役割を果たしており，ウィルスや病原菌の殺菌などの生体防御にも必須な物質である．一方，過剰に生じた活性酸素種が私達の体の生体成分と反応して多種多様な酸化障害を引き起こし，疾病発症の原因になると考えられている[14]．きのこなどの食品には，ラジカルなどの活性酸素を捕捉すること

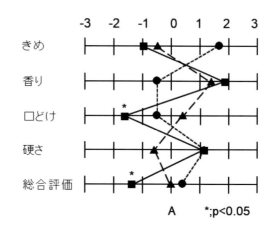

図6 きのこ粉末を添加した衛生ボーロの官能評価（7段階評点法）
●：コプリーノ2.5% ▲：ガルガル5.0%
■：ヒメマツタケ10.0%
無添加の衛生ボーロを基準（A）としたとき7段階のカテゴリー尺度により判定
添加量は各きのこ添加ボーロを10～20個食べるとサプリメントとして1日の摂取量を賄える
*はきのこの種類間でKendallの一致性の係数Wの検定を行い有意差があることを示す（$p<0.05$)

で生体成分の酸化を防ぐ働き（抗酸化活性）があり，種々の疾病を予防することができるのではないかと期待されている．

3.2 マイタケの新たな抗酸化活性物質と活用部位

マイタケにはさまざまな生理活性物質が含まれており，生理的機能性についての研究が進められている[15]．なかでも抗酸化性は生活習慣病との関連が示唆される活性酸素による生体内の酸化ストレスを抑制する効果をもつことから特に注目を浴びている．これらの報告のうち，多

くがマイタケから得られたグルカンなどの多糖類による生理活性効果である[16)17)]。著者らは，極低温（-269℃）下の電子スピン共鳴（Electron Spin Resonance: ESR）を用いて鉄イオンタンパク酵素がマイタケ菌さん部位に存在することを突き止め，それがヒト血漿中に存在する鉄イオン輸送酵素であるトランスフェリンであることを高度な量子化学計算を駆使して特定した[18)]。トランスフェリンは抗酸化活性があると報告されている[19)]ことから，マイタケの新たな抗酸化活性を有する機能性物質としての可能性が示唆された。そこで，マイタケ部位について，2種の方法で抗酸化活性（DPPHラジカル消去活性およびORAC値）を測定した。その結果，**表4**に示したように子実体の部位では，いずれの方法においても「菌さん」が他の部位に比べて有意に高い抗酸化活性を示した[4)]。機能性の観点から「菌さん」を摂取することが有効であると考える。

3.3 ガルガルの抗酸化活性と調理への工夫

近年，ガルガルの生理機能に関する研究は，動脈硬化症の改善[20)]，アレルギー性気管支喘息の改善[21)]，破骨細胞形成抑制作用[22)23)]，抗糖尿病および抗肥満予防効果[24)]などが報告されている。また，著者ら[25)]は11種類のきのこ熱水抽出物のなかでガルガルが最も高い抗酸化活性（ORAC値）を示し，さらにガルガルから抗酸化・抗炎症物質であるエルゴチオネインを分離した。

きのこのような食品素材は加熱などの調理操作を施して食される。したがって加熱調理による抗酸化活性の変化を考える必要がある。食用きのことして一般的なシイタケやマッシュルームなどは乾物を水に浸漬したもどし汁をだしとして使用したり，スープストックに用いられる。また薬用きのこは煎じて活用されている。このことから，きのこの調理では煮沸による成分の抽出が主に行われ，その成分を摂取することになる。そこで，ガルガルの調理過程におい

表4 マイタケ部位の抗酸化活性[4)]

	抗酸化活性(μmol TE/g)	
	DPPHラジカル消去活性*	ORAC値**
菌さん	31.7 ± 2.7	130.6 ± 8.9
柄	21.2 ± 4.5	63.8 ± 6.6
基部	18.9 ± 3.7	55.5 ± 4.6

*DPPHが持っている不対電子を除去する程度を測定することによって活性酸素消去能を評価する方法
**酸素ラジカル吸収能（Oxygen radical absorbance capacity：ORAC）評価法
TE：トロロックス相当量

て，pH（pH 4.0，pH 5.0，pH 6.0，蒸留水）および加熱（加熱前，加熱後，加熱10分）による抽出液の抗酸化活性（ヒドロキシルラジカル捕捉活性とスーパーオキシドラジカル捕捉活性[26)]およびDPPHラジカル消去活性[9)]）への影響を検討した（図7）。その結果，ヒドロキシラジカル捕捉活性はpH 4.0の抽出液で最も活性が高かったのに対し，スーパーオキシドラジカル捕捉活性とDPPHラジカル消去活性では蒸留水の抽出液で活性が最も高い値を示した。このように抽出液のpHにより活性が異なることが判明した。これらの結果から，ガルガルの調理加工には，だしや煮物などの中性領域のほか，酢の物や酢漬けなどによる酸性領域での調理加工が有効であると考える。次に加熱の影響について検討した（図7）。すなわち，ガルガル粉末を一晩浸漬したもどし汁を加熱前，それを90℃まで加熱した加熱後，90℃を10分間保持した加熱10分の3つの条件で抽出し，ヒドロキシルラジカル捕捉活性を測定した。その結果，ヒドロキシルラジカル捕捉活性は加熱後で有意に高い値を示した。このことから加熱前の水抽出よりも加熱することによりラジカル捕捉物質が多く溶出されると示唆された。一方，スーパーオキシドラジカル捕捉活性は加熱前のpH 7.0で有意に高い値を示したが，加熱により減少した。また，DPPHラジカル消去活性は加熱前に比べ，加熱後わずかに高い値を示した。この

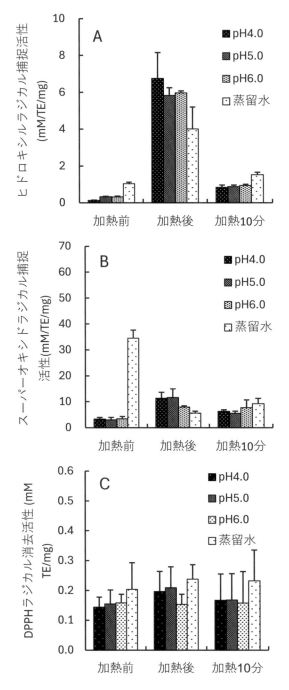

図7 ガルガル粉末抽出液（だし）の抗酸化活性
A：ヒドロキシルラジカル捕捉活性（ヒドロキシルラジカル（不対電子）を捕捉する程度を測定することによって抗酸化活性を評価する方法）
B：スーパーオキシドラジカル捕捉活性（スーパーオキシドラジカル（不対電子）を捕捉する程度を測定することによって抗酸化活性を評価する方法）
C：DPPHラジカル消去活性（DPPHが持っている不対電子を除去する程度を測定することによって抗酸化活性を評価する方法）
TE：トロロックス相当量

ように，異なるラジカル捕捉活性を調べることにより，ガルガル抽出液の特性を評価することができた。また，ガルガルの抗酸化成分としてエルゴチオネインが報告されている[27]。エルゴチオネインは熱やpHに安定で，抗酸化活性が変化しないため，加熱処理により活性が変化しないと予想される。しかし活性が変化したということは，抗酸化成分が他にも存在すると考えられ，今後，ガルガルの抗酸化活性物質について検討し，調理加工による影響について研究する必要がある。

文　献
1) 水野卓, 川合正允(編集)：きのこの化学・生化学, 学会出版センター, 237-249 (1992).
2) 原田栄津子, 川出光生, 松田陽介, 目黒貞利：日本菌学会会報, **51**, 71 (2010).
3) 原田栄津子, 西岡宏樹, 川出光生, 目黒貞利, 河内進策：日本きのこ学会誌, **15**, 137 (2007).
4) 菅野友美, 奥村裕紀, 三宅義明：日本きのこ学会誌, **29**, 149 (2021).
5) T. Kanno et al.: *Food Sci. Technol. Res.*, **27**, 529 (2021).
6) 菅野友美, 菅本和寛, 亀井一郎, 三宅義明：日本きのこ学会誌, **30**, 150 (2022).
7) 木元幸一, 林あつみ, 草間正夫, 菅原龍幸, 青柳康夫：日本栄養・食糧学会誌, **47**, 43 (1994).
8) 石黒弥生, 藤原しのぶ, 佐々木弘子, 松本仲子, 菅原龍幸：日本食生活学会誌, **17**, 247 (2006).
9) 菅野友美, 亀谷宏美, 谷本憂太郎, 鵜飼光子：日本調理科学会誌, **50**, 54 (2017).
10) 原田栄津子, 川出光生, 目黒貞利, 河内進策：日本きのこ学会誌, **14**, 183 (2006).
11) 大澤俊彦, 佐藤祐造(編集)：機能性食品・素材と運動療法―生活習慣病予防と運動機能維持，向上をめざして―, シーエムシー出版, 40-50 (2012).
12) 菅野友美, 亀谷宏美, 鵜飼光子：日本家政学会誌, **67**, 161 (2016).
13) 大澤俊彦：夢・化学21　活性酸素, 日本化学会(監), 65-95 (1999).
14) R L. Proir, L. Wu and K. Schaich: *J. Agric. Food Chem.*, **53**, 3101 (2005).
15) J-Y. Wu K-C. Siu and P. Geng: *Foods*, **95**, 1 (2021).
16) Y. Masuda et al.: *J. Agric. Food Chem.*, **57**, 10143 (2009).
17) G T. Chen et al.: *Polymers*, **89**, 61 (2012).
18) S. Nakazawa, T. Kanno et al.: *Food Chem.*, **266**, 24 (2018).
19) S-Y. Kim et al.: *Comp. Biochem. Physiol. B*, **150**,

20) E. Harada et al.: *J. Med. Food*, **18**, 872 (2015).
21) E. Harada et al.: *J. Med. Food*, **21**, 136 (2018).
22) J. Wu et al.: *Tetrahedron*, **67**, 6576 (2011).
23) J H. Choi et al.: *Tetrahedron*, **69**, 8609 (2013).
24) E. Harada, T, Kanno et al.: *Int. J. Med. Mushrooms*, **22**, 79 (2020).
25) T. Ito et al.: *Food Sci. Technol. Res.*, **17**, 103 (2011).
26) 菅野友美, 山本久美子, 長田亜梨沙, 谷本憂太郎, 原田栄津子, 亀谷宏美, 鵜飼光子, 大澤俊彦：日本きのこ学会誌, **25**, 70 (2017).
27) 菅野友美, 川村翔栄, 原田栄津子, 亀谷宏美, 鵜飼光子, 大澤俊彦：日本食品科学工学会誌, **60**, 173 (2013).

〈菅野　友美〉

第5節
マッシュルーム

1. マッシュルームとは

「マッシュルーム(mushroom)」とは「きのこ」全般を指す英語であり，本稿で取り上げる栽培きのこの名称としては，本来はあまり適切ではない。日本にも近縁種が自生しているものの，シイタケやエノキタケなどと異なり，食用きのことは認識されず，有毒ではないかと敬遠されるほどであった[1]。明治時代以降に栽培を企図して移入されて「西洋まつたけ」「マッシュルーム」「シャンピニオン」など商品名がさまざまに付けられた[2]一方で，学術的には自生する近縁種のハラタケと混同されていた[1]ため，和名が長く定まらなかった。その後，混同されていたハラタケとは異なる種であると認識されたこと，欧米では長らく人工的に栽培されるきのこ「Cultivated mushroom」が本種*Agaricus bisporus* (J.E. Lange) Imbach しかなかったことから，戦後になって，さまざまな呼び名の中から「ツクリタケ」が標準和名として採用されたが，その図鑑[3]でも，栽培風景を紹介する口絵では「マッシュルームの栽培」としている。その後も和名「ツクリタケ」は一般には普及せず，もっぱら「マッシュルーム」が通用している。

明治初期に新宿御苑で栽培が試みられ，大正年間に京都府伏見区，千葉県習志野市，新潟県高田市などで商業栽培が始められて[2]から140年近くが経過しており，他の栽培きのこ比べても長い歴史を有するが，近年の栽培量は全食用きのこ生産量(約46万t)の1.5%の6,980tに止まっている[4]。世界全体では，マッシュルームが全きのこ生産量(約4,300万t)の約11%を占めて[5]おり，その事情は大きく異なる。なお，かつてマッシュルームは約30%と[6]，より高い割合を占めていたが，それ以外の栽培きのこの生産量が，特に中国大陸で

伸長しており，相対的には低下している。

一時期よりもわずかに回復したとはいえ，日本において生産量の上位を占めるシイタケ，エノキタケ，ブナシメジなどと比較すると，培地の調製に手間と経費がかかり，収穫に手作業が多く，収穫適期が開傘前の幼菌（ボタン/Stage 3）[7]だけに限定されるために割高になること[8]や，一般家庭に調理法や利用習慣が広く普及していないこと，いわゆる「ジャンボマッシュルーム」の登場で多少は変化がみられるものの，海外では普通に利用されている菌傘が開いて胞子も成熟した成菌（カップ/Stage 4やフラット/Stage 5）[7]が忌避されがちな食文化[1]などが，生産・消費量が伸びにくい理由と考えられる。

筆者はかつて，成菌が忌避される一要因と考え，成熟に伴う菌褶（ひだ）の黒化を抑制した淡色菌褶品種の作出を目的に育種を試みていた[9]。成菌の商品価値が向上し，収穫の対象となれば，食品ロスの低減と栽培者の所得向上につながるからである。そのためには喫食するにあたって成菌の食味が幼菌より顕著に劣らないことが前提となる。そこで，呈味と不揮発性呈味成分（遊離糖・糖アルコール，アミノ酸，核酸）について，自家栽培した試料を用いて，幼菌（Stage 3）と成菌（Stage 5）を調査，比較したので，ここでその概要を報告する。

2. マッシュルームの成熟に伴う呈味成分の変化

2.1 小規模自家栽培によるマッシュルーム栽培

表1に示す樹皮堆肥以下の材料を混合し，水分を65％（w/w）に調整したもの2kgを，きのこ栽培用ポリプロピレン袋（ホクト産業（株）製2L容）に充填し，高温高圧条件で殺菌した（121℃-90分）。放冷後，日本農林種菌（株）（静岡県裾野市）の褐色種マッシュルーム種菌「日農100」もしくは白色種マッシュルーム種菌「日農118」の穀粒種菌を2％（w/w）の比率で接種し，25℃-50％ R.H.，暗黒下で菌糸が蔓延するまで5～6週間培養した。菌糸が蔓延した培地6～7個分（12～14kg）を底面が格子状の樹脂製容器サンボックスS36-Ⅱ（三甲（株），東京都港区）に粗く砕きながら均一に充填し，炭酸カルシウムでpHを中性域に調製した泥炭を，覆土として約5cm厚に被覆した後，そこにも菌糸が蔓延するまで，同条件で培養した。覆土表面の1/2～2/3に菌糸が現れたら，上層のみを撹拌し（菌掻き），殺菌した赤玉土を薄く被覆して散水した後，環境を15℃-99％ R.H.に変更することで，きのこ（子実体）を誘導した。

発生した子実体は，菌傘が閉じていて菌膜がまだ破れていない幼菌（Stage3）と，菌傘が完全に開き，菌膜が破れて露出した菌褶が暗褐色に着色した成菌（Stage5）の2つの熟度[7]で収穫し，以後の試験に供試した。なお，シイタケ以外の他の栽培きのこと異なり，マッシュルーム

表1　マッシュルーム（*Agaricus bisporus*）自家栽培用培地組成

材　料	混合比率	調製方法
市販樹皮堆肥*	5	ピートモス（泥炭），フスマ，炭酸カルシウム，水3/4量とよく混合し，さらに樹皮堆肥と残り1/4量の水を添加し，最終的に水分含量を65％（w/w）**とする。殺菌条件は121℃-90分。
ピートモス（泥炭）	2	
小麦フスマ	2	
炭酸カルシム	0.6％（w/w）	

* 粒状に加工したもの。「1/2つぶつぶ圧縮バーク堆肥」（アイリスオーヤマ（株）宮城県仙台市）
** 各材料の水分含量と配合量から必要な加水量を算出し，最終的に実測して調整する。

は同じ培地から数回にわたって収穫するが，本報においても第三周期(Flush)まで収穫した。

2.2 熟度別の官能評価および呈味の機器評価

マッシュルームには特異的にマンニトール(1.3 g/100 g 生鮮重)が多量に含まれ[10]，きのこのなかでもうま味を示すアミノ酸(計 2.0 g/100 g 生鮮重)が比較的に多いこと[11]が知られているが，それらが特徴的な呈味成分と言える。したがって，甘味とうま味について幼菌と成菌を比較した。

収穫したマッシュルームは，少量の食塩(0.25 %(w/w))を添加し，300 W のマイクロ波で慎重に加熱した後に破砕してペースト状にし，官能評価用試料とした。20 名に供試し，甘味・うま味はより強い方を選ぶ二点識別法，嗜好はより好ましい方を選択する二点嗜好識別法で評価した。

その結果，幼菌の方により強い甘味を感じた評価者は 13 名，成菌は 7 名で，幼菌の甘味がより強いと感じられる傾向はあったが，有意なものではなかった。一方で，うま味については，幼菌の 4 名に対して 16 名と，成菌が有意に強かった($p<0.01$)。したがって，甘味に関しては大差なく，うま味については成菌の方が強く感じられると言える。どちらがより好ましいかの嗜好については，有意差はないが，幼菌を好む評価者が 8 名に対し，成菌は 12 名となり，甘味とは逆に成菌の方が好まれる傾向があった(図 1)。同様の評価を計 3 回実施したが，傾向は変わらず，甘味と嗜好に有意差はなく同等であり，うま味については 1 % または 5 % 水準で成菌の方が強く感じられることがわかった。

同試料の濾液を味認識装置に供試したところ，基準液に対して，甘味とうま味が大きく，他の味は差がなく，酸味が極端に小さいことが示され，甘味とうま味を官能評価項目としたことの妥当性が裏付けられた。試料間では，幼菌はうま味が，成菌は酸味，渋味刺激，塩味，甘味，うま味コクがやや高い値を示し，概ね成菌の味わいがより強い傾向が示されたが，数値の差は 1.5 程度(塩味以外)と小さく，明確な差異は認められなかった(図 2)。

以上のことから，現在，いわゆる「ジャンボマッシュルーム」として，大型で傘が開いたマッシュルームがわずかに流通する以外は，市場で見ることのない成菌には，幼菌よりも強いうま味と味わいがあり，嗜好面でも幼菌と比べ

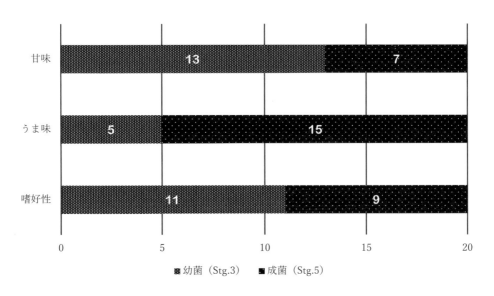

図1 マッシュルーム (*Agaricus bisporus*) の収穫熟度別の甘味とうま味および嗜好性の官能評価

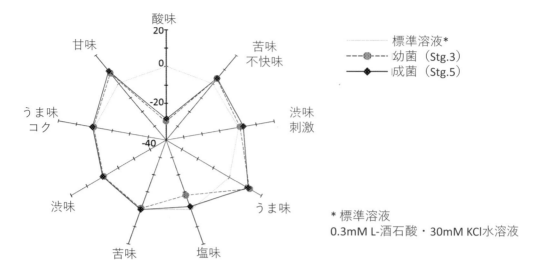

図2　マッシュルーム（*Agaricus bisporus*）の収穫熟度別呈味の機器評価（味認識装置 SA402B）

3. 熟度別の呈味成分
3.1　糖および糖アルコール

　遊離糖の分析結果を図3に示す。よく知られているとおり、糖アルコールの一種であり、マッシュルームの特徴的な成分であるマンニトールが最も多く、幼菌では測定した糖類全体の63.3％を占め、成熟に伴って、さらに71.5％まで上昇した。幼菌では、マンニトールに次いで菌糖とも言われるトレハロースとグルコースが多かったが、成菌ではトレハロースが減少し、グルコースが増加した。総量は、幼菌が258.67 mg/g（乾物量、以下略）、成菌が270.71 mg/gと、やや成菌が多く、甘味度によってショ糖に換算した値もそれぞれ

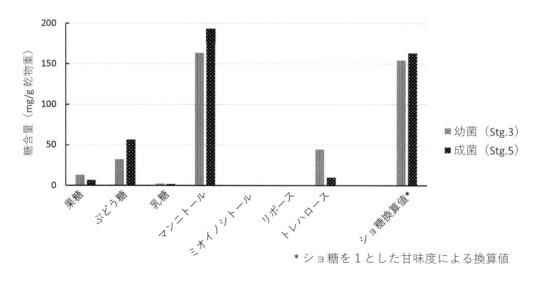

図3　マッシュルーム（*Agaricus bisporus*）の収穫熟度別遊離糖および糖アルコール含量

155.00 mg/g および 163.79 mg/g と成菌が多かった．

このように成菌の遊離糖含量は幼菌に劣るどころか，同等以上であったが，その差は余り大きくなく，官能試験の結果の通り甘味を強く呈するまでには至らないと考えられる．

3.2 アミノ酸と核酸，うま味の強度

幼菌と成菌のアミノ酸含量を図4に，各アミノ酸を呈味でうま味，甘味，苦味，無味の四群に分けた比率を図5に，それぞれ示す．

グルタミン酸（Glu）が幼菌で 24.61 mg/g （27.1 %），成菌で 29.18 mg/g（36.6 %）と最も多

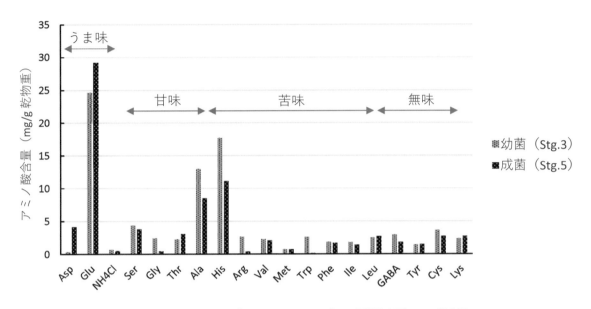

図4 マッシュルーム（*Agaricus bisporus*）の収穫熟度別アミノ酸含量

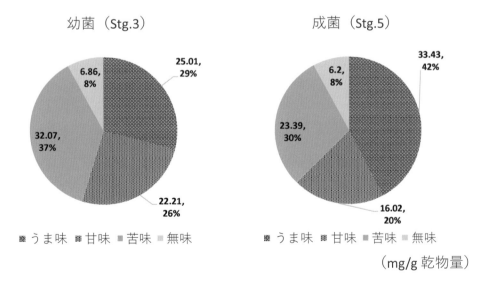

図5 マッシュルーム（*Agaricus bisporus*）の収穫熟度別・呈味別アミノ酸含量
うま味群：アスパラギン・グルタミン酸，甘味群：アラニン・グリシン・セリン・トレオニン，苦味群：アルギニン・ヒスチジン・イソロイシン・ロイシン・メチオニン・フェニルアラニン・トリプトファン・バリン，無味群：GABA・チロシン・システイン・リジン

く，アラニン（Ala）が幼菌 13.01 mg/g（14.3 %），成菌 8.55 mg/g（10.7 %），ヒスチジンが幼菌 17.75 mg/g（19.5 %），成菌 11.18 mg/g（14.0 %）と続く，この3種でそれぞれ 55.37 mg/g（60.9 %），48.91 mg/g（61.4 %）を占めた。

アミノ酸を呈味で分けると，うま味を呈するアスパラギン酸（Asp）と Glu の合計が幼菌 25.01 mg/g，成菌 33.43 mg/g と成熟に伴って増加しており，甘味を呈するアラニン（Ala）・グリシン（Gly）・セリン（Ser）・トレオニン（Thr）の合計は 22.21 mg/g から 16.02 mg/g と減少しているものの，両者の合計は 47.22 mg/g（54.8 %）に対して 49.45 mg/g（62.6 %）とやや増加しているうえ，苦味を呈するアルギニン（Arg）・ヒスチジン（Hys）など8種の合計が 32.07 mg/g，23.39 mg/g と逆に減少している。このことは，良味（うま味，甘味）が強くなり，苦味が弱くなることを示しており，幼菌より成菌でより強くうま味が感じられた官能評価の結果と関係していると考えられる。

5'-ヌクレオチドの測定結果を図6に示す。幼菌と生菌を比較するとグアニル酸（5'-GMP）とアデニル酸（5'-AMP）はほぼ同等で，イノシン酸（5'-IMP）のみ成熟に伴って大幅に減少していたが，5'-AMP が突出して多いこともあり，合計では大きな減少ではなかった。また，代表的な呈味性ヌクレオチド4種の内キサンチル酸（5'-XMP）のみは検出されなかった。

Yamaguchi et al.(1971) が提唱した，アミノ酸・呈味核酸物質個々のうま味強度とその相乗効果を加味してグルタミン酸ナトリウム（MSG）量に換算する EUC（Equivalent Umami Concentration）の概念[12]をマッシュルームに適用した公式[7]を用い，「全うま味成分」とした結果を図7に示す。

成熟に伴って，うま味の強いグルタミン酸が増加する一方で，含量が低い IMP の寄与は比較的小さいことから，EUC は幼菌の 228.62 g MSG/100 g 乾物重に対し，成菌は 294.78 g MSG/100 g と 30 % 近く高く，この点からも官能評価や味認識装置で成菌の方が強くうま味を感じることが支持された。

4．まとめ

市販樹皮堆肥を用いた栽培で，専用コンポストによる市販品と特に変わらないマッシュルームを収穫し，官能と機器により，幼菌と成菌の呈味を評価したところ，甘味と嗜好性は同等で

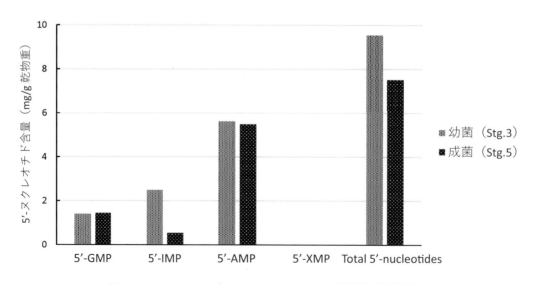

図6　マッシュルーム（*Agaricus bisporus*）の収穫熟度別核酸含量

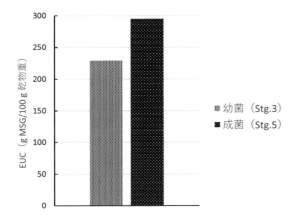

図7 マッシュルーム（*Agaricus bisporus*）の収穫熟度別 EUC*（うま味当量）

* アミノ酸と5'-ヌクレオチドの含量を基に下記の式で求めた。
EUC (g MSG/100 g d.w.) = $\Sigma a_i b_i + 1218 (\Sigma a_i b_i)(\Sigma a_j b_j)$
a_i：アスパラギンおよびグルタミン酸の含量(g/100 g)
b_i：5'-GMP および 5'-IMP の含量
a_j：相対うま味濃度(RUC)。グルタミン酸ナトリウム(MSG)を1とし、アスパラギン酸を0.077とする。
b_j：RUC。グルタミン酸ナトリウム(MSG)を1とし、5'-AMPは0.18、5'-GMPは2.3、5'-IMPは1、5'-XMPは0.61とする。
1218：係数

うま味は明らかに成菌で強かった。味認識装置の結果から、成菌の味わいは僅かながら強いと考えられ、ほとんど流通していない成菌が、食味面で幼菌に劣るものではないと示された。

幼菌に対して、成菌ではマッシュルームに特徴的なマンニトールが増加し、トレハロースが減少、グルコースが増加した。総量と甘味度（マンニトールはショ糖の約半分）によるショ糖換算値のいずれも成菌がやや多く、幼菌に劣らなかったが、官能に明らかに影響するほどの差異ではなかった。その一方で、アミノ酸ではうま味が強いGluが成熟時に増加し、苦味を呈するものが減少し、呈味核酸では5'-IMPのみが減少するものの、両成分の相乗効果も加味してうま味を算出(EUC)すると、明らかに成菌が高く、うま味が強いという官能評価と一致した。

以上、現在は一部の例外を除いて、流通・消費されていない傘が開いたマッシュルームの成菌は、呈味において、一般に流通している幼菌と特段に劣るところはなく、異なる味わいのあることが示された。よって、保蔵条件など流通環境を整えて、海外と同様に成菌が消費されるようになれば、収穫適期の拡大による生産性の向上、農産廃棄物やフードロスの低減など、SDGsにも資すると考えられる。

文 献
1) 川村清一：原色版日本菌類図説、大地書院、No. 165 (1929).
2) 橋本一哉：マッシュルーム栽培法—高度生産技術への対応、農村文化社、22 (1987).
3) 今関六也、本郷次雄：原色日本菌類図鑑、保育社、49、VIII (1957).
4) 主要特用林産物需給総括表 国内生産量の推移 きのこ類・令和2年、https://www.e-stat.go.jp/stat-search/file-download?statInfId=000032116002&fileKind=0 (2024年5月閲覧).
5) M. Singh et al.: *Mushroom Research*, 29 (2), 75 (2020).
6) D. J. Royse: Proceedings of the 8th International Conference on Mushroom Biology and Mushroom Products (ICMBMP8), 1 (2014).
7) S-Y. Tsai et al.: *Food Chemistry*, 103, 1457 (2007).
8) 日本特用林産振興会：特産情報2014年12月号、36-5, 50 (2014).
9) 星子英次郎、加瀬谷泰介：東洋食品研究所 研究報告書、29, 9 (2013).
10) 文部科学省：食品成分表データベース：マッシュルーム/生、炭水化物(利用可能炭水化物、糖アルコール)、https://fooddb.mext.go.jp/result/result_top.pl?USER_ID=19960&MODE=7 (2024年5月閲覧).
11) 文部科学省：食品成分表データベース：マッシュルーム/生、アミノ酸、https://fooddb.mext.go.jp/result/result_top.pl?USER_ID=19980&MODE=1 (2024年5月閲覧).
12) S. Yamaguchi et al.: *Food Science*, 36 (6), 846 (1971).

〈加瀬谷　泰介〉

第6節
「ナメコの味の見える化」による流通・保存技術の改良

1. はじめに

きのこの消費拡大策の一環として、おいしいナメコ生産に取り組んでいる。そのためには、主観的な感覚である味を数値評価（味の見える化）し、客観的な基準に基づいて検討していく必要がある。そこで、人間の舌の機能を模した「味覚センサ」を内蔵する味認識装置を活用したナメコの味分析を行った。その結果を基に、子実体の水洗い方法や冷蔵方法と味分析の関係を調べ、ナメコをおいしく食べるための流通・保存技術を探った。そのなかで得られた結果を紹介する。

2. おいしいナメコ生産と味分析による数値評価

食品としてのナメコのおいしさはどこから生まれるのか。おいしさに直接的に関係するのは、まず舌で感知するうま味、苦味などの「味」である。次に、匂いとして鼻で感知する「香り」、さらに、シャキシャキとした歯応え、ツルッとした口当たりなどの「食感」がある。しかし、おいしさは、口や鼻にあるのではなく、料理の見た目、食べる人の健康状態、空腹感なども統合されて、最終的には脳が判断する情報である。「美味しさは、食品の中にあるものではなく人の脳の中にある」[1]と言われる。

このようにおいしさに関係する要素は複雑ではある。しかし、まず舌で感じる味がその根幹になる。この舌で感じる人間の味覚を模した味覚センサが開発され、味噌、しょう油、清酒などの食品分野で活用されはじめている。そこできのこでも数値評価に活用できるか、まずナメコについて、味分析の導入可能性を検討した。

ナメコについて味認識装置で数値評価できるか、予備実験を行った[2]。予備実験での味分析結果から、ナメコにある「味」は、うま味、うま味コク、苦味雑味、苦味、渋味であった。特に、旨味、旨味コク、苦味雑味が多くの検討例で有意な味として検出され、味認識装置による味分析が、ナメコの味の数値化に有効なことを確認できた。次は、目標とする味を味認識装置で数値にする必要がある。すなわちナメコの「味の評価基準」である。たとえ暫定的であっても、これを設定しなければ、得られた数値の良否を判断できないからである。

私は、ブナ林で採取したばかりの野生ナメコを、現地で味噌汁などにして食べた時のおいしさが忘れられない。また、多くの人からも同じ体験を聞いた。そこで、富山市のブナ林へ遺伝資源収集に行った時、採取した野生ナメコについて、現地で採集参加者（男女8名）を対象に、改めて食味官能評価を実施した。その結果、えぐみも少なく、全般的に高い評価が得られた。

野生ナメコ子実体がおいしいとの官能評価が得られたので、野生子実体を味分析に供した。その結果（図1）、「味雑味値が小さくうま味値が大きいこと」が認められた。これをおいしいナメコの評価基準とした。

3. ナメコの商品形態

現在、生ナメコとして販売されている形態

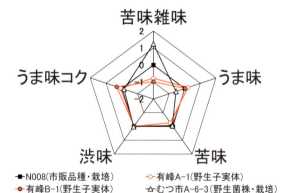

図1　野生ナメコ子実体の味分析結果（N008の値を0として換算）

市販品種（対照）：N008、野生菌株（対照）：むつ市A-6-3、野生子実体：有峰A-1、有峰B-1

は，大きく分けると，2cm 程度に茎を切った「足きりナメコ」（図2）と株ごと収穫して包装した「株取りナメコ」の2つである。「株取りナメコ」は，足きりナメコと同様の小粒のナメコを株取りしたもの（図3）と，大粒のナメコを株取りしたもの（図4）にさらに分けられる。

足きりナメコは，1980年～1983年ころに広口ビンを用いた生産方法が確立されて以来，主力の商品形態になっている。収穫時にきのこの茎を2～3cmに切り揃えたのち，「ふるい機」にかけて傘の径級別に選別する。この際，水洗いと選別は，ほぼ一体で行う方法で，選別後にきのこ100g程を小袋に入れて脱気・包装して出荷する。

今では，規格の多様化が進み，足切りナメコの他に，「株取りナメコ」「大粒株取りナメコ」などの水洗いしない商品形態も増えている。

いずれの商品形態であっても，現在のナメコ生産のほとんどは，空調施設を用いた菌床栽培で行われている。

4. ナメコの特徴

ナメコにはヌメリがあるのが特徴である（図5）。ヌメリは水分を含むと増大する。主要な栽培きのこのなかで，収穫後の選別・包装過程に「水洗い」が入る品目は少ない。ナメコと近年国内生産量が増えている生キクラゲ類くらいである。

ナメコが水洗いされるのはなぜか。かつて生ナメコは，大部分が缶詰め原料に用いられ，それが屋外での原木栽培であったこと，また傘の「ヌメリ」が大切にされていたことに，その一因がある。

缶詰規格では，柄の長さは傘の直径の 2/3 以下（つぼみ；T, S, M, L級）か，傘の直径以下（開き；P, E, J）とされていて，バランス的には柄の短い形状となっていた。やがて菌床栽培が広がるにつれ，傘の大きさに合わせて2～3cmほどの柄の長い子実体が収穫・販売されるようになった。

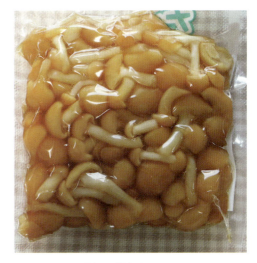

図2　足きりナメコ

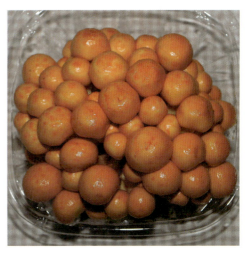

図3　株取りナメコ

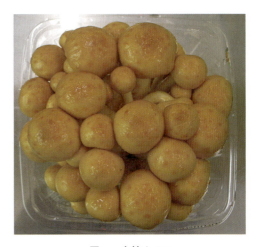

図4　大粒ナメコ

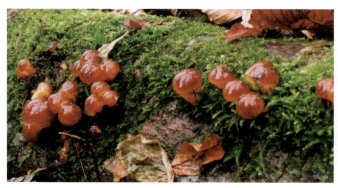
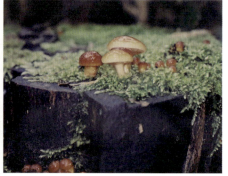

図5　野生ナメコ（左・佐渡・金北山，右・北海道・黒松内）

　この頃の様子が，1981（昭和56）年1月発行の明治製菓『きのこ通信56-1号』の「なめこ物語（Ⅸ）」に記載されている。その筆者は明治製菓参与（当時）の中村信行氏で，引用すると「ナメコの販売は，缶詰から出発したため，生出荷の場合も足を切らないと有利な販売ができません。…（中略）…最近では生出荷の場合，傘の直径と同じ長さまではよいようです。市場の動向を見ながら調製したらよいでしょう」とある。ナメコの特徴であるヌメリを水洗いによって適度に維持しながら，傘だけでなく足をいかに長くして売るかが模索されている。

　「なめこ物語」でも，関東以北の東日本での販売には水洗いによるヌメリの増大が大切であることが述べられている。一方当時から，中京地区や関西地区では，関東以北のようなナメコの缶詰による食習慣がなく，ヌメリはむしろ敬遠されたことが，記載されている。

　現在もナメコの消費は東日本に偏る傾向があり，水洗いするヌメリのある足切りナメコの人気は根強い。一方で，長時間水に浸すと含水率が上がり，鮮度の低下，日持ちの低下，柄の切り口の崩れ等に結びつく心配がある。また，出荷，輸送，小売りのそれぞれの段階で，予冷・保冷に十分な配慮が必要になっている。

　ナメコの用途は，味噌汁，おろし和え，鍋物等の料理に限定される傾向にある。そこで，少しでも料理の幅を広げて，消費拡大を図ろう

と，株取りナメコ，大粒株取りナメコ等の商品形態が増えてきた。

　生ナメコ生産は原木栽培の缶詰め原料から始まったこと，ナメコはヌメリが最大の特徴であること等が，今でも商品形態に大きく影響している。ヌメリという最大の特徴がメリットにもデメリットにもなっている。

5. 水洗いと味分析

　市販商品を用いた味分析結果を図6に示した。「足きりナメコ市販1」および「足きりナ

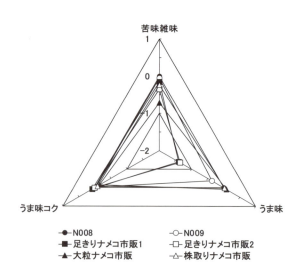

図6　市販ナメコ子実体の味分析結果（N008を0とした値に換算）
対照：市販品種N008およびN009の水洗いなしの菌床栽培子実体

メコ市販2」は，他と比較してうま味値が小さくなった。これは，足きりナメコが水洗いを施していることに関連すると推察した。

この分析結果から，水洗い処理がうま味値を小さくしている可能性に気が付いた。そこで，水洗い処理時間が味分析結果に与える影響を改めて調べた。その結果を図7に示した。水洗いしない対照区の値を0とした換算値で，時間の経過とともに，苦味雑味値が大きくなり，うま味値が減少する傾向が見られた。15分の水洗い処理で苦味雑味値は73％増加し，うま味値は52％減少した。以上の結果から，ナメコの過度な水洗い処理は，苦味雑味値を増加しうま味値を小さくすることが示唆された。

足きりナメコは，原木栽培以来，習慣的に水洗いして出荷されている。水洗いは，ナメコの特徴であるヌメリを出すなどの効果がある。その一方，洗い過ぎるとうま味が減少するので，短時間で済ますことが大切とわかった。なお，購入後に家庭では，通常，調理前にさらに洗う必要はないと考える。

6. 冷蔵と味分析

コロナ禍を経て，外食や買い出しの回数が減少し，食材などを買いだめして保存する傾向が強まっている。一部のきのこでは保存方法によって有用な栄養成分が増加することが知られている。そこで，ナメコについて冷蔵日数による味分析値の変化を探ってみた。その結果を図8に示した。3℃で冷蔵することによって，対照区（0日間）の値を0とした換算値で比較すると，うま味値が3日目に23％，7日目に104％，14日目に166％と次第に増加した。以上の結果から，ナメコの冷蔵がうま味値を増加しておいしさを増す効果が示唆された。

通常，家庭用冷蔵庫の冷蔵温度は，5～7℃と言われているが，冷蔵庫の性能は年々向上し，0～3℃の高性能冷蔵庫も増えている。これらの機能を活かして冷蔵保存することで，うま味が向上する可能性を示すことができた。

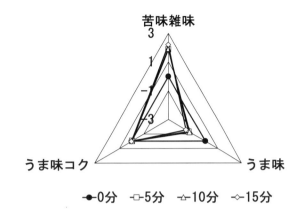

図7　水洗い処理時間と味分析結果（0分を0とした値に換算）
野生株：むつ市ナメコ A-6-3

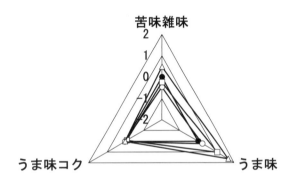

図8　冷蔵日数と味分析結果（0日を0とした値に換算）
野生株：むつ市ナメコ A-6-3

7. おわりに

おいしい品種や栽培法を開発しても，食卓へ届くまでの流通・保存段階で味を低下させては意味が薄まってしまう。また，この間にさらにおいしさを増す方法があるかもしれない。この点について，検討を開始したので，一部の結果を紹介した。今後はさらに冷凍と味の関係などについても調べる計画である。

なお，今回紹介した研究結果は，一般社団法人長野県農村工業研究所と共同で実施したものである。また，研究の一部は，文科省科研費（課題番号：21K05721）の補助を得て実施した。

文　献

1) 角直樹：おいしさの見える化―風味を伝えるマーケティング力，幸書房，9-11 (2019).
2) 増野和彦ほか：長野県林業総合センター研究報告，34, 81 (2019).

〈増野　和彦〉

第7節
ヒラタケ

1. はじめに

ヒラタケ(*Pleurotus ostreatus*)は，オイスターマッシュルームとも呼ばれ，古来より世界中で栽培されている食用きのこである。Singhら[1]の調査では，2018～2019年の全世界のきのこ生産量43,000,000 tのうち，ヒラタケをはじめとしたヒラタケ属きのこの生産量は16％を占めており，特に中国，韓国，ヨーロッパで栽培が盛んである。一方，日本国内でのヒラタケ栽培は，1940年代よりエノキタケ栽培技術を応用して菌床栽培が始まり[2]，1989年には国内生産量35,716 tまで増加したものの[3]，傘が割れやすく流通に不向きであること[4]，品質劣化が進みやすいこと[5]から，ヒラタケよりも品質劣化が遅いブナシメジの生産量が増加し，一方でヒラタケの生産量は2012年に1,883 tまで減少した[3]。ただ，ヒラタケが持つ濃厚なうま味を好む消費者も多く，近年ではヒラタケとエリンギの種間交配で作出されたヒラタケ属新品種が開発されており[4]，ヒラタケの国内生産量は回復傾向にある。

2. 呈味性について

きのこの呈味性に寄与する成分としては，遊離アミノ酸，核酸関連物質，糖類，有機酸に，呈味を増強するペプチド類[6]やきのこ特有の香気成分[7]が関与して全体的な呈味を構成していると考えられている。なお，ヒラタケは濃厚なうま味を有するきのことして知られており，遊離アミノ酸を始めとした各種呈味性成分の含有量について報告がある。

2.1 遊離アミノ酸

遊離アミノ酸は食材の味を決める重要な要素であり，きのこにおいても多数の研究報告がある[8)-10)]。きのこ中の遊離アミノ酸量は，栽培に

用いた培地組成[11)12)]や収穫後の保存状態[5)13)]，品種間差[14)]によって含有量が変化すると言われており，きのこの呈味性を評価するにあたっては前述した条件を考慮する必要がある。ヒラタケ中の遊離アミノ酸量に関する報告として，藤原ら[15)]は，ヒラタケを含む栽培きのこ6種と天然きのこ7種に含まれる遊離アミノ酸量を調査したところ，ヒラタケは13種のきのこのなかでもアミノ酸量が多いことが示され，特にうま味成分として知られるグルタミン酸は最も含有量が多かった。また，著者はヒラタケとエリンギの種間交配で作出されたヒラタケ属新品種と従来のヒラタケおよびエリンギに含まれる遊離アミノ酸量を調べ，ヒラタケは3種類のきのこの中で最もアミノ酸総量が多かった[16)]。なお，いずれの研究もヒラタケに含まれる主要なアミノ酸はグルタミン酸であった。一般に遊離アミノ酸量が多いと呈味が強くなる傾向にあり，このことからヒラタケは呈味が強いきのこと推察される。また，きのこに多く含まれる特徴的なアミノ酸としてオルニチンがある。オルニチンは無味のアミノ酸とされているが，マウスを用いた最近の研究では甘味，うま味，塩味および脂肪味の嗜好性を増強させ，特にうま味の増強が顕著であったと報告している[17)]。

2.2 核酸関連物質

核酸関連物質は，その多くがうま味を有する成分として知られ，きのこの場合，グアニル酸(5'-guanylic acid)とアデニル酸(5'-adenylic acid)が主たる成分として知られている。グアニル酸やアデニル酸は，生のきのこにはほとんど含まれておらず，加熱処理を行うことできのこ内のヌクレアーゼの働きで多く産生される。特に緩やかな加熱条件が核酸関連物質の生成に大きく寄与することが知られており，澤田らは市販きのこ11種類を用いて緩やかな加熱条件(4.5℃/min)と沸騰水での加熱条件における核酸含有量の比較を行い，その結果，ヒラタケは核酸関連物質の総量が最も多かったとしている[18)]。また，Yinらは市販のヒラタケ属きのこ6種の核酸関連物質量の比較から，ヒラタケが最もグアニル酸量が多く，うま味の強度を示す指標であるEUC(Equivalent Umami Concentration)も最も高値であった[8)]。

2.3 糖類および有機酸

きのこに含まれる糖類，特に呈味に影響を及ぼすとみられる遊離糖および遊離糖アルコールはきのこ種やきのこの保存状態で大きく変動する。きのこ中の遊離糖はトレハロースと呼ばれる二糖類が多く含まれており，ヒラタケの場合もトレハロースは主要な遊離糖であることがわかっている[19)]。トレハロースはショ糖の4割程度の甘味度であるが，爽やかな甘味を呈する物質として知られており，苦味や渋味，えぐ味等好ましくない呈味をマスキングするという報告もある[20)]。また，ヒラタケに含まれる糖アルコールとしては主にマンニトールが多いとされている[16)21)]。

有機酸は総じて酸味を有する物質であり，おそらくはきのこの酸味を示す物質になると思われる。きのこ中の有機酸量を調べた研究はいくつかあり，ヒラタケにはリンゴ酸が多く含まれていることが明らかになっている[16)21)-23)]。その他，コハク酸，クエン酸，フマル酸等が含まれていることがわかっているが，ヒラタケ中の有機酸量が実際の嗜好性に及ぼす影響について調べた知見は見当たらない。

2.4 香気成分

きのこ類は特有の香りを持つ食材であり，トリュフやシイタケを中心にきのこに含まれる揮発性成分の含有量を調べる報告が見られる[8)24)-26)]。近年は分析機器や香気成分の抽出方法の発達により，官能評価との関連も含めた知見も得られている[24)]。ヒラタケにおいては，主に1-オクテン-3-オールや3-オクタノン等炭素数8の揮発性化合物(C8化合物)が主に検出されている[27)28)]。ただし，これらの知見はきのこ

を冷凍保存した，もしくは乳鉢等ですり潰した状態で揮発性成分の抽出を行っている。C8化合物は細胞膜構成成分であるリノール酸が複数の酵素と反応して生成される[29]ことから，このように組織を損傷した状態では通常のきのこの状態よりもC8化合物が過剰に生成され，本来の香りを正確には反映していないことに注意が必要である。ちなみに，きのこに含まれている1-オクテン-3-オールは，コク寄与成分として調味液（つゆ）の風味の広がりを増強するという報告[7]があり，きのこを料理に加えることにより料理全体の嗜好性を高める可能性が期待される。

3. テクスチャー

きのこは他の食材には無い独特の食感を有しており，きのこの嗜好性に寄与しているパラメーターと言える。きのこのテクスチャーに関する研究は主に鮮度保持に関する研究でいくつか報告があり[30)31)]，ヒラタケのテクスチャーに関する知見は，保存温度および包装資材がヒラタケのテクスチャーに及ぼす影響[32]やヒラタケの近縁種であるヒマラヤヒラタケ（Pleurotus sajor-caju）できのこ栽培に用いる原料が食感に及ぼす影響について官能評価手法を用いて評価している報告[33]がある。

4. 官能評価による嗜好性評価

機器分析による呈味性成分，香気成分の測定やクリープメーターを用いたテクスチャー解析は，食材のおいしさを評価するうえで重要な項目ではあるが，食材が持つ総合的なおいしさを全て表しているわけではない。食材の総合的な嗜好性評価は，ヒトによる評価，いわゆる官能評価が重要になってくる。しかし，きのこそのものの官能評価事例は以外と少なく，きのこの嗜好性を評価する用語も整理できていない状況である。ようやく，生鮮きのこ，乾燥きのこ，粉末きのこにおける官能特性を共通認識として得られる用語を選定し，さまざまな種類のきのこを比較する研究が行われ[34]，この研究によれば，生のヒラタケは"Musty"（菌臭い），"Earthy"（土っぽい），"Potato"（ジャガイモ様）と表現され，生のシイタケや黒ラッパタケ，エノキタケと似たような風味を有していたとしている。

筆者もヒラタケとエリンギの種間交配で作出されたヒラタケ属新品種の嗜好性を評価するため，従来のヒラタケやエリンギとの比較試験[16]を行ったので以下に紹介する。フードプロセッサーで破砕した生のきのこに水を加えて煮出したエキスを作製し，5味（うま味，甘味，苦味，酸味，塩味）識別と苦味を除く4味の濃度差識別トレーニングを行ったパネリスト12名で嗜好性の評価を行った。従来のヒラタケをコントロールとして，ヒラタケ属新品種とエリンギの「うま味の強さ」，「苦味の強さ」，「酸味の強さ」，「甘味の強さ」および「総合的なおいしさ」について5段階の評点法による分析型官能評価を実施した。その結果，ヒラタケ属新品種は，従来ヒラタケが持つうま味は維持しつつ，苦味を抑えて総合的なおいしさを向上させていることが示唆された（図1）。

5. 加工品へのきのこ添加が嗜好性や各種成分量に及ぼす影響

近年，減塩や低脂肪へのニーズが高まるなか，料理やソーセージ等の加工品にきのこを添加して栄養価や嗜好性の維持向上を図る試みが報告されている[35)36)]。たとえば，ソーセージにマッシュルームやヒラタケ乾燥粉末を添加した試験では，50%減塩して食肉の5%をきのこ乾燥物に代替したソーセージでも総合的な嗜好性は許容範囲であった，としている[35]。また，生のヒラタケやシイタケ等を添加したソーセージを製造して嗜好性評価を行い，代替原料として利用可能であったという報告もある[37]。動物性食材の持続可能性の課題や人々の健康志向の高まりから，代替肉や嗜好性を向上させる食材としてのきのこの役割は今後も増えてくるもの

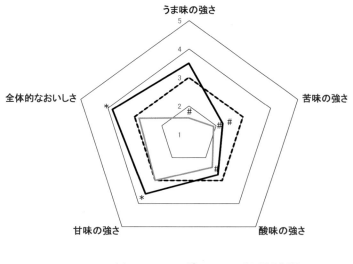

図1 ヒラタケ属新品種およびエリンギ抽出エキスの官能評価結果
（ヒラタケ抽出エキスの評点を3とした時の各エキスの平均値を示す）
＊：ヒラタケ抽出エキスの評点より有意に評点が高いことを示す。
＃：ヒラタケ抽出エキスの評点より有意に評点が低いことを示す

と推測される。

6. 調理が嗜好性や各種成分量に及ぼす影響

きのこは，加熱を伴う調理時にグアニル酸等の核酸関連物質や遊離アミノ酸の含有量が変化しやすく，これによって嗜好性の変化が起きていると考えられる。加熱によるグアニル酸等の核酸関連物質の増加や遊離アミノ酸の変動はシイタケやマッシュルーム等で報告されており[18)38)39)]，ヒラタケにおいても同様の現象が起きていると推測される。また，筆者はヒラタケ属新品種や複数種のきのこをすまし汁に加えたとき，料理全体の嗜好性に及ぼす影響を分析型官能評価手法で調べた。その結果，きのこを添加して調理したすまし汁は，何も入れていないすまし汁と比較して全体的なおいしさが向上し，ヒラタケ属新品種とエリンギを添加したすまし汁は，味も濃くなるという結果が得られている[40)]。

7. 品質劣化と鮮度保持

収穫後のきのこの品質劣化やその鮮度を保持しようとする報告はいくつかあり，保存温度による変化や包装資材がきのこの品質劣化に及ぼす影響を調べられている[13)31)]。南出らはヒラタケ他数種のきのこについて保存温度による品質変化について調べており，呼吸量が多いきのこはできるだけ低温保存することが鮮度保持に有効であると考察している[13)]。また，中西らはヒラタケおよびブナシメジの品質劣化とプロテアーゼ活性の関係を調べ，品質劣化の速いヒラタケは品質劣化の遅いブナシメジと比べて保存期間中のプロテアーゼ活性が高く，それに伴って遊離アミノ酸量が増加していることを示し，ヒラタケの品質劣化はプロテアーゼによる自己タンパク質の分解が関与しているとしている[5)]。また，吉田らは，ヒラタケ保存期間中の炭水化物量の変動を調査し，ヒラタケ中の遊離糖および糖アルコールは保存期間が長くなるにつれて含有量が減少するが，低温で保存することによりその減少をある程度抑えることができるとしている[41)]。一方で，ヒラタケ中の有機酸量は，保存期間の経過と保存温度の上昇に伴い，顕著に増加したとしている[42)]。

文 献

1) M. Singh, S. Kamal and V. Sharma: *Mush. Res.*, **29** (2), 75 (2020).
2) 衣川堅二郎, 小川眞(編): きのこハンドブック, 朝倉書店, 92-100 (2000).
3) 林野庁: 令和4年特用林産物生産統計調査.
4) 石川真梨子, 原田慎嗣, 安積良仁, 奥竹史, 大内謙二, 稲冨聡: 日本きのこ学会誌, **24** (1), 7 (2016).
5) 中西洋子, 成瀬明子: 日本家政学会誌, **48** (2), 131 (1997).
6) T. Feng, Y. Wu, Z. Zhang, S. Song, H. Zhuang, Z. Xu, L. Yao and M. Sun: *Foods*, **8**, 43 (2019).
7) 早瀬文孝, 高萩康, 渡辺寛人: 日本食品科学工学会誌, **60** (2), 59 (2013).
8) C. Yin, X. Fan, Z. Fan, D. Shi, F. Yao and H. Gao: *J. Sci. Food Agric.*, **99**, 1691 (2019).
9) 佐藤恵理, 青柳康夫, 菅原龍幸: 日本食品工業学会誌, **32** (7), 509 (1985).
10) M. Poojary, V. Orlien, P. Passamonti and K. Olsen: *Food Chem.*, **234**, 236 (2017).
11) 原田陽, 宜寿次盛生, 米山彰造: 日本きのこ学会誌, **20** (1), 16 (2012).
12) S. Gao, Z. Huang, X. Feng, Y. Bian, W. Huang and Y. Liu: *Sci. Rep.*, **10**, 1814 (2020).
13) 南出隆久, 垣生俊夫, 緒方邦安: 日本食品工業学会誌, **27** (6), 281 (1980).
14) A. Harada, S. Gisusi, S. Yoneyama and M. Aoyama: *Food Chem.*, **84**, 265 (2004).
15) 藤原しのぶ, 春日敦子, 菅原龍幸, 青柳康夫: 日本食生活学会誌, **6** (3), 34 (1995).
16) Y. Azumi, K. Doi, K. Kogiso, G. Taguchi, M. Shimosaka, K. Ouchi and S. Inatomi: *Mush. Sci. Biotechnol.*, **24** (3), 129 (2016).
17) H. Mizuta, N. Kumamoto, S. Ugawa and T. Yamamoto: *Nutrients*, **13**, 3479 (2021).
18) 澤田崇子, 遠藤金次: 日本家政学会誌, **48** (2), 145 (1997).
19) J. Hammond: *Phytochemistry*, **19**, 2565 (1980).
20) 茶圓博人: 応用糖質科学, **44** (1), 115 (1997).
21) 吉田博, 菅原龍幸, 林淳三: **29** (8), 451 (1982).
22) 橋本一哉, 磯部信昭, 高橋善次郎: 東洋食品工業短期大学・東洋食品研究所 研究報告書, 369 (1967).
23) 吉田博, 菅原龍幸, 林淳三: **34** (5), 288 (1987).
24) P. Schmidberger and P. Schieberle: *J. Agri. Food Chem.*, **68**, 4493 (2020).
25) T. Feng, M. Shui, S. Song, H. Zhuang, M. Sun and L. Yao: *Molecules*, **24**, 3305 (2019).
26) H. Aisala, J. Sola, A. Hopia, K. Linderborg and M. Sandell: *Food Chem.*, **283**, 566 (2019).
27) D. Tagkouli, G. Bekiaris, S. Pantazi, M. Anastasopoulou, G. Koutrotsios, A. Mallouchos, G. Zervakis and N. Kalogeropouios: *Foods*, **10** (6), 1287 (2021).
28) Z. Zhang, W. Wu and G. Li: *J. Chromatogr. Sci.*, **46**, 690 (2008).
29) 城斗志夫, 工藤卓伸, 田﨑裕二, 藤井二精, 原崇: におい・かおり環境学会誌, **44** (5), 315 (2013).
30) T. Jiang, Q. Wang, S. Xu, M. Jahangir and T. Ying: *J. Sci. Food Agri.*, **90**, 742 (2010).
31) D. Mohapatra, Z. Bira, J. Kerry, J. Frías and F. Rodrigues: *J. Food Sci.*, **75** (3), 146 (2010).
32) S. Cuppett, A. Parkhurst, W. Chung, M. Weyer and L. Bullerman: *J. Food Quality.*, **21**, 383 (1998).
33) R. Villaescusa and M. Gil: *Postharvest Biol. Tec.*, **28** (1), 169 (2003).
34) S. Chun, E. Chambers IV and I. Han: *Foods*, **9**, 980 (2020).
35) M. Cerón-Guevara, E. Rangel-Vargas, J. Lorenzo, R. Bermúdez, M. Pateiro, J. Rodríguez, I Sánchez-Ortega and E. Santos, *Foods*, **9**, 760 (2020).
36) A. Miller, K. Mills, T. Wong, G. Drescher, S. Lee, C. Sirimuangmoon, S. Schaefer, S. Langstaff, B. Minor and J. Guinard: *J. Food Sci.*, **79** (9), S1795 (2014).
37) F. Lu, Y. Chen, C. He, J. Li and B. Li: *Adv. J. Food Sci. Technol*, **6** (6), 792 (2014).
38) M. Dermiki, N. Phanphensophon, D. Mottram and L. Methven: *Food Chem.*, **141**, 77 (2013).
39) M. Pukkila, B. Yang and A. Hopia: *Food Chem.*, **278**, 56 (2019).
40) 安積良仁, 小木曽加奈, 土居香織, 下坂誠, 大内謙二, 稲冨聡: 日本きのこ学会誌, **24** (1), 29 (2016).
41) 吉田博, 菅原龍幸, 林淳三: 日本食品低温保蔵学会誌, **13** (3), 84 (1987).
42) 吉田博, 菅原龍幸, 林淳三: 日本食品低温保蔵学会誌, **13** (4), 119 (1987).

〈安積　良仁〉

第8節
マツタケ，バカマツタケ

1. マツタケ，バカマツタケとは

日本では，「香りマツタケ，味シメジ」と言われるように，マツタケは秋が旬の，特徴的な香りと食感を楽しむきのこである。マツタケは，シイタケのような木材腐朽菌と異なり，生きたアカマツなど，針葉植物の根に菌根を形成して養分をもらい受けて生育する菌根形成きのこである(図1)。もともと日本に広く分布していたが，千葉，東京，神奈川，大阪，沖縄では見られなくなった[1]。京都のマツタケが有名であるが，現在では，長野，岩手，北海道のような比較的涼しい場所で多く生産されている。一方，バカマツタケは，マツタケの近縁種の食用きのこで，コナラなどの広葉植物の根に菌根を形成し，マツタケよりもやや小ぶりであるが，香りはマツタケの3倍程度強い[2](図2)。

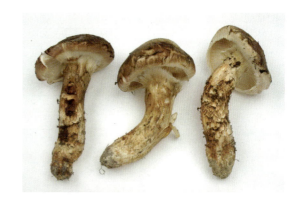

図1　マツタケ
写真：吹春俊光

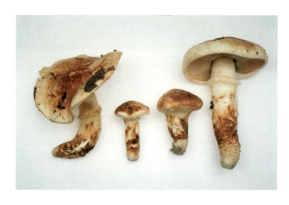

図2　バカマツタケ
写真：吹春俊光

2. マツタケの歴史

マツタケは，古く万葉の時代から食されていたようで，万葉集に「芳(かほり)を詠める」と題し，「高松のこの峯も狭(せ)に笠立てて満ち盛りたる秋香(あきのか)の吉(よ)さ」と歌われている。高松の峰も狭いほどにきのこ(マツタケ)が生えていて秋の香りが一面に満ちあふれている，という意味からも，マツタケの香りの良さや，秋を代表するきのこであることが伺える[3]。マツタケは，昭和35(1960)年には3,509 t採れたという。しかし，それから60年余り経った2022年では35 tにまでと1/100の生産量にまで激減している[4](図3)。このように生産量が少なくなった背景には，アカマツ林が減少したこと，プロパンガスの普及によりアカマツ林の落葉や枝を利用することがなくなったこと(林地の富栄養化)，さらにマツノザイセンチュウによってマツ枯れが起きたことなど，複数の原因があげられる[5]。これが，マツタケが高価になった原因である。また，マツタケの生産量が減り始めてから，外国産のマツタケが輸入され始めた。輸入先は，中国，韓国のようなアジアのみならず，北アメリカ(アメリカマツタケ)，トルコ(オウシュウマツタケ)や，スウェーデンなど広域にわたる。1994年～2005年のマツタケ国内生産量に対し，輸入量はその8～74倍にものぼる。このような背景から，マツタケの人工栽培化が熱望されているが，未だ成功していない。人工栽培が困難であるのは，マツタケは，宿主植物なしには子実体(一般にきのこと言われるもの)が形成されないからである。筆者らは，マツタケが人工栽培できない原因は，生産される酵素にあり，マツタケはデンプンやセルロースを利用できる物質(グルコース)にまで分解できないと報告している[6]。

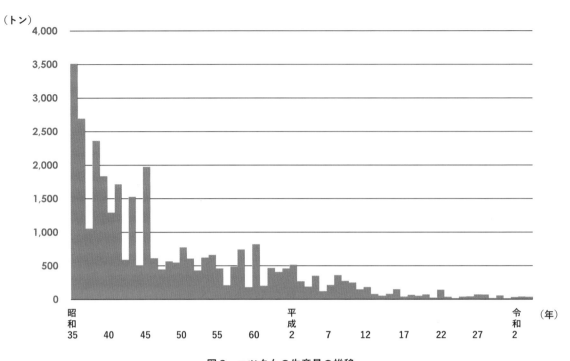

図3 マツタケの生産量の推移
農林水産省「特用林産物生産統計調査」より抜粋

一方，バカマツタケもマツタケ同様の性質のため，人工栽培は難しいとされてきたが，2017年，奈良県林業技術センターと森林総合研究所において，林地における宿主を活かした人工栽培での子実体形成に成功した（奈良林試）[7]。また，2018年には多木化学（株）でバカマツタケの完全人工栽培が成功したという報告がなされた。しかし，未だ商業的規模の生産には至っていない[8]。

3．マツタケの栄養（100 g あたりの栄養）

マツタケは他のきのこと同様に，エネルギー量は 32 kcal と低い。この理由としては，マツタケの実の 88.3 ％ が水分であること，糖質やアミノ酸，脂質がそれぞれ 1.5 g，1.2 g，0.6 g と少ないことがあげられる。糖質のほとんどは，菌糖と呼ばれるトレハロースであり，すっきりとした甘さをもつ。マツタケの特徴的な食感の要因となる食物繊維は 4.7 g と多い。その中には β-グルカンも含まれており，免疫を上げる効果も期待できる。脂質では，リノール酸

を 60 mg 含有している。また，マツタケはミネラルが多く，特徴的なものでは，鉄が 1.3 mg，カリウムが 410 mg 含まれている。ビタミンB群の中ではナイアシンが多く，8.3 mg 含まれている。この値は，シイタケ（4.0 mg）やエノキタケ（7.4 mg）等，他のきのこよりも多い。これは他のビタミンにおいても同様で，ビタミンDは 0.6 μg，ビオチンは 18.0 μg 含まれている[9]。

4．マツタケの香り

マツタケの特徴的な香りは，分析すると 100 種類以上に分かれる[10]が，その内 1-オクテン-3-オールと桂皮酸メチルの2つの香りが主成分となる[11)12]（図4）。1-オクテン-3-オールは別名マツタケオールともいわれるが，この香りは爽やかなきのこの香りとされており，マツタケ以外の全てのきのこで生成されている。また，1-オクテン-3-オールは，子実体（いわゆるきのこの形をしているもの）のみならず，栄養菌糸においても生成されている[13]。この香りは

2022年，脂肪酸の一種であるリノール酸から生成されていることが報告されている[14]。このデータは，ウシグソヒトヨタケによるものであるが，マツタケもウシグソヒトヨタケと同様にリノール酸を利用して1-オクテン-3-オールを生成していると考えられる。また，この1-オクテン-3-オールは，冷やすと多く生成されることが知られている[13]。

一方，桂皮酸メチルについては，紫蘇や山椒，バジルなど植物の香気成分として同定されているが，この成分を多く含むきのこはマツタケやバカマツタケ以外には報告されていない[15]。桂皮酸メチルは，マツタケの傘やヒダに多く含まれているため，長い間，子実体のみで生成される香りとして知られてきた。しかし，2014年頃に，菌糸体においても桂皮酸メチルが生成されることが明らかになった[16,17]。

なお，これらの香りはマツタケのみならず，バカマツタケでも生産されているため，バカマツタケにおいてもマツタケ同様の生成機構があることが考えられる。

5. マツタケのおいしさ

マツタケほど調理法が限定されているきのこは珍しい。多くのきのこはどのような調理にも適しており，あらゆる料理で使用されている。マツタケは香りを楽しむような調理，土瓶蒸しや炊き込みご飯，すき焼きのような和食が多い。しかし，マツタケが安価な時は，それこそさまざまな調理法があったという。洋食や中華，漬物にまで利用されたという報告もあり[18]，現在でも確認される洋食風の調理としては，バター焼きがある。また，作家・池波正太郎のエッセイには，「家庭ではあっさりとバタで焼くのが簡単でもっともよいと思う。（中略）私は松茸炒飯も大好きだ」とあることからも，一般的に行われていた調理法であることが窺える[19]。

マツタケは，小さく，傘が開いていないものを「コロ」，笠が中開きの短軸で太いものを「つぼみ」，傘が大きく開いたものを「開き」という。つぼみは形状もよく，ほどよい香りと食感も良いことから天ぷらなど，主に姿や味を楽しむ料理に利用される。一方，開きは，香りが最も強いため，土瓶蒸しや松茸ご飯，焼き松茸など，芳しいその香りを楽しむ料理に利用される。下拵えの際には，できるだけ水を使わないようにし，やむをえず，水洗いするときには，香りを発する笠裏に水が掛からないよう，泥などを落とす[20]。おいしいマツタケは香りが良いことはもちろん，味も良く，甘味も感じるものである。

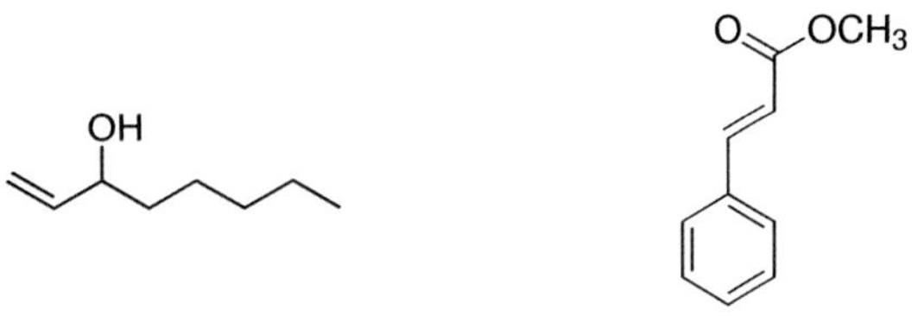

マツタケの香りは，日本人にとって，秋の訪れを告げる，なくてはならないものである。しかし，あまりにも高価となった現在は，食卓に上ることも減ってしまった。そのため，マツタケの香りを好まない若者が増えているという。マツタケのおいしさは，その香り，味もさることながら，高価なものを親しい人たちと囲んで食べる，特別感や楽しい雰囲気も含めて感じるものだと思う。

図4 マツタケの香気成分

A. 1-オクテン3-オール（マツタケオール）
B. 桂皮酸メチル

文 献

1) 大作晃一，吹春俊光：マツタケ，おいしいきのこ毒きのこ，主婦の友社，28-29 (2010).
2) 楠田瑞穂：バカマツタケはマツタケを凌ぐ？，千葉菌類談話会通信35号 (2019).
3) 庄司信洲：松茸の理美 インターネット公開講座 万葉植物から伝統文化を学ぶ，愛知県共済，https://www.aichi-kyosai.or.jp/service/culture/internet/japan/tradition/tradition_1/post_1593.html (2024.04.15 参照)
4) 農林水産省：特用林産物生産統計調査，https://www.maff.go.jp/j/tokei/kouhyou/tokuyo_rinsan/ (2024.04.15 参照)

5) 寺下隆夫ほか：マツタケの人工栽培における課題と今後の展望，近畿大学農学部紀要，**46**, 343 (2013).
6) M. Kusuda et. al.: Characterization of the carbohydrase productions of an ectomycorrhizal fungus, *Tricholoma matsutake*, *Mycoscience*, **49**, 291 (2008).
7) 奈良県HP森林技術センター：バカマツタケの人工栽培による継続発生に成功 (2018), https://www.pref.nara.jp/58787.htm (2024.04.15 参照)
8) 多木化学株式会社 研究所：バカマツタケの完全人工栽培に成功，多木化学プレリリース資料 (2018.10.04), https://www.takichem.co.jp/news/news20181004.pdf (2024.04.03 参照)
9) 香川明夫（監修）：八訂食品成分表2024 女子栄養大学出版部（2024）.
10) I. Yajima et. al.: Volatile Flavor compounds of Matsutake— *Tricholoma matsutake* (Ito et Imai) Sing. —, *Agric. Biol. Chem.*, **45** (2), 373 (1981).
11) 村橋俊介：松蕈の香気成分の研究．理科学研究所彙報，**15**, 1186 (1936).
12) 岩出亥之助：菌蕈類の特殊成分に関する研究（第二報）其一「まつだけ」の香成分に就て（第二報）．日本林学会誌，**18** (7), 528 (1936).
13) 寺下隆夫ほか：マツタケの栄養菌糸のマツタケオール（1-octen-3-ol）生産におよぼす低温処理効果．日菌報 **32**, 477 (1991).
14) T. Teshima et. al.: *Coprinopsis cinerea* dioxygenase is an oxygenase forming 10(*S*)-hydroperoxide of linoleic acid, essential for mushroom alcohol, 1-octen-3-ol, synthesis, *J. Biol. Chem.*, **298** (11), 102507 (2022).
15) 城斗志夫ほか：キノコの香気とその生合成に関わる酵素，におい・香り環境学会誌，**44** (5), 315 (2013).
16) Y. Tasaki et. al.: Structure and expression of two phenylalanine ammonia-lyase genes of the basidiomycete mushroom *Tricholoma matsutake*, *Mycoscience*, **56**, 503 (2015).
17) T. Hattori et. al.: A biosynthetic pathway for (*E*)-methyl cinnamate formation in the ectomycorrhizal fungus *Tricholoma matsutake*, *Mycoscience*, **57**, 181 (2016).
18) 泉桂子，佐々木理沙：戦後の家庭料理に見られるマツタケ恒久化の過程―料理雑誌・漫画記述や採取者の意識から―，日林誌，**103**, 1 (2021).
19) 池波正太郎：松茸，剣客商売包丁ごよみ，新潮社，92 (2003).
20) 松本栄文：素材を活かす調理学 特集松茸，食生活，**105** (12), 9 (2011).

〈上田　光宏／楠田　瑞穂〉

第4編　その他の野菜のおいしさ

第2章　香辛野菜

第1節
ワサビのおいしさ

1. はじめに

　ワサビのおいしさといわれても，辛いだけのイメージしかない人にとってはピンとこないだろう。結論からいえば，ワサビにも個性（＝多様性）はあり，味に違いもある。筆者自身も，研究を始めた当初は，味やおいしさについて，ほとんど知識を持ち合わせていなかった。その後，研究人生の転機となったある経験から，ワサビの味と多様性の重要性を知り，現在に至っている。その経験とは，島根県益田市のある山で，栽培品種'島根3号'と，血が混じらないように隔離栽培されている'島根在来'の集団を初めて見た時のことだった。かつてワサビの産地であった地域で，唯一のワサビ農家となった藤井定さんに，素朴な疑問を投げかけてみた。「なぜ在来を隔離栽培しているのですか？」と。すると藤井さんは，このように答えてくださった。「在来の方がおいしいから」，と。その時受けた衝撃があまりに大きく，今でも鮮明に思い出す。現地で食べ比べをして，実際に在来が甘くておいしかったことや，長期種子保存の方法など，ワサビ栽培に関してたくさん教えていただいた。これらは貴重な経験となり，その後の研究人生に大きな影響を与えている[1]。今回，これまでほとんど注目されることがなかった「ワサビのおいしさ」に関して，さまざまな角度から紹介する*。

2. 進化と歴史

　ワサビでは，味の違いを客観的指標として計測する技術が未開発であることや，遺伝学的な研究が遅れており，現在でも不明な点が多い。ただし，ワサビのおいしさの違いを生み出す要因としては，他の作物の例と同様に，「生育（または栽培）環境」よりも「遺伝的な違い」による影響の方が大きいと考えられる。作物においては，遺伝的な違いが品種の成立につながることは周知の事実である。ところが，イネにコシヒカリなどの品種が存在することを認識している人はいても，ワサビにも品種が存在することを知らない人は少なくないだろう。ここでは，ワサビの個性の理解につなげることを目的として，こうした表現型の違いの源（ソース）となる遺伝的多様性が維持されてきた進化的背景から，栽培にいたる歴史までを紹介する。

　日本における*Eutrema*（ワサビ）属植物の遺伝的多様性がどのように維持されてきたのかを理解するためには，移住，拡散，種分化などの進化史を考慮する必要がある。植物としてのワサビは日本固有種であり[3]，第四紀の氷河期−間氷期が繰り返された時代に大陸から移入した共通祖先から分岐したと考えられる。ワサビの全葉緑体ゲノムデータ分析により，日本のワサビ属植物の共通祖先が第四紀の氷河期に九州，対馬諸島，朝鮮半島を結ぶ陸橋を通じて南下し，日本に移入したことが示された[4]。とくに重要な点としては，栽培ワサビのルーツになる

＊なお，市販のチューブワサビのなかでも，とくに低価格帯では，辛味成分としてワサビではなく，別属のホースラディッシュ（セイヨウワサビ，*Armoracia rusticana* L.）が含有されていることが多い。このことを知らない消費者は多いため，ワサビを取り上げる際には注意が必要である[2]。そのため本稿では，本物のワサビ（*Eutrema japonicum*）に関する話題のみ取り上げることを申し添える。

野生祖先系統は，移入後，日本海側の豪雪地帯に適応し，進化した日本海要素植物に位置付けられた点である[4]。一方，文字による最古の記録は，飛鳥時代の奈良県の飛鳥京跡苑池遺構から出土した木簡に書かれた「委佐俾三升（わさびさんしょう）」の文字である。また，現在のように肥大した根茎をすりおろし，薬味として利用する形態の栽培植物の起源は慶長年間に静岡県の有東木地域で発祥したとされている。平安時代の延喜式にはすでに産地の記載があることは特筆すべきだろう。産地を地図で示したところ，日本海側の多雪地帯に集中している点が興味深い（図1）[5]。この2種類の記録の間には700年もの開きがある。実際にはワサビはかなり古くから栽培されてきたと考えてよいだろう。青葉[6]によると，日本における香辛料は奈良時代にはすでに文献上に頻出するため「香辛料の歴史は動物性食品への依存率が高いことが知られる縄文時代までさかのぼるだろう」としており，筆者も同意見である。いずれにせよ，慶長年間における湧水の豊富な静岡県での水ワサビの栽培化は，その後のワサビの普及と食文化への貢献に大きな影響を与えたことは間違いない。1807年に伊豆の天領地で栽培が許可されて以降，生産量は飛躍的に増大し，輸送上の地の利もあり，江戸におけるワサビと握りずしブームを後押ししたことは，その後のワサビの普及に大きな影響を与えた。以来，すし，刺身，蕎麦にワサビは和食文化として全国展開を遂げ，和食の名脇役の地位を確立した。ワサビがたどってきた歴史に関しては，『わさびの日本史』[5]で詳しく紹介しているので参照されたい。

3. 品種と特性

ワサビでは，育成者があえて品種登録しないケースも多いが，登録済の品種に関する情報は，農林水産省品種登録ホームページからも入手可能である（2024年6月25日時点23件登録確認）。山根[7]による品種の来歴調査の結果，育種母本としては大きく分けて3品種（島根3

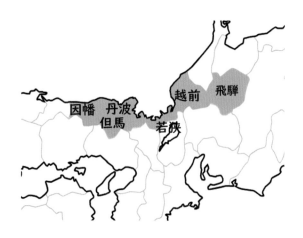

図1 延喜式に記載されたワサビの産地（灰色部分）

号系，だるま系，真妻系）に由来することがわかっており，これら3系統はDNA分析により容易に区別が可能である[4]。品種を区別する特性としては，草丈，根茎の太さと長さおよび肥大の早晩性，葉の形と色，葉柄基部の色，主茎展開葉数，開花の早晩性，花茎数，分別性，高低温耐性，畑作適応性などがあげられる。品種に関するおいしさの指標は，すりおろしの色，辛味，香り，粘り，甘味となっている。なかでも，'真妻'は市場でも長期間にわたり高値で取引されてきた優れた品種であり，とくに辛味，粘り，甘味とバランスのとれた味が特徴的である。近年，'真妻'は全ゲノムが解読され，育種や保全分野での展開が期待されている[8]。'島根3号'は'半原'と，甘味と粘りが強い冒頭で述べた島根在来の自然交雑由来とされている[9]-[11]。種子による増殖が行われてきたこともあり，個体間でばらつきがみられる。だるま系は，母系由来のDNA分析の結果からも，水ワサビの起源となった系統である可能性が高いが，栽培起源地などについては，現在研究中である。上記以外にも，全国各地には「在来」とよばれる，各地域で育成された系統が存在する。かつては日本全国で在来ワサビが用いられていたが，栽培，維持する人ともに急速に消失している[12]。在来はとくに味の面で個性豊かな特性（例：島根在来の甘味と粘り，白山白

峰ワサビの粘りと香り他)をもつため，遺伝資源として極めて有望であり，保全が急務となっている[5]。

4. 全国わさび品評会

ワサビ生産振興を目的とした「全国わさび品評会」が全国わさび生産者協議会により開催されている。コロナで開催されなかった時期もあったものの，令和5年には第38回大会が開催された歴史ある大会である。例年100点を超える出品数のなかから，農林水産省や林野庁長官賞が付与されている。過去の上位入賞者は静岡県が大半を占めており，日本を代表する産地が日本のワサビ生産を牽引する実態がうかがえる[12]。審査員は主に市場関係者が占める。最終審査までは外観(見た目)で選抜され，最後の数点を対象に食味審査が実施される。審査項目は，開催年によって多少の変動はあるが，主に辛味，うま味，粘り，すりおろしの色となっている(表1)。審査項目からも，ワサビにおいては辛味だけでなく，味に関する複数のその他の要素も重要な評価項目になっていることがわかるだろう。審査項目のうち，「辛味」以外の表現型を決定する要因は不明であるため，本稿では辛味に関連する成分についてのみ取り上げる。

5. 辛味成分

辛味以外においしさの要素が存在するといっても，ワサビにとって辛味が重要であることは間違いない。では，どのようにしてワサビの辛味は脳が認識しているかというと，辛味は基本五味(うま味，甘味，苦味，酸味，塩味)には含まれておらず，「痛み」として脳は認識し，レセプター(TRIPA1)で認識される痛覚を刺激することがわかっている[13]。また，ワサビの辛味といえば，ツンと鼻に抜ける特徴がある。こうした辛味の本体は，アブラナ科植物にしばしば含まれている成分「アリルイソチオシアネート(アリルカラシ油, AITC)」であることが明らかとなっている[14]。トウガラシの辛味と大きく異なり，揮発性である点が特徴といえる。これが，鼻に「ツン」とくるワサビの特性をもたらしているといえるが，近年「ツン」が苦手と感じる若者が増えている[2]。最近，野生系統よりも栽培品種の方がAITCの含有量が有意に高いという結果が得られ，栽培化と辛味の関連性が注目されている[15]。さらに，女子大学生を対象としたすりおろしワサビ数系統とチューブワサビの比較官能試験の結果，辛すぎるワサビは甘味などのおいしさにかかわる味覚を感じやすくなっている可能性が示された(清水ら，投稿

表1 全国わさび品評会審査項目一覧（一例） 根茎の部（太物，中・小物）

項　目		摘　要
第2次審査(外観)	形　状	1. 出品物の揃いがよいもの 2. 目づまりし，固くしまって形状のよいもの 3. 品種の特性を表しているのもの
	色　沢	根茎に光沢があり，緑色で変色していないもの
	病虫害	1. 根茎に病斑痕，傷痕，黒変がないこと 2. 根茎に虫害がなるべくないこと
第3次審査(食味)	おろし色	緑色であること
	粘　り	強いもの
	辛　味	強いもの
	うま味	甘みあり，苦みがなく，香りのよいもの

配点は，開催年度により異なるため，記載していない

中）。若者のわさび離れを防ぐためにも，今後は辛すぎないワサビの品種育成も視野に入れるべきかもしれない。

6. 香り成分

ワサビの辛味成分であるAITCは，その前駆体であるグルコシノレート（GSL）が，組織が破壊されることにより酵素ミロシナーゼ触媒を受け，加水分解により生成される，イソチオシアネート（ITC）の一種である（図2）[16]。近年の研究から，ワサビには主に5種類のITCが含まれていることが報告された：アリルイソチオシアネート（AITC），3-ブテニルイソチオシアネート（BITC），5-（メチルチオ）ペンチルイソチオシアネート（5-MPITC），6-（メチルチオ）ヘキシルイソチオシアネート（6-MHITC），および（6-メチルスルフィニル）ヘキシルイソチオシアネート（ヘキサアラファン，6-MSITC）[17)-19)]。成分名に含まれる数値は炭素鎖の数であり，「6」は長鎖GSL産物に位置付けられる。Hao et al.[18]は，ワサビを含む14種のワサビ属20集団でこれら5つのイソチオシアネート（ITC）の濃度を調査し，その結果，長鎖ITC（6-MHITCと6-MSITC）の含有量が最も高いのは，日本のワサビ属であることが示された。なかでも，ワサビ独特の新鮮な香り（グリーンノート）に関与すると考えられる物質（6メチル-チオヘキシルITC，7メチルチオヘプチルITC，8メチルチオオクチルITC）の存在が明らかになっており[20)]，以上のことから，6メチル-チオヘキシルITCは栽培ワサビの主要な香り成分であると考えられる。一方，清水ら（投稿中）によるすりおろしワサビ数系統とチューブワサビの比較官能試験の結果，「ワサビの好ましさ」を決定する要因として「香り」の重要性が示された。しかしながら，全国わさび品評会において，「香り」は現時点では単体での審査項目ではない。今後は審査項目への追加も検討すべきだろう。

前述したとおり，6-MHITCはワサビ属植物のなかでも，日本のワサビに特徴的な成分であることが示されている。唯一無二の辛味と風味を有するワサビは，わが国が誇る日本人が見出し，栽培化し，食文化にまで発展させた，貴重な植物資源である。

7. 機能性

和食文化に欠かせない食材としてのワサビも，近年は医薬品の分野で注目を集めている。前述のとおり，ワサビの強烈な辛味と催涙性のある香りは，グルコシノレート生合成経路由来の二次代謝産物である（図2）。これら生理活性

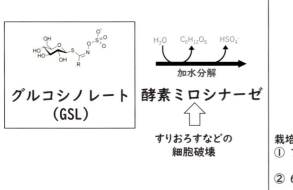 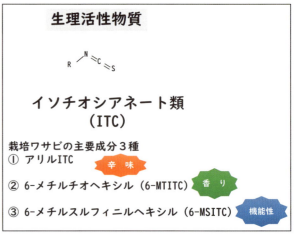

図2　ワサビにおける辛味および香り成分生成の酵素反応

物質は病原体や草食昆虫に対する植物の防御に重要な役割を果たすことが知られている[21)22)]。人間にとっては，近年，抗菌作用，腫瘍抑制作用，血小板凝集抑制作用など，ワサビの潜在的な薬効も注目されている[23)24)]。前述したとおり，根茎に含まれる主要なグルコシノレート生合成経路産物の1つである6-(メチルスルフィニル)ヘキシルイソチオシアネートは，ワサビの機能性成分の中で最も注目されている（たとえば，Fuke et al.[16)]，Hashimoto et al.[25)]，Morimitsu et al.[24)]，Nomura et al.[26)]，Okamoto et al.[27)]，Watanabe et al.[28)])。

以上のように，ワサビの辛味や香りはおいしさを決定づける主要因として，また近年注目される健康増進効果が期待できる機能性成分として重要である。グルコシノレート生合成経路にかかわる酵素群は，種分化や分布拡大において，適応的な進化にも深くかかわっている可能性が高い。こうして維持されてきた遺伝的多様性は，長い進化時間のすえにうまれた進化の産物でもある。これらは一度失われてしまったら取り戻すことはできない。野生種も含めたワサビの多様性は貴重な遺伝資源である。ワサビの持続的な利用のためにも，保全は急務といえる。

8. ワサビの味と食文化の関係

最後に，全国の農産物直売所に対して聞き取り調査を行った結果，ワサビが身近な植物であるかどうか(＝ワサビとの距離感)と，味へのこだわりの間に有意な関係性が存在するかどうかについて考察した論文を紹介したい[29)]。ワサビといえば，静岡県や長野県の産地を想起させる人が多いだろう。しかし，現在ではかつての存在感は失われてしまったものの，島根，山口，鳥取などの中国地方はワサビの一大産地であった[11)]。これらの地域を含め，全国各地でワサビの味へのこだわりがある地域がどのように分布しているのかを調べた。その結果，質問「おいしいワサビとは？」に対しては，45人(24％)が「質問の意味がわからない」，あるいは「見解を持たない」と答えた。この数値を多いととらえるか，少ないととらえるかが重要なのではなく，注目すべきは，「ワサビの味へのこだわりを持つ人が存在する環境(地域)」の存在である。そこで，直売所でのワサビの販売の有無と，味へのこだわりの有無に関して調べたところ，興味深い結果が得られた。つまり，直売所でワサビが販売されるような産地では，販売実績がない地域に比べて，味へのこだわりが有意に高いことがわかった。前述の島根県を中心とした地域は，筆者の経験上，藤井さんの事例にも代表されるように，最も味へのこだわりが強い地域といえる。中国地方はワサビが多く自生する環境であり，古くからワサビを利用していた可能性がある。食文化は，環境，資源，人が結びつき，時間をかけて初めてうまれる人間としての高度な営みである。ところが，日本各地で急速にワサビの自生地や生産者が減少し，食文化の継承も危ぶまれている。日本原産であり，日本で栽培化された，数少ない植物であるワサビは今，さまざまな側面で危機的な状況に置かれている。ワサビをただ辛いだけの存在ととらえるのではなく，個性を理解し，大切にすることで初めて守ることが可能になるのかもしれない。少しでも多くの人に，ワサビの奥深さを広めることで，自国の貴重な植物資源と食文化を守る意識が高まればと強く願いつつ，本稿を閉じたい。

文　献

1) 山根京子：ワサビ—ふるさとの味をおもう，日本列島の三万五千年人と自然の環境史 第1巻環境史とはなにか，湯本貴和(編)，文一総合出版，125-130 (2011).
2) 山根京子，小林恵子，清水祐美：日本の若者におけるワサビと辛味の嗜好性に関するアンケート調査結果，園芸学研究，**17**, 219 (2018).
3) K. Yamane, Y. Sugiyama, Y. Lu, N. Lü, K. Tanno, E. Kimura and H. Yamaguchi: Genetic differentiation, molecular phylogenetic analysis, and ethnobotanical study of *Eutrema japonicum* and *E. tenue* in Japan and *E. yunnanense* in China, Hort. J., **85**, 46 (2016).

4) N. Haga, M. Kobayashi, N. Michiki, T. Takano, F. Baba, K. Kobayashi, H. Ohyanagi, J. Ohgane, K. Yano and K. Yamane: Complete chloroplast genome sequence and phylogenetic analysis of wasabi (*Eutrema japonicum*) and its relatives, *Sci. Rep.* **9**, 14377 (2019).
5) 山根京子：わさびの日本史，文一総合出版（2020）．
6) 青葉高：野菜の日本史，八坂書房（1991）．
7) 山根京子：身近な野菜・果物〜その起源から生産・消費まで（12）ワサビ（Ⅰ），日食保蔵誌，**36**, 189（2010）．
8) H. Tanaka, T. Hori, S. Yamamoto, A. Toyoda, K. Yano, K. Yamane, and T. Itoh: Haplotype-resolved chromosomal-level assembly of wasabi (Eutrema japonicum) genome, *Scientific Data*, **10**, 441, https://doi.org/10.6084/m9.figshare.22045403.v2.
9) 日原山葵生産組合：日原山葵生産組合 50 周年記念誌（2017）．
10) 中村克哉：半原ワサビに就て—ワサビ腐敗病抵抗性品種—, 山林, **813**, 25（1952）．
11) 矢富熊一郎：石見匹見町史，島根郷土史会（1965）．
12) 山根京子，小林恵子：日本の伝統食材ワサビの生産動向と課題，園芸学研究，**23**, 213（2024）．
13) S. E. Jordt, D. M. Bautista, H. H. Chuang, D. D. McKemy, P. M. Zygmunt, E. D. Högestätt, I. D. Meng and D. Julius: Mustard oils and cannabinoids excite sensory nerve fibres through the TRP channel ANKTM1, *Nature*, **427**, 260 (2004).
14) N. Nagai,: Research result of wasabi, *The Pharmaceutical Society of Japan*, **25**, 753 (in Japanese) (1892).
15) K. Yamane, T. Yamada-Kato, N. Haga, K. Ishida, S. Murayama, K. Kobayashi, and I. Okunishi Allyl isothiocyanate and 6-(methylsulfinyl) hexyl isothiocyanate contents vary among wild and cultivated wasabi (*Eutrema japonium*), *Breed. Sci.*, **73** (3), 237 (2023).
16) B. A. Halkier and J. Gershenzon: Biology and biochemistry of glucosinolates, *Annu. Rev. Plant Biol.*, **57**, 303 (2006).
17) Y. Fuke, M. Hishinuma, M. Namikawa, Y. Oishi and T. Matsuzaki: Wasabi-derived 6-(methylsulfinyl) hexyl isothiocyanate induces apoptosis in human breast cancer by possible involvement of the NF-κB pathways, *Nutr. Cancer.*, **66**, 879 (2014).
18) G. Hao, Q. Wang, B. Liu and J. Liu: Phytochemical profiling of five medicinally active constituents across 14 Eutrema species, *Fitoterapia*, **110**, 83 (2016).
19) H. Kumagai, N. Kashima, T. Seki, H. Sakurai, K. Ishii and T. Ariga: Analysis of volatile components in essential oil of upland Wasabi and their inhibitory effects on platelet aggregation, *Biosci. Biotechnol. Biochem.*, **58**, 2131 (1994).
20) K. Ina, H. Ina, M. Veda, A. Yagi, and I. Kishima,: *Agric. Biol. Chem.*, **53**, 537 (1989).
21) R. J. Hopkins, N. M. van Dam and J. J. A. van Loon: Role of glucosinolates in insect-plant relationships and multitrophic interactions, *Annu. Rev. Entomol.*, **54**, 57 (2009).
22) L. Rask, E. Andréasson, B. Ekbom, S. Eriksson, B. Pontoppidan and J. Meijer: Myrosinase: gene family evolution and herbivore defense in Brassicaceae, *Plant Mol. Biol.*, **42**, 93 (2000).
23) N. Kinae, H. Masuda, I. S. Shin, M. Furugori and K. Shimoi: Functional properties of wasabi and horseradish, *Biofactors*, **13**, 265 (2000).
24) Y. Morimitsu, K. Hayashi, Y. Nakagama, F. Horio, K. Uchida and T. Osawa: Antiplatelet and anticancer isothiocyanates in Japanese horseradish, wasabi, *Biofactors*, **13**, 271 (2000).
25) T. Hashimoto, M. Kobayashi and K. Kanazawa: 6-Methylsulfinylhexyl isothiocyanate inhibits cell cycle progression in quiescent Jb6 cells stimulated with epidermal growth factor, *Annu. Res. Rev. Biol.*, **36**, 19 (2021).
26) T. Nomura, S. Shinoda, T. Yamori, S. Sawaki, I. Nagata, K. Ryoyama and Y. Fuke: Selective sensitivity to wasabi-derived 6-(methylsulfinyl)hexyl isothiocyanate of human breast cancer and melanoma cell lines studied in vitro, *Cancer Detect. Prev.*, **29**, 155 (2005).
27) T. Okamoto, N. Akita, M. Nagai, T. Hayashi and K. Suzuki: 6-Methylsulfinylhexyl isothiocyanate modulates endothelial cell function and suppresses leukocyte adhesion, *J. Nat. Med.*, **68**, 144 (2014).
28) M. Watanabe, M. Ohata, S. Hayakawa, M. Isemura, S. Kumazawa, T. Nakayama, M. Furugori and N. Kinae: Identification of 6-methylsulfinylhexyl isothiocyanate as an apoptosis-inducing component in wasabi, *Phytochemistry*, **62**, 733 (2003).
29) 山根京子：ワサビにおける農産物直売所が果たす役割と文化地理学的傾向，農業および園芸，**86**(11), 1078（2011）．

〈山根　京子〉

第2節
ショウガ

1. 歴史

　ショウガは独特な芳香と適度な辛味があり，世界各地で香辛料や薬用として幅広く用いられている。アジアの暖地で栽培されているが，野生種は発見されておらず，原産地は明らかではない。インドや中国に優れた品種が多いことからこれらの地域が原産地の可能性があると考えられている[1]。平安時代の文書である『延喜式』には薑の産地として遠江，越前の記載があり，栽培されていたことがわかる[2]。なお，当時の栽培は薬用が中心で，「ショウガ」とよばれるのは室町時代頃からと考えられている。江戸時代には若い芽をつまみにしたり，ひねショウガをすりおろしたりして食用とするようになったとされている。現在，高知県が日本で有数の生産地であるが，その歴史は明治初めに高知市で始まり，県内各地へ広まったと言われている[3)4]。

2. 品種と分類

　日本で栽培されているショウガは，大きさにより小ショウガ，中ショウガ，大ショウガに大別される[5]。また，利用する部位により，芽ショウガ，葉ショウガ，根ショウガ，筆ショウガに分けられる。野菜売り場で売られている根ショウガには大ショウガ，関東地方で初夏に見かける葉ショウガには小ショウガが主に用いられている。葉ショウガは，新ショウガが小指程度の太さに成長したとき葉付きのまま出荷されるもので，ショウガの生育程度（大きさ）により筆ショウガ（一本ショウガ，矢ショウガ）ともよばれ，白い根茎の部分を主に甘酢漬として食する。また，焼き魚のあしらいとして添えられる紅白のショウガ甘酢漬は「はじかみ」とよばれ，軟らかくなるように栽培された葉ショウガの1つである。

　ショウガの品種や系統は多く，栽培地域によって同一品種でも呼称がまちまちなものがかなりある[6]。さらに栽培条件，栽培地域によっても品質や収量が大きく異なることがある。ただし，ショウガの分類には定説はなく，三州，近江を大ショウガと分類する場合と中ショウガとする場合がある。また，近江は大実や大身と表記されることもある。主な栽培品種と特徴を表1に示した。なお，大ショウガは品種と別名

表1　ショウガの分類と特徴

分類	品種	別名	塊茎の色	辛味
小ショウガ	金時	弁慶，武州，紅ショウガ	淡黄色	強い
	静岡4号	－	淡黄色	強い
	谷中	岡種，盆ショウガ	淡灰色	弱い
	茅根	本茅根，茅，小ショウガ	灰黄色	強い
	黄ショウガ	三州，牧野，白茅	灰黄色	中
中ショウガ	中ショウガ	中太，中茎，摂津	灰黄色	弱い
	土垂	手賀，当尾，土ショウガ	灰黄色	弱い
	近江	－	淡黄色	弱い
	房州	中太，らくだ	淡黄色	弱い
大ショウガ	おたふく，土佐一，カンボジア，黄金，印度種，支那種，広東大		灰白色，淡黄色	ごく弱い

文献9より筆者作成

を分けずに名称を記載している。

3. 栽培，貯蔵

ショウガの生育には温暖，湿潤な気候が適しており，乾燥や過度な湿潤には弱い。生育に適した温度は25℃～30℃とされている。また，連作を避けるため栽培する畑は毎年移動することが安定生産上望ましい[7]と言われている。

根ショウガの主な栽培形態は，ハウス栽培と露地栽培がある。地域によって若干異なるが，ハウス栽培の場合は12月～3月に植え付け，5月から8月頃に収穫する。露地栽培では，遅霜の無くなる4月から5月上旬に植え付け，10月から11月に収穫する[8]。

消費者が店頭で見かける生鮮ショウガは，露地栽培で秋に収穫されたショウガを貯蔵して皮の色が薄茶色になった貯蔵ショウガ（囲いショウガ）を翌年まで通年出荷する根ショウガ（ひねショウガ）と初夏の限られた季節に収穫され，すぐに出荷される皮が白っぽく軟らかい新ショウガ（葉ショウガも同様）が中心である。

大ショウガの根ショウガは，通年家庭用の需要があるため，貯蔵しながら順次出荷される。熱帯原産で低温に弱く，低温障害を起こすため，貯蔵は14.5℃が適温と言われている。また，貯蔵中に乾燥することも望ましくない。そのため古くは，山の斜面などに穴を掘り，ショウガを入れて，隙間に土を詰めて貯蔵していた。現在は秋に収穫された新ショウガをコンテナ箱にポリ袋を入れた中へ土がついたまま入れ，袋の口を閉じ，コンテナごと恒温貯蔵庫で貯蔵されることが多い。ショウガと一緒に入れられた土は保湿剤の役割をし，ショウガの乾燥を防いでいる[9]。根ショウガは，土を水洗して落とし，小さく割ってから，小袋包装して出荷される。

4. ショウガのおいしさと機能，品質
4.1 辛味成分

ショウガの主な辛味成分は，6-ジンゲロール，6-ショウガオール，ジンゲロンである。これらには，辛味以外に強い抗酸化性もある。ジンゲロールには，6-ジンゲロール以外に8-ジンゲロール，10-ジンゲロールも含まれている。辛味は，6-よりも8-，10-のほうが強い[10]。

ジンゲロールは，主に生のショウガに含まれるが，乾燥や加熱でショウガオールやジンゲロンに分解されていく。また，ジンゲロールには，血液の流れを良くする作用，発汗作用，ショウガオールには，体の中を温める作用がある[11]。これらが，ショウガを食べると体を温めると言われる理由である。

ショウガの辛味成分含量は，品種，産地，収穫期により大きく異なる。田部ら[12]は大ショウガである土佐一を分けつ根茎ごとに分けて6-ジンゲロール含量を調べ，54mg～63mgと報告している。また，山田ら[13]は産地の異なる根ショウガの6-ジンゲロール含量を調べ，生100gあたりの平均値で埼玉県産が約84mg，千葉県産が約104mg，高知県産が77mg，中国産が約96mgであると報告している。さらに，朝稲ら[14]は，千葉県産在来種ショウガの乾物1g中の6-ジンゲロールを調べ，'房州中太'が8～14mg，'近江'が6～14mg，'三州'が2～9mgとしている。筆者ら[15]も，産地や品種別の辛味成分含量を調査し，外国産では中国産，国産では'土佐一'よりも'黄金の里'の辛味成分含量が高いことを明らかにしている（表2）。

筆者ら[16]は，11月に収穫した新ショウガを11ヵ月間貯蔵し，貯蔵中の辛味成分含量の変化を調べ，6-ジンゲロール含量は，貯蔵全期間を通して'黄金の里'は'土佐一'より高く，'黄金の里'は貯蔵2ヵ月で増加した後，貯蔵7ヵ月までほぼそのレベルを保ち，その後減少傾向であること，6-ショウガオール含量は黄金の里が土佐一より高い傾向であること，6-ジンゲロン含量は両品種とも低く，大きな変化は認められなかったことなどを報告している（図1）。さらに，'黄金の里'を4月に圃場に植

表2 国産ショウガと輸入ショウガの辛味成分含量の比較

産地・品種	辛味成分*	ジンゲロール	ショウガオール	ジンゲロン
高知	土佐一	66.0 ± 2.46	11.5 ± 0.82	3.6 ± 0.31
高知	黄金の里	134.3 ± 2.18	33.4 ± 0.82	5.5 ± 0.45
輸入	中華人民共和国	107.6 ± 9.26	26.7 ± 2.56	2.9 ± 0.21
輸入	オーストラリア	81.3 ± 6.32	10.9 ± 1.78	9.2 ± 3.04

*mg/100 g F.W.

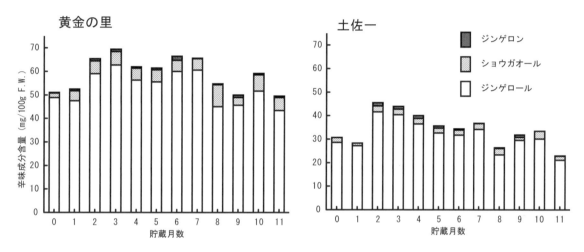

図1 貯蔵に伴う辛味成分含量の変化
文献16をもとに筆者作図

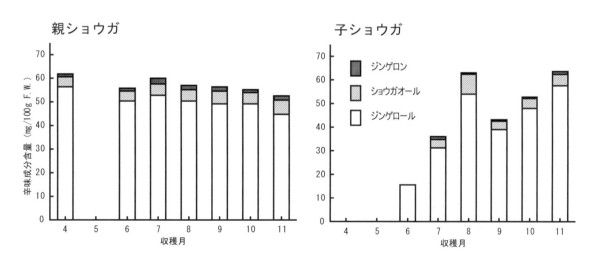

図2 親ショウガと子ショウガの生育に伴う辛味成分含量の変化
文献16をもとに筆者作図

え，11月の収穫時までの辛味成分含量の変化を親ショウガ（種ショウガ）と親ショウガから分けつして成長する子ショウガに分けて調べた。子ショウガは4月にはまだ形成されておらず，5月も小さく測定を行わなかったので空欄としている。6-ジンゲロール含量は親ショウガでは6月以降，子ショウガの生育につれ漸減傾向，子ショウガでは急増した後，一時減少し，再び増加した。また，6-ショウガオールもほぼ同様の変化であること，6-ジンゲロール含量は親，子ショウガとも収穫時にはほぼ同じレベルであることなどを報告している（図2）。

前述のように辛味成分含量は品種や貯蔵期間により大きく異なり，辛味にも影響をすることから，ショウガの品質指標として重要であると考えられる。

4.2 香気成分

ショウガの香りのもととなる精油含量は，水蒸気蒸留した場合1.0～2.7％程度で，その中に約190種類の化合物が見出されており，含量の多い化合物は，ジンギベレン，β-セスキフェランドレン，α-クルクメン，カンフェン，シス-γ-ビサボレンなどであるが，単一成分でショウガ香気の特徴を出す化合物は存在しないと言われている[17]。これらは，いずれも外国産のショウガによる報告である。

一方，管・阪村[18]は，日本産の健全なショウガの精油成分はモノテルペノイドが75～85％をしめ，その主要成分はゲラニルアセテート（10～22％），ゲラニオール（13～16％），ゲラニアール（20～22％），ネラール（8～12％），1,8-シネオール（7～9％）とジンギベレンなどのセスキテルペノイドが混在すると報告している。また，ショウガの精油成分には殺菌作用，食欲増進作用，ジテルペンやセスキテルペン系の精油には「ジンゲロール」と同じように血液循環をよくする機能があると言われている。

新ショウガと貯蔵ショウガでは香りが大きく異なる。阪村・林[19]は，大ショウガのおたふくを用いて香気成分を調べ，新ショウガでは8-シネオール，ネラール，ゲラニアール，ゲラニオール，酢酸ゲラニル，ジンギベレンが主要成分であり，種ショウガおよび親ショウガでは，新ショウガに比べ，ゲラニオール，酢酸ゲラニルが顕著に少なく，ネラールおよびゲラニアールが著しく多いと報告している。また，飯島[20]は，新ショウガではgeranyl acetateを主とするモノテルペンアルコールの酢酸エステル化合物が多く，ヒネショウガではcitral（geranial）およびセスキテルペン類の寄与が高く，量的に差が大きいgeranyl acetateとcitralは香気特性が異なるうえ官能的寄与度が大きく，新ショウガとヒネショウガの香気特徴を差別化する成分であるとしている。また，ショウガのさわやかな香りに寄与する成分としてゲラニアール，ゲラニルアセテート，ボルネオールをあげている[21]。

4.3 色

ショウガの甘酢漬は，酢取りショウガやガリともよばれ，すしの添え物としてよく用いられている。薄桃色を呈するイメージが強いが，この色はショウガに含まれるアントシアニンが食酢による酸性下で発色したもので，着色剤を添加したわけではない。しかしながら，近年，すし店や店頭でも薄桃色ではなく，薄黄色のものを見かけることが多くなっている。これは，原料ショウガの品種によるものである。

生鮮ショウガの切断面の色は灰白色のものと淡黄色，黄色のものがあり，元々含まれている色素が異なる。橋場・丸井[22]は，生ショウガの色調は黄色の指標であるb値が国産よりも中国産の方が高く，中国産の黄色みが強いと述べている。さらに，酢漬けにした場合，赤色の指標であるa値は，中国産がほとんど変化しないのに対し，国産は15以上増加し，赤みが増したとしている。また，国産ショウガの赤色色素は少量のアントシアニンであったが，中国産ショウガからは検出されなかったこと，国産

ショウガのアントシアニジンは、デルフィニジンとペラルゴニジンを含む数種のもので、主成分はペオニジンと推定されると報告している。岩田ら[23]は、スライスショウガとおろしショウガの色調を調べ、スライス直後では'黄金の里'の黄味が強く鮮やかである。また、おろしショウガでは'土佐一'で時間経過により明度と黄色の色調、鮮やかさの低下があり、褐変に関わる酵素であるポリフェノールオキシダーゼとペルオキシダーゼ活性を調べたところ、中国産や黄金の里より約2倍高い活性が見られたことからこれらの酵素活性の影響であるとしている。

4.4 プロテアーゼ（タンパク質分解酵素）

ショウガに含まれるプロテアーゼは、肉類を軟らかくすることから焼き肉の漬けだれによく用いられている。また、香気成分による匂いのマスキング効果もある。市川[24]は、新ショウガにはタンパク質分解酵素の活性は認められないが、収穫期から酵素活性がすると報告している。また、外皮に近い部分の活性は空気による酸化や乾燥によって失活しやすいため袋に入れて冷蔵保存すると良いと述べている。

香港や中国南部で「薑汁撞奶（広東語読みでキョンジャンゾンナイ）」とよばれるショウガ味の牛乳で作るプリン様の菓子がある[25]。原法では70℃に温めた牛乳に搾り汁を加え、そのまま3～5分待ち、固まるとするが、温度管理が難しく失敗も多い。牛乳150 mlにショウガの搾り汁大さじ1杯と適量の砂糖を加え、電子レンジ（500 W）で2分程度加熱すると弱いゲルが生じる。これは、簡易な作り方ではあるが、失敗は少ない。Nishimuraらは、ショウガ汁と牛乳で作る薑汁撞奶の調理性を調べ、ゲル化にはプロテアーゼが関与していること、およびビタミンCがゲル強度を大きくすることを明らかにしている[26]。

5. 調理、加工での利用
5.1 加工での利用
5.1.1 甘酢漬と紅ショウガ

新ショウガをスライスまたはせん切りにし、甘酢に漬ける。アントシアニンが発色し、薄いピンク色になる。寿司店で用いられる「がり」が代表。「酢取りショウガ」ともいう。ショウガの品種により色づきは異なり、発色しない品種もある。貯蔵ショウガでも作れるが、新ショウガと比べ組織が硬く、辛味が強いので薄く切って、前処理を十分にする必要がある。紅ショウガは、梅酢につけたもので、シソからの色素により赤い色となる。ハジカミショウガ（筆ショウガ）は、小ショウガに土をかぶせ、光を当てずに発芽させる軟化栽培をしたもので、一定の長さになったら、茎の先端のみに光を当てる。これを甘酢に漬けると茎は赤くなる。あるいは、伸びた白い新芽の半分を赤く着色し、甘酢に漬ける。焼き魚に添えられる。

5.1.2 ショウガ佃煮

ショウガをせん切りにし、砂糖と醤油で煮て、佃煮にする。

5.1.3 ジンジャーシロップ

ショウガを薄く切り、砂糖をまぶし、しばらく置いてから火にかけて煮詰める。

5.1.4 ジンジャーエール

イギリスのジンジャービアをもとに、カナダで生まれたショウガベースの清涼飲料水。炭酸水にショウガ汁、果汁や香料を加える。家庭で作る場合は、ショウガ、砂糖、レモン、ローリエ、シナモンスティック、クローブ、トウガラシを煮立てて濾したジンジャーシロップを作り、炭酸水で薄めて飲用する。

5.1.5 漢方薬

漢方でのショウガは、生のものを「生姜（ショ

ウキョウ）」，干したものを「乾姜（カンキョウ）」とよんでいる[11]。これらは，胃腸薬や咳止めなどの漢方薬として用いられている。しかし，薬品の品質基準を示す日本薬局方では，生のショウガの記載はなく，乾燥したものを「ショウキョウ」，蒸して乾燥したものを「カンキョウ」としている。このため，「ショウキョウ」を用いた漢方薬では，成分が異なり，効き目にも影響することが示唆されている[11]。たとえば，かぜ薬として有名な「葛根湯」は，「ショウキョウ」が処方の中に入るが，日本薬局方に従うと「カンキョウ」を用いていることになる。このため，効き目が本来の処方に比べ弱い。

5.2 調理での利用

日本料理では刺身，冷や奴，焼き物，天つゆ，鍋物などの薬味としてすり下ろして用いる。また，魚の煮物には風味づけやにおい消しとして，薄く切ったショウガを加える。中国料理では香りづけ，辛味づけ，下味としてさまざまに用いられる。また，西洋料理では，生鮮品よりも粉末にした乾燥品を用いることが多く，ジンジャークッキーやパイ，パンなどにも用いられる。

さらにショウガにはプロテアーゼが含まれ，肉を軟らかくする効果があることが知られている。このため，豚肉のショウガ焼きや焼き肉の漬けダレなどにも用いられる。

6. まとめ

生鮮ショウガは，大ショウガを中心に地域により流通している品種や産地が異なっており，風味や辛味にも大きな違いがある。しかしながら，消費者はこれらの概念はほとんどないため，より簡便に使用できるチューブ入りやビン入りのおろしショウガやきざみショウガを用いることが多くなっている。これらのショウガは風味よりも辛味を重視していることになるであろう。しかし，ショウガは風味と辛味をあわせて用いる香辛野菜であるから，国産ショウガのさまざまな種類を料理に合わせて用いることが，よりおいしく料理を食べることにつながると思われる。

文　献

1) 農文協（編）：野菜園芸大百科第11巻　ニンジン・ゴボウ・ショウガ，農山漁村文化協会，131 (2004).
2) 農文協（編）：ショウガ，地域食材大百科2 野菜，農山漁村文化協会，125 (2010).
3) 中国四国農政局高知統計情報事務所（編）：土佐の大しょうが，高知県流通情報協議会，1 (1999).
4) 池上亘：土佐の農業昭和の歩み，池上亘，176 (1994).
5) 農文協（編）：ショウガ，地域食材大百科2 野菜，農山漁村文化協会，126 (2010).
6) 農文協（編）：野菜園芸大百科第11巻　ニンジン・ゴボウ・ショウガ，農山漁村文化協会，138 (2004).
7) 農文協（編）：野菜園芸大百科第11巻　ニンジン・ゴボウ・ショウガ，農山漁村文化協会，137-138 (2004).
8) 農文協（編）：地域資源活用・食品加工総覧第10巻 野菜，山菜，その他草本植物，農山漁村文化協会，249-250 (2009).
9) 後藤昌弘，澤蘭：身近な果物・野菜～その起源から生産・消費まで(17)ショウガ，日本食品保蔵科学会誌，185-189 (2012).
10) 吉田精，川隆雄：高等植物の二次代謝，学会出版センター，50-53 (1978).
11) 田部昌弘，尾立純子：ショウガを語る(1)，食生活研究，31 (3), 19 (2011).
12) 田部昌弘，安田眞宰穂，足立有美，氏田国恵，鹿野美弘：和産「金時ショウガ」の生育ならびに辛味成分とジテルペン成分について，生薬学雑誌，46 (1), 30 (1992).
13) 山田篤司，山内孝之，藤田卓，森田幸博，石田智美，藤原守，立石洋暢，木村康晴，岡本勝利，福本雅代，津村明宏：成分差異による根しょうがの原産地推定，農林水産消費技術センター調査報告，24, 11 (2000).
14) 朝稲香太朗，庄野巧，反町公子：千葉県内産在来種ショウガに含まれる機能性成分等の調査と加工品の開発，千葉県産業支援技術研究所研究報告，16, 8 (2019).
15) 後藤昌弘，生野世方子，澤蘭，坂田悟郎：高知県産及び中国産，オーストラリア産生鮮ショウガの品質のちがいについて，園学雑，69, 別1, 154 (2000).
16) 後藤昌弘，澤蘭，西川和孝：高知県産生鮮ショウガの長期貯蔵ならびに生育に伴う化学成分の変化について，神戸女子大学家政学部紀要，57, 41 (2024).
17) 岩井和夫，中谷延二（編）：香辛料成分の食品機

18) 管隆幸, 阪村倭貴子：ショウガの香味組成と有効成分の利用, 食品と開発, **23** (6), 26 (1988).
19) 阪村倭貴子, 林修一：ショウガ根茎の精油成分, 日本農芸化学会誌, **52** (5), 207 (1978).
20) 飯島陽子：和食のサイエンス―フードメタボロミクスによる展開 伝統的食文化を新しい成分分析技術で紐解く, 生物と化学, **55** (9), 593 (2017).
21) 飯島陽子：薬味の化学－ショウガの風味特性とその生成－, 化学と教育, **63** (9), 454 (2015).
22) 橋場浩子, 丸井正樹：国産ショウガと中国産ショウガの色素および官能評価に関する研究, 聖徳栄養短期大学紀要, **31**, 17 (2000).
23) 岩田恵美子, 高澤奈々世, 西川和孝, 後藤昌弘：生鮮ショウガの切断および磨砕時における色の変化, 日本食生活学会誌, **26** (2), 85 (2015).
24) 市川芳江：ショウガ根茎のタンパク質分解酵素の性質について, 神戸松蔭女子学院大学生活科学論叢, **20**, 69 (1988).
25) 洪翠娟：ミセスデイジーの香港スイーツ, 文化出版局, 38 (2001).
26) K. Nishimura and M. Goto: Identification of the Protease Involved in and the Effects of Vitamin C on Gel Formation in Ginger Milk Pudding (Jiang Zhi Zhuang Nai), *J. Home Econ. Jpn.*, **61** (8), 463 (2010).

〈後藤　昌弘〉

第3節

トウガラシ

1. トウガラシの品種による味・香りの違いについて

　昭和40年代の終わりごろ，日本のトウガラシ栽培は多くの農産品同様，輸入品に押されて危機を迎えた。それまで潤沢にあった日本品種トウガラシの入手が困難になり，困ったのは伝統的スパイスである「七味唐辛子」の業界であった。海外から輸入されるトウガラシでは，どうしても旧来の七味唐辛子の風味が出せないのである。そのため，日本古来の品種をわざわざ海外へ持ち出し栽培したのち，逆輸入せざるを得ないことになる。それは現在でも続けられているのだが，このことはトウガラシには品種ごとにそれぞれ異なる風味があり，用いるには個々に適合するものを選択する必要があることを示している。

　栃木県の特産品である'栃木三鷹'という品種は昭和28年ごろに品種改良されたものであるが，大元は江戸時代より栽培されてきた'八房'（やつふさ）という品種から分離されたもので，生育旺盛で多収穫，収穫作業効率性，辛味，香り，色調など従来の品種を越える優良さが重視されている。

　吉岡食品工業(株)ではそれを70年守り続けてきたが，その基礎となるものは経験であり，視覚，味覚，嗅覚，聴覚，触覚の五感と個人的ひらめきの査定だけなのである。辛味については近年HPLCなどの分析方法が進んできたが，味・香りについてはまだ多くは経験と主観に頼らざるを得ないのが現状である。

　そもそも，トウガラシは強い辛味が口の中を刺激して，繊細な味覚を味わう以前に暴れまわって風味をかき乱すので，食材としては特殊な部類に押しやられる傾向がある。それゆえ，特に和食総菜に使われるチャンスは少ないと思われていたが，近年は和洋中韓の多彩なメニューが

受け入れられるに及んで，ようやくその味・香りにも相違があることを知られるようになってきた。私たちはトウガラシを扱う専門業として，いち早くそれを熟知し，自覚していかねばならないと痛感している。それは七味唐辛子にはそれに合う品種があるように，キムチや明太子にはそれに合う品種があり，トウガラシなら何でも良いわけではないということである。このことを踏まえていけば，イタリアのトマト料理，インドのカレー料理，中華の餃子や炒め物など，それらに適したトウガラシ品種が存在するであろうことは容易に推測できることになる。そのような判断のなかにトウガラシが持つ味や香りが大きな要因になってくると考えられる。

2. トウガラシの加工条件による味・香りの変化について

私たちはトウガラシを取り扱うなかで，品種の持つ特質にそれぞれの違いがあることは承知しているが，実は品種だけではなく加工手段によって，また異なる辛味や風味が生まれてくることを経験的に感じている。それはフレッシュな状態の場合，乾燥した場合，加熱した場合，塩漬け発酵した場合など，それぞれまた異なる風味が生まれてくる。そのなかでも香りについては非常にデリケートな違いがあって，同じ品種でも一様ではないと感じている。加熱ではその温度や湿度によって，発酵では菌の条件により，たちのぼる香りに違いが出てくる。しかし，そのことを客観的に指し示すものは少なく，作業者の経験と勘に頼りつつ，でき上がりを総合判断しているのが現状である。

もし味や香りに相応の成分解析が進み，客観的定量化が図られたら，私たちのトウガラシ加工において大きな力になると期待しているところである。まだまだ未知の部分も多くやらねばならないこともあるが，一歩ずつ真剣に問題に取り組み，細分化していくニーズに応えていかねばならないと考えている。

今回は，その一歩として栃木県産業技術センターと取り組んだ成果について以下に報告する。

3. 味・香りの測定により検討したトウガラシの最適な焙煎条件

栃木県大田原市は平成30年度トウガラシ収穫量日本一[1]であり，町おこしの一環として普及，新商品開発等に取り組んでいる。国産トウガラシの特徴を明らかにして利用拡大を図るため，外国産とのおいしさ（味・香り）の違いを調査する研究を開始した。トウガラシは強い辛みのため，ヒトの官能による客観的な評価が困難である。そこで，味覚センサおよびダイナミックヘッドスペース-ガスクロマトグラフ質量分析（DHS-GC/MS）法*を用いて評価を実施した。

未焙煎トウガラシにおける比較では，国産トウガラシの方が苦味雑味・うま味およびうま味コクが高く，甘い香りやグリーンな香りが強いことを明らかにしている[2]。一方，トウガラシは焙煎後に提供されるのが一般的であるが，焙煎条件については従来からの慣例や作業者の勘に頼るところが大きく，味・香りの変化についての客観的な知見が少ない。そこで，おいしさの数値に裏付けされた最適な焙煎条件を検討するための研究を実施した[3]。

3.1 測定サンプル

中国産トウガラシ'天津三鷹'を90℃で焙煎した粉末と，栃木県産トウガラシ6品種（大型品種：益都・望都・山房，小型品種：信鷹・栃木三鷹・新三鷹）を75℃（従来法）および90℃で焙煎した粉末を用いた。

3.2 焙煎条件の検討
3.2.1 味の評価方法

味覚センサ（㈱インテリジェントセンサーテクノロジー製 TS-5000Z）で酸味・苦味雑味・

---

*ヘッドスペース相あるいは試料相（水系試料）に連続的にパージガスを流し，試料からヘッドスペースへ揮発性成分を移行させながらサンプリングし，質量分析を行う方法。

渋味刺激・塩味・苦味(後味)・渋味(後味)・うま味コク(後味)を測定した。なお，うま味先味については，18倍希釈したものを用いて別途測定した。比較対照としては，すべて中国産'天津三鷹'の90℃焙煎トウガラシを用いた。

3.2.2 味の評価結果

国産の焙煎温度を75℃から90℃に上昇させることにより，味について次のような変化が起こることがわかった(図1，図2)。苦味雑味は全品種で減少し，渋味刺激は品種により傾向が異なった(栃木三鷹・益都・山房：増加，新三鷹・望都・信鷹：減少)。うま味コク・塩味は全品種で増加し，苦味は増加傾向であった。うま味は品種により傾向が異なった(望都・山房：減少，栃木三鷹・新三鷹：増加，益都・信鷹：変化なし)。酸味センサには反応せず，渋味はほぼ変化がなかったため割愛した。

3.2.3 香りの評価方法

香りは加熱脱着装置(Gerstel製TDU2)付DHS-GCMS(Agilent Technologies製5977B)を用い，トップ/ミドルノート・ミドル/ベースノート・不揮発性成分の捕集香気を測定し，香りのキャラクターごとにピーク面積値を積算したもので比較した。

3.2.4 香りの評価結果

国産の焙煎温度を75℃から90℃に上昇させることにより，香りについて次のような変化が起こることがわかった(図3，図4)。全体的に香りが高くなる傾向であり，特に，'栃木三鷹''新三鷹'ではsweet, floralの香りが高くなった。また，大型品種では，小型品種と比較してroastedの香り(ロースト臭)の増加率が高かった(図5，表1)。

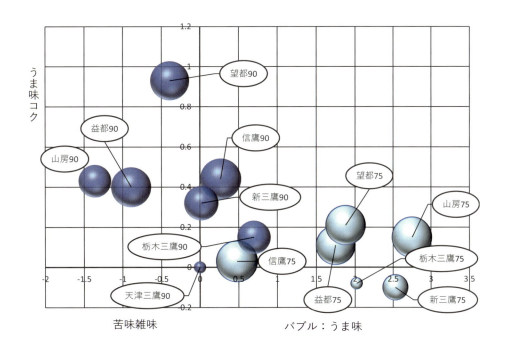

図1 焙煎温度によるトウガラシの苦味雑味・うま味コク・うま味の比較
(対照：90℃焙煎天津三鷹)
※ラベル表記は品種名と焙煎温度 例：栃木三鷹90は90℃焙煎の栃木三鷹
※バブル色調：濃色は90℃焙煎，淡色は75℃焙煎

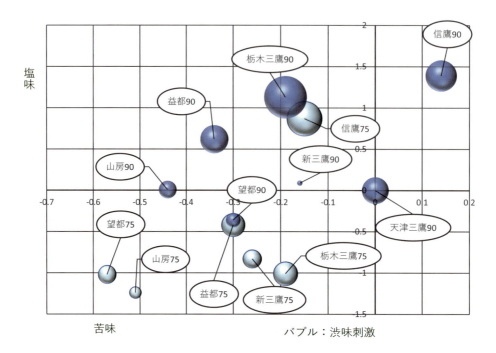

図2　焙煎温度によるトウガラシの苦味・塩味・渋味刺激の比較
（対照：90℃焙煎天津三鷹）

※ラベル表記は品種名と焙煎温度　例：栃木三鷹90は90℃焙煎の栃木三鷹
※バブル色調：濃色は90℃焙煎，淡色は75℃焙煎

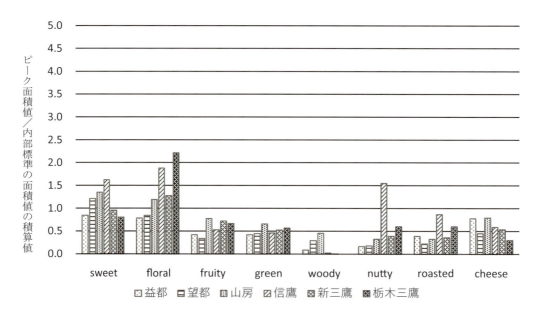

図3　75℃焙煎トウガラシの香りの比較

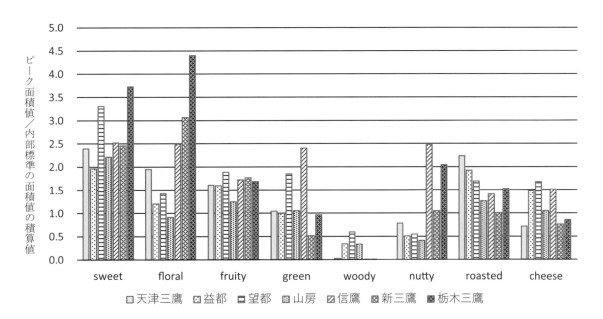

図4　90℃焙煎トウガラシの香りの比較

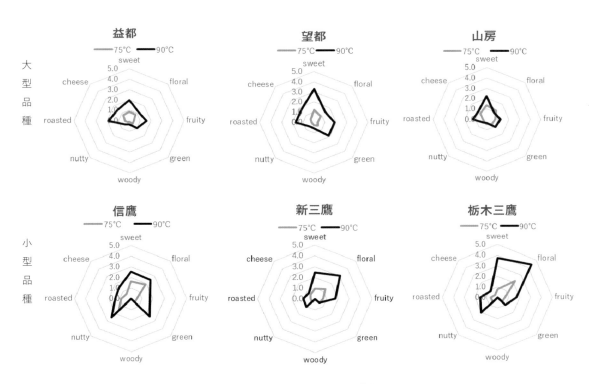

図5　焙煎温度による香りの変化

3.3 最適な焙煎条件

以上の検討から，品種による最適な焙煎条件は次のように考えられた。大型品種は，焙煎温度上昇によりうま味が減少する品種があり，roastedの香りが増加することから，75℃焙煎が最適である。小型品種は，焙煎温度上昇によりうま味が強くなり，sweet, floralの香りが増加することから，90℃焙煎が最適である。

4. トウガラシのうま味成分

国産トウガラシは強いうま味が特徴であるが，うま味に寄与する成分については明らかでない。そこで，アミノ酸分析計（日本電子製JLC-500V）により一般的なうま味物質であるグルタミン酸とアスパラギン酸を測定した結果を図6，図7に示す。

中国産の天津三鷹と比較して，国産トウガラシは両成分値ともに高く，うま味センサによる違いを裏付けるデータとなった。また，75℃から90℃に焙煎温度を上昇させることにより，'益都' '栃木三鷹' '新三鷹'は両成分値ともに増加し，'望都' '信鷹'は両成分値ともに減少，'山房'はグルタミン酸が減少しアスパラギン酸が増加した。また，小型品種の分析値はうま味センサの値と比較的よく関連していた

表1 各品種のロースト臭増加率

種類	品種	ロースト臭増加率(倍)
大型	益都	4.9
	望都	7.6
	山房	3.9
小型	信鷹	1.6
	新三鷹	2.8
	栃木三鷹	2.5

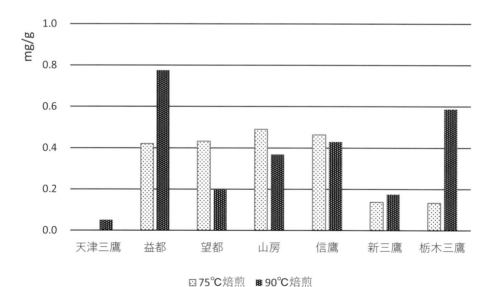

図6 グルタミン酸含有量

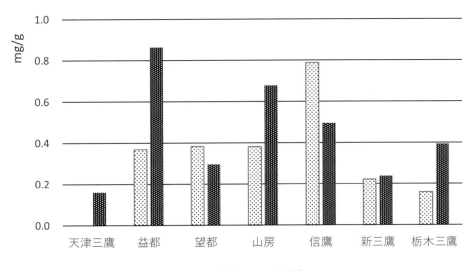

図7 アスパラギン酸含有量

が，大型品種の分析値はあまり関連せず，他の成分が関与している可能性が考えられた。近年の研究で，トマト等において加熱調理によりうま味成分のグアニル酸が生成するという報告がある[4]。トウガラシもトマトと同じナス科の植物であるため，グアニル酸が関与しているということも考えられる。さらなるうま味成分の探求および加工条件による変化についての調査を進めていく必要がある。

文　献
1） 農林水産省：地域特産野菜生産状況調査 (2018).
2） 伊藤和子, 石田莉菜：栃木県産業技術センター研究報告, **19**, 19 (2022).
3） 伊藤和子, 阿久津智美：栃木県産業技術センター研究報告, **20**, 25 (2023).
4） 堀江秀樹：日本調理科学会誌, **45** (5), 346 (2012).

〈吉岡　博美／伊藤　和子〉

第5編

果実・果菜の加工品のおいしさ

第5編　果実・果菜の加工品のおいしさ

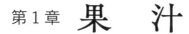

第1章　果　汁

第1節
オレンジジュースにおける視覚的・味覚的評価と好みの味質の視覚化について

1. はじめに

　食品のおいしさを決める要因として，味，におい（香り），触感，見た目，歯ざわりといった食品そのものが持つ化学的・物性的要因と，食品を食する環境や食する人の健康状態，育った環境・経験[1]，好き嫌いなど食品以外の要因が考えられる[2]。そのため，人が感じるおいしさを客観的に評価することは非常に難しい[3]。学術研究において，食品の嗜好性に関する研究は多数行われており，おいしさを客観的に評価する手法が考えられている。おいしさに関連する嗜好性の研究に目を移すと，嗜好性食品の1つであるチーズや日本酒のおいしさの評価をアンケート調査から分析し，要素を導き出す研究が進められ，さらに発酵食品における嗜好性評価の研究が行われている[4)-6)]。しかしながら，前述の要因とそれに起因する再現性の問題が指摘されている[7)-9)]。食品メーカー，流通，小売業などの食品関連企業では，一般消費者に対しておいしいものを提供すること，加えてより多くの消費者に購入してもらうことを念頭に製品開発および情報提供を行っている。そのなかで食品の官能検査も実施され，取得された評価結果は新商品の開発および広報・PRに用いられている。
　一方，食品の味を評価するツールとして発明された味覚センサ（マルチチャネル膜電位計測型味覚センサ）は，味の客観的な計測を可能にするものである[10)11)]。このセンサは，化学物質自体の特徴を示す分析機器とは異なり，受容部に生体膜の構成成分である脂質を用いることによって，味の評価を出力する装置である。12種類の味質に対応したセンサにより，食品の味を分解して表現・数値化でき，総合的に味の測定が可能となる。食品の味を客観的に評価できるツールである。
　筆者は，これまでに個人の好みの味を視覚化するためのアルゴリズムの研究を行っている[12)13)]。今回は市販されているオレンジジュースに着目し，被験者が視覚的にオレンジジュースを選択した結果と試飲を行い味覚的に好みの味のオレンジジュースを選択する結果を比較・検証するとともに，味覚的にオレンジジュースを選んだ際に，意識的または無意識的に判断した味の質（酸味や塩味など。以下，味質と示す）の視覚化を行う[14)]。

2. オレンジジュースについて

　市販されているオレンジジュースは果実の搾り汁や還元果汁，あるいはミカン類の搾り汁をもとにして作られたジュースを指す。日本では，「果汁100％のもののみ」を「ジュース」という名称で販売できるため，「オレンジジュース」という名称を使って販売されているものはすべて果汁100％ということになる。果汁が100％に満たないものは「果汁入り飲料」として販売される。食品飲料メーカーでは，オレンジの種類や産地等を駆使し，他社との差別化を図っている。
　今回，オレンジジュースをターゲットとした点は，嗜好性食品としてあげられるワインや日本酒，コーヒーといった食品とは異なり，年齢

問わず親しまれている食品を用いることで，年齢による経験等にとらわれず，被験者が好みを判断できると考えたからだ。被験者に対して，オレンジジュースのパッケージから好みのオレンジジュースを選択することと，試飲を行い味覚（おいしさ）により好みのオレンジジュースを選択するシチュエーションを筆者が構築した「順位化アルゴリズム」を用いて点数化することで，比較・検証を行う。さらに試飲による「順位化アルゴリズム」によって導かれたオレンジジュースの順位と味覚センサによって数値化されたオレンジジュースの味数値データを活用して，同じく筆者が構築した「味質検出アルゴリズム」を適応することで，オレンジジュースを試飲によって選択した要因の1つとなる味質の視覚化を行う。

今回用いたオレンジジュースの味覚センサの味数値データは，味認識装置 Ts-5000Z（㈱インテリジェントセンサーテクノロジー製）によって計測された（表1）。この味覚センサでは，12種類の味質（酸味，苦味雑味/薬，苦味雑味/食，渋味刺激，旨味，塩味，にがり系苦味，苦味/薬，苦味/食，渋味，旨味コク，甘味）の味数値データが得られる。なお，味数値データに関しては，㈱味香り戦略研究所（東京）から提供を受けた。

3. 今回用いたアルゴリズムについて

著者がこれまで開発を行っている2つのアルゴリズムについて説明する[15]。図1には2つのアルゴリズムのフローチャートを示す。まず順位化アルゴリズムは，被験者が好みの食品を選択することによって，その食品を点数化し，好みの順位をあきらかにするアルゴリズムである。被験者に2種類の食品を掲示する。今回は，パッケージを表示し，その視覚情報からどちらが自身のより好みのオレンジジュースかを判断し選択する「視覚的好み」と，パッケージは伏せ，アルファベットが記載された2種類の紙コップに注がれたオレンジジュースを準備し，被験者は試飲・試食したのち，うち「より好みの味である」と感じたオレンジジュースを二者択一法により選択する「味覚的好み」を実施する。いずれにおいても，選択された食品と選択されなかった食品には，それぞれ点数を与える。この点数化には Elo Rating を用いている[14]。被験者は次の別の組み合わせの2種類の食品に対して「視覚的好み」と「味覚的好み」

表1 5種類の市販オレンジジュースの味数値データ[14]

食品アイテム名称	酸 味	苦味雑味/薬	苦味雑味/食	渋味刺激	旨 味	塩 味
A	3.34	−2.08	2.95	0.12	5.98	7.38
B	2.94	−1.97	2.84	0.07	5.82	8.05
C	2.54	−1.92	2.46	0.08	5.56	7.09
D	2.52	−2.03	2.67	0.15	5.47	6.98
E	4.14	−1.90	2.59	0.08	5.87	6.52

食品アイテム名称	にがり系苦味	苦味/薬	苦味/食	渋 味	旨味コク	甘 味
A	0.85	−1.51	−0.79	−0.42	0.48	1.19
B	0.91	−1.61	−0.73	−0.42	0.57	1.35
C	0.78	−1.65	−0.79	−0.35	0.44	−0.33
D	0.81	−1.96	−0.61	−0.38	0.51	0.08
E	0.96	−1.20	−0.63	−0.30	0.44	3.20

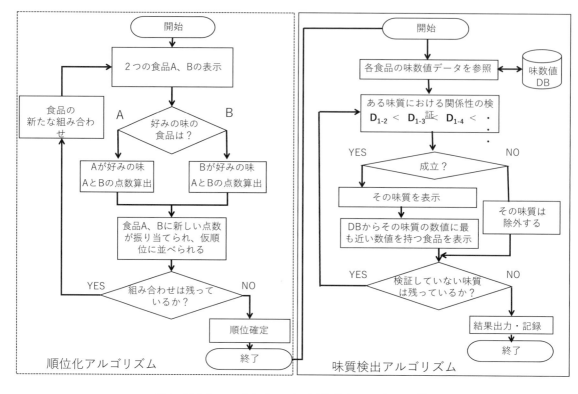

図1 順位化アルゴリズムおよび味質検出アルゴリズム[15]

の選択を行い、同様に「より好みのものである」と感じた食品を選択することで、それぞれの食品に点数を与える。これを食品アイテム数の組み合わせに応じて積み重ねることによって、食品の持ち点数が増減し、結果として被験者のより「視覚的好み」のオレンジジュースまたはより「味覚的好み」のオレンジジュースであると感じた順位が現れるアルゴリズムである。

次に味質検出アルゴリズムを説明する。こちらは、「味覚的好み」の順位化アルゴリズムによって、被験者の「好みの味である」と感じた食品の順位、いわゆる被験者の主観的評価が導き出される。この主観的評価に、その食品が持つ味数値データを組み合わせたものが味質検出アルゴリズムである。味数値データは、味覚センサによって、12種類の味質(甘味、旨味、酸味、塩味など)の強度によって表現されたものである。味質検出アルゴリズムでは、「その人にとって、より好ましい食品の味は、最も好ましい食品の味に近い」[15]という筆者が提唱する仮説に沿って、展開していく。順位化アルゴリズムに使われたオレンジジュースのある味質の味数値を抽出し、順位化アルゴリズムの結果である順位と味数値を並べる。最も順位の良いオレンジジュースの味数値を基準に2位、3位、4位と、味数値の差が徐々に大きくなるように順位が選ばれた場合、先の仮説に合致したことになる。よって、この被験者はこの味質を基準として、好みと感じるオレンジジュースを選んでいると考えられる。逆に、味の差が徐々に大きくならない順位となっていた場合には、この被験者はこの味質を基準においしいオレンジジュースを選んでいないと判断できる。このように個々の好みと感じる食品を選ぶ基準となる味質および味数値を検出するものが味質検出アルゴリズムである。

図2に、今回のアルゴリズム実行時のプロ

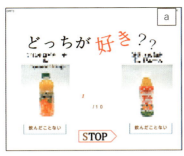 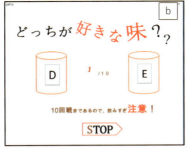 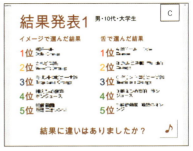

図2 オレンジジュースの「視覚的好み」および「味覚的好み」実証実験画面[14]

グラム画面を示す．Microsoft 社の Visual Basic Editor を用いて前述のアルゴリズムのプログラム化を行った．本プログラムは，まず(A)被験者の属性アンケート，(B)被験者の嗜好性（オレンジジュースの購入時のポイント，オレンジジュースのおいしさ評価ポイント）アンケート，(C)被験者の印象（イメージ）によるオレンジジュースの「視覚的好み」の順位化アルゴリズム，(D)試飲による「味覚的好み」の順位化アルゴリズム，(E)各順位結果，(F)好みの味質検出アルゴリズムによる結果の流れで作成した．図2(a)では，ランダムに2つの市販のオレンジジュースのパッケージをPC画面に表示させる．被験者はそのパッケージを確認してもらい，これまでの印象（イメージ）よりどちらが好みのオレンジジュースであるかを選択する．今回，5つの市販のオレンジジュースに対して選択を行い，順位化アルゴリズムを経て順位化される．次に図2(b)では，ランダムに2つのアルファベットをPC画面に表示させる．被験者には銘柄がわからないように紙コップにアルファベットのみを表示した状態で，5つのオレンジジュースをテーブルに準備する．被験者はPC画面に表示されたアルファベットに従って，2つのアルファベットの紙コップのオレンジジュースを試飲し，好みの味の優劣を判断させた．被験者は，「Aが好き」もしくは「Bが好き」のどちらかを選択し，ボタンをクリックする．選んだ食品を「優」，選ばれなかった食品を「劣」とし，アルゴリズム内で算出し，順位化を行った．

試飲による好みの味のオレンジジュースの選択が終了すると同時にElo Ratingによって順位が確定する．その順位と食品それぞれの12種類の味質の味数値データを用い，前述の仮説の関係性が成立する組み合わせがあるかを，自動的に検証する．その結果として図2(c)の出力画面が表示される．被験者の属性データと試飲前の「視覚的好み」のオレンジジュースの順位化アルゴリズム結果（左）と，試飲による「味覚的好み」のオレンジジュースの順位化アルゴリズム結果（右）を表示する．その後，先の仮説の関係性が合致する味質を「あなたの好みの味」として表示する．味質検出アルゴリズムで，関係性を見出せなかった場合には，被験者が味以外の何か（香り，色など）で順位を判断している可能性があり，その旨を表示するよう設定した．出力結果は，データベースとして保存し，集団間の検証に用いることが可能である．

4. 実証実験

筆者の所属する大学キャンパス内にて，前述のプログラムを用いた実証実験調査を行った．図3にその様子を示す．実証実験は無記名式で実施し，十分に倫理的配慮を行った．

5. 結果および考察

今回のアルゴリズムプログラムを体験した被験者数は10代から60代までの101名であった．101名（男性76名，女性25名）のうち，20

代以下が 83 ％ を占め，学生がほとんどとなった。

図4に101名の被験者が，市販のオレンジジュースを購入するうえで考慮する点およびオレンジジュースの味で注目している味についての回答結果を示す。約60％の被験者が，オレンジジュースを購入する上で「味」を考慮しており，味質としては，「甘味」と「酸味」に注目してオレンジジュースの味を判断していた。

表2に，被験者101名の順位化アルゴリズムによって算出された各オレンジジュースの

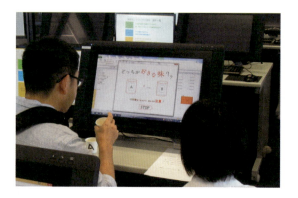

図3　実証実験の様子

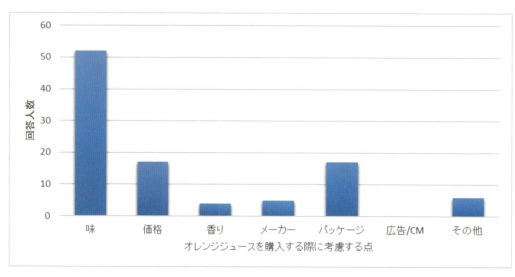

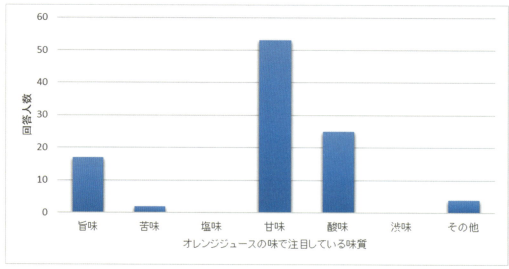

図4　オレンジジュースを購入する際に考慮する点および味への注目についての回答結果[14]

表2　順位化アルゴリズムによって101名の「視覚的好み」および「味覚的好み」の平均結果[14]

(a) 視覚的好み評価の結果

食品アイテム	平均値	順位
A	1394.82	4
B	1410.39	1
C	1399.08	3
D	1402.62	2
E	1393.09	5

(b) 味覚的好み評価の結果

食品アイテム	平均値	順位
A	1413.30	1
B	1379.26	5
C	1407.43	3
D	1410.95	2
E	1389.04	4

Elo Rating点数の平均を示す。表2(a)は被験者の「視覚的好み」の順位化アルゴリズムを行った結果のElo Ratingの平均結果であり，表2(b)は試飲によって，「味覚的好み」の順位化アルゴリズムを行った結果のElo Ratingの平均結果である。「視覚的好み」の平均点数から見た順位は，「A」，「D」，「C」，「E」，「B」の順となった。しかし，試飲による「味覚的好み」の順位化アルゴリズムを実施した結果，その順位は「B」，「D」，「C」，「A」，「E」となり，順位が大きく入れ替わったことがわかった。

101名の被験者のうち，「味覚的好み」の順位化アルゴリズムを経て，味質検出アルゴリズムによって12種類の味質のいずれかを「好みの味」として出力された被験者は55名であった。しかし，味質検出アルゴリズムに用いたオレンジジュースの味数値データ（表1）に目を移すと，同味質における各オレンジジュース間の味数値の差が小さいものが見受けられる。味数値の差が小さい場合，人間の味覚ではその差を感知することが難しいとされている。今回，5種類のオレンジジュースの同味質での味数値において，最大値と最小値との差が0.5以下の味質に対しては，人間の味覚で差を感知できていないとすると，表1より今回の味質検出アルゴリズムにおいて，用いることのできる味質は「酸味」，「旨味」，「塩味」，「苦味/薬」，「甘味」の5種類だけとなる。以上を踏まえて，今回のオレンジジュースの味質検出アルゴリズムにおいて，「味覚的好み」として，味質が合致できた被験者は26名となり，その内訳を表3に示す。1位から5位までのオレンジジュースの順位が同じ被験者同士で同じ味質が「好みの味」として出力されているが，味質が2種類以上，出力されている場合が存在する。これはそれぞれの味質で「その人にとって，より好ましい食品の味は，最も好ましい食品の味に近い」といった関係性が成り立った結果である。

また表3のNo.1からNo.4は，「塩味」の味質に対して仮説の関係性が成り立った被験者が計7名いたが，順位化アルゴリズムによって出力された順位はさまざまであった。図5は「塩味」の味質に対してオレンジジュースAからオレンジジュースEの味数値を示したものである。被験者No.1がオレンジジュースBの持つ「塩味」の強さが好みの味として1位となった場合，「塩味」の味質を基準に好んでいることがわかる。一方，被験者No.2の場合，オレンジジュースAが好みの味のオレンジジュースとして1位となった場合も，同じく「塩味」の味質を基準に好みの味を選んでいるが，オレンジジュースAの「塩味」の強度を最も好みの強度とし，それを基準に味数値的に離れている塩味を持つオレンジジュースを選んだ結果である。表3のそのほかの味質のうち，複数の組み合わせが表記されているものは，それぞれで上記の関係性を満足した結果である。このように個々の被験者の味質のこだわりに加え，その強度も味質検出アルゴリズムには影響を与えて

表3 「味覚的好み」の順位から導き出された被験者の好みの味質一覧（26名分）

| NO. | 順位化アルゴリズムによって出力された順位 ||||| 左の結果より味質検出アルゴリズムによって出力された味質 | 人数 |
	1位	2位	3位	4位	5位		
1	B	A	C	D	E	塩味	4
2	A	C	D	B	E	塩味	1
3	E	D	C	A	B	塩味	1
4	D	C	A	E	B	塩味	1
5	C	D	B	A	E	酸味	3
6	C	D	A	B	E	甘味・にがり系苦味	3
7	D	C	A	B	E	甘味・にがり系苦味	1
8	A	E	B	C	D	旨味	2
9	E	D	B	A	C	旨味	1
10	B	E	A	C	D	旨味	1
11	C	B	A	D	E	苦味/薬	2
12	A	B	C	E	D	苦味/薬	1
13	E	A	B	C	D	酸味・苦味/薬	2
14	B	C	A	D	E	酸味・苦味/薬	2
15	A	B	D	C	E	甘味・渋味	1

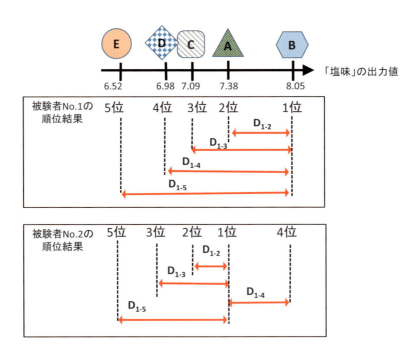

図5 「塩味」の味数値データと順位化アルゴリズムの結果の関係性

いることがわかる。

　今回，「視覚的好み」の順位化アルゴリズムによって出力された結果，オレンジジュースAが最も支持された(29名/101名)。しかし，「味覚的好み」の順位化アルゴリズムの結果，オレンジジュースAが1位となった被験者は15名であった。しかも「視覚的好み」と「味覚的好み」の結果がともにオレンジジュースAとなった被験者は前述の29名中7名であった。「視覚的好み」として選ばれたオレンジジュースと「味覚的好み」としてオレンジジュースとには隔たりがあった。この要因はオレンジジュースのパッケージやCM，また日常的に手に取って食しているなどの経験的要因によって，被験者の印象が固定されていた可能性が示唆できる。逆に，試飲を行い，自らの好みを判断させることによって，本来求められる好みの味のオレンジジュースに気づくことができることもわかった。いずれにしても被験者が，実際に商品を購入する際には自分の印象(イメージ)のなかで，好みの味のオレンジジュースを選択し，購入することになるため，いかに印象(イメージ)を良くするかは，またその要因は何に起因するものなのかを調査することは，重要な課題となる。

6. 最後に

　今回，市販されているオレンジジュースに着目し，「順位化アルゴリズム」を「視覚的好み」と「味覚的好み」の両方に適応し，その結果を比較・検証した。「視覚的好み」を判断する材料として，パッケージからの影響はもちろんのこと，その商品に紐づく情報(名称やデザインコンセプト，CMなど)があり，一概にオレンジジュースの味に寄らないことがわかった。また「より好ましい食品の味は，最も好ましい食品の味に近い」という仮説に基づき，被験者が食品の好みの味を判断するうえで基準としている味質を検出するためのアルゴリズムである「味質検出アルゴリズム」は，すべての食品間において，好みの味の食品を選択する二者択一課題を実施するだけであり，従来の官能評価で行われているような味質に関する専門的な知識を要する質問に回答する必要はなかった。

　「味質検出アルゴリズム」によって出力された結果より約半数の被験者が前述の仮説をもとに，ある味質を基準に「味覚的好み」のオレンジジュースを選択していることがわかった。また味質だけでなく，好みの味の強度も間接的に視覚化できた。アイテム数を増やしていくことによって，より細かく好みの味強度を視覚化されることが期待でき，さらに結果のデータベース化と本アルゴリズムの手軽さの向上により，日常的に好みの味の食品のデータを集積・蓄積することによって，新しい嗜好性評価ツールになる可能性を秘めている。同じ食品を食した場合，食品の製造年月日やロット，状態による味の変化によって，本アルゴリズムの結果も影響する場合も考えられるが，被験者自身の体調，気分，環境でも結果に影響を与えると考えられ，今後も検討していく必要がある。

文　献

1) D. G. Liem, J. A. Mennella: *Dev. Psychobiol.*, **41** (4), 388 (2002).
2) 都甲潔(編著)：感性バイオセンサ，朝倉書店，4-6 (2001).
3) I. Ramirez: *Appetite*, **14** (3), 159 (1990).
4) K. Nakano, Y. Kyutoku, M. Sawa, S. Matumura, I. Dan and T. Fushiki: *Food Sci. Nutr.*, **1** (5), 369 (2013).
5) R. Nakamura, K. Nakano, H. Tamura, M. Mizunuma, T. Fushiki and D. Hirata: *Biosci. Biotechnol. Biochem.*, **81** (8), 1598 (2017).
6) R. Nakamura, K. Nakano, H. Tamura, M. Mizunuma, T. Fushiki and D. Hirata: *Biosci. Biotechnol. Biochem.*, **83** (8), 1417 (2019).
7) 富田拓郎，上里一郎：健康心理学研究，**11** (2), 86 (1998).
8) 相良泰行：日本食品化学工学会，**56** (6), 317 (2009).
9) 大富あき子，田島真理子：日本家政学会誌，**54** (5), 395 (2003).
10) K. Toko: Biomimetic Sensor Technology, Cambridge University Press (2000).
11) S. Etoh, L. Fen, N. Nakashi, K. Hayashi, A. Ishii

and K. Toko: *Sensors and Materials*, **20**, 151 (2008).
12) 江藤信一：久留米工業大学研究報告, **36**, 71 (2013).
13) S. Etoh: *Impact*, **2019** (10) (2019).
14) 江藤信一：久留米工業大学研究報告, **39**, 35 (2016).
15) 江藤信一：日本感性工学会論文誌, **20** (2), 163 (2021).

〈江藤　信一〉

第2節
減圧マイクロ波濃縮法によるトマトピューレの高付加価値化

1. はじめに

　代表的なトマト加工品であるトマトピューレは，令和5年の輸入量が13万tにも達し，わが国において需要の大きいトマト加工品の1つである。トマトピューレの濃縮法は，外部加熱方式である常圧解放濃縮法(以下，通常濃縮)が主流である。しかし，外部加熱は成分損失や熱損失が大きいなどの欠点があることから，この解決策として，加熱方式が内部加熱に分類される常圧マイクロ波処理(以下，MW: Microwave)の適用が考えられる。試料にマイクロ波を照射すると，試料内部に存在する水分子の電気双極子が電子分極を起こす。双極子がマイクロ波電界により激しい振動回転を行うため，それに伴い分子摩擦が起こることで熱が発生する[1]。この方法の特徴として，外部加熱方式である通常濃縮に比べ，被加熱体内部からの迅速な加熱が可能であり，水を選択的に加熱するため熱効率が高いことがあげられる。しかし，MWは迅速な加熱が可能であるものの，過熱による品質低下が懸念される。そこで，チャンバ内を減圧してマイクロ波を照射する減圧マイクロ波処理(以下，VMW: Vacuum Microwave)の適用が有効となる。VMWは試料中の水分の沸点を下げることで常圧下より低い温度での濃縮処理が可能となる手法である。これにより，MWで問題となっていた過熱に伴う品質低下を防止することが可能となり，高品質な濃縮品の製造が期待される。近年，高品質な食品に対する消費者のニーズは高まってきていることから，VMWをトマトピューレの濃縮に適用することはトマトピューレの高付加価値化に有効であると考えられる。本節では，著者らが実施したVMWによるトマトピューレ濃縮工程における品質向上の可能性について検討した

事例を紹介する。

2. 減圧マイクロ波濃縮トマトピューレの品質

トマトピューレの濃縮にマイクロ波処理(MW および VMW)を適用し，成分，食味および消費エネルギーに及ぼす影響について評価した[2]。裏ごししたトマトを試料とし，通常濃縮，MW および VMW の3条件で濃縮した。通常濃縮では，試料約 20 g を直径 15 cm のステンレス製鍋を用い，2分間撹拌しながら加熱した。MW および VMW では，マイクロ波加熱装置(μReactor Ex，四国計測工業(株))内にデシケータを設置し，20～30 g の試料をチャンバ内に静置した。マイクロ波出力は 214 W/g-DW，VMW におけるチャンバ内圧力は 3 kPa とし，処理時間は MW および VMW でそれぞれ 3 min および 2 min とした。なお，VMW における装置の構成を図1に示した。

トマトピューレのリコペン残存率および L-AsA(L-Ascorbic Acid) 残存率を図2に示す。VMW におけるリコペン残存率および L-AsA 残存率は，通常濃縮および MW と比較して高い値を示している。この理由として，処理中における空気中の酸素量の差が要因として考えられる。3 kPa まで減圧されたデシケータ内の酸素量は 0.06 % であり，大気圧下における酸素濃度(21 %)と比較して極めて小さい。L-AsA については，空気中の酸素量の差に加え，処理温度の違いが原因としてあげられる。VMW において，試料の最高到達温度は 45℃程度であり，通常濃縮や MW における水の沸点(100℃)と比較して低温であったことから，VMW における試料中の L-AsA の酸化分解反応速度が小さくなり，VMW における L-AsA の分解が抑制されたと考えられる。

官能評価について，通常濃縮および MW は甘味，うま味，総合評価において高得点となった(図3)。一方，酸味の得点は，VMW が他の濃縮法と比較して高い得点となった。このよう

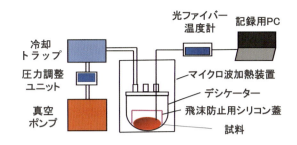

図1　減圧マイクロ波濃縮装置概略図

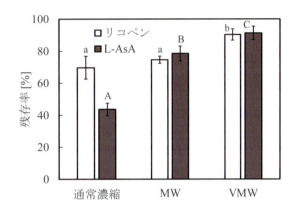

図2　各濃縮法におけるトマトピューレのリコペンおよび L-AsA 残存率[2]

値は平均値±標準偏差($n=3$)。同一成分において異なる英文字間に Bonferroni 法による有意差あり($p<0.05$)

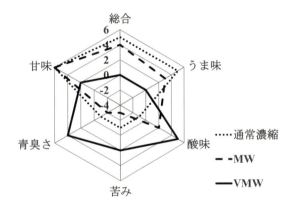

図3　各濃縮トマトピューレの官能評価結果 ($n=6$)[2]

な結果となった要因として，γ-アミノ酪酸(以下，GABA)およびグアニル酸が関与した可能性が考えられる。GABA は酸味や苦味を呈することが知られており[3]，嫌気的条件で加熱処理を行うことや，低温での加熱処理(15～55℃)に

第1章　果　汁　495

よりその生成量が大幅に増加する[4]。八木ら[5]は，トマトを5分間低温加熱することでGABAの含有量が加熱前と比較して約30％増加したと報告している。VMWにおけるデシケータ内の環境はGABAの生成量が増加する条件を満たしており，VMW処理中にGABAが増加した可能性が考えられた。また，基本味の相対強度は甘味を1とすると，酸味は50，苦味は2500であり，甘味と比較し酸味や苦味を強く感じる傾向がある[6]。VMWにおける試料が酸味や苦味が残る味覚を呈した理由として，酸味や苦味を呈するGABAが処理中に増加し，酸味や苦味が甘味と比較して強く感じた可能性が考えられた。しかし，GABAには多くの機能性がある[7]ことから，VMW処理は高機能性を有するトマトピューレの製造には有効である可能性が考えられる。

通常濃縮およびMWにおける評価が高くなったもう1つの要因として，加熱によるグアニル酸の増加が考えられる。グアニル酸はグルタミン酸との相乗効果により，少量でもうま味を増強することが知られている[8]。また，トマトには呈味性に影響を及ぼす量のグアニル酸が含まれているが，加熱調理によってグアニル酸が増加し，さらに，水分損失に伴うグアニル酸の濃縮により，官能評価の結果が著しく向上する[9]。これらより，加熱処理に伴うグアニル酸の増加・濃縮も，通常濃縮およびMWにおける食味の高評価に関与している可能性が考えられた。

試料1gあたりの消費エネルギーについては，MW，VMWおよび通常濃縮で，それぞれ2.69 kJ/g-FW，6.21 kJ/g-FWおよび6.40 kJ/g-FWとなり，MWが最も小さくなった。MWにおける消費エネルギーは通常濃縮およびVMWと比較して6割程度小さい値となった。VMWの消費エネルギーが通常濃縮と大差がない要因として，処理時に使用した各装置（特に，マイクロ波加熱装置，コールドトラップおよび真空ポンプ）の消費電力量が大きいことがあげられる。本研究ではラボスケールのデータを基に値を算出したが，スケールアップをした際にはさらなる消費エネルギーの効率化が期待できるため，VMWにおける消費エネルギーの低減を考慮したプロセスの最適化については，今後，検討が必要である。

3. 後加熱処理によるVMW濃縮トマトピューレの品質向上

前報[2]により，VMW濃縮トマトピューレに加熱処理を導入することで食味が向上する可能性が示唆された。そこで，VMW濃縮工程の後に加熱処理（10 min，20 min，30 min）を導入し，濃縮工程後の加熱処理がVMWにより製造したトマトピューレの食味および成分に与える影響について検討した[10]。

官能評価の結果を図4に示す。総合と甘味においては10 min加熱試料および20 min加熱試料で，うま味においては20 min加熱試料で，それぞれ未加熱試料に対して有意にプラスの値を示した。一般に，含まれる糖の組成が変化すれば甘味の感じ方も異なる[11]。各試料における遊離糖含有量を測定したところ，後加熱試料のグルコースおよびスクロース含有量が未加熱試料のそれと比べて大きい値となった（表1）ことから，後加熱処理により糖の組成が変化し，後加熱試料については甘みが強く感じられたと推察される。

一方，10 minおよび20 min加熱試料のグルタミン酸およびアスパラギン酸は，未加熱試料と比べてその含有量は増加した（表2）。El-Miladi et al.[12]は，トマトジュースを105℃で20 min加熱処理した際，タンパク質の変性および加水分解によりグルタミン酸およびアスパラギン酸が9〜10倍に増加したと報告している。本研究における加熱温度は，El-Miladi et al.の報告[12]とほぼ同程度であったため，10 minおよび20 min加熱試料においてグルタミン酸およびアスパラギン酸含有量が増加したと考えられる。一方，30 min加熱試料のグルタミン

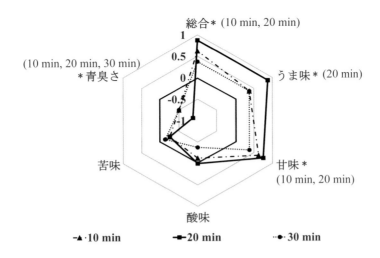

図4 後加熱処理したVMW濃縮トマトピューレの官能評価結果[10]
*カッコ内の加熱条件において未加熱試料に対してDunnett法による有意差あり（$p<0.05$）。0のラインは基準となる未加熱試料の食味を示す

表1 各加熱処理におけるVMW濃縮トマトピューレの遊離糖含有量[10]

	グルコース (mg/g-FW)	フルクトース (mg/g-FW)	スクロース (mg/g-FW)
0 min	27.9 ± 1.74a	30.2 ± 3.62a	N.D.
10 min	54.5 ± 2.89b	61.6 ± 6.34a	N.D.
20 min	53.3 ± 4.39b	59.6 ± 7.58a	N.D.
30 min	56.1 ± 2.74b	63.7 ± 5.45a	N.D.

値は平均値±標準偏差（$n=3$）。同一項目の異なる英小文字間にTukey-Kramer法による有意差あり（$p<0.05$）

表2 各加熱処理におけるVMW濃縮トマトピューレのグルタミン酸，アスパラギン酸およびグアニル酸含量[10]

	グルタミン酸 (mg/100 g-DW)	アスパラギン酸 (mg/100 g-DW)	グアニル酸 (mg/100 g-DW)
0 min	1849.4 ± 18.8a	479.7 ± 13.9a	27.0 ± 3.76a
10 min	2016.7 ± 26.0b	534.1 ± 16.4b	29.6 ± 3.81a
20 min	2094.9 ± 9.7c	561.0 ± 0.7b	31.0 ± 11.2a
30 min	1566.4 ± 20.7d	408.7 ± 15.0c	23.0 ± 2.44a

値は平均値±標準偏差（$n=3$）。同一項目の異なる英小文字間にTukey-Kramer法による有意差あり（$p<0.05$）

酸およびアスパラギン酸含有量の値が減少したのはメイラード反応が関係している可能性が考えられる。また，グルタミン酸はトマトに含まれるグアニル酸との相乗効果によりうま味が増すとされる[9]。10 minおよび20 minの後加熱処理において，グアニル酸を十分含む状態でグルタミン酸が増加したことにより，グルタミン酸とグアニル酸の相乗効果が起こり，うま味が強く感じられたと考えられる。以上より，20 min程度の後加熱処理の導入により，前報[2]で課題とされていたVMW濃縮トマトピューレの食味の改善が可能であると考えられた。

次に，後加熱処理の導入がVMWトマトピューレの成分に及ぼす影響を評価した。後加

熱処理によるVMW濃縮試料のトランス型リコペン，全リコペンおよびシス型リコペンの割合を表3に示す。全リコペン含有量に対するシス型リコペンの割合はいずれの後加熱試料においても未加熱試料より有意に大きくなった。この結果から，後加熱処理によりリコペンのトランス型からシス型への異性化が起こったと考えられる。Böhm et al.[13]は，シス型リコペンの抗酸化能は，トランス型リコペンと比べて最大で24％大きいことを報告している。また，Unlu et al.[14]は，シス型リコペンの割合が45％のトマトソースは，その割合が5％のトマトソースと比べ，体内へのリコペン吸収率が1.55倍大きく，リコペンの体内への吸収率はトランス型よりもシス型の方が高いと報告している。すなわち，30 min加熱処理によりリコペンの異性化が進み，シス型リコペンが増加したことから，VMW濃縮と後加熱処理を組み合わせることにより，抗酸化能が高く，かつ体内への吸収率の高いシス型リコペンを多く含むトマトピューレの製造が期待できる。加熱温度90℃～110℃，加熱時間120 min未満における加熱処理は，リコペンのシス型への異性化を進行させる[15]ことから，今後，シス型リコペンを最大化させる後加熱時間について詳細に検討する必要がある。

各試料のL-AsA残存率およびDPPHラジカル消去活性を図5および図6にそれぞれ示す。後加熱処理したVMW濃縮試料において，L-AsA残存率およびDPPHラジカル消去活性に有意な変化は認められなかった。一般にL-AsAは，酸素存在下において容易に酸化さ

表3 各加熱処理におけるVMW濃縮トマトピューレのトランス型リコペン，全リコペンおよびシス型リコペンの割合[10]

	トランス型リコペン (μg/g-DW)	全リコペン (μg/g-DW)	シス型リコペンの割合 (％)
0 min	760.08 ± 22.80a	859.58 ± 25.55a	11.60 ± 0.03a
10 min	723.80 ± 9.43a	821.51 ± 10.09a	11.95 ± 0.08b
20 min	726.00 ± 48.39a	825.89 ± 53.53a	12.25 ± 0.24b
30 min	714.48 ± 38.27a	814.49 ± 44.48a	12.20 ± 0.23b

値は平均値±標準偏差（$n=5$）。同一項目の異なる英小文字間にTukey-Kramer法による有意差あり（$p<0.05$）

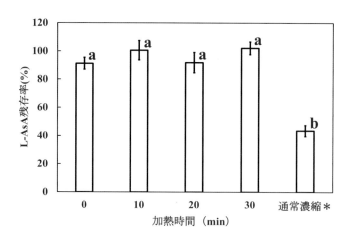

図5 後加熱処理したVMW濃縮および通常濃縮トマトピューレにおけるL-AsA残存率[10]
値は平均値±標準偏差（0 min：$n=3$，その他：$n=5$）。異なる英小文字間にTukey-Kramer法による有意差あり（$p<0.05$）。＊は折笠ら（2017）[2]より換算

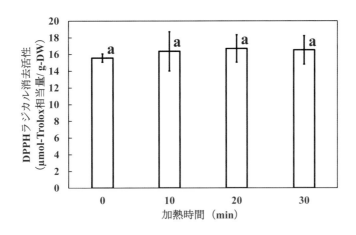

図6 後加熱処理したVMW濃縮トマトピューレにおけるDPPHラジカル消去活性[10]
値は平均値±標準偏差($n=3$)。異なる英小文字間にTukey-Kramer法による有意差あり($p<0.05$)

れやすく，熱によりL-AsAの酸化反応は促進されやすいとされるが，後加熱処理中は，試料が濃縮されたことにより粘度が増加し，流動性が減少したことで酸化反応が抑制された可能性が考えられる。DPPHラジカル消去活性の値の大小に関与する抗酸化物質は主にポリフェノール類である[16]。ポリフェノールは熱に安定であり，ポリフェノールの1つであるケラチンやカテキンを100℃で8h加熱処理してもその抗酸化能は80％以上保持されたとの報告[17]もある。一方，トマトにおいては，DPPHラジカル消去活性に対するL-AsAの寄与率が48％という報告[18]もあることから，ポリフェノールとL-AsA両者がトマトのDPPHラジカル消去活性に寄与していると推察される。したがって，ポリフェノールおよびL-AsAは，ともに後加熱処理によってほとんど変化しなかったことで，DPPHラジカル消去活性の値もほとんど差が生じなかったと考えられる。

4. おわりに

VMW濃縮トマトピューレは高い成分残存率を示すものの，食味の面では通常濃縮よりも劣る欠点があった。これを解消する手段として，後加熱処理などを組み合わせてVMW処理を行うことが有効となる。具体的には，今回紹介した後加熱処理の導入により，VMWトマトピューレの食味の向上やシス型リコペンの増加など，トマトピューレの高付加価値化が期待される。実際の食品加工プロセスにおいては，濃縮工程後に殺菌処理などの2次加工処理が行われる。今回適用した後加熱処理の他，交流高電界処理[19]などの処理技術を2次加工処理に導入することにより，これまでにない高付加価値を有するトマトピューレの製造が期待される。今後，実用レベルにおけるVMWによるトマトピューレの製造技術の確立に向けて，スケールアップによる実証研究や製造コスト，さらにはエネルギー消費量も含めた環境負荷に及ぼす影響などの評価が必要となる。

文　献

1) 越島哲夫（編）：普及版マイクロ波加熱技術集成，エヌ・ティー・エス，4-14（1994）．
2) 折笠貴寛ほか：日本食品科学工学会誌，64, 471 (2017)．
3) 佐々木公子ほか：美作大学・美作大学短期大学部紀要，55, 65 (2010)．
4) 野口智紀ほか：日本食品科学工学会誌，54, 447 (2007)．
5) 八木昌平ほか：日本調理科学会誌，41, 42 (2008)．
6) 鬼頭誠，佐々木隆造（編）：食品の化学②食品化

7) 山本(前田)万里：*Functional Food Research*, **16**, 11 (2020).
8) 安藤聡, 坂口(横山)林香：日本食品科学工学会誌, **62**, 417 (2015).
9) 堀江秀樹：日本調理科学会誌, **45**, 346 (2012).
10) 佐々木琴瑞ほか：日本食品科学工学会誌, **68**, 115 (2021).
11) 山口心美ほか：美味技術学会誌, **15**, 21 (2017).
12) S. S. El-Miladi, W. A. Gould and R. L. Clements: *Food Technology*, **23**, 691 (1969).
13) V. Böhm et al.: *Journal of Agricultural and Food Chemistry*, **50** (1), 221 (2002).
14) N. Z. Unlu et al.: *British Journal of Nutrition*, **98**, 140 (2007).
15) J. Shi et al.: *Journal of Food Process Engineering*, **25**, 485 (2003).
16) 藤江歩巳ほか：日本調理科学会誌, **34**, 380 (2001).
17) M. Murakami et al.: *Journal of Home Economics of Japan*, **55**, 213 (2004).
18) 山口智子：調理過程における野菜類の抗酸化性の評価に関する研究, 日本調理科学会誌, **45**, 88 (2012).
19) 植村邦彦ほか：日本食品科学工学会誌, **63**, 185 (2016).

〈折笠　貴寛〉

第3節
レモン飲料

1. はじめに

　レモンはミカン科の常緑果樹で、柑橘の一種である。酸味と爽やかな香りなどが調理によく合い、スッキリした風味で喉の渇きを癒しやすいという特徴をもっている。

　このレモンを搾汁した果汁（ジュース）は紅茶や焼酎などに入れたり、焼き魚や生牡蠣、フライ、唐揚げなどにかけたりすると、おいしく飲食できるのだが、そのままでは酸っぱすぎて飲めないので、水で希釈して甘味や酸味などを調整したレモン飲料が市販されている。

2. レモン飲料の味・香り成分

　レモンの特徴の1つである酸味の成分はクエン酸である。クエン酸は柑橘類やウメ、イチゴ、パイナップルなどの果実に多く含まれているが、レモン果汁にはオレンジ果汁の約7倍のクエン酸が含まれている[1]。

　もう1つの特徴である香りは、果皮に精油成分（レモンオイル）として含まれ、その3/4ほどをd-リモネンが占めている。d-リモネンもレモンらしい香りがするのだが、レモンの香りを特徴づけているのは微量成分であるシトラール（テルペンアルデヒドの一種で、シス型のネラールとトランス型のゲラニアールの混合物）である[2]。揮発性が高く、強い香りを放つ。ただ、このシトラールは紫外線に弱く、空気に触れると酸化しやすいため、搾ったレモン果汁をしばらく置いておくと、芋臭、ムレ臭、薬品臭のような香りに劣化する。

　さらに、飲料中のレモンパルプ質（レモンの砂のうやじょうのう膜をすり潰した繊維質）には香り成分も含んでいるため、おいしさに関係している。このパルプ質が多いと濁った飲料になり、コクが出る反面、喉越しは重くなり、香りが劣化しやすくなる。一方、パルプ質が少な

いと透明に近く，スッキリとした飲料になるが，香りが弱く，味も淡白になる。パルプ質の含有量の調整も重要である。ちなみにレモン青果を手で搾ると，パルプ質は多く入ってくる。

3. レモン果汁の製法
3.1 レモンの産地

レモンの主要産地はアルゼンチン，EU（地中海沿岸諸国），トルコ，アメリカ合衆国などであり[3]，日本にはアメリカ合衆国，チリ，オーストラリアなどからレモン青果として輸入されている[4]。一方，レモンを加工（搾汁）した果汁として輸入しているのはイタリア，アルゼンチン，イスラエル，スペインなどである[5]（表1）。青果と果汁の輸入国が異なっているのは，レモンをそのまま青果として販売（輸出）している国と，加工して販売（輸出）している国とがあることと，検疫有害動植物であるミバエ類が発生している国・地域からのレモン青果の輸入が禁止されているためである。

3.2 レモンの搾汁[6]

レモンは産地で搾汁されて果汁になる。その搾汁方式にはインライン搾汁，チョッパーパルパー搾汁，リーマー搾汁，回転円錐搾汁などがある。この搾汁方式や搾汁圧などによって，レモン果皮からの精油成分（香り成分）や苦味成分（フラボノイド類，リモノイド類など）の抽出量が変わる。

3.2.1 インライン搾汁

柑橘の搾汁によく用いられている方式である。上下にカップをもつヘッドがあり，下カップの内に投入されたレモンが上カップの下降によって圧搾される際に，下部からチューブが果肉部に刺し込まれて，そこから果汁が吸い出される。外気とは遮断されたチューブ内で搾汁されることから衛生的であり，香りも保持され，多くの果汁を得ることができる。また，仮に果皮に残留農薬があっても，この搾汁方式だと，その成分の果汁への混入を防ぐことができる。

3.2.2 チョッパーパルパー搾汁

レモンを裏ごしするように搾汁する方式である。搾汁機に投入したレモンは回転するチョッパーで細断された後，パルパー（円錐状のスクリーン内で回転するパドル）で摩耗され，同時に遠心力でスクリーンの篩目を通ることで果汁となる。篩目の大きさやパドルの回転数などによって，果汁の品質やパルプ質の含有量が変

表1 日本へのレモン果汁（ジュース）の輸入量（2022年）

	輸入量(t)	輸入金額(百万円)
イタリア	6,548	2,802
アルゼンチン	6,547	2,060
イスラエル	5,345	2,275
スペイン	1,403	352
インド	789	120
ブラジル	528	247
ベルギー	373	78
アメリカ合衆国	110	71
その他	92	36
計	21,735	8,041

政府統計 e-Stat, 農林水産物品目別実績（輸入） レモンジュース 2023年

わる。

3.2.3 リーマー搾汁

搾汁機に投入されたレモンは半切りされた後，手搾りのように回転するリーマーで果肉部分をえぐり取るように搾汁する方式である。果汁を多く得ようと搾汁率を高めると，果皮由来の苦味が強くなる。搾汁前の生果表面を削り取ったり，搾汁後の残渣を圧搾したりすることで，精油成分を得ることができる。

3.2.4 回転円錐搾汁

レモンが半切りされた後，2つの回転する円錐形ディスクに挟まれて搾汁する方式である。円錐形のディスクの間隔はだんだんと狭くなるため，最初の搾汁液の方が搾汁圧が低く，品質の高い果汁となる。

3.3 レモン果汁の加工

搾汁したレモン果汁は，目的とする果汁の品質に応じて遠心分離によるパルプ質の調整，膜処理での透明化，樹脂による酸味や苦味などの低減など，さまざまに加工されることがある。

レモンは産地，収穫時期，天候などによって品質がばらつくので，そこから搾汁される果汁もばらつく。そこで，いろいろな品質のレモン果汁をブレンドし，目的・用途に応じた果汁を作成したり，品質の安定化を図ったりすることも行われている。

3.4 レモン果汁の濃縮[7]

搾った果汁，そのままをストレート果汁という。3.1 に記した国々で搾汁されたストレート果汁は体積が大きく，保存性も悪いので，ふつう，これを5〜7倍に濃縮して200Lドラム缶などに充填後，凍結させ，冷凍で輸入している。この濃縮果汁を，果実飲料を作る際に解凍し，水を加えて元の濃度まで戻したのが濃縮還元果汁である。しかし，濃縮の際に香りが揮散するなどの品質劣化が起きやすいので，ストレート果汁の方がおいしい。ただ，体積が1/7〜1/5になり，船などに多くの量を積むことができ，輸送コストが下がるので，多くの果汁飲料には濃縮還元果汁が使われている。揮散した香りはレモン飲料の製造時に香料などで補われる。

ストレート果汁を濃縮する方式には薄膜降下，凍結濃縮，膜濃縮などがある。

3.4.1 薄膜降下

縦型の長い加熱缶の上部から果汁を投入すると，果汁は内壁を薄膜状で降下しながら加熱され，濃縮が進む。大規模な装置であるが，連続操作に適し，処理量や濃縮率が大きいというメリットがあり，パルプ質が多い果汁も濃縮できることから，よく使われている方式である。濃縮の際に揮発する香り成分を回収する装置を取りつけることもできる。

3.4.2 凍結濃縮

急速凍結した果汁から氷結晶を分離することで濃縮する方式である。非加熱のため品質劣化がほとんどないことがメリットであるが，コストが高い，パルプ質の多い果汁は処理が難しいというデメリットもある。

3.4.3 膜濃縮

水のみが透過する半透膜を使い，果汁側に浸透圧以上の圧力を加えることで，果汁から半透膜を通して水のみを分離する方式である。凍結濃縮と同様に非加熱のため品質劣化が少ないが，微生物汚染や洗浄性の課題がある。

3.5 製法のまとめ

搾汁方式や搾汁圧などの搾汁条件の調整，果汁のブレンド，さらなる果汁の加工，そして，濃縮の有無と濃縮方法などによって，いろいろな目的・用途に応じたレモン果汁が作成されている（図1）。

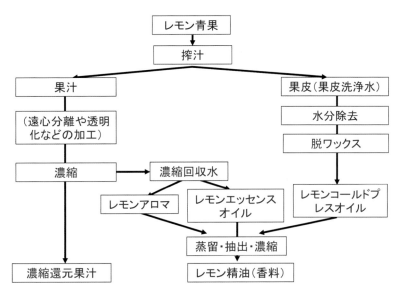

図1　一般的なレモン果汁の製造工程

4. レモン飲料の製法

4.1 濃縮還元

濃縮還元果汁を使用する際には、元の濃度に還元しなければならない。そうしないと、例えば「果汁20％」の果汁含量の表示が嘘になる。そこで「食品表示基準」（別表第3）では還元のルールが定められている。レモン果汁では、酸度（クエン酸酸度）で規定されており、100％の酸度の基準は4.5％である。レモン果汁由来の酸度が1％のレモン飲料の果汁含量は22％になる。0.01÷0.045＝0.222である。

4.2 設計

100％ジュースを除いたレモン飲料では、レモン果汁に砂糖や果糖ぶどう糖液糖などの糖類と、必要に応じて酸味料、ビタミンC、香料などの添加物を加えて調合する。低カロリーを訴求する商品では、糖類を減らしてスクラロースやアセスルファムKなどの高甘味度甘味料も使われる。

レモン飲料のおいしさは、原料配合での糖と酸のバランス、そして、レモンの香りで決まる。この糖と酸の比を示す指標を「レシオ」といい、「糖度÷酸度」で計算する。風味や香りは配合するレモン果汁と香料で決まる。レモンの果汁含量が少ない飲料ほど、風味や香りを香料で補うことになる。開発する商品のコンセプトに合わせたレシオの設定とレモン果汁・香料の選択が重要である。

レモン飲料は、その爽やかさから炭酸入りにすることが多く、炭酸飲料では、このような中身液に炭酸ガスを圧入させる。

4.3 製造

製造段階では、微生物の増殖を防いで腐らせないために殺菌が必要である。その殺菌は、100～110℃で数秒から数十秒程度といった高温短時間の条件を採用することで、おいしさへのダメージを少なくしている。また、製造中、酸素による酸化劣化も起こるので、酸素を窒素に置換するなど、酸化を防ぐ条件も必要である（図2）。

4.4 容器

殺菌したレモン飲料はPETボトルや缶などの容器に充填する。その後の流通・保管において、酸素や光、温度などによって品質が劣化し

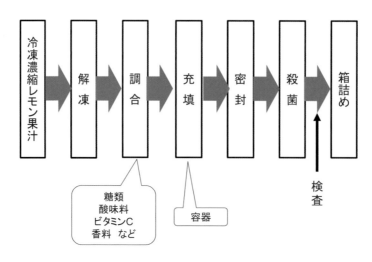

図2　一般的なレモン果実入り飲料（非炭酸）の製造工程

やすいので，その対策が必要である．缶は光も酸素も通しにくい容器なので，おいしさの保存性は高いのだが，重いことやリキャップができないこと，ファッション性に劣ることから，レモン飲料の多くはPETボトル入りになっている．このPETボトルは光も酸素も透過するので，おいしさは劣化しやすい．最近では，酸素を通しにくくしたハイバリアPETボトルも使われている．ガラス瓶は酸素を透過しにくいが，光は通すので，おいしさの保存性は缶とPETボトルの中間程度であるが，より光を通しにくい着色ガラス瓶（茶色，緑色など）も使われている．

4.5　保管・流通，販売

保管や流通，販売では温度対策が重要である．レモン飲料は温度が上がると，おいしさが劣化しやすく，高温になりやすい夏場は要注意である．

4.6　保存によるレモン飲料のおいしさ劣化

レモン飲料の賞味期限はPETボトルやガラス瓶では6ヵ月～1年，缶では1年の商品が多い．この賞味期限までは，おいしさが保証されている．賞味期限が過ぎても，すぐに品質劣化する訳ではないが，フレッシュな香り，爽やかな香りなどが弱くなるとともに，芋臭やムレ臭，カラメル様の香りが感じられるようになる．味では糖と酸のバランスが崩れ，コクやうま味が減り，渋味や苦味などの雑味を感じるようになる．

5.　レモン飲料の表示
5.1　レモン飲料の分類

果実飲料のルールを定めた「果実飲料等の表示に関する公正競争規約及び施行規則」（施行規則第1条）で，果汁の使用割合が100％の飲料しか「果実ジュース」と表示できない（5％以下の砂糖類や添加物の含有は可）．果汁の割合が10％以上100％未満の飲料は「果汁入り飲料」になり，レモン飲料の場合は「○○％レモン果汁入り飲料」の表示になる．炭酸飲料の場合は「○○％レモン果汁入り飲料（炭酸ガス入り）」の表示になる．

果汁の使用割合が10％未満だと，清涼飲料水となる（炭酸が入っていれば炭酸飲料）．そして，果汁の使用割合が5％以上10％未満の飲料は「果汁10％未満」，5％未満の飲料は「果汁○％」または「無果汁」の表示となる．

5.2　レモン飲料のパッケージデザイン

「果実飲料等の表示に関する公正競争規約及

び施行規則」(施行規則第4条)には果実飲料のパッケージデザインの規定があり、100％の果実ジュースしか果物のスライス(輪切り)や果実からしずくが落ちている画像やイラストを使用することはできない。果汁5％以上100％未満の飲料は果実のリアルな絵やイラストが使えるが、果汁5％未満の飲料(無果汁を含む)は図案化した絵だけしか使用できず、リアルな果実の絵やイラストを使うと不当表示になる。

5.3 ストレート果汁と濃縮還元果汁

「果実飲料等の表示に関する公正競争規約及び施行規則」(施行規則第1条)で、果実ジュースでは使用している果汁がストレートか濃縮還元かを表示しなければならない。

6. レモン飲料の官能評価事例[8]
6.1 評価試料と方法

レモン飲料、5商品(試料1～5)を評価した事例である。

訓練・選抜した12名のパネルを用いた分析型官能評価(定量的記述分析(QDA)法)を行った。使用した評価用語は、香り(オルソネーザルアロマ)は「甘い香り」、「爽やかなレモンの香り」、「薬品臭」、味は「甘味」、「酸味」、風味(レトロネーザルアロマ)は「甘い風味」、「レモン果汁の風味」、後味は「後引く甘味」、「後引く酸味」、「後引く苦味」の10個である。ラインスケール(線尺度)法を用いた評価で、各評価用語について、「非常に弱い」を0、「非常に強い」を100で数値化し、その値から評価用語ごとで平均を算出した。

同じ5試料で、30名の消費者パネルを使って嗜好型官能評価を行った。各試料について、おいしさを両極7段階尺度(とてもまずい、まずい、ややまずい、どちらでもない、ややおいしい、おいしい、とてもおいしい)で評価していただき、とてもまずい1点から、とてもおいしい7点で数値化して平均を算出した。

6.2 結果

分析型官能評価の結果をレーダーチャートで表した(図3)。図で内側の方が弱い方向、外側の方が強い方向となる。この統計解析の結果、

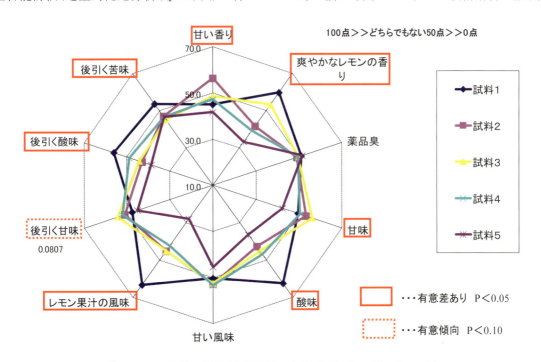

図3 レモン飲料の分析型官能評価結果(平均値のレーダーチャート)

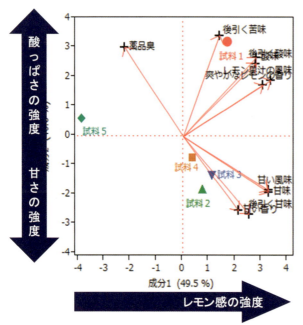

図4 レモン飲料の分析型官能評価結果（主成分分析）

試料間で有意差（$p<0.05$）が認められた評価用語を実線の四角で，有意傾向（$p<0.10$）の評価用語を点線の四角で囲った。5試料は特徴がそれぞれで，例えば「試料1」はレモンの感じや酸味が強いレモン飲料，「試料2」は甘い感じのレモンなどという結果であった。

この図は見にくいので，主成分分析を使って5試料を二軸にプロットした（図4）。X軸（主成分1）は「レモンの強度」（右が強い，左が弱い）の軸，Y軸（主成分2）は上が「酸っぱさ」，下が「甘さ」の強度の軸である。「試料1～4」はレモンが強い飲料だが，「試料1」は酸っぱめの飲料，「試料2～4」は甘めの飲料であった。

嗜好型官能評価の結果から，「試料1」の評点が高く，「試料5」が低かった（表2）。

以上の分析型官能評価と嗜好型官能評価のデータを合体させることを「プリファレンスマッピング」といい，等高線図で表した（図5）。この図で，X軸（主成分1），Y軸（主成分2）の意味，5試料のプロットは分析型官能評価の主成分分析の図4と同じである。そこに嗜好型官能評価でのおいしさの評点をZ軸として

表2 レモン飲料の嗜好型官能評価結果（平均値）

	全体的なおいしさの評点
試料1	4.9
試料2	4.4
試料3	3.9
試料4	4.1
試料5	2.9

評点は嗜好型官能評価の結果で，とても嫌いを1点，嫌いを2点，やや嫌いを3点，どちらでもないを4点，やや好きを5点，好きを6点，とても好きを7点とした場合のパネルの平均値

三次元グラフ（等高線図）にしたものである。右上のレモンが強く，酸っぱめの「試料1」の方向ほど評点が高かった。

6.3　官能評価のまとめ

この図をもとに商品開発の方向性などが議論できる。例えば，「試料1が当社商品なので，開発の方向は間違っていない」，「もっとレモンが強くて酸っぱい商品を開発してはどうか」，「試料5が当社商品であり，これではよくないので，もっとレモンの感じを強くする方向で改

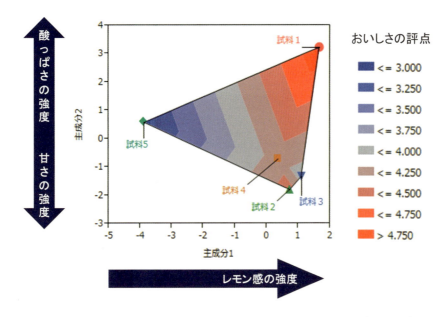

図5 レモン飲料の分析型官能評価と嗜好型官能評価データの合体（等高線図）

良しよう」といった議論である。そうすることによって，主観によるおいしさ評価から脱却でき，データをもとにしたおいしさの議論が可能になる。

7. おわりに

レモンの香りは変化しやすく，搾りたてのレモンの香りを，いかに長期間，保つかが課題である。そのために，膜処理などで特定の変化しやすい香り成分（テルペン類など）を低減・除去する，いろいろな酸化防止剤を配合する，レモンに香りが似ている他の柑橘やハーブなどの香料を併用するなどの技術ノウハウが存在している。

文　献

1) 香川明夫（監修）：八訂日本食品標準成分表，女子栄養大学出版部，423 (2024).
2) 光田恵ほか：トコトンやさしい香料の本，112 (2023).
3) （公財）中央果実協会：世界の柑橘類事情と市場動向，366, 6 (2023).
4) 政府統計 e-Stat, 農林水産物品目別実績（輸入），レモン（生鮮・乾燥）(2023).
5) 政府統計 e-Stat, 農林水産物品目別実績（輸入），レモンジュース (2023).
6) 日本果汁協会（監修）：最新果汁・果実飲料事典，朝倉書店，339-344 (1997).
7) 日本果汁協会（監修）：最新果汁・果実飲料事典，朝倉書店，369-387 (1997).
8) 跡部昌彦：JASと食品表示，2, 26 (2023).

〈跡部　昌彦〉

第4節
柚子胡椒

1. はじめに

　ユズは中国原産の香酸カンキツの一種であり、いつ頃渡来したかは不明であるが、奈良時代頃には日本で栽培されていたという記録が残されている[1]。現在は全国各地でユズの生産が行われており、四国地方(高知県、愛媛県、徳島県)での生産量が全体の7割以上を占めるが、宮崎県も全国4位の出荷量[2]を誇り、宮崎県の重要な農産物の1つとなっている。

　ユズを用いた加工品の1つに「柚子胡椒」がある。ちなみに「胡椒」とついているが、実際は原料に「唐辛子」が使用されている。これは「胡椒」が「唐辛子」を意味する九州での地方名であることに由来する[3]。柚子胡椒は、原料の柚子果皮、唐辛子をそれぞれ塩蔵しておき、製品とする際にそれらを塩分濃度調整用の塩とともにすりつぶして作るシンプルな調味料である(図1)。青柚子の果皮と青唐辛子を用いるのが一般的であるが、黄柚子の果皮と赤唐辛子を用いるタイプも存在する。原料はシンプルであるが、ユズの爽やかな風味と唐辛子の辛みにより、鍋料理や刺身、肉料理などさまざまな料理の薬味として用いられ、九州地方では一般的な調味料として使用されている。

　柚子胡椒は、その発祥が福岡県とも大分県とも言われているが、現在、宮崎県においても数多くの企業が製造を行っている。近年、全国的な知名度の向上に伴い、さまざまな柚子胡椒風味のスナックが発売されるなど需要が拡大するとともに、新たな製造事業者の参入、ユズ以外のカンキツ類を原料とした製品の増加、チューブ入り製品等による大手メーカーの参入など、競争も激しくなっており、製品の差別化が重要になっている。また、柚子胡椒は、基本的に塩分濃度が高く、pHも低いことから保存性の良い製品であるが、色や香気が変化しやすく、その保持が課題となっていた。

　本稿では、九州各県で製造・市販されている柚子胡椒および柚子胡椒類似物(以下「柚子胡椒等」という)を対象に風味や成分の違いを分析し、また、保存条件による柚子胡椒の品質変化について検討した事例を紹介する。

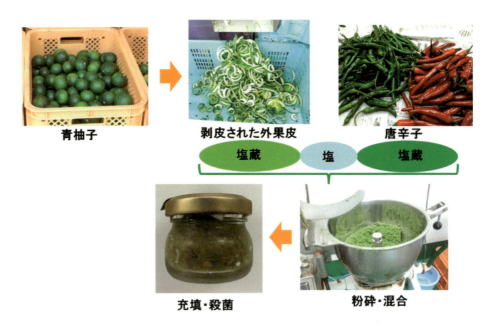

図1　柚子胡椒の製造工程

2. 機器分析データを用いた柚子胡椒等の分類

柚子胡椒は塩味と辛みが強いことから，多数のサンプルをヒトによる官能評価で分類することは困難であった。このため，成分分析および味覚センサを用いた機器分析により柚子胡椒の分類を行ったので，その事例を紹介する。

2.1 サンプル

市販の柚子胡椒等96製品(2015年購入。ユズ原料の86製品(青柚子60製品，黄柚子26製品)，カボス原料の6製品，ヘベス原料の3製品，日向夏原料の1製品)を試験に供した。

2.2 成分分析，菌数測定

水分は乾燥助剤法により減圧70℃5時間加熱で行った。塩分はモール法により測定した。酸度は水酸化ナトリウム中和滴定法により測定した。pHはpHメータ((株)堀場製作所，F-52)で測定した。水分活性はポータブル水分活性計(デカゴン(株)，Pawkit)を用いて25℃の一定条件下で測定した。一般生菌数および芽胞数は，公定法[4]に基づき測定した。

2.3 味覚センサによる測定

味覚センサ(アルファ・モス㈱，電子味覚システム αASTREE)を用いて測定した。柚子胡椒等5gを適量の蒸留水とともに1分間ホモジナイズ後，100 mlにメスアップし，ろ紙(No.5A)でろ過した液をさらに5倍希釈して測定サンプルとした。味覚センサには7本のセンサ(SRS, GPS, STS, UMS, SPS, SWSおよびBRS)があり，人の味覚と完全には一致していないが，SRSが酸味，STSが塩味，UMSがうま味との相関が比較的高くなるようにメーカーにより調整されている。味覚センサの結果は，ASTREEの味のスクリーニングモードに基づき，以下の式により応答値を味の尺度として換算した。

味の尺度＝((応答値−平均値)/標準偏差)
　　　　×2+6

SRSおよびUMSは，応答値と味の強さが逆相関になっているので，((応答値−平均値)/標準偏差)×2の正負を逆にして計算した。複数日にわたる測定結果の補正のため，基準となる柚子胡椒を数種類設定し，それら測定結果の平均値で標準補正を行った。

2.4 柚子胡椒等の塩分濃度と水分活性の関係

各製品の成分分析および菌数測定の結果を表1に示した。今回分析した柚子胡椒等はpHが2.59～4.42，水分が51.6～77.7％，塩分が8.9～38.5％，水分活性が0.73～0.91の範囲であった。一般生菌数に関しては，一部の冷凍販売製品において菌数の多いものがあったが，85製品が300 cfu/g以下であり，芽胞数についても1製品を除いて0であった。

水分活性とpHは製品の保存性に大きく影響を及ぼす。水分活性を低下させると微生物の成育を抑制することができ，一般的な酵母は0.88未満，カビは0.8未満で生育を抑制することができる[5]。各製品の塩分濃度と水分活性の関係を図2に示した。酵母の増加が抑制される水分活性0.88を下回るのは塩分濃度約12％以上，カビの増加が抑制される水分活性0.8を下回るのは塩分濃度約21％以上であった。塩分濃度が高い製品は，水分活性が低くなり保存性は良くなるが，塩味の強い製品となる。一方，塩分濃度が低い製品，特に酵母が増殖する可能性のある水分活性0.88以上の製品は，常温流通を可能とするためには基本的に瓶詰め後の加熱殺菌が必要であり，加熱による風味変化が生じる。どのようなコンセプトの商品にするかによって，原料の配合割合，殺菌方法，販売形態を選択する必要がある。

表1 柚子胡椒等の成分分析，菌数測定および味覚センサによる測定の結果

サンプル No.	pH	水分	塩分	水分活性	一般生菌	芽胞数	SRS	GPS	STS	UMS	SPS	SWS	BRS
1	4.42	70.8	13.9	0.85	300 以下	0	3.9	6.9	4.6	5.1	7.6	4.6	6.3
2	3.72	66.0	23.6	0.79	300 以下	0	5.4	7.8	4.5	2.1	7.5	7.7	8.4
3	2.81	69.5	12.2	0.90	300 以下	0	10.7	8.1	3.4	3.4	8.9	4.3	8.2
4	3.33	67.8	20.9	0.80	300 以下	0	9.8	6.5	4.2	1.7	4.1	7.3	9.2
5	2.95	68.1	18.3	0.83	300 以下	0	10.2	6.1	4.4	4.1	3.5	7.1	7.9
6	3.68	71.3	24.1	0.79	300 以下	0	7.1	3.2	7.4	9.1	2.0	3.7	4.0
7	3.01	68.9	21.1	0.81	300 以下	0	8.0	4.0	7.8	8.5	2.5	3.3	4.4
8	4.29	70.1	17.7	0.84	300 以下	0	6.4	4.3	7.6	7.8	3.3	4.1	5.4
9	3.64	70.3	18.4	0.83	300 以下	0	5.9	5.1	7.2	6.8	3.8	4.7	6.3
10	3.47	72.7	19.3	0.82	300 以下	0	5.8	5.9	7.0	6.0	4.2	4.5	6.9
11	4.14	71.4	20.2	0.79	300 以下	0	5.6	5.9	7.1	5.4	4.3	4.6	6.8
12	3.51	74.1	17.4	0.83	300 以下	0	5.6	6.1	7.3	5.4	4.3	4.4	6.6
13	4.01	63.5	27.7	0.75	300 以下	0	5.8	5.4	8.0	5.9	3.8	3.1	5.6
14	4.28	64.5	23.8	0.76	300 以下	0	4.9	5.5	9.0	6.3	3.6	2.7	5.5
15	3.89	70.8	16.8	0.84	300 以下	0	4.1	6.9	8.8	5.5	4.7	3.5	7.2
16	3.17	64.9	23.6	0.73	300 以下	0	9.4	5.1	5.2	4.9	3.0	6.8	7.0
17	2.59	69.4	12.1	0.86	300 以下	0	12.6	5.2	2.5	3.7	4.4	4.9	8.7
18	3.41	65.1	24.4	0.75	300 以下	0	9.4	4.0	4.6	5.7	1.6	8.3	7.7
19	3.60	61.2	27.7	0.74	300 以下	0	8.8	2.7	4.8	6.4	1.0	5.1	5.7
20	3.60	66.5	21.2	0.78	300 以下	0	6.7	2.6	5.5	9.1	2.5	4.8	4.0
21	3.72	67.7	22.0	0.77	300 以下	0	5.8	5.3	6.0	6.1	5.7	7.2	6.2
22	2.65	77.7	10.5	0.90	300 以下	0	12.4	6.4	3.6	5.0	7.6	6.2	8.4
23	3.71	63.6	17.9	0.80	300 以下	0	7.5	5.1	3.4	4.6	3.4	7.7	9.1
24	3.80	68.6	22.7	0.78	300 以下	0	6.5	5.0	4.3	5.4	4.2	7.5	7.6
25	3.28	62.2	24.4	0.75	300 以下	0	6.9	4.9	5.2	5.7	4.9	6.7	6.4
26	3.68	61.5	21.5	0.77	350	0	6.0	5.2	5.3	5.7	5.8	6.6	6.2
27	3.65	62.5	22.9	0.76	300 以下	0	5.5	5.7	5.6	5.1	6.4	6.5	6.4
28	2.80	67.9	11.5	0.86	300 以下	0	10.4	7.2	4.3	4.1	8.2	5.9	8.0
29	4.13	63.7	17.7	0.82	445	0	5.6	7.3	3.9	3.0	5.8	8.1	9.2
30	3.59	61.3	22.2	0.76	300 以下	0	5.4	6.7	4.5	3.4	5.7	7.4	8.2
31	3.86	66.5	24.0	0.77	300 以下	0	6.1	3.9	5.9	8.5	4.2	7.5	4.9
32	2.90	67.1	21.9	0.79	300 以下	0	8.1	4.0	5.8	8.2	5.2	7.0	5.0
33	3.39	65.2	23.6	0.76	300 以下	0	7.6	4.2	6.2	7.8	4.8	7.0	5.0
34	3.56	62.5	27.0	0.75	300 以下	0	6.7	3.8	6.9	8.1	4.3	6.8	4.3
35	3.43	63.2	26.7	0.75	300 以下	0	6.1	3.6	7.4	8.4	4.7	6.7	3.6
36	3.41	63.4	26.6	0.75	300 以下	0	5.6	3.7	7.7	8.2	5.3	6.4	3.6
37	3.70	70.7	19.7	0.81	300 以下	0	4.8	4.4	6.8	7.7	6.6	7.0	4.7
38	3.64	55.0	32.5	0.74	300 以下	0	5.9	4.3	8.3	7.2	5.6	5.4	3.4
39	3.43	63.3	26.8	0.75	300 以下	0	5.5	3.7	8.4	7.8	5.7	5.0	2.9
40	4.07	77.0	12.2	0.89	300 以下	0	4.0	4.5	6.0	6.8	8.2	7.0	5.4
41	3.78	57.1	32.6	0.76	300 以下	0	5.1	6.0	7.3	4.9	6.6	6.6	5.3
42	3.47	63.4	26.6	0.75	300 以下	0	4.9	4.7	7.9	6.6	6.0	5.5	3.8
43	3.37	63.2	26.8	0.75	300 以下	0	5.1	5.3	8.1	6.5	6.1	5.1	4.0
44	3.42	63.5	26.4	0.76	415	0	5.0	5.6	8.0	6.3	7.0	5.2	4.3
45	3.83	51.6	38.5	0.75	300 以下	0	6.8	2.9	8.3	9.1	2.8	5.5	2.4
46	3.29	63.4	26.4	0.74	300 以下	0	6.3	2.3	9.2	10.3	3.8	4.6	1.6
47	3.27	58.3	26.2	0.74	300 以下	0	6.5	3.3	9.1	9.4	4.8	4.1	2.4
48	3.14	58.5	26.7	0.75	300 以下	0	6.7	3.8	9.1	8.7	4.9	4.0	2.8
49	3.13	56.6	25.8	0.74	300 以下	0	6.9	3.9	9.1	8.5	4.8	3.9	3.0
50	3.32	64.8	24.1	0.75	300 以下	0	6.6	3.9	8.8	8.1	5.3	4.0	3.5
51	3.37	61.3	23.6	0.74	300 以下	0	6.1	4.4	8.5	7.5	5.3	4.3	4.1
52	3.44	66.1	22.9	0.76	300 以下	0	5.8	4.7	8.5	7.1	5.6	4.3	4.4
53	3.32	62.8	24.4	0.75	300 以下	0	5.7	4.9	8.4	6.8	5.6	4.2	4.4
54	3.90	63.2	21.4	0.78	300 以下	0	4.9	4.5	7.7	7.5	5.5	4.7	4.4
55	3.72	65.5	21.9	0.78	300 以下	0	4.4	5.4	7.7	7.1	6.2	4.8	5.0
56	3.75	65.3	21.5	0.79	300 以下	0	4.0	6.1	7.4	6.3	6.5	4.8	5.4
57	3.65	61.9	22.8	0.75	485	0	3.8	6.6	7.3	5.9	6.7	4.4	5.4
58	3.90	65.6	21.9	0.78	300 以下	0	3.5	6.9	7.2	5.7	6.7	4.6	5.4
59	3.53	66.2	22.2	0.79	300 以下	0	4.1	7.5	7.1	5.4	7.3	4.9	5.8
60	4.22	71.4	14.0	0.87	300 以下	0	3.9	6.2	4.2	7.5	6.4	8.2	6.5
61	4.21	71.2	14.1	0.87	300 以下	0	3.2	8.2	3.6	5.8	8.1	8.8	7.7
62	3.41	68.9	13.8	0.86	300 以下	0	5.4	9.5	3.2	4.5	9.2	8.7	8.3
63	3.41	69.1	13.8	0.86	300 以下	0	6.1	9.8	3.0	3.7	9.3	8.9	8.7
64	3.17	68.1	14.8	0.84	300 以下	0	6.6	9.5	3.1	3.4	8.6	9.1	8.6
65	3.43	69.0	9.4	0.90	300 以下	0	5.8	9.7	1.7	3.2	9.2	10.4	9.9
66	3.51	71.0	9.3	0.91	300 以下	0	5.4	11.3	0.2	1.7	10.4	12.2	12.0
67	3.78	67.0	20.8	0.79	300 以下	0	5.4	10.9	2.4	1.8	7.9	11.1	9.3
68	3.49	68.7	11.6	0.87	300 以下	0	5.1	9.9	2.9	4.7	8.4	9.6	8.2
69	3.27	67.4	21.9	0.80	300 以下	0	5.8	10.3	4.3	3.5	8.0	8.8	7.7
70	3.45	62.3	26.2	0.77	300 以下	0	5.4	8.4	6.4	5.1	6.7	7.2	5.3
71	3.09	58.1	26.7	0.75	300 以下	0	5.9	7.5	7.8	6.4	6.4	5.7	4.0
72	2.73	69.4	19.5	0.81	300 以下	0	8.3	7.4	7.7	6.6	7.3	4.8	4.5
73	3.23	70.8	21.7	0.79	915	0	6.9	7.2	7.7	5.4	7.0	5.4	5.4
74	3.54	62.3	27.3	0.75	300 以下	0	6.1	3.4	7.1	9.1	3.4	6.3	3.9
75	3.48	74.4	17.2	0.85	300 以下	0	5.5	4.0	6.3	8.9	5.0	6.6	4.8
76	3.26	60.5	13.0	0.84	300 以下	0	5.2	5.9	4.7	6.6	7.5	8.0	7.5
77	3.17	69.7	19.0	0.82	300 以下	0	6.9	7.1	4.7	4.7	7.3	8.2	8.0
78	3.68	74.1	10.8	0.90	300 以下	0	5.0	7.3	3.1	4.8	7.7	9.4	9.0
79	3.55	63.0	25.1	0.77	720	0	4.7	7.6	4.7	3.7	6.0	9.4	7.7
80	3.06	65.6	23.6	0.76	300 以下	0	5.6	6.4	5.9	6.1	5.2	7.7	5.8
81	3.97	71.1	16.9	0.87	300 以下	0	4.4	6.1	5.9	6.8	6.1	7.5	6.1
82	3.07	67.5	17.3	0.84	300 以下	0	6.2	6.9	5.9	6.2	6.9	7.7	7.1
83	3.17	65.3	23.6	0.76	300 以下	0	6.1	7.0	6.2	5.9	6.2	7.1	6.5
84	3.31	63.7	21.4	0.78	300 以下	0	5.5	6.5	6.6	6.4	6.0	6.5	5.9
85	4.07	71.8	16.2	0.87	300 以下	0	3.8	7.1	5.7	6.3	6.9	7.1	6.7
86	4.01	63.2	15.8	0.83	300 以下	0	2.0	8.2	4.9	5.1	8.1	8.0	7.9
87	3.55	62.7	25.5	0.75	300 以下	0	5.5	7.9	7.2	5.4	7.0	5.9	5.9
88	3.18	61.4	24.2	0.76	880	0	6.3	3.2	7.8	9.3	4.3	2.9	3.5
89	3.48	59.4	30.3	0.75	300 以下	0	6.2	4.2	7.5	9.3	5.5	3.5	3.5
90	4.01	73.6	16.1	0.84	18500	0	5.7	4.2	8.4	7.7	5.8	3.4	3.7
91	3.85	62.6	23.5	0.74	548000	20	3.7	4.4	8.2	8.3	5.8	3.0	3.3
92	3.96	76.9	10.4	0.91	300 以下	0	4.5	6.6	5.3	7.5	8.0	3.5	5.0
93	3.82	71.6	8.9	0.91	680	0	4.2	8.4	2.8	4.6	10.6	5.2	7.9
94	3.83	69.7	23.3	0.76	300 以下	0	4.6	6.8	4.9	2.6	8.4	4.6	6.5
95	3.50	69.7	18.8	0.83	410	0	5.7	6.6	5.7	4.7	7.6	3.7	5.1
96	2.85	69.9	11.7	0.87	300 以下	0	7.8	9.2	3.9	3.8	10.0	3.2	7.3

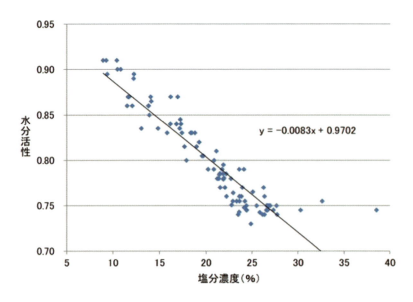

図2　柚子胡椒等の塩分濃度と水分活性

2.5　味覚センサによる柚子胡椒等の分類

　柚子胡椒等96製品の味覚センサによる味の尺度の結果を表1に示した。また，応答値を主成分分析により解析し，横軸に第一主成分(PC1)，縦軸に第二主成分(PC2)を表した散布図を図3に示した。各主成分における各センサの因子負荷量から，図の右方に向かって塩味・うま味が強くなり，上方に向かって酸味が強くなると解釈した。散布図における宮崎県産柚子胡椒の位置を見ると，酸味の強い製品が比較的多く，塩味・うま味は若干低めの製品が多い傾向が見られた。一方で，九州北部地域産の柚子胡椒は，酸味が弱く，塩味・うま味が強い製品が主流であった。さらに，大手メーカーの製造するチューブ入り柚子胡椒は，ちょうど散布図の中心付近に位置した。これら製品の味の差には，地域的な味の好みや，歴史的背景などがあると考えられる。宮崎県を含む南九州地域は，比較的甘い味付けを好む傾向があり，柚子胡椒に関しても，比較的塩味の弱い製品が多いのだと推測される。これに対して，大手メー

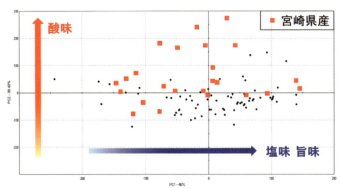

PC1：0.250 SRS + 0.278 GPS − 0.450 STS + 0.369 UMS + 0.646 SPS + 0.170 SWS + 0.275 BRS
PC2：−0.890 SRS + 0.034 GPS − 0.333 STS + 0.208 UMS − 0.118 SPS + 0.063 SWS + 0.187 BRS

図3　柚子胡椒等の味覚センサによる主成分分析結果

カーの製品は，多くの消費者に受けいれられるように，中庸な味になっていると考えられる。このように，同じ柚子胡椒であっても地域によって味の違いが見られ，製品開発においては販売する地域における味の好みの傾向を把握することも重要と思われる。

3. 柚子胡椒の保存方法の違いによる品質の変化

柚子胡椒はユズによる低いpHと高い塩分濃度により比較的保存性の良い製品であるが，宮崎県食品開発センターには，色や香気などの保持に関する相談が県内企業から寄せられていた。ここでは，柚子胡椒の保存試験を実施し，保存温度，保存期間等が色調と風味に及ぼす影響について検討した事例を紹介する。

3.1 保存試験

宮崎県内の柚子加工メーカーより，柚子胡椒ならびに原料である青柚子皮塩蔵品および青唐辛子塩蔵品を入手し，保存試験に使用した。それぞれを20g入りの小瓶に充填し，半数のサンプルには脱酸素剤(三菱ガス化学(株)，エージレス)も封入した。保存温度は，4℃，20℃，35℃とした。保存期間は，1週間(1W)，2週間(2W)，4週間(4W)，2ヵ月(2M)，3ヵ月(3M)とした。保存試験後のサンプルについては，色調は画像解析装置(アルファ・モス(株)，ビジュアルアナライザーIRIS)，味は味覚センサ(アルファ・モス㈱，電子味覚システムa ASTREE)，香りはガスクロマトグラフ質量分析計(GC-MS)((株)島津製作所，QP2010)を用いてSPMEファイバー(スペルコ，PDMS/DVB Stableflex/SS 65μm)を使用した吸着法により測定を行った。

3.2 保存条件による色調の変化

保存試験による色調の変化は，画像解析装置で撮影された画像をドットごとに4096色に分解し，各色の比率を比較した。柚子胡椒は23色，柚子皮塩蔵品は30色，唐辛子塩蔵品は13色に分解されたが，類似する色を階層的クラスター解析により3色に集約して色調変化を確認した。柚子胡椒は802番(暗い赤褐色)，1074番(暗い灰色がかった黄褐色)，1859番(中程度の赤褐色)の3色に集約されたが，全体的に1859番はほとんど変化せず，802番が増加し，1074番が減少する傾向が見られ，製品の色調が徐々に黒ずんでいく様子が観察された。802番の変化を図4に示した。脱酸素剤が入っていないサンプルは，802番が増加する傾向が見られ，その変化は保存温度が高いほど早く現れた。35℃保存では1週間目から，20℃保存では4週間目から増加が見られたが，4℃保存では増加はほとんど見られなかった。一方，脱酸素剤を入れたサンプルは，保存期間中すべての温度帯において802番の増加がほとんど見られなかった。

柚子皮塩蔵品の色調の変化は，集約された色が802番から少し明るい1331番(暗い赤褐色)へと変わった以外は，柚子胡椒の結果と同様の傾向を示し，脱酸素材が入っていないサンプルは保存温度が高いなど早く変色が起こり，脱酸

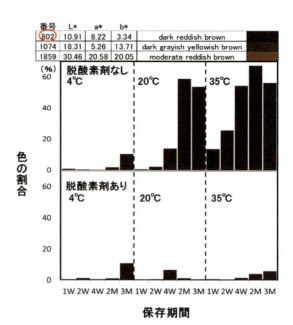

図4 柚子胡椒の色調変化

素剤を入れたサンプルではほとんど変色が見られなかった（図5）。唐辛子塩蔵品に関しては，大きな色調の変化は見られなかった。以上のことから，柚子胡椒の変色は柚子皮の酸化による変色が主な原因であり，冷蔵もしくは脱酸素剤により変色を抑止できることがわかった。

3.3 保存条件による風味の変化

柚子胡椒の味覚センサによる測定結果は，7本のセンサのうち，酸味を識別するSRSの結果に保存による変化が見られた。SRSの味の尺度を比較した結果を図6に示した。全体的に酸味が増加する傾向にあるが，脱酸素剤を入れずに35℃で保存した場合に酸味が最も増加した。柚子皮塩蔵品についても，柚子胡椒とほぼ同じ傾向が見られたが，唐辛子塩蔵品に関しては，大きな味の変化は見られなかった。

酸味増加の原因としては，微生物による変敗の可能性が推測されたことから，一般生菌数を測定したところ，保存試験前と変わらず，300 cfu/g以下であった。以上の結果から，柚子胡椒の酸味の増加は，柚子皮の変質が主な原因であり，微生物による変敗ではなく，酸化等による化学的な変化であると考えられた。

香りの成分をGC-MSを用いて測定した結果，ピーク面積が大きい8種の成分（α-ピネン，β-ピネン，ミルセン，リモネン，β-フェランドレン，γ-テルピネン，β-シメン，リナロール）が確認された。保存による成分割合の変化を確認したところ，リナロールの割合に大きな変化が観察された。図7にリナロール割合の変化を示した。35℃保存試験区において，保存期間の経過に伴って全体に占めるリナロールの割合が減少する傾向が見られた。脱酸素剤を入れた場合でも同様の減少傾向であった。一方，各保存温度の3ヵ月保存時点でのリナロールの割合を比較したところ，35℃保存では大きく減少したのに対し，4℃保存ではほとんど減少が見られなかった。これらの結果から，柚子胡椒の香気の保持には低温保存が有効であり，

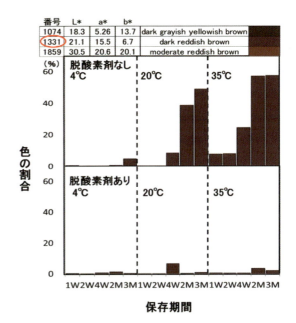

図5　柚子皮塩蔵品の色調変化

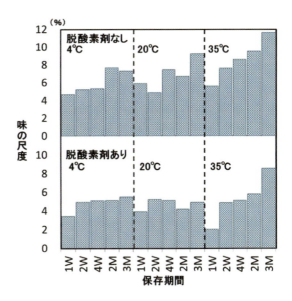

図6　柚子胡椒の味覚センサ応答値の変化（SRSセンサ）

脱酸素剤の効果は限定的であることがわかった。

リナロールはモノテルペンアルコールの一種であり，柑橘様・花様の香気を有する成分である。和柑橘6種類の香気を分析した報告においても，リナロールが最もFDファクターの高い成分とされており[6]，リナロールの量は和柑橘

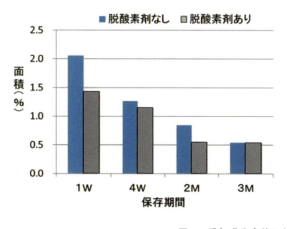
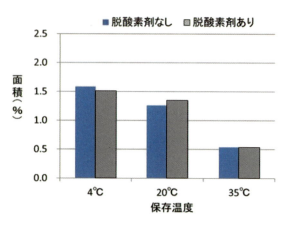

図7 香気成分全体に対するリナロールの割合
(左：保存期間による違い(35℃保存分)　右：保存温度による違い(保存3ヵ月目))

らしさに大きく関与すると推測される。リナロールが減少することで，ユズの風味が減少し，柚子胡椒のフレッシュ感が低下すると考えられる。

4．まとめ

本稿では，柚子胡椒の地域における味の違いや，そのおいしさを保持するために必要な条件等について紹介した。現在，海外におけるユズの需要が拡大している。柚子胡椒についても今後海外展開が予想されることから，海外での嗜好や用途に合わせた商品開発，おいしさの保持がますます重要となると考えられる。

文　献
1) 音井格：新特産シリーズ　ユズ　農山漁村文化協会，10-11 (2000).
2) 農林水産省：令和3年度特産果樹生産動態等調査 (2021).
3) 棚瀬匡彰ほか：食品と科学，40 (11), 97 (1998).
4) 渡部一仁ほか：衛生試験法・注解，金原出版，80-81 (2005).
5) 川端俊治ほか：実務食品衛生，中央法規，142-143 (1990).
6) 富山賢一：高砂香料時報，161, 8 (2008).

〈高橋　克嘉〉

第5節

バナナジャム

1．バナナの生産・流通・消費

バナナは単子葉類ショウガ目バショウ科バショウ属の常緑多年草のうち，果実を食用とする品種群の総称である。2021年の世界におけるバナナの年間生産量は1億2498万トンであり，単品目では最も生産量の多い果実である[1]。主要な生産国は，インド(26.4％)，中国(9.4％)，インドネシア(7.0％)，ブラジル(5.5％)，エクアドル(5.3％)の順となっており，アジアが世界の半数以上を占めている。一方，わが国では主に沖縄県と鹿児島県で生産されているが，その年間生産量は僅かであり，国内で消費されるバナナのほとんどすべてを輸入に依存している。バナナの用途として全体の約4分の3はデザート用(生食用)に，残りの約4分の1は調理用(料理用)である。わが国では主にデザート用品種が流通しており，輸入後エチレンガスによる追熟を行った後，小売店などに出荷し販売されている。

バナナは93 kcal/100 gのエネルギーを産生し，栄養価が高い[2]。未熟果のバナナはデンプンを20〜23％含有するが，完熟果では1〜3％

まで減少する。アミラーゼなどが作用することで糖が約20％まで増加し，甘味度が上昇する。その組成はスクロース57％，グルコース14％，フルクトース13％となっている。また，エチレンガスはペクチナーゼを誘導し，果肉の軟化が促進されることにより舌触り（ねっとり感）が良好となる。朝食はバナナであれば食べることができるという人もいるかも知れないが，一年を通して流通するバナナは消化が良く速やかにエネルギーとなるため，朝食には最適な食材の1つといえる。

バナナは生食の他，ジュース，スムージー，バナナチップス，乾燥バナナなどに加工利用される一方，追熟後のバナナは他の果実と比較して品質劣化が早い。そのため，バナナ果実の利活用は限られている。特に，果皮にシュガースポットの発現した完熟バナナ（図1）では，デンプンの糖化により風味や食味は良好となるが，酸化酵素（ポリフェノールオキシダーゼ）作用による変色（褐変）や，果肉の軟化により腐敗しやすくなる。結果として，食品廃棄や食品ロスに繋がることが考えられるため，完熟バナナ果実の有効利用法の開発が重要である。

2. ジャム類の分類と近年の消費傾向

日本農林規格[3]によると，ジャム類とは，「1. 果実等を砂糖類，糖アルコール又は蜂蜜とともにゼリー化するようになるまで加熱したもの。2. 1に酒類，かんきつ類の果汁，ゲル化剤，酸味料，香料等を加えたもの」と定義されている。ジャム，マーマレード，ゼリー，プレザーブスタイルの4種類に分類される。さらにジャムはジャム類のうち，マーマレードおよびゼリー以外のものをさす。ジャムは，果実の種類を問わず製造可能であること，原料の特性を生かすことができること，原料として出荷規格外品を有効利用できることなどの特徴を有しており，イチゴ，ブルーベリー，リンゴ，オレンジなどのさまざまな果実を用いたジャムが流通している。また，地域の特徴あるジャムの製造

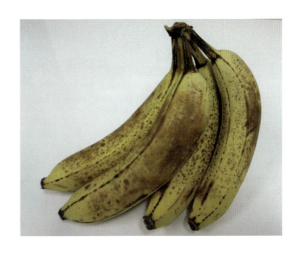

図1　シュガースポットの発現したバナナ

も行われている。日本ジャム工業組合[4]によると，2017年度のジャム類の国内生産量は50,600 tとなっている。そのうち，家庭用ジャムは33,400 t（約66％）である。家庭用ジャム市場は，食パンやヨーグルトとの食べ合わせの提案により需要を喚起してきたが，朝食欠食率の増加や健康志向を背景とした消費者の砂糖離れの進行により漸減傾向にある。2017年度のジャム類の糖度別生産割合を2008年度と比較すると，家庭用ならびに業務用いずれにおいても糖度65度以上のジャムの割合は大きく減少し，糖度65度未満のジャムの割合が増加しており，糖度の低いジャムのニーズが高まっていることがわかる。小売用ジャム類の品種別シェアは，イチゴジャム，ブルーベリージャム，マーマレードで約85％を占めており[5]（図2），他の果実を用いたジャム市場の育成が進んでいない。さらに，ジャムは嗜好品や加工食品としての位置付けが強く，その健康機能評価はほとんど行われていない。ジャムの健康機能を明らかにすることで消費拡大に繋がる可能性がある。本稿では，完熟バナナ果実を用いたバナナジャムの製造方法からその物理化学的特性ならびに機能性まで，市販ジャムのそれらと比較した。

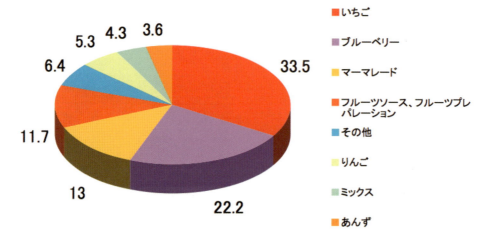

図2　ジャム類の種類別生産割合

3. 完熟バナナジャムの製造

ジャム製造に用いた原料バナナ果肉100gあたりの一般成分組成は，水分(76.8±0.9g)，粗タンパク質(0.9±0.1g)，粗脂肪(0.1g)，炭水化物(21.7±0.9g)，粗灰分(0.5g)である[6]。なお，エネルギーは91.3kcalと算出され，食塩相当量は0.05gである。

バナナは室温23℃－平均湿度50％以下で保存し，果皮全体にシュガースポットが発現したものを使用した。バナナの熟度判定は，熟成段階を9段階に分類し[7]，7段階目を完熟バナナとした。バナナは剥皮・維管束除去後，速やかにポリエチレン・ナイロン製フィルムに真空包装し，冷凍貯蔵(－20℃)した果肉でジャムを製造した。鍋に果肉と添加総量の1/3量の上白糖を加え混合した。次に，果肉に含有する水分量を考慮して加水し，加熱を開始した。続けて添加総量の1/3量の上白糖を添加し，煮沸後灰汁を取りながら加熱した。さらに，残りの上白糖とペクチン混合物を添加し強火で煮詰め，クエン酸を添加・混合した。殺菌消毒した瓶にジャムを充填・密封し，90℃－20分間湯煎で加熱殺菌後，速やかに冷水で冷却した。ジャムの最適製造条件は，予め予備的に製造し品質検査を行い，以下の通り決定した(水分含量80％，目標糖度50度，目標酸度0.4％，ペクチン添加量0.5％)。一般に，ジャムのゼリー化には糖度60度前後，酸度0.5％前後，ペクチン0.5～1.0％が必要である。表1に完熟バナナジャムと市販バナナジャムの原材料を示した。メーカーにより，ジャムの原材料に違いがみられる。

表1　完熟バナナ果実を用いて製造したバナナジャムならびに市販バナナジャムの原材料

	原材料
完熟バナナジャム	バナナ，砂糖/ゲル化剤(ペクチン)，酸味料(クエン酸)
ジャムA	バナナ，糖類(砂糖，果糖ぶどう糖液糖)/ゲル化剤(ペクチン，増粘多糖類)，香料，酸化防止剤(ビタミンC)，カロテノイド色素
ジャムB	バナナ，砂糖/ゲル化剤(ペクチン)，酸味料，酸化防止剤(ビタミンC)
ジャムC	バナナ，砂糖，レモン

表2 完熟バナナ果肉を用いて製造したバナナジャムと市販バナナジャムの一般成分組成ならびに物理化学的特性

	バナナ果肉	バナナジャム	ジャムA	ジャムB	ジャムC
エネルギー(kcal/100 g)	91.3	153.7	112.5	145.8	136.1
水分(g/100 g)	76.8 ± 0.9	60.8 ± 0.3	71.7 ± 1.4	63.4 ± 2.1	65.5 ± 0.3
粗タンパク質(g/100 g)	0.9 ± 0.1	0.8 ± 0.1	1.2 ± 0.1	0.6	0.8
粗脂肪(g/100 g)	0.1	0.1	0.1	0.2	0.1
炭水化物(g/100 g)	21.7 ± 0.9	37.4 ± 0.1	26.7 ± 1.4	35.4 ± 2.1	33.0 ± 0.3
粗灰分(g/100 g)	0.5	0.4	0.3	0.5	0.5
食塩相当量(g/100 g)	0.05	0.07	0.10	0	0
色彩 L^*	55.21 ± 0.94	51.94 ± 0.23	37.54 ± 0.17	45.39 ± 0.30	48.97 ± 0.88
a^*	−1.06 ± 0.12	−1.44 ± 0.17	4.76 ± 0.16	4.37 ± 0.16	2.15 ± 0.14
b^*	15.26 ± 0.29	14.04 ± 0.58	11.63 ± 0.25	20.61 ± 0.20	18.75 ± 0.67
色差		−	非常に大きい	大きい	目立って感じられる
彩度	15.30	14.11	12.57	21.07	18.87
白色度	52.67	49.91	36.29	41.47	45.59
pH(20℃)	5.15 ± 0.05	4.21 ± 0.03	4.44 ± 0.01	3.96 ± 0.03	4.07 ± 0.02
滴定酸度(%)	0.31	0.37 ± 0.02	0.30 ± 0.02	0.51 ± 0.01	0.75 ± 0.01
糖度(20℃)	21.1 ± 0.1	48.2 ± 0.1	35.9 ± 0.1	44.5 ± 0.6	49.4 ± 0.1
糖酸比	68.1	130.3	119.7	87.3	65.9
水分活性(%)	0.93	0.84 ± 0.01	0.93	0.90	0.91 ± 0.01
比重(20℃)	1.20 ± 0.02	1.34 ± 0.01	1.30 ± 0.01	1.38 ± 0.02	1.41 ± 0.03
粘度(Pa·s)	−	20.40 ± 0.63	13.67 ± 0.45	44.73 ± 1.32	22.10 ± 0.70

4. 完熟バナナジャムの物理化学的特性

　完熟バナナ果肉を用いて製造したバナナジャムの一般成分組成ならびに物理化学的特性[6]を表2に示す。水分含量はジャムの食感に大きく影響するが，バナナジャムの水分含量はいずれの市販ジャムより低い。一方，バナナジャムのエネルギーは最も高く，高い炭水化物量と低い水分量によるところが大きい。市販ジャムのエネルギーは，糖類の種類により差が認められる。果糖ぶどう糖液糖（果糖含有率50%以上90%未満の場合）のエネルギー（283 kcal/100 g）は，上白糖（391 kcal/100 g）やグラニュー糖（394 kcal/100 g）と比較してかなり低い[2]。果糖ぶどう糖液糖の添加により甘味度を保持してエネルギーを下げることが可能である。バナナジャムの色彩は少しくすんだ白みの強い薄黄色を呈している（図3）。果肉のそれと比較しても，褐変のない果肉の色彩を保持した色調良好なジャムである。一方，市販ジャムでは L^* 値

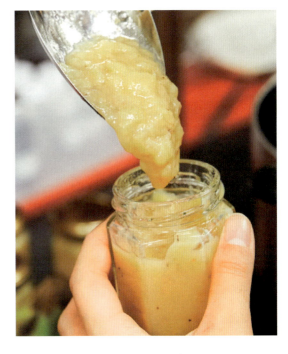

図3　完熟バナナジャム

が低くa^*値が高いため，加熱工程における転化糖による褐変が進行している。NBS単位（米国標準局）による差の判定結果からも，バナナジャムと市販ジャムの色彩に大きな差異があることがわかる。バナナジャムの糖度は高くジャムCと同等であるが，ジャムAは低く，低い炭水化物量に起因する。糖酸比はバナナジャムが最も高い。また，バナナジャムの滴定酸度は果肉のそれと大差はないが，糖酸比はおよそ2倍であり甘味が強いことがわかる。粘度はジャムの食味や食感に影響する重要な因子であるが，バナナジャムは市販ジャムの中位な粘度を示す。ジャムBは，原材料に砂糖，ペクチンを使用しており，水分含量も低い。一方，ジャムAは糖類として砂糖，果糖ぶどう糖液糖を，ゲル化剤としてペクチン，増粘多糖類を用いており，水分含量は最も高い。ジャムの粘度は，糖類やゲル化剤の種類や添加量，煮詰め具合，製品の水分含量などさまざまな要因が影響する。さらに，果肉の成熟状態による影響も大きい。

官能試験[6]によると，バナナジャムの色調，先味，舌触りは市販ジャムより優れている（図4）。外観や後味はジャムA，Bより，香りはジャムB，Cより，果肉感はジャムA，Cより評価が高い。甘味はジャムBより強く，酸味はジャムB，Cより弱い。バナナジャムの糖度が高く，滴定酸度が低い（糖酸比が高い）ことから示唆される。総合的な好ましさはすべての市販ジャムより評価が高い。すなわち，完熟バナナジャムは強い酸味を呈するものの，果肉の色彩を保持し，果肉と同程度の程よい酸味と香り，舌触り（ねっとり感），果肉感を有し，完熟果肉の特徴を生かした高品質なジャムである。

5. 完熟バナナジャムの栄養成分・機能性成分

果実はビタミン，ミネラル，食物繊維などの栄養成分の他，ポリフェノール類やカロテノイド類などの機能性成分に富む。これらの成分に

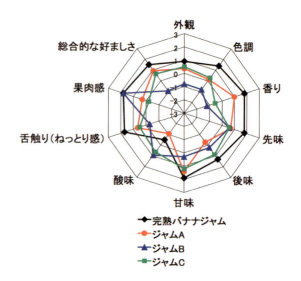

図4 完熟バナナジャムの官能評価

は抗酸化作用や活性酸素消去作用を示すものがあり，適度な果実の摂取は健康の維持増進と，がん，心疾患，脳血管疾患，高血圧，糖尿病をはじめとした生活習慣病の発症リスクの低減に有効であると考えられる[8)9)]。バナナ果肉のβ-カロテン含量は，品種[10]や果実の熟度[11]による差が大きく，果肉の色強度との間に正の相関[10]がある。キャベンディッシュバナナ未熟果および緑熟果と比較して，過熟果のビタミンC含量は保存中に急激に減少しており[12]，果肉のビタミンB_1，B_2およびC含量は，保存温度や湿度，物理的損傷，低温障害，品種，栽培条件，熟成速度，季節など，さまざまな要因で変化する。バナナジャムのβ-カロテン含量[13]は，果肉の半量程度であるが，市販ジャムより顕著に高い（表3）。カロテノイド色素は，酸素や光に対して不安定であり，煮詰め工程における酸化分解による損失が考えられる。なお，β-カロテンはプロビタミンAとしての生理作用が期待できる。バナナジャムのビタミンB_1およびB_2含量は市販ジャムより高い。これらのビタミンは熱や光に対して不安定であるが，短時間の煮詰め処理では損失せず，逆に濃縮効果が大きい。ビタミンCについても同様であるが，ジャムAおよびBの高い含量は，酸化防止剤

表3 完熟バナナ果肉を用いて製造したバナナジャムと市販バナナジャムの機能性成分含量

	バナナ果肉	バナナジャム	ジャムA	ジャムB	ジャムC
β-カロテン(μg/100 g)	48.6 ± 4.1	25.4 ± 3.8	検出なし	5.0 ± 1.1	5.9 ± 1.3
ビタミンB_1(mg/100 g)	0.07 ± 0.02	0.09 ± 0.02	0.04 ± 0.00	0.02 ± 0.02	0.04 ± 0.01
ビタミンB_2(mg/100 g)	0.07 ± 0.01	0.11 ± 0.01	0.05 ± 0.00	0.03 ± 0.00	0.05 ± 0.00
ビタミンC(mg/100 g)	12.9 ± 0.3	35.2 ± 1.8	72.6 ± 0.8	63.7 ± 1.7	10.4 ± 3.1
総フェノール(mg 没食子酸当量/100 g)					
水溶性画分(WSF)	46.5 ± 0.7	64.4 ± 0.8	96.8 ± 1.8	76.1 ± 0.7	69.7 ± 0.7
80％メタノール可溶性画分(MSF)	51.1 ± 0.5	41.3 ± 0.3	89.6 ± 2.5	85.5 ± 0.3	56.0 ± 0.5
総フラボノイド(mg クエルセチン当量/100 g)					
水溶性画分(WSF)	1.3 ± 0.1	14.7 ± 0.6	1.0 ± 0.0	0.1 ± 0.0	2.5 ± 0.8
80％メタノール可溶性画分(MSF)	0.6 ± 0.1	10.1 ± 0.4	0.4 ± 0.1	0.3 ± 0.0	1.2 ± 0.1

として添加したビタミンCによるものである。

果実に含有するフェノール化合物はバナナの主要な生理活性物質であり，バナナジャムの水溶性画分(WSF)ならびに80％メタノール可溶性画分(MSF)いずれにおいても検出される[13]。市販ジャムの総フェノール含量はバナナジャムと比較して高く，逆に総フラボノイド含量は低い。フェノール化合物を含む天然抗酸化剤の多くは，抗菌，抗ウイルス，抗炎症，抗アレルギー，抗血栓，血管拡張などの広範囲な生理活性を示すことが知られている[14]。

6. 完熟バナナジャムの機能性

バナナジャムWSFの抗酸化性[13]は果肉のそれと比較して低いが，MSFでは差はみられない(表4)。ジャム製造工程の加熱処理により水溶性成分の損失が考えられるが，果肉ならびにバナナジャムの高い活性は，含有するβ-カロテン，ビタミンCならびにフェノール化合物が寄与すると考えられる。バナナジャムのビタミンC含量は果肉より高いが，ジャム抽出液と果肉のスーパーオキシドラジカル消去活性に差はみられない[13]。ビタミンCはスーパーオキシドラジカルに対する優れたスカベンジャーであるが，バナナジャムのスーパーオキシドラジカル消去活性は主にフェノール化合物が寄与する。一方，市販ジャムAのビタミンC含量と総フェノール含量はバナナジャムのそれらと比較して顕著に高い。ジャムAの高い活性は，高いビタミンC含量と総フェノール含量に負

表4 完熟バナナ果肉を用いて製造したバナナジャムと市販バナナジャムの機能性 (トロロックス当量/g)

	抗酸化性(mmol)	スーパーオキシドラジカル消去活性(mmol)	ヒドロキシルラジカル消去活性(μmol)	DPPHラジカル消去活性(mmol)
バナナ果肉(WSF)	0.42 ± 0.06	1.91 ± 0.01	10.5 ± 0.65	0.32 ± 0.00
バナナ果肉(MSF)	0.15 ± 0.10	1.86 ± 0.05	3.2 ± 0.55	0.35 ± 0.00
バナナジャム(WSF)	0.22 ± 0.15	1.76 ± 0.05	11.6 ± 0.24	0.36 ± 0.00
バナナジャム(MSF)	0.16 ± 0.06	1.75 ± 0.24	3.1 ± 0.64	0.35 ± 0.02
ジャムA(WSF)	0.12 ± 0.08	2.21 ± 0.14	4.3 ± 0.75	0.35 ± 0.00
ジャムA(MSF)	0.10 ± 0.03	2.26 ± 0.17	6.2 ± 0.54	0.37 ± 0.00
ジャムB(WSF)	0.21 ± 0.15	1.54 ± 0.15	6.0 ± 0.60	0.34 ± 0.00
ジャムB(MSF)	0.17 ± 0.03	1.72 ± 0.06	1.1 ± 0.94	0.34 ± 0.01
ジャムC(WSF)	検出なし	1.63 ± 0.05	4.3 ± 0.67	0.34 ± 0.01
ジャムC(MSF)	0.05 ± 0.01	1.55 ± 0.16	2.6 ± 1.31	0.35 ± 0.02

うところが大きい。果肉ならびにバナナジャムWSFのヒドロキシルラジカル消去活性は，これらのMSFの約3倍と高い[13]。煮詰め工程による関与成分の濃縮効果が大きい。果肉，バナナジャムならびに市販ジャムのWSFおよびMSFの1,1-ジフェニル-2-ピクリルヒドラジル（DPPH）ラジカル消去活性にほとんど差はみられない。一方，バナナジャムWSFの総フェノール量とDPPHラジカル消去活性は高い正の相関（$R^2=0.92$）が認められるが，MSFではみられない[13]。ポリフェノール類は加熱処理に対して感受性が高い[15]が，バナナジャムに含有する総フェノール量は果肉と比較すると特にWSFでは高く，煮詰め工程における関与成分の濃縮がジャムの高い抗酸化性やラジカル消去活性に寄与していると考えられる。

果肉WSFのアンギオテンシンI変換酵素（ACE）阻害活性はMSFより高く$45.0±4.3$％である[13]。バナナジャムも同様の傾向がみられ，WSFならびにMSFの活性はいずれの市販ジャムと比較しても高い。なお，果肉WSFおよびMSFのIC$_{50}$値はそれぞれ0.89ならびに1.07g果肉であり，バナナジャムWSFおよびMSFではそれぞれ0.86ならびに0.96gジャムである。バナナジャムは果肉同様の血圧上昇抑制効果が期待できる。一方，市販ジャムでは1.23～1.72gジャムであり効果は劣る。ACE阻害活性物質はペプチドなどタンパク質由来のものが多い。バナナ果肉の粗タンパク質量は$0.9±0.1$g/100gと低く[6]，バナナジャムのACE阻害活性は低いと考えられる。血圧が高めの日本人を対象とした高地栽培バナナならびにレギュラーバナナの摂取試験では，4週間摂取後の収縮期血圧はいずれも有意に低下しており，4週間のバナナ摂取は高めの血圧を低下させる効果が期待できる報告がある[16]。

バナナ果肉MSFはWSFと比較して高いヒアルロニダーゼ阻害活性（$53.5±5.1$％）を示す[13]。また，バナナジャムも同様である。一方，市販ジャムの活性は同等または低い。な お，バナナジャムWSFならびにMSFのIC$_{50}$値はそれぞれ64.5ならびに6.0mgジャム，市販ジャムのそれらは6.8～1136.0mgジャムである。クロモグリク酸ナトリウム（SC）は，市販抗アレルギー薬・抗喘息薬として用いられている。バナナ果肉およびバナナジャムMSFは1kgあたりヒアルロニダーゼ阻害物質を35.1および34.8gSC当量含有すると算出される。フラボノイドは抗酸化性ならびにキレート特性を有し，抗変異原性や抗腫瘍活性を示すとともに，ヒアルロニダーゼ活性を阻害し，結合組織のプロテオグリカンの維持に寄与するため，バクテリアの拡散や腫瘍転移を抑制する[17]。バナナは特定原材料に準ずる食品の1つとしてアレルギー表示が推奨されているが[18]，市販ジャムと比較してバナナジャムの高い抗ヒアルロニダーゼ阻害活性は含有する高いフラボノイド含量によるものと考えられる。

バナナは安価で手軽な果実であり，世界中で食されている。わが国で流通する追熟後のバナナは他の果実と比較して日持ちしないため，食品廃棄や食品ロスの原因となる。果実成分の特徴を生かすことができかつ長期常温保存可能なジャムへの活用は，これらの低減に有効な手段である。近年家庭用ジャム市場では，果実本来の自然な風味を生かした，砂糖を使用せず濃縮果汁で煮詰めた「オールフルーツジャム」が消費者から支持されている[5]。また，近年の消費者嗜好の多様化や健康志向から，糖度の低いジャムのニーズが高まっている。完熟バナナ果肉の多様な有用機能成分を含有し，健康機能性を示す低糖度ジャムは消費者嗜好に適している。超高齢化社会が加速化するなか，食生活の高級化に応じた果実本来の風味を生かした糖度の低いジャムの需要は今後も増加するものと考えられる。完熟バナナジャムが完熟バナナ活用法のひとつとして，ジャム類ならびに関連産業への応用に繋がることを期待したい。

文　献

1) https://www.banana.co.jp/（2024.08.05 参照）.
2) 香川明夫：八訂食品成分表 2024, 女子栄養大学出版部（2024）.
3) https://www.maff.go.jp/j/jas/jas_standard/attach/pdf/index-16.pdf（2024.08.05 参照）.
4) https://www.jca-can.or.jp/~njkk/（2024.08.05 参照）.
5) https://www.ssnp.co.jp/rice/287890/（2024.08.05 参照）.
6) 浅野未来, 西塔正孝, 永井毅：完熟バナナ果実を用いたバナナジャムの調製とその物理化学的特性ならびに官能特性, 日食化誌, **28**, 133（2021）.
7) D. D. Adi, I. N. Oduro and C. Tortoe: Physicochemical changes in plantain during normal storage ripening. *Scientific Afr.*, **6**, e00164（2019）.
8) L. Dauchet, P. Amouyel, S. Hereberg and J. Dallongeville: Fruit and vegetable consumption and risk of coronary heart disease: a meta-analysis of cohort studies, *J. Nutr.*, **136**, 2588（2006）.
9) L. Schwingshacki, C. Schwedhelm, G. Hoffmann, S. Knüppel, K. Iqbal, V. Andriolo, A. Bechthold, S. Cchlesinger and H. Boeing: Food groups and risk of hypertension: a systematic review and dose-response meta-analysis of prospective studies, *Adv. Nutr.*, **8**, 793（2017）.
10) A. Pereira and M. Maraschin: Banana（*Musa* spp）from peel to pulp: Ethnopharmacology, source of bioactive compounds and its relevance for human health, *J. Ethnopharmacol.*, **160**, 149（2015）.
11) J. S. Sidhu and T. A. Zafar: Bioactive compounds in banana fruits and their health benefits, *Food Qual. Saf.*, **2**, 183（2018）.
12) R. B. Wills, J. S. Lim and H. Greenfield: Changes in chemical composition of 'Cavendish' banana（*Musa* acuminata）during ripening, *J. Food Biochem.*, **8**, 69（1984）.
13) 浅野未来, 西塔正孝, 永井毅：完熟バナナ果実を用いて調製したバナナジャムの機能特性, 日食化誌, **29**, 52（2022）.
14) N. C. Cook and S. Samman: Flavonoids-chemistry, metabolism, cardioprotective effects, and dietary sources, *J. Nutr. Biochem.*, **7**, 66（1996）.
15) E. Mejía-Meza, J. A. Yáñez, C. M. Remsberg, N. M. Davies, B. Rasco, F. Younce and C. Clary: Improving nutritional value of dried blueberries（*Vaccinium corymbosum* L.）combining microwave-vacuum, hot-air drying and freeze drying technologies. *Int. J. Food Eng.*, **4**, 1（2008）.
16) 増田隆昌, 泉仁美, 石川大仁, 瀧本陽介, 積志保子, 堀田拓哉, 大滝尋美, 荒木雄介, 渡辺陽介, 大澤俊彦：バナナ摂取がもたらす血圧降下, 便通促進, 精神安定効果－ランダム化単盲検並行群間比較試験－, *New Diet Ther.*, **37**, 3（2021）.
17) B. H. Havsteen: The biochemistry and medical significance of the flavonoids, *Pharmacol. Ther.*, **96**, 67（2002）.
18) https://www.caa.go.jp/policies/policy/food_labeling/food_sanitation/allergy/（2024.08.05 参照）.

〈永井　毅〉

第5編　果実・果菜の加工品のおいしさ

第2章　発酵食品

第1節
日本ワイン

1. はじめに

わが国のワインのおいしさについて，近年の日本ワインの動向，白ワイン，赤ワイン，ロゼワイン，オレンジワイン，およびスパークリングワインなどの概要を解説する。

2. 日本ワイン
2.1 日本におけるワイン

わが国におけるワインの消費は，これまで（2024年現在）に7回のワインブームを経て拡大してきた。1964年の東京オリンピックと1970年の大阪万国博覧会を契機に，ヨーロッパの食文化が浸透し，ワイン元年とされる1972年をピークとする第1次ワインブームが到来した。その後，1997～98年には赤ワインに含まれるポリフェノールのもつ健康保健効果[1]が注目され，爆発的な第6次ワインブーム（「赤ワインブーム」とも呼ばれる）が起こった。この赤ワインブームは一旦沈静化するが，その後ワインが日常的な飲み物として定着するようになり，現在は第7次ワインブームが続いている。

2.2 日本ワインとは

日本国内で流通しているワインのうち，およそ2/3が海外から輸入されたもので，残り約1/3が国内で製造されたものである。従来は，国内で製造されたものはすべて「国産ワイン」と称されていた。2017年，国税庁がこの「国産ワイン」を「国内製造ワイン」と定義し，以下の2種に分類した。すなわち，「日本産のブドウのみを原料として日本で製造されたもの」と「海外原料（海外からの濃縮果汁など）を用いて製造されたもの」である。そして，前者を「日本ワイン」とすることを制定し，2種が明確に区別されるようになったことから，第7次ワインブームの中で「日本ワイン」の高い価値が注目され人気が集まるようになってきた。この日本ワインの制定は，第7次ワインブームを大きく後押しすることとなった。

また，国税庁が指定する酒類の地理的表示（GI）[2]が，日本のワインにおいても広がっている。2013年に，始めて山梨[3]が指定され，その後2021年までに，北海道，山形，長野の5道県が指定されるに至っている。地理的表示ワインは，厳格なルールのもと製造が行われ，厳しい官能審査を経た特別なものとして注目されている。

2.3 日本ワインコンクール

近年の日本ワインの高品質化を牽引してきたものの1つに「日本ワインコンクール」[4)-10)]がある。本コンクールは2003年から開催されてきたもので，国産ブドウを100％使用した「日本ワイン」のみを対象とした唯一のコンクールである。実行委員会形式で開催され，日本の代表的なワイン産地である4道県のワインを製造している組合（北海道，山形県，山梨県，長野県），日本ワイナリー協会，（一社）日本ソムリエ協会，（一社）葡萄酒技術研究会，山梨大学ワイン科学研究センター，ならびに山梨県で組織されている。日本ワインの品質や認知度の向上を図るとともに，日本の各産地のイメージと日本ワインの個性や地位を高めることを目的とし

てきた。

　例年，7月中下旬に山梨県内で審査会が行われ，25名の審査員による官能審査が行われる。審査員は，海外のワイン専門家やワインジャーナリスト，国内のワイン業界の有識者，各産地から推薦されたワイン醸造家などで構成されている。近年では，全国から700点を超えるワインが出品される。2023年の第19回には，出品道府県・ワイナリー数としては過去最多となる31の道府県・123のワイナリーから，計709点のワインが出品された。出品ワインは12の部門に分けて審査が行われている。欧州系品種の赤，白，国内改良等品種の赤，白，甲州，ロゼ，スパークリングなどがあり，部門ごとに，金賞・銀賞・銅賞，部門最高賞，コストパフォーマンス賞などが選出される(図1)。

　コンクールの実行委員会は，高品質な日本ワインを世界に周知するための取り組みとして，外務省に受賞ワインリストを提供しており，海外の日本大使館などで利用されている，2023年3月末までに，延べ7万4千本を超える受賞ワインが各国の在外公館の公式行事などで利用され，世界の要人の方々に日本ワインのおいしさが発信されている。

　本コンクールは，日本ワインに初めて競争原理が導入されたものである。日本中から出品されたワインが，海外審査員の厳しい視点を含めて公平公正に評価され，その結果は各メーカーの切磋琢磨につながり，日本ワインの品質(おいしさ)の向上につながった。

2.4　ワインのおいしさ

　ワインのおいしさとは，外観(色調)，香り，味わい，ならびにその調和(ハーモニー)を総合したものである(スパークリングワインの場合には発泡性も含む)。前述した日本ワインコンクールの審査では，視覚，香り，味，ハーモニーなどの項目により100点満点で採点している。ワインは，その産地，ブドウ品種，ヴィンテージ(醸造年)，貯蔵熟成期間によってもおい

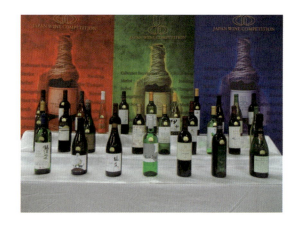

図1　日本ワインコンクール第19回の金賞受賞ワイン

しさが異なり，その多様性や違いを楽しむのも醍醐味の1つである。

　ワインの外観・色調[11]は，後述するように白，赤，ロゼ，および最近ではオレンジに四大別される。いずれのワインでも，その色調，色の濃淡，清澄度や粘性などを評価する。基本的には，濁りがなく，清澄度の高さが評価される。スパークリングワインでは，炭酸ガスの発泡性やその持続性を評価する。

　ワインの香り[11]は，第一アロマ，第二アロマ，第三アロマに分けて評価される(楽しまれる)。第一アロマとは。原料のブドウに由来する香りである。第二アロマとは，ワインの醸造(アルコール発酵やマロラクティック発酵)に由来した香りである。第三アロマとはブーケとも呼ばれるが，熟成によって現れる香りである。これらの香りはワインの品質(おいしさ)を大きく左右する。なお，本来はあってはならない欠陥としての香りは，オフフレーバーと総称される。オフフレーバーは，原料ブドウの未熟さや製造上の瑕疵，微生物汚染などさまざまな要因から発生する。ワインにオフフレーバーがあると，低濃度でも良好なワインのアロマをマスキングする。高濃度になると異臭として発現して，ワインの商品価値や飲む楽しみが損なわれることになる。なお，ワインについては，オフフレーバーが，ワインの個性と見なされるこ

と[12]があり留意が必要である。

ワインの味わい[11]は，甘み，酸味，渋み，苦みの基本要素からなり，うま味や果実風味（フルーティさ），口中の余韻も評価する（楽しむ）。これらの味覚は，ワインに含まれるさまざまな化学成分によってもたらされる。ワインを口に含んだ最初は口当たりとして甘みが感知され，次に甘みと酸味，さらに酸味の質と量，辛みやポリフェノール（タンニン）に由来する渋味を感知し，それらの総括的な味の幅・ボリュームが形成される。

同じ白ワインでも，後述するように，原料ブドウ品種や製法，貯蔵熟成の期間によって，色調や香り，味わいは多様なものとなる。

ワインは，料理との食べ合わせが重要視される。単なるワインと料理の相性の良さである「ペアリング」を超え，ペアリングしたことによって，相性を超えた相乗効果が生まれる「マリアージュ（フランス語では「結婚」の意）」が求められる。

3. 白ワイン
3.1 日本の白ワイン用原料ブドウ

白ワインは，果皮が黄緑色をした，いわゆる「白ブドウ」を原料として製成される。2023年現在，日本ワインのうち，白ワインは44.4％（2023年，国税庁調べ）[13]を占める（図2）。白ワイン原料の上位10品種はその量の多い順に甲州，ナイアガラ，シャルドネ，デラウエア，ケルナー，ソーヴィニョン・ブラン，ミラートゥルガル，ポートランドおよびセイベル9110である。山梨県の主要な土着品種である甲州の使用量が多くを占めるが，近年さまざまな欧州系の品種がワイン原料用ブドウとして栽培されるようになってきている。

3.2 白ワインの製法

白ワインの一般的な製造工程は以下のとおりである。

3.2.1 選果

収穫されたブドウは，醸造場に運搬された後，カビによる病気などが生じた不健全なブドウの房や果粒が取り除かれる。

3.2.2 除梗と破砕

除梗破砕機を用いて，ブドウの房から果梗を取り除き，果粒を潰す。破砕後に直ちに圧搾が行われるが，果皮周辺に含まれる風味を取り込むために，短期間，果汁と果皮を接触させておくスキンコンタクトという手法がとられることもある。

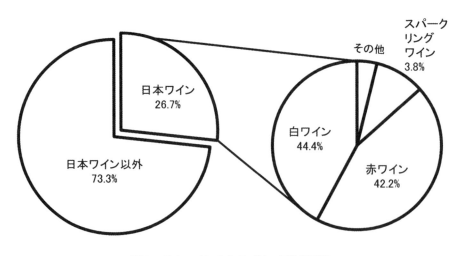

図2　日本ワインのカテゴリー別生産割合

3.2.3 圧搾

破砕されたブドウは，圧搾機によって，果皮と果汁に分離する。ワインの原料となる果汁は，一般的には，次の発酵工程前に，清澄化が行われる。なお，ブドウの除梗破砕を行わずに，房そのままを次の圧搾作業を行うこと（全房圧搾）もある。

3.2.4 発酵

得られた果汁に，酵母菌を添加することでアルコール発酵が起こり，糖分からアルコール分が生成される。近年では，ステンレスタンクを発酵容器として発酵が行われることが多いが，樽などが用いられることもある。

アルコール発酵後（または並行して），乳酸菌によるマロラクティック発酵[14]が行われることもある。マロラクティック発酵は，リンゴ酸を乳酸に変換する減酸作用によりまろやかな香味にすることや乳酸菌の発酵による風味の付与，微生物学的安定化のために行われる。

3.2.5 オリ引き・清澄・ろ過・瓶詰

発酵終了後，ワインを樽に移して熟成が行われることも多い。その後，ワインの中の沈殿物を取り除くオリ引きが行われ，一般的には清澄化とろ過後に，瓶詰めされる。

3.3 白ワインとそのおいしさ

白ワインは，ブドウを圧搾した果汁のみを発酵させてつくられるため，基本的には淡い黄色を呈し，渋み成分は少なく，赤ワインと比べるとすっきりとした爽やかな味わいのものとなる。

原料とするブドウ品種によって，そのおいしさは多様である。たとえば，世界で最も多く造られているシャルドネの白ワインは，ブドウ果実自体に突出した香りがないため，産地や作り手の個性が反映されやすい。一般的には，淡い黄色から黄金色の色調を呈することが多く，レモンやグレープフルーツなどの柑橘系の香りやパイナップルなどの甘い香りなどから構成され，すっきりとした酸味と豊かな果実風味を特徴とする。ナイアガラのワインは，黄金色で，アメリカ系ブドウ品種（*Vitis labrusca*）特有の甘い果実香を特徴とし，甘口に仕上げられることが多い。デラウエアのワインは，淡い黄色で，アメリカ系ブドウ品種の甘い香りを特徴とし，辛口からやや甘口に仕上げられる。また近年，生産量は少ないものの，ソービニヨン・ブランやアルバニーニョなどの欧州系品種も注目されている。日本で最も多くつくられている甲州の白ワインについては後述する。

白ワインは，酸味とシャープな味わいであることから，基本的には，あっさりした料理，焼き鳥であれば塩焼き，特に魚介類などとあわせられることが多い。

3.4 甲州とその白ワイン

日本で最も多くつくられている白ワインは，甲州（図3）を原料としたものである。日本における甲州の起源については，奈良時代に活躍した僧の行基によってもたらされたとする「行基説」と，雨宮勘解由という人物が山中で自生し

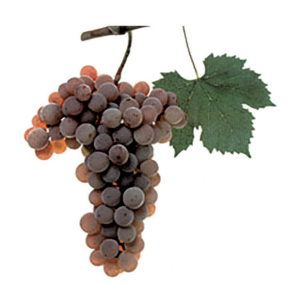

図3 甲州

ていた蔓植物として発見したとする「雨宮勘解由説」がある[15]。これら2つの説は，あくまでも伝説上のものであり信憑性は定かではないが，甲州は遅くても鎌倉時代には，現在の山梨県で栽培されていたことがわかっている。

近年になって分子遺伝学的な解析[16)17)]から，甲州は，欧州系ブドウ(Vitis vinifera)と中国の野生ブドウ(Vitis davidii)が交雑したものが，さらに欧州系ブドウと交雑した交配種(1/4が野生種)であることが明らかになっている。このことは，欧州系ブドウの原産地であるヨーロッパ地方から，シルクロードを経て，日本に伝来したことを示している。2010年には，日本固有のブドウとして初めて国際ブドウ・ワイン機構(OIV)に品種登録された。このことによって，ワインのラベルに「Koshu」と記載してEUへ輸出できるようになっている。

甲州は古くから，生食用と醸造用の兼用品種として利用されてきた。ブドウ栽培においても，生食用と醸造用には分けられることはなく，伝統的に主に棚式の仕立て方法で栽培されてきた。一方で，近年は醸造用ブドウとしての栽培方法についても検討が行われはじめ，垣根式の仕立て方法による栽培[18]などが検討されるようになってきている。

甲州は，一般的な白ブドウとは異なり，淡い赤紫色の果皮が特徴である。製成される白ワインは，繊細な香り，端麗でまろやかな味わいを特徴とする。甲州を原料とした白ワインは高品質かつ多様化が進み，柑橘系の香りを特徴としたもの[19)20)]，シュールリー法[21]などの醸造法の特徴を活かしたもの，樽を用いたもの，テロワールの特徴を訴求した製品など，バリエーションに富んでいる[22]。近年では，後述する甲州から製成されるオレンジワインも注目されている。

甲州のワインの端麗な香味は，世界的な和食ブームのなか，日本の食事とのマリアージュが注目されている。甲州のワインには鉄分が少ないことから，魚介類との食べ合わせのなかで，「生臭み」が生じにくいこと[23]が明らかになっている。

4. 赤ワイン

4.1 日本の赤ワイン用原料ブドウ

赤ワインは，果皮が濃い赤紫色をした，いわゆる「黒ブドウ」を原料として製成される。2023年現在，日本ワインのうち，赤ワインは41.2％を占める(図2)。赤ワイン原料の上位10品種は，その量の多い順にマスカット・ベーリーA，メルロー，コンコード，キャンベル・アーリー，ブラック・クィーン，カベルネ・ソーヴィニヨン，巨峰，ツヴァイゲルト，ヤマソービニオン，ピノ・ノワールである。

赤ワイン原料ブドウも，さまざまな欧州系品種が栽培されるようになっている。近年では，スパイシーな香味を特徴とするシラーが，日本の気候風土に合致して良好なワインが製成されるようになっている。

4.2 赤ワインの製法

赤ワインの一般的な製造工程は以下のとおりである。

4.2.1 選果

選果は白ワイン製造と同様に行われる。赤ワインの場合，特に未熟な香味の原因となる未熟な果粒も除かれる。

4.2.2 除梗と破砕

除梗と破砕は，白ワインと同様に行われる。なお，除梗のみで，果粒を潰さずに，次の醸し工程に移されることも多い。

4.2.3 発酵

赤ワイン製造では，除梗破砕後，ブドウの果汁と果皮，果肉を全て，発酵タンクに移して発酵が行われる。これを醸し発酵という。醸し発酵期間中に，黒ブドウの果皮から，赤色の色素やタンニンが果汁中に抽出される。醸し期間に

よって，得られる色調や味わいに違いが生じる。マロラクティック発酵は，白ワインに準じて行われる。

4.2.4　圧搾

醸し発酵後に，圧搾を行い，ワインと果皮類を分離する。この後，アルコール発酵を継続する（後発酵）こともある。

4.2.5　オリ引き・清澄・ろ過・瓶詰

オリ引きから瓶詰めまでの工程は白ワインに準じる。赤ワインは，瓶詰めした後に長期間の熟成を行うことが一般的である。

4.3　赤ワインとそのおいしさ

赤ワインは，果皮とともに発酵を行う醸し期間があるため，果皮の成分，特に赤い色素や渋み成分であるタンニンなどのポリフェノール類がワインに抽出される。したがって，濃い赤紫色を呈し，しっかりとした重厚感のある味わいが特徴となる。

メルローのワインは，濃い赤紫色を呈し，プラムやベリー系の赤い果実の香り，しっかりとしたコクがありながらやわらかい味わいを特徴とする。近年，他のヨーロッパ系品種と比べ，メルローは日本の気候・風土のなかで，良好な醸造用原料としての栽培が可能であることが実証され，高品質なワインが増えている。コンコードは強い赤紫色，アメリカ系ブドウ品種の甘くフルーティな香り，ブドウジュースを連想させるフルーティな味わいで，渋味は少なく甘口のタイプで仕上げられることも多い。日本で最も多くつくられているマスカット・ベーリーAの赤ワインについては後述する。

中口の赤ワインには，鶏肉，豚肉，白身肉の料理や赤身魚の料理，ボディ感のある重厚な赤ワインには，しっかりとしたソースを使った肉料理などとの相性がよいと説明されることが多い。

4.4　マスカット・ベーリーAとそのワイン

マスカット・ベーリーA（図4）は，アメリカ系ブドウのベーリーと欧州系のマスカット・ハンブルクの交配種であり，生食用と醸造用兼用品種である。日本ワインの醸造用ブドウの父とも呼ばれる川上善兵衛が交雑を行って得た交配種の代表的な1つである。2013年に甲州に続き，OIVに品種登録された。

濃い紫色の大きな果粒をもち，アメリカ系品種由来の甘い香りを有する。製成されるワインは，イチゴ様の香り，キャンディ香などの香りを特徴とし，従来は甘口で仕上げられることが多かった。近年では，辛口タイプのものが主流となり，ライトタイプのもの，樽貯蔵などを行った重厚感のあるものなどバリエーションに富んでいる[24]。

マスカット・ベーリーAの香味は，タレ焼きの焼き鳥や肉じゃが，山梨県のB級グルメであるトリもつ煮などの和食との相性がよいとされている。

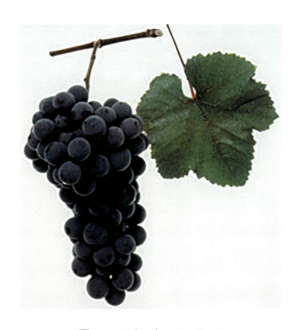

図4　マスカット・ベーリーA

5. ロゼワイン

ロゼワインは，ピンク色からややオレンジ色がかった濃いピンク色を呈するワインを指す。わが国でも多様な黒ブドウを原料として製成されている。

このロゼワインの製法は多様である。「半醸し法」は，赤ワインと同様に醸し発酵を行い，目標とする色調に達した時点で早めに圧搾をすることで造られる。「セニエ法」は血抜き法とも呼ばれ，赤ワイン製成工程で，もろみの一部を引き抜いて造られるものである。「ブレンド法」は，黒ブドウと白ブドウの果汁を混合，または，赤ワインと白ワインをブレンドして造られる。

以上の製法からもわかるように，赤ワインと白ワインの中間的なワインである。赤ワインのようにタンニンの渋味と果実風味をもち，白ワインのようにすっきりとした味わいとなる。辛口から甘口の製品までバリエーションに富んだものが製成される。

ロゼワインは，白ワインと赤ワインの中間的な香味から，さまざまな料理において相性の幅の広いことが認められる。

6. オレンジワイン

近年注目されているカテゴリーとして，オレンジワインがある。古くは，ワイン発祥の地とされているジョージアの「クヴェヴリ」という大きな甕を用いて製成される褐色を呈したワインをルーツとする。近年では，基本的には，白ブドウを原料として，赤ワインのように醸し発酵を行って製成されるものを指すのが一般的である[25)26)]。その色調は，淡いオレンジ色から，深いアンバー色までバリエーションに富んでいる。味わいは，果皮由来のポリフェノールを含み，ロゼワインのように，白ワインと赤ワインの中間的なものとなる。

前述したように，甲州はオレンジワイン原料としても注目されている。淡い赤紫色の果皮をもつことから，一般的な白ブドウよりも，製成されるワインに安定した赤色が得られることから，オレンジワイン原料として適していることが実証されている[27)]。

オレンジワインは，食中酒として幅広い食事とのペアリングが期待されている。

7. スパークリングワイン

7.1 スパークリングワインとは

スパークリングワイン（発泡性ワイン）とは，炭酸ガスを含み，発泡性を帯びたワインの総称である[28)29)]。さまざまなブドウ品種から製成され，その色調は，白，ロゼ，赤など多様である。瓶からグラスに注いだとき，優雅な泡が形成されることを特徴とする。華やかな外観から，お祝いの席などで用いられることも多い。わが国は，フランスからのシャンパーニュの国別輸出量が第3位であるなど，スパークリングワインを愛飲していることはよく知られている。

2023年現在，日本ワインのうち，スパークリングワインは3.8％を占める（図4）。

7.2 スパークリングワインの製法

一口にスパークリングワインといっても，その産地や製法は多様である（図5）[28)]。

我が国で最も多く生産されているのは，「ガス注入（封入）法」と呼ばれ，ワインに炭酸ガスを人工的に注入して製造するものである。専用の設備が必要であるが，比較的簡便に製造が可能である。

一方で，世界のワイン産地では伝統的に，一旦ワインを製成し，そのワインに2回目のアルコール発酵，すなわち「二次発酵」を導入することで製成する。この二次発酵を利用する製法にもいくつかあるが，代表的なものに，「瓶内二次発酵法」，「密閉タンク内発酵（シャルマ）法」，「連続法」などがある。

密閉タンク内発酵法とは，耐圧性の発酵タン

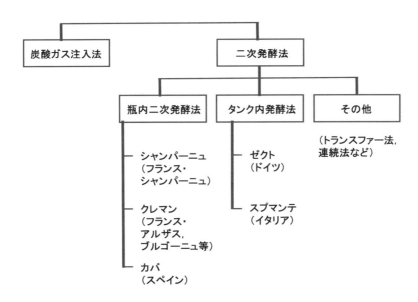

図5 世界のワイン産地のスパークリングワインの製法

クにワインを入れ，酵母菌と糖分を加えて，二次発酵を促す製法である．連続法とは，専用の設備で，二次発酵を連続的に促して製成する方法である．最も伝統的で本格的な製法である瓶内二次発酵法については後述する．

7.3 瓶内二次発酵法とそのスパークリングワイン

瓶内二次発酵法[30)-36)]とは，フランス・シャンパーニュ地方で生産されるシャンパーニュを代表とする製法である．最終的に製品となる瓶の中で，二次発酵を生起させて製成するワインである．二次発酵後の長い熟成期間の後，複雑で煩雑な工程を経て製品化される．繊細な泡立ちと重厚感のある香味を特徴とする．

7.4 スパークリングワインとそのおいしさ

スパークリングワインは炭酸ガスを含むため，料理とのバランスをとりやすく，魚料理や肉料理とも相性はよいと考えられている．炭酸ガスには，口中をリフレッシュする効果もあり，油分の多い揚げ物などとの相性も良好である．

スパークリングワインのなかでも，シャンパーニュは，熟成されたリザーブワインを原料ワインに用いることや，長い貯蔵熟成によって生まれる重厚感を特徴とし，その味わいは他のスパークリングワインと一線を画す．

8. おわりに

世界中のワイン産地の共通認識として，「よいワインはよいブドウから」がある．おいしいワインには，良質な原料ブドウが必須である．一方で，近年は地球温暖化による気候変動が，冷涼な気候に合致したブドウ栽培に及ぼす影響[37)]について強く懸念されるようになってきている．

文 献

1) 佐藤充克：ポリフェノールと健康について—ワインの話題を中心に—，日本ブドウ・ワイン学会誌，**20** (1-2), 23 (2009).
2) 高橋梯二：ワインの地理的表示とは何か，日本のワイン生産におけるその意義は，日本醸造協会誌，**114** (8), 480 (2019).
3) 齋藤浩，望月太：ワイン産地として地理的表示「山梨」が指定される，**109** (2), 89 (2014).
4) 日本ワインコンクール実行委員会：日本ワインコンクールホームページ，https://www.pref.yamanashi.jp/jwine/（2024.06.01 参照）．
5) 小宮山美弘：第10回国産ワインコンクール開催

を迎えて(1), 食品工業, **55** (15), 84 (2012).
6) 小宮山美弘:第10回国産ワインコンクール開催を迎えて(2), 食品工業, **55** (17), 84 (2012).
7) 小宮山美弘:第10回国産ワインコンクール開催を迎えて(3), 食品工業, **55** (19), 84 (2012).
8) 小宮山美弘:第10回国産ワインコンクール開催を迎えて(4), 食品工業, **55** (21), 66 (2012).
9) 恩田匠, 眞田卓也:日本ワインコンクール(Japan Wine Competition)2022報告, 日本ブドウ・ワイン学会誌, **33** (2-3), 105 (2023).
10) 恩田匠, 眞田卓也:日本ワインコンクール(Japan Wine Competition)2023報告, 日本ブドウ・ワイン学会誌, **34** (2), 109 (2023).
11) 戸塚昭:第1章テイスティングとワインの成分, ワイン醸造技術第2版(ワイン醸造技術編集委員会編), 日本醸造協会 (2023).
12) 恩田匠:国産赤ワインにおけるフェノレとその発生防止, 日本食品科学工学会誌, **62** (2), 63 (2015).
13) 国税庁:酒類製造業及び酒類卸売業の概況(令和5年アンケート), https://www.nta.go.jp/taxes/sake/shiori-gaikyo/seizo_oroshiuri/index.htm (2024.06.01参照).
14) 恩田匠:国産赤ワイン製造における市販乳酸菌スターターを用いたマロラクティック発酵試験, **110** (9), 628 (2015).
15) 山本博:山梨のワイン―日本ワインを造る人々3, ワイン王国 (2008).
16) 後藤奈美:DNA多型解析による甲州の分類学的検討, 日本醸造協会誌, **108** (3), 116 (2011).
17) 後藤奈美:「甲州」ブドウのルーツ, (独)酒類総合研究所 広報誌エヌリブ, https://www.nrib.go.jp/sake/nrib/pdf/NRIBNo27.pdf (2024.06.01参照).
18) 三澤彩菜ほか:垣根式甲州栽培による"甲州"ブドウおよびワインの品質特性, 日本ブドウ・ワイン学会誌, **24** (3), 145 (2013).
19) 小林弘憲:甲州ワインの香気成分に関する研究, 日本ブドウ・ワイン学会誌, **24** (1), 17 (2013).
20) 小林弘憲:甲州ブドウの持つ香りのポテンシャルを引き出すワイン醸造, 日本生物工学会誌, **89** (12), 728 (2011).
21) 横塚弘毅:ワイン製造(その6), 日本醸造協会誌, **95** (4), 235 (2000).
22) 恩田匠:高品質・多様化する甲州ワイン, 日本醸造協会誌, **115** (3), (2020).
23) 田村隆幸ほか:魚介料理とワインの相性に関する一考察, 日本ブドウ・ワイン学会誌, **20** (3), 106 (2009).
24) 石井もと子ほか:もっとMBA―マスカット・ベーリーAの魅力と可能性, 山梨日日新聞社 (2021).
25) Z. Bene and M. Kallay: Polyphenol contents of skin contact fermented white wines, *Acta Alimentaria*, **48**, 515 (2019).
26) P. McGovern et al.: Early Neolithic wine of Georgia in the South Caucasus, *Proceedings of the National Academy of Sciences of the United States of America*, **114** (48), E10309 (2017).
27) 小松正和ほか:山梨県産ブドウ"甲州"から醸造されたオレンジワインの成分分析および官能評価による生産特性調査, 日本ブドウ・ワイン学会誌, **34** (1), 27 (2023).
28) 恩田匠:6 発泡性ワイン, 新ワイン学, 戸塚昭, 東條一元(監修), 185-202, ガイヤブックス (2018).
29) 恩田匠:ワイン醸造法3-スパークリングワイン, 醸造の辞典, 北本勝ひこ, 大矢禎一, 後藤奈美, 五味勝也, 高木博史(編集), 朝倉書店, 318-319 (2022).
30) 恩田匠:シャンパーニュ地方におけるシャンパン製造. 山梨県葡萄酒製造マニュアル, 山梨県ワイン酒造組合(編), 山梨県ワイン酒造組合(甲府市), 60-71 (2016).
31) 恩田匠:シャンパーニュ地方におけるシャンパーニュ製造(前編), ブドウの収穫から果汁の調製まで, 日本醸造協会誌, **111**, 266 (2016).
32) 恩田匠:シャンパーニュ地方におけるシャンパーニュ製造(中編):原酒ワインの製成, 日本醸造協会誌, **111**, 712 (2016).
33) 恩田匠:アサンブラージュ;シャンパン製造における最大の秘密, 日本醸造協会誌, **109**, 168 (2014).
34) 恩田匠:シャンパーニュ地方におけるシャンパーニュ製造(後編, その1). 日本醸造協会誌, **113**, 212 (2018).
35) 恩田匠:シャンパーニュ地方におけるシャンパーニュ製造(後編, その2). 日本醸造協会誌, **113**, 296 (2018).
36) 恩田匠:ロゼシャンパーニュについて, 日本醸造協会誌, **114**, 2 (2019).
37) C. van Leeuwen et al.: Climate change impacts and adaptations of wine production, *Nature Reviews Earth & Environment*, **5**, 258 (2024).

〈恩田 匠〉

第2節
キムチ

1. キムチとは

　日本にキムチという言葉が浸透したきっかけは，1975年に発売された"キムチの素(白菜漬に混ぜるキムチ風味のたれ)"とされている。それまでは朝鮮漬けという言葉が一般的に用いられていた[1)2)]。

　キムチとは，朝鮮半島の辛い漬物で，野菜を塩漬けにし，多量のトウガラシ・塩辛・ニンニクなどを混ぜて漬けこんだものである。ハクサイのものが代表的で，一般的に，このハクサイの漬物を指すことが多いとされている[3)4)]。韓国式のキムチ(김치/KIMCHI/キムチ，などと表記される)は，野菜に塩とトウガラシ，ニンニクなどを加え発酵させたものである。一方，日本式のキムチ(KIMUCHI/キムチ，などと表記される)は，塩漬けのハクサイにキムチのタレをかけ，2，3日熟成させてから出荷されるものと，タレをかけたあとすぐに出荷されるものが流通していた[5)-7)]。

　キムチについては，2001年にCodex規格が制定されている(223-2001, KIMCHI)。Codexの規格では，キムチはハクサイを原材料とし，唐辛子粉末，ニンニク，ショウガ，ニンニク以外の食用ネギ類，ダイコンを主成分とする混合調味料で加工し，容器に詰める前または後に発酵させたもの[8)]，ハクサイを主原料としないキムチについては，別のCodex規格(260-2007, PICKLED FRUITS AND VEGETABLES)が適用されている[9)]。

　これを受けて，日本でも日本農林規格(JAS)が改正されている。日本ではハクサイキムチと，ハクサイ以外の農産物キムチとに分類され，ハクサイキムチは，ハクサイを主原料とし，赤唐辛子粉，ニンニク，ショウガ，ニンニク以外のネギ類およびダイコンなどを加えたものに漬け，器に充填する前または充填した後に発酵させたもの[10)]としている。ハクサイ以外の農産物キムチでは，ハクサイ以外の農産物を主原料とし，同様の工程で製造されたものになっている[11)]。ここで，発酵とは一晩以上，熟成したものとされている[12)]。キムチ製造工程の概略を図1にまとめた。

2. キムチの生産と消費

　現在，日本の漬物のなかで最も国内生産量の多いものはキムチである。キムチは1991年から国内で起こった焼肉ブームで，焼肉のつけあわせとして広く普及するようになったと考えられる。国内でのキムチの生産は1995年頃から増加し，1996年に100千トン，1998年に249千トンで漬物の国内生産量で最大となり，以後，国内生産量1位を続けている[1)13)-16)]。

　その後，2000年にはキムチ・ダイエットが流行し，2001年にはキムチの健康増進効果が広く言及されるようになり[17)18)]，2002年には386千トンでピークを迎え，国内での生産量も漬物全体の30％を超えるまでになった。近年では，キムチの国内生産量は，国内の漬物生産量の23％程度で，おおむね横ばいで推移している(図2)[1)13)]。

　一方，韓国からのキムチの輸入推計量は1998年から急激に上昇し，1998年に15千トン，1999年に24千トン，2004年には32.4千トンとピークを迎える(国内生産量に対し約

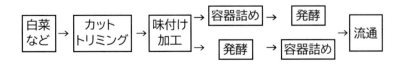

図1　キムチ製造工程の概略
日本農林規格[10)11)]から作図。ここで，発酵は一晩以上の熟成となる[12)]

第2章　発酵食品

10 %)。その後，輸入量は減少し，2017 年に 15.1 千トン（国内生産量に対し約 9 %）に底となるが，再び増加傾向にあり，2021 年の輸入量は 21.4 千トン（国内生産量に対し約 10 %）まで回復している。国内生産量に対する輸入量の割合は，2004 年以降，おおよそ 10 % 程度で推移している[13)19)-21)]。

また，日本食糧新聞には，よく購入する漬物では，50 歳以上の高齢層では，1 位は梅干しの 75.3 % で，キムチは 3 位の 53.3 % であり，49 歳以下の若年層では，キムチは 78.7 % で 1 位であったことが報告されている[22)]。このように，キムチの消費は，49 歳以下の若年層の世代が中心となっている。

3. キムチのおいしさ

日本食糧新聞の漬物特集によるキムチの売上高ランキング上位の 5 品目[24)25)]について，それぞれの味や主たる原材料を表 1 にまとめた。味においては，市販品のシェア 1 位，2 位の味付けが大きく異なっている。また，主たる原材料では，ハクサイ，ダイコン，ニラ（ニンジン），または，ハクサイのみとなるが，これについても，主たる原材料の種類が多い少ないで区別されているというものでもない。このように，キムチの味については，スタンダード的なものは無く，好みによって分かれているようである。

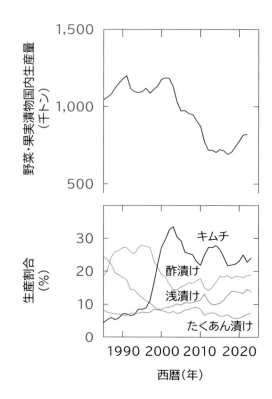

図 2　漬物の国内生産量の推移と生産量に占めるキムチの割合

農林水産省の食品産業動態調査の食品製造業生産指数（原指数）の(3)農産食料品に掲載の，区分「野菜・果実漬物」の「野菜・果実漬物計」，「酢漬類計」，「浅漬類」，「糠漬類（たくあん漬け）」，「キムチ」の数値から[13)]，漬物生産量に占める生産割合を計算した

4. 市販キムチの分類

近隣のスーパーやコンビニを数件まわり，そこで販売されているキムチを，ほぼすべて購入し容器の形態を比較した。この結果，市販キム

表 1　市販キムチの味の比較

商品	P 社 G	T 社 K	F 社 G	K 社 S	B 社 Y
辛さ	2.7	7.3	4.3	−	0.5
甘さ	9.0	5.3	6.3	−	−
主たる原材料	ハクサイ，ダイコン，ニラ	ハクサイ，ダイコン，ニンジン，ニラ	ハクサイ	ハクサイ，ダイコン，ニンジン，ニラ	ハクサイ

※辛さ，甘さは 10 段階でのスコア。数値が大きい方が辛さ，甘さが強い。
※商品は，日本食糧新聞の漬物特集から，21 年 7 月〜22 年 6 月および 22 年 7 月〜23 年 6 月の KSP-POS データによる全国の売上高ランキングの上位の 5 品目を選択した[23)24)]。甘さ，辛さについては，情報誌の「キムチ食べ比べ比較」に関連した記事に記載されていた辛さ・甘さのレベルを平均した[25)26)]。B 社 Y については，メーカーの HP の記載を換算した[27)]。主たる原材料は，それぞれの商品に記載されている原材料名から，漬け原材料よりも前に記載されていた原材料名を記載した

表 2 市販キムチの容器の比較

分　類	小分け型	四角小型	丸型・四角型	ボトル型
代表的な形態				
内容量	約 80 g	約 200 g	約 300 g	300〜400 g 密閉性が高い

※分類の名称は，筆者らが適当に命名した

チの容器は大きく分けて，内容量が約80〜100gの小分け型，約200gの四角小型，約300gの丸型・四角型，約300〜400gのボトル型の4種類に分類された(表2)。

キムチについては，1人あたりの1回の消費量が50〜80gであることから[28)29)]，小分け型は1人の食べきりサイズと考えられる。この観点から，四角小型は2〜3人分，丸形・四角型は4〜5人分となり，ボトル型は4〜5回分に分けて食べることを想定して流通されているものと考えられる。

5. 謝　辞

本執筆にあたり，情報収集などに尽力いただきました，石塚麗菜さん，杉山美穂さん，根本瞳さん，比留川夏美さん，中村優希さん，大口舞さん，大羽有梨香さんに深く感謝の意を表します。

文　献

1) 産経WEST：【関西の議論】国内産漬物1位「キムチ」が減少傾向，昨年生産量は18年前の水準に…普及促した「桃屋のキムチの素」発売から40年，背景に何が？(2017年3月23日)．
2) 桃屋：キムチの素 開発秘話，https://www.momoya.co.jp/products/detail/24/secretstory/ (2024.05.26. 参照)．
3) 和・洋・中・エスニック 世界の料理がわかる辞典，講談社 (2010)．
4) 韓国旅行「コネスト」：キムチの起源と変遷1，https://www.konest.com/contents/korean_life_detail.html?id=430 (2024.05.26.参照)．
5) 鄭大聲：キムチの調理科学，調理科学，27 (4)，302 (1994)．
6) 金子憲太郎：漬物の低温利用，日本食品低温保蔵学会誌，21 (2)，93 (1995)．
7) 全日本漬物協同組合連合会：HACCP手法を取り入れた浅漬及びキムチの製造・衛生管理マニュアル (2014年3月)．
8) CODEX ALIMENTARIUS, STANDARD FOR KIMCHI CXS 223-2001.
9) CODEX ALIMENTARIUS, STANDARD FOR PICKLED FRUITS AND VEGETABLES CXS 260-2007.
10) 日本農林規格 JAS 1752：2019, 3.33 はくさいキムチ．
11) 日本農林規格 JAS 1752：2019, 3.34 はくさい以外の農産物キムチ．
12) 農林物資規格調査会部会議事概要，平成16年12月21日，農産物漬物，農産物漬物の日本農林規格の見直し案及び農産物漬物品質表示基準の改正案について．
13) 農林水産省：食品産業動態調査の食品製造業生産指数(原指数)．
14) 農畜産業振興機構：物入りのバーゲンセールが去り消費は一段落　最近の量販店での牛肉等の販売状況，自由化レポート (1991年7月)．
15) 民団愛知本部：《特集2》名古屋焼き肉店の今昔，民団愛知60年史 (民団愛知本部)，698-704 (2008)．
16) 佐々木道雄：日本のキムチ5）キムチブームの分析〈その1〉，むくげ通信，208号 (2005年1月)．
17) 朝倉敏夫：キムチ・ナショナリズム，食文化誌ヴェスタ，74，14 (2009)．
18) 日本総合研究所：II 海外における食文化戦略調査 (6)韓国，日本食・食文化魅力発信プロジェクト調査報告書 (2014年10月)．
19) 李錦東，白武義治：キムチ貿易と韓・日両国の野菜漬物産業の構造変化，佐賀大農彙，91，63 (2006)．
20) Jang Dae Yeong，日韓のキムチ消費状況，

https://ameblojp/fact-truth/entry-10727752795.html（2018.11.02. 参照）．
21) 日本食糧新聞：漬物特集：キムチ供給量＝国産，韓国産双方で増加　22年は鈍化か（2022年6月23日 12419号）．
22) 日本食糧新聞：漬物特集：主婦300人アンケート・世代比較　若年層＝値頃感や利便性を　高齢層＝産地と安全性重視（2020年8月8日 12094号）．
23) 日本食糧新聞：漬物特集：22年7月〜23年6月全国単品売上高ランキング　KSP-POSデータ（2023年11月28日 12682号）．
24) 日本食糧新聞：漬物特集：21年7月〜22年6月全国年間売上金額ランキング KSP-POSデータ（2022年11月11日 12493号）．
25) KAIDESHO：キムチ食べくらべ【各メーカーの市販キムチを比較！おすすめ10選】，2022年10月9日，
https://kaidesho.com/4/（2024.05.26. 参照）．
26) 中山秀明：味は千差万別！　スーパーで買える定番「キムチ」8商品をプロがガチ比較，価格.comマガジン（2020年8月21日），
https://kakakumag.com/food/?id=15835（2024.05.26. 参照）．
27) 備後漬物：辛さレベルマップ－キムチ・浅漬なら備後漬物株式会社，www.bingotukemono.jp/72/342/（2024.05.26. 参照）．
28) KOREA WAVE：キムチを毎日2〜3回食べると肥満指標が下がる…韓国の研究所が証明，AFPBB News（2023年12月25日），
https://news.yahoo.co.jp/articles/8c92b69a3c9891b6153cb81c28869de9fcdee20e（2024.05.26. 参照）．
29) キムチの香寿庵：キムチ500gてどれくらい？　1回で食べる量ってどれくらい？，
http://www.koujuan.co.jp/info/ryou.html（2024.05.26. 参照）．

〈岩田　建〉

第3節
漬　物

1. 漬物の歴史

　漬物は食塩を利用することにより，野菜を長期に保存することが可能となることから，乾物などと同様に最も古い保存食品の1つである。「藻塩焼」という言葉が万葉集のなかに出てくる。この「藻塩焼（もしおやき）」の藻は海中に漂う海藻のことで，海藻を海水に浸けて干すことで塩分が濃縮される。これを海辺にさらし乾燥させてから焼くと塩と海草に含まれている灰分が残る。日本には中国や西欧のように岩塩が産出しないことから，古代の日本においては，このように藻塩から作られた灰の混ざった塩を使っていた。しかし，藻塩を使わなくても，野菜を海水に浸ければ漬物ができあがる。したがって，野菜を海水に浸けて干すことを繰り返せば，塩がなくても保存性のある塩漬の漬物ができる。鹿児島県で作られている山川漬などは，海水に漬け，干すことによって作られていた歴史がある。このことは，漬物が海水を利用して始まったことを推察させるものである。野菜を海水に漬けた場合は，塩濃度が低いので乳酸菌や酵母などが増殖し，酸味やエステルが作られるので風味が出て発酵漬物になる。したがって，製造の容易さを考えると漬物は発酵漬物から始まったものと考えられる[1]。

　1988年，奈良市内のデパート建設予定地から長屋王（664〜729年）邸宅跡が発見され，10万点にのぼる木簡が掘り出された。木簡には，さまざまな料理の材料名が書かれていたことから，当時の食生活を知るうえで大変貴重な資料となっている。それらの木簡のなかで，「加須津毛」（粕漬），「醤津毛瓜」（醤漬）などの名が記載されているものが残っている。したがって，漬物に関して記録されたものでは日本最古のものである[1]。

　平安時代に入ると漬物も多彩になる。『延喜

式』は平安初期の頃の宮中の儀式や年中行事を知るうえで大変貴重な資料となっており，このなかで儀式の宴などに用いられた多くの漬物の名前が記されている。塩漬は，春の野菜原料として，蕨，なずな，芹，瓜，蒜房（ニンニク球），蒜英（ニンニク茎），韮揖（ニラ）などが記録されており，秋の野菜原料として，瓜，冬瓜，大豆，茄子，茗荷などの記録がある。醤漬は，現在のみそ漬，しょう油漬にあたり，瓜，冬瓜，茄子などの野菜，山菜のほか，鯛，鮎，鮑などの水産物も漬けられていた。糟漬は，粕汁に瓜，冬瓜，茄子などを漬けている。葅（にらき）は，楡（ニレ）の樹皮の粉末に漬けた漬物といわれている。平安時代の辞書によると葅は酢菜とあることから，現在のすぐき漬のような低塩漬の乳酸発酵漬物と思われる。須須保利（すすほり）は，ダイズなどの穀類を臼でひき，粉末にして塩とともに野菜類を漬けたもので，現在にはない漬物だが，ぬかみそ漬の前身のようなものと考えられている。搗（つき）も現存しない漬物で蒜搗，韮搗，多々羅比売花搗などがあり，ニンニクやニラに塩を加えてよくすりつぶし，かめなどに漬け込んだ塩辛のようなものと思われる。搗は万葉集にもその名が登場する。荏裹（えつづみ）は，荏胡麻（エゴマ）の葉でウリやナスなどを包み，みそ漬にしたものである。これらの『延喜式』に出てくる漬物は，中国の古書『斉民要術』にもすべて見られることから中国と日本の漬物の関係が窺い知れる[1]。

戦国時代が終わり，江戸時代に入ると漬物の種類も多くなり，現在のものとほぼ同じようなものが作られるようになる。江戸，京都のような大都市では，商業としての漬物屋が出現するようになる。寺社の縁日には，漬物や浅漬などが売られるようになり，江戸では，べったら漬，関西では，奈良漬，すぐき漬なども並べられるようになる。江戸時代に出版された『四季漬物塩嘉言』には，数多くの漬物の製法が書かれており，漬物が庶民の間で作られるようになったことがわかる[2]。また，多くの特産漬物が各地で出現したのも江戸時代で，街道筋の茶屋でのお土産になったものと思われる。東海道では小田原のしそ巻梅干しや府中（静岡市）のわさび漬が道中の土産品であった。江戸時代の末頃には，梅干しの生産量が増大し，関西では紀州，関東では小田原が梅干しの特産地となった。漬物の種類としても，たくあん漬をはじめとして，印籠漬，渦巻漬，一夜漬，鼈甲漬，一口茄子，信州の野沢菜，愛知の守口大根，飛騨の赤カブ，島根の津田カブ，愛媛の緋カブラ，長崎の唐人菜，鹿児島の桜島大根などが各地で特産漬物として知られるようになった。たくあん漬も江戸時代にできた漬物の1つである。たくあん漬の由来は諸説があるが，一般的には，東海寺開山の沢庵禅師によるものとされ，禅師の墓石が丸い石で，たくあんの重石に似ているという説と「貯え漬」からたくあんになったという説がある。

明治以降においても漬物は重要な副食で，各家庭でぬかみそ漬が作られ，夏は梅干し作り，秋は冬に備えてたくあん漬や白菜漬の漬け込みが行われた。明治初期の頃から東京などの都市近郊の農家では，たくあん漬や奈良漬が農業の重要な副業になり，これらの副業が，大正，昭和にかけて漬物製造業へと発展していくことになる。戦後は，スーパーマーケットなどの量販店の発展やトラック輸送などによる食品流通の充実，あるいは，プラスチック包装や加熱殺菌技術など，食品保存技術の進歩などが漬物製造の工業化に拍車をかけた。その結果，家庭漬けが少なくなり，漬物工場で生産される小袋詰めが多く売られるようになり，家内工業的な漬物製造から大規模生産工場へと製造環境の変化が進んだ。

漬物は野菜の保存法の1つとして発展してきたが，近年，年間を通して生産が行われるようになり，本来の保存性を重視したものから，風味や野菜の新鮮さ，野菜のもつ健康機能性が重視されるようになっている。したがって，家庭漬けといわれていた浅漬なども工場生産される

ようになり，現在では，漬物の主流になっている。近年においては，とくに健康に重点がおかれ，低塩化された漬物やキムチのように機能成分を多く含む原材料を使用したものや乳酸菌が関与する発酵漬物に関心が持たれる傾向がみられるようになっている。

2. 漬物の種類

わが国には四季があり，一年を通してさまざまな野菜が栽培されている。北海道から沖縄までその地方の気候風土に合った野菜と漬け方により多種多様な漬物が生まれた（図1）。漬物は，野菜，きのこ，海藻等を主原料として，塩，しょう油，みそ，かす（酒かす，みりんかす），麹，酢，ぬか（米ぬか，ふすま等），からし，もろみ，その他の材料に漬け込んだもので，主に漬床や漬液の違いによって表1に示すように10種類に分類される。長期保存が可能なものには，刻み漬（福神漬など）のように包装後，加熱殺菌したものや酢漬や粕漬のように漬液や漬床のpHを下げたり，エタノールなどを加えることにより，保存効果を高めたものがある。また，長期保存は困難であるが，比較的保存性が高いものとしては，すぐき漬やしば漬のように乳酸発酵によるpHの低下によって保存性を高めている発酵漬物がある。

2.1 塩漬

野菜を塩を主とした材料で漬け込んだもので，浅漬タイプの野沢菜漬，高菜漬，広島菜漬や梅干し，白菜漬などがある。

野沢菜漬はわが国における三大菜漬（野沢菜漬，広島菜漬，高菜漬）のうちの1つで，漬物のなかでも消費者によく知られた人気の高い漬物である。長野では9月以降に種子がまかれ，11月になると1m近くまで成長する。初霜に

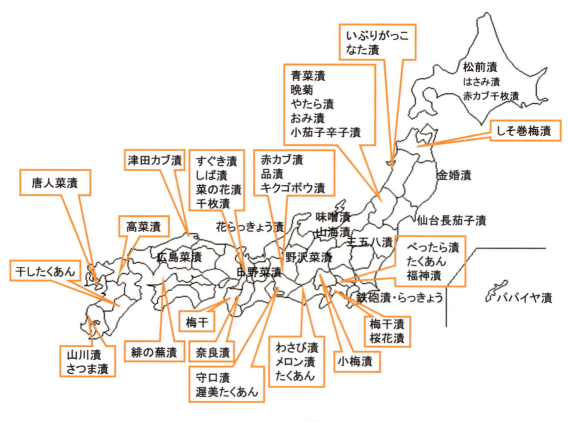

図1　わが国の伝統漬物

表1　日本の漬物の分類

漬物の種類	漬け込み方法	主な漬物
塩漬	塩を主とした材料で漬け込んだもの	白菜漬，野沢菜漬など
しょう油漬	しょう油を主とした材料で漬け込んだもの	福神漬，山菜漬など
みそ漬	みそを主とした材料で漬け込んだもの	山菜味噌漬など
粕漬	粕を主とした材料で漬け込んだもの	奈良漬，わさび漬
麹漬	麹を主とした材料で漬け込んだもの	べったら漬
酢漬	食酢，リンゴ酢を主とした材料に漬け込んだもの	らっきょう漬，千枚漬
ぬか漬	ぬかと塩を主とした材料で漬け込んだもの	たくあん漬，白菜ぬか漬
からし漬	からし粉を主とした材料で漬け込んだもの	茄子からし漬など
もろみ漬	しょうゆまたは，もろみを主とした材料に漬け込んだもの	小茄子もろみ漬，きゅうりもろみ漬など
その他	発酵を利用したものなど	すんき漬，すぐき漬など

あって葉が柔らかくなり，葉の端の部分がやや紫色になった頃に収穫される。今日では明るい緑色の野沢菜漬に人気があることから，市場に出回っている野沢菜漬の多くは，浅漬タイプのものである。11～2月頃の冬期には長野県産のノザワナを用い，3～5月の春，9～10月の秋期は茨城，徳島，三重県などの平野部で栽培されたもの，6～8月の夏期には八ヶ岳の高原で栽培されたものを利用して，一年中新鮮な野沢菜漬（浅漬）が食べられるようになった。本来の野沢菜漬は11～12月頃の冬期に漬け込まれ，一冬を通して乳酸発酵により作られ，発酵が進むにつれ綺麗なべっこう色となる。

高菜漬には浅漬タイプの新高菜と発酵・熟成を経たタイプの古高菜がある。高菜漬の原料野菜である高菜は9月下旬～10月上旬にまきつけ，4月上旬頃，雨の降らない天気のよい日に収穫する。高菜は根元から切り取り，一日干しを行う。

新高菜は，天日で乾燥させたタカナを塩水に1～2晩漬けた後，容器に詰め，トウガラシを少し入れて出荷する。新鮮な味覚と明るい緑色を楽しむ浅漬に類する。一部は，－30℃で急速冷凍され，一年を通して市場に出回る。

古高菜は，食塩にウコン粉を混ぜた「ウコン塩」を使うのが一般的で，漬け上がった高菜漬は，べっこう色を呈し，乳酸発酵による醸成された味と香りがついている。古漬の高菜漬はそのまま食べてもよいが，調味素材としても適していることから，細かく切って油炒めにして食べてもおいしい。

ヒロシマナは広島市の郊外を中心に栽培されている。一説には江戸時代の慶長末期に安芸城主，福島正則が種を京都から持ち帰り，高菜系の在来種と交配を繰り返すうちに現在のヒロシマナになったものと伝えられている。佐東町は太田川の下流にあり，川で運ばれてきた肥沃な堆積物が広島菜に適し，栽培が盛んに行われている。

白菜浅漬は浅漬を代表する漬物で，家庭でも気軽に製造されており，市販の漬物のなかでも，最も人気のあるものの1つである。白菜浅漬は，ハクサイを2％前後の低塩度で漬けた漬物で，ハクサイが有する本来の風味が生かされている。浅漬は江戸時代の漬物書『四季漬物塩嘉言』などにも記載されていることから，江戸時代から家庭漬の1つとされていたことがわかる。

近年，低温流通技術や保存技術の発達により，元来家庭で漬けられていた白菜浅漬も工場生産されるようになり，生鮮志向の時代背景のなかで，消費量が増大した。

梅干は，『斉民要術』のなかで「白梅」として記載されており，今日の梅干のルーツといえるものである。日本では，村上天皇（在位946～967年）が梅干と昆布入りの茶（皇服茶）で疫病を鎮めたという記録があり，日本人と梅干の関係は古くから続いている。近年に至り，塩分が高い梅干が敬遠されるようになり，塩抜きして低塩化した調味梅干が多く流通するようになっている。

2.2 しょう油漬

しょう油漬は，野菜を前処理した後，しょう油を主とした材料に漬け込んだもので，福神漬が代表的なものである。

福神漬は，ダイコン，ナス，キュウリ，シロウリ，ナタマメ，レンコン，シソ，ショウガなどを原料とした刻みしょう油漬の一種で，5種類以上の野菜原料を使用することから，七福神にちなんで福神漬とした。東京産の漬物で，各野菜の塩蔵品を脱塩，圧搾により減少させ，しょう油をベースにした調味液に漬け込んだものである。形状が復元すると製品となる。塩蔵した原料をそれぞれ成形した後，流水で脱塩し，圧搾によって余分な水を除去してから調味液に浸漬する。

2.3 粕　漬

野菜を前処理した後，粕を主とした材料に漬け込んだものをいい，奈良漬，山海漬，わさび漬，しょうが粕漬などがある。『斉民要術』には酒粕3斗，塩3升を使った「シロウリの粕漬」の作り方が載っている。長屋王邸跡出土木簡711～716年頃）にも「加須津毛」（粕漬）の名が残っており，古くから行われていた加工法である。

奈良漬は，本来，シロウリの粕漬のことをいうが，現在では，キュウリ，スイカなど野菜の粕漬を総称して奈良漬とよぶことが多い。奈良漬は熟成した酒粕に野菜を漬け込んで作るが，酒粕は酒造りの際に得られる圧搾粕を焼酎またはアルコールでよく練り込んで熟成させたものを用いる。酒粕は熟成により，デンプンが糖分に変化し，甘味が増すと同時に風味が醸成される。熟成された粕床に何度も漬け換えることによって，独特の深みをもつ奈良漬ができる。奈良漬の材料には，シロウリ，ダイコン，守口大根，キュウリのほか，スイカ，メロン，パパイアの未熟果なども使用される。

2.4 わさび漬

ワサビの太い部分はすりおろし用に使われるが，これを細刻したものと塩漬した葉柄の細刻物がわさび漬の原料となる。よく混ぜ調味した酒粕に漬け込んだものがわさび漬である。ツンとするワサビ特有の風味は，ワサビ成分であるシニグリンが，酵素のミロシナーゼによって加水分解され，アリルイソチオシアネートを生成するためである。わさび漬に用いる粕は，白い方が好まれるので古粕と新粕を併用することもある。

2.5 麹　漬

麹を主とした材料に漬け込んだものを麹漬といい，べったら漬や三五八漬が知られている。べったら漬は，ダイコンの表皮をむいた後，食塩濃度約5％で2日間塩漬した後，中漬にする。中漬は食塩と甘味料を用いて2～3日間ほど行われる。中漬に用いる食塩は1～2％，砂糖は約10％である。中漬を終えたら本漬を行う。本漬は麹，食塩などを混合した麹床に漬け込む。10日間ほど漬け込むと甘味が十分に浸透するので製品が完成する。

2.6 酢　漬

野菜をそのままあるいは前処理した後，食酢，梅酢や有機酸を主とした材料に漬け込んだものでpHが4.0以下のものをいい，らっきょう漬，千枚漬，はりはり漬，しょうが漬などがある。

らっきょう漬は，塩蔵ラッキョウを成形した

後，脱塩を行い，甘酢液に漬け込んで作られる。小粒ラッキョウの代表は福井県三里浜で生産されている花ラッキョウで，高級品である。大粒ラッキョウは，秋に植えて翌年の夏に収穫するが，小粒ラッキョウは，一年越しで数多く分級した小粒のものを収穫して作られる。小袋詰包装する場合は，70℃前後で15分程度殺菌を行い，酵母による発酵を防止する。

千枚漬は，カブを薄切りしたものを酢漬けにした京都特産の漬物である。原料の聖護院かぶは直径が20 cmほどの大きなカブで，京都郊外の等持院から滋賀県の尾花川辺りで栽培されている。晩秋の頃収穫され，外皮を剥いてから，専用の大きなかんなで薄く切る。千枚という言葉は，薄く数多く切ることを意味している。薄く切られたカブを薄塩で下漬した後，昆布を間に挟んで甘酢を入れて本漬を行う。上品な柔らかい舌触りに人気がある。なお，本来の千枚漬けは，乳酸発酵によって作られたものであるが，現在は酢漬が主流である。

2.7 ぬか漬

野菜を前処理した後，ぬかを主とした材料に漬け込んだものをいい，代表的なものがたくあん漬である。たくあん漬の名称は，沢庵和尚が始めたからという説，沢庵和尚の墓石が漬物石に似ているからという説，ダイコンの貯え漬からきているという説などがあるが，一般的には，沢庵和尚が始めたからという説が有力である。たくあん漬は江戸の中頃から多く出始めた米ぬかの利用から始まったと考えられており，家庭で漬けられるのが一般的であった。たくあん漬は，本漬たくあん，早漬たくあん，一丁漬たくあんに分類される。本漬たくあんは，古くから漬けられているたくあんの製造法で，冬場へ向けて秋大根を漬ける保存食である。本漬たくあんには「干したくあん」と「塩押したくあん」がある。

干したくあんに使う干し大根は，ぬか，食塩，甘味料，色素などを混合して作ったぬか床に漬け込む。漬込みは，樽の底にぬか床を撒き，その上にダイコンを隙間なく並べ，その上にさらにぬか床を撒く。これを交互に繰り返して漬け込む。ぬか床は上に行くほど多めに使用する。漬け込んだ後は，押し枕をおいた上に重石を載せる。その後，必要に応じ，樽からダイコンを取り出して製品として利用する。小袋包装用のものの場合は，袋に入れて殺菌する。

塩押したくあんは，ダイコンを干さずに生のまま直接塩漬することにより柔軟にするもので，主に関東地方で行われている。最初に，水洗したダイコンを約8％の食塩で塩漬にする。漬込みタンクでダイコンと食塩を交互に繰り返して漬け込みを行う。最後に押し蓋をし，重石を載せる。1～3日後には，水が揚がってくるので中漬を行う。中漬は，下漬を終えたダイコンを取り出し，余分な水を切ってから1～2％の食塩で，下漬と同様に隙間のないように樽のなかに漬け込み，表面には押し蓋と重石をする。中漬を7～10日間行った後，本漬にする。本漬は，中漬を終えたダイコンを取り出して，ぬか床に漬けることによって行う。ぬか床は米ぬかに食塩，甘味料を加えたものを用いる。本漬を終えたダイコンは樽詰めにして販売されるが，現在は樽詰めではなく袋詰めがほとんどで殺菌後，製品となる。

2.8 からし漬

からし粉を主とした材料に漬け込んだ漬物で，小茄子からし漬やきゅうりからし漬，ふきからし漬などが良く知られている。小茄子からし漬は，ツンとする辛子の香りで，一口で食べることができる丁度良い大きさと，鮮やかな黄色が特徴である。原料に用いられるナスは山形の窪田茄子，民田茄子で，小粒で丸い形をしたかわいいナスである。下漬は，原料の小ナスを日陰で2～3日間ほど陰干しし，それを酒粕，砂糖，食塩を良く練り込んだ粕床に2週間ほど漬け込む。本漬は，練り辛子，醤油，水飴を用いて作った調味床に，下漬を終えた小ナスを

2～3日間漬け込む。

2.9 もろみ漬

もろみ漬は，もろみあるいはもろみに砂糖類，しょう油などを加えたものに漬けた漬物で，キュウリ，小ナス，ダイコンなどの野菜原料が主に漬けられる。野菜原料の他には，シイタケなどのきのこ類やコンニャクなどを利用したものも見られる。鉄砲漬は，千葉県成田市近辺で作られている漬物で，シロウリのワタを取り除いたところに，シソの葉で包んだトウガラシを詰め，もろみ漬にしたものである。トウガラシの辛味が全体に広がり独特の風味を醸し出している。シロウリは鉄砲の筒に相当し，トウガラシは弾丸のように見えることから，この名がついた。成田のお土産としては，栗ようかんが良く知られているが，鉄砲漬も土産として名高い。成田山までの沿道には，樽で漬けられた鉄砲漬が数多く並べられている。

2.10 発酵漬物

乳酸発酵によって製造される漬物で，主なものにすぐき漬やしば漬などがあり，海外では，キムチ，泡菜(パオツァイ)，ザワークラウトなどがよく知られている。

3. 発酵漬物
3.1 発酵漬物の微生物の消長

発酵漬物の製造過程における微生物の消長は，図2で示すような形で推移するのが一般的であるが，原料野菜の種類，発酵温度，食塩濃度，重石，密閉度などによって影響を受ける。発酵初期には原料野菜に付着している多種類の細菌が増殖してくる。これらのうち，グラム陰性菌では，*Pseudomonas*, *Flavobacterium*, *Enterobacter*, *Klebsiella* 属菌などが出現する。グラム陽性菌では，*Micrococcus*, *Bacillus* 属菌が増殖する場合が多い。その他に *Corynebacterium*, *Citrobacter*, *Erwinia* 属菌などの細菌の増殖がみられることもある。発酵漬物では *Micrococcus* や *Bacillus* 属菌の増殖は概して遅い傾向がみられるので，発酵初期の細菌の主体をなしているのはグラム陰性菌である。通常，それらの細菌の増殖と相まって乳酸菌の増殖が始まる。発酵初期に出現してくる乳酸菌の大部分は乳酸球菌で，それらにより乳酸や酢酸が生成され，pHが低下すると酸に弱い多くの細菌は減少，死滅するようになる。このような乳酸菌の生育は，亜硝酸を生成する *Pseudomonas* 属菌や大腸菌群を死滅させるだけでな

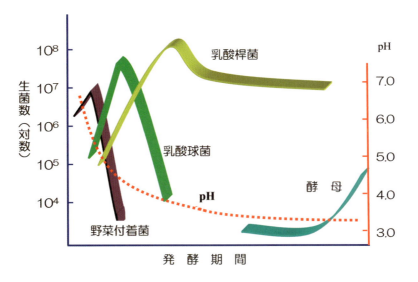

図2 発酵漬物における微生物叢の変化（模式図）

表2 発酵漬物の主要な乳酸菌

菌　種	形　状	生育温度℃	生育pH	発酵形式
Leuconostoc mesenteroides	球状	5～40	5.4～6.8	Hetero 型
Enterococcus faecalis	球状	10～45	4.5～9.6	Homo 型
Enterococcus faecium	球状	10～45	4.5～9.6	Homo 型
Lactiplantibacillus plantarum	桿状	10～45	3.5～8.2	Homo 型
Levilactobacillus brevis	桿状	15～45	3.7～8.2	Hetero 型
Pediococcus acidilactici	球状	5～50	4.0～8.2	Homo 型
Pediocuccus pentosaceus	球状	5～45	4.5～8.2	Homo 型

Leuconostoc paramesenteroides, Streptococcus cremoris, Lacticaseibacillus casei Lentilactobacillus buchneri, Limosilactobacillus fermentum, Latilactobacillus sakei, Latilactobacillus curvatus, Weisella confusa など
Homo 型発酵：ブドウ糖から主に乳酸を生成
Hetero 型発酵：ブドウ糖から乳酸，酢酸，エタノール，二酸化炭素などを生成
（偏性 Homo 発酵型，通性 Hetero 発酵型，偏性 Hetero 発酵型に分類することもある）

く，亜硝酸そのものを減少させるのに役立っている。発酵中期から後期になると乳酸球菌による乳酸の生成は引き続き行われるが，同時に *Lactiplantibacillus plantarum* を主体とする乳酸桿菌が急速に増殖し始め，さらに乳酸が生成されるようになる。その結果，酸濃度が 0.7～1.0％程度まで生成すると *Leuc.mesenteroides* は耐酸性が比較的弱いことから徐々に死滅するようになり，発酵後期には *L.plantarum* 以外に Hetero 乳酸発酵を行う *Levilactobacillus brevis* などが増殖することが多い。

3.2 発酵漬物に関与する乳酸菌

発酵漬物は主に乳酸菌の発酵作用によって製造される漬物であるが，発酵過程で出現する主な乳酸菌の種類と特性を表2に示した。形状から乳酸球菌と乳酸桿菌に分けられ，乳酸球菌には *Leuconostoc* 属，*Enterococcus* 属，*Pediococcus* 属，*Tetragenococcus* 属菌があり，乳酸桿菌には *Lactobacillus* 属，*Lactiplantibacillus* 属，*Levilactobacillus* 属，*Latilactobacillus* 属，*Lacticaseibacillus* 属，*Lentilactobacillus* 属，*Limosilactobacillus* 属，*Weisella* 属菌などがある。乳酸球菌の代表的なものの1つである *Leuc. mesenteroides* は比較的低温を好み，生育に適した温度は 21～25℃ にある。食塩や酸に対する抵抗性が比較的弱く，食塩濃度が 3％ 以上になると増殖が抑制される傾向にある。また，pH が低下してくると生育が抑制される。*Leuc.mesenteroides* はいわゆる Hetero 型乳酸発酵を行うことから乳酸以外に酢酸，エタノール，炭酸ガス，エステル，マンニットなどを生成する。これらの生成物は発酵漬物に対し，微妙な香味を付与するものと考えられている。なお，マンニットは発酵漬物に軽い苦味を付与する。*E.faecalis* や *E.faecium* は幅広い温度で生育できるが，最適生育温度は 35℃ 前後である。また，それらは *Leuc.mesenteroides* に次いで食塩に対する抵抗性が低く，食塩濃度が 10％ 程度に達すると生育が困難になる。なお，*E. faecalis* および *E.faecium* は Homo 型の乳酸発酵を行うので乳酸のみを産生する。*Pediococcus* 属の主なものは *P.pentosaceus* や *P.acidilactici* である。*Pediococcus* 属菌は比較的食塩に対して抵抗性がある。したがって，10％ 程度の食塩濃度であれば生育可能な場合が多い。一方，*Tetragenococcus halophilus* は 20％ 程度の食塩存在下においても生育する乳酸菌でしょう油の製造環境においても分離される菌である。酸に対する抵抗性を見ると *P.pentosaceus* や *P.acidilactici* は pH 4.0 前後で生育するが，*T.halophilus* は pH 5.0 以下では生育はやや困難となる場合が多い。乳酸桿菌としては，*L.plantarum* や *L.brevis* が発酵漬物で

出現することが多く，その他には，*L.sakei*, *L.casei*, *L.curvatus* *L. buchneri*, *L. fermentum* などが分離されている。なかでも *L.plantarum* は発酵漬物中で最も重要な乳酸菌である。*L.plantarum* は Homo 型の乳酸発酵を行い，乳酸を多量に生成する。いずれも乳酸球菌よりも低い pH で生育が可能なことから，発酵漬物の製造においては，中・後期に出現し，優勢となるのが一般的である。なお，*L.brevis* は *L.plantarum* より後期に出現する傾向がみられる。

4. 主な発酵漬物

発酵漬物には，わが国ではすぐき漬，しば漬などが知られており，海外では，ザワークラウト，泡菜，キムチなどを挙げることができる。キムチに関しては，5編2章2節「キムチ」で詳述されているので参考にされたい。

4.1 すぐき漬

京都上賀茂で作られている漬物で，歴史は古く，平安時代にはすでに作られていたと思われる。スグキナの皮をむいて（面取り），樽で荒漬，追漬（塩漬）をするが，その際，天秤を用いた独特の方法で重石をかける。これは，小さな重石で強く重力をかける工夫で，晩秋の上賀茂の風物詩となっている。塩漬を終えた樽は，一坪ほどの発酵室（ムロ）とよばれる小屋に入れて，1週間ほど室漬（発酵）を行う。ムロは電熱器などで40℃ほどに加温されているので，乳酸発酵が盛んに進行し，酸味の強い発酵漬物ができる。このように加温により発酵漬物を製造しているのは，世界でもすぐき漬が唯一だと思われる。

4.2 しば漬

京都洛北，大原の里で作られている発酵漬物で，平家一門が滅亡したとき，建礼門院は大原の寂光院に隠遁された。それを慰めるために村の人々が野菜を持ち込んで漬け込んだものがしば漬（紫葉漬）といわれている。しば漬は，ナスと縮緬ジソが使われる。ナスとシソの葉を薄く切った後，大きな樽のなかに薄塩で漬け込み，夏場の気温を利用した乳酸発酵により製造される。乳酸発酵による酸味とアントシアン系色素の赤，シソの香りがうまく適合した漬物である。ナスのほかに，キュウリ，ミョウガを使う場合もある。現在は，発酵法よりも調味漬による方法で大量生産されるものが多くなった。これらは，調味しば漬と呼ばれている。

4.3 菜の花漬

菜の花漬は主に開花する前のつぼみの状態で漬けた浅漬タイプのものと京都の修学院離宮や大津の上田上にはつぼみではなく，七分咲き位の菜の花を乳酸発酵させた漬物がある。修学院離宮で作られている菜の花漬は，さらしの袋にぬかを入れたぬか袋を塩漬けした菜の花の間と上に載せ，重石をして約3週間発酵させると完成する。また，滋賀県大津市上田上では，半年以上発酵，熟成させた「黄金漬」とよばれる乳酸発酵の菜の花漬がある。上田上の場合は，5cm程の厚さのある「ぬか座布団」を塩漬けした菜の花の上に置き，それに重石を載せて外気と遮断し，乳酸発酵を行う。菜の花の色も鮮やかな独特の深みのある発酵風味が付与された漬物である。

4.4 すんき

すんきは，長野県木曽御嶽山の周辺の王滝村，三岳村，開田高原で作られている発酵漬物である。すんきの特徴は，食塩をまったく使わないで作られることで，このような無塩漬物は，すんきのほかには新潟県の「いぜこみ菜」あるいは「ゆでこみ菜」と呼ばれるものや福井県の「すなな漬」が知られているが[12]，生産量は極めて少ない。海外では白菜を用いる中国の「酸菜（スワンツァイ）」やカラシナ系の野菜を利用するネパールの「グンドルック」などが知られている。

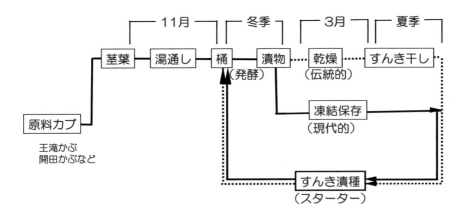

図3 すんき（漬）の製造方法

すんきの製造方法の概略を図3に示した。漬け込みの際に原料となるカブの葉を湯通しする。カブの葉は，そのままの形で湯通しする場合と刻んだものを湯通しする場合があるが，いずれも大鍋で沸かした湯に1〜2分通してざるなどに移し変え，軽く湯切りをしてからまだ温かいうちに樽に詰めていく。詰める際は，湯通ししたカブの葉を一層詰めた後，その上に「すんき干し」を載せていく。このすんき干しとよばれるものは，前年に製造したすんきを冬の間，外気に晒して天日乾燥させたもので，いわばすんきを凍結乾燥させた状態になっている。すんき干しを加える方法には，乾燥したままの場合と一旦水に戻したものを使う場合がある。近年，すんきを冷凍しておき，それをすんき干しの代わりに利用するのが一般的となっている。刻んだカブの葉を漬け込む場合は，解凍したすんき種やすんき干しを混ぜ込みながら漬けるのが一般的である。湯通ししたカブの葉とすんき干しを隙間なく詰めた後は，漬け込み量の2倍ほどの重石をして空気を遮断し，1〜2週間ほど発酵させると製品が完成する。すんきはそのまま食べることもあるが，すんきそばや味噌汁など料理に使われることの方が多い。

4.5 高菜漬

高菜漬には新高菜と古高菜がある。新高菜は3％程度の食塩で漬けられ，新鮮な味覚と明るい緑色を楽しむ漬物であり，浅漬に類するものである。高菜漬の原料野菜となるタカナはアブラナ科のカラシナに属する野菜で古く中国から渡ってきた野菜である。九州北部には三池高菜，山汐菜，かつお菜がある。それぞれ，多少の違いはあるが，辛味を有している。三池高菜はカラシナの中では最も大型で1株2kg以上になる。タカナは9月下旬〜10月上旬にまきつけ，12月上旬頃，定植し，4月上旬苔（とう）が少し伸び始めた頃，雨の降らない天気の良い日に収穫する。浅漬タイプの新高菜は，タカナを根元から切り取り，一日干しを行う。天日で乾燥させたタカナを塩水に1〜2晩漬けると水が上がってくるのでこれを取り出し，容器に詰め，トウガラシを少し入れて出荷する。塩濃度は3〜5％程度のものである。なお，東北の山形には青菜（せいさい）あるいは蔵王菜と呼ばれるタカナ系の野菜があり，九州の高菜漬と同じように漬けられている。

本来の高菜漬である古高菜は，乳酸発酵により製造される。古高菜は本漬けでは6〜10％のうこん塩（塩にうこん粉を混合したもの）を用いる。浅漬は新鮮な緑色をしているが，古漬の方はべっこう色になったもので乳酸発酵により醸成された味と香りがついている。古漬の高菜漬はそのまま食べても良いが，細かく切ってこれを油炒めにして食べてもおいしい。高菜漬は九州北部が本場であるが，タカナに近いカラシ

ナ類の野菜を漬け込み，乳酸発酵により作られている漬物は東南アジアに数多くある。中国からわが国にもたらされ，発酵漬物となったものが高菜漬であれば，南方のタイに渡り発酵漬物になったものが，高菜漬と非常に良く似たパカドンという漬物である。このパカドンは，高菜漬と同じように調理素材として使われている。たとえば，タイではシチューにパカドンが使われていたりする。発酵漬物に共通していることだが，調理素材として使われている漬物の多くが発酵漬物であることが多い。パカドンもそうであるが，ザワークラウト，ザーサイなどは料理によく使われている。

4.6 泡菜（パオツァイ）

　泡菜は，中国，四川省で多く漬けられている発酵漬物であるが，手軽に漬けることができることから広い地域で漬けられるようになった。泡菜専用の壺を使って漬けられる（図4）。泡菜壺は蓋を被せるところが溝になっており，その溝には水が満たされているので，蓋を被せたときに壺の内部は密閉状態になる仕組みである。発酵によって壺のなかは炭酸ガスで充満し，余分な空気は水を通して外部に出ていく。しかし，外部の空気は壺のなかに入り込まないので，内部は嫌気状態になり，腐敗菌やカビの発生を防止することができる。一方，嫌気状態を好む乳酸菌は活発に増殖するようになる。漬汁にはさまざまな香辛料が入っており，これに野菜を漬けることにより泡菜ができる。漬け込む野菜と香辛料の組み合わせによって100種類以上の泡菜があるといわれている。手入れをしながら漬汁を何度も使っていくところは，日本のぬか床と似ている。泡菜はそのままでも食べられるが，調理素材として多く利用されている。

4.7 ザワークラウト

　ザワークラウトは「酸っぱいキャベツ」を意味する言葉で，13世紀半ば頃には，ドイツで作られていた記録が残っている。現在は主に欧

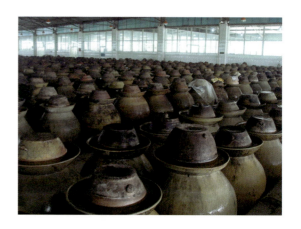

図4　泡菜を作る壺（中国・四川省）

米で製造されているが，日本でも一部で製造されている。結球の固いキャベツを一週間ほど天日にさらしてしんなりさせてから余分な芯や外葉を除去し，水洗いした後，2mm程度の細切りにする。刻んだキャベツに食塩をまぶしながら，漬け込みタンクに入れ，押し蓋と重石をして，20℃前後で乳酸発酵させてつくる。通常，製品は缶詰めやびん詰にして加熱殺菌されたものが販売されている。ザワークラウトはそのまま食べてもよいが，温めてソーセージと一緒に食べたり，シチューに入れるなど，調理素材として使用される場合が多い。

文　献
1）　宮尾茂雄：漬物の歴史　漬物入門，日本食糧新聞社（2000）.
2）　宮尾茂雄：漬物塩嘉言と小田原屋主人，*New Food Industry*, **57**（1），77（2015）.

〈宮尾　茂雄〉

第4節
発酵豆腐

1. 世界の大豆発酵食品・発酵豆腐の種類と分布

ダイズを主原料として用いた発酵食品は世界に数多く見られ日本では味噌，しょう油，納豆や豆腐を発酵させた豆腐ようがある。一方，日本の味噌やしょう油などの発酵食品と似ている発酵食品が中国や東南アジアにおいても存在しており，たとえば日本の味噌に似ている発酵食品として，中国は醤(チャン)，韓国は没醤(テンジャン)，タイではタオチャオなどがある。

また，しょう油に似ている発酵食品として，中国では醤油(チャンユウ)，韓国では干醤(カンジャン)，台湾では蔭油(インユゥ)，マレーシアではキチャップ，インドネシアではタオユーなどがあり，納豆に似ている発酵食品として，タイではトゥア・ナオ(タイ納豆)，インドネシアではダイズの搾油粕を発酵させたオンチョム，ダイズをテンペ菌で発酵させたテンペが挙げられる[1]（図1）。

日本では豆腐の発酵食品として「豆腐よう」が存在するが，「豆腐よう」とは沖縄特有の発酵食品で，なじみのない食品である。しかし，発酵豆腐は中国の酥腐(スフ)を中心にタイ，フィリピン，ベトナムでも食されている。さらに「豆腐を発酵させた」ことは各国共通しているが製造方法が異なり，発酵豆腐の奥深さから，それぞれの国の風土と気候，そして人類の英知が読み取れる。

このように中国や東南アジアを中心に大豆発酵食品は数多く存在するが，ヨーロッパやアメリカでは顕著な大豆発酵食品は存在しない。1つの背景としてダイズの起源地と伝播方法が関わっていると推察される。豆腐の原料であるダイズの起源地は中国東北部（満州）からシベリアまたは中国華南地方と考えられており[2]，起源地を中心に日本や東南アジアへ伝播した。日本

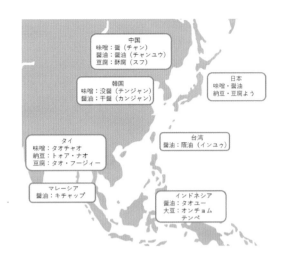

図1 各国の大豆発酵食品の分布

では水稲とともに弥生時代に伝わり[1]，東南アジアには17世紀以降に伝わったが，18世紀に日本や中国からヨーロッパへ，さらに19世紀にヨーロッパから北米，南米へ伝わったと考えられている[3]。

2. 各国の発酵豆腐
2.1 酥腐(スフ)

まず，発酵豆腐として中国の酥腐(スフ)があげられる。酥腐(スフ)は豆腐にカビ付けをした発酵豆腐を塩水に漬けて熟成させたもので，植物タンパクチーズとも言われている。中国で非常に古い歴史を持つ発酵食品であり，豆腐乳(トォフゥルゥ)，腐乳(フゥルゥ)とも呼ばれ，日本では腐乳，乳腐と呼んでいる。一般的な酥腐は白色から淡黄色を呈しているが，紅色に色付けした紅酥腐も存在している。

製法としては，豆腐を立方体に切り，通風乾燥機により100℃，10分間の加熱後，カビ(*Actinomucor elegans, Mucor disperses, M. silvaticus* 等)を接種し15～20℃，5～7日間発酵させる。カビ付けしたこれらをアルコール添加した食塩水に浸漬し1～2ヵ月間熟成させる。紅色に色付けした紅酥腐は食塩水中に赤ワインとアンカ色素(紅麹色素)を加えて着色をする。熟成後は食塩水とともに瓶詰され，保存される。カ

ビのプロテアーゼにより大豆タンパク質がペプチドやアミノ酸に分解され,微量のリパーゼにより遊離脂肪酸が作られているようである。

アジア各国で酥腐は作られており,国や名称によって製法が異なる。なお,日本では豆腐ようが酥腐にあたる(表1)。

2.1.1 中国における酥腐(スフ)

腐乳(フゥルゥ),豆腐乳(トォフゥルゥ)は中国における酥腐であるが,東北地域でよく作られる紅腐乳(ホンフゥルゥ),臭豆腐(ツォウトーフ),南方地域で作られる白腐乳(バイフゥルゥ)の3種に分けられる[1]。

紅腐乳は紅方とも呼ばれ,紅麹を用いて製造したもろみと豆腐をかめに入れ,かめの口を閉じて3ヵ月間熟成し,製造される[1]。

一方,白腐乳は南乳,南方とも呼ばれ,塩漬けしていない豆腐をかめに入れ,もろみを加えて発酵させる。

日本でも聞きなれた臭豆腐は後ほど記述する。

豆腐乳とは別に醬豆腐(チャンドーフ)も中国で製造されている。醬豆腐は豆腐を塩漬けにして乾燥し,適当な大きさに切って高梁酒に浸し,麹,香辛料を加えて1~2ヵ月間,熟成させたものであり,もろみを使用しない点が豆腐乳と異なる[1]。

2.1.2 タイにおける酥腐(スフ)

タオ・フージィーは中国での酥腐と似ているが,ダイズの豆腐にルックペーング(タイの餅麹。カビスターターとして使用されている)を混ぜてカビ付けした豆腐を食塩と赤ワインの液につけ,香辛料や色付けのアンカ米(紅麹カビを蒸米に生育させたもの)などで調味して作られたものである。タイで作られており,独特の香りと塩味,うま味を有し,黄色がかった赤色の発酵豆腐食品で大豆チーズともいわれる。塩分濃度は12.6~19.6%といわれ,野菜などと一緒に混ぜたり,薬味として食べられている[1]。

中国における紅腐乳と赤ワインやアンカ米を用いて製造する方法は似ているが,カビ付けの際にタイの餅麹であるルックペーングを用い,カビ発酵温度も紅腐乳は品温が39℃以下で培養するが,ルックペーングは20~25℃で培養と発酵温度が異なる。なお,ルックペーングにみられる主要菌は *Clamydomucor oryzae, Rhizopus oryzae, R. javanicus, R. chinensis, R. oligoporus* 等,酵母は *Saccharomyces cerevisiae, S. chevalieri, Endomycopsis fibuligera, Hansenula anomala* である[1]。

2.2 豆腐よう

豆腐ようは,麹と泡盛を含むもろみ(つけ汁)に室温で陰干し乾燥させた豆腐を漬け込んで熟成させたもので,沖縄独特の豆腐発酵食品である。塩味が薄く,甘味があり,練りウニのような風味とソフトチーズ様ななめらかなテクスチャーを併せ持つ。酒の肴やお茶請けとして食

表1 アジア各国の酥腐の名称

国	名 称
日本	豆腐よう
中国	腐乳(フゥルゥ),豆腐乳(トォフゥルゥ),臭豆腐(ツォウトーフ),白腐乳(バイフゥルゥ),紅腐乳(ホンフゥルゥ),醬豆腐(チャンドーフ)
タイ	タオ・フージィー
フィリピン	タフリ*
ベトナム	チオ*

*酥腐の別名

されるのが一般的であるが，最近ではスランス料理の素材としても利用されている[4]。麹に紅麹を用いた赤い豆腐よう（図2）や紅麹を使用しない黄色い豆腐ようがある[5]。

豆腐ようは，琉球王朝時代の18世紀ごろに中国（福建省）から伝来した紅腐乳に由来すると考えられている[6]。日本においては，江戸時代に発行された豆腐料理や豆腐をたたえる漢詩などをまとめた人気料理本である『豆腐百珍続篇』（1783年）の65番に『紅とうふ』，65～67番に『腐乳』（とうふじい）等，豆腐料理のみならず，豆腐の発酵食品も記載されている（図3）。名称から豆腐ように近いと思われる紅とうふであるが，料理本に記載されている説明は『其製一家の秘にして世に伝えず』とありその実体は不明である。一方，65番の腐乳は『乳酒に麹を入れて磨（うす）にてよくひき 紅麹と秦椒（しんしょう：山椒の一種）の末を入れ 紅麹は容易ゑがたければなきもくるしからず おしとうふを中骰にきり塩をもる 塩きゆるを右のさけに二十日あまり漬をく』と記載され，豆腐を麹で発酵させるという点において，豆腐ようや現在の腐乳に似ているものと考えられる[6]。19世紀に伝来した英国人Basil Hallによる航海記（1816年）のなかで，琉球王国から振舞われた接待料理に「チーズに似たもの」があったと記しており豆腐ようらしきものがはっきりと登場する最初の記述とされている[4]。「豆腐よう」の文字が記録に登場するのは，航海記が発刊された16年後の『御膳本草』（1832年）であり『豆腐乳（タウフニュウ）はとうふよう也，香ばしく美にして胃気を開き，食を甘美ならしむ。諸病によし』と記載されている[4]。豆腐は，豆乳をにがりなどにより凝固させたものであり野菜などの生鮮食品同様，水分を多く含み，栄養源も豊富な食品のため腐りやすい食品である。したがって，豆腐ができた漢の時代にはすでに，腐敗を抑えるために高濃度の食塩を加えて漬け込むことが行われたと考えられている[7]。

先述したように，伝来当時の腐乳は豆腐を麹

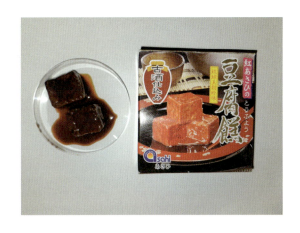

図2　豆腐ようの写真

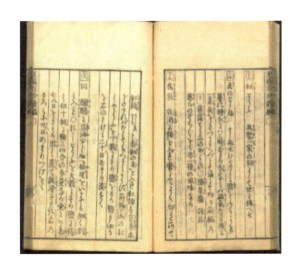

図3　『豆腐百珍』（国文学研究資料館所蔵）
出典：図書データベース，https://doi.org/10.20730/200021913

で発酵させたのち，腐敗を防ぐために高濃度の食塩水中で塩漬けしている食品であるため，塩辛く，匂いがきつく，味も濃厚でクセがあったため，そのままでは受け入れられなかったが，琉球王朝の料理人は，島唐辛子を長期保存するために用いていた泡盛を高濃度の食塩水の代わりに使用することにより，泡盛に含まれる高濃度のアルコールの殺菌効果により，減塩と長期保存に適した食品へと改良を重ね琉球王国で誕生した。豆腐ようの製造は，高価な泡盛をふんだんに使用するのみならず，製造期間が長期にわたる。これらの理由から高級グルメ食品とし

て当時の琉球王国の王族や貴族のみ珍重，賞味され庶民にはほとんど知られていなかった。その後，この食品は琉球食品の地域（首里や那覇）および特定の家庭でのみ門外不出の秘伝として代々継承されてきた[5]。現在では，この食品の有する独特な風味が注目され，市販品として広く流通している。

豆腐ようの製造工程の概略を図4に示す[6]。豆腐ようの製造では，中国より伝来した紅乳腐とは異なり，乾燥豆腐に直接 *Rhizopus* 属あるいは *Mucor* 属のカビつけを行わず，食塩も少量しか用いない。豆腐ようの製造工程は豆腐の製造，豆腐の乾燥，麹の製造，仕込みと熟成の5工程からなる。豆腐ようの原料に使用される豆腐は，通常の木綿豆腐に比べて5％ほど水分含量が少ない。豆腐を2～3cm角の大きさに切りそろえたのち，陰干しにして自然乾燥する。この乾燥工程で豆腐の表面に微生物（主に *Bacillus* 属）が生育することにより，しだいに豆腐の表面に膜のようなものがみられる。また，微生物の出すタンパク質分解酵素であるプロテアーゼにより豆腐のタンパク質がある程度分解される。麹の製造およびもろみの製造工程では，米に紅麹菌（*Monasucus* 属）や黄麹菌（*Aspergillus oryze*）を生育させた米麹と泡盛（アルコール濃度が43％のもの）を1:1の割合で混和し，少量の食塩を加え，麹が十分に軟化するまで放置したのち，すり鉢で破砕したもろみを調製する。調製の際，紅麹の入ったもろみを用いれば赤色の豆腐ようができ，黄麹の入ったもろみを用いれば黄色い豆腐ようとなる。もろみの中にトウガラシを入れるところもある。もろみに漬け込む際には，乾燥豆腐の表面を泡盛でよく洗浄したのち，漬け込んで室温で熟成を待つ。熟成期間は，夏期は2～3ヵ月，冬期は3～4ヵ月を必要とする[8)9)]。

2.2.1 製造工程における成分および物性の変化

コウジカビを用いた豆腐ようの熟成工程にお

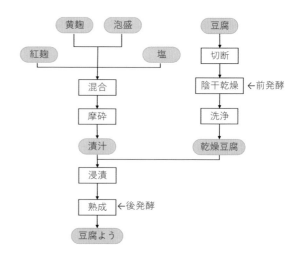

図4 豆腐ようの製造工程

ける一般成分の変化が桂ら[9]や安田ら[4]によって報告されている。熟成期間が進むとタンパク質含量はわずかに減少し，遊離アミノ酸は，3ヵ月から6ヵ月にかけて増加率が大きく発酵開始時から比較すると約5倍に増加している。豆腐ように含まれる遊離アミノ酸量の増加は，コウジカビのプロテアーゼによる豆腐タンパク質の分解が考えられる。プロテアーゼが働くことにより，タンパク質のペプチド結合が切断され，低分子のタンパク質やペプチド，アミノ酸が生成する。コウジカビの持つプロテアーゼは，43％の泡盛をつけ汁として用いた場合でも，ほとんど働きを失わず，活性を維持し続ける。豆腐ようの熟成に伴ううま味成分の生成は，呈味性アミノ酸が遊離してくるのみにとどまらない。原料として用いられる米麹は，デンプンを多量に含む。デンプンは発酵過程で，コウジカビのアミラーゼによって分解され，単糖類（グルコース）や二糖類，オリゴ糖類などの小さな糖の生成が起こる。デンプンは甘味を感じないが，小さな糖となることで，甘味を感じる。また，これらの小さな糖は，タンパク質の分解で生じたアミノ酸やジペプチドなどのアミノ基をもつ成分と反応することで，メラノイジンという褐変色素を生成し，抗酸化活性も新たに付与される。6ヵ月間発酵を行った豆腐よう

では，発酵前と比較して1％程度脂肪の量が減少している。脂肪はリパーゼという酵素によって分解され，脂肪酸を生じる。脂肪酸は泡盛由来のアルコールと化学反応を起こしエステル化合物を生成することが知られているため，豆腐ようの芳香の源になっているのではないかと考えられる。豆腐ようの硬さや粘弾性を物性測定装置で調べると，各種物性値は，豆腐とは異なり，クリームチーズやソフトチーズの値に近く，構造も，小さな粒状のタンパク質が連なった構造となっていることが明らかとなっている[4]。

豆腐ようの練りウニのような食感と味は，このように発酵に伴う各種成分の変化が複雑に作用しあい生じたものだと考えられる。

2.2.2 機能性

豆腐ようの水溶性成分には，高血圧に伴う動脈硬化の進行予防の働きをするものがいくつか見出されている[4)5)]。機能性を有する水溶性画分は，豆腐ようの発酵および熟成過程で大豆タンパク質が微生物のプロテアーゼによって分解され生成するペプチドであり，IFL(Ile-Phe-Leu)およびWL(Trp-Leu)の2種類が血圧上昇と関係の深いアンジオテンシンI変換酵素(ACE)阻害活性が見出され，ラットを用いた実験において，豆腐ようを餌として与えられた群は，与えられていない群と比較して有意にACE阻害活性が低下することが明らかにされている。豆腐ようの機能性として，ほかに，赤血球変形能抑制作用，脂質代謝改善作用，抗酸化作用などが報告されている[5]。

2.3 臭豆腐

臭豆腐(図5)は，豆腐を漬け物の汁に漬けて熟成させた中国発祥の大豆発酵食品である。その臭いはすさまじいが，西太后の好物だったといわれる珍味とされる[10]。インドール，フェノール，二硫化メチル，三硫化メチル，トリメチルヒドラジンなどによる刺激臭が日本人には

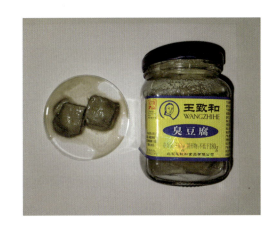

図5 臭豆腐

なじみの無い臭いのため，2016年2月にJR関西線の駅にて臭豆腐のパッケージから漏れ出た液体が原因で，乗客が避難し，防護服を着た消防隊が出動し，約2時間も運転を見合わせるという珍事件が生じた[11]。臭豆腐は，乳腐の1つであるとされる[12]。乳腐は，中国人にはよくなじみの食品であるが，一般の日本人にはなじみが薄い。現在，乳腐は中国や香港から日本に輸出され，中華料理店やホテル等で消費されている。日本の一般家庭で消費される量は，極めて少なく，製造もあまりされていない。

2.3.1 歴史・分類

乳腐は中国千年以上の歴史があり，文書による記録は魏王朝(西暦220～265年)にまで遡る。中国全土でよく食されている大豆発酵食品で，紅乳腐(別名，紅方)，白乳腐(雷香腐乳，南乳)，臭腐乳(青方)の3種類を主とし，さまざまな味付けをした加工製品がある[13](表2)。また，豆腐に微生物が繁殖しているか否かで，醃(塩漬け)製乳腐とカビ付乳腐の2種類に分けられる。前者は，豆腐に微生物を生育させておらず，麹や調味料等を加えて熟成させたものである。後者のカビ付乳腐は，豆腐に微生物を繁殖させ，酵素を作用させる工程(前発酵)を行ったのち，次いで調味液を注いで再び熟成させる後発酵を行う製造法によるものである。利用さ

表2 乳腐の分類

分類	名称
紅麹加工品	紅豆腐乳，紅方，醤腐乳，醤乳腐，醤豆腐，紅豆腐，紅醤豆腐，醤腐
酒粕加工品	糟方，糟腐乳，糟乳腐，糟豆腐，香糟乳腐，香糟豆腐
黄酒入り加工品	酔方(酒入り)
玫瑰入り加工品	玫瑰紅腐乳(ハマナス入り)
火腿入り加工品	火腿乳腐(中国ハム入り)
酒料無添加品	青方，臭豆腐，臭醤豆腐
その他	小青方，小白方，棋子腐乳

れている微生物は，カビ(主としてケカビ *Mucor* およびクモノスカビ *Rhizopus*)と細菌(主として *Micrococcus* および枯草菌 *Bacillus subtilis*)の2種類に分けられる。また，発酵や熟成に使用する微生物の違いによって，品質と風味が大きく異なる。ケカビ，クモノスカビを生やした後に紅麹を使用するものは，外観が紅色になるため紅乳腐(紅方)と呼んでいる。紅麹を使わず，青味がかった外観で灰色になっているものを臭豆腐(青方)と呼んでいる。なお，ここでいう紅方は，先述した豆腐ようと起源は同じとされるが，製法が異なる[14]。

2.3.2 製法：豆腐ようと乳腐と臭豆腐の違い

乳腐製造の際の後発酵に使用する漬汁には，豆腐ようと乳腐と臭豆腐の違いがはっきりと表れている[15]。主に漬汁の材料に着目して豆腐ようと紅乳腐および臭豆腐を比較する(図6)。

豆腐ようの漬汁は極めて単純であり，使用するのは黄麹(コウジカビをうるち米に生育させたもの)や紅麹と泡盛と塩のみである。一方，乳腐はさまざまな材料を使用する。麹類としては麦麹や米麹(コウジカビをもち米に生育させたもの)，紅麹を単独あるいは組み合わせて使用する。酒類としては，紹興酒や酒醸，米酒，白酒が使用される。また，味を調えるために塩や甘味料が利用され，さらにさまざまな香辛料(胡椒，山椒，八角等)が使用される[4]。

臭豆腐の場合は，塩漬をした際の残りの食塩

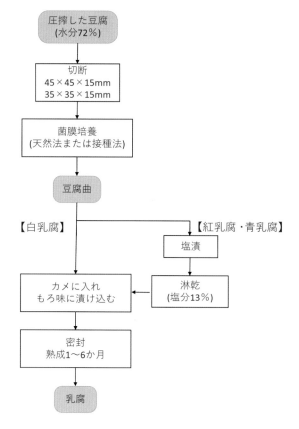

図6 乳腐の製造工程[15]

水および豆腐を絞った際に出てくる水(大豆乳清)とオリーブの葉や香辛料を入れる。製造時にアルコールを添加していないため，カビと細菌が繁殖し強烈な臭いを放つ[7]。

2.3.3 製造工程におけるアミノ酸組成の変化[16]

臭豆腐においても，豆腐ようと同様に発酵によって，ダイズのタンパク質が分解されることで，含量が3～6％減少し遊離アミノ酸量が増加する。ただし，そのアミノ酸組成は，豆腐よう，紅乳腐，白乳腐とは全く異なり，すべての疎水性アミノ酸（メチオニンを除く）は6.8から33.7 mg/g（5.0倍）まで大幅に増加し，これが総遊離アミノ酸のほとんどを占める。一方，紅乳腐や白乳腐の主要なアミノ酸である親水性アミノ酸は，熟成中に同量程度（9～11 mg/g 乾燥重量あたり）または大きく減少する。熟成中のアミノ酸組成の違いや強力な悪臭の生成要因，熟成中に形成される灰色（または青色）の色の生成の要因については現段階で詳細なことは明らかとなっていない。

発酵により微生物が有機酸を生成することで，その発酵食品のpHが低下することが多い。たとえば，乳酸菌は，糖を利用し乳酸発酵をすることで乳酸を生成するなどの変化が起こる。発酵前後で発酵前の乾燥豆腐のpHは約6.9～7.0であり，80日間の発酵により紅乳腐や白乳腐のpHは5.9～6.1へと低下する。このpHの変化は，先述の豆腐ようのpHの変化と類似している。一方，臭豆腐においては，80日間の熟成を行っても，さほど変化は認められずそのpHは7.1であった。他の紅乳腐や白乳腐では増加が認められなかったアンモニアの量が2.5倍ほど増加する。弱塩基性のアンモニアを生成することで，pHが中性付近を示し，また，強烈な匂いの生成に関与すると考えられる。

2.3.4 臭豆腐の機能性成分

ダイズには，大豆イソフラボンといわれる女性ホルモン様作用を示す大豆イソフラボンが多く含まれている。大豆イソフラボンは，骨粗しょう症の予防効果などが報告されている。大豆イソフラボンの一種であるダイゼインは，コウジカビなどのβ-グルコシダーゼ活性を有する菌類により代謝され，ダイゼインへと変化することが知られており，味噌などの大豆発酵食品に含まれている。さらにこのダイゼインは，ある種の腸内細菌により代謝され，さらに，生理活性の強いS-エクオールへと変換される。ダイゼインからS-エクオールへの変換能力をもつ腸内細菌を有するのは，日本人では約半数と言われている。Abiruらが，臭豆腐中のエクオール量を検査したところ，平均エクオール含有量は1.39 mg/100 g，範囲は0.34～2.68 mg/100 gであった。エクオールは臭豆腐中にS-鏡像異性体およびアグリコン型として存在しており，更年期の女性に有益な効果を発揮する可能性があるレベルの含有量であることが明らかとなっている[18]。

3. 新規な発酵豆腐の開発
3.1 米麹を用いた発酵豆腐

発酵豆腐には豆腐にケカビを生育させ，食塩水に漬けた「臭豆腐」や，沖縄の名産である島豆腐を紅麹と泡盛に漬け込んだ「豆腐よう」があるが，気軽に家庭で作ることはできない。一方，清酒の製造や甘酒に用いられている米麹はコウジカビによって作られる。このコウジカビは糖質を分解するアミラーゼやタンパク質を分解するプロテアーゼを分泌するため，米麹を加工食品や調理に用いることにより，食材への甘味やうま味の付加が可能である。さらに，コウ

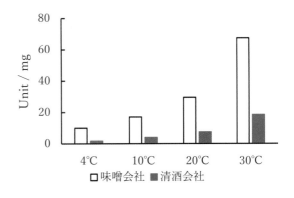

図7 市販米麹のプロテアーゼ活性

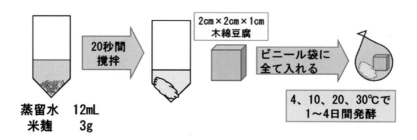

図8　発酵豆腐の作り方

ジカビが分泌するその他の酵素には強力な抗酸化活性を有するフェラル酸など生理活性に関与するものも多いことから，米麹を使用した食品は機能性の付加が期待できる。米麹は市販品としてスーパーなどで気軽に購入できる利点がある。そこで，市販の米麹を用いた発酵豆腐について結果を紹介する。

市販されている米麹は複数の会社から販売されており，麹の販売を主としている会社から，味噌や清酒，漬物の会社まで多岐にわたる。味噌会社と清酒会社の市販米麹のプロテアーゼ活性について調べたところ，味噌会社のプロテアーゼ活性が高く，タンパク質の分解に優れたコウジカビが用いられていた（図7）。そこで，味噌会社の米麹を用いて発酵豆腐を製造した。発酵温度が高い場合は発酵が早く進むが，雑菌の繁殖も同時に進み腐敗が認められた（図8, 9）。家庭での発酵豆腐製造は低温での発酵が重要である。

これら発酵豆腐の官能検査を行ったところ，味の総合評価で発酵温度10℃，発酵日数3日が高評価であった。家庭での発酵豆腐製造は雑菌の増殖が抑えられる冷蔵庫内（4℃・10℃）での発酵が適していると考えられ，そのなかでも10℃は雑菌の繁殖抑制と米麹による発酵のバランスが優れていた。発酵温度10℃で3日間発酵させた発酵豆腐の総遊離アミノ酸は15.18 μmolであり，発酵前の豆腐 0.82 μmol より大幅に増加していた。米麹によって豆腐のタンパク質がアミノ酸へ分解された。うま味，甘味，苦味に関与するアミノ酸組成が発酵により

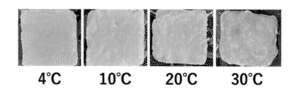

図9　発酵1日目の発酵豆腐の様子
発酵温度が高い条件では発酵が過度に進み豆腐の形が崩れた

変化しており，甘味の増加やアミノ酸のバランスが味に影響を及ぼし，好ましい味へ変化したと考えられた（図10）。市販米麹による発酵豆腐の製造は，手軽に市販品で行うことができ，既存の豆腐とは異なる食品として食生活を豊かにする可能性がある。

3.2　きのこ麹を用いた発酵豆腐

米麹を用いた発酵豆腐の製造が行われる一方，きのこ麹を用いた発酵豆腐についても開発されている[19]。米麹は蒸米にコウジカビを生育させたものである。一方，きのこ麹は蒸米にきのこ菌糸を生育させたものである。コウジカビときのこはいずれも糸状菌である。菌糸を生育させながら生育する生き物であり，麹の調製が可能である。きのこは，菌糸を生育する過程でさまざまな酵素や物質を生合成することから，生理活性効果が期待できる食品である。きのこ麹を活用することにより，食用きのこ以外の生理活性効果が高いきのこを活用できる可能性がある。その1つにカワラタケによるきのこ麹を用いた発酵豆腐がある。カワラタケは食用きのこではないためスーパーなどに流通しない。しかし，カワラタケは抗腫瘍作用が報告さ

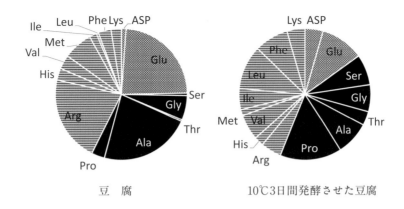

図 10　発酵豆腐の遊離アミノ酸組成変化

れるなど，薬理効果が高く，古来から漢方薬などにも用いられ中国や日本では煎じて飲まれてきたきのこであるため，機能性の付加が期待できる。

カワラタケによるきのこ麹を用いた発酵豆腐は，前述の米麹を用いた発酵豆腐と同様の方法で作られる。発酵温度が高くなるにつれ，あるいは，発酵日数の経過に伴って発酵豆腐は柔らかくなり形が崩れた（図 11）。4℃で発酵させた発酵豆腐，10℃で1日間発酵させた発酵豆腐はブナシメジの味が感じられた。ブナシメジを含む多くのきのこ類に含まれているアミノ酸は，グルタミン酸やアラニンである。発酵豆腐ではグルタミン酸，特にアラニンが顕著に検出された（図 12）。また，きのこが有する特有のきの

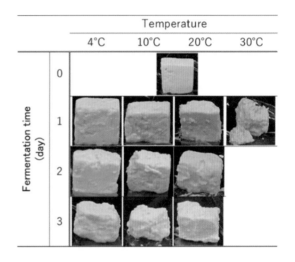

図 11　きのこ麹発酵豆腐

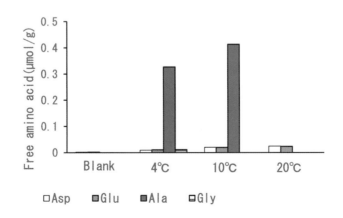

図 12　発酵 1 日目の発酵温度別遊離アミノ酸量
Blank は発酵させていない豆腐

こ臭として1-オクテン-3-オールが知られている。ヒラタケなどのきのこはリノール酸から1-オクテン-3-オールを生成する。豆腐にはリノール酸が含まれていることから，カワラタケによるきのこ麹を用いた発酵豆腐においても，きのこ臭である1-オクテン-3-オールが生成され，アミノ酸の構成がブナシメジと似ていたことから，香りと味の影響によって発酵豆腐からブナシメジの味がしたと考えられている。発酵が進むと苦味を呈する要因として，豆腐を固めている「にがり」が，タンパク質の分解により溶出した可能性が考えられ，きのこ麹による発酵豆腐の製造には発酵が進みすぎない発酵温度と日数が重要である。

抗酸化活性は多くのきのこが有している機能性である。カワラタケのきのこ麹を用いた発酵豆腐にも抗酸化活性が付加されており，発酵1日目では，発酵温度10℃，20℃において発酵させていない豆腐の約2倍の抗酸化活性を有していた。

きのこ麹を用いた発酵豆腐は，麹に使用するきのこの種類を変えることにより，きのこが有するさまざまな生理活性の付加が期待できるのみならず，きのこの風味が付加された豆腐としてこれまでにない新たな食品製造が期待できる。

文献

1) 谷村和八郎：アジアの発酵食品事典, 樹村房, 18, 29, 31, 72, 83, 96-97, 99105, 109-110, 116 (2001).
2) 家森幸男, 太田静行, 渡邊昌：大豆イソフラボン, 幸書房, 1 (2001).
3) 畑中孝晴ほか：新 豆類百科, 公益財団法人日本豆類協会, 46-47 (2015).
4) 安田正明：沖縄の伝統発酵食品—豆腐ようの歴史, 発酵と機能性, *Mycotoxins*, **63**, 67 (2013).
5) 小野伴忠・下山田真・村本光二(編)：大豆の機能と化学, 朝倉書店, 9, 144-145 (2012).
6) 曲山幸生：豆腐ようと腐乳, 日本醸造協会誌, **109**, 785 (2014).
7) 東和男(編)：発酵と醸造Ⅲ, 光琳, 97 (2004).
8) 山内文男, 大久保一良(編)：大豆の科学, 朝倉書店, 126 (1992).
9) 桂正子：豆腐よう, 日本調理科学会誌, **29**, 314 (1996).
10) 日本豆腐協会HP, http://tofu-as.com/ (2024.03.20. 参照).
11) 人民網日本語版(2016年2月15日), http://j.people.com.cn/n3/2016/0215/c94475-9016593.html, https://wowma.jp/item/411416160 (2024.03.29. 参照).
12) 包啓安：中国の乳腐, 醸協, **82**, 167 (1987).
13) 曲山幸生：豆腐ようと腐乳, 日本醸造協会誌, **109**, 785 (2014).
14) 角野猛, 遠藤英子, 影山志保, 千原理沙, 山田幸二：腐乳の諸成分及び微生物について, 日本調理科学会誌, **36**, 157 (2003).
15) 金鳳燮：中国の味噌様大豆発酵食品(醤豆, 鼓豆, 腐乳)について, 醸協, **87**, 629 (1992).
16) B. Z. Han, F. M. Rombouts and M. J. Robert Nout: A Chinese fermented soybean food, *International Journal of Food Microbiology*, **65**, 1 (2001).
17) B. Z. Han, F. M. Rombouts and M. J. Robert Nout: Amino acid profiles of sufu, a Chinese fermented soybean food, *Journal of Food Composition and Analysis*, **17**, 689 (2004).
18) Y. Abiru, M. Kumemura, T. Ueno, S. Uchiyama and K. Masaki: Discovery of an S-equol rich food stinky tofu, a traditional fermented soy product in Taiwan, *International Journal of Food Sciences and Nutrition*, **63**, 964 (2012).
19) 竹本尚未, 鮫島由香, 南智仁, 松井徳光：日本きのこ学会誌, **30**, 116 (2022).

〈松井　徳光／鮫島　由香／福田　史織／竹本　尚未〉

第5編 果実・果菜の加工品のおいしさ

第3章　干　物

第1節
かんぴょう

1. かんぴょうとは

　かんぴょう（干瓢，乾瓢，カンピョウとも表記される）は，ウリ科の作物であるユウガオ（夕顔）の果実（瓢，ひさご，ふくべ，図1）の果肉を薄く細長く紐状にむいた後，乾燥させた食品（乾物，図2）を指す。2020年には210トンのかんぴょうが全国で生産されており，そのうち99.5％の209トンが栃木県で生産され，残り1トンを滋賀県，千葉県，新潟県，富山県，長野県，岡山県で分け合っている[1]。この節では，一般に流通している乾燥状態で密封されているかんぴょう製品をかんぴょうとして，以降表記する。

　かんぴょうは，まずユウガオの果実を電動（もしくは手動）ろくろに固定し，専用のカンナを用いて幅約3cm，厚さ約3mm，長さ約2mの紐状に成形される。ユウガオの果実は，含有水分量が80～90重量％と非常に高く，薄味であるユウガオの果実の味を濃縮すると同時に，保存性を高めるために，乾燥工程を必ず経る。乾燥の手法として，天日干しとビニールハウスが併用されることが多く，20重量％程度になるまで十分に乾燥される。乾燥後，硫黄燻蒸作業を経ると変色や防虫，防カビが可能となり，漂白かんぴょう（白色）が得られる。近年，漂白かんぴょうよりも風味があるとされる，無漂白かんぴょうも出回っており，調理の際に下処理が短くてすむ，戻し汁を出汁として使用できる，などの利点が注目されている（次の項で説明）。その一方で無漂白かんぴょうは，保存性が漂白かんぴょうよりも低く，長期保存には冷蔵が適しているとされている。かんぴょうは空気中に置かれると，吸湿，もしくは酸化などにより腐敗や変色（赤～茶色になる）が生じてしまうため，開封後は再度密封し，冷蔵庫での保存が推奨されている[2)3)]。

2. かんぴょうの栄養価と味

　文部科学省の日本食品標準成分表[4]を参考に，かんぴょう（乾燥）の成分表を表1に示した。かんぴょうは，乾燥状態，ゆでられた状態

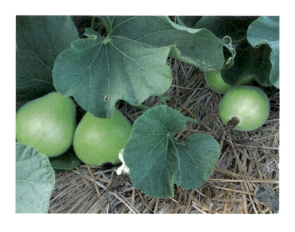

図1　ユウガオ果実（武笠巨尭氏提供）

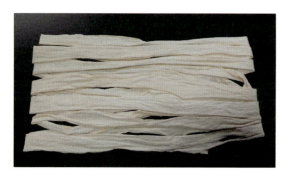

図2　紐状のかんぴょう製品（市販品，著者購入撮影）

555

表1 かんぴょうの栄養素

	かんぴょう（乾燥）	かんぴょう（ゆで）	かんぴょう（甘煮）	切り干し大根（乾燥）
エネルギー	1,002 kJ（239 kcal）	875 kJ（21 kcal）	619 kJ（146 kcal）	1,178 kJ（280 kcal）
水分量[g]	19.8	91.6	57.6	8.4
100 g－水分量の製品重量[g]	80.2	8.4	42.4	91.6
タンパク質[g]	6.3	0.7	2.3	9.7
脂質[g]	0.2	0	0.2	0.8
炭水化物量[g]	68.1	7.2	36.5	69.7
利用可能炭水化物（単糖相当量）[g]	33.2	3.5	25.5	－
食物繊維総量[g]	30.1	5.3	5.5	21.3
ナトリウム[mg]	3.0	1.0	1200	210
カリウム[mg]	1800	100	90	3500
カルシウム[mg]	250	34	44	500
マグネシウム[mg]	110	10	21	160
リン[mg]	140	16	34	220

（表中ゆで表示），甘煮の3種類が示されており，乾燥状態の食物繊維総量，カリウム量は他の野菜を大幅に上回る数値であることが判明した。ゆで状態の場合，水分以外の数値が大きく低下している理由は，かんぴょう（ゆで）に含まれるかんぴょう（乾燥）は約8g相当であるため（水分量から計算した結果）と考えられる。したがって，（乾燥）の数値はそれぞれ約1/10の数値になることが予想され（表1中の水分量を基準としたかんぴょう重量より），おおよそその値になっている。甘煮はしょう油と砂糖で煮た状態であるため，ナトリウム濃度が高く，利用可能炭水化物（単糖相当量）がゆでよりも高い結果になったことが示唆される数値を示している。

一般にかんぴょうは，食物繊維量やミネラル成分の含有量に優れているとの報告が多数ある。そのため表1を作成し，他の野菜と比較を試みたが，乾燥・ゆで・生・甘煮と形態がさまざまであるため，厳密な比較が困難であった。そこで流通している状態（例えば野菜であれば生，かんぴょうや切り干し大根であれば乾燥）で判断すると，かんぴょうの食物繊維量は表中一番高く，カリウム量は切り干し大根よりも低いが他の野菜より高い水準である（表に記載されていない野菜と比較しても含有カリウム量は多い）。以上のことからかんぴょうは，健康食品として成人病の予防上優れた食品の1つであると言える。

さらに，かんぴょうは，炭水化物量に占める利用可能な炭水化物量（単糖相当量）の値が高いことが表1から読み取れる。もともとかんぴょうは，遊離糖としてフルクトースやグルコースなど）が含まれており[5]，それらの成分が関与していることが考えられる。フルクトースやグルコースが入っていることから，甘みの成分としてもかんぴょうは利用できることが示唆される（ただし表中の炭水化物量および利用可能炭水化物量≠糖質の量ではないので，定量的に判断することはできない）。実際にユウガオ果実を割って出てくる液体は，口に含むと淡い甘み

切り干し大根 (ゆで)	ゴボウ (生)	ゴボウ (ゆで)	ホウレンソウ (葉, 生)	ホウレンソウ (葉, ゆで)
54 kJ (13 kacl)	244 kJ (58 kcal)	210 kJ (50 kcal)	75 kJ (18 kcal)	94 kJ (23 kcal)
94.6	81.7	83.9	92.4	91.5
5.4	18.3	16.1	7.6	8.5
0.9	1.8	1.5	2.2	2.6
0.1	0.1	0.2	0.4	0.5
4.1	15.4	13.7	3.1	4.0
−	1.1	0.9	0.3	0.4
3.7	5.7	6.1	2.8	3.6
4.0	18	11	16	10
62	320	210	690	490
60	46	48	49	69
14	54	40	69	40
10	62	46	47	43

を呈すが，後述の苦みの理由であまりそのまま食されることは少ない。

かんぴょうに含まれる約30重量％の食物繊維の組織構造は，食品添加物（増粘多糖類）として広く使用されているペクチンが主体であり，セルロースやリグニンなども多く含んでいる[5]。冷やされると甘みを呈す特性もあるペクチンは水溶性の食物繊維であるため，ゆでもしくは甘煮の工程で流出してしまう可能性があるが，不溶性の食物繊維であるセルロースやリグニンと合わせて，高い食物繊維濃度をかんぴょうに与えている[6]。この食物繊維による腸内環境の改善効果は，かんぴょうアピールの1つであり，かんぴょうの入った袋に表示されているのをよく見かける。

その一方で，かんぴょうには軽い苦みがあることが知られている。その成分としてポリフェノールが有名である[7]。かんぴょうの中に含まれるポリフェノール類は何種類存在するかは不明であるが，ユウガオ果実栽培時の施肥量や栽培温度により含有ポリフェノール量が変化するなどの手間がかかるものの，生体内の活性酸素を消去する健康機能成分として注目されている成分であり，機能性食品としてかんぴょうの食品開発を後押しすると考えられる[7]。

3. かんぴょうの戻し，保存

かんぴょうは，20〜30重量％以下の水分量であるため強度が高く繊維分を強く感じる[7]。そのため，調理をする際は前処理が欠かせない[8]。かんぴょうを用いたさまざまな料理法で広く用いられている手法として，かんぴょうを（軽く）洗う，塩もみする，塩を洗い流す，10分以上水もしくは熱湯につける，が一連の流れとして存在している（ここで漂白時に使用されていた二酸化硫黄が除去される）。なお，無漂白かんぴょうの場合，塩もみと洗い流す工程は不要であるが，塩もみをすることで漂白の有無に関係なく吸水効果は増すことが報告されている[8]。さらに，この塩もみ工程は，後に添加す

る調味料の浸透の均等化に有効であること，かんぴょうの強度を低下させ，加熱調理時間の短縮につながること，なども報告されている[8)9)]。ここまでの工程は「かんぴょうをもどす（戻す，戻し）」と表現される。水につけて戻した場合は，熱湯で湯がく工程を追加することで（ここでの湯がくは，熱湯に短時間だけさらす，と定義する），あく抜きなどの処理が行われる。この湯がく際にも，かんぴょうの独特の食感を残すように調理されることが多いようである[3)8)9)]。

簡便な戻し方として，電子レンジを用いた手法も紹介されている。塩もみ後のかんぴょうを熱湯に浸して電子レンジに入れ，用途に合わせた柔らかさになったら取り出すというやり方である。電子レンジの有用性について大石らが研究を行っている[9)]。彼らの結果によれば，少量であれば電子レンジを用いることで調理時間の短縮が図れること，漂白かんぴょうより無漂白かんぴょうの方が吸水性は強く（亜硫酸処理による硬化が要因としている），漂白かんぴょうは（電子レンジなどで）浸漬した水に亜硫酸処理による酸味が残るため，調理時には新たに用意した別の煮汁を使う方が良いこと（無漂白かんぴょうはそのまま浸漬水が使用可なので風味が生かせる），浸漬時に糖の流出が見られるため浸漬水をそのまま用いられる無漂白かんぴょうの方がおいしいこと，などを報告している。

家庭での調理時に使用することは困難であるが，超音波処理が及ぼすかんぴょうの戻しについての研究例がある[10)]。木村らのグループによれば，かんぴょうの戻し時に超音波処理を追加すると（かんぴょうの）吸水量が増すこと，戻しに適した食塩水濃度は8重量％，必要な照射時間は5～10分であること，調味料の浸透を促す効果もあることを報告している。

戻しを行ったかんぴょうは，水分を多く含むため保存性に欠けてしまう。そのため，すぐに調理することが望ましいが保存の場合推奨されている方法が小分けして冷蔵もしくは冷凍保存する方法である。戻しを行ったかんぴょうは，凍ったまま冷えたまま調理に供することが可能である（味を染み込ませる調理が多く，加熱されることが前提であるため）。

4. かんぴょうを用いた料理

かんぴょうは，米や麦，蕎麦のような主食とはなりにくいが，味を染み込む特性を生かした料理の脇役として用いられてきた[11)]。代表例として，砂糖しょう油などで味付けされたかんぴょうを芯にしたかんぴょう巻き（海苔巻き，木津巻き）や他の食材と一緒に巻かれた太巻きは有名な食品である。稲荷ずしが解けないよう巻いている食材も煮込まれたかんぴょうであることが多い。また，かんぴょうを細かく刻み，ニンジン，ゴボウ，シイタケ，などとともに砂糖しょう油で煮つけて酢飯と混ぜた五目寿司（五目めし）や，サトイモ，ダイコン，こんにゃくなどと煮た煮しめなどがよく食されている。なお，酢飯と混ぜるだけで良い市販の五目寿司のたねにもかんぴょうは混ざっている。地域限定料理ではあるが，かんぴょうの卵とじやかみなり汁（1cm角程度に刻まれたかんぴょうの入ったしょう油で味付けした汁，図3），かんぴょう（単独もしくは他にもう1品）を入れた味噌汁もよく食べられている[12)]。

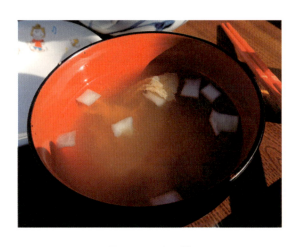

図3　かみなり汁
道の駅みぶにて著者撮影。写真中の四角（片）がかんぴょうである

かんぴょう料理について，柏村のまとめた報告によれば，かんぴょうの使われ方には共通あるいは類似するものが多く，①混ぜ寿司，②巻き寿司，③油揚げ寿司，④昆布巻，⑤煮染め（煮物），⑥汁物，⑦その他，のように類型化できるとされている[12]。①は，五目寿司のことであり，前述の具とは別に全国的には高野豆腐も多く使用されるらしい。高野豆腐はかんぴょうとの相性が良いとされている（同じ調理法，食感などであろうか）。②や③も前述の通りである。④はゴボウを昆布で巻き，稲荷ずしと同様にかんぴょうで外側を縛る料理である。⑤はかんぴょう単独もしくは他の野菜（①と同じ食材その他）を主にしょう油で煮た食品である（副菜になる）。⑥は前述の卵とじやかみなり汁のことであるが，他にもうどんやそばの汁に具の1つとして入れる（群馬県），雑煮にいれる例も見られる（長野県）。⑦は他の野菜とともに味噌で漬け込んだ印篭漬，しょう油に漬けたたまり漬，きんぴら（ゴボウと一緒に），白あえ（和え），ゴマ酢あえ，混ぜご飯（①とは異なり，米と一緒に混ぜて炊く）などがある[11)12)]。

　このように多種多様なかんぴょう（を用いた）料理が存在してきたが，このようなかんぴょう料理の多くが，結婚式やお祭りなどの特別な日（ハレの日）の料理であること，煮る過程が必ず入ること，物理的な結ぶ巻く縛るなどの利用法がとられること，などの独特な用い方がとられてきたことがわかる[12]。かんぴょうがハレの日の食材であった理由は，戻しや煮るなどの手間暇かけること，普段あまり食べられなかった高級食材であったこと，などである。これは昭和以前から花見や学校の運動会，遠足などでかんぴょう巻きがよく作られ食べられてきたことにつながっている。続いて煮る過程についてであるが，かんぴょうは乾燥食品であり吸水性が強いこと，前述の通りかんぴょうそのものの味が薄いことから，しょう油や出汁などの調味料が馴染みやすいことから多用されている料理法である。さらに水分を含んだかんぴょうは，適度に柔らかいため，物理的な利用法にも用いることが可能である（もちろん食べられる）。これは，他の食材では見られない利用法である。

　このような広い利用方法が存在する一方で，かんぴょう消費量の80％を占めると言われる巻きずしが，食の多様化により一般家庭で以前ほど積極的に作られなくなってきたこと，戻しの手間が面倒であることなどから，各家庭におけるかんぴょう消費量は減少している[13]。同時に，ユウガオ果実の栽培農家はかんぴょうの出荷までの一連の作業を行うことから負担が重く，高齢化するとユウガオの畑をたたんでしまう例も見られる。さらに，輸入品との価格競争もあるため，かんぴょうを取り巻く環境は辛いといえる。生産量低下の現況を打開するため，問屋がユウガオの生産農家と協力関係を結び（作業を分担する），お互いの負担を下げて生産量を上げるなどの努力が続いている[13)14)]。

　生産量とともに消費量を上げる取り組みも盛んである。例えば栃木県干ぴょう生産流通連絡協議会は，かんぴょうレシピ集を配布し，下処理の仕方，パイ，アイス，おつまみ（お酒），サラダ，パン（の上の具材）などの作り方を紹介している。さらに，しもつけ（栃木県下野市）ブランドとして，かんぴょう入りのコロッケ，がんもどき，もつ煮，八幡巻（ゴボウ，ニンジン，鶏肉をかんぴょうで巻いた），クッキーなどが認定品とされている[15]。他にもフリーペーパー誌で，かんぴょうレシピコンテストが栃木県干瓢商業協同組合によって開催されたこともあり，コンソメスープ，ドライカレーなどの応募があったようである[15)16)]。最近壬生町では，練りわさびをかんぴょうとともに巻いたサビかん（図4）が開発され，JR宇都宮駅の駅弁として販売が開始されている。

　宇都宮市では友志良賀（ともしらが）と呼ばれる伝統的なかんぴょうの砂糖漬け（短冊状に切ったかんぴょうを砂糖漬した製品）があり，手土産品として重宝されている。同様に小山市でも小山ブランドに認定済みであるかんぴょう

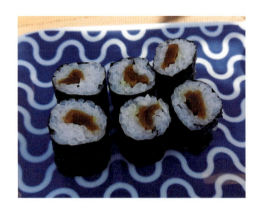

図4　道の駅みぶで提供されるサビかん
著者撮影。写真ではわかりにくいが，練りわさびがかんぴょうと一緒に巻かれている

入りのお菓子るかんた（かんぴょうをジャム状に加工してスポンジ生地に包んだ製品）や，ふくべ福ふく（かんぴょうを練り込んだ生地で粒あんを包み，上部にかんぴょう煮をつけた饅頭）が有名であり，それぞれ小山市内の和菓子チェーン店で気軽に購入可能である。壬生町ではかんぴょうといちごのハーモニーという製品名で，かんぴょうといちごをミキサーで混ぜ合わせた餡の入った饅頭を作製し，販売中である。

また，従来の紐状ではなく粉末状による使用例が多々見られる。例えば小山商工会議所は，かんぴょうぱうだー，かんぴょううどん（乾麺，約10重量％のかんぴょうぱうだーが小麦粉に混ざっている），を商品化している（商品名は全てひらがな表記である）。かんぴょううどんは小山ブランドの1つであり，まちの駅で食べることもできる。下野市ではかんぴょうパウダーと七味唐辛子と混ぜた製品を販売中であり，道の駅やオンラインショップで購入可能である。その他，下野市の洋菓子店では，お店オリジナルのかんぴょうを用いたケーキやドーナツが見られ，利用用途を広げる活動は現在も盛んである。

5．おわりに

本節では，かんぴょうの基本的な話から栄養価，味，調理法，製品例についてまとめた。かんぴょうは，生産量，消費量ともに伸び悩みが続いているが，自治体などの協力も得つつ，地道な努力が続けられている。ここで紹介したかんぴょうを用いた食品は，オンラインショップ，道の駅，街の駅，駅の売店などで購入可能である。目に留まったらぜひお手に取り食べていただき，かんぴょうに興味を持っていただければ幸いである。

文　献

1） 農林水産省：地域特産野菜生産状況調査 令和2年産地域特産野菜生産状況調査結果，https://www.maff.go.jp/j/tokei/kouhyou/tokusan_yasai/（2024.01.30 参照）．
2） 農文協：全国の伝承 江戸時代 人づくり風土記 (9)栃木，農山漁村文化協会，121 (1989)．
3） 柏原破魔子：探報ふるさとの味，新人物往来社，61 (1978)．
4） 文部科学省：日本食品標準成分表2020年版（八訂），https://www.mext.go.jp/a_menu/syokuhinseibun/mext_01110.html（2024.03.22 参照）．
5） 津志田藤二朗：地域特産物の品質・機能性成分総覧，サイエンスフォーラム，477 (2000)．
6） 矢部富雄：ペクチンの分子構造と生理機能，化学と生物，60 (12)，618 (2022)．
7） 高野邦治ほか：かんぴょうの苦味と硬さに及ぼす諸要因の影響，栃木県農業試験場研究報告，37，35 (1990)．
8） 衛藤君代：かんぴょうのもどし方，*Science of Cookery*，24 (2)，175 (1991)．
9） 大石栄恵，秋谷啓子：かんぴょうのもどし方，調理科学，27 (1)，19 (1994)．
10） 木村友子ほか：超音波処理が干瓢の水戻しに及ぼす影響，調理科学，27 (2)，115 (1994)．
11） 柏村祐司，半田久江：ふる里の和食，随想舎，90 (2015)．
12） 柏村祐司：干瓢料理について 付 夕顔の料理，栃木県立博物館研究紀要，15，125 (1998)．
13） 農文協：全国の伝承 江戸時代 人づくり風土記 (9)栃木，農山漁村文化協会，121 (1989)．
14） 橋本智：とちぎ農作物はじまり物語，随想舎，7 (2009)．
15） 一般社団法人シモツケクリエイティブ：MAMA-MAG, 10 (2021)，https://mamamag-tochigi.net/mamamaginfo/1446/（2024.03.22 参照）．
16） 栃木県干瓢商業協同組合，https://www.kanpyo.jp/recipe/（2024.03.22 参照）．

〈田中　孝国〉

第2節
乾燥シイタケ

1. 乾燥シイタケとその成分

　乾燥シイタケは，一般的にはホシシイタケと呼ばれ，「干し椎茸／しいたけ／シイタケ）」と書くことが多いが，農林水産省の統計資料や食品成分表では「乾しいたけ」と表記される。もともとは日光に当てたり風通しの良いところで干して作るものであったが，効率よく機械的に送風乾燥したものが多くなり，2つの表記が併用されている。

　乾燥シイタケの史料における初出は道元禅師による『典座教訓』（1237年）とされ，その中の幾つかの逸話に乾燥シイタケは苔（たい），または椹（じん），日本産は和椹として登場する[1]。

　乾燥シイタケ，およびその種類であるどんこ，こうしんは，農林水産省による乾しいたけ品質表示基準によって定義づけられている（表1）。一般的にどんこは冬菇，こうしんは香信と漢字で表記されることもある。

　菅原（2000）は，乾燥シイタケの形状について，食用部分である菌傘の全重量に対する割合は80%前後で銘柄間に大きな差異がないことと，菌傘の厚さに対する直径の割合は冬菇系と香信系で範囲が異なり開傘の度合いを示す尺度になることと，嗜好要因については，咀嚼回数との関係から厚みのあるものの方が嗜好性が高いことなどを報告している[2]。また，うま味成分は5'-グアニル酸（以下，グアニル酸），遊離アミノ酸類，遊離糖・糖アルコール，香り成分はレンチオニンが関係するとしている。

2. 乾燥シイタケの生産量[3]

　乾燥シイタケに加工される生シイタケの量は，2022年ではシイタケの全生産量の約1/6，主要なきのこ全生産量の約3%を占める（図1）。シイタケ栽培には原木栽培と菌床栽培があり，流通する生シイタケの多くは菌床栽培であ

表1　乾しいたけ品質表示基準

用　語	定　義
乾しいたけ	しいたけ菌の子実体を乾燥したもので全形のもの，柄を除去したもの又は柄を除去し，若しくは除去しないでかさをウスギリにしたものをいう。
どんこ	乾しいたけのうち，かさが7分開きにならないうちに採取したしいたけ菌の子実体を使用したものをいう。
こうしん	乾しいたけのうち，かさが7分開きになってから採取したしいたけ菌の子実体を使用したものをいう。

（農林水産省制定平成12年12月告示）

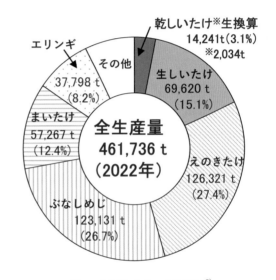

図1　主要なきのこの生産量[3]
※令和4年特用林産基礎資料（特用林産物生産統計調査　結果報告書），主要特用林産物国内生産量の推移（表番号1-2(1)）より作図

るが，乾燥シイタケの原料となるシイタケは原木栽培が多い。乾燥シイタケの生産地を生産量順に並べ，タイプ別生産量（図2右）と，栽培法別に生シイタケ換算量を示す（図2左）。乾燥シイタケは，原木シイタケの傘の開き具合が小さい「冬菇」と開ききった「香信」，大きさや傘の開き具合にばらつきのある未選別品の「山成（やまなり）」，および「菌床シイタケ」の4つに大別される。生産量は，冬菇，香信ともに大分県が最も多く，宮崎県，熊本県が続く。山成は宮崎

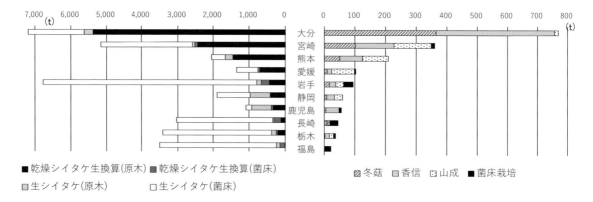

図2 乾燥シイタケの生産地別・タイプ別生産量（令和3年）[3]
※特用林産基礎資料（特用林産物生産統計調査 結果報告書），令和4年品目別資料（表番号2-1(1)）より作図

県，熊本県，愛媛県で比較的多く生産されている。

次に，乾燥シイタケの生産・輸入・輸出・消費量の推移を示す（図3）。

生産量は1984年，消費量は1994年，輸入量は1998年をピークに減少傾向にある。乾燥シイタケは，収穫後できるだけ早く乾燥する方が良く，乾燥設備を持つシイタケ栽培業者が自社で乾燥まで行うところがほとんどである。少量乾燥は効率が悪くコスト面での負担も大きい。乾燥シイタケの生産量減少の背景には製造業者数の減少もある。1990年代，主に中国からの輸入によって生産減に対応したが，その後，消費量減少と共に輸入量も減少している[3]。

3. 乾燥シイタケの戻し汁とだし

生シイタケ100g当たりのグルタミン酸含有量は70mgであるのに対し，乾燥シイタケはグルタミン酸1,060mg，グアニル酸150mgとある[4]。生シイタケの水分量は90%弱であるのに対し乾燥シイタケは約9%であるため，グルタミン酸含有量の増加は乾燥による濃縮と考えられる。一方，グアニル酸はシイタケだしのうま味成分として知られる成分であるが，乾燥シイタケそのものに多く含まれるものではない。グアニル酸の前駆体であるリボ核酸（RNA）が戻し汁に溶出し，グアニル酸の生成作用を持

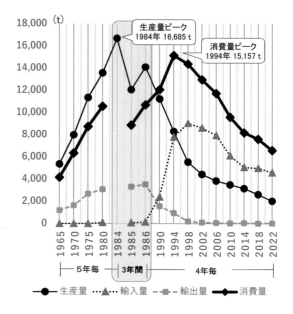

図3 乾燥シイタケの生産・輸入・輸出・消費量の推移[3]
※統計データのない年は欠損値として線で結んでいない。
※1985年以前，前後，1990年以降で横軸の年幅は異なる。
※作図にあたり特用林産基礎資料（特用林産物生産統計調査結果報告書），主要特用林産物国内生産量の推移（表番号1-2(1)）の1960年以降毎年の乾しいたけ生産量を参照した。
※同様に，同基礎資料の主要特用林産物需給総括表（表番号1-1）の昭和40，50，60年と平成17年以降毎年の乾しいたけ輸入量・輸出量・消費量を参照した。
※1970，1980，1986-2002の消費量は林野庁による算出方法［消費量＝生産量＋輸入量－輸出量］に従って算出した

つリボ核酸分解酵素の働きによってグアニル酸に変化することで増加する。並行して，グアニル酸の分解作用を持つヌクレオチド分解酵素も働くため，分解による減少が起こる。すなわ

ち，水戻し中からグアニル酸は生成すると同時に分解酵素による分解が進む。温度条件により2つの酵素の活性は異なり，時間経過とともにグアニル酸は増減する。グアニル酸を分解するヌクレオチド分解酵素は40～60℃で活性が高く，グアニル酸を生成するリボ核酸分解酵素は65～70℃で活性が最大化するとされる。

水戻しする際の水温は，5℃，15℃，25℃，40℃では低温ほど乾燥シイタケの吸水量が多く，5℃の冷水で5時間戻すとよいという実験結果がある[5]。また，60℃では内部まで水が浸透しづらく，時間をかけても吸水が進まず戻し汁の色も黒くなる。分解が進みやすいぬるま湯から60℃位までの湯につけることは避け，冷水につけて冷蔵庫で一晩を目安に戻すことでふっくらとやわらかく水戻しができる。

低温でも長い時間水戻しをしたままで置いておくと，ゆっくりと分解は進む。そのため，乾燥シイタケの戻し汁は適切な温度で加熱してうま味成分の多い「シイタケだし」に変化させておくとよい。

以上を要約すると，まず低温の冷水に5時間以上浸漬した乾燥シイタケと戻し汁を鍋に入れて強火にかける。60℃以上まで一気に加熱し，70℃前後でしばらく煮出すことでグアニル酸の生成を促進し，最後に沸騰させて酵素を失活させることでそれ以上分解が進まないようにするとよい。

4. 乾燥シイタケの利用法

乾燥シイタケには大きく2つの利用法がある。ひとつはだしとして，もうひとつは水戻ししたシイタケそのものを食材として使うことである。プラントベースの食材のひとつとして，ヴィーガンをはじめとするベジタリアン向けの食材としても注目される。

4.1 シイタケだしの利用

乾燥シイタケの戻し汁は，昆布だしとともに精進料理のだしとして使われる。単体で使うだけでなく昆布だしと合わせたり，野菜の皮や根を煮出した精進だしと組み合わせて用いられる。

昆布とかつお節の合わせだしを味わうと，昆布だしとかつおだしをそれぞれ単体で味わうよりもうま味の感じ方が7～8倍強くなるとされる[4]。これは，異なるタイプのうま味成分を合わせたときに起こるうま味の相乗効果によるもので，アミノ酸であるグルタミン酸と核酸系物質であるイノシン酸による。同様のうま味の相乗効果が，核酸系物質であるグアニル酸とグルタミン酸を組み合わせることでも起こる。そのため，乾燥シイタケの戻し汁に昆布を組み合わせて精進の合わせだしにすることが多い。グルタミン酸は，含有量の多少はあるものの野菜全般に含まれるため，野菜の皮や芯を煮出した精進だしにシイタケだしを組み合わせることや，水戻しした乾燥シイタケと野菜とを一緒に煮ることでうま味の相乗効果が期待できる。

4.2 乾燥シイタケの料理への利用

昭和35～45年頃に日本全国の家庭で作られ食べられていた料理のレシピを収載した『伝え継ぐ 日本の家庭料理』全1,880品のうち，「干し椎茸」を使用したレシピは252品ある[6]。たとえば，冬菇生産の多い大分県では，肉厚の冬菇を戻し汁とともに醤油・砂糖・みりん・酒でじっくり煮含めた「どんこの含め煮」や，薄切りにした冬菇を甘口の醤油と砂糖，みりんで甘辛く煮た後に練り辛子を混ぜる「なばのからせ漬け」が家庭料理の定番としてある。乾燥シイタケは長崎県や鹿児島県，岩手県，宮城県など各地の煮しめに欠かせないものであり，宮崎県の「いもんこんすい」，熊本県の「呉汁」，愛媛県の「いもたき」，新潟県の「やまもち」，愛知県の「八杯汁」など汁物の実にもなる。また，巻きずしやちらしずし・ばらずしに欠かせない具材のひとつであり，切り干し大根やおからの煮物などの副材料としても使われる。

煮しめや筑前煮はおせちの煮物とされ，縁起物の食材が使われ，切り方などにも意味があ

る。水戻しした乾燥シイタケを六角形に飾り切りにして亀の甲羅に見立てれば、「鶴は千年，亀は万年」として長寿を祈願する縁起物となる。冷蔵設備や栽培技術が確立されていなかった時代には，シイタケは秋に天然ものを探して採取し，天日干しにして乾燥させて保存し，年中行事などのハレの日の食に大切に使う貴重品であったと考えられる。

4.3 海外での乾燥シイタケ人気

1970年代から1980年代にかけて，日経企業の海外進出に伴い欧米諸国で日本食ブームが始まった。1990年頃にはパリの高級食材店の生鮮コーナーで生シイタケが売られるようになっていた[3]。その後も海外での日本食レストランの増加は著しく，日本食に使われる食材の輸出やアジア各国からの食材供給，また現地生産が伸びていると考えられる。乾燥シイタケについては，1980年代をピークに日本からの輸出量は減っており（図3），廉価な菌床栽培の中国産が出回っている。そのようななか，日本産の原木栽培シイタケを原料とすることが付加価値となっている乾燥シイタケが注目されている[7]。

日本産の乾燥シイタケ人気の理由として，自然の中に置かれる原木栽培風景のイメージの良さや，ヴィーガン料理，ベジタリアン向けの料理において食感やうま味が肉の代替品となり得ることなどがあげられる。世界の料理人の間でUMAMIの認知度が上がり，昆布だけでなく乾燥シイタケもUMAMIを与える食材として認知が進んでいる。冬菇と香信の区別だけでなく大小さまざまなサイズを選べ，スライス加工品などもあることから，今後，日本食に限らず広くレストラン用商材としてのニーズ拡大が期待されている。

文　献
1) 日本産・原木乾しいたけをすすめる会，1. 乾しいたけ食の歴史-9～13世紀，https://j-shiitake.com/sen-nen_no_rekishi/，(2024/5/10)
2) 菅原龍幸：キノコ類についての食品栄養学的研究，日本食生活学会誌，**10** (4), 111 (2000).
3) 福留奈美，沼田行雄：乾燥シイタケの生産・利用の現状，日本調理科学会誌，**57** (1), 51 (2024).
4) うま味インフォメーションセンター，食材別うま味情報，きのこ類，https://www.umamiinfo.jp/richfood/foodstuff/mushroom.html (2024/5/5)
5) 青柳康夫：総説　キノコならびに植物性食品の食品学的研究，女子栄養大学紀要，**48**, 13 (2017).
6) 日本調理科学会（企画・編集）：全集　伝え継ぐ日本の家庭料理　全16冊，農山漁村文化協会 (2021).
7) JETRO，地域・分析レポート，特集：中小企業の海外ビジネス，成功の秘訣，高千穂の乾しいたけを練られた戦力で世界へ/杉本商店（宮崎県），https://www.jetro.go.jp/biz/areareports/special/2019/1002/6bc3a9b5ea29af2e.html (2024/5/5)

〈福留　奈美〉

第3節
高野豆腐

1. 高野豆腐とは

　高野豆腐とは，豆腐を凍結し，乾燥させて作ったもので，一般的には高野豆腐という呼び方が広く知られているが，正式名称としては，製法由来から凍り豆腐と言われている。

　豆腐は中国で生まれた食品だが，高野豆腐は冬の厳しい寒さで生まれたわが国の独特の食品である。豆腐を一夜で凍らせて，翌日食べるものを一夜氷といい，古くは鎌倉時代に高野山で作られ，弟子に伝えたという言い伝えがある。さらに16世紀末には一夜氷の製法を発展させ，一夜氷を長期保存が可能となるような乾燥方法が考えられたとされる[1]。江戸時代初期には"凍り豆腐"と呼ばれ，高野山でつくられた"高野豆腐"が関西では重要な乾物となった。その他，信州や東北地方でも製法の違いはあるが，"凍み豆腐"が農家を中心に発展した。このように歴史的には，産地や作り方の違いで高野豆腐や凍み豆腐とも呼ばれていた（表1）[2]。

1.1 高野豆腐の製造工程

　高野豆腐は，豆腐を冷凍・熟成後，乾燥させて作られる。豆腐は，ダイズを水浸したのち，

表1　高野豆腐と凍り豆腐

一夜氷	豆腐を一夜で凍らせて翌日食べるもの
凍り豆腐	一夜氷を凍結熟成・脱水・乾燥したもの
高野豆腐	高野山，広範に普及
凍み豆腐	信州佐久
干豆腐	北海道，山形の一部

粉砕・加熱し，濾過した豆乳に凝固剤を入れ，型に流して水浸冷却で作られる（図1）。明治末期ごろには工業化され，人工凍結法や膨軟加工など，さまざまな製造法の工夫がなされよりおいしく食べられる方法が開発されている。

1.2 栄養価

　ダイズや高野豆腐などの大豆製品の栄養価を表2に示す。高野豆腐は，ダイズから豆乳を絞って作られるため，栄養素としては，ダイズからおからの栄養素が抜けていることになる。ダイズの栄養特性として食物繊維が多く含まれるが，豆乳ができた段階で食物繊維の大半がおからの方に移行し，高野豆腐としては食物繊維が少ないことがわかる。また，豆腐を作る際に豆乳に添加する凝固剤の影響でカルシウムは元のダイズに比べて増えていることが確認できる。高血圧予防に有効なカリウムは，加工段階で，そのほとんどが消失しているが，凝固剤を

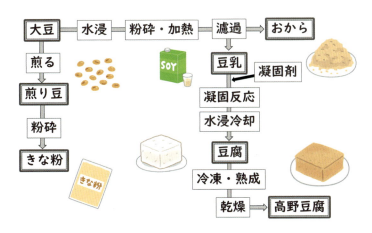

図1　高野豆腐・おからの加工

表2 大豆製品の栄養価 食品成分表2020年版

食品名 （100g中）		ダイズ 乾	ダイズ ゆで	木綿 豆腐	充てん 豆腐	凍り 豆腐	高野 豆腐	おから 生	おから 乾燥	豆乳
エネルギー	(kcal)	372	163	73	56	496	496	88	333	44
水　分	(g)	12.4	65.4	85.9	88.6	7.2	7.2	75.5	7.1	90.8
タンパク質	(g)	33.8	14.8	7	5	50.5	50.5	6.1	23.1	3.6
脂　質	(g)	19.7	9.8	4.9	3.1	34.1	34.1	3.6	13.6	2
糖質総量	(g)	8	−0.1	0.4	2.2	1.7	1.7	2.3	8.7	2.9
食物繊維総量	(g)	21.5	8.5	1.1	0.3	2.5	2.5	11.5	43.6	0.2
炭水化物	(g)	29.5	8.4	1.5	2.5	4.2	4.2	13.8	52.3	3.1
カリウム	(mg)	1,900	530	110	200	34	729	350	1,300	190
カルシウム	(mg)	180	79	93	31	630	630	81	310	15
マグネシウム	(mg)	220	100	57	68	140	140	40	150	25
鉄	(mg)	6.8	2.2	1.5	0.8	7.5	7.5	1.3	4.9	1.2
亜　鉛	(mg)	3.1	1.9	0.6	0.6	5.2	5.2	0.6	2.3	0.3
ビタミンE	(mg)	2.3	1.6	0.2	0.3	1.9	1.9	0.4	1.5	0.1
葉　酸	(μg)	260	41	12	23	6	6	14	53	28
食塩相当量	(g)	0	0	0	0	1.1	0.012〜0.042	0	0	0

炭酸カリウムにする工夫で，高カリウム，低ナトリウムの高野豆腐が企業努力により生産されている。

なお，豆腐を「凍結」「低温熟成」など凍結するプロセスで氷の結晶ができるため，氷以外の成分が凝縮される。高野豆腐にはレジスタントスターチ（難消化性デンプン）が多いという報告があるが，体内の消化酵素で分解されにくい食物繊維様の生理機能を有するレジスタントプロテイン（難消化性タンパク質）が加工段階で増えることも報告されている。

1.3 機能性

高野豆腐の機能性としては，特にダイズのタンパク質やアミノ酸，女性ホルモン様作用のあるイソフラボンが注目される。ほかにも脂質の代謝を促進する大豆サポニンや，ビタミンE，カルシウム，マグネシウム，ビタミンK，鉄，亜鉛，食物繊維なども含まれる。さらに，凍らせる過程でタンパク質が変性するのも，高野豆腐の大きな特徴であり，凍結変性したタンパク質は，血中のコレステロールを抑制する作用が強く，消化吸収にも優れている。また，良質の脂質も豊富で100g中に約33gの脂質が含まれている。これら，高野豆腐に含まれる脂質は8割が不飽和性脂肪酸で，中性脂肪やコレステロールを減らす働きがある。近年では，製造工程で作られるレジスタントスターチやレジスタントプロテインの機能性にも関心が寄せられている。それらについて以下に述べる。

1.3.1 脂質代謝

ダイズタンパク質の高脂血症に対する効果は米国FDAで表示が認められ（1999）[3]，その機序についての研究，介入研究による検証，疫学的な横断研究が進んだ[4]。高野豆腐を摂取すると，高野豆腐の製造過程で作られるレジスタントプロテインが腸内で胆汁酸と結合し，便中へ排出されることがわかっている。それにより，胆汁酸による脂質の消化吸収が遅れ，高脂血症が抑えられると考えられる[5]。このように，「ヒトの小腸内で消化，吸収されにくく消化管を介して健康の維持に役立つ食物成分」を「ルミナコイド」と定義された。このルミナコイドの中

に「レジスタントプロテイン」が含まれている。

1.3.2 糖質代謝

高野豆腐(凍り豆腐)の摂取が食後高血糖抑制効果(図2)を示し,3ヵ月間の摂取ではヘモグロビンA1c(血糖値,糖尿病のマーカー)が低下したとの報告がある[6]。我々の横断的な疫学研究でも大豆イソフラボン摂取が尿中排泄で確認された人では,インスリン抵抗性が低かった[8]。胆汁酸は脂質の消化吸収に関わるだけでなく,胆汁酸排出作用がシグナル伝達を活性化し,結果として脂肪酸合成を低下し,糖質代謝改善効果が起こっていると考えられる。これが,レジスタントプロテイン摂取による糖尿病予防効果の一機序である[9]。

1.3.3 骨代謝

高野豆腐にはイソフラボンも含まれており,その女性ホルモン様作用で,高野豆腐の摂取でも骨からのカルシウム吸収抑制がイソフラボン投与の際と同様に期待される[10)-12]。

1.3.4 筋肉代謝

少量のイソフラボン投与でマウスの除神経による筋繊維萎縮が抑えられるので,寝たきりの原因にもなる廃用性筋萎縮を高野豆腐摂取が抑制すると期待される[13]。

1.3.5 食欲抑制による肥満防止

我々のWHO-CARDIAC研究[14]では,各集団の肥満度(BMI)は24時間尿中イソフラボン排泄量と有意の逆相関を示した。高野豆腐からのイソフラボン摂取で中枢性にニューロペプチドY(N_Y)を介して食欲の抑制による肥満予防が期待される[15]。

1.3.6 発がん抑制

WHO-CARDIAC研究の乳がん,前立腺がん,女性の全がんの年齢調整死亡率と集団の24時間尿中イソフラボン排泄量との間には有意の逆相関関係が検証されており,イソフラボンを含む高野豆腐の摂取が,これらのがんの死亡率を抑える可能性がある[16]。また,7年間の日本人集団の疫学研究では大豆製品の摂取頻度の3分位比較で胃がん死亡率との逆相関が報告されている[17]。

1.3.7 血圧調節

遺伝的に高血圧を発症するラットの研究では,イソフラボンが大動脈の一酸化窒素(NO)産生を高め血圧を有意に低下させたので,人でのイソフラボンの高血圧と血栓症予防効果の報告でも,NOの作用によるのではないかと期待される[18]。

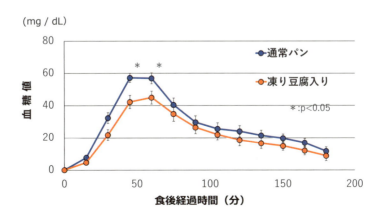

図2 凍り豆腐の摂取による食後血糖値の上昇抑制効果[7]

1.3.8 免疫反応

難消化性のレジスタンスプロテインは，消化されずに大腸内まで到達し，細菌叢の栄養となり免疫反応を変化させる報告がある（図3）。

2. おいしく食べる方法
2.1 調理の基本

高野豆腐は湯戻しや水洗いした後に，食べやすい大きさにカットして調味料の入った煮汁で煮含めるのが基本的な調理法である。湯戻しや水洗いは，高野豆腐をやわらかく仕上げるため使用される膨軟加工剤のアンモニアガスを抜くために行う必要があったが，膨軟加工で重曹を使った商品では，湯戻しや水洗いが不要となった。今では最初から小さくカットされた高野豆腐も商品化されているので，そのまま味噌汁や煮物に加えて簡単においしく食べられるようになっている。

また，調理する際に，塩やしょう油を煮汁に入れるのは，使用している膨軟加工剤の影響で高野豆腐が煮くずれるのを防ぐためである。必ず調味料を入れた煮汁で煮含めることが基本となる。

2.2 食べやすくする方法—粉豆腐

豆腐から高野豆腐を作る際に出た粉を「粉豆腐」という。これを捨てるのはもったいないということから集めて食材として使われるようになったのが起源と言われている。今では高野豆腐の製造工程のなかで，規格外のものを粉豆腐として生産している。家庭では，水で戻す前の硬い状態のまま，フードプロセッサーやおろし金ですりおろして，粉状として「粉豆腐」として利用することもできる。使い方としては，そのままハンバーグや肉団子，つみれのつなぎとして使用したり，お好み焼きやたこ焼きなど，粉ものに小麦粉の一部として入れたりして利用することができる。簡単にタンパク質強化が可能となる。その他，クッキーやケーキ，パン

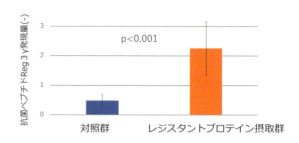

図3 大豆レジスタントプロテインの食餌がマウスの腸管バリア機能（盲腸組織におけるReg3γ）への影響[19]

ケーキなどにも利用できる[20]。

3. ダイズの栄養価と健康効果について

ダイズは栄養価に富む日本の伝統食品にも多く利用されている食品である。特に植物性の食品であるにもかかわらずタンパク質の指標であるアミノ酸スコアが100と高く，体内で合成できないアミノ酸のバランスが良いことから「畑の肉」と言われる。その他，食物繊維，イソフラボン，リン脂質，フェノール酸，トリプシン阻害剤，サポニン，フィチン酸など，健康の維持増進に有効であるファイトケミカルが含まれ，動脈硬化，心疾患，糖尿病，老人性認知症，がん，骨粗しょう症など生活習慣病のリスク軽減や予防効果の報告がある[21]。また，フレイル予防には筋タンパク質の合成が重要であるが，ダイズタンパク質が乳タンパク質のホエーや他の動物性タンパク質と同様に筋肉量と筋力の増加を促進することが報告された[22]。

筆者らも大豆の健康効果について，特にイソフラボンに焦点をあて，骨粗しょう症予防[10]や更年期女性の炎症反応への影響[23]，がんおよび心血管疾患への影響[5]など報告をしてきた。

このように，さまざまな健康効果が期待されるダイズであるが，日本では若い世代の摂取量が低く，これらの機能性を理解したうえで日常的に大豆製品を摂取する習慣を広める必要がある。

高野豆腐やおからは若い世代にはあまり馴染みのない食材ではあるが，伝統的な食材である

がゆえの和風のイメージに特化せず，西洋風に工夫したレシピなどを知ってもらうことができれば，もっと親しみやすく，若い世代の栄養バランスの改善にも貢献できる食べ方を広めることができるのではないかと期待される。

4. 今後の展望

日本の伝統食として古くから食べられていた高野豆腐などの乾物は栄養価に富み，企業努力により，おいしく，簡単に誰でも利用できる長期保存が可能な食品となった。しかし，若い世代は高野豆腐や乾物の調理方法を知らず，日常的に利用される機会は少ない。また，日本は災害大国であるため，災害時の栄養不足を補う食品として[24]高タンパクな高野豆腐や，さまざまな乾物が注目されている[25,26]。若い世代へ高野豆腐や乾物の利用を普及するためには，やはり各家庭や幼稚園，学校などでの食育が重要と考える。子どもたちを巻き込んで高野豆腐や乾物を利用した献立を作成するプログラムは，それらの食材を身近に感じてもらう方法としては有意義であり[27]そのような活動が広まることが期待される。

文 献

1) 田村正紀：凍豆腐と調理, 調理科学, 3, 142 (1985).
2) 大久保一良：日本食品工業学会誌, 31 (12), 814 (1984).
3) Food labelling, *Fed. Reg.*, 64 (206), P57700, FDA (1999).
4) T. Hirata et al.: *J. Epidemiol.*, 32 (7), 547 (2017).
5) M. Sugano et al.: *J. Nutr.*, 120, 977 (1990).
6) 石黒貴寛：薬理と治療, 44 (9), 1363 (2016).
7) 石黒貴寛ほか：薬理と治療 48 (9), 1589 (2020).
8) Y. Yamari et al.: *J. Nutr. Gerontol. Geriatr.*, 37 (3-4), 282 (2018).
9) C. Tanaka et al.: *Sci. Rep.*, 2024; 14: 3244. Published online (2024).
10) M. Mori et al.: *Clin. Exp. Pharmacol. Phys.*, 31, S39 (2004).
11) M. Mori et al.: *Geriatr. Gerontol. Int.*, 8 (Suppl.1), S8 (2008).
12) M. Mori et al.: *Clin. Exp. Pharmacol. Phys.*, 31, S44 (2004).
13) S. Tabata et al.: *Eur. J. Nutr.*, 58 (1), 291 (2019).
14) Y. Yamori: *Clin. Exp. Pharmacol. Phys.*, 31, S2 (2004).
15) M. Fujitani et al.: *Food Nutri. Science*, 79 (8), 1342 (2015).
16) T. Ohishi et al.: *Molecules*, 27 (24), 8899 (2022).
17) C. Nagata et al.: *Br. J. Cancer*, 87 (1), 31 (2002).
18) K. Yamagata et al.: *Molecules*, 26, 5863 (2021).
19) T. Ogita et al.: *Front. Nutr.*, 8, 701466, Published online (2021).
20) 家森幸男(監修), 森真理(レシピ監修)：健康・長生き粉豆腐レシピ, マイナビ出版, 80 (2016).
21) I. S. Kim et al.: *Int. J. Mol. Sci.*, 22 (16), 8570 (2021).
22) P. T. Morgan et al.: *J. Nutr.*, 151 (7), 1901 (2021).
23) J. Bajerska et al.: *J. Nutr.*, 152 (1), 5 (2022).
24) M. Harada et al.: *J. Epidemiol.*, 64 (9), 547 (2017).
25) 森真理：誰でもできる適塩食災害レシピ：予防栄養学の観点から(特集 おいしい減塩プロジェクト(10))，フードケミカル, 39 (7), (2023).
26) 森真理(監修)：ひとり暮らしでも気軽にできる災害食レシピ, 兵田印刷工芸 (2023).
27) 森真理(監修)：乾物ってすごい!! おうちでKANBUTSU 料理を作ってみよう, エーエム (2022).

〈森 真理〉

第4節
切り干し大根

1. ダイコンと切り干し大根

　ダイコンを細かく切って干した切り干し大根は乾燥させると長期保存に適した食品となる。その乾燥方法は，昔から陽に干すとか風にあてるとかの自然を利用した天日干しであった。ダイコンの切り方は，「聞き書日本の食生活全集」による都道府県別切り干しダイコンの料理から集計してみると，表1のようにせん切りが34.4％ともっとも多く，次いで短冊切り（板状），輪切りとなっている[1]。図1，2にせん切りと輪切りの切り干し大根を示す。

　切り干し大根は，ダイコン本来が持ち合わせる色，芳香，味，歯ごたえなどが好ましい性質に変わり，長らく私たちの料理の食材として親しまれてきた。切り干し大根を使用した料理の方法[1]について同様に集計したのが表2である。煮ものが56.2％で最も多く，次いですし9.7％，酢のもの9.0％と酢に漬ける料理が全体の18.7％であった。油を使用した油炒めと炒め煮は少なく，他は和え物，漬け物等の料理に使用されている。

　切り干し大根を使用する主な料理方法の調理プロセスを下記に示す。

1）煮もの
　水洗い→水に浸して水戻し→油揚げ，ニンジン等の食材と調味液と一緒に煮る
2）酢のもの
　水洗い→水に浸して水戻し→酢，しょう油，砂糖等を含んだ漬け汁や食材と一緒に漬ける
3）炒めもの
　水洗い→水に浸して水戻し→食材と調味料で炒める
4）和えもの
　水洗い→水に浸して水戻し→キュウリ，白ごま等の食材や調味料と一緒に和える

表1　ダイコンの切り方[1]

切り方	件　数	％
せん切り	34	34.4
短冊切り	24	24.2
輪切り	20	20.2
いちょう切り	10	10.1
千六本切り	6	6.1
じゃばら切り	2	2.0
かんぴょう	1	1.0
半月切り	1	1.0
拍子切り	1	1.0
計	99	100

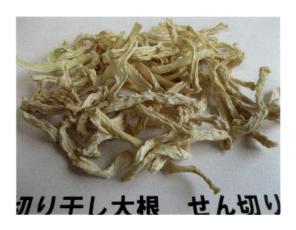

図1　せん切り

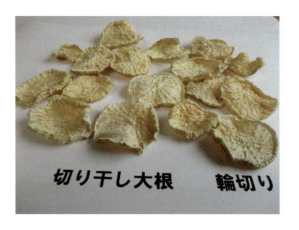

図2　輪切り

本稿では切り干し大根の製造方法と乾燥時の品質変化にふれた後，調理する際の主要な調理操作である水戻し時および煮熟時の品質変化について概説する。

2. 切り干し大根の製造方法
2.1 産業用
2.1.1 天日干し

　原料ダイコンを良く洗浄しスライサーで切断または細断し，すのこの上に薄く広げて，日光が当たりやすく風を受けやすいように，すのこの方位，傾斜を調節して乾燥する。図3は愛知県渥美半島の農園の天日干し風景である。伊吹おろしと呼ばれる北風が吹きつける北西側に向けて1～3日間かけて干す。天候状態によっては夕方一旦室内に取り込み，翌朝再び干すこともある。充分乾燥されてないときは，機械乾燥で仕上げることもある。外気温が20℃を超えると品質が劣化するので，天日干しは初冬から3月頃までに行われる。ダイコンは全国各地で収穫されるが，天日干しに向く気象条件の関係で産地は宮崎県，岡山，愛知県等に限定される。

2.1.2 機械乾燥

　箱形乾燥室内に上下20～30段の棚段を設け，その上に切断したダイコンを並べ，40～50℃の加熱空気をファンで強制的に乾燥棚のダイコンに吹き付けて乾燥する箱形乾燥機で行われている例が多い。乾燥中に外気導入・排出のダンパーの開度を調節して乾燥室内の湿度が上昇するのを防いでいる。乾燥時間は装置と操作条件によって異なるが，微生物が増殖しないように水分活性値 Aw が0.5～0.6以下，水分8％～10％程度まで乾燥させる。機械乾燥は天日干しのような異物混入の心配がなく，乾燥時間も短いので全国各地で行われている。

表2　切り干し大根を使用した料理方法[1]

料理	件数	％
煮もの	81	56.2
すし	14	9.7
酢のもの	13	9.0
汁もの	9	6.2
あえもの	7	4.9
めしもの	6	4.2
漬もの	5	3.5
油妙め	4	2.8
妙め煮	2	1.4
煎り煮	1	0.7
ひたしもの	1	0.7
みそ	1	0.7
計	144	100

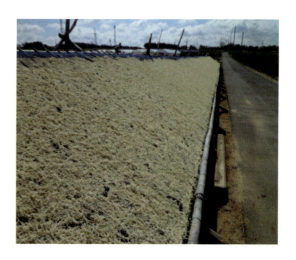

図3　切り干し大根の天日干しの様子

2.2 家庭用
2.2.1 天日干し

　竹製や金属製のざる，あるいは乾物用ネットに細断したダイコンを入れて，太陽があたり風が通り抜ける庭やベランダで干す。都心部で排ガスなどが心配な場合は窓辺でも可能である。干し時間はせん切りで2～4日間，輪切りの場合はときどき上下を返しながら5～7日間かかる。産業用の天日干しに比べ風が弱く，機械乾燥に比べて乾燥温度も低いので最終水分が高く

保存期間は短くなる。半日～1日干しただけのセミドライだと保存期間は冷蔵庫で1週間程度である。

2.2.2 家庭用乾燥器

3～5段の棚段を有し、トレイ寸法が24cm×34cm程度の小さなフードドライヤーが市販されている。設定温度範囲は外気温から60℃までと広く、タイマーもついて、天気を気にせずほこりの心配もせずに、家庭や店舗あるいは厨房で手軽に切り干し大根を作ることができる。

2.3 新たな乾燥技術

天日干しは雨、風等の天候に左右され、ほこりや鳥の糞がかかることもある。また所定の含水率まで乾燥するのに長時間かかり、時には空模様を気にしながら屋外に干したりしまったりする作業もあり、手間暇かかるという問題が生じる。しかし消費者の天日干し嗜好は強い。

そこで天日干しのうまさを再現する新たな乾燥技術として、筆者はUV-A照射乾燥法を開発し[2)3)]、多くの青果物や水産物に実証してきた。一例として切り干し大根への適用例[4)5)]を紹介する。同一品種のダイコンを一方は天日干し、もう一方は同一の乾燥機、乾燥温度、乾燥時間の条件下でUV-A照射温風乾燥とUV-Aを照射しない非照射温風乾燥の計3サンプルの切り干し大根を製作した。

UV-A照射乾燥切り干し大根の表面性状は前述の図1、2に示した。天日干しと比べUV-A照射乾燥した切り干し大根の方が明度Lが高く、白っぽくて明るく、赤みaが少なく、黄色みbが多かった。色差ΔEは非照射に対しては11.4、天日干しに対して19.7と高く、見栄えの向上を肉眼で識別できる。

図4に遊離アミノ酸総量の変化を比較して示す。非照射乾燥に比べてUV-A照射乾燥物の遊離アミノ酸総量は1.67倍増加し、天日干しに匹敵している。ダイコンにはポリフェノール等の抗酸化性物質が多く含まれている。図5に総ポリフェノール含量の変化、図6に抗酸化力(DPPHラジカル消去活性値)の変化を比較して示す。抗酸化力を示す指標のDPPHラジカル消去活性値とポリフェノール含量とは高い相関が認められる[6)]。UV-A照射乾燥物のポリフェノール含量は非照射の1.44倍、抗酸化性は1.35倍増加した。

植物の生長に可視光だけでなくUV-A照射も影響している[7)]。青首大根とよばれるようにダイコンは葉緑素を持っているので地上に出ている部分は緑色になる。UV-A照射乾燥すると波長の短い紫外線を光受容体で感知し、環境ストレス(水分欠乏、紫外線)に適応するため抗酸化性物質をつくり、さらにタンパク質分解酵素を活性化させるため増加したと思われる。

官能評価を行ったところ、水戻しした状態で

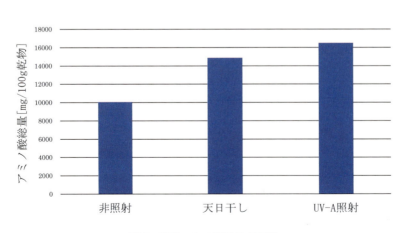

図4 遊離アミノ酸総量の変化

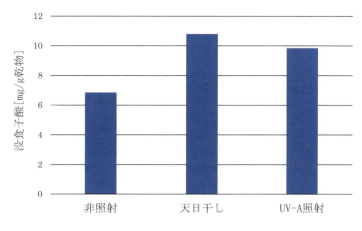

図5 総ポリフェノール含量の変化

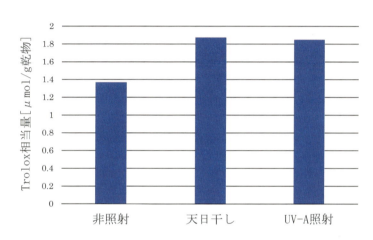

図6 抗酸化力（DPPHラジカル消去活性値）の変化

は，UV-A照射乾燥物の方が噛み応えがあり，ダイコンの香りと甘みを感じ，調味料で味付けした場合でも，調味液の味が良く染み込んで優しい味付けを引き出していると評価された。

3. 切り干し大根の乾燥特性
3.1 乾燥の原理

青果物の乾燥機構は，青果物内部の水分が表面に移動（拡散）し，表面で蒸発する形態をとる。内部構造が緻密で内部拡散が遅ければ表面が乾いて乾燥速度は遅くなる。またピーマンのような皮が緻密だと表面蒸発が妨げられる。ダイコンの場合は水分や水蒸気の通り抜けの良い構造になっているので乾燥は速い。表面蒸発速度 w[kg/h] は物質移動係数を k_g[kg/m^2・h]，絶対湿度を H[kg 水蒸気/kg 乾き空気]，表面積を A[m^2] とすると，下記の式で表される。

$$w = k_g(H_w - H_\infty)A$$

この式より乾燥速度 w を大きくするには

- 外気の湿度 H_∞ が小さい程良い→外気の湿度が低い日を選び，乾燥機の場合は外気導入率を上げる
- 乾燥物表面温度における飽和湿度 H_w が大きい程良い→温風温度を上げて乾燥物を加熱し，乾燥物表面での蒸気圧を高くする
- 物質移動係数 k_g が大きい程良い→風速が速い場所・季節を選ぶ。ファンで風を当てる
- 表面積 A が広い程良い→せん切りにして単位重量あたりの表面積を大きくする

ことが重要である。

3.2 アミノ酸の変化

八訂食品成分表によると、皮付きの生ダイコンには18種類の遊離アミノ酸が合計460 mg/100 g含まれている[8]。含有量が一番多いのがグルタミン酸で30％を占めている。ダイコンを乾燥すると、水分が減少するので濃縮され、切り干し大根の水分も含めた湿潤（現物）基準のアミノ酸含量は8400 mg/100 gと推計されている[8]。しかし乾燥処理によるダイコン中の遊離アミノ酸含量の変動は単なる濃縮のような過程をとらないと言われている。

図7は無味のチロシン（Tyr）とシスチン（Cys）を除いた16種類の呈味性遊離アミノ酸含量の変化[9]を示したものである。アミノ酸含量は乾燥・茹で過程での水分の変動を受けない100 g乾物基準の値を示している。図中の'アザキ大根'とは福島県会津地方の伝統野菜である。'青首大根'の場合、生ダイコンと生干し大根との比較が乾燥過程でのアミノ酸含量の変動であるが、酸味・うま味系の遊離アミノ酸（Glu, Asp）含量は40％減少するが、甘味系の遊離アミノ酸（Pro, Ala他）含量は12％増加し、遊離アミノ酸総量でみると11％減少している。

乾燥過程でアミノ酸が変化する現象は、水分が欠乏する乾燥ストレス（水ストレス）を受けることによる細胞内反応のためと思われる[10]。乾燥過程で細胞の水分が減少すると、植物は生命の危機と感じ、遺伝子発現レベルで応答し、乾燥ストレスに適応するさまざまな生理的な応答をする。

植物の環境ストレスに対抗する現象で知られているのが氷温貯蔵、氷温熟成である。食材（植物）を凍る間際のぎりぎりの温度帯に置くと、細胞が凍るまいとして細胞内にあるデンプンやタンパク質を分解し水溶性の糖やアミノ酸を増やし、細胞の浸透圧を調節することで水バランスを維持する。その結果として食材はおいしくなる。

乾燥過程でも同様で、細胞内の液胞がカラカラにならないように、細胞は縮み細胞壁は弛緩し、細胞体積は減少する。さらに細胞膜を通して水が流出（浸透）するのを防ぐため、細胞内の浸透圧を高め水分の損失を防ぐ。このような浸透圧調整は生合成代謝経路を活性化することで、糖類、有機酸、アミノ酸、無機イオンなどの濃度の上昇で賄われる。このような目的で細胞質内に蓄積される溶質は適合溶質とよばれ、

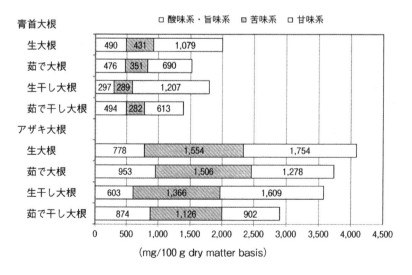

図7　切り干し大根製造工程における呈味性遊離アミノ酸含量の変動[9]

プロリンなどのアミノ酸，ソルビトール，マンニトールなどの糖アルコール類およびグリシンベタインに代表される四級アミンが該当し，葉だけでなく根でも浸透圧調整が起きていると言われている[10]。収穫されたダイコンについても同様な現象が起こっているものと思われる。

ただ，細胞の浸透圧調整による水バランスの維持は，細胞に水分が充分保持されている乾燥前半くらいまでで，カラカラに近い乾燥後半では起きないと思われる。重量減少率が30％の乾燥初期で天日乾燥，熱風乾燥いずれの場合でもダイコンの遊離アミノ酸総量が11～18％増加したという報告[11]もある。

3.3 糖の変化

表3に八訂食品成分表[8]による生ダイコンと切り干し大根の可食部100g当たりの各栄養水分を示す。水分含量から試算すると，50gの切り干し大根は850gの生ダイコンから作られる。850gの生ダイコンは太さ6.7cm，長さ30cmのダイコンに相当する。ダイコンを乾燥し切り干し大根にすると，各栄養成分が約10数倍に濃縮されることがわかる。

乾燥過程中の糖の変化について，単なる濃縮だけでなく，増減されるのかの報告は少ない。乾燥ストレスで浸透圧調整が行われ，グルコース，フルクトースからソルビトール，マンニトールなどの糖アルコール類が合成されれば糖は増加するし，糖とアミノ酸やタンパク質とのアミノカルボニル反応（メイラード反応）が起これば糖は減少する。アミノカルボニル反応は非酵素的褐変反応で，水分活性が0.5前後の乾燥物でも起きるので，乾燥操作によりアミノカルボニル反応が促進し糖が消費されることも考えられる[12]。

乾燥によるダイコンの死細胞割合を測定した結果[13]を表4に示す。1日目6時間天日干し（水分91.2±2.0％），2日目6時間天日干し（水分76.3±6.0％），3日目6時間天日干し（水分48.4±10.5％）と乾燥が進行するにつれ水分が減少すると死細胞の割合が増加し，3日干しでは約50％の細胞が死細胞になっていることがわかる。切り干し大根となる乾燥末期ではほとんど死細胞になっていると思われるが，乾燥前半では生きている細胞も多いので，浸透圧調整が行われ，糖量が増えることも考えられる。

表3 切り干し大根とダイコン（生）の栄養成分（100g当たり）[8]

栄養成分	切り干し大根	ダイコン(生，皮つき)
エネルギー(kcal)	280	15
水分(g)	8.4	94.6
タンパク質(g)	7.3	0.4
脂肪酸のトリアシルグリセロール当量(g)	0.3	微量
利用可能炭水化物(g)	51.3	2.6
食物繊維(g)	21.3	1.4
ナトリウム(mg)	210	19
カリウム(mg)	3500	230
カルシウム(mg)	500	24
マグネシウム(mg)	160	10
リン(mg)	220	18
鉄(mg)	3.1	0.2

3.4 破断特性の変化

干し大根は噛み応えが増し、煮物にしても生ダイコンに比べて食感も変わる。乾燥過程におけるダイコンの破断特性の変化[13]を表5に示す。乾燥するにつれて破断応力と破断エネルギーは高くなって硬く変化し、噛み切るときに必要な力が高くなることがわかる。また、破断変形と破断歪率も高くなったことから、ダイコン表面は壊れにくくなっていることがわかる。2日目までは表面は硬化するものの、内部には水分が残っているのでもろさ応力は上昇するが、3日目になると内部の水分も減少するのでもろさ応力は低下し、もろく砕けやすくなる。

乾燥するとダイコンが硬くなる現象は、ダイコン中の水分が抜けることによって、単に繊維質が露出して強度が上がったとも考えられるが、ミクロ的には細胞壁と細胞壁間をつなぐ中葉組織が乾燥によって変化することによる。ダイコンを乾燥すると、細胞組織の切断あるいは細胞死により細胞壁を構成するペクチンを分解する酵素（ペクチンメチルエステラーゼ）が作用してカルボキシル基の遊離が起こり、遊離したカルボキシル基が多価陽イオンとイオン結合して架橋構造をつくってペクチンが巨大分子化され、ペクチンの不溶化が起こり、組織が硬化されるからである[14]。

3.5 香気成分の変化

生ダイコンの香気には4-メチルチオ-3-ブテ

表4　干し操作による死細胞の割合の変化（％）[13]

生	1日干し	2日干し	3日干し
16.3 ± 2.4[a]	30.8 ± 10.4[b]	45.3 ± 10.1[c]	51.4 ± 14.9[c]

平均±標準偏差（$n=3$）
異なるアルファベットは有意差があることを示す

ニルイソチオシアネートが97％を占め、大根おろしの独特な辛味成分である。ダイコンを乾燥させた切り干し大根を水煮して香気成分を測定すると、生ダイコンに顕著に多かった辛味成分の4-メチルチオ-3-ブテニルイソチオシアネートは減少し、古漬け臭をもつ4-メチルチオ-3-ブテニルニトリルが増加し、さらに3-メチルチオプロパナール等の多数の香気成分が検出された。このように切り干し大根の香りは、多数の香気成分が混合されて複雑な香りになり、辛味臭が感じられず古漬け臭が増加していることが特徴である[15)16]。

4. 水戻し特性

切り干し大根を使用する料理の調理プロセスで示したように煮物、漬物、炒め物、和え物のいずれの場合でも、切り干し大根を水かぬるま湯に浸して戻してから使用することが多い。そのため調理の前処理としての水戻しを行った際、各種成分がどのように変化するのかを知ることは重要である。

表5　破断特性の変化[13]

	破断応力 （×10⁶Pa）	破断変形 （mm）	破断歪率 （％）	破断エネルギー （×10⁵J/m³）	もろさ応力 （×10⁵Pa）
生	1.75 ± 0.39[a]	1.5 ± 0.3[a]	28.0 ± 8.7[a]	2.9 ± 0.8[a]	3.58 ± 2.04[a]
1日干し	1.91 ± 0.50[a]	2.2 ± 0.3[b]	46.6 ± 8.4[b]	3.1 ± 0.5[a]	8.92 ± 1.23[b]
2日干し	2.48 ± 0.24[b]	2.8 ± 0.5[c]	63.5 ± 10.2[c]	2.8 ± 0.8[a, b]	10.83 ± 2.40[b]
3日干し	2.60 ± 0.15[b]	2.8 ± 0.8[c]	79.5 ± 12.1[d]	3.5 ± 0.8[a, c]	5.72 ± 1.87[a]

平均±標準偏差（$n=4$）
異なるアルファベットは有意差があることを示す

4.1 水分の変化

水分94％の生ダイコンを乾燥すると，重量は約1/20に減少し，水分は機械乾燥で8％～12％前後まで減少する。20℃の水に浸漬した場合の切り干し大根の水分量の変化[17]を図8に示す。浸漬後10分までは水分8％から85％まで急速に吸水し，復水率も300％を超える。それ以降吸水はやや緩慢となり，30分以降は水分差がなくなることにより吸水は減少し，やがて平衡に達する。

乾燥した切り干し大根を水に浸漬すると，ダイコンの細胞はほとんど死んでいるので，細胞膜の半透膜での浸透圧の作用による浸透は生じなく多孔質の構造を有する細胞壁を通しての水の拡散のみと思われる[13]。拡散は内外の含水率勾配に基づいて起こる。浸漬初期は内外の含水率差が大きくので水が急速に細胞内に浸透する。細胞の含水率が上昇し含水率差が小さくなると浸透速度は遅くなる。

浸漬する水温の影響については4℃～40℃では吸水量にほとんど差がない[17]。これは吸水がダイコンの表面，細胞形状，小孔，空隙等の多孔質構造のダイコン内外との水分差に関与し，構造が軟化しにくいと考えれば，吸水現象は時間とともに変化するが，水温は影響しないものと考えられる。

4.2 糖の変化

切り干し大根に含有するブドウ糖，果糖，ショ糖が水戻しによってどのように変化するのかを図9[17]に示す。水が内部に浸漬すると30分まではブドウ糖，果糖，ショ糖は浸漬水へ急激に溶出し，その後も緩慢な溶出は続く。このため長時間の浸漬は糖が流出するので不適切であり，20～30分の水戻しが適切である。

4.3 ミネラルの変化

野菜に含まれるカルシウム，カリウムなどのミネラルは水に溶出しやすく，洗浄，浸漬，茹で加熱操作での損失は避けることはできない。生ダイコンを乾燥し，その干し大根を20℃の水に2時間浸漬した際の乾燥および水戻し操作における主要なミネラル(Na, Mg, P, Fe, K, Ca)含有量の比較[18]を表6に示す。全体的に乾燥操作(dry-processed)よりも水戻し操作(reconstitution)で流出している。ミネラルの種類によっても乾燥および水戻し操作で残存率に違いが見られ，Naで43％，Kで48％，Caで65％，Mgで60％，Pで50％，Feで50％と半分程度が流出しているので注意が必要である。

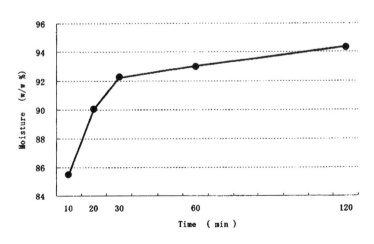

図8　水戻し時間による切り干し大根の水分量の変化（20℃）[17]

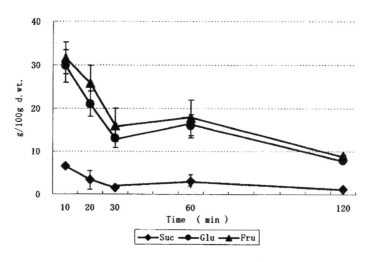

図9 水戻し時間によるブドウ糖，果糖，ショ糖の変化（20℃）[17]

表6 生，乾燥および水戻し操作（20℃, 2時間）におけるミネラル含有量の比較[18]

	Minerals(mg/100 g)						moisture (w/w%)
	Na	K	Ca	Mg	P	Fe	
Raw	9.0	330	23	11	8.8	0.2	94.0
Dry-processed	160	350	310	240	170	2.1	7.3
Dry-processed(conversion value for raw)	8.4	180	16	12	8.7	0.1	
After reconstitution of dry-processed	8.8	370	35	15	9.8	0.2	93.7
After reconstitution(conversion value for raw)	3.9	160	15	6.6	4.4	0.1	

Sample was harvested on Feb. of 2005. Values are shown as means（$n=3$）.

しかし，例えば1人1食あたり生ダイコンを100 g，切り干し大根を15 g摂取すると考えると，Caは生ダイコンで100 g×0.23＝23 mgに対し，切り干し大根で310 mg×0.15＝46.5 mgと2倍多く摂取することができる計算で，切り干し大根の調理は摂取不足になりがちなミネラルを効率よく摂取できる方法として適している[18]。

水戻し温度によるミネラル含有量の変化については，50℃でカルシウムが20℃の2.2倍増えている。カルシウムとペクチンとが結合すると歯ざわりが良いといわれているので，加熱によるダイコン組織の硬化も加わり，歯ざわりを活かす酢の物には50℃が最も適した水戻し水温である[17]。

4.4 調理上の工夫

このように水戻し操作で水溶性の糖や遊離アミノ酸，ミネラルがかなり溶出する。そのため，切り干し大根がかぶる位の水量に20〜30分浸して戻し，戻し汁は捨てないで料理に使うと，よりだしの効いたおいしい料理ができる。

5. 煮熟特性

煮物の材料として切り干し大根を調理する場合，切り干し大根を水戻した後，鍋に入れて茹で加熱する。茹で加熱時における切り干し大根のテクスチャー変化は水戻し時と異なる。テクスチャーはダイコンの植物細胞壁の強度と密接に関連する。細胞壁はセルロースやペクチン質，リグニン等で構成される。ダイコンを煮熟

（煮詰める）すると，細胞壁は広がり，細胞壁が2枚に分離し，ペクチン質が水溶化してスポンジ化し，力学的強度が顕著に低下することが知られている[19]。また，ダイコンの浸透圧と同じ浸透圧をもつ食塩溶液は約0.9％であり[20]，それより濃い濃度であれば放水し，低い濃度であれば吸水する。煮熟調理の際に食塩を0.5～5.0％添加すると破断強度が低下し，軟化が促進されると報告されている[19]。

ダイコンを40℃から沸騰点までの各温度の脱イオン水（実線）と2％食塩水（点線）に0～120分間浸漬した場合の硬さの変化[20]を図10に示す。硬さは加熱前の試料の硬さに対する割合で示している。50℃では硬さが20％増加し，70℃を超えると硬さは低下し始め，高温になるほど軟化は進み，食塩を添加すると水煮より軟化が顕著に促進される。50～60℃の温度域で硬化するのは，ペクチンの細胞壁に含まれる酵素（ペクチンメチルエステラーゼ）が活性化されてペクチンが脱メチル化されて架橋構造をつくり，ペクチン質が不溶化することが一因である[21]。水からゆっくりと野菜を加熱すると煮崩れが防止されるのもこのためである。

切り干し大根の場合，破断特性の項で説明したように，ペクチンが脱エステル化されて多価金属イオンにより架橋されて巨大分子化し，不溶性化しているため硬化しているので煮熟軟化は起こりにくい。ダイコンと水戻し切り干し大根を98℃で30分間煮熟調理した際のテクスチャーをレオメーターで測定したところ，切り干し大根は生ダイコンに比べて硬さと弾力性は大きく増大し，凝集性も若干増大し，咀嚼性が増大した[14]。そのため，切り干し大根は煮熟しても煮崩れせず，コリコリとした食感で歯ごたえもあるので，飲み込める状態になるまで良くかみ砕く必要がある。

しかも切り干し大根は死細胞で細胞膜の半透性を失っていることから調味液は細胞内に拡散して染みこみやすくなり[13]，短い煮熟時間で煮物ができると考えられる。重量減少率50％の

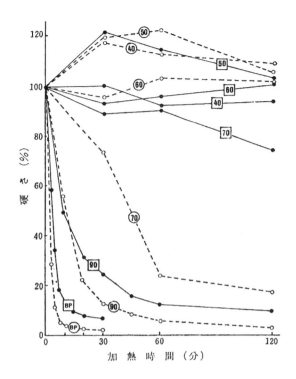

図10 40℃から沸騰点までの各温度の脱イオン水と2％食塩水にダイコン片を浸漬した場合の硬さの変化[20]

セミドライ大根を中心温度98℃まで加熱するのに使用したガス量が生ダイコンに比べ，32％削減したという報告[11]からも裏付けられる。

6. 保存特性

切り干し大根は製造直後ほぼ白色であるが，保存条件によっては褐色となり風味も失われ，商品価値が下がる。このような褐変反応は大きく2種類の形態で起こることが知られている。1つはポリフェノールオキシダーゼという酵素のはたらきによってポリフェノールが酸化されて茶色の色素が生じる酵素的褐変とよばれる現象である。ゆで干し大根（蒸し干し大根）は煮熟して酵素を失活しているので酵素的褐変は起こらない。

もう1つは還元糖とアミノ酸やタンパク質が反応して褐色の色素が生じるアミノカルボニル反応（メイラード反応）とよばれる非酵素的褐変現象である。非酵素的褐変は水分活性が0から

0.6へ増加するに従い増大する[12]。切り干し大根の水分活性は、微生物の増殖がない0.6以下の0.40～0.55程度と思われるので、直射日光や高温度や高湿度等の保存条件によってはメイラード反応による褐変の可能性はある[22]。そのため、透明でも防湿性、遮光性、防結露に優れた包装容器も出回っているが、直射日光を避け冷暗所に保存するのが良いと考えられる。

7. 調理上の利点

細胞への水の浸透は、水分ポテンシャル勾配を駆動力とする浸透圧と細胞膜の水透過性に関連する。おでんや煮物料理で生ダイコンに調味液を染みこませたい場合、生ダイコンは水分が94％と多く浸透圧差は低いので、調味液の濃度を濃くして長時間漬けないとダイコンに味が染みこまない。また70℃以上に加熱しダイコンを軟化させないといけない。

一方切り干し大根は、乾燥によってダイコンの組織構造がゆがみ体積も縮小し、細胞膜の半透性を失っていることから、調味液は細胞内に容易に拡散し、味付けがしやすくなる[13]。そのため調味液の濃度を薄くしても染みこみやすく、だしも良く出るので調味料が少なめな減塩調理が可能となる。また切り干し大根はカットしてあるので、そのまま調理ができ、煮込み時間も短いので、時短調理も可能となる。

このように調味液が良く染みこんだ切り干し大根は、咀嚼性の増大と相まって口腔内で長時間咀嚼され、唾液と混じり、嚥下される過程のなかで、味蕾をはじめとする口腔内の種々の感覚器によって感覚されることで、よりおいしく感じられるのである。

文 献

1) 倉田美恵：切り干し大根、福山市立女子短期大学紀要、**39**, 33 (2012).
2) 科学技術振興機構：水産物または農産物の光処理方法、特許3727560号 (2005).
3) 青木秀敏：抗酸化性物質含量もしくは生理活性物質含量もしくはヌクレオチド量含量を増加させる農産物または水産物または畜産物の光処理方法、特許5707623号 (2015).
4) 青木秀敏：UV-A照射乾燥法を用いた農水畜産物の高付加価値化、OPTRONICS, **32**, (11), 121 (2013).
5) 青木秀敏：紫外線でうま味と健康成分がアップ、現代農業、**95**, 306 (2016).
6) 木村英生、長沼考多、小島匡人、小松正和、恩田匠、辻政雄：山梨県果実の総ポリフェノールとそのDPPHラジカル消去活性、山梨県興行技術センター研究報告、**22**, 59 (2011).
7) 平野勉央、青木秀敏：閉鎖型植物工場を対象とした野菜の生長と栄養成分に及ぼす光照射の影響、八戸工業大学エネルギー環境システム研究所紀要、**9**, 1 (2011).
8) 香川明夫：八訂食品成分表2022、女子栄養大学出版部、68-71, 132 (2022).
9) 水野時子、佐々木弘子：切り干し大根製造工程における青首大根とアザキ大根の遊離アミノ酸組成の比較、日本食生活学会誌、**26** (3), 139 (2015).
10) L. テイツ、E. ザイガー（編）：西谷和彦、島崎研一郎（監訳）：植物生理学 第3版、培風館、33-46, 601-634 (2004).
11) 久松裕子、遠藤伸之、長尾慶子：調理性・嗜好性および抗酸化性から検討した半乾燥干し野菜の調理条件、日本家政学会誌、**64** (3), 137 (2013).
12) 亀和田光男、林弘通、土田茂：乾燥食品の基礎と応用、幸書房、68-70 (1997).
13) 村上恵、橋本沙紀、井戸本瞳、永瀬恵梨、池田香織、渡部真理子：干し操作によるダイコンの抗酸化性、カルシウム量および物性の変化、同志社女子大学生活科学、**48**, 51 (2014).
14) 渕上倫子：調理のさいのだいこんの軟化とペクチン質の関係との関係、家政学雑誌、**37** (12), 1029 (1986).
15) 松本睦子、河村フジ子：切り干し大根の調理特性、日本家政学会誌、**45** (1), 19 (1994).
16) 金和子：切り干し大根の香気形成について、日本家政学会誌、**46** (5), 413 (1995).
17) 持丸由香、冨田圭子、大谷貴美子、吉野世美子、南出隆久：切り干し大根の保存、水戻し条件による成分の変化、日本調理科学会誌、**40** (2), 67 (2007).
18) 持丸由香、冨田圭子、大谷貴美子、吉野世美子、南出隆久：大根の乾燥、水戻し過程における糖とミネラルの変化、日本調理科学会誌、**40** (6), 456 (2007).
19) 田村咲江、調理科学領域における組織学的研究—主として加熱野菜の軟化と細胞壁の微細構造変化について—、日本家政学会誌、**45** (9), 773 (1994).
20) 田村咲江、野菜の細胞壁と調理：日本調理科学会誌、**28** (4), 274 (1995).
21) 加賀田江里、小宮山展子、林真愉美、渕上倫子、

松浦康：切り干しダイコンの煮えにくさとペクチンの状態, 日本家政学会誌, **59** (8), 575 (2008).

22) 河野昭子：切り干し大根の褐変に及ぼす加工と貯蔵の影響, 家政学雑誌, **32** (8), 577 (1981).

〈青木　秀敏〉

第5節
干し柿のおいしさ

1. 干し柿とは

　カキの原産地とされる中国[1]では，世界最古の農業書といわれる6世紀の書物「斉民要術」にカキの記述があり，果実の貯蔵方法として日乾や火乾といった今日でいう干し柿と思われる記述が認められる[2]。中国から日本への渡来は弥生時代以降であり，大陸文化の伝搬に伴い日本各地で種子や木材等のカキに関係する遺物の出土が漸増するが[3]，本格的な栽培はおそらく6世紀の飛鳥時代以降と考えられる[4]。また，8世紀の奈良時代には，正倉院文書の1つ「雑物収納帳(758年)」に「干柿子拾弐貫各長四尺」等干し柿が商品として売り買いされた記録が残され，すでに干し柿が生産されていた様子がうかがえる[5]。

　このように，干し柿は青果物の加工品としてはわが国で最も古いものの1つであり，雑物収納帳や，鎌倉時代を代表する絵巻物「春日権現験記」巻一五に描かれた屋敷の軒下に吊された干し柿等を見ても[6]，干し柿づくりが古来よりあまり大きな変化もなく連綿と受け継がれてきた食文化の1つであることは疑いない。

　干し柿については，古くからさまざまな調査・研究が行われてきているが，その多くは人工的な乾燥促進技術や製造中の微生物制御など製造方法の研究に特化しており[7]，品質面では，健康機能性[8,9]が検討されている例があるが，食味について特に言及された例はほとんどみられない[10]。

　しかしながら，品質として味に関連すると思われる項目を対象に論じられた事例は，過去いくつか認められる。そこで，それらを概観しながら，干し柿のおいしさについて，取り上げてみたい。

2. 干し柿の種類

干し柿には，大別してころ柿とあんぽ柿の2種類がある。それぞれ製品の水分含量が異なり，ころ柿は25～30％，あんぽ柿は38～50％の水分を有する[11]。

ころ柿は枯露柿，胡盧柿などさまざまな漢字を当てる例があるが，その語源としては，江戸時代初期の書物「雍州府志」に「円き故に転柿（ころかき）と言う」と紹介されているのが起源であるという[12]。総じて表面がべたつかない程度に乾いており，肉質が弾性で歯ごたえのある一定の堅さを保持している。また，表面に糖類がにじみ出て白く結晶化した白粉（柿霜）をまとって全体が白く見える製品があり，白粉の出やすい品種や美しく出すための加工技術が各地で伝統製法として伝えられている。高級品では，品質基準の1つに白粉の状態をあげている事例もある[11]。

あんぽ柿は水分含量が多く，全体的にしっとりと湿り気を帯びており，指でちぎれる位に柔らかな果肉が特徴で，その性状から，半生果等と称されることもある[13]。その語源は「甘干し柿」と呼ばれていた福島県の吊るし柿からきたとされる[14]。福島県では，大正年間に欧米のドライフルーツにおける硫黄処理を参考に，試行錯誤の末技術確立したものがあんぽ柿の最初としており，産地では，商標登録やGI認証を取り，その歴史を今に伝えている。ただ，近年は一般的な名称としてあんぽ柿という名前が普及しており，福島県だけでなく，山梨県，和歌山県，奈良県，島根県など各地で水分の多い柔らかな干し柿をあんぽ柿の名称で製造販売している。また，減圧乾燥装置を用いた効率的なあんぽ柿の製造を試みた事例[15]等，新たな技術開発の取り組みも各地で行われている。

3. 干し柿用の品種とその特徴－果肉の肉質について

どのような品種であれ，カキの果実であれば，乾燥させればそれは干し柿となりうる。実際に現在もほぼ全国で干し柿は作られており，甘柿渋柿を問わず，さまざまなカキが用いられている[16]。その大半は自家消費用で生産規模は極めて小さく，俗に雑柿と称される，来歴も品種名もわからないような手近な樹から採取した果実で作られる事例も多いため，古くから干し柿専用品種の探索と利活用の必要性が訴えられてきた[17]。

カキについて科学的な視点から論述された嚆矢と言うべき「実験柿，栗栽培法」で，恩田は，干し柿の品質を決定づけるのは品種選択が最も重要であるとして，その基準を，核子（種子）少なく　2．形大にして長味を帯び　3．肉質緻密にして製造後歩減り少なき品種としてあげている[18]。これらはおいしさというよりも作業性，経済性など製造に関わる要素が大きいが，そのなかで「肉質」に言及している点が注目される。

また，広島県が全国のカキの品種の特性調査を取りまとめた「昭和53年度種苗特性分類調査報告書（カキ）」[13]（以下「報告書」とする）には，一部中国・朝鮮半島，台湾，ブラジル等海外の品種を含め，主要品種や在来品種合わせて306品種の諸特性が調査・記録されている。そのなかから，主な用途が「乾果」とされるものや，品種の概要に「乾果」，「半生果」等干し柿向けであることが記載されているものを拾い上げると，91品種ある。そのうち，半生果，あんぽ柿用と記載されているのは7品種ある。このように，報告書で取り上げられたものだけでも非常に多くの品種が各地で干し柿に利用されてきているが，このうち，本当においしい干し柿ができる品種はごく限られており，報告書で干し柿が「品質極上」，「白眉」，「特に優良」と記されているものが6品種，「優良」，「佳良」等記されているものが14品種ある。これら「干し柿に良い」とされる品種にほぼ共通する果実特性が，「肉質緻密」であることである。ここで言う肉質は，あくまで脱渋した生果の状

態で食した場合の肉質であって，必ずしも干し柿の肉質を表しているわけではないが，恩田ほか多くの研究者が干し柿用品種の要件として「肉質緻密」であることをあげている[19)-21)]。また，北川は，甘柿は果肉が粗剛なため干し柿に適さない[17)]とし，遠藤，山田は肉質が粘質であることを干し柿用品種の要件としている[22)23)]ように，おいしい干し柿を製造するうえでの1つの基準として，原料果実の果肉の肉質は重要である。この肉質に関連する科学的な解析の試みとしては，干し柿の物性[24)]や果実のペクチンの分析を行った事例[25)]がある。

一方，この20品種以外にも，干し柿向きの品種は存在する。あんぽ柿用として福島県や山梨県などで多く用いられている'甲州百目'や，現在，各地でドライフルーツが作られ，さらに品質向上について検討が進められている甘柿の'富有'がそれに当たる[25)-27)]。また，当然ながら昭和53年以降に品種登録されたものは記載が無く，'平核無'の早生変異種である'刀根早生'や，奈良県でも干し柿の製造方法を検討[28)]し，愛媛県で若干の生産が認められる'太天'[29)]のように，今後干し柿用として期待される新品種も少なからず存在すると考えられる。

もう1つ，原料果実の肉質について関連するトピックとして，収穫後の果実の軟化を抑制する技術であるエチレン阻害剤の1-Methylcyclopropene（1-MCP 商品名フルーツフレッシュ）に関する情報を付記しておく。奈良県においても，'刀根早生'で脱渋後の軟化抑制に活用されている1-MCPについて，干し柿原料果実にも応用してその軟化を抑制し，干し柿の製造可能期間を延ばそうとする試みがなされている。そのなかで，松本は1-MCPの使用によって'西条'で乾燥工程中の脱渋阻害と肉質悪化が生じることを報告している[30)]が，一方で'市田柿'では問題がないという情報もある[31)]。干し柿はカキの成熟期に作業が集中するため，少しでも作業期間が延長できれば生産上大きな利点が得られるが，品種によってはその品質に影響が生じる可能性があり，注意が必要である。

ちなみに，現在わが国で生産されている干し柿について，生産量の多い順に10品種を，それぞれの主要産県とともにまとめてみた（表1）。商用生産の場合は，干し柿としての品質だけでなく，地域の歴史的経緯や生産性等も重視されるため，'三社'，'愛宕'，'横野'のように，必ずしも優良とされる品種だけが上位を占めているわけではないことが注目される。

4. 干し柿の糖成分

カキは果実類としては珍しく有機酸や香り成分に乏しく，その味質を決定づけるものは，ただ糖の甘みと肉質の食感によるしかないともさ

表1 主要干し柿用品種の生産量と主な産地（2021年度）

品　種	生産量(t)	主な産地(産地生産量 t)
市田柿	2975.5	長野県(2966.5)
甲州百目	908.8	福島県(729.6)，山梨県(175.8)
平核無	569.7	山形県(140.4)，山梨県(136.5)，新潟県(111.5)，和歌山県(95.4)，福島県(62.4)
刀根早生	353.7	和歌山県(210.4)，愛媛県(72.9)
三社	260.0	富山県(260.0)
愛宕	194.8	愛媛県(194.8)
大和百目	174.5	山梨県(174.5)
西条	107.5	島根県(66.6)，鳥取県(35.2)
四ツ溝	80.0	和歌山県(80.0)
横野	48.0	愛媛県(48.0)

※農林水産省「令和3年度特産果樹生産動態等調査　干し柿生産出荷実績調査品種別の生産状況」より抜粋

れる[32]。また、わが国では、古くから「和菓子の甘さは干し柿をもって最上とする」という言葉があるように、干し柿のおいしさを議論するうえで甘味成分である糖類の検討は欠かせない要素である。

干し柿の糖については、早くも恩田が干し柿の糖について、無窒素有機物という表記で65.22％、うちブドウ糖が21.54％と報告している[18]が、その後も多くの研究者がさまざまな手法を用いて分析を行っている。北原・竹内は、'蜂屋'で干し柿を試作し、その乾燥過程における糖類の推移を分析して、乾燥仕上がりの段階で、ショ糖1.24％、果糖22.20％、ブドウ糖30.74％とした[33]。松井らは'四溝'と'平核無'を用いて異なる収穫時期の干し柿における糖について、ショ糖は含まず、果糖23.26〜30.87％、ブドウ糖23.79〜29.63％であり、白粉については、どちらも果糖が13〜19％、ブドウ糖が71〜76％で、収穫時期が遅く果実の成熟が進むほど糖量は増大すると述べた[34]。また、平井・山崎は、7品種の干し柿についてショ糖は存在せず、ブドウ糖と果糖が果実では概ね40：60、白粉では20：80の割合であるとした[35]。

それぞれ分析方法は異なるが、総じて干し柿においては、果肉部分は果糖とブドウ糖が一定割合で存在し、白粉はほぼブドウ糖でできていることがわかる。

5. 干し柿のおいしさに関わるその他の要素について

タンニン類が甘味や酸味、うま味等の感知に影響を及ぼすことを示し、その現象を調味料等へ応用する特許が出願されており[36]、筆者も奈良県において、柿タンニンの研究の一環としてタンニン物質の味質への影響を活用した商品の開発に携わった。このことから、干し柿や生果の味についても、単に甘味だけでなく、ごく僅かな渋味が無意識的におししさの評価基準に取り入れられている可能性はあるのではないかと思われる。また、カキは香りが乏しいとはいえ無いわけではなく、'平核無'等について脱渋処理中に変化する揮発性成分が調査された事例[37]もある。残念ながらカキの香気成分について主成分となる物質は見つかっておらず、干し柿については更に情報が乏しいが、その独特の風味がおいしさに与える影響は無視し得ないものと思われる。このように、現在のところ、糖や肉質以外に着目して、干し柿や生果のおいしさを科学的に分析しようとした試みは進展があまり見られないが、今後は、肉質や糖類、渋味、香気等を含め、おいしさに関与する可能性のある要素の検討やそれらのおいしさに対する寄与率、それら要素の相補的、もしくは阻害的な関係、品種や成熟度、加工方法による影響、さらに消費者に好まれる干し柿のおいしさとはどういうものなのか等、国内市場だけでなく輸出も見据えると、諸外国における嗜好性調査などについても検討が必要になってくるものと思われる。

文　献

1) 神崎真哉：日本食品化学工学会誌，63 (7), 328 (2016).
2) 菊池秋雄：果樹園芸学　上巻，養賢堂，353 (1948).
3) 小林章：文化と果物－果樹園芸の源流を探る－，養賢堂，155-160 (1990).
4) 金原正明：奈良県橿原考古学研究所調査報告第111巻「飛鳥京跡5」，奈良県立橿原考古学研究所，150 (2012).
5) 関根真隆：奈良朝食生活の研究，吉川弘文館，128-130 (1969).
6) 今井敬潤：柿，法政大学出版局，18-27 (2021).
7) 林節男：柿乾燥に関する実験的研究，京都大学大学院(農学)学位論文 (1990).
8) 石渡仁子ほか：日本家政学会誌，54 (6), 449 (2003).
9) Y. Matsumura et al.: *Data in Brief*, 8, 1247 (2016).
10) X. Jia et al.: *Reviews in Agricultural Science*, 8, 1 (2020).
11) 滝沢潤：化学と教育，63 (8), 406 (2015).
12) 野呂巳次郎：柿栽培の実際，養賢堂，162 (1934).
13) 広島県果樹試験場(編)：昭和五三年度種苗特性分類調査報告書(カキ)，広島県果樹試験場, (1979).
14) 高梨凌ほか：あんぽ柿復っ活！　福島県伊達市梁川町五十沢地区の復興に向けた実態調査と提案．

福島県 (2017).
15) 渡辺恵美ほか：山形県農事研究報告, 40, 11 (2008).
16) 平智：浦上財団研究報告書, 7, 1 (1999).
17) 北川博敏：カキの栽培と利用, 養賢堂, 234 (1970).
18) 恩田鐵彌：実験柿, 栗栽培法, 博文館, 246-248 (1912).
19) 松原茂樹：収益本位 栗・柿栽培法, 養賢堂, 322-323 (1935).
20) 石原三一：柿の栽培技術, 朝倉書店, 358-359 (1940).
21) 木村光雄：(II)柿編, 養賢堂, 209-211 (1951).
22) 遠藤融郎：カキの品種と栽培, 農山漁村文化協会, 237 (1982).
23) 山田昌彦：果樹園芸大百科6 カキ, 農山漁村文化協会, 115-116 (2000).
24) 加藤寿美子：日本家政学会誌, 19 (1), 8 (1968).
25) 今泉鉄平：東洋食品研究所 研究報告書, 33, 137 (2020).
26) 江嶋亜祐子ほか：福岡県農林総合試験場研究報告, 3, 43 (2017).
27) T, Oshima et al.: *LWT-Food Science and Technology*, 143, 111094 (2021).
28) 石川亜希, 濵崎貞弘：奈良県農業研究開発センター研究報告, 49, 35 (2018).
29) 山田昌彦ほか：果樹研報, 14, 39 (2012).
30) 松本敏一：島根県農業研究センターだより, 5, 5 (2006).
31) 長野県南信農業試験場：平成22年度普及に移す技術 (2010).
32) 鈴木哲也：広島大学大学院(農学)学位論文 (2015).
33) 北原増雄, 竹内良光：栄養と食糧, 6 (5), 32 (1953).
34) 松井修ほか：園芸学会雑誌, 26 (2), 33 (1957).
35) 平井俊次, 山崎喜美江：日本食品工業学会, 31 (1), 24 (1984).
36) 山中フサ子, 上田要一：調味料の呈味改善法, 特許公開 平9-173008 (1997).
37) 平智：園芸学会誌, 65 (1), 177 (1996).

〈濵崎　貞弘〉

索引

英数

1-MCP ····· 583
1-オクテン-3-オール ····· 437, 457, 462, 554
1回圧縮 ····· 114
2-isobutyl-3-methoxypyrazine （2-I-3-MP） ····· 386
2回圧縮 ····· 114
2点比較法 ····· 424
3-オクタノン ····· 457
5'-グアニル酸 ····· 441, 457, 561
6-ショウガオール ····· 472
6-ジンゲロール ····· 472
6段階臭気強度尺度 ····· 77
10％中性緩衝ホルマリン ····· 117
Agaricus bisporus ····· 445
AI ····· 67
AI解析 ····· 133
Asparagus officinalis L. ····· 268
Atmospheric Pressure Chemical Ionization/Mass Spectrometry: APCI/MS ····· 87
B.oleracea ····· 256
B.rapa ····· 257
BMI ····· 398
Brassica napus L. ····· 256
Brassica oleracea L. ····· 256, 259
Brassica rapa L. ····· 170, 256
Brassica rapa var. perviridis ····· 202
Brasssica juncea L. ····· 257
Brix ····· 46, 186, 231
Brix値 ····· 101, 127
C8化合物 ····· 457
CARS-PLSR（Competitive Adaptive Reweighted Sampling Partial Least Squares Regression） ····· 109
Cavendish ····· 340
Ca摂取 ····· 94
CE-MS ····· 405
character impact odorants ····· 80
charm value ····· 86
citral ····· 474
CI値 ····· 364
Codex規格 ····· 531
CTSD ····· 301
CTSD法 ····· 21
Cucumis sativas L. ····· 363
Daucus carota L. subsp. *sativus* （Hoffm.） Arcang. ····· 219
d-リモネン ····· 75, 500
DNAマーカー ····· 291
DPPHラジカル消去活性 ····· 443, 498
DPPHラジカル消去活性値 ····· 572
DPPHラジカル消去能 ····· 393
Duchesne ····· 411
EUC（Equivalent Umami Concentration） ····· 450, 457
EXAFS ····· 92
F_1品種 ····· 219
Fragaria×ananassa ····· 411
F検定 ····· 128
GABA ····· 322, 343, 360, 404
Gas Chromatography/Olfactometry, GC/O ····· 56, 81
GC（ガスクロマトグラフィ）····· 52
GC-MS（ガスクロマトグラフィー質量分析計）····· 54, 386
geranyl acetate ····· 474
GI ····· 343
glomerulus ····· 80
Glucobrassicanapin ····· 202
Gluconapin ····· 202
Hexanal ····· 342
 ＝ヘキサナール
ICタグ ····· 155

key compounds	81, 83	TQ制度	346
L-AsA	495	UV-A	572
LC-MS	405	UV-A照射乾燥法	572
MA包装	194	VEGGIEプロジェクト	201
MdPG1	291	Weber-Fechnerの法則	390
NIST	384	XAFS	90
odorant receptor	80	XAFSによる食品科学	99
odor threshold	81	XANES	92
OPLS-DA	55	II型官能評価	145
PAS染色	117	β-アミラーゼ	230
PC1ローディング	106	β-カロテン	8, 197, 518
PCA(Principal Component Analysis)＝主成分分析	54, 106, 422	β-クリプトキサンチン	302, 311
PDCA	154	β-グルコシターゼ活性	551
PLSR (Partial Least Squares Regression, 部分最小二乗回帰)	103	γ-アミノ酪	404
		γ-アミノ酪酸	343, 436
Proton Transfer Reaction/Mass Spectrometry: PTR/MS	87	γ-グルタミルペプチド	186
p値	129	$\chi(k)$	93

あ行

愛知縮緬かぼちゃ	379
会津早生菊かぼちゃ	379
あおり21(春明21)	293
赤ワイン	522
赤ワインブーム	522
秋田紅あかり	297
あく	21, 367
アグリSCM	137
アクレモセルラーゼKM	410
揚げ	370
味	290
足きりナメコ	453
味数値データ	487
味認識装置	452
アスコルビン酸	273
アスパラギン酸	214, 228, 270, 359, 450, 496
アセトアルデヒド	299
圧縮・引張試験機	113
アデニル酸(5'-adenylic acid)	457
アドバイスシステム	158

(QDA法 140, RAS 84, retention index: R.I. 85, retronasal aroma 84 ＝レトロネイザルアロマ, retronasal aroma simulator 84, RFID 155, RGBヒストグラム 126, ROI(Region of Interest) 106, S-アルキル(アルケニル)システインスルホキシド 186, S-エクオール 551, SAFE 83, SAFE(Solvent assisted Flavor Evaporation)法 53, SPME 82, SPME法 368, SPSS 390, T&Tオルファクトメーター試薬 76, TDS法 141, TI法 141)

アピゲニン 7-*O*-(6″-*O*-マロニル)-グルコシド(Apigenin-7-*O*-(6″-malonylglucoside))	252	一次, 二次および三次機能	382
アホエン	215	一夜漬	535
甘タマネギ	189	一般成分	250
甘み, 甘味	78, 171, 226	遺伝子マーカー	320
甘味測定	67	イノシン酸	5
甘味度	204, 231	インゲンマメ	392
アミグダリン	22	インゲンマメの機能性成分	396
アミノカルボニル反応	186, 575	インゲンマメの食品一般成分	395
アミノ酸	306, 321, 446	インゲンマメの調理方法	397
アミラーゼ	551	インゲンマメの豆料理	397
アメリカブドウ	317	インスリン	12
アリイナーゼ	186, 212	インピーダンス	276, 277, 278
アリイン	212	蔭油(インユウ)	545
アリチアミン	215	インライン搾汁	501
アリルイソチオシアネート	200, 467	印籠漬	535
アルギニン	228	渦巻漬	535
アルコール発酵	525	うま味	228
アルゴリズム	126	うま味値	455
アルデヒド基	122	梅干	538
アルベド(内果皮)	332	ウンシュウミカン	132, 310
アロマグラム	57	栄養材	427
アンジオテンシン I 変換酵素(ACE)阻害活性	549	栄養成長	18
アントシアニジン	475	栄養成分	271
アントシアニン	126, 185, 225, 238, 271, 321, 414, 474	液体窒素	119
アントシアニン類	17	えぐ味, えぐみ	21, 192
アンペロメトリック	67	エステル	342
あんぽ柿	582	エタノール	119
イエローベル	333	エチルエステル	296
硫黄臭	225	エチレン	293
イオン液体法	122	エチレンガス	341, 514
維管束	412	荏裏(えつづみ)	535
維管束系	123	江戸東京野菜	206
閾値	56, 74, 387	え な宝月	338
イソアリイン	186, 212	え な宝来	337
イソチオシアネート	202, 224, 266	エバーラスティングフラワー	285
炒め	370	エラグ酸	21
		エリオシトリン	331
		エリンギ	425, 434
		エルシン(4-methylthiobutyl isothiocyanate)	225
		延喜式	466, 534

塩基バランス	27	カイラン	259
塩析効果	54	香り	290
エンダイブ	179	香り成分	253
円柱型貫入式プランジャー	248	柿霜	582
エンドウ	392	鍵成分	81, 83
エンドウの機能性成分	393	カキタンニン	21, 584
エンドウの食品一般成分	393	カキナ	256
エンドウのポリフェノール量	393	架橋	579
エンドウの豆料理	393	核酸	446
オールフルーツジャム	520	核酸関連物質	457
おいしさの見える化	126, 134	学習塾モデル	154
黄金漬	542	加工	268
黄色群	15	加工・業務用	194
欧米雑種ブドウ	318	加工食品	515
王林	293	果梗部	412
大株取り	201	加工用	345
大粒株取りナメコ	453	可視-近赤外分光法	149
おが粉	420	果実飲料等の表示に関する公正競争	
オニオンエキス	189	規約及び施行規則	504
オニオンパウダー	189	果実硬度	381
オノマトペ	113	果実ジュース	504
オフフレーバー	523	果実品質	322
小山市	559	果汁入り飲料	504
オランダイチゴ	411	糟漬, 粕漬	535, 538
オランダキジカクシ	268	ガスマス	325
オルソネイザル	74, 383	かすり症	158
オルニチン	436, 457	風邪のひきやすさ	398
オレンジ	76	画像解析	113
オレンジワイン	522	画像処理	119
音響振動法	302, 306	硬さ	365
音響法	114	肩の凝りやすさ	398
音声ガイダンス	158	果頂部	412
オンチョム	545	カップ	446
		カテキン	283

か行

外果皮	361	果糖	251
外観	269	果肉	371
回帰式	133	果肉感	518
会場テスト	145	加熱	276, 278
回転円錐搾汁	501	果皮	371
		株取りナメコ	453
		花弁	249

かぼちゃのだんご汁	379
かみなり汁	558
花蕾	256
花蕾球	259
からし漬	539
カラシナ	257
ガラス微小電極	110
辛タマネギ	189
辛味	226
辛味成分	224, 472
カリウム	25, 360, 439
カルシウム	26
過冷却凍結	280
カロテノイド	126, 221, 342
カロテン	220
皮ごと食べやすさ	322
カワラタケ	552
感覚・嗜好性	382
還元糖増加型	236
慣行培地	424
韓国	531
寒締め	192
干醤（カンジャン）	545
完熟果	514
完熟バナナ	516
甘藷（かんしょ）	229
観賞用	268
含水率	225
乾燥シイタケ	561
乾燥ストレス	574
乾燥速度	573
乾燥特性	573
観測値	133
寒玉系キャベツ	171
寒地型	219
缶詰	268
缶詰規格	453
貫入試験	363
官能	370
官能試験	518
官能評価	61, 139, 173, 203, 294, 365, 389, 420, 458, 495
かんぴょう	555
かんぴょううどん	560
かんぴょう巻き	558
乾物	555
乾物率	225, 381
含硫化合物	213
きおう	298
機械学習	296
規格外野菜	64
菊座型	378
黄麹菌（Aspergillus oryze）	548
ギ酸	367
黄心系	169
キチャップ	545
菊花	285
キニーネ換算量	399
機能性	321
機能性食品	96
機能性成分	269
機能性表示食品	343
機能性表示食品制度	313
機能評価	515
きのこ	420, 552
きのこ麹	552
きのこ臭	553
きのこの日	427
擬葉	269
揮発性成分	50
基本五味	78
キャピラリー電気泳動	361
キャベツ	171, 259
キャベンディッシュ	340
キュアリング	379
キュアリング処理	229
嗅覚閾値	81
嗅覚受容体	80
吸光度	102
吸収係数	92
吸収スペクトル	92
吸収端	91

急速凍結ディープエッチング法 ･･･ 123	グリンピース ････････････････ 392
凝集性 ･･････････････････････ 248	グルコース ･･･ 17, 185, 225, 305, 365
京菜 ･･････････････････････････ 195	グルコシノレート ････ 200, 202, 226, 468
京みず菜 ････････････････････ 197	グルタチオン ･･････････ 213, 272
共鳴周波数 ･･････････････････ 307	グルタミン酸 ･･････ 5, 214, 228, 359, 405, 449, 457, 496
局所構造 ･･････････････････････ 92	グルタルアルデヒド ･･････････ 121
巨大変異 ････････････････････ 319	黒皮かぼちゃ ････････････････ 378
巨峰系4倍体品種 ･･････････････ 319	クロロゲン酸 ････････････････ 370
清見 ････････････････････････ 310	クロロフィル ･････････ 126, 341
切り干し大根 ･･･････････････ 570	＝葉緑素
切葉 ････････････････････････ 197	ぐんま名月 ････････････････ 298
菌床栽培 ･･････････ 420, 428, 453, 561	ケール ････････････････････ 259
近赤外ハイパースペクトルイメージング(NIR-HSI: NIR-hyperspectral imaging) ･･････････ 101	携帯型バイオセンサ ･･････････ 366
	桂皮酸メチル ････････････････ 462
近赤外分光法(NIRS: Near-Infrared Spectroscopy) ･･････････ 101, 129	血圧上昇抑制効果 ･･････････ 520
	決定係数 ････････････････････ 129
筋電位測定 ･･････････････････ 330	血糖値 ･････････････････････ 11
グアニル ････････････････････ 436	ケモメトリクス ･･････････････ 101
グアニル酸 ･･････ 359, 371, 425, 429, 450, 457, 496	ゲラニアール ････････････････ 474
	ゲラニオール ････････････････ 474
クイックスイート ････････････ 231	ケルセチン ･･････････････････ 185
クエン酸 ････ 17, 305, 311, 358, 368, 405, 457, 500	減圧マイクロ波 ･･････････････ 494
	減塩調理 ････････････････････ 580
クキタチ ････････････････････ 256	健康機能性 ･･････････ 427, 520
クキタチナ ･･････････････････ 256	健康志向 ･･･････････････････ 520
茎レタス ････････････････････ 179	減酸 ･････････････････････ 18
ククタチ ････････････････････ 256	原子間距離 ･･････････････････ 92
ククルビタシンC ････････････ 366	懸濁結晶法 ･･････････････････ 63
楔形プランジャー ････････････ 325	原木栽培 ･･････････ 420, 428, 453, 561
国光 ････････････････････････ 298	コーヒー酸 ･･････････････････ 370
熊本黒皮かぼちゃ ････････････ 378	ゴーヤ ･････････････････････ 398
クモノスカビ(*Rhizopus*) ･･･････ 550	コールドチェーン ････････････ 194
クライオSEM ･･･････････････ 123	コールラビ ･･････････････････ 259
クライマクテリック ･･････････ 306	高オレイン酸豆腐 ･･･････････ 64
クライマクテリック型果実 ･･･ 18, 110	香気寄与度 ･･････････････････ 56
クリープメータ ･･････････ 206, 458	香気成分 ･････ 15, 50, 321, 361, 367, 474, 576
グリーンアスパラガス ･･･････ 268	
クリオスタット ････････････ 118	香気成分捕集剤 ･･････････････ 53
栗きんとん ･･････････････････ 334	香気分析 ････････････････････ 50
グリセミック・インデックス ･･ 343	

香気捕集	50	骨導音	115
高級果樹	154	粉質	232, 378
紅玉	293	粉質化	290
高系14号	232	粉質感境界硬度	381
こうこう	298	粉質度	235
交雑育成品種	310	小茄子からし漬	539
抗酸化活性	548	コハク酸	457
抗酸化性	252, 519	個別指導塾モデル	154
抗酸化性物質	572	五味五色五法	9
コウジカビ	551	米麹	551
麹漬	538	五目寿司	558
甲州	525	コリン	408
香信	561	ころ柿	582
酵素活性の影響	50	根菜類	220

高速液体クロマトグラフシステム
（HPLC） 127

さ行

酵素黒変	237	栽培方法	427
酵素的褐変	579	細胞間隙	291
高地栽培	340	細胞組織	275, 280
高地栽培のバナナ	59	細胞壁	121, 290, 574
口中香気	84	細胞膜	58
光電反応	110	細胞膜電位	110
硬度	290	在来	465
高糖度トマト	359	在来種	226
こうとく（こみつ）	296	作型	220, 273
硬度測定	112	サクサク	115
硬肉	304	ザクザク	115
交配育種	319	サクサク感	114
広葉樹	420	酢酸エステル	296
糊化	230	酢酸ゲラニル	474
小株取り	201	三五八漬	538
小菊かぼちゃ	379	砂じょう	17
呼吸商	20	札幌黄	190
コク味	186	サトイモ	247
小ショウガ	471	砂糖離れ	515
コスレタス	179	サニーレタス	179
ごせき晩成	206	さのう	332
枯草菌	550	サビかん	559
固相抽出	51	サブスクリプション（subscription）	
固相マイクロ抽出法	368	サービス	138
骨粗鬆症	94		

サポニン	271, 283, 568	シトルリン	405
さやエンドウ	392	シナノゴールド	296
サラダ菜	179	しば漬	542
ザワークラウト	544	シブオール	21
酸解離定数	95	渋ガキ	21
酸含量	19, 321	渋皮剥皮性	335
算出概念図	388	師部肥大型	220
三色食品群	15	渋味(収斂味)	20, 370
サンチェ	179	渋味強度	399
三点比較式臭袋法	75	渋味刺激	324
酸度	156, 311, 358, 414	渋味成分	21
酸味	78	渋味の低減	367
酸味成分	19	ジベレリン処理	163
ジアリルジスルフィド	215	下野市	560
シイタケ	422	シャインマスカット	130, 157
塩押したくあん	539	煮熟調理	579
塩漬	536	煮熟特性	578
塩もみ	557	ジャム	515
時間強度曲線法(Time Intensity 法)	327	シャンパーニュ	529
		ジューシー感	291
色彩	517	ジューシーさ	114
色素成分	15	シュールリー法	526
四季漬物塩嘉言	535, 537	雌雄異株植物	269
識別試験法	140	重回帰分析	128
糸球体	80, 88	臭気指数	76
時系列評価法	140	臭気濃度	76
嗜好型官能評価	139, 505	シュウ酸	192, 200
嗜好型パネル	145	シュウ酸カルシウム	94, 122
嗜好性	175, 427	周年供給	220, 273
嗜好性評価	420	秋陽	298
自己軟白	169	シュガースポット	515
歯根膜	115	熟度判定	344
四酸化オスミウム液	121	主成分分析	54, 106, 422
鹿ケ谷かぼちゃ	379	＝PCA(Principal Component Analysis)	
脂質	228		
脂質染色	119	酒石酸	17
シス型リコペン	498	樹体の3Dモデル	309
システイン	213	順位法	140, 424, 425
時短調理	580	純白系エノキタケ	427
指定野菜	220, 261	ショウガ	471
シトラール	500	聖護院かぶ	197

硝酸	193	水分活性値	571
硝酸イオン	65, 127, 203	水分含量	378
消臭効果	383	水和錯体	96
庄内地域	404	すぐき漬	542
小児製剤	58	スクロース	185, 225, 229, 305
じょう囊	17	須須保利(すすほり)	535
消費エネルギー	496	スチームコンベクションオーブン	381
消費者嗜好	520	ズッキーニ	377
しょう油	545	酢漬	538
しょう油漬	538	ストレート果汁	502
食品表示基準	503	ストレッカー分解	233
植物生体電位	110	スパークリングワイン	522
植物成長調整剤	322	酥腐(スフ)	545
植物組織分解酵素	241	スマートフォン	128, 158
食味官能試験	345	スルフォラファン	207, 266
食味官能評価	452	すんき	542
食味マップ	422	ゼアキサンチン	238
食味や品質を可視化	134	生活習慣病	442, 518
食物繊維量	556	生活必需品	317
食用	268	成菌	446
食用ギク	249	製剤設計	58
食感	232, 290, 361	青酸配糖体	22
ショ糖	251, 311	生産履歴管理システム	155
ショ糖増加型	236	成熟時期	304
ジョナゴールド	293	生殖成長	18
不知火	310	生食用	345
シルクスイート	232	成長予測曲線	156
白いイチゴ	104	静的ヘッドスペースガス捕集法	52
白皮砂糖かぼちゃ	379	斉民要術	538
白ワイン	522	セイヨウカボチャ	377
新規機能性食品	64	西洋系品種(短根種)	219
ジンギベレン	474	西洋野菜	259
真空調理法	267	生理活性物質	519
人工脂質膜	59	赤色群	15
人体吸収率	94	セグメント	332
新高菜	543	舌骨上筋群	329
新タマネギ葉	65	セミマイクロビーム	97
シンツミナ	256	せん切り	570
浸透圧調整	574	泉州黄玉葱	190
水耕栽培	215	全糖含量	380
水分活性	509		

鮮度保持	273	丹沢	335
鮮度保持剤	292	担子菌類	428
千枚漬	197, 539	炭水化物	228
総カロテノイド	7	暖地型	219
相関係数	128	タンニン	299
走査型電子顕微鏡(SEM)	120	タンニン換算量	399
相対比率	388	タンパク質	228
そうめんかぼちゃ	377	タンパク質染色	119
粗孔隙率	23	地域在来野菜	222
ソラニン	22	チオスルフィネート	186
ソルビトール	305	知覚情報	88
		窒素	23
た行		ち密度	22
		チャームバリュー	86
第一アロマ	523	茶花	283
大気圧化学イオン化質量分析法	87	着色不良	320
ダイコン	570	醤(チャン)	545
第三アロマ	523	醤油(チャンユウ)	545
大ショウガ	471	中果皮	361
ダイズ	545	チュウゴクグリ	334
大豆イソフラボン	551	中心柱	412
ダイナミックヘッドスペース-ガスクロマトグラフ質量分析(DHS-GC/MS)法	478	腸管バリア機能	568
		長期常温保存	520
第二アロマ	523	朝鮮漬け	531
タオチャオ	545	超薄切片	123
タオユー	545	調理	370
タカナ	257	調理香	86
高菜漬	537, 543	調理後黒変	237
たくあん漬	539	貯蔵	368
脱酸素剤	512	直根性	220
脱渋方法	21	チョッパーパルパー搾汁	501
タッチ操作	158	地理的表示	522
縦溝	378	縮緬状	378
種なし	322	陳皮	313
多年生植物	268	追熟	110, 341, 514
タブレットPC	128	追熟型果実	18
多変量解析	54, 248	臭豆腐(ツォウトーフ)	546
タマネギ	185	疲れやすさ	398
玉レタス	179	搗(つき)	535
タモギタケ	420	接ぎ木	365
		筑波	335

漬け菜	195	トゥア・ナオ(タイ納豆)	545
ツケナ類	257	糖アルコール	446
漬物	226	透過型電子顕微鏡(TEM)	120
土田かぼちゃ	379	糖含量	368
ツミナ	256	動径分布関数	93
鶴首型	378	凍結	275, 278, 279
鶴首かぼちゃ	379	凍結含浸法	242
ディープフリーザー	118	凍結濃縮	502
低温	204	凍結濃縮装置	63
定温貯蔵	229	凍結包埋剤(コンパウンド)	118
低カリウムオレンジジュース	64	糖酸比	20, 414, 518
デイジーフラワー	285	透水性	23
低真空 SEM	116	とう立ち	256
低地栽培	340	糖蓄積	321
低地栽培のバナナ	59	動的ヘッドスペースガス法	52
低糖度ジャム	520	導電性	120
呈味成分	15, 249, 358	導電率	127
滴定酸含量	20	糖度	20, 101, 156, 311, 358, 414, 518
テクスチャー	113, 171, 204, 278, 318, 363, 458	糖度計	158, 345
テクスチャーアナライザー	363	糖度分布推定	102
テクスチャー曲線	248	トウナ	256
テクスチャープロファイル	113	豆腐	545
デジタルマイクロスコープ	116	豆腐乳(トォフウルゥ)	545
鉄	27	豆腐よう	545
鉄砲漬	540	東洋系品種(中・長根種)	219
デリシャス	297, 380	糖量	173
テルペン類	313	糖量低推移型	236
電気インピーダンス法	110	毒性物質	21
電子嗅覚システム	253	特徴香気成分	80
没醤(テンジャン)	545	特定野菜	201, 269
伝統野菜	190	特定野菜等供給産地育成価格差補給制度	201
天日干し	571	土壌 pH	23
デンプン	225, 235	土壌感応性	28
デンプン価	235	土壌水分	23
デンプン含量	380	トマト	61
デンプンの糖化	380	トマトピューレ	494
デンプン量	378	ドライアイス	119
テンペ	545	トランス型リコペン	498
転流	18, 212	トリゴネリン	409
とう	256		

トリプシン阻害剤 ……………… 568
トルイジン青染色 ……………… 117
トレーサビリティ ……………… 155
トレハロース ……… 436, 448, 457
冬菇 …………………………… 561

な行

内果皮 …………………………… 361
内生香気 ………………………… 83
ナシ ……………………………… 324
ナタネ油 ………………………… 256
ナッツフレーバー ……………… 238
納豆 ……………………………… 545
ナノハナ ………………………… 256
菜の花漬 ………………………… 542
ナメコ …………………………… 62
奈良漬 …………………………… 538
ナリンギン ………………… 20, 327
鳴門金時 ………………………… 232
軟化 ……………… 275, 276, 290, 515
難消化性デンプン ……………… 343
軟白 …………………………… 169, 268
南部一郎 ………………………… 379
煮 ………………………………… 370
匂い嗅ぎガスクロマトグラフィ
　分析法 ………………………… 81
匂い嗅ぎ分析 …………………… 82
匂いマップ ……………………… 89
苦味 ……………………………… 228
苦味, 渋味食品 ………………… 398
苦味果 …………………………… 366
苦味雑味値 ……………………… 455
苦味成分 ………………………… 20
苦味の低減 ……………………… 367
肉質 ……………………………… 232
煮崩れ …………………………… 235
二酸化炭素濃度 ………………… 204
二次機能 ………………………… 382
二次元イメージング …………… 97
二次元バーコード ……………… 155

二次代謝産物 …………………… 215
煮しめ …………………………… 558
日照時間 ………………………… 366
ニホンカボチャ ………………… 377
ニホングリ ……………………… 334
ニホンナシ ……………………… 102
日本農林規格(JAS) …………… 531
日本ワイン ……………………… 522
日本ワインコンクール ………… 522
煮物 ……………………………… 226
乳酸桿菌 ………………………… 541
乳酸球菌 ………………………… 540
乳腐 ……………………………… 545
入力インタフェース …………… 158
入力ミス ………………………… 155
ニラ ……………………………… 211
菲(にらき) ……………………… 535
ぬか漬 …………………………… 539
ヌクレオチド分解酵素 ………… 563
ぬめり感 ………………………… 371
ネクタリン ……………………… 303
根こぶ病 ………………………… 169
根ショウガ ……………………… 471
熱分解 …………………………… 233
ネラール ………………… 327, 474
粘質 ……………………… 232, 377
粘着フィルム(川本法) ………… 119
粘度 ……………………………… 518
粘度計 …………………………… 113
ノーミス入力検査端末 ………… 157
濃縮還元果汁 …………………… 502
濃縮効果 ………………………… 520
ノナノール ……………………… 75
ノミリン ………………………… 327

は行

葉 ………………………………… 249
バークレー ……………………… 179
配位数 …………………………… 92
バイオリンプロット …………… 108

培地基材	427		ヒガンバナ科	211
ハイパースペクトルデータ	104		非クライマクテリック型果実	18
ハイバリアPETボトル	504		非酵素的褐変	580
白腐乳(バイフゥルゥ)	546		微細構造	113
廃用性筋萎縮	567		醤漬	535
バイリング	434		ヒストグラム	104
泡菜(パオツァイ)	544		備前黒皮かぼちゃ	379
歯型をプランジャー	114		皮層	412
バカマツタケ	461		肥大根	219
ハクサイ	531		ビタミンA効力	9
薄膜降下	502		ビタミンB1	215
白霊茸	435		ビタミンC	7, 193, 228
箱形乾燥機	571		ビタミンE	9
葉ショウガ	471		ビタミンU	9
バターナッツ	379		非追熟型果実	18
葉タマネギ	185		必須多量元素	24
破断応力	274		必須微量元素	27
破断強度解析	328		ピッティング	380
破断曲線	325		非破壊化学状態分析	90
破断特性	576		非破壊品質評価法	18
発芽野菜	96		ヒマラヤヒラタケ	
発酵ソバスプラウト	209		(*Pleurotus sajor-caju*)	458
発酵漬物	540		日向かぼちゃ	378
発散香気	82		日向かぼちゃみそ漬	378
ハッパード	380		日向黒皮かぼちゃ煮	378
ハナナ	256		氷温貯蔵	574
バナナ	339, 514		氷河期	465
パネリスト	139, 145		氷結晶	278
パネル	139		標準食品サンプル	62
パネル選定試験	75		ひょうたん型	378
葉物野菜	197		評点法	140, 423
パラフィン標本	117		漂白かんぴょう	555
パリパリ感	364		表皮組織系	123
はるか	296		表面蒸発速度	573
春系キャベツ	171		表面特性	113
パルプ質	500		ピルビン酸生成量	186
反射率	102		ピログルタミン酸	405
蟠桃	303		広島お好み焼き	175
ヒートマップ	405		ピンクアスパラガス	269
ヒアルロニダーゼ阻害活性	520		品質管理クラウド	157
光照射	205		品質基準	156

品質検査	516	フリルレタス	179
品質評価	344	ブルーム	256, 365, 378
品種	168, 370	フルクトース	185, 225, 305, 365
品種改良	311	フルクトオリゴ糖	186
品種登録	168, 466	古高菜	543
品種特性	323	フレイル予防	568
瓶内二次発酵法	529	フレッシュ感	291
ブーケ	523	ブレッドフルーツ	65
ブーケレタス	179	ブロッコリー	259
フードドライヤー	572	ブロッコリースプラウト	207
ファイトケミカル	568	プロテアーゼ	439, 459, 475, 552
ファイバーアセンブリー	384	プロトディオシン	271
フィチン酸	568	プロトペクチン	341
フェノール酸	568	プロトン移動反応質量分析法	87
フォクシー香	318	プロパンチオール-S-オキシド	187
腐乳(フゥルゥ)	545	プロビタミンA	518
フキダチ	256	分枝	412
不揮発性呈味成分	446	分析型官能評価	139, 458, 505
福神漬	538	ヘキサナール	342
複二倍	256	＝Hexanal	
袋掛け	163	ペクチン	236, 291, 371, 557
ふじ	293	ペクチン質	19, 123, 172, 241
腐植	28	ペクチンメチルエステラーゼ	188, 576
付着性	248	ペコロス	185
物性	273, 276, 278, 279, 371	ヘスペリジン	18
物理化学的特性	515	鼈甲漬	535
ブドウ	317, 524	べったら漬	538
ブドウ糖	17, 251	ヘッドスペース	384
ブナシメジ	423, 553	ヘッドスペースガス	52
腐乳	545	ヘッドスペースガス-固相マイクロ抽出(HS-SPME)法	53
腐敗	515	ベニアズマ	231
フマル酸	457	紅麹菌(*Monasucus* 属)	548
不溶質	304	べにはるか	231
ブライン式冷蔵庫	63	ペポカボチャ	377
ブラウン系エノキタケ	427	ヘマトキシリン・エオジン(Hematoxylin and eosin：HE)染色	117
フラット	446	ヘルシンキ宣言	142
フラネオール	412	偏差値	129
フラベド(外果皮)	332		
フラボノイド	185, 193, 283, 312		
ブランチング	276		
プリファレンスマッピング	506		

変色(褐変) ・・・・・・・・・・・・・・・・・・・・・ 515
ホームユーステスト ・・・・・・・・・・・・・・ 145
ボイル ・・・・・・・・・・・・・・・・・・・・・・・・・・ 426
膨圧 ・・・・・・・・・・・・・・・・・・・・・・・・・・・・ 290
放射光 ・・・・・・・・・・・・・・・・・・・・・・・・・・・ 90
包被 ・・・・・・・・・・・・・・・・・・・・・・・・・・・・ 168
ホウレンソウ ・・・・・・・・・・・・・・・・・・・・ 129
ホエー ・・・・・・・・・・・・・・・・・・・・・・・・・・ 568
北斗 ・・・・・・・・・・・・・・・・・・・・・・・・・・・・ 298
干し柿 ・・・・・・・・・・・・・・・・・・・・・・・・・・ 581
保持指標 ・・・・・・・・・・・・・・・・・・・・・・・・・ 85
干したくあん ・・・・・・・・・・・・・・・・・・・・ 539
ポジティブSCANモード ・・・・・・・・・ 386
星の金貨 ・・・・・・・・・・・・・・・・・・・・・・・・ 296
ボタン ・・・・・・・・・・・・・・・・・・・・・・・・・・ 446
ポリガラクツロナーゼ ・・・・・・・・・・・・ 291
ポリフェノール ・・・ 299, 306, 370, 557
ポリフェノール含量 ・・・・・・・・・・・・・・ 572
ポリフェノール量 ・・・・・・・・・・・・・・・・ 251
ポリフェノール類 ・・・・・・・・・・・・・・・・ 518
ぽろたん ・・・・・・・・・・・・・・・・・・・・・・・・ 336
ホワイトアスパラガス ・・・・・・・・・・・・ 268
紅腐乳(ホンフゥルゥ) ・・・・・・・・・・・・ 546

ま行

マイクロ波処理 ・・・・・・・・・・・・・・・・・・ 494
マイタケ ・・・・・・・・・・・・・・・・・・・・・・・・ 426
マグネシウム ・・・・・・・・・・・・・・・・・・・・・ 26
膜濃縮 ・・・・・・・・・・・・・・・・・・・・・・・・・・ 502
まさかりかぼちゃ ・・・・・・・・・・・・・・・・ 380
マスカット・ベーリーA ・・・・・・・・・・ 527
マスカット香 ・・・・・・・・・・・・・・・・・・・・ 318
マッシュルーム ・・・・・・・・・・ 426, 445
マツタケ ・・・・・・・・・・・・・・・・・・・・・・・・ 461
マリアージュ ・・・・・・・・・・・・・・・・・・・・ 524
マルトース ・・・・・・・・・・・・・・・・・・・・・・ 229
丸葉 ・・・・・・・・・・・・・・・・・・・・・・・・・・・・ 197
マロラクティック発酵 ・・・・・・・・・・・・ 525
マンガン ・・・・・・・・・・・・・・・・・・・・・・・・・ 27
マンニトール ・・・・・・・・・・・・・ 447, 457

味覚センサ ・・・・ 58, 67, 127, 186, 203, 249, 324, 399, 400, 452, 486, 509
美玖里 ・・・・・・・・・・・・・・・・・・・・・・・・・・ 338
三毛門かぼちゃ ・・・・・・・・・・・・・・・・・・ 379
ミズナ ・・・・・・・・・・・・・・・・・・・・・・・・・・ 195
水戻し操作 ・・・・・・・・・・・・・・・・・・・・・・ 577
水戻し特性 ・・・・・・・・・・・・・・・・・・・・・・ 576
味噌 ・・・・・・・・・・・・・・・・・・・・・・・・・・・・ 545
みつ ・・・・・・・・・・・・・・・・・・・・・・・・・・・・ 292
ミニトマト ・・・・・・・・・・・・・・・・・・・・・・ 129
ミネラル ・・・・・・・・・・・・・・・・・・ 228, 556
ミブナ ・・・・・・・・・・・・・・・・・・・・・・・・・・ 196
壬生町 ・・・・・・・・・・・・・・・・・・・・・・・・・・ 559
ミロシナーゼ ・・・・・・・・・・・・・・・・・・・・ 227
ミロシン細胞 ・・・・・・・・・・・・・・・・・・・・ 199
蒸し ・・・・・・・・・・・・・・・・・・・・・・・・・・・・ 370
蒸しキャベツ ・・・・・・・・・・・・・・・・・・・・ 172
無漂白かんぴょう ・・・・・・・・・・・・・・・・ 555
ムラサキアスパラガス ・・・・・・・・・・・・ 269
メイラード反応 ・・・・・・・・・・・・ 233, 575
メタボローム解析 ・・・・・・・・・・・・・・・・ 404
メタンチオール(methanthiol) ・・・・ 225
メチイン ・・・・・・・・・・・・・・・・・・・・・・・・ 212
メロン果芯エキス ・・・・・・・・・・・・・・・・ 408
毛茸, 毛じ(表皮上の短毛) ・・・・・・・ 169, 303
モウソウチク ・・・・・・・・・・・・・・・・・・・・・ 62
網羅的成分分析 ・・・・・・・・・・・・・・・・・・ 294
藻塩 ・・・・・・・・・・・・・・・・・・・・・・・・・・・・ 534
もったり感 ・・・・・・・・・・・・・・・・・・・・・・ 114
戻し ・・・・・・・・・・・・・・・・・・・・・・・・・・・・ 558
モノテルペン ・・・・・・・・・・・・・・・・・・・・ 306
モモ ・・・・・・・・・・・・・・・・・・・・・・・・・・・・ 303
モヤシ ・・・・・・・・・・・・・・・・・・・・・・・・・・ 275
守口大根 ・・・・・・・・・・・・・・・・・・・・・・・・ 535
もろみ漬 ・・・・・・・・・・・・・・・・・・・・・・・・ 540

や行

焼き ・・・・・・・・・・・・・・・・・・・・・・・・・・・・ 370
焼き栗 ・・・・・・・・・・・・・・・・・・・・・・・・・・ 335

焼肉	531
薬味	226
薬用	268
野菜スプラウト	207
野菜摂取量改善	64
野生種	268
ヤナギ培地	424
ヤナギ類樹木	423
山川漬	534
山成	561
ユウガオ	555
有機栽培	194, 203
有機酸	342, 358
有効利用法	65
遊離アミノ酸	194, 204, 228, 237, 371, 436, 456, 574
遊離糖	205, 358, 365, 446, 556
雪菊花	285
雪下キャベツ	63
雪霊茸	435
雪蓮花	285
茹で	371
茹でキャベツ	172
ゆで干し大根	579
ヨード染色	117
ヨーロッパブドウ	317
溶解度積	95
葉果比	19
幼菌	446
葉根菜類	256
洋菜	259
葉酸	272
溶質	304
葉身	205
葉柄	168, 205
葉緑素	126, 341
＝クロロフィル	
予測値	133
与論かぼちゃ	379

ら行

ラクトン	306
ラジカル消去活性	520
らっきょう漬	538
ラファサチン(4-メチルチオ-3-ブテニル-イソチオシアネート：4-methylthio-3-butenyl isothiocyanate)	224
リーフレタス	179
リーマー搾汁	501
リコペン	7, 221, 495
リノール酸	458
リボ核酸分解酵素	562
リモニン	20, 327
リモネン	17, 313
リモノイド系	313
粒度分布計	113
量子ビーム	90
緑黄色野菜	192, 197, 259, 271
緑色群	15
緑植物春化型(低温感応型)	220
リン	24
りん茎	211
リンゴ酸	305, 358, 457
倫理委員会	143
ルチン	270
ルテイン	194, 202, 238
ルテオリン 7-O-(6″-O-マロニル)-グルコシド(Luteolin 7-O-(6″-malonylglucoside))	252
ルミナコイド	566
レーダーチャート	129
冷凍	275
冷凍したきのこ	425
レシオ	503
レジスタントスターチ	343
レスベラトロール	17
レタス	130
レトルト	426
レトロネイザル	74, 383

レトロネイザルアロマ 84
　　　＝retronasal aroma
レトロネイザルアロマ量 383
レモン 76
レモン精油 77
レンチオニン 429
ロゼワイン 522
ロマネスコ 260

わ行

ワイン 522
若茎 268
輪切り 570
わさび漬 538
ワックス 256
ワナシ 63

青果物のおいしさの科学

発 行 日	2024 年 11 月 15 日　初版第一刷発行
監 修 者	山野　善正
発 行 者	吉田　隆
発 行 所	株式会社エヌ・ティー・エス
	〒 102-0091　東京都千代田区北の丸公園 2-1　科学技術館 2 階
	TEL.03-5224-5430　http://www.nts-book.co.jp
印刷・製本	藤原印刷株式会社

ISBN978-4-86043-914-9

Ⓒ 2024　山野善正，他

落丁・乱丁はお取り替えいたします。無断複写・転写を禁じます。定価はケースに表示しております。本書の内容に関し追加・訂正情報が生じた場合は、㈱エス・ティー・エスホームページにて掲載いたします。

＊ホームページを閲覧する環境のない方は、当社営業部(03-5224-5430)へお問い合わせください。

NTSの本　関連図書

	図書名	発刊年	体裁		本体価格
1	食品ロス削減に向けたロングライフ化技術	2024年	B5	308頁	43,000円
2	伝統食品のおいしさの科学	2024年	B5	606頁	42,000円
3	現代おさかな事典　第二版 〜漁場から食卓まで〜	2024年	B5	1,504頁	38,000円
4	食品コロイド・ゲルの構造・物性とおいしさの科学	2024年	B5	420頁	42,000円
5	米の機能性食品化と新規利用技術・高度加工技術の開発 〜食糧、食品素材、機能性食品、工業原料、医薬品原料としての米〜	2023年	B5	770頁	50,000円
6	おいしさの見える化マニュアル 〜データサイエンスにもとづく可視化の実践・実際例〜	2023年	B5	408頁	42,000円
7	バイオフィルム革新的制御技術	2023年	B5	372頁	54,000円
8	食品の冷凍・解凍技術と商品開発	2023年	B5	380頁	44,000円
9	実践　食農データサイエンス 〜Rを活用した解析プログラムの基礎から適用事例まで〜	2022年	B5	224頁	30,000円
10	味以外のおいしさの科学 〜見た目・色・温度・重さ・イメージ、容器・パッケージ、食器、調理器具による感覚変化〜	2022年	B5	496頁	42,000円
11	タンパク質のおいしさ科学 〜機能・性質から味・テクスチャー、各種肉類、調理・加工食品まで〜	2022年	B5	396頁	36,000円
12	バイオスティミュラントハンドブック 〜植物の生理活性プロセスから資材開発、適用事例まで〜	2022年	B5	500頁	54,000円
13	糖質・甘味のおいしさ評価と健康・調理・加工	2022年	B5	360頁	36,000円
14	アロマプロフィール解析による香りの科学 〜商品開発に向けたニオイ受容のしくみが導く香気複合臭解析〜	2021年	B5	292頁	36,000円
15	食品分野におけるメタボリックプロファイリング 〜成分、産地、品質評価・向上〜	2021年	B5	326頁	40,000円
16	代替プロテインによる食品素材開発 〜植物肉・昆虫食・藻類利用食・培養肉が導く食のイノベーション〜	2021年	B5	322頁	42,000円
17	ゲノム編集食品 〜農林水産分野への応用と持続的社会の実現〜	2021年	B5	338頁	42,000円
18	食品テクスチャーの測定とおいしさ評価 〜食品構造とレオロジー、咀嚼・嚥下感覚、機器測定・官能検査、調理・加工〜	2021年	B5	258頁	36,000円
19	青果物の鮮度評価・保持技術 〜収穫後の生理・化学的特性から輸出事例まで〜	2019年	B5	412頁	40,000円
20	賞味期限設定・延長のための各試験・評価法ノウハウ 〜保存試験・加速（虐待）試験・官能評価試験と開発成功事例〜	2018年	B5	246頁	32,000円
21	発酵と醸造のいろは 〜伝統技法からデータに基づく製造技術まで〜	2017年	B5	398頁	32,000円
22	油脂のおいしさと科学 〜メカニズムから構造・状態、調理・加工まで〜	2016年	B5	300頁	36,000円